医学统计学手册

Handbook of Medical Statistics

主编 方积乾

副主编 陈峰 耿直 徐勇勇 余松林

（以汉语拼音为序）

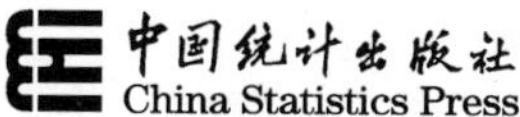

图书在版编目(CIP)数据

医学统计学手册 / 方积乾主编. —— 北京 ：中国统计出版社，2018.5

ISBN 978—7—5037—8464—4

Ⅰ. ①医… Ⅱ. ①方… Ⅲ. ①医学统计—统计学—手册 Ⅳ. ①R195.1—62

中国版本图书馆 CIP 数据核字(2018)第 091601 号

医学统计学手册

作　　者/方积乾
责任编辑/梁　超
装帧设计/黄俊杰
出版发行/中国统计出版社
通信地址/北京市丰台区西三环南路甲 6 号　邮政编码/100073
电　　话/邮购(010)63376909　书店(010)68783171
网　　址/http://www.zgtjcbs.com
印　　刷/河北鑫兆源印刷有限公司
经　　销/新华书店
开　　本/710×1000mm　1/16
字　　数/600 千字
印　　张/36
版　　别/2018 年 5 月第 1 版
版　　次/2018 年 5 月第 1 次印刷
定　　价/380.00 元

《医学统计学手册》编辑委员会

前　　言

早在2010年5月，新加坡World Scientific Co.的编辑Don Mak博士来信称“你曾在2005年为我们出版过《Medical Statistics and Computer Experiments》，这是一本很受好评的书，可否更新再版；此外，我们正想请人主编一本医学统计学手册，你有没有时间？”我回信表示，现在可以讨论手册的内容与形式，待2005年那本书再版后着手编写。

2013年6月，Don Mak博士又来信重提医学统计学手册一事，要求我确定书名、页数和交稿时间，并安排签约。随即我们通信讨论手册的细节。我俩一致认为，这本手册应当是一本“guidebook”，方便各类读者查阅有关医学统计学知识，也是一本“summary book”，可辅助问题为导向的学习（PBL）和慕课（MOOC）教学；共26章，一章涵盖一个领域，内容不可过窄；每章含20个左右条目，每个条目有1～2页的解说，其中可涉及若干个二级条目，并提供1～3条参考文献。

2014年10月，在中国统计出版社召开的全国统计教材编审委员会上，我建议先出版该手册的中文版，然后翻译成英文版，版权分属中国统计出版社和新加坡World Scientific Co.；此后不久，便得到这两个出版社的首肯。

2015年1月，我首先致信徐勇勇、陈峰、耿直和余松林4位业内著名的学科带头人，他们欣然愿意参与，并同意担任本手册的副主编；同月，我们拟定了26个主题，并邀请了一批专家分头撰写。我们的作者中，有著名老专家吴喜之先生，也不乏年轻有为的精英；有医学统计界名人，也有数理统计、药物统计以及实业界高手；大多工作于中国大陆，也有高桂明和荀鹏程身在海外。因为人数众多，在此就不一一列举，他们的姓名已列在相应章节的标题之下，个人简介在该章末尾。这个群体通过互联网频繁讨论，共同切磋，内容与形式迅速取得共识；凭借各自的实力，作者们举重若轻，不到半年便写出了图文并茂的初稿；5位主编百般挑剔，恭请作者们反复修改；当年12月召开了定稿会，面对面互相点评、彼此协调；会后各自认真修改，2016年6月全部完稿；经中国统计出版社同仁精心编辑，中文版《医学统计学手册》终于如期呈献于众。

我由衷地感谢新加坡World Scientific Co.的编辑Don Mak博士，他执着的组稿催生了这本颇有意义的作品；感谢徐勇勇、陈峰、耿直和余松林等60余位学友，他们在百忙之中，齐心协力，无私投入；也感谢中国统计出版社陈悟朝、梁超二位主任，他们参与并见证了我们这个团队敬业务实的全过程。谨此预祝读者们确能得益于这本手册，更期待你们及时反馈批评与建议（handbookmedistat@126.com），帮助我们一版再版，日臻完善。

方积乾

2016年12月

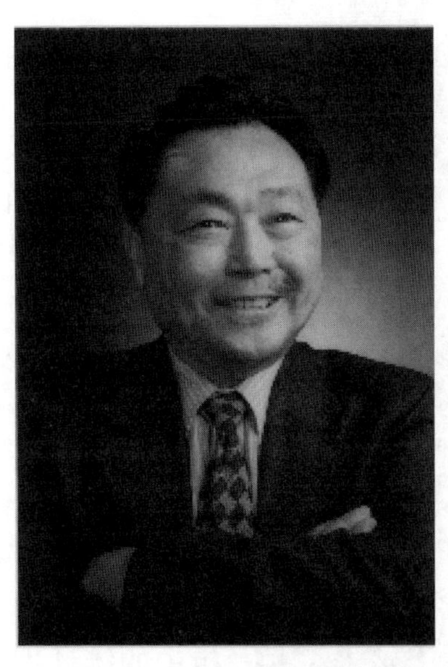

方积乾，国家教学名师。复旦大学数学学士(1961)，美国加州大学(伯克利)生物统计学博士(1985)。1985～1991，北京医科大学生物数学与生物统计学教研室教授、主任；1991至今，中山医科大学医学统计学教研室教授、主任、主任导师；1993～2009，香港中文大学兼职教授。1992，国务院批准为博士生导师，获政府特殊津贴。

主持国家自然科学基金、博士点基金、国家攻关和欧盟课题19项；获省部级科技进步奖14项。主编国家教材《高等数学》、《医药数理统计学》(1～2版)、《卫生统计学》(5～7版)；主编研究生教材《生物医学研究的统计方法》、《医学统计学与电脑实验》(中文1～4版，英文1～2版)和专著《现代医学统计学》(中、英文1～2版)。所授《医学统计学》被评为国家精品课程(2008)和双语教学示范课程(2010)。

创建国际生物统计学会中国组；曾任中国卫生信息学会副会长，医学统计教育委员会主任；第九、十届全国政协委员，广东省政府参事。

曾获柯麟医学奖(2004)、中国科学技术发展基金奖(2007)、中华预防医学突出贡献奖(2010)。

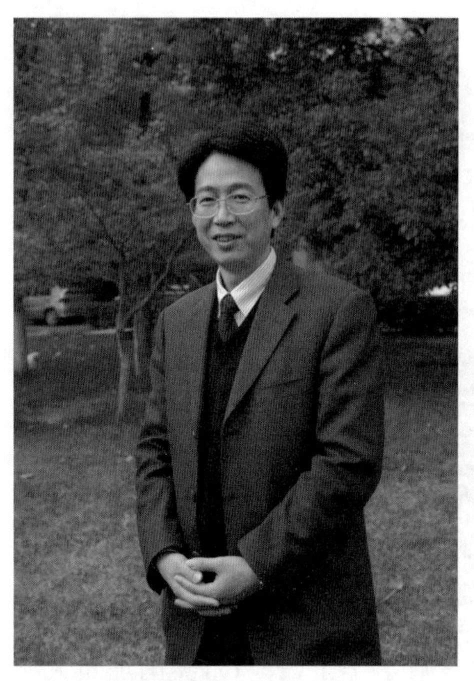

陈峰，生物统计学博士、教授、博士生导师，南京医科大学公共卫生学院院长。现任中国卫生信息学会统计理论与方法专业委员会主任委员，国际生物统计学会中国分会副理事长，中国临床试验统计学组组长，《中国卫生统计》杂志副主编。曾在英国伦敦大学和美国哈佛大学做高级访问学者。江苏省有突出贡献的中青年专家，江苏省优秀教育工作者，江苏省第八、九、十届政协委员。主要从事非独立数据、生物医学高维数据、临床试验评价和分析中的统计理论与方法研究。

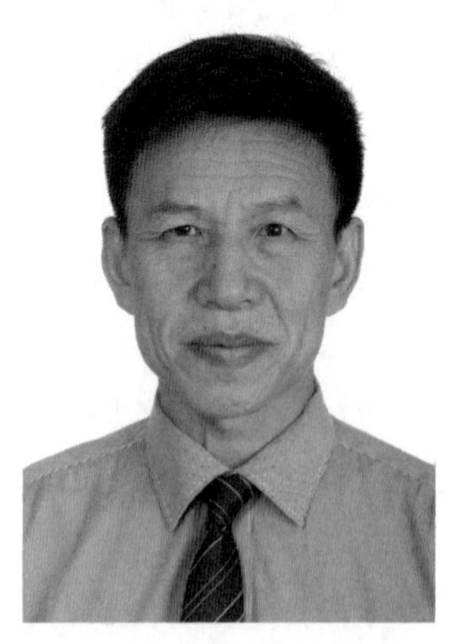

耿直，北京大学数学科学学院教授。1982 年上海交通大学本科毕业，1989 年日本九州大学获理学博士学位。1996 年当选为国际统计学会推选会员，1998 年获国家杰出青年基金资助项目。研究方向为因果推断、多元统计分析方法、缺失数据分析、生物统计、流行病学方法等。研究成果发表在统计学、生物医学统计、人工智能、机器学习等领域的刊物。

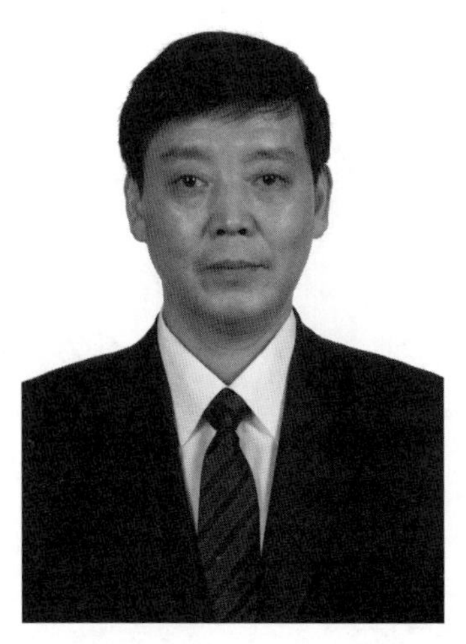

徐勇勇，博士，空军军医大学教授，博士研究生导师，中国统计教育学会副会长、第七届全国统计教材编审委员会副主任委员、中华预防医学会卫生统计学专业委员会副主任委员。

主要研究领域为医学统计方法、卫生统计调查、健康测量。主持完成多项国防部、科技部、国家卫计委、国家自然科学基金课题，获得国家科技进步一等奖、二等奖各一项。1992 年起享受国务院政府特殊津贴，国务院批准的第五批博士生导师，全国优秀教师。

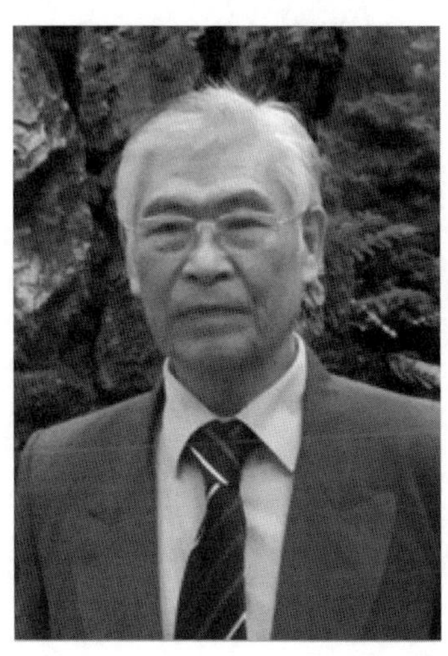

余松林，华中科技大学教授。1960，毕业于武汉医学院；1982～1983，公派留学美国。曾任中华预防医学会卫生统计学专业委员会副主委。

曾主编推荐教材《医学统计学》，副主编《医学统计学与电脑实验》及其英文版，专著《医学现场研究中的统计分析方法》《临床随访资料的统计分析方法》《重复测量资料的统计分析方法》。

曾主持世界卫生组织《中国湖区两种不同血吸虫病防治对策的成本效益分析》；《中国经济体制变化对湖区血吸虫病防治工作的影响》等研究。

目　　录

第 1 章 概率与概率分布

石坚

1.1 概率的公理化定义[1,4] 在概率论发展初期,出现过各种概率的定义和计算方法,如古典概率、几何概率、频率等等,直到 1933 年柯尔莫哥洛夫(Kolmogorov)以测度论为基础建立了公理化体系,奠定了现代概率论的基础。

设 Ω 是点 ω 的集合,$\mathscr{F}$ 是 Ω 中的一些子集 A 所构成的集合。称 $\mathscr{F}$ 为 Ω 中的一个 $\sigma-$ 代数 ($\sigma-$algebra),如果 $\mathscr{F}$ 满足

(1) $\Omega \in \mathscr{F}$;

(2)如果 $A \in \mathscr{F}$,则 A 的补集 $A^C \in \mathscr{F}$;

(3)如果 $A_n \in \mathscr{F}$, $n=1,2,\cdots$, 则 $\bigcup\limits_{n=1}^{\infty} A_n \in \mathscr{F}$。

设 $P(A)(A \in \mathscr{F})$ 是定义在 $\sigma-$ 代数 $\mathscr{F}$ 上的实值函数,如果它满足下列条件

(1)对每个 $A \in \mathscr{F}$,有 $0 \leqslant P(A) \leqslant 1$;

(2)$P(\Omega)=1$;

(3)如果 $A_n \in \mathscr{F}$, $n=1,2,\cdots$, 且 $A_i \cap A_j \in \phi, i \neq j$, 其中 ϕ 是空集,即有

$$P(\bigcup_{n=1}^{\infty} A_n) = \sum_{n=1}^{\infty} P(A_n)$$

则称它为 $\mathscr{F}$ 上的一个概率测度(*probability measure*),简称为概率(probability),称 $\mathscr{F}$ 中的集合为事件(event),称 $(\Omega,\mathscr{F},P)$ 为概率空间(probability space)。

概率有如下的一些基本性质:

(1) $P(\phi)=0$;

(2)对事件 A 和 B,若 $B \subseteq A$,则

$P(A-B)=P(A)-P(B)$,

$P(A) \geqslant P(B)$,

特别地,$P(A^C)=1-P(A)$;

(3)对任意 n 个事件 $A_1,\cdots,A_n$,有

$$P(\bigcup_{i=1}^{n} A_i) \leqslant \sum_{i=1}^{n} P(A_i)$$

(4)对任意两个事件 A 和 B,有

$$P(A \cup B) = P(A)+P(B)-P(A \cap B)$$

设变量 X 在不同的条件下由于偶然因素影响可能取各种不同的值,具有不确定性和随机性,但这些取值落在某个范围的概率是一定的,则称 X 为随机变量(random variable)。

如果随机变量 X 只能取有限个或可数个值,并且取这些不同值的概率是确定的,则称 X 为离散型随机变量(discrete random variable)。设 X 的取值为 x_1, x_2,…, 相应的概率为 $p_i=P\{X=x_i\}, i=1,2,\cdots$, 则有

(1) $p_i \geqslant 0, i=1,2,\cdots$;

(2) $\sum\limits_{i=1}^{\infty} p_i = 1$。

如果随机变量 X 取值充满某个区间,并且 X 的值落在任何一个子区间的概率是确定的,则称 X 为连续型随机变量(continuous random variable)。对一个连续型的随机变量 X,如果存在一个非负可积函数 $f(x)$,使得

$$P\{a < X \leqslant b\} = \int_a^b f(x)dx$$

对一切 $-\infty < a < b < \infty$ 成立,则称 $f(x)$ 为 X 的密度函数(density function)。X 的分布函数(distribution function)定义为。

$$F(x)=P\{X \leqslant x\}, -\infty < x < \infty$$

当 X 为离散型随机变量时,其分布函数为 $F(x)=\sum\limits_{i:x_i \leqslant x} p_i$,当 X 为连续型随机变量时,其分布函数为

$$F(x)=\int_{-\infty}^{x} f(t)dt。$$

1.2 均匀分布(Uniform distribution)

[1,5,6] 若随机变量 X 取值在区间 $[a,b]$ 上,并且取 $[a,b]$ 上任何一点的概率相等,则称 X 服从 $[a,b]$ 上的均匀分布,记为 $X \overset{d}{\sim} U(a,b)$。特别地,当 $a=0,b=1$ 时,称 X 服从标准均匀分布(standard uniform distribution)。均匀分布是最简单的连续分布。

若 $X \overset{d}{\sim} U(a,b)$,则它的密度函数为

$$f(x;a,b)=\begin{cases}\dfrac{1}{b-a}, & 若\ a\leqslant x\leqslant b\\ 0, & 其他\end{cases}$$

它的分布函数为

$$F(x;a,b)=\begin{cases}0, & x<a\\ \dfrac{x-a}{b-a}, & a\leqslant x\leqslant b\\ 1, & x>b\end{cases}$$

均匀分布有如下一些性质:

(1)若 $X \overset{d}{\sim} U(a,b)$,则它的 k 阶原点矩为

$$E(X^k)=\frac{b^{k+1}-a^{k+1}}{(k+1)(b-a)},k=1,2,\cdots$$

(2)若 $X \overset{d}{\sim} U(a,b)$,则它的 k 阶中心矩为

$$E((X-E(X))^k)=\begin{cases}0, & k\ 为奇数\\ \dfrac{(b-a)^k}{2^k(k+1)}, & k\ 为偶数\end{cases}$$

(3)若 $X \overset{d}{\sim} U(a,b)$,则它的偏度系数(skewness) $s=0$,峰度系数(kurtosis) $\kappa=-6/5$。

(4)若 $X \overset{d}{\sim} U(a,b)$,则它的矩母函数(moment-generating function)和特征函数(characteristic function)分别为

$$M(t)=E(e^{tX})=\frac{e^{bt}-e^{at}}{(b-a)t},$$

$$\psi(t)=E(e^{itX})=\frac{e^{ibt}-e^{iat}}{i(b-a)t}$$

(5)设 X_1 和 X_2 是独立同分布的随机变量,共同分布是 $U(-\frac{1}{2},\frac{1}{2})$,则 $X=X_1+X_2$ 的概率密度函数为

$$f(x)=\begin{cases}1+x, & -1\leqslant x\leqslant 0\\ 1-x, & 0<x\leqslant 1\end{cases}$$

这是所谓的"三角形分布(Triangular distribution)"

(6)设 X_1,X_2,X_3 是独立同分布,共同分布是 $U(-\frac{1}{2},\frac{1}{2})$,则 $X=X_1+X_2+X_3$ 的概率密度函数为

$$f(x)=\begin{cases}\dfrac{1}{2}\left(x+\dfrac{3}{2}\right)^2, & -\dfrac{3}{2}\leqslant x\leqslant -\dfrac{1}{2}\\ \dfrac{3}{4}-x^2, & -\dfrac{1}{2}<x\leqslant\dfrac{1}{2}\\ \dfrac{1}{2}\left(x-\dfrac{3}{2}\right)^2, & \dfrac{1}{2}<x\leqslant\dfrac{3}{2}\\ 0, & 其他\end{cases}$$

此密度函数的形状与正态密度相似。

(7)若 $X \overset{d}{\sim} U(0,1)$,则 $1-X \overset{d}{\sim} U(0,1)$。

(8)设 F 是严格单调且连续的分布函数,F^{-1} 是 F 的逆函数,$X \overset{d}{\sim} U(0,1)$,则随机变量 $Y=F^{-1}(X)$ 的分布函数为 F。

在随机模拟中,由于标准均匀分布的伪随机数容易产生(如同余法),利用性质8可以产生很多常见分布的伪随机数,特别是分布函数的逆函数有显示解的情形。

1.3　正态分布（normal distribution）［1，5，6］　若随机变量 X 的密度函数为

$$\varphi\left(\frac{x-\mu}{\sigma}\right)=\frac{1}{\sqrt{2\pi}\sigma}\exp\left\{-\frac{(x-\mu)^2}{2\sigma^2}\right\}$$

其中 $-\infty<x,\mu<\infty,\sigma>0$，则称 X 服从正态分布，记为 $X\overset{d}{\sim}N(\mu,\sigma^2)$。当 $\mu=0,\sigma=1$ 时，称 X 服从标准正态分布（standard normal distribution）$N(0,1)$。

若 $X\overset{d}{\sim}N(\mu,\sigma^2)$，则它的分布函数为

$$\Phi(\frac{x-\mu}{\sigma})=\int_{-\infty}^{x}\varphi(\frac{t-\mu}{\sigma})dt$$

若 X 服从标准正态分布 $N(0,1)$，则它的密度函数和分布函数分别为 $\varphi(x)$ 和 $\Phi(x)$。

正态分布有如下一些性质：

(1)若 $X\overset{d}{\sim}N(\mu,\sigma^2)$，则 $Y=\frac{X-\mu}{\sigma}\overset{d}{\sim}N(0,1)$；若 $X\overset{d}{\sim}N(0,1)$，则 $Y=\mu+\sigma X\overset{d}{\sim}N(\mu,\sigma^2)$。

因此可以通过线性变换将一般的正态分布转化为标准正态分布。

(2)若 $X\overset{d}{\sim}N(\mu,\sigma^2)$，则 X 的数学期望为 $E(X)=\mu$，方差为 $Var(X)=\sigma^2$。

(3)若 $X\overset{d}{\sim}N(\mu,\sigma^2)$，则其中心矩为

$$E((X-\mu)^k)=\begin{cases}0, & k\text{ 为奇数}\\ \dfrac{k!}{2^{k/2}(k/2)!}\sigma^k, & k\text{ 为偶数}\end{cases}$$

(4)若 $X\overset{d}{\sim}N(\mu,\sigma^2)$，则其原点矩为

$$E(X^{2k-1})=\sigma^{2k-1}\sum_{i=1}^{k}\frac{(2k-1)!!\ \mu^{2i-1}}{(2i-1)!\ (k-i)!\ 2^{k-i}},$$

$$E(X^{2k})=\sigma^{2k}\sum_{i=0}^{k}\frac{(2k)!!\ \mu^{2i}}{(2i)!\ (k-i)!\ 2^{k-i}},$$

其中 $k=1,2,\cdots$。

(5)若 $X\overset{d}{\sim}N(\mu,\sigma^2)$，则它的偏度系数和峰度系数均为 0，即 $s=\kappa=0$。利用正态分布的偏度系数和峰度系数均为 0 的性质可以检验一个分布是否是正态分布。

(6)若 $X\overset{d}{\sim}N(\mu,\sigma^2)$，则它的矩母函数和特征函数分别为

$$M(t)=\exp\left\{t\mu+\frac{1}{2}t^2\sigma^2\right\},$$

$$\psi(t)=\exp\left\{it\mu-\frac{1}{2}t^2\sigma^2\right\}$$

(7)若 $X\overset{d}{\sim}N(\mu,\sigma^2)$，则

$$a+bX\overset{d}{\sim}N(a+b\mu,b^2\sigma^2)$$

(8)设 $X_i\overset{d}{\sim}N(\mu_i,\sigma_i^2)$，$1\leqslant i\leqslant n$ 且 $X_1,X_2,\cdots,X_n$ 相互独立，则

$$\sum_{i=1}^{n}X_i\overset{d}{\sim}N(\sum_{i=1}^{n}\mu_i,\sum_{i=1}^{n}\sigma_i^2)$$

(9)设 $X_1,X_2,\cdots,X_n$ 是来自总体 $N(\mu,\sigma^2)$ 的随机样本，则样本均值

$$\bar{X}_n=\frac{1}{n}\sum_{i=1}^{n}X_i\overset{d}{\sim}N\left(\mu,\frac{\sigma^2}{n}\right)$$

中心极限定理（central limit theorem）设随机变量 $X_1,X_2,\cdots,X_n$ 独立同分布，$\mu=E(X_1)$，$0<\sigma^2=Var(X)<\infty$，则 n 充分大时，随机变量 $T_n=\sqrt{n}(\bar{X}-\mu)/\sigma$ 近似地服从标准正态分布。

中心极限定理说明绝大多数统计量的极限（渐近）分布服从正态分布。

实际问题中，很多变量的取值是正值，如身高、电压等，如果这些变量的对数服从正态分布，便称原变量服从对数正态分布（Log-normal distribution），记为 $X\overset{d}{\sim}LN(\mu,\sigma^2)$。

1.4 指数分布（exponential distribution）

[1,5,6] 若随机变量 X 的密度函数为

$$f(x;\lambda)=\begin{cases}\lambda e^{-\lambda x}, & x\geqslant 0\\ 0, & x<0\end{cases}$$

其中 $\lambda>0$，则称 X 服从指数分布，记为 $X\overset{d}{\sim}E(\lambda)$。特别地，当 $\lambda=1$ 时，称 X 服从标准指数分布（standard exponential distribution）$E(1)$。

若 $X\overset{d}{\sim}E(\lambda)$，则它的分布函数为

$$F(x;\lambda)=\begin{cases}1-e^{-\lambda x}, & x\geqslant 0\\ 0, & x<0\end{cases}$$

指数分布在可靠性统计中是一种重要的分布，电子产品的寿命通常服从指数分布。当产品寿命服从 $E(\lambda)$ 时，λ 称为产品的失效率(failure rate)。

指数分布有如下一些性质：

(1)若 $X\overset{d}{\sim}E(\lambda)$，则它的 k 阶原点矩为

$$E(X^k)=k\lambda^{-k},k=1,2,\cdots.$$

(2)若 $X\overset{d}{\sim}E(\lambda)$，则

$$E(X)=\lambda^{-1},Var(X)=\lambda^{-2}$$

(3)若 $X\overset{d}{\sim}E(\lambda)$，则它的偏度系数 $s=2$，峰度系数 $\kappa=6$。

(4)若 $X\overset{d}{\sim}E(\lambda)$，则它的矩母函数和特征函数分别为

$$M(t)=\frac{\lambda}{\lambda-t},若\ t<\lambda$$

$$\psi(t)=\frac{\lambda}{\lambda-it},若\ t<\lambda$$

(5)若 $X\overset{d}{\sim}E(1)$，则对 $\lambda>0$ 有

$$\lambda^{-1}X\overset{d}{\sim}E(\lambda)$$

(6)若 $X\overset{d}{\sim}E(\lambda)$，则对任意的 $x>0$ 和 $y>0$，有

$$P\{X>x+y\mid X>y\}=P\{X>x\}$$

称此性质为指数分布的无记忆性。

若一个产品的寿命服从指数分布，无论该产品使用过多久，只要它在当前时刻没失效，那么从该时刻算起，它的寿命分布与新产品完全一样。

(7)若 $X\overset{d}{\sim}E(\lambda)$，则对任意的 $x>0$，有

$$E(X\mid X>a)=a+\lambda^{-1}$$

$$Var(X\mid X>a)=\lambda^{-2}$$

(8)设 X 和 Y 独立同分布于 $E(\lambda)$，则 $\min(X,Y)$ 与 $X-Y$ 独立，且 $\{X\mid X+Y=z\}\overset{d}{\sim}U(0,z)$。

(9)设 $X_1,X_2,\cdots,X_n$ 是来自总体 $E(\lambda)$ 的随机样本，记 $X_{(1,n)}\leqslant X_{(2,n)}\leqslant\cdots\leqslant X_{(n,n)}$ 为 $X_1,X_2,\cdots,X_n$ 的次序统计量。令 $Y_k=(n-k+1)(X_{(k,n)}-X_{(k-1,n)}),1\leqslant k\leqslant n$ 其中 $X_{(0,n)}=0$。则 $Y_1,Y_2,\cdots,Y_n$ 独立同分布于 $E(\lambda)$。

(10)设 $X_1,X_2,\cdots,X_n$ 是来自总体 $E(\lambda)$ 的随机样本，则

$$\sum_{i=1}^{n}X_i\overset{d}{\sim}\Gamma(n,\lambda)$$

其中 $\Gamma(n,\lambda)$ 是条目 1.12 中的伽玛分布(Gamma distribution)。

(11)若 $Y\overset{d}{\sim}U(0,1)$，则 $X=-\ln Y\overset{d}{\sim}E(1)$。因此很容易通过均匀分布随机数得到指数分布随机数。

1.5　威布尔分布（Weibull distribution）

[1,5,6]　若随机变量 X 的密度函数为

$$f(x;\alpha,\beta,\delta)=\begin{cases}\dfrac{\alpha}{\beta}(x-\delta)^{\alpha-1}\exp\left\{-\dfrac{(x-\delta)^{\alpha}}{\beta}\right\}, & x\geqslant\delta\\ 0, & x<\delta\end{cases}$$

则称 X 服从威布尔分布，记为 $X\overset{d}{\sim}W(\alpha,\beta,\delta)$，其中 δ 是位置参数，$\alpha>0$ 是形状参数，$\beta>0$ 是尺度参数。当 $\delta=0$ 时，简记 $W(\alpha,\beta,0)$ 为 $W(\alpha,\beta)$；特别地，$W(1,\beta)$ 转化为指数分布 $E(1/\beta)$。

若 $X\overset{d}{\sim}W(\alpha,\beta,\delta)$，则其分布函数

$$F(x;\alpha,\beta,\delta)=\begin{cases}1-\exp\left\{-\dfrac{(x-\delta)^{\alpha}}{\beta}\right\}, & x\geqslant\delta\\ 0, & x<\delta\end{cases}$$

威布尔分布有如下性质：

(1)若 $X\overset{d}{\sim}E(1)$，则

$$Y=(X\beta)^{1/\alpha}+\delta\overset{d}{\sim}W(\alpha,\beta,\delta)$$

即威布尔分布与指数分布之间可以通过变换进行转换。

(2)若 $X\overset{d}{\sim}W(\alpha,\beta)$，则它的 k 阶原点矩为

$$E(X^k)=\Gamma\left(1+\frac{k}{\alpha}\right)\beta^{k/\alpha}$$

其中 $\Gamma(\cdot)$ 是伽玛函数(Gamma funtion)。

(3)若 $X\overset{d}{\sim}W(\alpha,\beta,\delta)$，则

$$E(X)=\Gamma\left(1+\frac{1}{\alpha}\right)\beta^{k/\alpha}+\delta,$$

$$Var(X)=\left(\Gamma\left(1+\frac{2}{\alpha}\right)-\Gamma^2\left(1+\frac{1}{\alpha}\right)\right)\beta^{2/\alpha}$$

(4)设 $X_1,X_2,\cdots,X_n$ 相互独立且服从共同分布 $W(\alpha,\beta,\delta)$，则

$$X_{(1,n)}=\min(X_1,X_2,\cdots,X_n)\overset{d}{\sim}W(\alpha,\beta/n,\delta)$$

反之，若 $X_{(1,n)}\overset{d}{\sim}W(\alpha,\beta/n,\delta)$，则 $X_1\overset{d}{\sim}W(\alpha,\beta,\delta)$。

威布尔分布在可靠性理论中的应用：

形状参数 α 通常刻画产品的失效机理。称 $\alpha<1$ 的威布尔分布为“早期失效型(early failure)”寿命分布；$\alpha=1$ 的威布尔分布为“偶尔失效型(occasional failure)”寿命分布；$\alpha>1$ 的威布尔分布为“耗损(老化)失效型(wear-out (aging) failure”寿命分布。

若 $X\overset{d}{\sim}W(\alpha,\beta,\delta)$，则它的可靠度函数(reliability function)为

$$R(x)=1-F(x;\alpha,\beta,\delta)=\begin{cases}\exp\left\{-\dfrac{(x-\delta)^{\alpha}}{\beta}\right\}, & x\geqslant\delta\\ 1, & x<\delta\end{cases}$$

当产品的可靠度 R 已知时，则称

$$x_R=\delta+\beta^{1/\alpha}(-\ln R)^{1/\alpha}$$

为可靠度寿命(Q-percentile life)。

当 $R=0.5$ 时，则称 $x_{0.5}=\delta+\beta^{1/\alpha}\cdot(\ln 2)^{1/\alpha}$ 为中位寿命(median life)；当 $R=e^{-1}$ 时，则称 $x_{e^{-1}}=\delta+\beta^{1/\alpha}$ 为特征寿命(characteristic life)；当 $R=\exp\{-\Gamma^{\alpha}(1+\alpha^{-1})\}$ 时，则相应的 $x_R=E(X)$，即为平均寿命(mean life)。

威布尔分布 $W(\alpha,\beta,\delta)$ 的失效率函数(failure rate)为

$$\lambda(x)=\frac{f(x;\alpha,\beta,\delta)}{R(x)}=\begin{cases}\dfrac{\alpha}{\beta}(x-\delta)^{\alpha-1}, & x\geqslant\delta\\ 0, & x<\delta\end{cases}$$

平均失效率(mean rate of failure)为

$$\bar{\lambda}(x)=\frac{1}{x-\delta}\int_{\delta}^{x}\lambda(t)dt=\begin{cases}\dfrac{(x-\delta)^{\alpha-1}}{\beta}, & x\geqslant\delta\\ 0, & x<\delta\end{cases}$$

特别地，指数分布 $E(\lambda)=W(1,1/\lambda)$ 的失效率函数为常数 λ。

1.6 二项分布 (binomial distribution)[1,5,6] 称一个取离散值的随机变量 X 服从二项分布,如果

$$P\{X=k\}=C_n^k p^k(1-p)^{n-k},\quad k=0,1,\cdots,n$$

其中 n 是正整数,C_n^k 为组合数,$0\leqslant p\leqslant 1$。记为 $X\overset{d}{\sim}B(n,p)$。

假设有 n 次独立试验,试验有"成功"和"失败"两个结果,而且每次试验只能发生其中一个结果,"成功"的概率为 p。记 X 为这 n 次试验成功的总次数,则 $X\overset{d}{\sim}B(n,p)$。特别地,当 $n=1$ 时,$B(1,p)$ 又称为伯努利分布(Bernoulli distribution)或两点分布(two-point distribution),它是最简单的离散分布。

二项分布是常见的离散分布。

若 $X\overset{d}{\sim}B(n,p)$,则它的分布函数为

$$B(x;n,p)=\begin{cases}\sum\limits_{k=0}^{\min([x],n)}C_n^k p^k q^{n-k}, & x\geqslant 0\\ 0, & x<0\end{cases}$$

其中$[x]$为 x 的整部,$q=1-p$。

记 $B_x(a,b)=\int_0^x t^{a-1}(1-t)^{b-1}dt$ 为不完全 Beta(贝塔)函数(incomplete Beta function),其中 $0<x<1,a>0,b>0$,则 $B(a,b)=B_1(a,b)$ 为 Beta 函数(Beta function)。称 $I_x(a,b)=B_x(a,b)/B(a,b)$为不完全 Beta 函数比(ratio of incomplate Beta function)。则二项分布函数有如下表示:

$$B(x;n,p)=1-I_p(x+1,n-[x]),\quad 0\leqslant x\leqslant n$$

二项分布有如下一些的性质:

(1) 记 $b(k;n,p)=C_n^k p^k q^{n-k}$,$0\leqslant k\leqslant n$,则

当 $k\leqslant[(n+1)p]$ 时,$b(k;n,p)\geqslant b(k-1;n,p)$;

当 $k>[(n+1)p]$ 时,$b(k;n,p)<b(k-1;n,p)$。

(2) 当 $p=0.5$ 时,二项分布 $B(n,0.5)$ 是对称分布;当 $p\neq 0.5$ 时,二项分布 $B(n,p)$ 非对称。

(3) 设 $X_1,X_2,\cdots,X_n$ 相互独立且服从相同的两点分布,参数为 p,则

$$Y=\sum_{i=1}^n X_i\overset{d}{\sim}B(n,p)$$

(4) 若 $X\overset{d}{\sim}B(n,p)$,则

$$E(X)=np,Var(X)=npq$$

(5) 若 $X\overset{d}{\sim}B(n,p)$,则它的 k 阶原点矩为

$$E(X^k)=\sum_{i=1}^k S_2(k,i)P_n^i p^i,$$

其中 $S_2(k,i)$ 是二阶斯特林数(Stirling),P_n^k 是排列数。

(6) 若 $X\overset{d}{\sim}B(n,p)$,则它的偏度系数为 $s=(1-2p)/(npq)^{1/2}$,峰度系数为 $k=(1-6pq)/(npq)$。

(7) 若 $X\overset{d}{\sim}B(n,p)$,则它的矩母函数和特征函数分别为 $M(t)=(q+pe^t)^n$ 和 $\psi(t)=(q+pe^{it})^n$。

(8) 当 n 和 x 给定时,二项分布函数 $B(x;n,p)$ 是 $p(0<p<1)$ 的单调下降函数。

(9) 设 $X_i\overset{d}{\sim}B(n_i,p)$,$1\leqslant i\leqslant k$,且 $X_1,X_2,\cdots,X_k$ 相互独立,则

$$X=\sum_{i=1}^k X_i\overset{d}{\sim}B(\sum_{i=1}^k n_i,p)$$

1.7　多项分布（multinomial distribution）

[1,5,6]　若一个 $n(n \geqslant 2)$ 维的随机向量

$\boldsymbol{X}=(X_1,\cdots,X_n)$ 满足下列条件：

(1) $X_i \geqslant 0, 1 \leqslant i \leqslant n$，且 $\sum_{i=1}^{n} X_i = N$；

(2) 设 $m_1, m_2, \cdots, m_n$ 为任意的非负整数，$\sum_{i=1}^{n} m_i = N$，而且发生如下事件的概率为

$$P\{X_1=m_1,\cdots,X_n=m_n\} = \frac{N!}{m_1!\cdots m_n!}\prod_{i=1}^{n} p_i^{m_i},$$

其中 $p_i \geqslant 0, 1 \leqslant i \leqslant n$，且 $\sum_{i=1}^{n} p_i = 1$，则称随机向量 $\boldsymbol{X}$ 服从多项分布，记为 $\boldsymbol{X} \overset{d}{\sim} PN(N;p_1,\cdots,p_n)$。

特别地，当 $n=2$ 时，多项分布退化为二项分布。

假设一个罐子里有 n 种颜色的球，从中随机地取出一个球，它是第 i 种颜色的概率为 $p_i, 1 \leqslant i \leqslant n, \sum_{i=1}^{n} p_i = 1$。那么从罐子中随机有放回地抽取 N 次，并记 X_i 为抽到第 i 种颜色球的次数，那么随机向量 $\boldsymbol{X}=(X_1,\cdots,X_n)$ 就服从多项分布 $PN(N;p_1,\cdots,p_n)$。

多项分布是常见的多元离散分布。

多项分布有如下一些的性质：

(1) 若 $(X_1,\cdots,X_n) \overset{d}{\sim} PN(N;p_1,\cdots,p_n)$，记

$$X_{i+1}^{*} = \sum_{j=i+1}^{n} X_i, \quad p_{i+1}^{*} = \sum_{j=i+1}^{n} p_i$$

$1 \leqslant i \leqslant n$，则

①$(X_1,\cdots,X_i,X_{i+1}^{*}) \overset{d}{\sim} PN(N;p_1,\cdots,p_i,p_{i+1}^{*})$；

②$X_i \overset{d}{\sim} B(N;p_i), 1 \leqslant i \leqslant n$。

更一般地，令 $1=j_0<j_1<\cdots<j_m=n$，且

$$\tilde{X}_k = \sum_{i=j_{k-1}+1}^{j_k} X_i, \quad \tilde{p}_k = \sum_{i=j_{k-1}+1}^{j_k} p_i, \quad 1 \leqslant k \leqslant m,$$

则

$$(\tilde{X}_1,\cdots,\tilde{X}_m) \overset{d}{\sim} PN(N;\tilde{p}_1,\cdots,\tilde{p}_m)$$

(2) 若 $(X_1,\cdots,X_n) \overset{d}{\sim} PN(N;p_1,\cdots,p_n)$，则它的矩母函数和特征函数分别为

$$M(t_1,\cdots,t_n) = \left(\sum_{i=1}^{n} p_i e^{t_i}\right)^N,$$

$$\psi(t_1,\cdots,t_n) = \left(\sum_{i=1}^{n} p_i e^{it_i}\right)^N.$$

(3) 若 $(X_1,\cdots,X_n) \overset{d}{\sim} PN(N;p_1,\cdots,p_n)$，则对 $n>1, 1 \leqslant k < n$，有

$$(X_1,\cdots,X_k \mid X_{k+1}=m_{k+1},\cdots,X_n=m_n) \overset{d}{\sim} PN(N-M;p_1^{*},\cdots,p_n^{*}),$$

其中，

$$M = \sum_{i=k+1}^{n} m_i, \quad 0<M<N$$

$$p_j^{*} = \frac{p_j}{\sum_{i=1}^{k} p_i}, \quad 1 \leqslant j \leqslant k$$

(4) 设 X_i 服从泊松分布 $P(\lambda_i), 1 \leqslant i \leqslant n$，且 $X_1,\cdots,X_n$ 相互独立，则对任意给定的正整数 N，有

$$(X_1,\cdots,X_n \mid \sum_{i=1}^{n} X_i = N) \overset{d}{\sim} PN(N;p_1,\cdots,p_n),$$

其中 $p_i = \lambda_i \Big/ \sum_{j=1}^{n} \lambda_j, 1 \leqslant i \leqslant n$。

1.8 泊松分布（Poisson distribution）[1,5,6] 若随机变量 X 的取值为非负整数，且相应的概率为

$$P\{X=k\}=\frac{\lambda^k}{k!}e^{-\lambda},\lambda>0,k=0,1,\cdots$$

则称 X 服从泊松分布，记为 $X\overset{d}{\sim}P(\lambda)$。

若 $X\overset{d}{\sim}P(\lambda)$，则它的分布函数为

$$P\{X\leqslant x\}=P(x;\lambda)=\sum_{k=0}^{[x]}p(k;\lambda),$$

其中 $p(k;\lambda)=e^{-\lambda}\lambda^k/k!,k=0,1,\cdots$

泊松分布是排队论中的重要分布，例如在某个固定时间段内来售票窗口购买车票的人数近似服从泊松分布。泊松分布在物理学、金融保险等领域里也有广泛应用。

泊松分布有如下一些性质：

(1) 当 $k<\lambda$ 时，$p(k;\lambda)>p(k-1;\lambda)$；当 $k>\lambda$ 时，$p(k;\lambda)<p(k-1;\lambda)$。若 λ 不是整数，则 $p(k;\lambda)$ 在 $k=[\lambda]$ 处达到极大值；若 λ 是整数，则 $p(k;\lambda)$ 在 $k=\lambda$ 和 $\lambda-1$ 同时达到极大值。

(2) 当 x 固定时，$P(x;\lambda)$ 是 λ 的非增函数，即

$$P(x;\lambda_1)\geqslant P(x;\lambda_2),\text{若 }\lambda_1<\lambda_2$$

当 λ 和 x 同时变化时，有

$$P(x;\lambda)\geqslant P(x-1;\lambda-1),\text{若 }x\leqslant\lambda-1$$

$$P(x;\lambda)\leqslant P(x-1;\lambda-1),\text{若 }x\geqslant\lambda$$

(3) 若 $X\overset{d}{\sim}P(\lambda)$，则它的 k 阶原点矩为

$$E(X^k)=\sum_{i=1}^{k}S_2(k,i)\lambda^i$$

其中 $S_2(k,i)$ 是二阶 Stirling 数。

(4) 若 $X\overset{d}{\sim}P(\lambda)$，则它的数学期望 $E(X)=\lambda$，方差 $Var(X)=\lambda$。

泊松分布的数学期望和方差相等是它的一个重要特征。

(5) 若 $X\overset{d}{\sim}P(\lambda)$，则它的偏度系数 $s=\lambda^{-1/2}$，峰度系数 $\kappa=\lambda^{-1}$。

(6) 若 $X\overset{d}{\sim}P(\lambda)$，则它的矩母函数和特征函数分别为

$$M(t)=\exp\{\lambda(e^t-1)\}$$

$$\varphi(t)=\exp\{\lambda(e^{it}-1)\}$$

(7) 若 $X_1,X_2,\cdots,X_n$ 是独立同分布的随机变量，则 $X_1\overset{d}{\sim}P(\lambda)$ 等价于 $\sum_{i=1}^{n}X_i\overset{d}{\sim}P(n\lambda)$。

(8) 若 $X_i\overset{d}{\sim}P(\lambda_i),1\leqslant i\leqslant n$，且 $X_1,X_2,\cdots,X_n$ 相互独立，则

$$\sum_{i=1}^{n}X_i\overset{d}{\sim}P\left(\sum_{i=1}^{n}\lambda_i\right)$$

(9) 若 $X_1\overset{d}{\sim}P(\lambda_1)$ 与 $X_2\overset{d}{\sim}P(\lambda_2)$ 独立，则在给定 X_1+X_2 的条件下 X_1 的条件分布为二项分布，即

$$X_1\mid X_1+X_2=x)\overset{d}{\sim}B(x,p),$$

其中 $p=\lambda_1/(\lambda_1+\lambda_2)$。

1.9　负二项分布（negative binomial distribution）[1,5,6]　对正整数 m，若随机变量 X 取值为非负整数，且相应的概率为

$$P\{X=k\}=C_{k+m-1}^{k}p^{m}q^{k},k=0,1,\cdots$$

其中，$0<p<1,q=1-p$，则称 X 服从负二项分布，记为 $X\overset{d}{\sim}NB(m,p)$。

若 $X\overset{d}{\sim}NB(m,p)$，则它的分布函数为

$$NB(x;m,p)=\begin{cases}\sum_{k=0}^{[x]}C_{k+m-1}^{k}p^{m}q^{k}, & x\geqslant 0\\ 0, & x<0\end{cases}$$

负二项分布又称为帕斯卡分布（Pascal distribution），它是二项分布的直接推广。

考虑成败型的试验（伯努利分布），其中一次试验"成功"的概率为 p，记到试验出现第 m 次"成功"时试验的总次数为 X，则 $X-m$ 服从负二项分布 $NB(m,p)$，亦"失败"总次数服从负二项分布 $NB(m,p)$。

负二项分布有如下一些性质：

(1) 记 $nb(k;m,p)=C_{k+m-1}^{k}p^{m}q^{k}$，其中

$0<p<1,k=0,1,\cdots$，则有

$$nb(k+1;m,p)=\frac{m+k}{k+1}\cdot nb(k;m,p)$$

因此，

当 $k<\frac{m-1}{p}-m$ 时，$nb(k;m,p)$ 单调上升；

当 $k>\frac{m-1}{p}-m$ 时，$nb(k;m,p)$ 单调下降。

(2) 二项分布 $B(m,p)$ 与负二项分布 $NB(r,p)$ 有如下关系

$$NB(x;r,p)=1-B(r-1;r+[x],p)$$

(3) $NB(x;m,p)=I_p(m,[x]+1)$，其中 $I_p(\cdot,\cdot)$ 是不完全 Beta 函数比。

(4) 若 $X\overset{d}{\sim}NB(m,p)$，则它的 k 阶原点矩为

$$E(X^k)=\sum_{i=1}^{k}S_2(k,i)m^{[i]}(q/p)^i,$$

其中，$m^{[i]}=m(m+1)\cdots(m+i-1),1\leqslant i\leqslant k$，$S_2(k,i)$ 是二阶 Stirling 数。

(5) 若 $X\overset{d}{\sim}NB(m,p)$，则它的数学期望 $E(X)=mq/p$，方差 $Var(X)=mq/p^2$。

(6) 若 $X\overset{d}{\sim}NB(m,p)$，则它的偏度系数和峰度系数分别为

$$s=(1+q)/(mq)^{1/2},k=(6q+p^2)/(mq)$$

(7) 若 $X\overset{d}{\sim}NB(m,p)$，则它的矩母函数和特征函数分别为

$$M(t)=p^m(1-qe^t)^{-m},$$
$$\varphi(t)=p^m(1-qe^{it})^{-m}$$

(8) 若 $X_i\overset{d}{\sim}NB(m_i,p),1\leqslant i\leqslant n$，且 $X_1,X_2,\cdots,X_n$ 相互独立，则

$$\sum_{i=1}^{n}X_i\overset{d}{\sim}NB(\sum_{i=1}^{n}m_i,p)$$

(9) 若 $X\overset{d}{\sim}NB(m_i,p)$，则存在独立同分布的随机变量 $X_1,\cdots,X_m,X_1\overset{d}{\sim}G(p)$，使得

$$X\overset{d}{=}X_1+\cdots+X_m-m$$

其中 $G(p)$ 是条目 1.11 中的几何分布。

1.10 超几何分布(hypergeometric distribution)[1,5,6] 设 N,M,n 是正整数,满足 $M\leqslant N,n\leqslant N$,若随机变量 X 的取值范围是区间 $[\max(0,M+n-N),\min(M,n)]$ 内所有整数,且相应的概率为

$$P\{X=k\}=\frac{C_M^k C_{N-M}^{n-k}}{C_N^n}$$

其中 $\max(0,M+n-N)\leqslant k\leqslant\min(M,n)$,则称 X 服从超几何分布,记为 $X\overset{d}{\sim}H(M,N,n)$。其分布函数

$$H(x;n,N,M)=\begin{cases}\sum\limits_{k=K_1}^{\min([x],K_2)}\dfrac{C_M^k C_{N-M}^{n-k}}{C_N^n}, & x\geqslant K_1\\ 0, & x<K_1\end{cases}$$

其中,$K_1=\max(0,M+n-N)$,$K_2=\min(M,n)$。

超几何分布在抽样检验理论中具有重要地位。设 N 件产品中有 M 件不合格。我们随机且无放回地从 N 件产品中抽取 n 件,记 X 为 n 件产品中的不合格品数,则 X 服从超几何分布 $H(M,N,n)$。

超几何分布有如下性质:

(1) 记

$$h(k;n,N,M)=C_M^k C_{N-M}^{n-k}/C_N^n,$$

则有 $h(k;n,N,M)=h(k;M,N,n)$

$$h(k;n,N,M)$$
$$=h(N-n-M+kN-n,N,m),$$

其中 $K_1\leqslant k\leqslant K_2$。

(2) 分布函数有如下关系

$$\begin{aligned}&H(x;n,N,M)\\&=H(N-n-M+x;N-n,N,N-M)\\&=1-H(n-x-1;n,N,N-M)\\&=1-H(M-x-1;N-n,N,M)\end{aligned}$$

$1-H(n-1;x+n,N,N-M)=H(x;n+x,N,M)$

其中 $x\geqslant K_1$。

(3) 若 $X\overset{d}{\sim}H(M,N,n)$,则数学期望和方差分别为

$$E(X)=\frac{nM}{N}$$

$$Var(X)=\frac{nM(N-n)(N-M)}{N^2(N-1)}$$

对正整数 n 和 k,记

$$n^{(k)}=\begin{cases}n(n-1)\cdots(n-k+1), & k<n\\ n!, & k\geqslant n\end{cases}$$

(4) 若 $X\overset{d}{\sim}H(M,N,n)$,则 k 阶原点矩 $E(X^k)=\sum\limits_{i=1}^{k}S_2(k,i)\dfrac{n^{(i)}M^{(i)}}{N^{(i)}}$

(5) 若 $X\overset{d}{\sim}H(M,N,n)$,则偏度系数

$$s=\frac{(N-2M)(N-1)^{1/2}(N-2n)}{(NM(N-M)(N-n))^{1/2}(N-2)}$$

(6) 若 $X\overset{d}{\sim}H(M,N,n)$,则矩母函数和特征函数分别为

$$M(t)=\frac{(N-n)!\ (N-M)!}{N!\ (N-M-n)!}F(-n,-M;N-M-n+1;e^t)$$

$$\varphi(t)=\frac{(N-n)!\ (N-M)!}{N!\ (N-M-n)!}F(-n,-M;N-M-n+1;e^{it})$$

其中 $F(a,b;c;x)$ 是超几何函数 $c>0$

$$F(a,b;c,x)=1+\frac{ab}{c}\frac{x}{1!}+\frac{a(a+1)b(b+1)}{c(c+1)}\frac{x^2}{2!}+\cdots,$$

超几何分布的一个典型应用是估计湖里鱼的数量。先捕出 M 条鱼,做上记号后再放回湖中。过一段时间又从湖中捕出 n 条鱼($n\geqslant M$),其中有 s 条带记号的鱼。记 X 为 n 条鱼中有记号的鱼数。假设湖中共有 N 条鱼,则 X 服从超几何分布 $H(M,N,n)$。$s\approx E(X)=nM/N$,进而得 $\hat{N}=nM/s$。

1.11　几何分布（geometric distribution）[1,5,16]　若随机变量 X 的取值为正整数，且相应的概率为

$$P\{X=k\}=q^{k-1}p, k=1,2,\cdots$$

其中，$0<p\leqslant 1, q=1-p$，则称 X 服从几何分布，记为 $X\overset{d}{\sim}G(p)$。

若 $X\overset{d}{\sim}G(p)$，则它的分布函数为

$$G(x;p)=\begin{cases}1-q^{[x]} & x\geqslant 0\\ 0, & x<0\end{cases}$$

几何分布由于其分布概率和组成一个几何级数(geometric series) 而得名。

在一个成败型试验（伯努利分布）中，试验"成功"的概率为 p，假设试验可以不断地独立进行下去。记 X 为试验第一次出现"成功"时所做试验的总数，则 X 服从几何分布 $G(p)$。

几何分布有如下一些性质：

(1) 记 $g(k;p)=pq^{k-1}, k=1,2,\cdots, 0<p<1$，则 $g(k;p)$ 是 k 的单调下降函数，即

$$g(1;p)>g(2;p)>g(3;p)>\cdots$$

(2) 若 $X\overset{d}{\sim}G(p)$，则它的数学期望和方差分别为

$$E(X)=1/p, Var(X)=q/p^2$$

(3) 若 $X\overset{d}{\sim}G(p)$，则它的 k 阶原点矩为

$$E(X^k)=\sum_{i=1}^{k}S_2(k,i)i!\ q^{i-1}/p^i$$

其中 $S_2(k,i)$ 是二阶 Stirling 数。

(4) 若 $X\overset{d}{\sim}G(p)$，则它的偏度系数为

$$s=q^{1/2}+q^{-1/2}$$

(5) 若 $X\overset{d}{\sim}G(p)$，则它的矩母函数和特征函数分别为

$$M(t)=pe^t(1-e^tq)^{-1}$$

$$\varphi(t)=pe^{it}(1-e^{it}q)^{-1}$$

(6) 若 $X\overset{d}{\sim}G(p)$，则有

$$P\{X>n+m\mid X>n\}=P\{X>m\},$$

对任意两个自然数 n 和 m 成立。

性质 6 也称为几何分布的"无记忆性(menlory less property)"。这说明，在成败型试验中，已做 n 次试验均未"成功"，那么再做 m 次试验仍未"成功"的概率与前 n 次试验的信息无关。

无记忆性是几何分布的一个特征，可以证明，一个取值为自然数的离散随机变量，如果它具有无记忆性，则它一定是服从几何分布。

(7) 若 $X\overset{d}{\sim}G(p)$，则有

$$E(X\mid X>n)=n+E(X)$$

(8) 设 X 和 Y 是独立的离散随机变量，则 $\min(X,Y)$ 与 $X-Y$ 独立的充分必要条件是 X 和 Y 都服从相同的几何分布。

1.12 Γ分布 (Gamma distribution)[1,5,6] 若随机变量 X 的密度函数为

$$g(x;\alpha,\beta)=\begin{cases}\dfrac{\beta^{\alpha}x^{\alpha-1}e^{-\beta x}}{\Gamma(\alpha)}, & x\geqslant 0\\ 0, & x<0\end{cases}$$

其中,$\alpha>0,\beta>0,\Gamma(\cdot)$ 是 Gamma 函数(Gamma function),则称 X 服从形状参数为 α,尺度参数为 β 的 Gamma 分布,记为 $X\overset{d}{\sim}\Gamma(\alpha,\beta)$。

若 $X\overset{d}{\sim}\Gamma(\alpha,\beta)$,则它的分布函数为

$$\Gamma(x;\alpha,\beta)=\begin{cases}\displaystyle\int_0^x\frac{\beta^{\alpha}t^{\alpha-1}e^{-\beta t}}{\Gamma(\alpha)}dt, & x\geqslant 0\\ 0, & x<0\end{cases}$$

伽玛分布由于其密度函数形式类似 Gamma 函数而得名。伽玛分布常用于可靠性理论来刻画产品的寿命。

当 $\beta=1$ 时,称 $\Gamma(\alpha,1)$ 为标准的伽玛分布,其密度函数为

$$g(x;\alpha,1)=\begin{cases}\dfrac{x^{\alpha-1}e^{-x}}{\Gamma(\alpha)}, & x\geqslant 0\\ 0, & x<0\end{cases}$$

当 $\alpha=1$ 时,称 $\Gamma(1,\beta)$ 为单参数 Gamma 分布(single parameter Gamma distribution),它也是指数分布 $E(\beta)$,其密度函数为

$$g(x;1,\beta)=\begin{cases}\beta e^{-\beta x}, & x\geqslant 0\\ 0, & x<0\end{cases}$$

更一般地,可以通过平移变换得到一个含三个参数的伽玛分布,相应的密度函数为

$$g(x;\alpha,\beta,\delta)=\begin{cases}\dfrac{\beta^{\alpha}(x-\delta)^{\alpha-1}e^{-\beta(x-\delta)}}{\Gamma(\alpha)}, & x\geqslant\delta\\ 0, & x<\delta\end{cases}$$

伽玛分布有如下一些性质:

(1) 若 $X\overset{d}{\sim}\Gamma(\alpha,\beta)$,则 $\beta X\overset{d}{\sim}\Gamma(\alpha,1)$,即对一般的 Gamma 分布作尺度变换即可转化为标准 Gamma 分布。

(2) 对 $x\geqslant 0$,记

$$I_{\alpha}(x)=\frac{1}{\Gamma(\alpha)}\int_0^x t^{\alpha-1}e^{-t}dt$$

为不完全 Gamma 函数(incomplete Gamma function),则 Gamma 分布函数可以表示为 $\Gamma(x;\alpha,\beta)=I_{\alpha}(\beta x)$,特别地,$\Gamma(x;1,\beta)=1-e^{-\beta x}$。

(3) 标准 Gamma 分布有如下关系:

1)$\Gamma(x;\alpha,1)-\Gamma(x;\alpha+1,1)=g(x;\alpha,1)$;

2)$\Gamma(x;\frac{1}{2},1)=2\Phi(\sqrt{2x})-1$,

其中 $\Phi(x)$ 是标准正态分布函数。

(4) 若 $X\overset{d}{\sim}\Gamma(\alpha,\beta)$,则它的数学期望为 $E(X)=\alpha/\beta$,方差为 $Var(X)=\alpha/\beta^2$。

(5) 若 $X\overset{d}{\sim}\Gamma(\alpha,\beta)$,则它的 k 阶原点矩为 $E(X^k)=\beta^{-k}\Gamma(k+\alpha)/\Gamma(\alpha)$。

(6) 若 $X\overset{d}{\sim}\Gamma(\alpha,\beta)$,则它的偏度系数为 $s=2\alpha^{-1/2}$,峰度系数为 $k=6/\alpha$。

(7) 若 $X\overset{d}{\sim}\Gamma(\alpha,\beta)$,则它的矩母函数和特征函数分别为

$$M(t)=\left(\frac{\beta}{\beta-t}\right)^{\alpha}\ 若\ t<\beta;$$

$$\varphi(t)=\left(\frac{\beta}{\beta-it}\right)^{\alpha}$$

(8) 若 $X_i\overset{d}{\sim}\Gamma(\alpha_i,\beta),1\leqslant i\leqslant n$,且 $X_1,X_2,\cdots,X_n$ 相互独立,则

$$\sum_{i=1}^{n}X_i\overset{d}{\sim}\Gamma(\sum_{i=1}^{n}\alpha_i,\beta)$$

(9) 若 $X\overset{d}{\sim}\Gamma(\alpha_1,1),Y\overset{d}{\sim}\Gamma(\alpha_2,1)$,且 X 与 Y 独立,则 $X+Y$ 与 X/Y 独立。反之,若 X 和 Y 是相互独立、非负、非退化随机变量,且 $X+Y$ 与 X/Y 独立,则 X 与 Y 都服从标准 Gamma 分布。

1.13　Beta 分布 (Beta distribution)[1,5,6]　若随机变量 X 的密度函数为

$$f(x;a,b)=\begin{cases}\dfrac{x^{a-1}(1-x)^{b-1}}{B(a,b)}, & 0\leqslant x\leqslant 1,\\ 0, & \text{否则}\end{cases}$$

其中,$a>0,b>0,B(\cdot,\cdot)$ 是 Beta 函数 (Beta function),则称 X 服从参数为 a 和 b 的 Beta 分布,记为 $X\overset{d}{\sim}BE(a,b)$。

若 $X\overset{d}{\sim}BE(a,b)$,则分布函数

$$BE(x;a,b)=\begin{cases}1, & x>1\\ I_x(a,b), & 0<x\leqslant 1\\ 0, & x\leqslant 0\end{cases}$$

其中 $I_x(a,b)$ 是不完全 Beta 函数比(ratio of incomplate Beta function)。

与伽玛分布类似,贝塔分布由于其密度函数形式类似于 Beta 函数 (Beta function) 而得名。

特别地,当 $a=b=1$ 时,$BE(1,1)$ 是标准均匀分布 $U(0,1)$。

贝塔分布有如下性质:

(1) 若 $X\overset{d}{\sim}BE(a,b)$,则 $1-X\overset{d}{\sim}BE(b,a)$。

(2)Beta 分布的密度函数有如下性质

① 当 $a<1,b\geqslant 1$ 时,单调下降;

② 当 $a\geqslant 1,b<1$ 时,单调上升;

③ 当 $a<1,b<1$ 时,曲线呈 U 型;

④ 当 $a>1,b>1$ 时,曲线呈单峰;

⑤ 当 $a=b$ 时,曲线关于 $x=1/2$ 对称。

(3) 若 $X\overset{d}{\sim}BE(a,b)$,则 k 阶原点矩

$$E(X^k)=\frac{B(a+k,b)}{B(a,b)}$$

(4) 若 $X\overset{d}{\sim}BE(a,b)$,则它的数学期望和方差分别为 $E(X)=a/(a+b)$ 和 $Var(X)=ab/((a+b+1)(a+b)^2)$。

(5) 若 $X\overset{d}{\sim}BE(a,b)$,则其偏度系数

$$s=\frac{2(b-a)(a+b+1)^{1/2}}{(a+b+2)(ab)^2}$$,峰度系数

$$k=\frac{3(a+b)(a+b+1)(a+1)(2b-a)}{ab(a+b+2)(a+b+3)}+\frac{a(a-b)}{a+b}-3$$

(6) 若 $X\overset{d}{\sim}BE(a,b)$,则它的矩母函数和特征函数分别为

$$M(t)=\frac{\Gamma(a+b)}{\Gamma(a)}\sum_{k=0}^{\infty}\frac{\Gamma(a+k)}{\Gamma(a+b+k)}\frac{t^k}{\Gamma(k+1)}$$

$$\Phi(t)=\frac{\Gamma(a+b)}{\Gamma(a)}\sum_{k=0}^{\infty}\frac{\Gamma(a+k)}{\Gamma(a+b+k)}\frac{(it)^k}{\Gamma(k+1)}$$

(7) 设 $X_1,X_2,\cdots,X_n$ 相互独立,$X_i\overset{d}{\sim}BE(a_i,b_i),1\leqslant i\leqslant n$,且 $a_{i+1}=a_i+b_i,1\leqslant i\leqslant n-1$,则 $\prod_{i=1}^{n}X_i\overset{d}{\sim}BE(a_1,\sum_{i=1}^{n}b_i)$

(8) 设 $X_1,X_2,\cdots,X_n$ 独立,共同分布为 $U(0,1)$,则 $\min(X_1,\cdots,X_n)\overset{d}{\sim}BE(1,n)$;反之,若 $X_1,X_2,\cdots,X_n$ 独立同分布,且 $\min(X_1,\cdots,X_n)\overset{d}{\sim}U(0,1)$,则 $X_1\overset{d}{\sim}BE(1,1/n)$。

(9) 设随机样本 $X_1,X_2,\cdots,X_n$ 来自标准均匀分布,记 $X_{(1,n)}\leqslant X_{(2,n)}\leqslant\cdots\leqslant X_{(n,n)}$ 为相应的次序统计量,则

$X_{(k,n)}\overset{d}{\sim}BE(k,n-k+1),1\leqslant k\leqslant n$

$X_{(k,n)}-X_{(i,n)}\overset{d}{\sim}BE(k-i,n-k+i+1)$,$1\leqslant i\leqslant k\leqslant n$

(10) 设 $X_1,X_2,\cdots,X_n$ 是来自总体为 $BE(a,1)$ 的随机样本,令 $Y=\min(X_1,\cdots,X_n)$,则 $Y^a\overset{d}{\sim}BE(1,n)$。

(11) 若 $X\overset{d}{\sim}BE(a,b)$,其中 a 和 b 都是正整数,则

$$BE(x;a,b)=\sum_{i=a}^{a+b-1}C_{a+b-1}^{i}x^i(1-x)^{a+b-1-i}$$

1.14 χ^2 分布(chi-square distribution)[1,5,6] 若 $Y_1, Y_2, \cdots, Y_n$ 独立,同为标准正态分布,则称 $X=\sum_{i=1}^{n} Y_i^2$ 的分布为自由度为 n 的 **χ^2 分布**,记为 $X \overset{d}{\sim} \chi_n^2$。

若 $X \overset{d}{\sim} \chi_n^2$,则它的密度函数为

$$f(x;n)=\begin{cases}\dfrac{e^{-x/2}x^{n/2-1}}{2^{n/2}\Gamma(n/2)}, & x>0\\ 0, & x \leqslant 0\end{cases}$$

其中 $\Gamma(n/2)$ 是 Γ 函数。

χ^2 分布自由度n很大时,近似为正态分布。

χ^2 分布有如下性质:

(1) 可加性(additive property):若 $X_1 \overset{d}{\sim} \chi_n^2$,$X_2 \overset{d}{\sim} \chi_m^2$,$X_1$ 与 X_2 独立,则 $X_1+X_2 \overset{d}{\sim} \chi_{n+m}^2$。

(2) χ^2 分布的密度函数 $f(x;n)$,当 $n \leqslant 2$ 时,单调下降;当 $n \geqslant 3$ 时,是单峰函数,其极大值点为 $n-2$。

(3) 若 $X \overset{d}{\sim} \chi_n^2$,则它的 k 阶原点矩为

$$E(X^k)=2^k\frac{\Gamma(n/2+k)}{\Gamma(n/2)}=2^k\prod_{i=0}^{k-1}\Gamma\left(i+\frac{n}{2}\right).$$

(4) 若 $X \overset{d}{\sim} \chi_n^2$,则 $E(X)=n$,$Var(X)=2n$。

(5) 若 $X \overset{d}{\sim} \chi_n^2$,则它的偏度系数为 $s=2\sqrt{2}n^{-1/2}$,峰度系数为 $k=12/n$。

(6) 若 $X \overset{d}{\sim} \chi_n^2$,则它的矩母函数和特征函数分别为

$M(t)=(1-2t)^{-n/2}$,其中 $0<t<1/2$,

$\varphi(t)=(1-2it)^{-n/2}$。

(7) χ_n^2 分布的分布函数 $K(x;n)$ 有:

①$K(x;2n)=1-2\sum_{i=1}^{n} f(x;2i)$;

②$K(x;2n+1)=2\Phi(x)-1-2\sum_{i=1}^{n} f(x;2i+1)$;

③$K(x;n)-K(x;n+2)=\left(\frac{x}{2}\right)^{n/2}e^{-x/2}/\Gamma\left(\frac{n+2}{2}\right)$,其中 $\Phi(x)$ 为标准正态分布函数。

(8) 若 $X \overset{d}{\sim} \chi_m^2$,$Y \overset{d}{\sim} \chi_n^2$,且 X 与 Y 独立,则 $X/(X+Y) \overset{d}{\sim} BE(m/2,n/2)$,且 $X/(X+Y)$ 与 $X+Y$ 独立。

设 $X_1, X_2, \cdots, X_n$ 是来自正态总体 $N(\mu,\sigma^2)$ 的随机样本,令

$$\bar{X}=\frac{1}{n}\sum_{i=1}^{n} X_i, S^2=\sum_{i=1}^{n}(X_i-\bar{X})^2,$$

则 $S^2/\sigma^2 \overset{d}{\sim} \chi_{n-1}^2$ 且与 $\bar{X}$ 独立。

设随机变量 $Y_1, \cdots, Y_n$ 相互独立,$Y_i \overset{d}{\sim} N(\mu_i, 1)$,$1 \leqslant i \leqslant n$,则称随机变量 $X=\sum_{i=1}^{n} Y_i^2$ 的分布为自由度n,非中心参数 $\delta=\sum_{i=1}^{n}\mu_i^2$ 的非中心 χ^2 分布(noncentral chi-square distribution),记为 $\chi_{n,\delta}^2$。特别地,$\chi_{n,0}^2=\chi_n^2$。

(9) 设 $Y_1, \cdots, Y_m$ 相互独立,且 $Y_i \overset{d}{\sim} \chi_{n_i,\delta_i}^2$,$1 \leqslant i \leqslant m$,,则 $\sum_{i=1}^{m} Y_i \overset{d}{\sim} \chi_{n,\delta}^2$,其中,$n=\sum_{i=1}^{m} n_i$,$\delta=\sum_{i=1}^{m}\delta_i$。

(10) 若 $X \overset{d}{\sim} \chi_{n,\delta}^2$,则 $E(X)=n+\delta$,$Var(X)=2(n+2\delta)$,

偏度系数为 $s=\sqrt{8}\dfrac{n+3\delta}{(n+2\delta)^{3/2}}$,

峰度系数为 $k=12\dfrac{n+4\delta}{(n+2\delta)^2}$。

(11) 若 $X \overset{d}{\sim} \chi_{n,\delta}^2$,则矩母函数和特征函数分别为

$M(t)=(1-2t)^{-n/2}\exp\{t\delta/(1-2t)\}$,

$\psi(t)=(1-2it)^{-n/2}\exp\{it\delta/(1-2it)\}$。

1.15　t 分布(t-distribution)[1,5,6]　设 $X \overset{d}{\sim} N(0,1)$，$Y \overset{d}{\sim} \chi_n^2$，$X$ 与 Y 独立，则称随机变量 $T=\sqrt{n}X/\sqrt{Y}$ 的分布为自由度为 n 的 ***t* 分布**，记为 $T \overset{d}{\sim} t_n$。

若 $X \overset{d}{\sim} t_n$，则它的密度函数为

$$t(x;n)=\frac{\Gamma\left(\frac{n+1}{2}\right)}{(n\pi)^{1/2}\Gamma\left(\frac{n}{2}\right)}\left(1+\frac{x^2}{n}\right)^{-(n+1)/2},$$

其中 $-\infty<x<\infty$。

记 $T(x;n)$ 为 t_n 分布的分布函数，则

$$T(x;n)=\begin{cases}\frac{1}{2}I_{\frac{n}{(n+x^2)}}\left(\frac{1}{2},\frac{n}{2}\right), & x\leqslant 0\\ \frac{1}{2}+\frac{1}{2}I_{\frac{n}{(n+x^2)}}\left(\frac{1}{2},\frac{n}{2}\right), & x>0\end{cases}$$

其中 $I_{\frac{n}{(n+x^2)}}\left(\frac{1}{2},\frac{n}{2}\right)$ 为不完全 Beta 函数比。

t 分布也是由正态分布(和卡方分布)导出的分布，它在有关正态分布的统计推断中有广泛应用。当自由度 n 很大时，t_n 也近似为正态分布。

t 分布有如下性质：

(1)t 分布的密度函数 $t(x;n)$ 关于 $x=0$ 对称，且在 $x=0$ 处达到极大。

(2) $\lim\limits_{n\to\infty}t(x;n)=\frac{1}{\sqrt{2\pi}}e^{-x^2/2}=\phi(x)$，

即当自由度趋于无穷大，t 分布的极限分布是标准正态分布。

(3) 若 $X \overset{d}{\sim} t_n^2$，则 $E(X)=0$，当 $n\geqslant 3$ 时，有 $Var(X)=n/(n-2)$。

(4) 若 $X \overset{d}{\sim} t_n^2$，则它的偏度系数为 $s=0$，当 $n\geqslant 5$ 时峰度系数为 $k=6/(n-4)$。

(5) 若 $X \overset{d}{\sim} t_n^2$，则其 k 阶原点矩

$$E(X^k)=\begin{cases}0, & 0<k<n,\text{且} k \text{ 为奇数}\\ \frac{\Gamma\left(\frac{k+1}{2}\right)\Gamma\left(\frac{n-k}{2}\right)^{\frac{k}{2}}}{\sqrt{\pi}\Gamma\left(\frac{n}{2}\right)}, & 0<k<n,\text{且} k \text{ 为偶数}\\ \text{不存在}, & k\geqslant n,\text{且} k \text{ 为奇数}\\ \infty, & k\geqslant n,\text{且} k \text{ 为偶数}\end{cases}$$

(6) 若 X_1 和 X_2 独立同分布于 χ_n^2，则随机变量

$$Y=\frac{1}{2}\frac{n^{1/2}(X_2-X_1)}{(X_1X_2)^{1/2}} \overset{d}{\sim} t_n.$$

设 $X_1,X_2,\cdots,X_n$ 是来自正态总体 $N(\mu,\sigma^2)$ 的随机样本，令

$$\bar{X}=\frac{1}{n}\sum_{i=1}^{n}X_i,S^2=\sum_{i=1}^{n}(X_i-\bar{X})^2,$$

则 $T=\sqrt{n(n-1)}\,\frac{\bar{X}-\mu}{S} \overset{d}{\sim} t_{n-1}$。

设 $X \overset{d}{\sim} N(\delta,1)$ 与 $Y \overset{d}{\sim} \chi_n^2$ 独立，则称随机变量 $T=\sqrt{n}X/\sqrt{Y}$ 的分布为自由度为 n，非中心参数为 δ 的非中心 t 分布(noncentral t-distribution)，记为 $T \overset{d}{\sim} t_{n,\delta}$。特别地，$t_{n,0}=t_n$。

(7) 记 $T(x;n,\delta)$ 为 $t_{n,\delta}$ 的分布函数，则有

$$T(x;n,\delta)=1-T(-x;n,-\delta),$$
$$T(0;n,\delta)=\Phi(-\delta),$$
$$T(1;1,\delta)=1-\Phi^2(\delta/\sqrt{2})。$$

(8) 若 $X \overset{d}{\sim} t_{n,\delta}$，则若 $n>1$，有

$$E(X)=\sqrt{\frac{n}{2}}\frac{\Gamma\left(\frac{n-1}{2}\right)}{\Gamma\left(\frac{n}{2}\right)}\delta;\text{若 } n>2,\text{有}$$

$$Var(X)=\frac{n}{n-2}(1+\delta^2)-(E(X))^2。$$

1.16 F分布 (F distribution)[1,5,6]

设随机变量 X 与 Y 独立，且 $X \overset{d}{\sim} \chi_m^2$，$Y \overset{d}{\sim} \chi_n^2$，则称随机变量 $F = \dfrac{X}{m}\Big/\dfrac{Y}{n}$ 的分布为自由度为 m 和 n 的F分布，记为 $F \overset{d}{\sim} F_{m,n}$。密度函数和分布函数为

$$f(x;m,n)=\begin{cases}\dfrac{\left(\dfrac{m}{n}\right)^{\frac{m}{2}}}{B\left(\dfrac{m}{2},\dfrac{n}{2}\right)}x^{\frac{m-2}{2}}\left(1+\dfrac{mx}{n}\right)^{-\frac{m+n}{2}}, & x>0\\ 0, & x\leqslant 0\end{cases}$$

$F(x;m,n)=I_a(n/2,m/2)$，$a=xm/(n+mx)$，I_a 是不完全Beta函数比。

F分布常用于两个或多个正态总体的检验问题，也可以用来近似许多复杂的分布。F分布有如下性质：

(1)F分布的密度函数曲线是偏倚的，n 越小偏倚越严重。

(2) 当 $m=1$ 和2时，$f(x;m,n)$ 是单调下降的；当 $m>2$ 时 $f(x;m,n)$ 是单峰的，众数为 $\dfrac{n(m-2)}{(n+2)m}$。

(3) 若 $X \overset{d}{\sim} F_{m,n}$，则 $Y=1/X \overset{d}{\sim} F_{n,m}$。

(4)$X \overset{d}{\sim} t_n$，则 $X^2 \overset{d}{\sim} F_{1,n}$。

(5) 若 $X \overset{d}{\sim} F_{m,n}$，则 k 阶原点矩为

$$E(X^k)=\begin{cases}\left(\dfrac{n}{m}\right)^k\dfrac{\Gamma\left(\dfrac{m}{2}+k\right)\Gamma\left(\dfrac{n}{2}-k\right)}{\Gamma\left(\dfrac{m}{2}\right)\Gamma\left(\dfrac{n}{2}\right)}, & 0<k<n/2\\ \infty, & k\geqslant n/2\end{cases}$$

(6) 若 $X \overset{d}{\sim} F_{m,n}$，当 $n>2$ 时，有 $E(X)=\dfrac{n}{n-2}$；当 $n>4$ 时，有 $Var(X)=\dfrac{2n^2(m+n-2)}{m(n-2)^2(n-4)}$。

(7) 若 $X \overset{d}{\sim} F_{m,n}$，则当 $n>6$ 时，则偏度系数为

$$s=\frac{(2m+n-2)(8(n-4))^{1/2}}{(n-6)(m(m+n-2))^{1/2}}$$

当 $n>8$ 时，它的峰度系数为 $k=\dfrac{12((n-2)^2(n-4)+m(m+n-2)(5n-22))}{m(n-6)(n-8)(m+n-2)}$

(8) 当 m 充分大且 $n>4$ 时，可以用正态分布函数 $\Phi(y)$ 来近似F分布函数 $F(x;m,n)$，其中

$$y=\frac{\dfrac{x-n}{n-2}}{\dfrac{n}{n-2}\left(\dfrac{2(n+m-2)}{m(n-4)}\right)^{1/2}}$$

(9) 设 $X \overset{d}{\sim} F_{m,n}$，令 $Z_{m,n}=\ln X$，则当 m 和 n 都足够大时，$Z_{m,n}$ 的分布近似于正态分布 $N\left(\dfrac{1}{2}\left(\dfrac{1}{n}-\dfrac{1}{m}\right),\dfrac{1}{2}\left(\dfrac{1}{m}+\dfrac{1}{n}\right)\right)$

设有两个正态总体 $N(\mu_1,\sigma_1^2)$ 和 $N(\mu_2,\sigma_2^2)$，从中各自随机地抽取样本为 $X_1,\cdots,X_m$ 和 $Y_1,\cdots,Y_n$。记

$$\hat{\sigma}_1^2=(m-1)^{-1}\sum_{i=1}^{m}(X_i-\bar{X})^2,$$

$$\hat{\sigma}_1^2=(n-1)^{-1}\sum_{i=1}^{n}(Y_i-\bar{Y})^2,$$

$$\hat{\sigma}_1^2/\sigma_1^2 \overset{d}{\sim} \chi_{m-1}^2,\ \hat{\sigma}_2^2/\sigma_2^2 \overset{d}{\sim} \chi_{n-1}^2,$$

且 $\hat{\sigma}_1^2$ 和 $\hat{\sigma}_2^2$ 独立。若 $H_0:\sigma_1^2=\sigma_2^2$ 成立，则检验统计量

$$F=\frac{n-1}{m-1}\frac{\sum_{i=1}^{m}(X_i-\bar{X})^2}{\sum_{i=1}^{n}(Y_i-\bar{Y})^2}=\frac{\hat{\sigma}_1^2/\sigma_1^2}{\hat{\sigma}_2^2/\sigma_2^2}\overset{d}{\sim}F_{m-1,n-1}.$$

设 $\chi \overset{d}{\sim} \chi_{m,\delta}^2$ 与 $Y \overset{d}{\sim} \chi_n^2$ 独立，则称随

机变量 $F=\frac{X}{m}\Big/\frac{Y}{n}$ 的分布为自由度为 m 和 n，非中心参数为 δ 的非中心 F 分布(noncentral F distribution)。

1.17　多元超几何分布(multivariate hypergeometric distribution)[1,5,6]　设 $\boldsymbol{X}=(X_1,\cdots,X_n)$ 为 $n(n\geqslant 2)$ 维随机向量，满足：

1) $0\leqslant X_i\leqslant N_i,1\leqslant i\leqslant n,\sum_{i=1}^{n}N_i=N$；

2) 设 $m_1,\cdots,m_n$ 为任意的非负整数，$\sum_{i=1}^{n}m_i=m$，而且发生如下事件的概率为

$$P\{X_1=m_1,\cdots,X_n=m_n\}=\frac{\prod_{i=1}^{m}C_{N_i}^{m_i}}{C_N^m},$$

则称随机向量 $\boldsymbol{X}$ 服从多元超几何分布，记为 $\boldsymbol{X}\overset{d}{\sim}MH(N_1,\cdots,N_n;m)$。

设一个罐子里有 n 种颜色的球，且第 i 种颜色的球有 N_i 个，$1\leqslant i\leqslant n$。现在随机无放回地从该罐子中抽取 m 个球，并记 X_i 为被抽取的球中第 i 种颜色的球数，$1\leqslant i\leqslant n$，则随机向量 $(X_1,\cdots,X_n)$ 服从多元超几何分布 $MH(N_1,\cdots,N_n;m)$。

多元超几何分布有如下性质：

(1) 设 $(X_1,\cdots,X_n)\overset{d}{\sim}MH(N_1,\cdots,N_n;m)$，对 $0=j_0<j_1<\cdots<j_s=n$，令 $X_k^*=\sum_{i=j_{k-1}+1}^{j_k}X_i,N_k^*=\sum_{i=j_{k-1}+1}^{j_k}N_i,1\leqslant k\leqslant s$，则

$$(X_1^*,\cdots,X_s^*)\overset{d}{\sim}MH(N_1^*,\cdots,N_s^*;m)$$

多元超几何分布的随机向量的分量合并后，仍服从多元超几何分布。

(2) 设 $(X_1,\cdots,X_n)\overset{d}{\sim}MH(N_1,\cdots,N_n;m)$，则对任意 $1\leqslant k\leqslant n$ 有

$$P\{X_1=m_1,\cdots,X_k=m_k\}=\frac{C_{N_1}^{m_1}C_{N_2}^{m_2}\cdots C_{N_k}^{m_k}C_{N_{k+1}^*}^{m_{k+1}^*}}{C_N^m},$$

其中，$N=\sum_{i=1}^{n}N_i$，

$$N_{k+1}^*=\sum_{i=k+1}^{n}N_i,m_{k+1}^*=m-\sum_{i=1}^{k}m_i。$$

特别地，当 $k=1$ 时，有

$$P\{X_1=m_1\}=\frac{C_{N_1}^{m_1}C_{N_2^*}^{m_2^*}}{C_N^m},$$

即 $X_1\overset{d}{\sim}H(N_1,N,m)$。

多元超几何分布是超几何分布的推广。

(3) 设 $(X_1,\cdots,X_n)\overset{d}{\sim}MH(N_1,\cdots,N_n;m)$，$0<k<n$，则

$$P\{X_1=m_1,\cdots,X_k=m_k\mid X_{k+1}=m_{k+1},\cdots,X_n=m_n\}=\frac{C_{N_1}^{m_1}\cdots C_{N_k}^{m_k}}{C_{N^*}^{m^*}},$$

其中，$N^*=\sum_{i=1}^{k}N_i,m_{k+1}^*=m-\sum_{i=k+1}^{n}m_i$，即在给定 $X_{k+1}=m_{k+1},\cdots,X_n=m_n$ 的条件下，$(X_1,\cdots,X_k)$ 的条件分布为 $MH(N_1,\cdots,M_k;m^*)$。

(4) 设 $X_i\overset{d}{\sim}B(N_i,p),1\leqslant i\leqslant n$，$0<p<1$，且 $X_1,\cdots,X_n$ 相互独立，则

$$(X_1,\cdots,X_n\mid\sum_{i=1}^{n}X_i=m)\overset{d}{\sim}MH(N_1,\cdots,N_n;m)$$，即相互独立的二项分布在给定其和时的条件分布是多元超几何分布。

(5) 设 $(X_1,\cdots,X_n)\overset{d}{\sim}MH(N_1,\cdots,N_n;m)$，当 $N\to\infty$ 时，有 $N_i/N\to p_i,1\leqslant i\leqslant n$，则 $(X_1,\cdots,X_n)$ 的分布收敛于多项分布 $PN(N;p_1,\cdots,p_n)$。

1.18 多元正态分布（multivariate normal distribution）[1,3] 设 $\mathbf{X}=(X_1,\cdots,X_p)'$ 是随机向量，若其密度函数为

$$f(\mathbf{x})=(2\pi)^{-\frac{p}{2}}$$

$$|\Sigma|^{-\frac{1}{2}}\exp\left\{-\frac{1}{2}(\mathbf{x}-\mu)'\Sigma^{-1}(\mathbf{x}-\mu)\right\},$$

其中，$\mathbf{x}=(x_1,\cdots,x_p)'\in R^p$，$\mu\in R^p$，$\Sigma$ 是 $p\times p$ 的正定阵，"|·|"表示矩阵行列式(matrix determinant)，"′"表示矩阵转置(transition matrix transposition)，则称随机向量 $\mathbf{X}$ 服从多元正态分布，记为 $\mathbf{X}\overset{d}{\sim}N_p(\mu,\Sigma)$。

设 $X_1,\cdots,X_p$ 是独立同分布的标准正态随机变量，则随机向量 $\mathbf{X}=(X_1,\cdots,X_p)'$ 服从标准多元正态分布(standard multivariate normal distribution) $X\overset{d}{\sim}N_p(\mathbf{0},\mathbf{I}_p)$，$\mathbf{I}_p$ 是 p 阶单位阵。

多元正态分布有如下性质：

(1) $\mathbf{X}=(X_1,\cdots,X_p)'$ 服从多元正态分布的充分必要条件是：对任意的 $\mathbf{a}=(a_1,\cdots,a_p)'\in R^p$，$\mathbf{a}'\mathbf{X}$ 也服从正态分布。

(2) 若 $\mathbf{X}\overset{d}{\sim}N_p(\mu,\Sigma)$，则

$$E(\mathbf{X})=\mu,Cov(\mathbf{X})=\Sigma$$

(3) 若 $\mathbf{X}\overset{d}{\sim}N_p(\mu,\Sigma)$，则它的矩母函数和特征函数分别为

$$M(\mathbf{t})=\exp\{\mu'\mathbf{t}+\frac{1}{2}\mathbf{t}'\Sigma\mathbf{t}\}$$

$$\psi(\mathbf{t})=\exp\{i\mu'\mathbf{t}-\frac{1}{2}\mathbf{t}'\Sigma\mathbf{t}\},\mathbf{t}\in R^p$$

(4) 多元正态分布的任意边缘分布仍是多元正态分布。设 $\mathbf{X}=(X_1,\cdots,X_p)'\overset{d}{\sim}N(\mu,\Sigma)$，$\mu=(\mu_1,\cdots,\mu_p)'$，$\Sigma=(\sigma_{ij})_{p\times p}$。对 $1\leqslant q<p$，令 $\mathbf{X}^{(1)}=(X_1,\cdots,X_q)'$，$\mu^{(1)}=(\mu_1,\cdots,\mu_q)'$，$\Sigma_{11}=(\sigma_{ij})_{1\leqslant i,j\leqslant q}$，则 $\mathbf{X}^{(1)}\overset{d}{\sim}N_q(\mu^{(1)},\Sigma_{11})$。特别地，$X_i\overset{d}{\sim}N(\mu_i,\sigma_{ii})$，$1\leqslant i\leqslant p$。

(5) 多元正态随机向量的线性组合仍为正态分布。设 $\mathbf{X}\overset{d}{\sim}N_p(\mu,\Sigma)$，$\mathbf{B}$ 是 $q\times p$ 常数矩阵，$\mathbf{a}$ 是 $q\times 1$ 常数向量，则

$$\mathbf{a}+\mathbf{B}\mathbf{X}\overset{d}{\sim}N_q(\mathbf{a}+\mathbf{B}\mu,\mathbf{B}\Sigma\mathbf{B}'),$$

(6) 设 $\mathbf{X}_i\overset{d}{\sim}N_p(\mu_i,\Sigma_i)$，$1\leqslant i\leqslant n$，且 $\mathbf{X}_1,\cdots,\mathbf{X}_n$ 相互独立，则

$$\sum_{i=1}^{n}\mathbf{X}_i\overset{d}{\sim}N_p(\sum_{i=1}^{n}\mu_i,\sum_{i=1}^{n}\Sigma_i).$$

(7) 若 $\mathbf{X}\overset{d}{\sim}N_p(\mu,\Sigma)$，则

$$(\mathbf{X}-\mu)'\Sigma^{-1}(\mathbf{X}-\mu)\overset{d}{\sim}\chi_p^2.$$

(8) 设 $\mathbf{X}=(X_1,\cdots,X_p)'\overset{d}{\sim}N_p(\mu,\Sigma)$，将 $\mathbf{X}$，μ 和 Σ 做如下相同剖分

$$\mathbf{X}=\begin{pmatrix}\mathbf{X}^{(1)}\\\mathbf{X}^{(2)}\end{pmatrix},\mu=\begin{pmatrix}\mu^{(1)}\\\mu^{(2)}\end{pmatrix},\Sigma=\begin{pmatrix}\Sigma_{11}&\Sigma_{12}\\\Sigma_{21}&\Sigma_{22}\end{pmatrix},$$

其中，$\mathbf{X}^{(1)}$ 和 $\mu^{(1)}$ 是 $q\times 1$ 的向量，Σ_{11} 为 $q\times q$ 的矩阵，$q<p$，则 $\mathbf{X}^{(1)}$ 与相互 $\mathbf{X}^{(2)}$ 独立当且仅当 $\Sigma_{12}=0$。

(9) 设 $\mathbf{X}=(X_1,\cdots,X_p)'\overset{d}{\sim}N_p(\mu,\Sigma)$，对 $\mathbf{X}$，μ 和 Σ 做如性质8中的剖分，则当 $\mathbf{X}^{(2)}$ 给定时，$\mathbf{X}^{(1)}$ 的条件分布为 $N_q(\mu^{(1)}+\Sigma_{12}\Sigma_{22}^{-1}(\mathbf{X}^{(2)}-\mu^{(2)}),\Sigma_{11}-\Sigma_{12}\Sigma_{22}^{-1}\Sigma_{21})$.

(10) 设 $\mathbf{X}=(X_1,\cdots,X_p)'\overset{d}{\sim}N_p(\mu,\Sigma)$，对 $\mathbf{X}$，μ 和 Σ 做如性质8中的剖分，则 $\mathbf{X}^{(1)}$ 与 $\mathbf{X}^{(2)}-\Sigma_{21}\Sigma_{11}^{-1}\mathbf{X}^{(1)}$ 相互独立，且 $\mathbf{X}^{(1)}\overset{d}{\sim}N_q(\mu^{(1)},\Sigma_{11})$，$\mathbf{X}^{(2)}-\Sigma_{21}\Sigma_{11}^{-1}\mathbf{X}^{(1)}\overset{d}{\sim}N_{p-q}(\mu^{(2)}-\Sigma_{21}\Sigma_{11}^{-1}\mu^{(1)},\Sigma_{22}-\Sigma_{21}\Sigma_{11}^{-1}\Sigma_{12})$，同理，$\mathbf{X}^{(2)}$ 与 $\mathbf{X}^{(1)}-\Sigma_{12}\Sigma_{22}^{-1}\mathbf{X}^{(2)}$ 相互独立，且 $\mathbf{X}^{(2)}\overset{d}{\sim}N_{p-q}(\mu^{(2)},\Sigma_{22})$，$\mathbf{X}^{(1)}-\Sigma_{12}\Sigma_{22}^{-1}\mathbf{X}^{(2)}\overset{d}{\sim}N_q(\mu^{(1)}-\Sigma_{12}\Sigma_{12}^{-1}\mu^{(2)},\Sigma_{11}-\Sigma_{12}\Sigma_{22}^{-1}\Sigma_{21})$。

1.19　Wishart 分布（Wishart distribution）[2,3]　设 $X_1,\cdots,X_n$ 是同分布于 $N_p(\mathbf{0},\Sigma)$ 的 p 维随机向量，记 $\mathbf{X}=(X_1,\cdots,X_n)$ 是 $p\times n$ 的随机矩阵，则称 p 阶矩阵 $\mathbf{W}=\mathbf{XX}'=\sum_{i=1}^{n}X_iX'_i$ 的分布为自由度 n 的 p 阶（中心）Wishart 分布，记为 $\mathbf{W}\overset{d}{\sim}W_p(n,\Sigma)$。这里，一个随机矩阵的分布是指将其拉直成向量的分布。

当 $p=1$ 时，$\mathbf{W}=\sum_{i=1}^{n}X_i^2\overset{d}{\sim}\sum\chi_n^2$，可见 Wishart 分布是卡方分布的推广。

若 $\mathbf{W}\overset{d}{\sim}W_p(n,\Sigma)$，则在 $\Sigma>0,n\geqslant p$ 时，它的密度函数为

$$f_p(\mathbf{W})=\frac{|\mathbf{W}|^{(n-p-1)/2}\exp\{-\frac{1}{2}tr(\Sigma^{-1}\mathbf{W})\}}{2^{(np/2)}|\Sigma|^{n/2}\pi^{(p(p-1)/4)}\prod_{i=1}^{p}\Gamma\left(\frac{(n-i+1)}{2}\right)},$$

其中，$\mathbf{W}>0$，“tr”表示矩阵的迹（trace）。

Wishart 分布有如下性质：

(1) 若 $\mathbf{W}\overset{d}{\sim}W_p(n,\Sigma)$，则 $E(\mathbf{W})=n\Sigma$。

(2) 若 $\mathbf{W}\overset{d}{\sim}W_p(n,\Sigma)$，$\mathbf{C}$ 是 $k\times p$ 的矩阵，则 $\mathbf{CWC}'\overset{d}{\sim}W_k(n,\mathbf{C}\Sigma\mathbf{C}')$。

(3) 若 $\mathbf{W}\overset{d}{\sim}W_p(n,\Sigma)$，则它的特征函数为

$E(e^{\{itr(\mathbf{TW})\}})=|\mathbf{I}_p-2i\Sigma\mathbf{T}|^{-n/2}$，其中 $\mathbf{T}$ 是 p 阶实对称阵。

(4) 若 $\mathbf{W}_i\overset{d}{\sim}W_p(n_i,\Sigma)$，$1\leqslant i\leqslant k$，且 $\mathbf{W}_1,\cdots,\mathbf{W}_k$ 相互独立，则

$$\sum_{i=1}^{k}\mathbf{W}_i\overset{d}{\sim}W_p(\sum_{i=1}^{k}n_i,\Sigma).$$

(5) 设 $X_1,\cdots,X_n$ 是同分布于 $N_p(\mathbf{0},\Sigma)$ 的 p 维随机向量，$\Sigma>0$，记 $\mathbf{X}=(X_1,\cdots,X_n)$。

① 若 $\mathbf{A}$ 为 n 阶幂等矩阵（idempotent matrix），则矩阵二次型 $\mathbf{Q}=\mathbf{XAX}'\overset{d}{\sim}W_p(m,\Sigma)$

其中 $m=r(A)$，$r(\cdot)$ 是矩阵的秩（order）。

② 设 $\mathbf{Q}=\mathbf{XAX}'$，$\mathbf{Q}_1=\mathbf{XBX}'$，其中，$\mathbf{A}$ 和 $\mathbf{B}$ 都是幂等矩阵。若

$\mathbf{Q}_2=\mathbf{Q}-\mathbf{Q}_1=\mathbf{X}(\mathbf{A}-\mathbf{B})\mathbf{X}'\geqslant 0$，则 $\mathbf{Q}_2\overset{d}{\sim}W_p(m-k,\Sigma)$，其中 $r(\mathbf{A})$，$k=r(\mathbf{B})$，且 $\mathbf{Q}_1$ 和 $\mathbf{Q}_2$ 独立。

(6) 若 $\mathbf{W}\overset{d}{\sim}W_p(n,\Sigma)$，$\Sigma>0,n\geqslant p$。将 $\mathbf{W}$ 和 Σ 作如下相同的 q 阶和 $p-q$ 阶矩阵分解，

$$\mathbf{W}=\begin{pmatrix}W_{11} & W_{12}\\ W_{21} & W_{22}\end{pmatrix},\Sigma=\begin{pmatrix}\Sigma_{11} & \Sigma_{12}\\ \Sigma_{21} & \Sigma_{22}\end{pmatrix},$$

则 ①$\mathbf{W}_{11}\overset{d}{\sim}W_q(n,\Sigma_{11})$；

②$\mathbf{W}_{22}-\mathbf{W}_{21}\mathbf{W}_{11}^{-1}\mathbf{W}_{12}$ 与 $(\mathbf{W}_{11},\mathbf{W}_{21})$ 相互独立；

③$W_{22}-W_{21}W_{11}^{-1}W_{12}\overset{d}{\sim}W_{p-q}(n-q,\Sigma_{2|1})$，

其中 $\Sigma_{2|1}=\Sigma_{22}-\Sigma_{21}\Sigma_{11}^{-1}\Sigma_{12}$。

(7) 若 $\mathbf{W}\overset{d}{\sim}W_p(n,\Sigma)$，$\Sigma>0,n>p+1$，则 $E(\mathbf{W}^{-1})=\frac{1}{n-p-1}\Sigma^{-1}$。

(8) 若 $\mathbf{W}\overset{d}{\sim}W_p(n,\Sigma)$，$\Sigma>0,n\geqslant p$，则

$|\mathbf{W}|\overset{d}{=}|\Sigma|\prod_{i=1}^{p}\gamma_i$，其中，$\gamma_1,\cdots,\gamma_p$ 相互独立，$\gamma_i\overset{d}{\sim}\chi_{n-i+1}^2$，$1\leqslant i\leqslant p$。

(9) 若 $\mathbf{W}\overset{d}{\sim}W_p(n,\Sigma)$，$\Sigma>0,n\geqslant p$，则对任意非零的 p 维向量 $\mathbf{a}$，都有

$$\frac{\mathbf{a}'\Sigma^{-1}\mathbf{a}}{\mathbf{a}'\mathbf{W}^{-1}\mathbf{a}}\overset{d}{\sim}\chi_{n-p+1}^2$$

非中心 Wishart 分布(noncentral Wishart distribution) 设 $X_1,\cdots,X_n$ 是同分布于 $N_p(\mu,\Sigma)$ 的 p 维随机向量,记 $\mathbf{X}=(X_1,\cdots,X_n)$ 是 $p\times n$ 的随机矩阵,则称 $\mathbf{W}=\mathbf{XX}'$ 服从自由度 n 的非中心 Wishart 分布。当 $\mu=0$ 时即为中心 Wishart 分布 $W_p(n,\Sigma)$。

1.20 多元负二项分布(multivariate negative binomial distribution)[1,5,6] 设 $\mathbf{X}=(X_1,\cdots,X_n)$ 为 $n(n\geqslant 2)$ 维随机向量,满足:

(1)X_i 的取值为非负整数,$1\leqslant i\leqslant n$;

(2) 发生如下事件的概率为

$$P\{X_1=x_1,\cdots,X_n=x_n\}=\frac{(x_1+\cdots x_n+k-1)!}{x_1!\ \cdots x_n!\ (k-1)!}p_0^k p_1^{x1}\cdots p_n^{x_n},$$

其中,$0<p_i<1,0\leqslant i\leqslant n,\sum_{i=0}^{n}p_i=1$,$k$ 是正整数,则称随机向量 $\mathbf{X}$ 服从多元负二项分布,记为 $\mathbf{X}\overset{d}{\sim}MNB(k;p_1,\cdots,p_n)$。

设某类试验共有$(n+1)$ 种不同的结果,但每次试验仅发生其中一种结果,发生的概率为 $p_1,1\leqslant i\leqslant(n+1)$。整个试验进行到第$(n+1)$ 种结果恰好发生 k 次时停止,记此时出现第 i 种结果的总次数为 $X_i,1\leqslant i\leqslant n$。则随机向量$(X_1,\cdots,X_n)$ 服从多元负二项分布 $MNB(k;p_1,\cdots,p_n)$。

多元负二项分布有如下一些的性质:

(1) 设$(X_1,\cdots,X_n)\overset{d}{\sim}MNB(k;p_1,\cdots,p_n)$,对 $0=j_0<j_1<\cdots<j_s=n$,令 $X_k^*=\sum_{i=j_{k-1}+1}^{j_k}X_i,p_k^*=\sum_{i=j_{k-1}+1}^{j_k}p_i,1\leqslant k\leqslant s$,则

$$(X_1^*,\cdots,X_s^*)\overset{d}{\sim}MNB(k;P_1^*,\cdots,p_s^*)。$$

将服从多元负二项分布的随机向量中的分量合并后,所得随机向量仍服从多元负二项分布。

(2) 若$(X_1,\cdots,X_n)\overset{d}{\sim}MNB(k;p_1,\cdots,p_n)$,则它的混合阶乘矩为

$$E(X_1^{r_1}\cdots\cdots X_n^{r_n})=(k+\sum_{i=1}^{n}r_i-1)\sum_{i=1}^{n}r_i\prod_{i=1}^{n}(p_i/p_0)^{r_i},$$

其中 $p_0=1-\sum_{i=1}^{n}p_i$。

(3) 若$(X_1,\cdots,X_n)\overset{d}{\sim}MNB(k;p_1,\cdots,p_n),1\leqslant s\leqslant n$,则

$$(X_1,\cdots,X_s)\overset{d}{\sim}MNB(k;p_1^*,\cdots,p_s^*),$$

其中,$p_i^*=p_i/(p_0+p_1+\cdots+p_s),1\leqslant i\leqslant s,p_0=1-\sum_{i=1}^{n}p_i$。

特别地,当 $s=1$ 时,$X_1\overset{d}{\sim}NB\left(k,\frac{p_0}{p_0+p_1}\right)$。

1.21　Hotelling T^2 分布(Hotelling T^2 distribution)[2,3]　假设 **X** 和 **W** 相互独立，$X \overset{d}{\sim} N_p(0,\Sigma)$，$\mathbf{W} \overset{d}{\sim} W_p(n,\Sigma)$。记 $\boldsymbol{T}^2 = n\mathbf{X}'\mathbf{W}^{-1}\mathbf{X}$，则称随机变量 $\boldsymbol{T}^2$ 的分布为自由度为 n 的(中心)Hotelling T^2 分布，记为 $\boldsymbol{T}^2 \overset{d}{\sim} \mathrm{T}_p^2(n)$。

当 $p=1$ 时，Hotelling $\boldsymbol{T}^2$ 分布即为一元情形下 t 分布的平方。因此，Hotelling $\boldsymbol{T}^2$ 分布是 t 分布的推广。

Hotelling $\boldsymbol{T}^2$ 分布的密度函数为

$$f(t)=\frac{\Gamma((n+1)/2)}{\Gamma(p/2)\Gamma((n-p+1)/2)}\frac{(t/n)^{(p-2)/2}}{(1+t/n)^{(n+1)/2}}$$

Hotelling $\mathbf{T}^2$ 分布有如下一些性质：

(1)假设 **X** 和 **W** 相互独立，$\mathbf{X} \overset{d}{\sim} N_p(0,\Sigma)$，$\mathbf{W} \overset{d}{\sim} W_p(n,\Sigma)$。则

$$\mathbf{X}'\mathbf{W}^{-1}\mathbf{X} \overset{d}{=} \frac{\chi_p^2}{\chi_{n-p+1}^2}$$

其中分子与分母分别为两个独立的卡方分布。

(2)若 $\boldsymbol{T}^2 \overset{d}{\sim} \mathrm{T}_p^2(n)$，则

$$\frac{n-p+1}{np}\boldsymbol{T}^2 \overset{d}{=} \frac{\dfrac{\chi_p^2}{p}}{\dfrac{\chi_{n-p+1}^2}{n-p+1}} \overset{d}{\sim} F_{p,n-p+1}$$

因此，Hotelling $\boldsymbol{T}^2$ 分布可以转换为 F 分布。

非中心 Hotelling $\boldsymbol{T}^2$ 分布(**noncentral T^2 distribution**)假设 **X** 和 **W** 相互独立，$\mathbf{X} \overset{d}{\sim} N_p(\mu,\Sigma)$，$\mathbf{W} \overset{d}{\sim} W_p(n,\Sigma)$，则称随机变量 $\boldsymbol{T}^2 = n\mathbf{X}'\mathbf{W}^{-1}\mathbf{X}$ 服从为自由度为 n 的非中心 Hotelling $\boldsymbol{T}^2$ 分布。

当 $\mu=0$ 时即为中心 Hotelling $\boldsymbol{T}^2$ 分布。

(3)假设 **X** 和 **W** 相互独立，$\mathbf{X} \overset{d}{\sim} N_p(\mu,\Sigma)$，$\mathbf{W} \overset{d}{\sim} W_p(n,\Sigma)$，记 $\boldsymbol{T}^2 = n\mathbf{X}'\mathbf{W}^{-1}\mathbf{X}$，则

$$\frac{n-p+1}{np}\boldsymbol{T}^2 \overset{d}{=} \frac{\dfrac{\chi_{p,a}^2}{p}}{\dfrac{\chi_{n-p+1}^2}{n-p+1}} \overset{d}{\sim} F_{p,n-p+1,a}$$

其中 $a=\mu'\Sigma^{-1}\mu$。

Hotelling $\boldsymbol{T}^2$ 分布常用于多元正态分布均值的检验。设 $\mathbf{X}_1,\cdots,\mathbf{X}_n$ 是来自多元正态总体 $N_p(\mu,\Sigma)$的随机样本，其中 $\Sigma>0$，Σ 未知，$n>p$。我们希望做如下的假设检验：

$$H_0:\mu=\mu_0, vs \quad H_1:\mu\neq\mu_0$$

记

$\bar{\mathbf{X}}_n = n^{-1}\sum_{i=1}^{n}\mathbf{X}_i$ 为样本均值，

$\mathbf{V}_n = \sum_{i=1}^{n}(\mathbf{X}_i-\bar{\mathbf{X}}_n)'(\mathbf{X}_i-\bar{\mathbf{X}}_n)$ 为样本离差阵，

利用似然比检验可以得检验统计量

$\boldsymbol{T}^2 = n(n-1)(\bar{\mathbf{X}}_n-\mu_0)'\mathbf{V}_n^{-1}(\mathbf{X}_n-\mu_0)$，

在零假设 $\mathbf{H}_0$ 下有 $\boldsymbol{T}^2 \overset{d}{\sim} \mathrm{T}_p^2(n-1)$。再利用性质 2，有 $\frac{n-p}{(n-1)p}\boldsymbol{T}^2 \overset{d}{\sim} F_{p,n-p}$。因此 Hotelling $\boldsymbol{T}^2$ 检验的 p 值(p-value)为

$$p=P\left\{F_{p,n-p}\geqslant\frac{n-p}{(n-1)p}T^2\right\}$$

1.22 Wilks 分布 (Wilks distribution)[2,3] 设 $\mathbf{W}_1$ 和 $\mathbf{W}_2$ 相互独立,对$\Sigma>0,n\geqslant p$

$$\mathbf{W}_1\overset{d}{\sim}W_p(n,\Sigma),\mathbf{W}_2\overset{d}{\sim}W_p(m,\Sigma)$$

则称随机变量

$$\mathbf{A}=\frac{|\mathbf{w}_1|}{|\mathbf{w}_1+\mathbf{w}_2|},$$

的分布为自由度为 n 和 m 的 Wilks 分布,记为 $\Lambda_{p,n,m}$。该分布有如下性质:

(1)$\Lambda_{p,n,m}\overset{d}{=}B_1B_2\cdots B_p$,其中,$B_i\overset{d}{\sim}BE((n-i+1)/2,m/2),1\leqslant i\leqslant p$,且 $B_1,\cdots,B_p$ 相互独立。

(2)$\Lambda_{p,n,m}\overset{d}{=}\Lambda_{m,n+m-p,p}$.

(3)Wilks 分布与 F 分布的关系

①$\frac{n}{m}\ \frac{1-\Lambda_{1,n,m}}{\Lambda_{1,n,m}}\overset{d}{\sim}F_{m,n}$;

②$\frac{n+1-p}{p}\ \frac{1-\Lambda_{p,n,1}}{\Lambda_{p,n,1}}\overset{d}{\sim}F_{p,(n+1-p)}$;

③$\frac{n-1}{m}\ \frac{1-\sqrt{\Lambda_{2,n,m}}}{\sqrt{\Lambda_{2,n,m}}}\overset{d}{\sim}F_{2m,2(n-1)}$;

④$\frac{n+1-p}{p}\ \frac{1-\sqrt{\Lambda_{p,n,2}}}{\sqrt{\Lambda_{p,n,2}}}\overset{d}{\sim}F_{2p,2(n+1-p)}$。

Wilks 分布常用于多元方差分析。设有 k 个相互独立的正态总体 $\mathbf{X}_j\overset{d}{\sim}N_p(\mu_j,\Sigma),\Sigma>0,\Sigma$ 未知。设 $x_{j1},\cdots,x_{jn_j}$ 是来自总体 $\mathbf{X}_j$ 的样本,$1\leqslant j\leqslant k$。记 $n=\sum_{j=1}^{k}n_j$,有 $n\geqslant p+k$。对于假设检验:$H_0:\mu_1=\cdots=\mu_k,vs$ $H_1:\mu_1,\cdots,\mu_k$ 不全相等。记

$$\bar{x}_j=n_j^{-1}\sum_{i=1}^{n_j}x_{ji},\bar{x}=\sum_{j=1}^{k}n_j\bar{x}_j/n,$$

$$V_j=\sum_{i=1}^{n_j}(x_{ji}-\bar{x}_j)(x_{ji}-\bar{x}_j)',1\leqslant j\leqslant k,$$

$\mathbf{SSB}=\sum_{j=1}^{k}n_j(\bar{x}_j-\bar{x})((\bar{x}_j-\bar{x})'$ 为组间差(between-group variance),

$\mathbf{SSW}=\sum_{j=1}^{k}V_j$ 为组内差(within-group variance)。

利用似然比检验可以得检验统计量

$$\Lambda=\frac{|\mathbf{SSW}|}{|\mathbf{SSW}+\mathbf{SSB}|}$$

则在零假设 $\mathbf{H}_0$ 下,知 $\Lambda\overset{d}{\sim}\Lambda_{p,n-k,k-1}$。再由 Wilks 分布与 F 分布的关系,有

(1) 当 $k=2$ 时,取

$$\mathbf{F}=\frac{n-p-1}{p}\cdot\frac{1-\Lambda}{\Lambda}\overset{d}{\sim}F_{p,n-p-1},$$

则检验的 p 值为 $P\{F_{p,n-1-p}\geqslant\mathbf{F}\}$

(2) 当 $p=2$ 时,取

$$\mathbf{F}=\frac{n-k-1}{k-1}\cdot\frac{1-\sqrt{\Lambda}}{\sqrt{\Lambda}}\overset{d}{\sim}F_{2(k-1),2(n-k-1)},$$

则检验的 p 值为 $P\{F_{2(k-1),2(n-k-1)}\geqslant\mathbf{F}\}$

(3) 当 $k=3$ 时,取

$$\mathbf{F}=\frac{n-p-2}{p}\cdot\frac{1-\sqrt{\Lambda}}{\sqrt{\Lambda}}\overset{d}{\sim}F_{2p,2(n-p-2)},$$

则检验的 p 值为 $P\{F_{2p,2(n-p-2)}\geqslant\mathbf{F}\}$。

参考文献

[1] Anderson T W.An Introduction to Multivariate Statistical Analysis.Wiley,2003.

[2] Chow Y S.Teicher H.Probability Theory: Independence, Interchangeability, Martingales[M]. New York: Springer, 1988.

[3] Krishnamoorthy K.Handbook of Statistical Distributions with Applications[M]. Chapmanand Hall/CRC,2006.

[4] Patel J K.Kapadia C H.Owen D B.Handbook of Statistical Distributions[M].New York:Marcel Dekker,1976.

[5] 方开泰、许建伦.统计分布[M].北京:科学出版社,1987.

[6] 王静龙.多元统计分析[M].北京:科学出版社,2008.

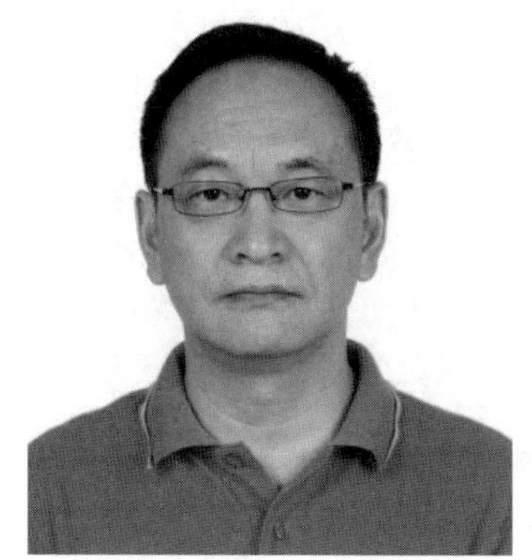

石坚，博士，毕业于北京大学，现为中国科学院数学与系统科学研究院研究员，博士生导师。主要研究方向有统计推断、生物医学统计、工业统计、体育统计。承担和参加过国家自然科学基金面上与重点项目，以及其他应用课题的研究。

第2章 统计学基础

李康 侯艳 吴莹

2.1 统计描述(descriptive statistics)

[23] 统计描述用来描述及总结一组数据的重要特征,其目的是使实验或观察得到的数据表达清楚并便于分析。统计描述与统计推断的重要区别在于,统计推断是利用样本信息来对其代表的总体进行推测和判断,具有不确定性;而统计描述则是对样本特征进行综合描述,不以概率论为基础。统计描述方法主要分为数值法、表格法和图示法。

数值法对资料的描述借助统计量(statistics),统计量是由样本所确定的函数,与参数的区别在于参数用来描述总体特征,而统计量描述样本特征。描述统计量通常分为描述数据的中心位置,即集中趋势的统计量和描述数据的变异程度,即离散趋势的统计量。两者的联合运用足以很好地描述大多数样本数据的整体特征。描述集中趋势的指标:算术平均数(arithmetic mean)简称均数,是描述集中趋势时最广泛使用的统计量,记 $x_1, x_2, \cdots, x_n$ 表示一组样本数据,算术平均数的计算公式为 $\bar{x} = n^{-1}\sum_{i=1}^{n} x_i$。均数应用极为广泛,其特点是结果比较稳定,主要适用于对称分布或偏度不大的资料,但对极端值比较敏感。中位数(median)是将 n 个样本观察值按升序排序,排序后的样本用 $x_1', x_2', \cdots, x_n'$ 表示,居中心位置的数值即为中位数,记为 M。当观察例数 n 为奇数时,中位数是按顺序排列在第 $(n+1)/2$ 项的观察值;当观察例数为偶数时,则中位数是第 $n/2$ 项和第 $n/2+1$ 两项的观察值的平均值。众数(mode)是所有观察值中发生频率最大的值。样本数据可以有多个众数,也可能没有众数,其数学性质较难总结,因此该指标使用较少。几何平均数(geometric mean)适用于反映经对数转换后呈对称分布资料的集中趋势,计算公式为 $G = \log^{-1}\left(n^{-1}\sum_{i=1}^{n}\log(x_i)\right)$。

描述离散趋势的指标:极差(range)描述样本最大与最小观察值之间的差异,对极端值较敏感,通常随样本含量增大而增大。改进极差法的一种方法是通过几个百分位数的极差来描述离散程度。百分位数通常用 P_x 表示,指在一组数据中找到这样一个值,全部观察值的 $x\%$ 小于 P_x,其余 $(100-x)\%$ 大于 P_x。样本方差(variance)和标准差(standard deviation)通常分别用 s^2 和 s 表示,定义为 $s^2 = (n-1)^{-1}\sum_{i=1}^{n}(x_i-\bar{x})^2$ 和 $s=\sqrt{s^2}$,标准差与原始数据的量纲相同。变异系数(coefficient of variation)定义为 $CV = s/\bar{x}$,主要用于比较均数相差较大或单位不同的几组观察值的变异程度。

表格法是把原始数据或统计分析结果用表格的形式给出,使之简洁、清晰和直观的展示。需要注意的是统计表有基本的制作规范。图示法是把数据以图示的形式表达,其优点在于使数据对比更加形象、直观、一目了然。具体说明可参见统计图条目。

2.2　统计图表(statistical graphs and tables)[27]　统计图和统计表属于描述统计学的内容。统计图利用图示的形式,如点的位置、曲线的变化、直条的长短和面积的大小等几何图形来表达统计资料和指标,描述数据之间的数量关系及其变动规律等。统计表是将研究指标或统计指标及其取值以特定表格的形式列出。

统计表种类很多,包括简单表、组合表、频数分布表和列联表等,但一张表一般只表达一个中心内容,有其描述的对象(主语)和内容(宾语)。主语是说明描述对象的,可以是对象各分组的名称等,通常放在表的左边,作为横标目,宾语是说明对象的指标名称和指标值,通常放在右边作为纵标目。制表时包括标题、标目、线条和数值,需要注意的是线条通常包括三条:表格的顶线、底线,和纵标目下的横线,其余竖线和斜线应尽量省去。

常用的统计图:直方图(histogram)又称为柱状图,用于描述离散变量的频数分布,即用一系列高度不等的纵向条纹或线段表示数据分布的情况。一般用横轴表示观测数据或实验样本的计量信息,纵轴表示数据的频数分布情况。直方图可以形象直观地呈现出观测数据频数分布情况,便于判断数据的整体情况以及是否存在异常值。直条图(bar graph),又称为条形图,是用相同宽度长条的不同长短来表示观测数据的数量的多少。条形图常用于分类变量,易于比较不同类别之间的差异,能够清楚的呈现出变量数量大小关系。线图(linear graph)是利用线条的升降来表示观测结果随着时间或者其他因素的变化而变化的趋势。主要用于测量指标随时间变化而变化的趋势,可在同一张图表中用不同颜色或阴影的条形表示不同的组别,实现不同组别之间变化趋势的比较。散点图(scatter plot)主要用于描述两个连续测量结果之间的相关关系,描述自变量随因变量变化而变化的趋势。散点图既可以呈现自变量和因变量之间是否存在线性关系,例如正相关、负相关或不相关,又可以形象直观地表现出非线性关系。除此之外,散点图还适用于描述观察两组数据是否存在一致性,例如 Bland-Altman 差异分析图。箱式图(box plot)又称为箱须图(box-whisker plot),主要通过分位数来直观形象地表示出两组或多组连续型数据的平均水平和变异程度。箱式图通常包含六个数据点,上边缘、上四分位数、中位数、下四分位数,下边缘以及异常值或极值。上下缘,又称为须(whiskers),在不同的软件上绘制出的箱式图中代表的含义不尽相同,常见的是:①分别代表观测数据的最大值和最小值;②分别代表 1.5 倍四分位间距的上限和下限,又称为 Tukey boxplot。所有未包含在上下缘之间的点称为异常值,通常使用点、空心圆或者是星号来表示。异常值又称为离群值,定义为不在 1.5 倍四分位间距范围内的数值。极端值定义为不在 3 倍四分位间距范围内的数值。通过箱式图可观察数据分布的性态以及是否存在异常值。

2.3 参考值范围(reference range)[1,16]
医疗相关领域中,医学参考值范围有时也称医学正常值范围,是指“正常人”的解剖、生理、生化指标等数据中绝大多数个体值的波动范围。这里“绝大多数”是指一定的百分比,例如90%、95%、99%等,最常用的是95%。这里的“正常人”不是指完全健康的人,而是指排除了影响所研究指标的疾病和有关因素的同质人群。相比于“正常值范围”,称之为“参考值范围”,更为合适,其确切含义是,从选择的参照总体中获得的所有个体观察值,用统计学方法建立百分位数界限,由此得到个体观察值的波动区间。医学参考值范围在医学领域中广泛应用,在临床上,可以为临床诊断提供参考,如临床中血液及尿液检查的各项指标的参考值范围;在预防医学中,医学参考值范围能够反映不同时间、地区人群某项生理和生化指标变迁和分组情况。实际中有双侧参考值范围和单侧参考值范围。

制定参考值范围的方法有多种,其中最基本的有正态分布法和百分位数法。对服从正态分布的数据,可根据正态曲线下面积的分布规律进行参考值范围的计算,即先计算参考人群的均数 $\bar{x}$ 与标准差 s,然后根据 $\bar{x}\pm z_{\alpha/2}s$ 或者 $\bar{x}\pm z_{\alpha}s$ 计算参考值范围。其中 $z_{\alpha/2}$ 和 z_{α} 分别表示在制定 $100\times(1-\alpha)\%$ 参考值范围时,$\alpha/2$(双侧)和 α(单侧)对应的标准正态分布的上分位数。百分位数法则是通过直接计算 $P_{\alpha/2}\sim P_{1-\alpha/2}$、$P_{\alpha}$ 或者 $P_{1-\alpha}$ 百分位数得到参考值范围。两种方法比较,正态分布法要求资料必须服从或近似服从正态分布,优点是结果较稳定,在样本含量不是很大的情况下仍然能够进行处理,缺点是适用范围较窄,不适合偏态分布资料。如偏态分布资料经变量变换(取对数、倒数等)能够转换为正态分布或近似正态分布,依然可用正态分布法计算参考值范围。百分位数法适合于任何分布类型的资料,故在实际中最为常用,但由于参考值范围所涉及的常常是波动较大的两端数据,使用百分位数法必须要有较大的样本含量,否则结果不稳定。

制定参考值范围时应注意几个问题:①在划分同质对象时,要注意地区、民族、性别、年龄、时间、妊娠等因素对指标的影响;②对测定的方法、分析仪器的灵敏度、试剂的纯度、操作的熟练程度等要尽可能做到标准化;③根据专业知识正确选择单、双侧参考值范围,如白细胞计数无论过高或过低均属异常,而肺活量只有过低属于异常;④实际应用中最好结合“正常人”和“病人”的数据分布特点,权衡假阳性率和假阴性率,选择适当的百分数范围。

2.4　抽样误差(sampling errors)[15]　在统计学中,抽样误差是指通过总体的样本对统计特征进行推断时产生的误差,主要来源于个体的变异。由于样本没有包含所有总体中的个体,由此计算出的样本统计量,通常与总体的参数值有一定的差别。这种差异是由于从总体中进行抽样而产生,因此将这种差异称为抽样误差。实际中,由于真实的总体参数值未知,所以抽样误差一般很难准确衡量,但是抽样误差可以通过样本的概率模型进行估计,运用大数定律的数学公式加以精确地计算,确定它具体的数量界限,并可通过抽样设计加以控制。抽样误差越大,表明样本对总体的代表性越差,抽样得出的结论可靠性越差;反之,抽样误差越小,说明样本对总体的代表性越大,抽样结果越可靠。

理论上可以证明:在正态总体 $N(\mu,\sigma^2)$ 中,反复多次随机抽取样本含量固定为 n 的样本,则这些样本均数 $\bar{X}$ 也服从正态分布,即 $\bar{X}$ 的总体均数仍为 μ,样本均数的标准差为 $\sigma/\sqrt{n}$。则根据中心极限定理:在样本含量 n 很大的情况下(如 $n\geqslant 50$),无论原始测量变量服从什么分布,$\bar{X}$ 的抽样分布都近似服从正态分布 $N(\mu,\sigma^2/n)$。统计学中为了区分反映个体观察值之间变异的标准差与反映样本均数之间变异的标准差,将后者称为均数的标准误(standard error of mean)。显然,标准误小于原始测量值的标准差,标准误越小说明估计越精确,因此可以用均数的标准误表示均数抽样误差的大小。实际中,对于无限总体或在可重复抽样的条件下,样本均数的抽样误差计算如下:

$$s_{\bar{x}}=\frac{s}{\sqrt{n}}$$

其中 s 为样本标准差,n 为样本量。对于有限总体在不重复抽样的条件下,估计标准误的计算公式为

$$s_{\bar{x}}=\sqrt{\frac{s^2}{n}\left(\frac{N-n}{N-1}\right)}$$

其中 N 为总体数目。

对于二分类频率统计量标准误的计算,可以根据 二项分布的原理给出。在可重复抽样的条件下,频率的标准误公式为

$$s_p=\sqrt{\frac{p(1-p)}{n}}$$

其中,P 为“阳性”在样本中的频率。在不重复抽样的条件下,频率的标准误的估计为

$$s_p=\sqrt{\frac{p(1-p)}{n}\left(\frac{N-n}{N-1}\right)}$$

其中 N 为总体数目,n 为样本量。

实际中,对模型参数进行估计时,通常需要同时对参数估计值的标准误进行估计,这时,可以由信息矩阵逆阵的对角线元素得到其标准误的估计值。

影响抽样误差大小的因素有:①总体中个体检测指标的变异程度,变异程度越大则抽样误差越大;②对于二项分布的变量,总体率越接近 0.5,抽样误差越大;③样本含量,即在其他条件相同的情况下,抽取的样本例数越多,则相应的抽样误差越小;④抽样方法不同,则抽样误差也不同,具体可参见不同抽样方法的抽样误差计算。

2.5 参数估计(parameter estimation)[3,9] 参数估计是根据从总体中抽取的样本估计总体分布中未知参数的过程。在实际中,研究者经常需要基于样本,分析或推断总体数据反映的本质规律,即根据样本数据的统计量去推断总体的分布或数字特征。

参数估计是统计推断重要内容之一,分为点估计(point estimation)和区间估计(interval estimation)。点估计是仅依据样本信息 $x_1,\cdots,x_n$,构建适当的统计量 $\hat{\theta}(x_1,\cdots,x_n)$,并将统计量直接作为总体分布中未知参数的估计值。常用的点估计方法有矩估计、极大似然估计、最小二乘估计、贝叶斯估计等。矩估计的思想是利用样本矩估计总体矩,例如使用样本均数直接估计总体均数。极大似然估计主要是利用样本分布密度构造似然函数,然后通过最大化似然函数求出参数估计值;最小二乘法主要是应用于线性模型,通过最小化残差平方和得出参数估计值。贝叶斯点估计则是利用后验分布的某个有代表性的特征数字来估计总体参数,比如后验分布的均值(后验期望估计)、中位数(后验中位数估计)或使后验密度最大的总体参数估计值(后验最大估计)。三种不同的点估计在一般情况下不同,只有当后验密度是对称的分布时三者才相同。存在不同估计量的原因是在后验分布中取不同的损失函数得到的是不同的估计值,实际中需要根据不同的需要选择合适的估计量。

使用样本统计量估计总体参数时,由于存在抽样误差,几乎不可能达到100%的准确度,因此需要考虑到抽样误差的大小。区间估计是指按预先给定的概率,计算出一个区间,使它能够包含未知的总体参数。事先给定的概率 $1-\alpha$ 称为置信度(通常取0.95或0.99),计算得到的区间称为置信区间(confidence interval,CI)。置信区间通常由两个数值界定的置信限(confidence limit)构成,其中数值较小的一方称为下限,数值较大的一方称为上限。实际中经常使用的均数置信限的计算公式为 $\bar{x}\pm t_{\alpha/2,\nu}s_{\bar{x}}$,其中 $s_{\bar{x}}=s/\sqrt{n}$ 为标准误,$t_{\alpha/2,\nu}$ 为 t 分布在的 $1-\alpha/2$ 点上的分位数(双侧界值),$\nu=n-1$ 为自由度。概率的置信限为 $p\pm z_{\alpha/2}s_p$,其中 $s_p=\sqrt{p(1-p)/n}$ 是标准误,p 为样本率,$z_{\alpha/2}$ 为标准正态分布在 $1-\alpha/2$ 点上的分位数(双侧界值)。对于小样本(如 $n<50$),概率的置信区间估计可以根据二项分布原理精确地计算。显而易见,区间估计的精确度体现在估计区间的范围宽窄,可靠性体现在这个范围包含总体参数的置信度$(1-\alpha)$。

实际中用来估计未知参数的统计量很多,由于存在不同的统计量优良性的衡量方法,需要根据实际问题和理论研究的方法来进行选择。常见的衡量准则分为小样本准则和大样本准则,其中最常用的小样本准则主要包括估计的无偏性和有效性(最小方差无偏估计);大样本准则包括一致性(相容性)、最优渐近正态性和有效性。

2.6　最小二乘法(the method of least squares)[27,28]　是一种参数估计的方法。记 y、$\xi(\theta)$ 和 e,分别表示 $n\times1$ 的观测值向量、参数 θ 的已知函数,以及随机观测或实验误差,其中 θ 是 $k\times1(k<n)$ 的参数向量,相应的统计模型可表示为

$$y=\xi(\theta)+\sigma e$$

其中 σ 是指定测量尺度的标量参数。欲对 θ 参数作估计,若观测值不存在误差,即 $e\equiv0$,且模型完全正确,则存在参数 θ 的一个值可以同时满足 n 个等式方程 $y=\xi(\theta)$。但实际中往往不存在同时满足 n 个方程的 θ 值,也无法找到使各观测的误差一致最小的 θ 值,因此,可以从整体角度考虑,使总误差最小。最小二乘原则就是使各观测误差平方和 $Q=\sum_{i=1}^{n}e_i^2=\sum_{i=1}^{n}[y_i-\xi_i(\theta)]^2$ 最小化。根据最小二乘原则,通过求解最小二乘方程组 $\partial Q/\partial\theta_j=\sum_{i=1}^{n}(y_i-\xi_i)\partial\xi_i/\partial\theta_j=0$,寻找使误差平方和最小的 $\hat{\theta}$ 值的参数估计方法,称为最小二乘法,用最小二乘法得到的估计,叫最小二乘估计。

最小二乘方法常用于线性模型的参数估计,此时 $\xi(\theta)$ 为 θ 的线性方程,$\xi=X\theta$。X 为观测值 x_{ij} 和常数 1 的 $n\times(k+1)$ 设计矩阵,相应的统计模型可表示为

$$y=X\theta+\sigma e$$

相应的最小二乘方程和最小二乘估计则为

$$(X'X)\hat{\theta}=X'y$$

和

$$\hat{\theta}=(X'X)^{-1}X'y$$

可以证明:在误差 e 符合独立、正态、同方差的假设下,θ 的最小二乘估计 $\hat{\theta}$ 具有无偏性,且在 θ 的所有无偏估计类中,最小二乘估计 $\hat{\theta}$ 的误差最小。事实上,同样可以证明:无论误差项是否符合正态分布,只要方差相同,最小二乘法估计出的参数都具有上述无偏和最小方差的优良性质。

最小二乘方法用于多重线性回归时,需要根据最小二乘原则确定正则方程组,并对方程组求解得出模型参数的估计值。这里,不同参数估计量的方差和协方差都能够估计出来。

实际中,有时也可以采用加权最小二乘(weighted least square,WLS)法对参数进行估计,其基本思想是:对不同的数据点给予不同的权重,如使用方差的倒数作为权重,再利用最小二乘原则进行参数估计。加权最小二乘法常用于寻找极大似然估计值的迭代过程,特别是用来寻找 Newton-Raphson 迭代方法或 Fisher 计分迭代方法的初始值θ_0。如用于二分类 logistic 回归 $y\sim\mathrm{bin}(s,p)$时,有

$$\xi=\log[p/(1-p)]=X\theta$$

若 $\hat{\xi}=\log[\hat{p}/(1-\hat{p})]=\log[y/(s-y)]$,则初始值$\theta^{(0)}$ 可设置为θ 的加权最小二乘估计值。具体做法为使关于 θ 的加权误差平方和

$$Q=\sum_{i=1}^{n}\left(\hat{\xi}-\sum_{j=1}^{k}x_{ij}\theta_j\right)^2 n_i\hat{p}_i(1-\hat{p}_i)$$
$$=(\hat{\xi}-X\theta)'D(\hat{\xi}-X\theta)$$

最小。其中 D 是对角线元素为 $n_i\hat{p}_i(1-\hat{p}_i)$ 的对角矩阵,表示 $\hat{\xi}_i$ 的方差估计值的倒数。

2.7 估计量的性质(property of estimator)[3,10,11] 估计量是样本数据的函数。对同一参数进行估计通常可以有多种方法,衡量参数估计量是否具有优良的性质主要有三个准则,即无偏性(unbiasedness)、一致性(consistency)和有效性(efficiency)。设总体参数为 θ,$\hat{\theta}=\hat{\theta}(x_1, x_2, \cdots, x_n)$ 为估计值,如果 $E(\hat{\theta})=\theta$,则称 $\hat{\theta}$ 为 θ 的无偏估计值;若 $E(\hat{\theta})\neq\theta$,但有 $\lim\limits_{n\to\infty}E(\hat{\theta})=\theta$,则称 $\hat{\theta}$ 是 θ 的渐进无偏估计。在实际中,$\hat{\theta}$ 为随机变量,无偏性并不是指从总体中抽取任何一个样本的估计值均等于真值或者接近真值,这种估计值可能高于或者低于参数的真值,而是指如果能够从总体中抽取无限多个样本,则每次都计算一个估计值,取所有随机样本估计值的平均值,则可以得出无偏的估计值。例如,在无限总体中进行抽样,样本均值为

$$\bar{x}=\frac{x_1+x_2+\cdots+x_n}{n}=\frac{\sum_{i=1}^{n}x_i}{n}$$

是总体均值 μ 的无偏估计值,即 $E(\bar{X})=\mu$;样本方差

$$s^2=\frac{\sum_{i=1}^{n}(x_i-\bar{x})^2}{n-1}$$

是总体方差 σ^2 的无偏估计值,即 $E(S^2)=\sigma^2$。

参数估计的一致性,又称相合性,是指随着样本含量的增加,估计值越来越接近于总体参数的真值。其定义为当样本含量 $n\to\infty$ 时,$\hat{\theta}$ 收敛于 θ,则称 $\hat{\theta}$ 为 θ 的一致性估计值。例如可以证明,极大似然估计具有一致性。如果估计值具有一致性,则可以通过增加样本含量来提高估计的精度和可靠性。一致性是对估计量的最基本要求,通常情况下对不具备一致性的估计量不予考虑。

有效性是指对同一总体参数,不同估计量的离散程度。一般情况,一个参数往往有多个估计量,如果它们均为无偏估计,则方差较小的估计量定义为有效性估计。若有两个估计量 $\hat{\theta}_1$ 和 $\hat{\theta}_2$,有效性定义为:在 $E(\hat{\theta}_1)=\theta$ 和 $E(\hat{\theta}_2)=\theta$ 的条件下,如果 $Var(\hat{\theta}_1)<Var(\hat{\theta}_2)$,则称 $\hat{\theta}_1$ 比 $\hat{\theta}_2$ 有效。有效性说明,在无偏估计量中,方差越小越有效。根据 Rao-Cramer 不等式,可以由密度函数 $f(X;\theta)$ 计算出在一定样本量时的最小方差界限。

除上述三个评价估计量的准则外,实际中有时也会通过对估计量的分布形态加以评价,如果估计量服从正态分布,则说明它具有更好的参数估计性质。

2.8　假设检验(hypothesis testing)[4]

假设检验是统计推断的重要内容之一，其目的是比较总体参数之间有无差别。用样本数据去推断总体，由于存在生物个体变异和随机测量误差，不能简单地根据样本统计量数值的大小直接比较总体参数。假设检验的基本思想是小概率和反证法。人们假定在一次试验中，小概率事件(如 $P<0.05$)不会发生；反证法思想是指先虚设一个假设，再采用适当的统计方法确定该假设成立时，当前数据出现的可能性，如果可能性小，则认为该假设不成立，否则还不能认为该假设不成立。在假设检验中，预先建立的假设称为零假设(null hypothesis)，又称原假设，用 H_0 表示；与之对立的，称之为对立假设(alternative hypothesis)，又称备择假设，用 H_1 表示。在实际假设检验过程中，首先在假定零假设为真的前提下，确定样本分布形态和特征值(包括期望和方差)，并选择合适的统计学方法，计算统计量；而后，根据接受域和拒绝域，确定决策临界值，将样本数据计算出的统计量与其进行比较后得出结论。在统计学中有很多的假设检验方法，如连续性变量两总体均数的 t 检验、多组比较的方差分析、用于分类变量的 χ^2 检验、以及各种非参数检验等。应用这些方法进行假设检验的步骤相同，其差别仅仅是需要计算的检验统计量不同。

假设检验是依据样本统计量作出的统计推断，因此其推断结论可能会犯错误；错误分为两类，即Ⅰ类错误(type Ⅰ error)和Ⅱ类错误(type Ⅱ error)。Ⅰ类错误表示拒绝了实际上成立的零假设，属于“弃真”的错误，在医学中也称其为假阳性错误，其概率通常用 α 表示。假设检验时研究者可以根据需要确定 α 值的大小，一般规定 $\alpha=0.05$ 或 $=0.01$，其含义为如果零假设成立，则发生Ⅰ类错误的概率为 5%或 1%。Ⅱ类错误表示接受实际上不成立的零假设，属于“存伪”的错误，医学上经常称其为“假阴性”错误，其概率通常用 β 表示。β 一般是未知的，需要根据两总体假设的差值、样本含量和检验水准对其进行估计。通常把 $1-\beta$ 称为检验功效(power)，又称效能；表示当两总体确实有差别时，按规定的检验水准 α 能够发现这种差异的能力。实际作假设检验时，通常将算得的统计量与拒绝域的临界值作比较，确定 P 值。P 值是假设检验下结论的主要依据，其含义是指在零假设成立的条件下，目前样本差别出现的概率，P 值小说明不大可能出现目前样本的差别，从而有理由拒绝零假设，可以认为总体之间有差别。

假设检验又分单侧检验和双侧检验，二者的检验假设及否定域均不相同。单侧检验既强调差异又注重方向，否定域为单侧尾部面积；双侧检验则只强调差异而不注重方向，否定域为双侧尾部面积。单双侧检验如何选择应根据研究目的和专业知识而定。

2.9 t 检验(t test)[17] t 检验是连续变量数据总体均数比较的一种常用的假设检验方法。例如，单样本 t 检验(one sample t-test)、配对样本 t 检验(paired t-test)和两独立样本 t 检验(two independent sample t-test)。

单样本 t 检验适用于样本均数 $\bar{X}$ 与已知总体均数 μ_0 的比较。已知总体均数 μ_0，一般为标准值、理论值或经大量观察得到的较稳定的指标值。检验统计量的值为

$$t=\frac{\bar{x}-\mu_0}{s/\sqrt{n}},\nu=n-1$$

其中 s 为样本标准差，n 为样本含量，ν 代表自由度。

配对 t 检验适用于配对设计的计量资料均数的比较。配对设计有两种情况：①同源配对，即同一受试对象或同一标本分为两部分，随机分配接受两种不同处理；②异源配对，即为消除混杂因素的影响，将两个同质受试对象配对分别接受两种处理，其检验统计量的值为

$$t=\frac{\bar{d}}{s_d/\sqrt{n}},\nu=n-1$$

$\bar{d}$ 为配对测量差值的样本均数，s_d 为差值样本的标准差，n 为配对样本的对子数，ν 为自由度。

两独立样本 t 检验适用于完全随机设计的两样本均数的比较，其目的是检验各组总体的均数是否相同。检验的条件是两总体服从正态分布并且方差相同，分别见条目正态性检验和条目方差齐性检验。两独立样本 t 检验统计量的值为

$$t=\frac{|\bar{x}_1-\bar{x}_2|-0}{s_{\bar{x}_1-\bar{x}_2}}=\frac{|\bar{x}_1-\bar{x}_2|}{s_{\bar{x}_1-\bar{x}_2}}$$

$$\nu=n_1+n_2-2$$

其中

$$s_{\bar{x}_1-\bar{x}_2}=\sqrt{s_c^2\left(\frac{1}{n_1}+\frac{1}{n_2}\right)}$$

其中 n_1 和 n_2 分别为两组的样本量，s_c^2 为两组的合并方差

$$s_c^2=\frac{(n_1-1)s_1^2+(n_2-1)s_2^2}{n_1+n_2-2}$$

如果两总体的方差不同，可以考虑使用 Welch's t 检验方法，其检验统计量值为

$$t=\frac{|\bar{x}_1-\bar{x}_2|}{s_{\bar{x}_1-\bar{x}_2}}$$

$$\nu=\frac{(s_1^2/n_1+s_2^2/n_2)^2}{\frac{(s_1^2/n_1)^2}{n_1-1}+\frac{(s_2^2/n_2)^2}{n_2-1}}$$

其中

$$s_{\bar{x}_1-\bar{x}_2}=\sqrt{\frac{s_1^2}{n_1}+\frac{s_2^2}{n_2}}$$

检验统计量的真实分布依赖于两个未知总体的方差(详见 Behrens－Fisher 问题)。

当正态或方差齐性假设不满足时，也可以考虑采用置换 t 检验(permutation t-test)(详见第 13 章)。具体做法：随机打乱样本的分组标签，计算相应 t 值，重复多次，得到的模拟分布可作为原假设成立下 t 统计量的分布；然后将原始数据得到的 t 值与该模拟分布进行比较，取单侧或双侧尾部概率之和，即为两独立样本均数比较的单侧或双侧置换 t 检验的 P 值，最后再与检验水准 α 比较，得出结论。

2.10　方差分析（analysis of variance, ANOVA）[15,24]　方差分析又称为变异数分析，由 R.A Fisher 创立，是一类方差分解的方法，基本思想是将观察到的变异按不同来源进行分解、比较和检验，可用于多组均数比较和线性回归分析。方差分析能够用于各种不同类型设计的数据分析，如完全随机设计的方差分析、配伍组设计的方差分析、以及析因设计的方差分析等。用于多组样本均数检验时，方差分析的具体原理是将全部观测值的总变异按影响因素分解为相应的若干部分变异：

$$SS_{总}=SS_{处理}+SS_{误差}$$

在此基础上计算假设检验的统计量 F 值

$$F=\frac{SS_{处理}/\nu_{处理}}{SS_{误差}/\nu_{误差}}$$

其中 $SS_{处理}$ 和 $SS_{误差}$ 分别表示由处理和个体差异引起的变异，$\nu_{处理}$ 和 $\nu_{误差}$ 为相应的自由度，F 统计量服从 F 分布，由此可以得到检验的 P 值。在需要对多组均数比较时，如果使用 t 检验进行两两比较，容易导致增加 I 类错误的机会。方差分析的假定条件有：观察个体之间彼此独立、残差服从正态分布以及需要比较的各总体方差相同。观察个体之间是否彼此独立主要依靠专业知识和研究背景等进行判断；残差是否服从正态分布可以通过绘制残差图或者使用其他诊断统计量进行检验；方差齐性检验可以采用 F 检验（F-test）、Levene 检验（Levene test）、Bartlet t 检验（Bartlett test）或者 Brown-Forsythe 检验（Brown-Forsythe test）。方差分析的原假设为两组或多组总体均值相等，若拒绝了检验假设，只能说明多个总体均值不相等或不全相等。若要得到各组均值间更详细的信息，可以在方差分析的基础上进行多个样本均值的两两比较。常用的两两比较方法有 Dunnett-t 检验、LSD-t 检验、SNK-q（Student-Newman-Keuls）法、Tukey 法、Scheffé 法、Bonferroni t 检验和 Sidak t 检验等。实际中，需要根据研究目的选择合适的两两比较方法。

根据研究目的和处理因素的个数，分为单因素方差分析和多因素方差分析。单因素方差分析是指研究中仅有一个处理因素，其不同水平是否对观测变量产生具有统计意义的影响。基本原理是在总离差平方和中，如果处理组间离差平方和占总变异比例较大，则说明观测变量的变异主要是由处理因素引起；反之，如果处理组间离差平方和占总变异比例小，则说明观测变量的变异不是主要由处理因素引起，可能是由随机变量因素引起。多因素方差分析用来研究两个及两个以上处理因素是否对观测变量产生显著影响。多因素方差分析不仅能够分析多个因素对观测变量的独立影响，同时能够分析多个处理因素的交互作用。

此外，方差分析模型还包括随机效应模型和协方差分析模型。随机效应模型可以同时包括固定效应和随机效应；协方差模型在进行方差分析时可以对协变量的影响进行调整。

2.11 多重比较(multiple comparisons) [7,8] 指对于各种不同的组间比较,能够给出联合置信区间、从而判断究竟哪些组之间的差别具有统计学意义的方法。当基于观察数据同时进行一系列统计学推断或者推断多个参数时,会出现多重检验的问题。典型的问题是多个处理组之间进行两两比较。还有是重复测量问题,例如在治疗高血压的新药临床试验中,需要在治疗前后过程中的 1~8 周重复测量 8 次,在比较不同时点试验组和对照组药物的差别时需要进行 8 次 t 检验。这样重复多次地使用同一种假设检验方法很容易导致增加Ⅰ类错误的机会。可以证明:如果需要进行 m 次独立的比较,则整个研究的检验水准为 $\bar{\alpha}=1-(1-\alpha)^m$,由此可以看出随着比较次数的增多 $\bar{\alpha}$ 会增大。如果 $m=8$ 则在单个检验水准规定 $\alpha=0.05$ 时,$\bar{\alpha}=1-(1-0.05)^8=0.3366$,Ⅰ类错误的概率明显增加。

多重比较通常用于利用方差分析获得了具有统计学意义的结果,即拒绝了整体的原假设,需要进行接下来的两两比较的情况。如果方差分析中有 m 组均值,则需要进行 $m(m-1)/2$ 次比较,根据多重比较方法的特点分为单步法和多步法。单步法主要包括 Bonferroni 校正法(Bonferroni adjustment)、Tukey 检验(Tukey's test)和 Scheffé 方法(Scheffé method)等;多步法主要包括 Student-Newman-Keuls(SNK)检验(SNK test)、Duncan 多重范围检验(Duncan's multiple range test, MRT)和 Dunnett t 检验(Dunnett-t test)。Bonferroni 校正法是将两两比较时检验水准调整为 $\bar{\alpha}=\alpha/m$,以使多次比较犯Ⅰ型错误的概率控制在 α 以内的均数间两两比较的方法。例如比较四个处理组的均数,在规定整体检验水准 $\alpha=0.05$ 时,进行两两比较需要把检验水准调整为 $\bar{\alpha}=0.05/6\approx0.0083$,即如果使用 t 检验方法对任意两组比较,只有在 $P<0.0083$ 时才能推断两组均数的差异具有统计学意义。这种方法比较保守,容易产生假阴性(Ⅱ型错误)的结果;当要比较的次数较少或可能较多的检验结果为假阳性时,使用 Bonferroni 校正比较适合。Tukey 方法假定各组方差相同,同时各比较组样本含量相同,通过计算两组之间的 q 检验统计量与学生化范围分布(studentized range distribution)的界值进行比较得出结论。Schéffe 方法既可以进行因素水平的平均效应的两两比较,还可比较因素水平平均效应的线性组合,整体检验效果与方差分析相同。Student-Newman-Keuls 方法适用于多组样本均数之间两两全面比较,是实际中经常使用的一种方法。这种检验方法与 Tukey 方法相似,使用学生化范围分布给出检验界值,只是对不同组间的比较有不同的检验界值。这种方法虽然能够很好地控制Ⅰ型错误,但对同一样本数据有可能与方差分析的结果并不一致。Duncan 多重范围检验是对 Student-Newman-Keuls 方法的一种校正,这种校正可以提高检验效能。Dunnett 校正方法主要适用于多个试验组与一个对照组均数差别的比较。

2.12　列联表 χ^2 检验(chi-square test)[3，12]　以 χ^2 分布为理论依据的假设检验方法，通常利用误差的平方和或者样本方差构造统计量，常见的有 Pearson χ^2 检验、McNemar χ^2 检验、以及拟合优度检验等。

Pearson χ^2 检验是列联表资料的主要统计推断方法，主要目的是推断两个或多个总体概率之间有无差别，或者用于检验行和列因素间是否独立。$R\times C$ 双向列联表资料格式如表 2.12.1 所示，其中 N_{ij} 表示第 i 行第 j 列的实际频数，N_{i+} 和 N_{+j} 分别表示相应行和列的合计数。

表 2.12.1　双向列联表资料一般格式

行因素	列因素(观察结果)				行合计
	$j=1$	$j=2$	…	$j=C$	
$i=1$	N_{11}	N_{12}	…	N_{1C}	N_{1+}
$i=2$	N_{21}	N_{22}	…	N_{2C}	N_{2+}
⋮	⋮	⋮		⋮	⋮
$i=R$	N_{R1}	N_{R2}	…	N_{RC}	N_{R+}
列合计	N_{+1}	N_{+2}	…	N_{+C}	N

Pearson χ^2 统计量计算公式如下：

$$\chi^2=\sum_{i=1}^{R}\sum_{j=1}^{C}\frac{(N_{ij}-T_{ij})^2}{T_{ij}}$$

自由度为

$$\nu=(R-1)(C-1)$$

其中 T_{ij} 为理论频数，计算公式为

$$T_{ij}=\frac{N_{i+}N_{+j}}{N}$$

表示在原假设 H_0 成立的条件下，相应网格内理论上的频数。统计量 χ^2 服从自由度为 ν 的 χ^2 分布，大于临界值时可以拒绝原假设。显然，χ^2 统计量反映的是实际频数与理论频数的吻合程度，因此可以推断不同组在各类别的频数分布上有无差别。实际中，如果是 2×2 列联表，其数据格式如表 2.12.2 所示，其计算公式可以简写为

$$\chi^2=\frac{(ad-bc)^2n}{(a+b)(c+d)(a+c)(b+d)}$$

表 2.12.2　配对资料 2×2 列联表举例

行因素	列因素		行合计
	阳性	阴性	
阳　性	a	b	$a+b$
阴　性	c	d	$c+d$
列合计	$a+c$	$b+d$	n

McNemarχ^2 检验适用于配对设计 2×2 列联表数据的假设检验。以两种方法比较为例，表 2.12.3 反映每一份样品同时用两种方法测定的结果，要求比较两种方法的阳性率。

表 2.12.3　配对资料 2×2 列联表举例

方法 1	方法 2		行合计
	阳性	阴性	
阳　性	a	b	$a+b$
阴　性	c	d	$c+d$
列合计	$a+c$	$b+d$	n

这是两组不独立数据的比较，需采用 McNemar 检验。该检验比较两方法时，只考虑两法结果不一致的数据，其检验统计量为

$$\chi^2=\frac{(b-c)^2}{b+c}$$

自由度为 1。当 b 或 c 较小($b+c<40$)时，应使用校正后的统计量：

$$\chi^2=\frac{(|b-c|-1)^2}{b+c}$$

2.13 Fisher 确切概率检验(Fisher's exact test)[3,18] 是一种用于列联表资料的假设检验方法。Fisher 确切概率法与 Pearson χ^2 检验都可用于比较两组或多组分类变量在不同类别间的分布比例。在样本含量较小时,Pearson χ^2 检验的统计量对 χ^2 分布的拟合优度较差,分析结果可能不准确,此时可以选择 Fisher 确切概率方法。比较两组概率时,通常采用 2×2 列联表形式(表 2.13.1)。

表 2.13.1 2×2 列联表资料一般格式

分组因素	结 果		行合计
	阳性	阴性	
水平 1	a	b	n
水平 2	c	d	m
列合计	S	F	N

表 2.13.2 Fisher 确切概率方法计算表

k	组合情况				发生概率
	a	b	c	d	
0	0	n	S	$F-n$	P_0
1	1	$n-1$	$S-1$	$F-n+1$	P_1
2	2	$n-2$	$S-2$	$F-n+2$	P_2
⋮	⋮	⋮	⋮	⋮	⋮
$\min(n,S)$	…	…	…	…	…

检验的原假设是处理因素对观察结果的概率无影响。基于超几何分布理论,在原假设下,可以计算出 S、F、n、m 固定后各单元格内所有可能的频数组合(见表 2.13.2)的发生概率,计算公式为

$$P_k=\frac{C_S^k C_F^{n-k}}{C_N^n}$$

再根据备择假设选择单侧或双侧的累计概率,依据检验水准进行统计推断。单侧检验时,假设备择假设是水平 1 的阳性率大于水平 2 的阳性率,P 值的计算公式为

$$P=\sum_{k=a}^{\min(n,S)}\frac{C_S^k C_F^{n-k}}{C_N^n}$$

对于双侧检验没有统一的 P 值计算公式,具体做法是将所有小于现有样本发生概率的两侧概率累加,得到 P 值,再与检验水准进行比较。在资料分析时,究竟使用单侧检验还是双侧检验,应根据研究目的在实验设计阶段确定。各种常见统计分析软件都能够实现 Fisher 确切概率方法。

Fisher 确切概率方法虽然可用于样本量较小的情况,但其结果通常较为保守;在其基础上的改良 mid－P 值法可以在一定程度上提高检验效能。mid－P 值的计算原理是

$$\begin{aligned}&\text{mid}-P\\&=\Pr(\text{较现有样本更支持}H_1\text{的情况}\mid H_0)\\&\quad+\frac{1}{2}\Pr(\text{与现有样本支持}H_1\text{力度相同的情况}\mid H_0)\end{aligned}$$

H_1 是备择假设。标准 Fisher 确切概率方法 P 值的计算原理则是

$$P=\Pr\left(\begin{matrix}\text{至少与现有样本支持}H_1\text{力度}\\\text{相同的情况}\mid H_0\end{matrix}\right)$$

因此 mid－P 值方法较标准 Fisher 确切概率方法检验效能更高。统计分析软件 StatXact 可用于计算 mid－P 值。

Fisher 确切概率方法还可以拓展到 $R\times C$ 列联表资料,也可以用于 $R\times 2$ 列联表的多重检验,但仍会存在 I 型错误膨胀的问题。

2.14　拟合优度检验(goodness-of-fit test)

[3,22]　检验一组样本数据的分布是否与某种理论分布相一致的统计方法。主要有 χ^2 检验和 Kolmocorov-Smirnov 两种方法。χ^2 检验的基本思想是利用 Pearson χ^2 统计量反映实际频数与理论频数吻合程度的特点,考察现有样本的频数分布是否符合某一理论分布。通常情况下,检验的原假设 H_0 是观察到的样本数据 $x_1, x_2, \cdots, x_n$ 服从连续分布函数 $F(x;\theta) = \Pr(X < x \mid \theta)$,其中 θ 的取值并未指定。例如,检验某样本是否来自正态分布,首先需要现根据样本数据估计出总体均数 $\hat{\mu}$ 和方差 $\hat{\sigma}^2$,然后将样本的可能取值范围划分为 k 个不重叠的区间 $(a_0, a_1]$, $(a_1, a_2]$, $\cdots(a_{k-1}, a_k]$,在 H_0 成立的情况下,任一观测变量 x 落入第 i 个区间的概率为

$$\pi_i(\theta) = \Pr(a_{i-1} < X_i \leqslant a_i) = \int_{a_{i-1}}^{a_i} dF(x;\theta)$$

则第 i 个区间的理论频数为 $m_j = n\pi_j(\theta)$;继而可以计算检验统计量

$$\chi^2 = \sum_{i=1}^{k} \frac{(N_i - m_i)^2}{m_i}$$

其中 g 为区间的数目,该统计量服从自由度为 $\nu = k - r - 1$ 的 χ^2 分布,r 为需要估计的参数的数目。在检验水准为 α 时,统计量值大于 $\chi^2_{\nu,\alpha}$ 时可以拒绝原假设。

上述检验也可以采用随机区间拟合优度检验方法。随机区间的具体方法,首先确定 k 个区间概率 $\pi_1, \pi_2, \cdots, \pi_k$,根据区间概率确定区间的界限值,然后计算各区间的实际频数和理论频数。若用 $F(x;\theta)$ 表示原假设的分布函数,则各区间界值的计算公式为

$$a_i(\theta) = F^{-1}(\pi_1 + \pi_2 + \cdots + \pi_i; \theta),\quad i = 1, 2, \cdots, k$$

其中 $F^{-1}(c;\theta) = \inf[x : F(x;\theta) \geqslant c]$。$\theta$ 可以用其样本估计值 $\hat{\theta}$ 代替。各随机区间界限值确定后,落入各区间 $[a_{i-1}(\hat{\theta}), a_i(\hat{\theta})]$ 的理论频数及检验统计量与前面固定区间的拟合优度检验相同,大于 χ^2 分布界值时即可拒绝原假设。

Kolmocorov-Smirnov 检验方法(K-S test),基于经验累积分布函数,用以检验一个经验分布是否服从某一理论分布,或者比较两个经验分布是否有差别。K-S 检验方法是以样本数据的累计频数分布与特定理论分布比较,若两者间的差距很小,则推论该样本取自某特定分布族。该方法对两样本的经验分布函数的位置和形状差异更为敏感,因此也是比较两样本分布最有效的非参数方法。对于单一样本的检验,其原假设 H_0 为观测变量 X 服从某一理论分布 $F(x)$,一般是一维连续分布,如正态分布、均匀分布和指数分布等;有时也可以用于离散分布,如 Poisson 分布。检验统计量为

$$Z = \sqrt{n} \max(|F_n(x_{i-1}) - F(x_i)|, |F_n(x_i) - F(x_i)|)$$

其中 $F_n(x_i)$ 表示随机样本的累积概率函数,Z 依分布收敛于 Kolmocorov 分布。

与 χ^2 检验比较,K-S 法可以不分组直接使用原始数据进行检验。对于两样本分布的检验,原假设 H_0 为两样本的分布相同,即 $F_1(x) = F_2(x)$,再记 $D_i = F_1(x_i) - F_2(x_i)$,检验统计量为

$$Z = \max|D_i| \sqrt{\frac{n_1 n_2}{n_1 + n_2}}$$

其中 n_1 和 n_2 分别为两组的例数。Z 近似服从标准正态分布。

2.15　正态性检验(test of normality)[13,25]　在统计学中,许多分析方法都要求资料满足正态分布的假设,如两小样本均数比较的 t 检验、多个样本均数比较的方差分析、参考值范围的制定等,因此有时需要对资料进行正态性检验。正态性检验的方法有多种,包括直观的图示法和正规的计算法,其中常见的计算法包括矩法(moment test)、χ^2 检验法(chi-square test)、经验分布函数(empirical distribution function,EDF)检验法等。

正态性检验的图示法:通常借助概率图(probability-probability plot,P-P plot),以观察到的累积频率对正态分布的理论累积概率作散点图,在正态分布假设下,数据点应分布在从(0,0)到(1,1)的直线附近,P-P 图上数据点相对于该直线的偏离程度可以大致反映资料的非正态程度以及偏态类型。类似地,还有利用百分位数的 Q-Q 图(quantile-quantile plot,Q-Q plot)法可用于正态性检验。

矩法:资料偏离正态分布的程度可以通过其分布的标准 3 阶距 $\sqrt{\beta_1}$ 和 4 阶距 β_2 来描述,分别定义如下:

$$\sqrt{\beta_1}=\frac{\mu_2}{\sigma^2},\beta_2=\frac{\mu_4}{\sigma^4}$$

其中 $\mu_i=E[X-E(X)]^i, i=3,4$,表示 i 阶中心距,$\sigma^2=E(X-\mu)^2$ 表示方差。若分布关于其均值对称,则 $\sqrt{\beta_1}=0$,因此 $\sqrt{\beta_1}$ 与 0 的差值反应了资料的偏度(skewness),是非正态性的表现。β_2 描述分布的峰度(kurtosis),由于正态分布的峰度系数为 3,因此各种 $\beta_2\neq 3$ 的情况都反映不同程度的非正态性。基于 $\sqrt{\beta_1}$ 和 β_2 构建关于正态性的假设检验统计量,分别为

$$\sqrt{b_1}=\frac{m_3}{m_2^{3/2}},b_2=\frac{m_4}{m_2^2}$$

其中

$$m_k=\sum_{i=1}^{n}\frac{(x-\bar{x})^k}{n},\bar{x}=\frac{\sum_{i=1}^{n}x}{n}$$

n 为样本含量。$\sqrt{b_1}$ 和 b_2 分别有相应的理论分布和界值表,可单独用于正态性检验,也可联合进行偏度和峰度的综合评价,常见的是 D'Agostino 等提出的方法。

χ^2 检验方法:利用拟合优度进行正态性检验的方法,即将数据划分为 k 个不重叠的区间,计算每个区间的实际频数 A_i 和理论频数 $T_i, i=1,\cdots,k$,在正态分布的原假设成立时,χ^2 统计量

$$\chi^2=\sum_{i=1}^{k}\frac{(A_i-T_i)^2}{T_i}$$

服从 χ^2 分布,自由度为 $k-r-1$,r 是需要估计的参数数目。χ^2 检验法可用于删失数据,而矩法只能用于完全数据。

EDF 检验法:是一类常见的正态性检验方法,这类方法将样本数据的经验分布函数 $F_n(x)$ 与其理论累积分布函数 $F(x;\mu,\sigma)$ 进行比较,其中

$$F_n(x)=\frac{\#(X<x)}{n}$$

较著名的是 Kolmogorov-Smirnov 检验方法,该方法定义了 Kolmogorov 距离:

$$D=\sup_x|F_n(x)-F(x;\mu,\sigma)|$$

D 值越大说明越偏离正态;μ 和 σ 已知时可采用 Kolmogorov-Smirnov 检验对 D 进行假设检验;μ 和 σ 未知时需要用相应的样本估计值代替,再将得到的 D 值与 Stephens 给出的校正界值进行比较。

2.16　方差齐性检验(test of equal variance)[6,19]　在进行两组样本 t 检验或多组样本方差分析时，要求相应总体的方差相等，即满足方差齐性，否则检验结果可能出现偏差。对方差齐性的检验方法有多种，常见的是 F 检验(F test)、Levene 检验(Levene test)、Brown-Forsythe 检验(Brown-Forsythe test)和 Bartlett 检验(Bartlett test)。

F 检验适用于两个样本方差齐性检验，H_0 为两总体方差相等；检验统计量的值为

$$F=\frac{s_1^2}{s_2^2}$$

在原假设成立时服从自由度为 n_1 和 n_2 的 F 分布，当 F 值大于或小于检验界值时均拒绝原假设，n_i 和 $s_i^2(i=1,2)$ 分别表示第 i 个样本的含量和方差。

$$s_i^2=\frac{1}{n_i-1}\sum_{k=1}^{n_i}(x_{ik}-\bar{x}_i)^2$$

其中 $\bar{x}_i$ 表示第 i 个总体的样本均数。为简单起见，F 统计量也可以定义为分子为较大的样本方差，分母为较小的样本方差，然后使用单侧检验方法进行检验。两总体方差齐性的 F 检验方法实现起来快速简单，但要求两总体满足正态分布假设，且对该假设较敏感，而 Levene 检验和 Bartlett 检验则相对较为稳健。

Levene 检验的原假设是 k 组样本来源总体的方差相同，检验统计量为

$$W=\frac{(N-k)\sum_{i=1}^{k}n_i(z_{i+}-z_{++})^2}{(k-1)\sum_{i=1}^{k}\sum_{j=1}^{N_i}(z_{ij}-z_{i+})^2}$$

W 服从分子和分母自由度分别为 $k-1$ 和 $N-k$ 的 F 分布，Levene 检验是单侧检验，W 值大于检验界值 $F_{\alpha,(k-1,N-k)}$ 时拒绝原假设，可认为各样本的总体方差不全相等。其中 n_i 为第 i 组的样本含量，N 为总样本含量，$z_{ij}=|x_{ij}-\bar{x}_i|$，$x_{ij}$ 为第 i 组第 j 个样本的观测值，$\bar{x}_i$ 为第 i 组的样本均值。另有

$$z_{++}=\frac{1}{N}\sum_{i=1}^{k}\sum_{j=1}^{N_i}z_{ij},\quad z_{i+}=\frac{1}{n_i}\sum_{j=1}^{N_i}z_{ij}$$

为保证检验方法的稳健性和检验效能若资料不满足对称分布或正态分布，对 z_{ij} 可以选择另外两种定义方式，即

$$z_{ij}=|x_{ij}-\tilde{x}_i|\text{ 或 }z_{ij}=|x_{ij}-\bar{x}_i'|$$

其中，$\tilde{x}_i$ 为第 i 组样本的中位数，适用于偏峰资料，此时 Levene 检验即为 Brown-Forsythe 检验；$\bar{x}_i'$ 为第 i 组样本的 10% 调整均数，即 $[P_5, P_{95}]$ 范围内样本的均数，适用于有极端值或异常值的资料。

Bartlett 检验是改进的拟合优度检验，可用于多组样本的方差齐性检验，假定样本来自正态分布，检验统计量为

$$\chi^2=\frac{Q_1}{Q_2},\nu=k-1$$

其中

$$Q_1=(N-k)\ln(s_c^2)-\sum_{i=1}^{k}(n_i-1)\ln(s_i^2)$$

$$Q_2=1+\frac{1}{3\times(k-1)}\left(\sum_{i=1}^{k}\frac{1}{n_i-1}-\frac{1}{n-k}\right)$$

其中，n_i 和 s_i^2 为第 i 组样本的含量和方差，k 为组数，N 为总样本含量，s_c^2 为样本合并方差，即

$$s_c^2=\frac{1}{N-k}\sum_{i=1}^{k}(n_i-1)s_i^2$$

统计量 χ^2 渐近服从自由度为 $k-1$ 的 χ^2 分布，$\chi^2>\chi^2_{\alpha,k-1}$ 时拒绝 H_0，$\chi^2_{\alpha,k-1}$ 表示自由度为 $k-1$ 的 χ^2 分布的 α 上分位数。

2.17　变换(transformation)[3]　统计学中，常对变量或统计量 Z，按照某一确定性函数 f 变换为 $f(z)$，变换目的通常是使变换后的数据更符合分析方法的假设要求，或是使分析结果更容易解释或展示。

数据变换主要用于数据的预处理。数据变换方法种类很多，如对数变换(logarithmic transformation)、幂函数变换(power transformation)、倒数变换(reciprocal transformation)、平方根变换(square root transformation)、平方根反正弦变换(arcsine transformation)和标准化变换(standardization transformation)。应用时按照拟采用的统计分析方法及数据性质进行选择。对数变换和平方根变换常用于取值大于 0 的偏峰资料，如果存在负值或 0 值，可将原始数据与一常数值相加，使所有数据均大于 0，再进行变换，倒数变换和幂函数变换可用于同时存在正负值数据的资料。平方根反正弦变换主要用于百分比数据资料。标准化变换的形式有多种，如(观测值－均值)/标准差、(观测值－极小值)/(极大值－极小值)，目的是消除不同变量观测值数量级的差别。

数据变换可直接用于统计量计算。例如，计算偏态分布资料总体均值的置信区间时，如果样本量较少，则中心极限定理不适用，样本均值正态性差，应该先对数据进行变换，使变换后的数据具有较好的对称性，利用变换后的数据构造置信区间，再对其进行逆变换，得到目标总体均值的置信区间。

数据变换应用于回归分析时，既可以针对因变量，也可以针对自变量。例如，在进行简单线性回归分析时，涉及一个因变量 Y 和一个自变量 X，因变量 Y 的原始值可能不满足正态分布假设，但取其对数值或平方根值却可能近似满足正态分布，如对 Y 取对数后建立线性方程 $\log(Y)=\alpha+\beta X$。实际中也可以同时对统计模型的因变量和自变量进行数据变换，如 $\log(Y)=\alpha+\beta\log(X)$。还可以通过增加 X 的幂指数项拓展到非线性的情况，如采用二次函数关系 $Y=\alpha+\beta X+\gamma X^2$，这时可以通过对增加自变量的幂变换使用多重线性回归分析。需要注意，如果对参数作最小二乘估计，则不宜对因变量作变换。

优势比 $OR=[P_1/(1-P_1)]/[P_0/(1-P_0)]$ 是流行病学研究中经常关注的一个指标，对优势比做对数变换后，取值区间由 $(0,+\infty)$ 变为 $(-\infty,+\infty)$，具有更好的对称性，且取值为 0 时表示无差异，使得统计推断更加简便易行，这种情况下，可以对参数变换后再进行统计推断，然后再将推断结果逆变换为针对原始参数的结果。

数据的可视化有时也需要进行数据变换。例如，绘制散点图时，如果存在少数极大值，则未变换数据的散点图会呈现出左下角密集，其余区域极度稀疏的情况(图 1a)，而对数据做对数变换后绘制的散点图则呈现出较均匀的分布(图 1b)，更有利于分析。

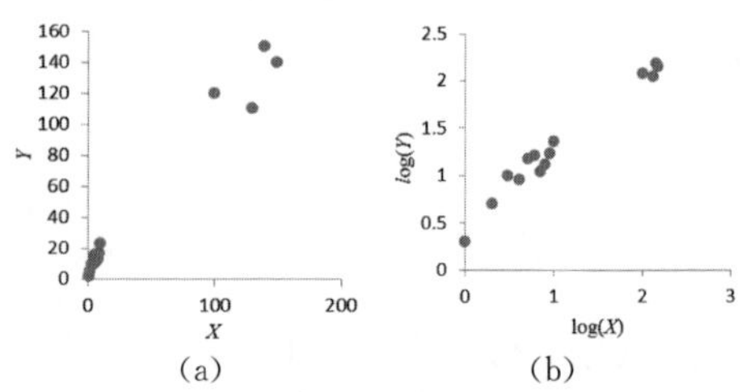

图 2.17.1　通过数据变换改善可视化效果

2.18　异常值(outlier)[3,5]　样本观测数据中往往存在与大多数观测值相差较大的数据，这些数据与拟合的统计模型相去较远，使人怀疑其数据产生机制可能与大多数数据不同，称为异常值。异常值的存在通常会使数据分析结果失真，因此，在进行统计推断前，应该先识别出这些异常值，再进一步谨慎取舍。

异常值检测有多种方法，其中图形法较简单直观，主要包括直方图法、箱式图法和基于稳健回归技术的诊断图方法。直方图法和箱式图法用于一维数据异常值的检测，落在直方图两端较远的个体值，距离箱式图顶线与底线超过 3 倍箱体高度的个体值，均可能是异常值。基于稳健回归技术的诊断图法可用于多维数据，适用于检测特定统计模型拟合时的异常值，绘制各观测在稳健回归时的权重图，降权幅度较大的个体值可能是异常值。

更明确的方法是基于各种统计模型进行异常值识别和检验，常见的有 Chauwenet 准则法、伪 F(pseudo-F)检验法、马氏距离法(Mahalanobis distance)和似然比法。Chauwenet 准则规定，如果一个数值偏离观测平均值的概率$\leqslant 1/(2n)$，则该数据应当舍弃。其中 n 为观察例数，概率可以根据数据的分布进行估计。

伪 F 检验法利用变异分析方法进行异常值的检测和检验，适用于等方差的正态线性模型(包括线性回归模型和方差分析模型)。首先利用部分观测数据拟合目标模型，残差平方和记为 S_0，自由度记为 ν；删除一例可疑观测，重新拟合模型，新的残差平方和记为 S_1；计算统计量

$$F=\frac{(\nu-1)(S_0-S_1)}{S_1}$$

与分子自由度为 1、分母自由度为 $\nu-1$ 的 F 分布临界值相比较，若大于临界值，可以认为该可疑观测是异常值。常见统计软件分析结果中的异常值检测使用的 t 统计量的平方，即等于 F 统计量。

马氏距离法是识别多变量异常值的常用方法，基于数据点间的距离来发现异常点，具有直观的几何意义。基本原理：$\bar{X}$ 和 S 分别代表多变量样本的均值向量和协方差矩阵，任一个体 X_i 与均值的距离可由其马氏距离的平方 D_i 度量，

$$D_i=(X_i-\bar{X})'S^{-1}(X_i-\bar{X})$$

D_i 大于 $\chi^2_{\alpha,\nu}$ 时，可在 α 检验水准下认为该个体为异常值。

似然比法适用于广义线性模型的异常值检测，包括 Poisson 回归、logistic 回归和对数线性模型等。记 S_0 代表原始拟合模型的似然比统计量，S_1 代表剔除某可疑观测后拟合模型的似然比统计量，则 S_0-S_1 近似服从 χ^2 分布，由此可进行异常值的检验。该方法同样可用于列联表资料的异常值检测。例如，若除部分单元格外的其余所有单元格频数均未违背独立性，则可以删除特定单元格重新拟合模型，分别计算两个模型的似然比统计量，再利用两者的差值构造统计量，检验该单元格是否为异常值。

对于异常值的处理，需要查明其出现的原因，由检测或记录错误导致的异常值，应当舍弃或修正，否则可以通过数据变换的方法减弱其对分析结果的影响。需要注意的是，无论使用何种统计学方法舍弃一些原因不明的数据时，都存在潜在危险，即有些重要的效应可能被掩盖。

2.19 极大似然估计(maximum likelihood estimation, MLE)[21,26] 是一种参数估计方法,在生物统计学领域应用十分广泛。假设样本 $Y_1, Y_2, \cdots, Y_n$ 来自分布密度或概率密度函数为 $f(Y;\theta)$ 的总体,参数向量 θ 未知,则该样本的似然函数定义为

$$L(\theta) = \prod_{i=1}^{n} f(Y_i;\theta)$$

θ 的极大似然估计 $\hat{\theta}$ 是 θ 所有可能取值中,使得 $L(\theta)$ 达到最大值的 θ 取值,这种参数估计方法称为极大似然估计方法。实际应用中为了计算方便,通常利用对数函数的单调性,取似然函数的对数形式 $l(\theta) = \ln L(\theta)$ 作为目标函数,即可通过对方程组

$$\frac{\partial l}{\partial \theta} = 0$$

求解得到 $\hat{\theta}$。

极大似然估计方法的基本思想是,参数估计结果应该使现有样本的发生概率最大,很多情况下,特别是样本含量较大时,MLE 是可能的最佳估计值。在大样本情况下,极大似然估计量具有以下性质:

(1)一致性,即参数的 MLE 依概率收敛于参数的真实值。

(2)渐近正态性,$\sqrt{n}(\hat{\theta} - \theta)$ 的分布收敛于均数为 0、协方差矩阵为信息矩阵 I 的逆矩阵的正态分布;从实用角度考虑,可认为 $\hat{\theta}$ 近似服从正态分布 $N(\theta, I^{-1}/n)$。

(3)渐近有效性,基于在大样本情况下的方差,MLE 是最优渐近正态估计量,即对于 θ 任意其他估计量 $\tilde{\theta}$,若 $\sqrt{n}(\tilde{\theta} - \theta)$ 依分布收敛于 $N(\theta, C)$,C 为固定矩阵,则 $C \geqslant I^{-1}/n$,即 $C - I^{-1}/n$ 为半正定矩阵。

以伯努里分布的参数估计为例,假设 n 次试验观察到的阳性事件数为 m,每次试验结果用 Y_i 表示,$Y_i = 1$ 表示第 i 次试验观察到阳性事件;反之 $Y_i = 0$。假设各试验独立且均服从阳性事件发生概率为 θ 的伯努里分布,则样本似然函数为

$$\begin{aligned} L(\theta) &= \prod_{i=1}^{n} \theta^{Y_i} (1 - \theta)^{1-Y_i} \\ &= \theta^m (1 - \theta)^{n-m} \end{aligned}$$

似然函数的对数形式为

$$l(\theta) = m\ln(\theta) + (n - m)\ln(1 - \theta)$$

寻找使 $l(\theta)$ 达到最大值的估计值 $\hat{\theta}$,即寻找方程 $dl/d\theta = 0$ 的解,由解方程

$$\frac{dl}{d\theta} = \frac{m}{\theta} - \frac{n - m}{1 - \theta} = 0$$

得到唯一解 $\hat{\theta} = m/n$,即为 θ 的极大似然估计值。

极大似然估计方法可用于寻找一个单参数或多参数函数的全局最大值。上述例子中似然函数的形式较简单,但多数情况下(如 logistic 回归分析),似然函数形式较复杂,通常会导致非线性最优化的问题,需要借助相应的数值计算方法来完成。目前非线性方程组求解的计算方法主要包括 Newton-Raphson 方法、quasi-Newton 方法和 Fisher scoring 方法。此外,EM(expectation-maximization)算法也是一种较常见的极大似然估计方法,这种估计方法可处理包含缺失值的数据资料。

2.20　相关系数(correlation coefficient) [3,20]　用于定量描述变量间的关联程度。例如,两变量的关联程度较高时,已知其中一个变量的数值或水平,可提高准确预测另一个变量数值或水平的能力;而两变量关联程度很低时,则倾向于相互独立。

对于正态连续型变量,最常用的关联性度量指标是 Pearson 积差相关系数(product-moment correlation coefficient),简称相关系数(correlation coefficient),用来度量两变量间直线相关关系的程度和方向。若用 $(x_1, y_1), (x_2, y_2), \cdots, (x_n, y_n)$ 表示 n 对样本观测,则样本相关系数 r 的计算公式为

$$r = \frac{\sum_{i=1}^{n}(x_i - \bar{x})(y_i - \bar{y})}{\left[\sum_{i=1}^{n}(x_i - \bar{x})^2 \sum_{i=1}^{n}(y_i - \bar{y})^2\right]^{1/2}}$$

其中 $\bar{x}$ 和 $\bar{y}$ 分别表示 X_i 和 Y_i 的样本均数。r 取值范围在 $-1 \sim +1$ 之间;r 值为负表示负相关;r 值为正表示正相关;绝对值越大表示相关关系越密切,等于 0 表示完全独立;等于 1 则为完全相关,表示 X 与 Y 之间存在线性函数关系。

生物学中的变量之间通常不是线性函数关系,因此相关系数的取值一般位于界值之间,达不到 -1 或者 $+1$。相关与线性回归之间有较密切的联系,若用 $\beta_{Y,X}$ 表示变量 Y 关于变量 X 线性回归函数的斜率,$\beta_{X,Y}$ 表示变量 X 关于变量 Y 线性回归函数的斜率,则

$$\beta_{Y,X} = \frac{\sum_{i=1}^{n}(x_i - \bar{x})(y_i - \bar{y})}{\sum_{i=1}^{n}(x_i - \bar{x})^2}$$

$$\beta_{X,Y} = \frac{\sum_{i=1}^{n}(x_i - \bar{x})(y_i - \bar{y})}{\sum_{i=1}^{n}(y_i - \bar{y})^2}$$

根据相关系数的定义可得 $\beta_{Y,X}\beta_{X,Y} = r^2$。由于 $r^2 \leqslant 1$,$|\beta_{Y,X}| \leqslant |1/\beta_{X,Y}|$,在完全相关时等号成立,因此两条回归直线之间通常成某一角度;仅当 $r = 0$,$\beta_{Y,X}$ 和 $\beta_{X,Y}$ 均为 0 时,两条回归直线互相垂直。

对于 X 的任一取值,用 Y_0 表示根据相对应的线性回归关系得到的预测值,则回归残差的方差 $E[(Y - Y_0)^2]$ 等于 $\sigma_Y^2(1 - r^2)$。相关系数的平方表示某变量的所有变异中,由其和另一变量的线性回归关系所解释的那部分所占的比例。

在双变量正态假定下,可对相关系数作原假设为总体相关系数 $\rho = 0$ 的检验,统计量为

$$t = \frac{(n-2)^{1/2} r}{(1 - r^2)^{1/2}}$$

原假设成立时,它服从自由度为 $n-2$ 的 t 分布。

$I \times J$ 列联表资料的关联性度量通常基于 Pearson χ^2 统计量(见 chi-square 检验),常见的有 ϕ 系数和 Pearson 列联系数 C。虽然 χ^2 统计量本身也是变量间关联性的度量,但由于其大小与样本量有关,不宜直接用它衡量关联的密切程度。有序分类变量间的关联性度量可以采用 Spearman 秩相关系数(Spearman rank correlation coefficient)和 Kendall 系数(Kendall's coefficient),详见第 5 章。

2.21 生物统计学分析软件(software for biostatistics)［3］ 指专门针对数据处理和统计分析提供的软件工具包。目前为止,已有超过1000种统计学软件包可用于不同的计算机平台。实际中应用最多的有SAS、SPSS、Stata、S—Plus和R等统计软件。

(1)SAS(Statistical Analysis System)统计分析系统是当今国际上著名的数据分析软件系统,可在多种平台运行(Windows,UNIX)。SAS系统最早由美国北卡罗莱纳州的两位生物统计学研究生编制,于1976年成立了SAS软件研究所,正式推出该软件。SAS由多个功能模块组成,具有完备的数据存取、数据管理、数据分析和数据展现功能。SAS的主要使用方式是编程,其优势是数据处理功能非常强大,可以同时处理多个数据文件,更适合高级用户或统计专业人员使用。

(2)SPSS(Statistical Package for the Social Sciences)为"社会科学统计软件包",由美国斯坦福大学的三位研究生于20世纪60年代末研制。SPSS最突出的特点就是操作界面友好,输出结果美观。SPSS使用Windows的窗口方式展示各种功能,使用对话框展示功能选择项,对于使用Windows操作系统的用户,只要初懂统计分析原理,就可以方便地使用该软件为特定的科研工作服务。由于SPSS功能齐全、容易操作、输出漂亮,所以广泛地应用于自然科学、技术科学、社会科学的各个领域,目前已成为非统计专业人员的首选统计分析软件。

(3)Stata统计软件由美国计算机资源中心(Computer Resource Center)1985年研制,可在Macintosh、Window和UNIX平台上运行。Stata简单易学、功能强大,具有各种简单和高级的统计功能,绘图简单,受到初学者和高级用户的普遍欢迎。它的使用方式是每次输入一个命令,也可以通过编写程序一次输入多个命令。对于一般的统计分析,与其他统计软件相比,Stata显得更为灵巧和实用。

(3)S—Plus由Insightful公司提供,其核心语言是S语言,可以在多种平台下运行(Windows,UNIX,Linux)。S语言是一种交互式的编程语言,可用来进行数据的统计分析、作图和方法研究的解释性语言。S—Plus有方便的菜单、工具及对话框,可以轻松地存取和分析数据,同时可以使用S语言编写自己的算法,其中包含有数千种传统及现代技巧的数据分析函数。面向对象环境使所有函数、数据及模型都被视为对象,使得研究人员可以编制自己的程序来实现新的理论和方法。因此非常适合具有计算机编程基础的统计专业人员使用。

(4)R统计软件是一个数据处理、计算和制图的软件系统,可以在UNIX、Linux、Window和Macintosh操作系统上运行。R编程语言的语法形式与S语言基本相同,但实现不同,两种语言的程序有一定的兼容性。R软件提供了大量可用的统计函数,其最大特点是面向对象编程,即可以把表达式、函数、数据及模型作为函数的输入参数,这种做法对统计模拟和绘图非常有用。

此外还有一些可用于特殊统计分析的软件,如用于贝叶斯统计分析的BUGS软件,用于随机化的StatXact软件等。

参考文献

[1] Altman, D.G.. Construction of age-related reference centiles using absolute residuals [J]. Statistics in Medicine, 1993, 12: 917—924.

[2] Anscombe, F. J.. Graphs in statistical analysis [J], The American Statistician, 1973, 27: 17—21.

[3] Armitage P, Colton T. Encyclopedia of Biostatistics [M]. 2nd ed., John Wiley & Sons, 2005.

[4] Armitage P. Trials and errors: the emergence of clinical statistics [J]. Journal of the Royal Statistical Society, Series A, 1983, 146: 321—334.

[5] Barnett, V. & Lewis, T.. Outliers in Statistical Data [M]. New York: Wiley, 1994.

[6] Bartlett, M. S.. Properties of sufficiency and statistical tests [J]. Proceedings of the Royal Statistical Society. Series A. 1937, 160: 268—282.

[7] Bauer, P.. Multiple testing in clinical trials [J]. Statistics in Medicine, 1991, 10: 871—890.

[8] Berger, R. L.. Multiparameter hypothesis testing and acceptance sampling [J]. Technometrics, 1982, 24: 294—300.

[9] Bickel, P.J., Doksum, K.A.. Mathematical Statistics [M]. San Francisco: Holden-Day, 1977.

[10] Bickel, P.J., Doksum, K.A.. Mathematical Statistics: Basic Ideas and Selected Topics [M]. New Jersey: Prentice Hall, 1977.

[11] Cramer, H.. Mathematical Methods of Statistics [M]. Princeton: Princeton University Press, 1946.

[12] Cressie, N and Read, T.R.C.. Multinomial goodness-of-fit tests [J]. Journal of the Royal Statistical Society, Series B, 1984, 46: 440—464.

[13] D' Agostino, R. B. & Stephens, M. A.. Goodness-of-Fit Techniques [M]. New York: Marcel Dekker, 1986.

[14] Everitt, B.S.. The Cambridge Dictionary of Statistics [M]. CUP, 2003.

[15] Fisher, R.A.. Statistical Methods for Research Workers [M]. Edinburgh: Oliver & Boyd, 1925.

[16] Harris, E.K., Boyd, J.C.. Statistical Bases of Reference Values in Laboratory Medicine [M]. New York: Marcel Dekker, 1995.

[17] Hogg, R.W., Craig, A.T.. Introduction to Mathematical Statistics [M]. New York: Macmillan, 1978.

[18] Lancaster, H. O.. The combination of probabilities arising from data in discrete distributions [J]. Biometrika, 1949, 36: 370—382.

[19] Levene, H. Robust tests for equality of variances. Contributions to Probability and Statistics: Essays in Honor of Harold Hotelling [M]. Stanford University Press, 1960.

[20] R. A. Fisher. Frequency distribution of the values of the correlation coefficient in samples from an indefinitely large population [J]. Biometrika, 1915, 10: 507—521.

[21] Rao C R, Fisher R A. The founder of modern statistics [J]. Statistical Science, 1992, 7: 34—48.

[22] Rao, K.C. & Robson, D.S.. A chi-squared

statistic for goodness-of-fit tests within the exponential family [J].Communications in Statistics -Theory and Methods,1974,3:1139—1153.

[23] Rosner,B..Fundamentals of Biostatistics [M]. Boston: Taylor & Francis, Ltd., 2007.

[24] Scheffé, H.. The Analysis of variance [M].New York:Wiley,1961.

[25] Stephens,M.A..EDF statistics for goodness-of-fit and some comparisons [J]. Journal of the American Statistical Association,1974,65:1597—1600.

[26] Stigler,S.M..The History of Statistics: The Measurement of Uncertainty Before 1900 [M].Cambridge:HarVard University Press,1986.

[27] Whittaker, E. T., Robinson, T.. The Method of Least Squares. Ch. 9 in The Calculus of Observations:A Treatise on Numerical Mathematics [M]. 4thed, New York,1967.

[28] York, D.. Least-Square Fitting of a Straight Linc.Canadian Journal of Physics [J].1966,44:1079—1086.

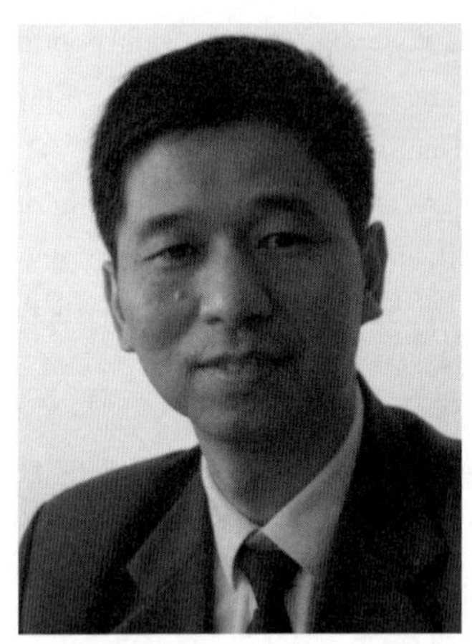

李康，教授，博士生导师，哈尔滨医科大学卫生统计学教研室主任。主编临床5年制《医学统计学》(第6版)规划教材，副主编研究生《统计方法在医学科研中的应用》(第1版)、预防医学《卫生信息管理学》(第1～2版)规划教材。主持5项国家自然科学基金课题，发表学术论文120余篇。现为中华预防医学会生物统计分会副主任委员、中国卫生信息学会统计理论与方法委员会副主任委员、中国医药系统工程专业委员会副主任委员，国际生物统计学会中国分会常务委员。

第3章　线性模型与广义线性模型

王彤　许树红　顾彩娇[①]

3.1　线性模型(linear model)[1]　也称经典线性模型或一般线性模型(general linear model)。在统计分析中,如结果变量是一个连续变化的因变量Y,为了用最简便的方式描述因变量与自变量X之间的依存关系,首选一般线性模型。其中,X为分类变量,也称方差分析模型;X为连续变量,也称回归模型;X既有分类也有连续变量,称为协方差分析模型。

通常情况下,可将随机变量Y写成关于其他变量$x_1,x_2,\cdots,x_p$的函数,或将Y的期望写成$E(Y)=f(x)$,$f(x)$是$x_1,x_2,\cdots,x_p$的函数,用向量X来表示。y是随机变量Y的实测值,$y-f(x)$是随机的,叫作残差或误差;$e=y-E(Y)=y-f(x)$,而实测值$y=f(x)+e$。理论上$f(x)$可以是关于x的任何函数,线性模型中它是关于未知参数$\beta_1,\cdots,\beta_k$的线性函数$\beta_1x_1+\beta_2x_2+\cdots+\beta_kx_k$,如将$x_0$恒取值为1所对应的参数$\beta_0$也包含进去,可得:

$$y=\beta_0+\beta_1x_1+\beta_2x_2+\cdots+\beta_kx_k+e \quad (1)$$

β_0是截距项,$\beta_1,\cdots,\beta_k$是斜率,均称为回归系数。将等式(1)应用到各观测集中,可得

$$y_i=\beta_0+\beta_1x_{i1}+\beta_2x_{i2}+\cdots+\beta_kx_{ik}+e_i \quad (2)$$

上式(2)也可以写为

$$y=X\beta+e \quad (3)$$

式(3)就是一般线性模型的表达式。根据定义$e_i=y_i-E(y_i)$,$E(e)=0$,故$y=X\beta+e$的协方差可记做:

$$\begin{aligned}Var(y)&=Var(e)\\&=E[y-E(y)][y-E(y)]'\\&=E(ee')=V\end{aligned} \quad (5)$$

e向量中的每个e_i通常被假定方差相等,均为σ^2,每对不同的e_i之间协方差为0,因此$V=\sigma^2I$。

在对β进行参数估计时,不需对概率分布做特殊假定,但在计算可信区间和做假设检验时,通常需做正态性假定。

一般线性模型参数向量β的估计通常采用广义最小二乘估计或普通最小二乘估计。

普通最小二乘估计方程为:

$$X'X\hat{\beta}=X'y \quad (6)$$

广义最小二乘估计的估计方程为:

$$X'V^{-1}X\hat{\beta}=X'V^{-1}y \quad (7)$$

其中V是非奇异的;

当V是奇异矩阵时,估计方程为:

$$X'V^{-}X\hat{\beta}=X'V^{-}y \quad (8)$$

其中V^{-}表示V的广义逆。这些方程都无需对e的分布做特殊假定。

---

① 其他作者有:崔燕、李艳艳、刘晓萌、吴莹

3.2 广义线性模型(generalized linear model)[9] 是一般线性模型(general linear model)的一种推广,其将因变量 Y 的期望 μ 通过一定转换后与自变量 X 建立线性关系,由 Nelder 和 Wedderburn 提出。

该模型假定因变量 Y 的期望为 μ,其中 y 服从指数族分布。其概率密度函数(对连续变量)或概率函数(对离散变量)为:

$$f_{y_i}(y_i;\theta_i,\varphi)=\exp\left\{\frac{\theta_i y_i-b(\theta_i)}{a_i(\varphi)}+c_i(y_i,\varphi)\right\}$$

其中,θ 称为典型参数或自然参数;φ 称为离散参数,通常假定固定已知。很多常用的分布都属于指数分布族,如正态分布、逆正态分布、Gamma 分布、Possion 分布、二项分布、负二项分布等。如 Possion 分布可以表达为:

$$f_y(y;\theta,\varphi)=\exp[\theta y-e^\theta-\log(y!)],\quad y=0,1,2,\cdots$$

这里,$\theta=\log(\mu)$,$a(\varphi)=1$,$b(\theta)=e^\theta$,$c(y,\varphi)=-\log(y!)$。

二项分布可表达为:

$$f_y(y;\theta,\varphi)=\exp\left[\frac{\theta y-\log(1+e^\theta)}{n^{-1}}+\log(C_n^{ny})\right],\quad y=0,\frac{1}{n},\frac{2}{n},\cdots,1$$

这里,$\theta=\log[\pi/(1-\pi)]$,$a(\varphi)=1/n$,$b(\theta)=\log(1+e^\theta)$,$c(y,\varphi)=\log(C_n^{ny})$。

正态分布可表达为:

$$f_y(y;\theta,\varphi)=\exp\left\{\left(\frac{\theta y-\theta^2}{2}\right)\Big/\varphi-\frac{1}{2}\left[\frac{y^2}{\varphi+\log(2\pi\varphi)}\right]\right\},\quad -\infty<y<+\infty$$

这里,$\theta=\mu$,$\varphi=\sigma^2$,$a(\varphi)=\sigma^2$,$b(\theta)=\theta^2/2$,$c(y,\varphi)=-\frac{1}{2}\left[\frac{y^2}{\varphi+\log(2\pi\varphi)}\right]$。

广义线性模型中自变量与回归系数的线性组合 $\eta=\beta_0+\sum_{i=1}^{n}\beta_i x_i$ 通过一个联接函数(link function) $g(\mu)$ 将其与因变量期望相联系,即:

$$g(\mu)=\eta=\beta_0+\sum_{i=1}^{n}\beta_i x_i$$

广义线性模型的联接函数是模型中重要的部分。常见分布的典型联接如表 3.2.1 所示,其中联接函数是恒等式 $\mu=\eta=g(\mu)$ 就退化为经典的一般线性回归模型,模型的参数估计可采用最大似然估计。

表 3.2.1 几种常见分布的典型联接

分布	符号	均数	典型联接
正态	$N(\mu,\sigma^2)$	μ	恒等
Possion	$P(\mu)$	μ	log
二项	$B(m,\pi)/m$	$m\pi$	logit

3.3　决定系数(coefficient of determination)[5]　决定系数是回归分析中评价拟合效果的一个常用统计量。如图 3.3.1 所示，y_i 表示第 i 个观测单位因变量的实测值，$\hat{y}_i$ 表示根据建立的回归方程计算出的预测值，$\bar{y}$ 表示所有 n 个样本观测值的平均值，则总变异 $\sum_{i=1}^{n}(y_i-\bar{y})^2$ 可以划分为残差部分 $\sum_{i=1}^{n}(y_i-\hat{y}_i)^2$ 和回归可以解释的部分 $\sum_{i=1}^{n}(\hat{y}_i-\bar{y}_i)^2$，拟合效果越好，回归可以解释的部分占总变异的比重越多，相应的残差部分则越小。决定系数 R^2 反映的正是 y 的总变异中回归模型所能解释的百分比，定义为回归的离均差平方和与总离均差平方和之比，计算公式为

$$R^2=\frac{SS_{\text{回归}}}{SS_{\text{总}}}=\frac{\sum_{i=1}^{n}(\hat{y}_i-\bar{y})^2}{\sum_{i=1}^{n}(y_i-\bar{y})^2}$$

R^2 的取值在 0 到 1 之间，具体的数量大小反映了回归的贡献大小，是回归分析中评价拟合效果的一个十分有用的统计量。

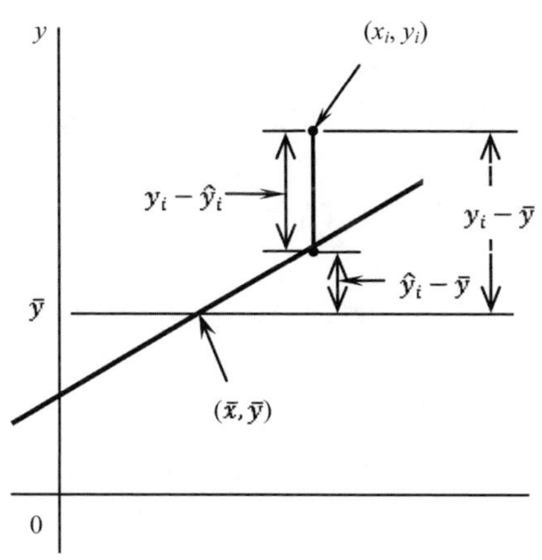

图 3.3.1　变异划分示意图

然而，对于多重线性回归，如果自变量个数增加，R^2 会不断增大。因此，对于自变量的各种不同组合所建立的回归方程进行比较时，如果回归方程的自变量个数不同，则不能直接用 R^2 作为评价标准，还应考虑方程所包含的自变量个数的影响，采用校正决定系数(adjusted coefficient of determination) R_c^2，其计算公式为

$$R_c^2=1-(1-R^2)\frac{n-1}{n-p-1}$$

其中 p 为回归方程包含的自变量个数，可以看出，当 R^2 相同时，自变量个数 p 越多，R_c^2 越小。

决定系数 R^2 除了可以作为描述回归拟合效果的统计量，还可以利用其对模型的拟合程度进行假设检验，检验统计量为：

$$F=\frac{R^2}{(1-R^2)/(n-P-1)},$$
$$\nu_1=P,\nu_2=n-P-1$$

对于双变量相关分析，决定系数 R^2 也可以描述相关程度，其值是 Pearson 积差相关系数 r 的平方，即 $R^2=r^2$ 或者 $r=\sqrt{R^2}$，此时 R^2 的假设检验与对相关系数的假设检验结果是等价的。在多变量分析中，$R=\sqrt{R^2}$ 称为复相关系数(multiple correlation coefficient)，可用来衡量因变量 Y 与多个自变量 $X_1,X_2,\cdots,X_m$ 的线性相关程度，实际就是观察值 Y 与估计值 $\hat{Y}$ 之间的相关程度。

3.4 回归诊断(regression diagnostics)[4] 回归诊断是分析样本数据与回归模型之间吻合程度的一类方法。与模型基本假设相偏离的数据通称为离群点(outlier),也称异常点、奇异点或不规则点等。

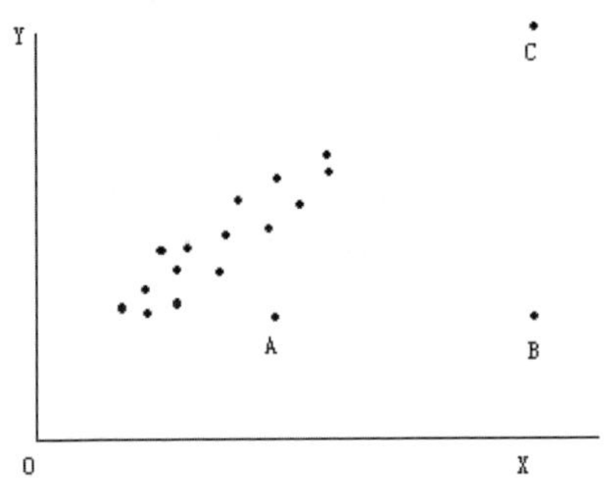

图 3.4.1 离群点、杠杆点与影响点示意图

狭义的离群点通常情况下是指 Y 方向异常点,如图 3.4.1 中 A、B 两点;而由于在回归情形下 X 方向也可能产生远离 X 空间中心位置的观测,如图中 B、C 两点,此类数据称为杠杆点(leverage points)。这是由于 X 方向异常的数据如果在 Y 方向也异常的话,它将更易于把回归线拉向自己,有一种近似杠杆的作用,但值得注意的是 X 方向异常的数据如果在 Y 方向不异常就不会有这种杠杆作用,是否具有杠杆作用还需考察其在 Y 方向的位置而定;在 Y 与 X 空间两方面都异常的数据由于对回归估计及统计推断等方面一般都会有较大的影响而称为影响点(influential points),如图中 B 点。广义的离群点包括了只在 Y 方向异常的垂直离群点;只在 X 方向异常的无影响离群点;Y 与 X 方向都异常的有影响离群点。

回归数据中的离群点来源比较复杂,主要可以源于过失误差、抽样误差及既定模型基本假定的不合理:

(1)回归属于不平衡设计,与一般方差分析相比更易于产生 X 空间的离群点,尤其是对于 X 本身可以是随机变量的调查设计而言,设计时漏掉了重要的自变量或变量的观测尺度选择不当也是一个原因。

(2)在数据搜集与整理过程中产生的离群点主要源于过失误差。如读数及数据录入时的错误或数据分组时的错分等。

(3)在数据分析阶段对离群点的解释主要是反映了模型假设的不合理性甚至错误。如整个或部分数据的真正分布非正态而是一种长尾分布;两种分布的混杂;方差不齐或自变量与参数间是非线性关系等等。

(4)即使数据的真正分布完全符合既定模型的假设,一旦在某个位置上小概率事件确实发生了,也会导致离群点的出现。

常见的回归诊断统计量基于残差,如:普通残差、标准化残差、剔除残差等。

对于离群点的处理原则上应该将它们单独研究,尤其是当离群点的发生具有了某种特征时,它可能提示预料外的现象或一个更好的模型,可在离群数据位置上进行再次的观测以明确其结构特征或进行恰当形式的变量变换。仅当模型已经肯定,并且只关注于大部分数据而不对任何离群值感兴趣,方可考虑审慎地拒绝。

3.5　强影响点(strong influential points, influential points)［2］　相对于识别离群点而言,诊断方法更重要的方面是诊断强影响点。离群值未必一定是强影响点。强影响点是指如果该观测从数据中剔除会导致分析结果有本质性变化的观测点。这些观测点可能是对应于某一模型而言残差较大的离群值,或者远离设计空间的离群值。强影响点的识别较为复杂,因为该观测值可能单独影响或与一个或多个其他观测值共同影响分析结果。

自变量空间中的离群值可通过帽子矩阵(hat matrix)来测量,也称投影矩阵,定义为:

$$H = X(X'X)^{-1}X'$$

如 $X'X$ 为非奇异矩阵,则

$$\hat{\beta} = (X'X)^{-1}X'y$$

$$\hat{y} = Hy = x\hat{\beta} = X(X'X)^{-1}X'y$$

帽子矩阵 H 是一个对称幂等投影矩阵。其中第 (i,j) 个元素 h_{ij} 是衡量观测数据 y_j 对其拟合值 $\hat{y}_i$ 的影响,对角元素 h_{ii} 有若干有用的性质:

$$0 \leqslant h_{ii} \leqslant 1; \sum_{i=1}^{n} h_{ii} = p = \text{rank of } X$$

h_i 称为第 i 观察值的杠杆值(leverage),表示第 i 个观察值同其他 $n-1$ 个观察值的平均数间的距离,若 $h_{ii} > 2p/n$,则认为 h_{ii} 是大的,即该观测值是关于 X 空间的离群值。以只有一个自变量的线性回归为例:

$$h_i = (1/n) + (x_i - \bar{x})^2 / \sum (x_i - \bar{x})^2$$

对于平衡的试验设计来说,比如 D 一最优设计,所有的 $h_i = p/n$。对于杠杆值高的点,h_i 越大,则决定 x_i 的模型预测值中的 y_i 就会越重要,极端情况下 h_i 等于 1,拟合值 $\hat{y}_i$ 就不得不等于观察值 y_i,这样普通残差的变异度会非常小,高杠杆值经常会被错误的进入模型。

以一般线性模型为例,Cook 和 Weisberg 提出了库克距离来表示剔除第 i 个观察值对估计回归系数影响的总度量:

$$\begin{aligned} D_i &= (\hat{\beta}_{(i)} - \hat{\beta})' X' X (\hat{\beta}_{(i)} - \hat{\beta}) / ps^2 \\ &= (1/p) r_i'^2 [h_i / (1 - h_i)] \end{aligned}$$

通过比较 D_i 与相应的 F 分布(自由度为 $(p, n-p)$)的百分位数可判断该观测值对拟合回归函数的影响。

修改其中的平方根,使得所得结果是残差的倍数。这个值被称为改进的库克距离。即:

$$C_i = \left(\frac{n-p}{p} \frac{h_i}{1-h_i}\right)^{1/2} |r_i^*|$$

杠杆值,各种残差,库克统计量等可以分别与观察值绘出指数图用于回归诊断。

影响点诊断方法可以从线性回归模型扩展到非线性及基于似然函数的模型推断,如广义线性模型。如果对推断矢量参数 θ 感兴趣,那么影响的大小可以通过测量 $\hat{\theta} - \hat{\theta}_i$ 的距离得到。

3.6 多重共线性(multicollinearity)[2]

回归分析中有时会出现某些自变量的回归系数极不稳定的情况,当增减变量时,其系数值以及变量的回归平方和会出现很大变化。这是由于当自变量间有较强的相关关系时,任何自变量的回归系数依赖于当前模型包含哪些自变量和遗漏哪些自变量。一个自变量的回归系数,在模型中包含其他与之高度相关自变量的情况下,都不能反映这个自变量对因变量任何内在的效应,而只能反映边际或者部分的效应。

统计中的多重共线性是指一些自变量间存在较强的线性关系。多重共线性的存在,可能会引起的问题除了自变量回归系数和回归平方和的变化大以外,还可能出现即使因变量与一组自变量存在一定的统计关系,但单独的回归系数可能不具有统计学意义。

在回归分析中,识别多重共线性的方法有以下几种:

自变量间高度相关可以作为识别多重共线性的一个信号。在计算机软件中,方差膨胀因子(variance inflation factor, VIF)或者方差膨胀因子的倒数 $1-R_{ip}^2$ (i 指的是第 i 个自变量, p 指的是第 i 个自变量之前的其他自变量)来检测一个自变量是否和其他自变量高度相关。VIF 大于 10 表示自变量间可能存在多重共线性。

有一个或者多个自变量的回归系数包括标准化的回归系数值很大,那么提示很可能存在多重共线性。

有一个或者多个自变量的回归系数的标准误很大,以至于回归系数的置信区间很宽,也是多重共线性存在的一个信号。

识别出存在多重共线性问题后,可采用下面一些方法来解决多重共线性的问题。

(1)可以从模型中剔除一个或者几个自变量,从而降低模型中剩余变量的估计回归系数的标准误。

(2)采用一些计算方法例如正交变换,在主成分回归(principal components regression)中,首先找出自变量相关矩阵的特征值和正交特征向量,然后通过自变量矩阵与特征矩阵求出主成分矩阵,拟合因变量和主成分的回归方程,进而求得原始自变量与因变量的回归方程。

(3)在存在多重共线性时,可以采用岭回归(ridge regression),岭回归是通过修改最小二乘法,可克服多重共线性而使得回归系数得到有偏估计量的一种方法。

3.7　主成分回归(principal components regression)[7]　多重回归分析中出现多重共线性问题或自变量相对高维的情况时,为了建立因变量关于自变量之间的回归关系,可以采用主成分回归。主成分回归是多指标的主成分分析和回归分析结合使用的一种分析方法。

主成分回归的基本步骤是首先找出自变量相关矩阵的特征值和正交特征向量,然后通过自变量矩阵与特征矩阵求出主成分矩阵。主成分矩阵中第一主成分的方差达到最大,第二主成分是与第一主成分不相关的、除第一主成分以外的方差最大者,以此类推得到所有主成分。最后将主成分得分作为新的回归变量,拟合因变量和主成分的回归方程,在建立回归方程以后,再转换回原始自变量进行解释。

假设收集到原始数据共有 n 例,每例测得 m 个自变量的数值。主成分回归的分析步骤如下:

(1)对数据进行标准化

$$X_{ij}'=(X_{ij}-\bar{X}j)/S_j,\quad j=1,2,\cdots,m$$

(2)求出标准化自变量的相关矩阵以及特征值和特征向量,即解如下特征方程:

$$|X'X-\lambda_i I|=0, i=1,2,\cdots,m$$

求得 m 个非负特征值,将这些特征值从大到小排列为

$$\lambda_1\geqslant\lambda_2\geqslant\cdots\geqslant\lambda_m\geqslant 0$$

再根据下式解得每一特征值 λ_i 对应的单位特征向量 $a_i=(\alpha_{i1},\alpha_{i2},\cdots,\alpha_{im})'$:

$$(X'X-\lambda_i'I)\,a_i=0\quad a_i'\,a_i=1$$

求得如下各主成分:

$$Z_i=a_i'X=a_{i1}X_1+a_{i2}X_2+\cdots+a_{im}X_m,\quad i=1,2,\cdots,m$$

(3)拟合回归方程

$$Y=X\beta+\varepsilon=Z\,a_i\beta+\varepsilon$$

$$h=a_i\beta\quad 或\quad \beta=h\,a_i$$

其中 β 是原始变量拟合的回归方程中的回归系数向量,h 是对主成分拟合的回归方程中的回归系数向量。在回归方程建立以后,不需要根据 h 对主成分进行解释,只需要根据 β 对原始变量与因变量间线性关系进行解释。

在主成分回归分析过程中,关于主成分的选择有以下几点注意事项:

(1)主成分回归中回归系数的估计是有偏估计,因为所选的主成分没有利用原资料的全部信息。只有保留所有的主成分,才能得到无偏估计。

(2)保留特征值大的主成分使得估计的回归系数的方差最小。

(3)保留与因变量高度相关的主成分使得估计的回归系数的均方误差最小。

3.8 岭回归(ridge regression)[8] 一般线性回归模型中参数 β 可通过普通最小二乘求解得到：

$$\hat{\beta}_{LS}=(X'X)^{-1}XY$$

是总体参数的无偏估计。计算上要求行列式 $|X'X|$ 不为零，即矩阵 $X'X$ 非奇异。当自变量之间存在较强的线性相关，或自变量数据的变异程度很小时，行列式 $|X'X|$ 会变得比较小甚至趋近于 0，这种情况下 $X'X$ 常被称为病态矩阵，最小二乘法得到的回归系数会很不稳定，估计值的方差 $\mathrm{Var}(\hat{\beta})$ 会很大。

针对于此，Hoerl 和 Kennard 于 1970 年提出岭回归估计来解决此问题，即将 $X'X$ 加上一个正的常数矩阵 λI 来限制 $(X'X)^{-1}$ 的过大从而防止参数估计的方差过大，此时 $X'X+\lambda I$ 的奇异性就会比 $X'X$ 有所改善，从而提高估计的稳定性。但由于此估计中引入了偏移量，所以岭回归不再是无偏估计。

如果将普通最小二乘估计的残差平方和表示为：

$$RSS(\beta)_{LS}=\sum_{i=1}^{n}\left(Y_i-\beta_0-\sum_{j=1}^{p}X_{ij}\beta_j\right)^2$$

那么岭回归定义的残差平方和被称为 L_2 惩罚残差平方和：

$$PRSS(\beta)_{L_2}=\sum_{i=1}^{n}\left(Y_i-\beta_0-\sum_{j=1}^{p}X_{ij}\beta_j\right)^2+\lambda\sum_{j=1}^{p}\beta_j^2$$

求导后得到：

$$\frac{\partial PRSS(\beta)_{L_2}}{\partial\beta}=-2X^T(Y-X\beta)+2\lambda\beta$$

令其等于 0 进一步求解得到

$$\hat{\beta}_{ridge}=(X^TX+\lambda I)^{-1}X^TY$$

理论上可以证明，存在 $\lambda>0$，使得 $\hat{\beta}_{ridge}(\lambda)$ 的均方误差比 $\hat{\beta}_{LS}$ 的均方误差小，但使得均方误差达到最小的 λ 值依赖于未知参数 $\hat{\beta}_{ridge}$ 和方差 σ^2，因此 λ 值的确定是岭回归分析中的关键问题。

岭回归估计中调整参数 λ 的选择有岭迹图法，方差膨胀因子法，C_p 准则，H－K 公式法，M－G 法等。Hoerl 和 Kennard 指出如果 λ 的取值与样本数据 y 无关，则岭回归估计值 $\hat{\beta}_{(\lambda)}$ 为线性估计，否则为非线性估计。对于不同的 λ，都有唯一的一组解 $\hat{\beta}_{(\lambda)}$，因此用不同的 λ 可以描绘出岭回归解的轨迹即岭迹图。岭迹图中岭参数 λ 一般是从 0 开始步长为 0.01 或者 0.1 逐渐取值，分别求出不同的 λ 条件下 $\hat{\beta}_{(\lambda)}$ 估计值，然后分别将 $\hat{\beta}_{j(\lambda)}$ 作为 λ 的函数，在同一个平面坐标系内作出各个 $\hat{\beta}_{j(\lambda)}$ 随 λ 变化的图像，即岭迹。根据岭迹图的特征，选择各个回归参数的岭估计大体稳定，回归系数符号合理，残差平方和上升不太多等特征的 λ 值所对应的 $\hat{\beta}_{j(\lambda)}$ 估计值。当 $\lambda=0$ 时，$\hat{\beta}_{(\lambda)}$ 等价于最小二乘估计。当 $\lambda\to\infty$ 时，$\hat{\beta}_{(\lambda)}$ 趋近于 0，因此 λ 不能太大。

3.9　稳健回归(robust regression)[11]

稳健回归是将稳健估计方法用于回归模型,以拟合大部分数据存在的结构,同时可识别出潜在可能的离群点、强影响点或与模型假设相偏离的结构。当误差服从正态分布时,其估计几乎和最小二乘估计一样好,而最小二乘估计条件不满足时,其结果优于最小二乘估计。

稳健回归估计主要包括基于似然估计的 M 类、基于残差顺序统计量某些线性变换的 L 类、基于残差秩次的 R 类及其广义估计和 LMS、LTS、S、τ 估计等一些高失效点(high breakdown point,HBP)方法。

在稳健估计理论方面具有里程碑意义的是 Huber 引进的一类 M 估计,因其数学性质优良,并且经过 Huber、Hampel 等学者的不断探索在其基础上逐渐构建出关于稳健性的基础理论,已成为最经典的一种稳健估计方法,其后所发展出的其他估计都与之溯源较深,其优化原则是大样本情况下极小化最大可能方差。对其中的权函数取不同定义可得到几种不同的估计。常用的 M 估计函数有十多种,如 Huber、Hampel、Andrew、Tukey 等估计函数。这些函数的曲线形状不同,但都对残差较大的观测值进行了"平滑"的降权处理,其中的常数大多对应于拒绝离群点的能力及估计效率之间的折中。尽管此类估计具有一些较好的性质,但遗憾的是它们对 X 方向的离群点却仍然很敏感。考虑对 X 方向离群点的降权处理后,可得到一类"影响约束回归"(bounded influence regression),有时也称为广义 M(即 GM)估计,对其中的权函数也有不同的几种选择,可得到不同的估计,主要有 Mallows、Schweppe、Krasker、Welsch 估计等。

R 估计是 Jackel 等学者提出的一种非参数回归方法。该方法不将残差取平方,而是将残差的秩次的某种函数作为离群点的降权函数引入估计模型,这样可以减小离群点对估计量的影响,从而达到稳健性要求。对于 R 估计也存在强影响点问题,Tableman 等人提出一类 GR 估计(generalized Restimation)方法,也属于影响约束回归。

考虑到经典 LS 估计的目标函数定义为使得各残差的平方和最小也就相当于使各残差平方的算术均数最小,而算术均数对于偏离正态分布的情况其估计显然是不稳健的,但在此情况下中位数却非常稳健,于是将 LS 估计的目标函数改为使各残差平方的中位数最小,得到最小平方中位数(least median of squares,LMS)回归。类似地,由于在单变量情况下的调整均数(trimmed mean)是稳健的,考虑在回归情形下如果把残差较大的点弃去不计,目标函数是使排序在前一部分较小的残差平方合计最小,可得到 LTS(least trimmed sum of squares)估计。这类方法可以容忍数据中存在很高比例的离群点,称为高失效点方法,还包括 S 估计、GS 估计、τ 估计等。

3.10 分位数回归(quantile regression)

[10] 在回归分析中最常见的是条件均值模型,即拟合因变量的条件均数如何随自变量的变化而变化。用条件均值概括因变量的信息就将回归的作用平均化,隐藏了自变量对因变量可能存在的一些极端影响,同时其估计很容易受到离群值的干扰而缺乏稳健性。而分位数回归描述的是当给定自变量时,因变量不同分位数下的变化趋势,它不仅可以度量自变量对因变量分布中心的影响,同时,还可以刻画在分布上尾和下尾位置的影响,突出了局部之间的相互关系,特别是在因变量存在条件异方差情况下,可以发现均值模型无法揭示的局部现象。

Hogg,Koenker 和 Bassett 等人将最小均数绝对离差(minimum mean absolute deviation)回归外推到分位数回归,该方法是在线性假定下,对因变量的条件分布函数建模。分位数回归模型形式如下:

$$Q_{Y|X}(\tau;x)=x_i{}'\beta(\tau)+\varepsilon_i$$

其中 $Q_{Y|X}(\tau;x)$ 表示在给定 x 的条件下 Y 的总体第 τ 分位数,满足

$$P\{Y\leqslant Q_{Y|X}\mid X=x\}=\tau,\ 即$$

$$\begin{aligned}Q_{Y|X}(\tau;x)&=F^{-1}_{Y|X}(\tau;x)\\&=\inf\{y:P\{Y\leqslant y\mid X=x\}=\tau\}\end{aligned}$$

其中 $F_{Y|X}(\tau;x)$ 为 Y 的条件分布函数。$\beta(\tau)$ 是未知的 $(P\times1)$ 维回归系数向量,误差项 $\varepsilon_i(i=1,2,\cdots,n)$ 为独立的随机变量,其分布不必指定,ε_i 的总体条件中位数等于 0。$0<\tau<1$,$\beta(\tau)$ 可以随着 τ 变化有所不同。

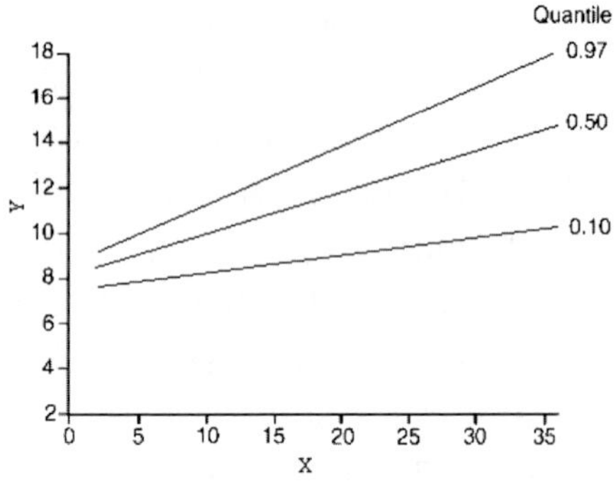

图 3.10.1 不同分位数回归线示意

图 3.10.1 清晰地描述了不同分位数下因变量随自变量变化的趋势。若采用标准的回归模型(大致对应于 $\tau=0.5$ 的回归线),则不能明确地看到因变量分布两端随自变量的变化存在很明显的不同。其中,当 $\tau=0.5$ 时对应于中位数回归。

由解析几何原理可看出,τ 表示在回归线或回归平面以下的数据占全体数据的百分比。通过 τ 取 0－1 间的任何值,调节回归平面的位置和方向,让回归变量估计因变量的不同分位数,它也能在一定程度上代表所有数据的信息,但更侧重于分位数相应特定区域的数据。其优点主要体现在以下几个方面:

(1)对模型中的随机误差项的分布不做指定,使得整个模型具有较强的稳健性。

(2)分位数回归是对所有的分位数进行回归,对数据中的离群点具有耐抗性。

(3)分位数回归对于因变量具有单调不变性。

(4)分位数回归估计得到的参数具有大样本理论下的渐近优良性。

3.11　失拟检验(lack of fit)[12]　在回归分析中,有统计学意义的备选模型可能不止一个,如直线和二次曲线可能都有意义,那么相比较而言哪一个回归函数更适合于现有数据呢?除了可通过一些拟合优度指标来比较之外,当自变量固定取值所对应的因变量不止一个观察值时,可进行失拟检验来对模型拟合优度进行评价。

对于 X 处有重复观测的情况(如图 3.11.1),X 固定时 Y 的样本条件均数不一定恰好是 $\hat{Y}$,假定这个条件样本均数为 $\tilde{Y}$,那么如果模型指定正确,则 X 固定时 Y 的样本条件均数 $\tilde{Y}$ 就会很接近或等于既定模型所对应的样本条件均数 $\hat{Y}$(总体中这两个条件均数是相等的)。根据这一想法就可以进行平方和与自由度的分解并构造其相应的 F 统计量来检验这两个均数的差别是否说明模型拟合是不足的,也就是说模型指定的均数 $\hat{Y}$ 是否离实际均数 $\tilde{Y}$ 太远从而提示有更好的模型可以拟合数据。

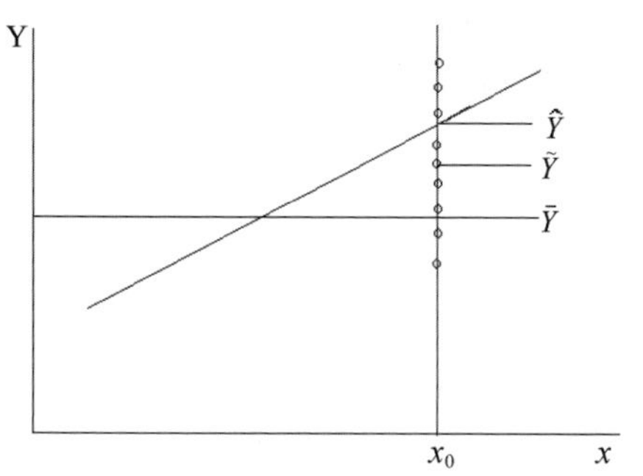

图 3.11.1　失拟与纯随机误差分解示意图

以下假设数据中有不同的 n 个 X 点,每个固定的点 X_i $(i=1,2,\cdots,n)$ 处假设有 k 个不同的因变量值 Y_{ij} $(i=1,2,\cdots,n, j=1,2,\cdots,k)$,共有 $nk=N$ 个数据。

失拟检验的残差平方和与自由度分解如下:

$$SS_{随}=\sum_{i=1}^{n}\sum_{j=1}^{k}(\tilde{Y}_i-\hat{Y}_i)^2$$

$$df_{随}=k-2$$

$$SS_{失}=\sum_{i=1}^{n}\sum_{j=1}^{k}(Y_{ij}-\tilde{Y}_i)^2$$

$$df_{失}=nk-k=N-k$$

其中 $SS_{sum}=SS_{随}+SS_{失}$,$df_{sum}=df_{随}+df_{失}$。

对于固定的 X 值,因为 $\tilde{Y}$ 为相应 k 个 Y 值的样本均数,所以 $SS_{随}/df_{随}$ 在这里表示纯随机误差,而 $SS_{失}/df_{失}$ 表示模型拟合值 $\hat{Y}$ 与该条件均数 $\tilde{Y}$ 的偏离程度。如果模型指定正确,则失拟合部分的误差不会很大,当其大于随机误差到一定程度时,可认为模型拟合欠佳。当 H_0 表示模型指定正确时,这两部分误差的比值服从 F 分布如下:

$$F_{失}=\frac{SS_{随}/df_{随}}{SS_{失}/df_{失}}$$

$$df_{随}=k-2,$$

$$df_{失}=nk-k=N-k$$

若 $F_{失}$ 大于相应界值,即可认为当前模型存在拟合不足,提示有较当前拟合更好的模型存在。

3.12 协方差分析(analysis of covariance, ANCOVA)[3] 协方差分析是一种特殊形式的方差分析,目的都是比较各组效应指标间的差别,所不同的是前者可以解决方差分析中无法控制的定量混杂变量对实验效应的影响问题。

协方差分析是回归分析与方差分析相结合的一种统计检验方法。要求满足一定的应用条件:一是各处理组观察变量相互独立且各样本的总体方差齐;二是 Y 与 X 具有线性关系且各处理组总体回归系数相同(回归线平行)。

在完全随机设计的一元协方差分析中,假设共有 k 个组,每组样本含量为 n_i,第 g 组第 i 个观察点的数据可以用回归模型表示为:

$$Y_{gi}=\mu+\alpha_g+\beta(X_{gi}+\bar{X})+\varepsilon_{gi}$$

可见该式即在完全随机设计方差分析模型的基础上再增加线性回归部分。模型中 μ 是 Y 的总平均数,α_g 是第 g 处理组的处理效应,β 是 Y_{gi} 在 X_{gi} 上的回归系数,ε_{gi} 是 Y_{gi} 的随机误差成分。将此模型变形为以下形式将更容易理解协方差分析的原理:

$$Y_{gi}-\beta X_{gi}+\beta\bar{X}=\mu+\alpha_g+\varepsilon_{gi}$$

等号左边表示第 g 组的第 i 个因变量 Y_{gi} 扣除 Y_{gi} 受 X_{gi} 的回归影响后再加上各组协变量都调整为总体均数 $\bar{X}$ 的回归效应。此式表明协方差分析的实质是先将与效应指标 Y 呈直线关系的协变量 X 化为相等后,再来检验 Y 均数(修正均数或调整均数)间差别的显著性。

协方差分析的基本思想是利用协变量 X 和效应指标 Y 的线性关系,得到剩余平方和,再对剩余平方和作相应分解后进行方差分析,相应的平方和分解如下:

$$SS_{剩}=\sum_{g}^{k}\sum_{i}^{n_i}(Y_{gi}-\hat{Y}_{Tgi})^2$$

表示总剩余变异,为各组所有实测点到总回归线的 $SS_{剩}$ 纵向距离平方和,$\nu_{剩}{}'=n-2$。

$$SS_{组内}=\sum_{g}^{k}\sum_{i}^{n_i}(Y_{gi}-\hat{Y}_{gi})^2,SS_{组内}$$

表示组内剩余变异,为各组实测点分别到各自平行回归线纵向距离平方和的合计,$\nu'_{组内}=n-k-1$。

$$SS_{组间}=\sum_{g}^{k}\sum_{i}^{n_i}(\hat{Y}_{gi}-\hat{Y}_{Tgi})^2$$

表示组间剩余变异,为各组实测点所对应的平行回归线估计值与总回归线估计值之差的平方和,$\nu'_{组间}=k-1$。

两修正均数比较的 F 检验为:

$$F=\frac{SS_{组间}/\nu'_{组间}}{SS_{组内}/\nu'_{组内}}=\frac{MS_{组间}}{MS_{组内}}$$

3.13　哑变量(dummy variables)[6]　哑变量编码是线性模型中处理自变量为名义或有序变量情况的一种方式。假定有一项关于某地人口年收入的研究，自变量受教育水平分为如下三类：(a)高中以下，(b)高中毕业，(c)大学。如果把受教育水平(a)，(b)和(c)分别赋值 1，2 和 3，定义一个 x 变量来拟合线性模型，即将受教育水平作为定量变量引入方程，由于三类别之差在实际数量上并不能确定是等距的，这种赋值就不够严谨。如果是血型这类名义变量，此赋值将导致荒诞或错误的结果。

解决这类问题的方法是：将一个自变量分解成若干个哑变量。如果原来的自变量有 k 个类别，则将一个自变量分解成 $k-1$ 个哑变量。如受教育水平有 3 个类别，则分解成 2 个哑变量，其中的 1 个类别被设置为参照，其他类别都与之进行比较。

表 3.13.1　受教育程度的哑变量编码

受教育程度	哑变量	
	大学	高中毕业
大　学	1	0
高中毕业	0	1
高中以下	0	0

如果选择高中以下作为参照分类，则两个哑变量分别是大学、高中毕业。编码方案见表 3.13.1，如果受教育程度是高中以下，哑变量大学和高中毕业都编码为 0；如果受教育程度是大学，哑变量大学为 1，高中毕业为 0；如果受教育程度是高中毕业，哑变量大学为 0，高中毕业为 1。数学上，选哪个类作为参照并不重要，通常根据逻辑或理论背景来选取。如果没有一个明确的理由来决定将哪一个类别作为参照则选择样本最多的类别，因为此时的标准误最低。Hardy(1993)为如何选择参照提出了如下三个标准：

(1)如果为有序变量，则选择最高或最低等级作为参照。

(2)使用一个定义明确的类别，不要使用剩余的类别如“其他”作为参照。

(3)如果仍需要选择，则选样本含量比较大的类别作为参照。

需要指出的是，如果回归模型的自变量中存在分类变量，进行变量筛选的时候不建议用哑变量直接进行逐步回归，而是首先要将其作为自由度等于 $k-1$ 的一个名义变量按照方差分析模型来进行变量筛选，该变量筛选进入模型后，再将其按照哑变量编码赋值，来计算相对于参照水平而言其他水平各组的回归系数。也就是说分类自变量是否进入回归模型的变量筛选时要求这个变量整进整出，而不宜先将其拆分为几个不同的哑变量做自动化的逐步回归。

参考文献

[1] 王松桂.线性模型的理论及其应用[M].合肥:安徽教育出版社,1987.

[2] Belsley DA, Kuh E, Welsch R. Regression Diagnostics: Identifying Influential Data and Sources of Collinearity [M]. New York: Wiley, 1980.

[3] Bliss CI. Statistics in Biology[M]. Vol 2. New York: McGraw-Hill, 1967.

[4] Cook RD, Weisberg S. Residuals and Influence in Regression [M]. London: Chapman&Hall, 1982.

[5] Glantz Stanton A, Slinker BK. Primer of Applied Regression and Analysis of variance. 2nd ed. McGraw-Hill, 2001.

[6] Goeffrey R, Norman David L, Streiner BC. Biostatistics: The bare essentials[M]. 3rd ed. London: Decker, 1998.

[7] Gunst RF, Mason RL. Regression Analysis and Its Application[M]. New York: Marcel Dekker, 1980.

[8] Hoerl AE, Kennard RW, Baldwin KF. Ridge regression: some simulations [J]. Communications in Statistics-Theory and Methods. 1975, 4: 105—123.

[9] McCullagh P, Nelder JA. Generalized Linear Models [M]. 2nd ed. London Chapman&Hall, 1989.

[10] Roger Koenker. Quantile Regression [M]. 2nd ed. New York: Cambridge University Press, 2005.

[11] Rousseeuw PJ, Leroy AM. Robust regression and Outlier Detection [M]. New York: John Wiley&Sons, 1987.

[12] Su JQ. Wei LJ. A Lack-of-fit Test for the Mean Function in a Generalized Linear Model [J]. Journal of the American Statistical Association, 1991, 86: 420—426.

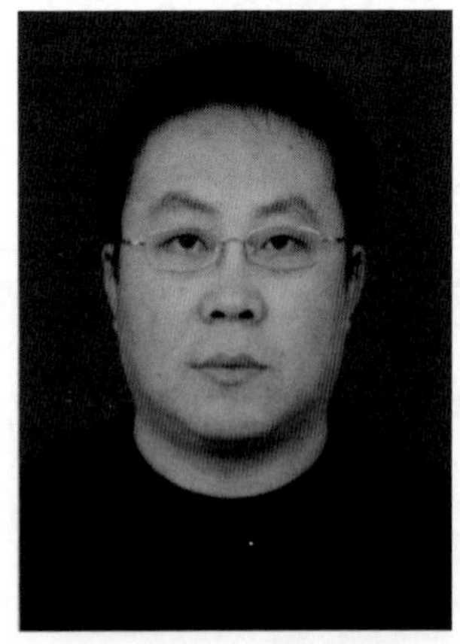

王彤,山西医科大学教授,博士生导师。中华预防医学会生物统计分会副主任委员,中国卫生信息学会卫生统计教育委员会副主任委员、统计理论与方法委员会常务委员,国际生物统计学会中国分会常务理事,中国统计教育学会生物统计分会常务理事,国家食品与药品监督管理局新药审评专家。承担国家自然科学基金、全国统计科研重点项目、教育部重点项目等课题,主编国家十一五重点图书、规划数字教材各1部,副主编规划教材4部,副主译英文著作1部。

第 4 章　多变量分析

荀鹏程

4.1　多元描述统计量(multivariate descriptive statistics)[19]　统计描述的重要性不仅在于它能有效地展示数据的特征，而且它也是后续统计推断的基础。对多元数据的描述统计量主要包括均向量、方差一协方差阵、离差阵、及相关系数阵等。

均向量(mean vector)　将原始数据的 m 个变量的均数用矩阵列向量的形式排列，即得样本均向量，通常用 $\bar{X}$ 表示。为方便印刷，可用行向量的转置表示之，即：

$$\bar{X} = (\bar{x}_1 \quad \bar{x}_2 \quad \cdots \quad \bar{x}_m)'$$

方差—协方差阵(variance-covariance matrix)　简称协方差阵(covariance matrix)，即将各变量的方差、协方差用矩阵的形式排列，通常用 $\boldsymbol{V}$ 表示。其中：

$$v_{ij} = \frac{\sum_{k=1}^{n}(x_{ik} - \bar{x}_i)(x_{jk} - \bar{x}_j)}{n-1},$$

$$1 \leqslant i, j \leqslant m$$

其中，n 为样本含量；m 为变量数。

离差阵(deviations of sum of squares and cross-products matrix, DSSCP)　将各变量的离均差平方和与离均差积和用矩阵的形式排列，又称离均差平方和与离均差积和矩阵，通常用 $\boldsymbol{SS}$ 表示。其中：

$$ss_{ij} = \sum_{k=1}^{n}(x_{ik} - \bar{x}_i)(x_{jk} - \bar{x}_j),$$

$$1 \leqslant i, j \leqslant m$$

$\boldsymbol{SS}$ 与 $\boldsymbol{V}$ 有如下关系：$\boldsymbol{SS} = (n-1)\boldsymbol{V}$

相关系数阵(correlation matrix)　将各变量间的相关系数，用矩阵的形式排列，即得相关系数阵，简称相关阵，通常用 $\boldsymbol{R}$ 表示。

协方差阵、离差阵和相关阵均为对称阵，故为简便起见，常用下三角矩阵表示。

上述统计量均要求原始数据服从多元正态分布，而对于非多元正态分布数据描述的发展则相对较慢，常用基于数据深度定义的统计量。

数据深度(data depth, DD)　是将多元数据由中心向外周排序的一种尺度，可以看作一维顺序统计量(参见条目 5.3)在高维空间的推广。越接近中心的数据对应的深度值越大。显然，数据分布最中心处的深度是最大的。故可用数据深度最大的那一点作为位置参数的估计，可称之为“深度中位数”。基于数据深度还可定义高维数据的离散性、偏度及峰度等属性。

常见的数据深度有马氏深度、半空间深度、单纯形深度、投影深度、L^p 深度等。一个好的深度函数应满足：对坐标变换的不变性、中心点深度最大性、各样本点的深度关于中心点的单调性，以及无穷远处点的深度为 0 的性质。

数据深度将一元统计中符号与秩(sign and rank)、顺序统计量(order statistics)、分位数(quantile)、和远离中心性(outlyingness)函数等方法有机统一了起来。其概念的引入，大大促进了非参数多元统计的发展，为高维数据的描述(包括可视化)提供了有益的探索。

此外，“距离”是一个重要的描述统计量，它是诸多多元统计分析技术的基础。如，马氏距离广泛应用于多元方差分析(参见条目 4.3)、判别分析(参见条目 4.15)等多元分析中，并与 Hotelling T^2 分布及 Fisher 线性判别函数紧密相关。

4.2 多元 T 检验(multivariate T test) [16,25] 是比较两组均向量的一种多元统计分析方法。其统计量 T^2 是由 Hotelling H.导出的(1931 年),为了纪念这位多元分析的先驱,故将 T^2 称为 Hotelling T^2。多元 T 检验又称 Hotelling T^2 检验(Hotelling's T-squared test),主要包括:

(1) 单样本 T^2 检验(one-sample Hotelling's T-squared test) 检验样本均向量与总体均向量是否相同,即检验:

$H_0:\mu=\mu_0$;$H_1:\mu\neq\mu_0$。$\alpha=0.05$。

检验统计量为:

$$T^2=n\left[\bar{X}-\mu_0\right]'V^{-1}\left[\bar{X}-\mu_0\right]$$

在 H_0 假设下,可根据 T^2 统计量与 F 分布的关系作出统计推断:

$$\frac{n-m}{(n-1)m}T^2\sim F_{m,n-m}$$

其中 n 为样本含量,m 为变量数。

当 $T^2\geqslant\frac{(n-1)m}{n-m}F_{m,n-m,(\alpha)}$ 时,即拒绝 H_0,接受 H_1,则可认为样本向量与总体向量有差别。

T^2 检验可看成 Gosset W.S.的两独立样本均数比较的 t 检验之推广。事实上,当变量数 $m=1$ 时,T^2 统计量可以简化为:

$$\begin{aligned}T^2&=n(\bar{X}-\mu_0)(s^2)^{-1}(\bar{X}-\mu_0)\\&=\frac{(\bar{X}-\mu_0)^2}{s^2/n}=\left(\frac{|\bar{X}-\mu_0|}{s/\sqrt{n}}\right)^2\\&=t^2\end{aligned}$$

此时,T^2 检验与 t 检验完全等价。

(2) 两样本 T^2 检验(two-sample Hotelling's T-squared test) 包括:

① 两配对样本 T^2 检验。可以看成样本均向量与总体均向量比较的特例,此处即为样本"差值均向量"与总体"零向量"的比较。

②两成组样本 T^2 检验。检验两组均向量是否相同,即检验:

$H_0:\mu_A=\mu_B$;$H_1:\mu_A\neq\mu_B$。$\alpha=0.05$。

其检验统计量为:

$$T^2=\frac{n_An_B}{n_A+n_B}\left[\bar{X}_A-\bar{X}_B\right]'\cdot V^{-1}\left[\bar{X}_A-\bar{X}_B\right]$$

在 H_0 假设下,根据如下关系:

$$\frac{n_A+n_B-m-1}{(n_A+n_B-2)m}T^2\sim F_{m,n_A+n_B-m-1}$$

作出统计推断。

多元 T 检验可以对多个相关变量在两组间的差异同时进行分析,克服多次重复进行一元 t 检验带来的弊端:①假阳性错误率的增加;②对变量间相关性的忽略;③当对多个变量分析结论不一致时,难以得到一个综合结论。

在实际工作中,多元 T 检验与一元 t 检验的作用是相辅相成的。以两成组样本多指标比较为例,多元 T 检验具有概括性,可同时考虑多个指标在组间的差异,而一元 t 检验具有针对性,可以直接分析各指标在组间的关系和差异。两者结合起来使用所得结论会更为丰富和全面。如果多元 T 检验得出差异有统计学意义的结论,则需进一步借助一元 t 检验以明确差异主要来自哪个变量或哪几个变量。

Hotelling T^2 检验要求资料满足独立性和正态性。多元成组 T^2 检验还要求资料满足方差齐性。这里,方差齐性是指两组方差—协方差阵相等,即各矩阵对应元素相等,常用似然比检验。

4.3　多元方差分析(multivariate analysis of variance, MANOVA) [22,25]　是利用变量间的方差—协方差阵来衡量均向量在多组间差异的多元统计分析方法。衡量多组($g \geqslant 2$)均向量是否相同,即检验:

$H_0: \mu_1 = \mu_2 = \cdots = \mu_g$;

H_1: g 个均向量不等或不全相等。

$\alpha = 0.05$。

用 Wilks'Λ 统计量(Wilks S.S.,1932):

$$\Lambda = \frac{|W|}{|W+B|}$$

表示组内变异(误差)在总变异中的比例。在变量数不多或总体数不多时,统计量 Λ 的精确分布见表 4.3.1,余用近似分布。

表 4.3.1　Wilks'Λ 统计量的精确分布

变量	总体	Λ的分布
$m=1$	$g \geqslant 2$	$\left(\frac{n-g}{g-1}\right)\left(\frac{1-\Lambda}{\Lambda}\right) \sim F_{g-1,n-g}$
$m=2$	$g \geqslant 2$	$\left(\frac{n-g-1}{g-1}\right)\left(\frac{1-\sqrt{\Lambda}}{\sqrt{\Lambda}}\right) \sim F_{2(g-1),2(n-g-1)}$
$m \geqslant 1$	$g=2$	$\left(\frac{n-m-1}{m}\right)\left(\frac{1-\Lambda}{\Lambda}\right) \sim F_{m,n-m-1}$
$m \geqslant 1$	$g=3$	$\left(\frac{n-m-2}{m}\right)\left(\frac{1-\sqrt{\Lambda}}{\sqrt{\Lambda}}\right) \sim F_{2m,2(n-m-2)}$

当 m 和 g 超出上述范围时,在 H_0 假设下且 n 充分大,满足如下关系:

$$-\left(\frac{n-1-(m+g)}{2}\right)\ln\Lambda \sim \chi^2_{m(g-1)}$$

Rao C.R.发现 Λ 分布与 F 分布有如下关系:

$$\frac{1-\Lambda^{1/s}}{\Lambda^{1/s}} \frac{\nu_2'}{\nu_1'} \sim F_{(\nu_1', \nu_2')}$$

其中,　$\nu_1' = m\nu_T$,

$$\nu_2' = \left(\nu_T + \nu_E - \frac{m+\nu_T+1}{2}\right) \cdot \sqrt{\frac{m^2\nu_T^2-4}{m^2+\nu_T^2-5}} - \frac{m\nu_T-2}{2}$$

$$s = \sqrt{\frac{m^2\nu_T^2-4}{m^2+\nu_T^2-5}}$$

这里,ν_T 和 ν_E 分别为处理和误差的自由度。

其他检验统计量有 Pillai's 迹,Lawley-Hotelling's 迹,Roy's 最大特征根。

描述性判别分析(descriptive discriminant analysis, DDA)　当 MANOVA 分析拒绝 H_0 假设时,则可认为多组均向量存在差异。此时,通常用 DDA 进行两两比较。首先,计算欲比较的两组间(i 组和 j 组)的马氏距离:

$$D_{ij}^2 = [\bar{X}_i - \bar{X}_j]' V^{-1} [\bar{X}_i - \bar{X}_j]$$

此处,$\boldsymbol{V}$ 是合并协方差阵,即合并离差阵 $\boldsymbol{W}$ 除以($n-g$)。

其次,利用 $D_{ij}{}^2$ 与 F 分布的关系:

$$\frac{(n-g-m+1)n_i n_j}{(n-g)m(n_i+n_j)} D_{ij}^2 \sim F_{m,n-m-g+1}$$

作出统计推断。

除比较多组均向量外,MANOVA 还可用于判别分析中对变量的重要性进行排序,以筛选变量。

MANOVA 亦要求资料满足独立性、正态性(多元正态分布)和方差齐性(方差—协方差阵相同)。在样本含量足够时,其对多元正态性的轻度偏离是稳健的。多个方差—协方差阵是否相同可用 Box's M 检验。若不同,则可通过变量变换达到方差齐性后,再行 MANOVA 分析;或用 James' 检验近似检验多组均向量是否相等。

若在多个均向量比较的同时,引入协变量,就是多元协方差分析(multivariate analysis of covariance, MANCOVA)。

4.4 多元线性回归(multivariate linear regression, MLR)[29] 将一元线性回归的单因变量 Y，推广至多因变量 $Y_1, Y_2, \cdots, Y_q$，即为多元线性回归模型，可表示为：

$$\boldsymbol{Y} = \boldsymbol{XB} + \boldsymbol{E}$$

其中 $\boldsymbol{Y}$ 为 $n \times q$ 阶因变量阵，$\boldsymbol{X}$ 为 $n \times p$ 阶自变量阵(含常数项)。

对于参数 $\boldsymbol{B}$ 的估计，可对一元线性回归下的最小二乘估计进行推广。现假设$\hat{\boldsymbol{B}}$是 $\boldsymbol{B}$ 的估计，则残差 $\hat{\boldsymbol{E}} = \boldsymbol{Y} - \boldsymbol{X}\hat{\boldsymbol{B}}$ 是一个 $n \times q$ 阶矩阵，我们需要在 $\boldsymbol{E}'\boldsymbol{E}$ 最小的条件下去估计$\hat{\boldsymbol{B}}$。

矩阵 $\boldsymbol{E}'\boldsymbol{E}$ 最小可以在以下 4 种意义上考虑：①在非负定阵意义上最小；②将残差 $\boldsymbol{E}$ 排成向量后，使得数字$\boldsymbol{E}'\boldsymbol{E}$ 最小；③在行列式意义上最小；④在最大特征根的意义上最小。即求$\hat{\boldsymbol{B}}$分别使得：

$$(\boldsymbol{Y} - \boldsymbol{X}\hat{\boldsymbol{B}})'(\boldsymbol{Y} - \boldsymbol{X}\hat{\boldsymbol{B}}) \leqslant (\boldsymbol{Y} - \boldsymbol{XB})'(\boldsymbol{Y} - \boldsymbol{XB})$$

$$trac\ (\boldsymbol{Y} - \boldsymbol{X}\hat{\boldsymbol{B}})'(\boldsymbol{Y} - \boldsymbol{X}\hat{\boldsymbol{B}}) \leqslant trac\ (\boldsymbol{Y} - \boldsymbol{XB})'(\boldsymbol{Y} - \boldsymbol{XB})$$

$$|\ (\boldsymbol{Y} - \boldsymbol{X}\hat{\boldsymbol{B}})'(\boldsymbol{Y} - \boldsymbol{X}\hat{\boldsymbol{B}})\ | \leqslant |\ (\boldsymbol{Y} - \boldsymbol{XB})'(\boldsymbol{Y} - \boldsymbol{XB})\ |$$

$$\max eig\{(\boldsymbol{Y} - \boldsymbol{X}\hat{\boldsymbol{B}})'(\boldsymbol{Y} - \boldsymbol{X}\hat{\boldsymbol{B}})\} \leqslant \max eig\{(\boldsymbol{Y} - \boldsymbol{XB})'(\boldsymbol{Y} - \boldsymbol{XB})\}$$

对于一切矩阵 B 成立。

事实上，上述 4 种意义上的最小是等价的(张尧庭，方开泰；1982 年)，在任一条件下，所得到的$\hat{\boldsymbol{B}}$与一元情形下非常类似：

$$\hat{\boldsymbol{B}} = (\boldsymbol{X}'\boldsymbol{X})^{-1}\boldsymbol{X}'\boldsymbol{Y}$$

可称为多元线性回归的最小二乘估计，亦是 $\boldsymbol{B}$ 的唯一最小方差线性无偏估计。

除最小二乘估计外，还可采用“惩罚”的思想得到压缩估计，即选择不同的惩罚函数，使得 $trac\ (\boldsymbol{Y} - \boldsymbol{XB})'(\boldsymbol{Y} - \boldsymbol{XB})$ 达到最小来实现。若惩罚函数为$\sum_i \sum_j |\beta_{ij}| \leqslant t$，则称为“$l_1$ 范数压缩”估计。类似于传统的 Lasso 估计(参见条目 3.17)。若惩罚函数为 $|\boldsymbol{B}'\boldsymbol{B}| \leqslant t$，则称为“行列式压缩”估计。该估计利用矩阵行列式的功能，有利于更好地挖掘各参数间的关系。若惩罚函数为 $trac\{\boldsymbol{B}'\boldsymbol{B}\} \leqslant t$，则称为“矩阵迹压缩”估计。该估计既具有行列式压缩估计的优点，又简化了运算。若惩罚函数为 $\max eig\{\boldsymbol{B}'\boldsymbol{B}\} \leqslant t$，则称为“最大特征值压缩”估计，主要考虑了最大特征根的作用，类似于主成分分析的思想。

多元线性回归估计的回归系数及标准误与多个多重线性回归(multiple linear regression, MLR)所得结果相同，但前者还估计了回归方程间的协方差阵，因此可对回归系数在方程间的关系进行检验。

模型的变量子集选择思路，与一元情形下亦类似，可采用最优子集法、逐步向前法、逐步向后法等。衡量回归模型优劣亦可用 C_p统计量、赤池信息准则(Akaike information criterion, AIC)等。

此外，多元线性回归中，若不限制自变量集对于每个因变量是相同的，则为 Zellner 的似乎不相关回归(seemingly unrelated regression, SUR)。

4.5　结构方程模型（structural equation model，SEM）[3,27]　是一种对有关现象内在结构进行构建、模型表达、参数估计和假设检验的一系列方法。从统计学的角度看，是通径分析（path analysis，PA）和证实性因子分析（confirmatory factor analysis，CFA）（参见条目 4.10）的结合。

基本结构　SEM 主要包括以下两个模型：

（1）测量模型（measurement model）　体现了无法直接观测的潜变量（latent variable）与可观察的显变量（observed variable）间的联系，用公式可表示为：

$$\boldsymbol{Y}=\boldsymbol{\Lambda}_Y\boldsymbol{\eta}+\boldsymbol{\varepsilon}$$

$$\boldsymbol{X}=\boldsymbol{\Lambda}_X\boldsymbol{\xi}+\boldsymbol{\delta}$$

上式中，$\boldsymbol{Y}$ 和 $\boldsymbol{\eta}$ 分别为内生的显向量（可测量）和潜向量，$\boldsymbol{X}$ 和 $\boldsymbol{\xi}$ 分别为外生的显向量和潜向量。$\boldsymbol{\Lambda}_Y$ 和 $\boldsymbol{\Lambda}_X$ 分别为对应模型的回归系数矩阵，$\boldsymbol{\varepsilon}$ 和 $\boldsymbol{\delta}$ 为对应模型的误差向量。

由此可见，测量模型是一种证实性因子分析模型，亦可将之看成是对向量 $\boldsymbol{Y}$ 和 $\boldsymbol{X}$ 的度量可靠性的一种描述。

（2）结构模型（structural model）　规定了潜向量（包括内生的和外生的）间的关系，即：

$$\boldsymbol{\eta}=\boldsymbol{B}\boldsymbol{\eta}+\boldsymbol{I}\boldsymbol{\xi}+\boldsymbol{\zeta}$$

上式中，$\boldsymbol{\eta}$ 为内生潜向量，$\boldsymbol{\xi}$ 为外生潜向量，$\boldsymbol{B}$ 为内生潜变量间的效应矩阵，$\boldsymbol{I}$ 为外生潜变量对内生潜变量的效应矩阵，$\boldsymbol{\zeta}$ 为误差向量。

结构方程模型假设：①两模型中误差向量均为零向量；②测量模型中误差向量与潜向量间不相关，且两误差向量间不相关；③结构模型中误差向量与潜向量间不相关；④测量模型误差向量与结构模型的误差向量间不相关。

模型求解　即从实际测量的变量值与假设的因子所组成的联立模型中，估计所有参数。常用极大似然估计、最小二乘估计、加权最小二乘估计、广义最小二乘估计和 Bayes 估计等。

模型评价　若模型正确，则根据所建模型再生的关于可观测变量的方差—协方差阵与样本的方差—协方差阵间无差异，即：

$$\sum=\sum(\boldsymbol{\theta})$$

$\sum$ 是可观测变量的总体协方差阵，可用样本协方差阵 $\boldsymbol{S}$ 去估计，$\boldsymbol{\theta}$ 是模型参数向量，$\sum(\boldsymbol{\theta})$ 是用模型参数的函数写成的总体协方差阵。

完整的模型的评价包括对测量模型的评价、对结构模型的评价以及对整个模型的评价。评价指标大致分两类：①优度型（如，χ^2 统计量、各种拟合优度指数（goodness of fit index，GFI）等）；②误差型（如，近似误差均方根等）。

结构方程模型的主要优势在于：①有效探索潜变量，不仅获得了各指标背后本质的支配因素，还解决了原始指标的多重共线性问题；②将测量误差（噪声）从潜变量（信号）中分离出去，并对之及其方差进行估计，提高了统计分析效率；③不仅可分析潜变量间的关系，亦可分析潜变量与显变量间的关系。

在实际应用中，有时可能会发生协方差阵不正定、模型不收敛、方差估计不合理，甚至整体模型拟合不佳等问题，此时需重新考察模型的整体构建，参数设置等方面的合理性，不断修正模型，以得到解释性好的模型。

4.6 Logistic 回归［14,25］ 一般线性回归模型中，因变量 y 为连续性变量，且要求在 x 固定时，y 服从正态分布。而当因变量 y 服从二项分布，自变量的线性预测与因变量的关系，如果用 logit 函数相联接，即为 logistic 回归模型，可表示为：

$$\log \frac{\pi}{1-\pi} = \beta_0 + \beta_1 x_1 + \beta_2 x_2 + \cdots + \beta_m x_m$$

可以看作广义线性模型（generalized linear model，GLM）（参见条目 3.2）的一种。

系数解释 回归系数 β_i 表示模型中其他变量不变时，x_i 每改变一个单位，logit P 的平均变化值。因 logit P 在疾病危险度分析中的特殊性，而使得 β_i 的解释更有实际意义。其具体解释还应结合 x_i 的形式进行：①若 x_i 为二水平时，且 $x_i=1$ 表示暴露，$x_i=0$ 表示非暴露，则 x_i 的系数就是暴露与非暴露相比的优势比（odds ratio，OR）之对数值，e^{β} 即为相应的优势比。②若 x_i 为连续或等级变量（设取值为 0，1，2，…），则 e^{β} 表示 x 增加一个单位或等级时的平均优势比。③当 x_i 为无序多分类变量时，则 x_i 必须以指示变量（design variable）或哑变量（dummy variable）的形式进入模型。每一指示变量对应的 e^{β} 则表示该类与参照类相比的优势比。

统计推断 参数常用极大似然（maximum likelihood，ML）法估计。当 ML 估计不收敛或不切实际，可用确切 logistic 回归估计。假设检验常用似然比检验，Wald 检验和比分检验。

Logistic 回归族 当在研究设计阶段，通过配比的手段加以控制混杂因素时，logistic 回归模型的参数估计是基于条件概率计算的，故配对设计的 logistic 回归被称为条件 logistic 回归（conditional logistic regression）。为便于区别，通常将成组设计的 logistic 回归称为非条件 logistic 回归（unconditional logistic regression）。

当因变量 y 为多类结果时，如仍按前述两类结果的 logistic 回归模型去建立多个模型，则会人为增加犯Ⅰ型错误的概率。此时，需建立多类结果的 logistic 回归（multinomial logistic regression）模型；而当 y 为有序多分类变量时，则需建立有序结果的 logistic 回归（ordinal logistic regression），常用的有累计优势模型（cumulative odds model）和相邻优势模型（adjacent odds model）。

正确应用 ①Logistic 回归主要用于探索疾病发生的危险因素、预测疾病发生的风险、以及根据疾病的预测概率，判断个体所属类别（如病人或正常人），这就是 logistic 判别。②Logistic 回归要求资料满足独立性（各观察对象间是相互独立的）和线性（logit P 与自变量的关系是线性的）。③累积优势模型假设自变量的回归系数与分割点无关。可通过建立多个二分类的 logistic 回归模型来考察。④相邻优势模型假设相邻等级比较时自变量的回归系数应相等，与比较的两类无关。可通过建立带约束的多类结果的 logistic 回归模型来考察。⑤当用于分析队列研究资料时，要求各观察对象的观察时间相同，否则需考虑观察时间的影响，如用 Poisson 回归模型（参见条目 4.7）处理。

4.7　Poisson 回归(Poisson regression)

[20,25]　回归分析中若因变量 y 是某事件发生数，服从参数为 λ 的 Poisson 分布：

$$P(y)=\frac{\exp(-\lambda)\lambda^{y}}{y!},y=0,1,\cdots;\lambda>0$$

影响 λ 的因素为 $x_1,x_2,\cdots,x_m$，自变量的线性预测与因变量的关系用对数链接，则为 Poisson 回归模型，即：

$$\log(\lambda)=\beta_0+\beta_1x_1+\beta_2x_2+\cdots+\beta_mx_m$$

模型假设各自变量对事件数的影响是指数相乘的，故称为可乘效应的 Poisson 回归，或 Poisson 乘法模型 (Poisson multiplicative model)。

当联接函数取线性恒等时，则：

$$\lambda=\beta_0+\beta_1x_1+\beta_2x_2+\cdots+\beta_mx_m$$

该模型中假设各自变量对事件数的影响是线性叠加的，故称为可加效应的 Poisson 回归，或 Poisson 加法模型 (Poisson additive model)。

前者将自变量的线性预测区间 $(-\infty,+\infty)$ 变换到 $(0,+\infty)$，保证了平均事件数的估计是正的；而后者所得平均事件数的估计可能是负的，特别是在平均事件数较小的情形。故其应用受限。实际应用时多采用 Poisson 乘法模型。

回归系数 β_i 的解释是：当其他自变量固定(为任意可能组合)时，自变量 x_i 每改变一个单位时，平均事件数本身(加法模型)或其对数值(乘法模型)的平均改变量。

Poisson 回归模型是基于 Poisson 分布的原理，对分布的强度参数进行影响因素分析，故仅适用于服从 Poisson 分布的资料，如单位面积的菌落数、单位时间的药物滥用发生数、单位空间内某事件发生数(count) 等。在人群发病率的研究，仅用于稀有疾病的分析。

对于发病率资料，若各自变量组合之观察单位为 n_i，事件实际发生数为 y_i，则相应的乘法模型为：

$$\log\left(\frac{y_i}{n_i}\right)=\beta_0+\sum_{i=1}^{m}\beta_ix_i$$

或：$\log(y_i)=\beta_0+\sum_{i=1}^{m}\beta_ix_i+\log(n_i)$

其中 $\log(n_i)$ 称为偏移量(offset)。

参数估计常用 Newton-Raphson 迭代法求极大似然估计，或迭代再加权最小二乘法估计，两者结果一致。回归系数的假设检验常用似然比检验、Wald 检验和拉格朗日乘子(Lagrange multiplier，LM) 检验。

回归模型的拟合效果评价，常用广义的 Pearson χ^2 统计量和 Deviance 偏差统计量 D。两者与其自由度的比值等于 1 或接近 1，整个模型拟合优度好。若比值远离 1，则说明数据变异较大，模型拟合优度差。亦可用残差分析法。

Poisson 分布资料方差与均数相等。当方差大于均数时，称为超离散(over-dispersion)。若仍用 Poisson 回归拟合资料，则方差被低估，会人为增加犯Ⅰ型错误的概率。此时，可用负二项回归(negative binomial regression)(参见条目 4.8)。另外，若实际资料中出现零膨胀(zero-inflated)，远远超出了 Poisson 模型的预测能力时，则可考虑使用零膨胀 Poisson 回归(zero-inflated Poisson regression，ZIP)。如果资料既有超离散的特征，又有零膨胀的特征，则可考虑使用零膨胀负二项回归(zero-inflated negative binomial regression，ZINB)。

4.8 负二项回归(negative binominal regression,NBR)[13] Poisson 回归模型要求因变量 y 服从 Poisson 分布,即资料具有均数与方差相等的特点。但实际资料往往会出现方差大于均数的超离散(over-dispersion)现象。这种情况的出现往往由于观察值不独立引起的。医学研究中,很多事件的发生是非独立的(传染的,有遗传性的,有季节波动的,有地方性的,等等)。对这类资料可基于负二项分布用负二项回归模型进行分析。

负二项分布实际上是当 Poisson 分布中强度参数 λ 服从 Γ 分布时所得到的复合分布,称 Γ—Poisson 分布(Gamma—Poisson distribution),其概率密度函数为:

$$P(y)=\int_0^\infty \frac{\exp(-\lambda)\lambda^y}{y!}\frac{\beta^\alpha\lambda^{\alpha-1}e^{-\beta\lambda}}{\Gamma(\alpha)}$$

$$(y=0,1,\cdots;\lambda>0)$$

其中 α 为形状参数,为一常数;λ 为强度参数,但不是固定的,是与自变量相关的一随机变量。

负二项回归模型与 Poisson 回归模型类似,都是对事件发生强度 λ 建模:

$$\log(\hat{\lambda})=\beta_0+\beta_1x_1+\beta_2x_2+\cdots+\beta_mx_m$$

两者的区别在于:Poisson 回归中事件数的方差 $=\hat{\lambda}$,而在负二项回归中事件数的方差 $=\hat{\lambda}(1+\kappa\hat{\lambda})$。因此,负二项回归比 Poisson 回归多了一个参数 κ。

当 $\kappa=0$ 时,负二项回归退化为 Poisson 回归。$(1+\kappa\hat{\lambda})$ 称为方差扩大因子(variance inflation factor,VIF)或超离差参数(over-dispersion parameter)。$\kappa\neq0$,从统计学上讲,说明事件的发生是非随机的,有聚集性;从应用上讲,说明研究中忽略了重要因素。检验 κ 是否为 0 是检验资料是否存在超离散的思路之一。

负二项回归模型的参数估计、假设检验及模型拟合效果评价,参见条目 4.7。

负二项分布改善了 Poisson 分布的等概率条件,故在实际应用中,当个体间某事件发生强度(如某罕见病的发病概率)不等时,可以考虑拟合负二项分布。但是,负二项分布与 Poisson 分布一样,理论上事件数的预测值可为无穷大,即单位时间和单位空间等要无穷大,因此当单位时间、单位空间内的可能发生数有限,甚至比较小时,用负二项回归和 Poisson 回归分析该事件发生强度的影响因素都是不合适的。同样,如欲以负二项回归分析"单位人群"内某病患病率的影响因素,则要求单位人群中个体无穷大,且患病率不宜太大。

在负二项回归中,形状参数 α 为常数,若假设形状参数亦与自变量有关,则为广义负二项回归。

实际应用中,资料有时会有一些特殊的问题,如:①零膨胀(zero-inflated),可拟合零膨胀负二项回归(zero-inflated negative binomial regression,ZINB)。②截尾包括左截尾和右截尾,可拟合截尾负二项回归(truncated negative binomial regression,TNB)、负二项 Logit-Hurdle 模型(negative binomial logit hurdle model,NBLH)等。

4.9　主成分分析（principal component analysis, PCA）[17,25]　又称主分量分析、主轴分析。旨在将相关的 p 个变量转化为互不相关的、方差递减的 m 个成分（$m \leqslant p$）的多变量分析方法。其概念是由 Pearson K.于 1901 年首先提出的，1933 年 Hotelling H.将其从非随机变量推广到随机变量的情形。

定义　设 p 个原始变量为 $X_1, X_2, \cdots, X_p$，其相应的标准化变量为 $Z_1, Z_2, \cdots, Z_p$，则第 1 主成分 C_1 必须是 $Z_1, Z_2, \cdots, Z_p$ 的线性组合，同时在满足系数向量 $\boldsymbol{a}_1'$ 具有单位长度的条件下，寻求 C_1 使得其方差 $Var(C_1)$ 达到最大，则 C_1 就称为第 1 主成分。第 2 主成分 C_2 是所有与 C_1 不相关的线性组合中，其系数向量 $\boldsymbol{a}_2'$ 亦具有单位长度，且其方差 $Var(C_2)$ 达到最大的线性组合。同样，第 3 主成分 C_2 是所有与 C_1、C_2 均不相关的线性组合中，其系数向量具有单位长度，且其方差 $Var(C_2)$ 达到最大的线性组合。依此类推，则可获得第 4，第 5，…，第 m 个主成分。

可以证明，各主成分的系数向量为相关系数矩阵 $\boldsymbol{R}$ 的特征根（eigen value）λ_i 对应的单位特征向量（eigen vector），且特征根 λ_i 就是第 i 个主成分的方差，故全部 p 个主成分的方差之和等于 p。

求解　基本步骤：①对标化后的数据求两两相关系数，列成相关矩阵 $\boldsymbol{R}$；② 求 $\boldsymbol{R}$ 的特征方程 $|\lambda \boldsymbol{I}_i - \boldsymbol{R}| = 0$ 的 p 个特征根，并规定：$\lambda_1 \geqslant \lambda_2 \geqslant \cdots \geqslant \lambda_p$，从而求得特征根 λ_i 对应的单位特征向量 $\boldsymbol{a}_i'$，并计算特征根的贡献率（各特征根占总方差的比例 λ_i/p）和累计贡献率。③ 确定主成分的个数 m。原则是少而精，即以较少的主成分，取得原始变量足够多的信息。常用方法有：经验法、均数法、假设检验法等。另有碎石检验法、衍生特征法等。

释义　作为原始变量的线性组合，主成分包含了比原始变量更复杂、更生动的内容。因此对主成分的专业意义作出合乎客观实际的解释，通常是综合评价中不可或缺的一步。一般来说，解释主成分有几条经验法则：①主成分在变量上系数的大小，说明主成分代表该变量信息量的多少。若某主成分在所有变量上的系数大小大致相当，则说明该主成分是一综合指标。②主成分在变量上系数的方向，说明变量与主成分之间的作用关系。正号表示变量与主成分作用同向，而负号则表示反向。③如果某主成分在变量上的系数，具有明显的分组规律，若在某一组，均为正值，而在另一个组均为负值，则说明该主成分表示该分组因素的影响。

应用　①降维：取保留了足够信息量的前 m 个主成分显然对原始变量起到了降维的作用。②排序：求得具有明确含义的主成分后，则可以利用所得主成分对样本做出排序。常用第 1 主成分的值对样本排序，亦可用前 m 个主成分的加权和对样本排序。③消除相关性：消除变量间相关，可用来解决回归分析中自变量的多重共线性问题，即为主成分回归（principal component regression）（参见条目 3.7）。

主成分分析亦可推广至主曲线（principal curve）、主曲面（principal surface）分析。

4.10 因子分析(factor analysis,FA)[21,25] 是在主成分分析基础上发展起来的多元降维方法。旨在从 p 个可测量的、相关的变量中提取 m 个潜藏的、无法直接测量的、相互独立的、起决定作用的因子($m \leqslant p$)。这 m 个因子信息递减,是对 p 个原始变量共性的抽象提炼。最初由英国心理学家 Spearman C.于 1904 年提出,随后得到蓬勃发展,尤其在社会科学领域。常见的是对针对指标的因子分析,称为 R 型因子分析;而将针对样品的因子分析,称为 Q 型因子分析。

(1)定义:设 p 个随机变量为 $x_1,x_2,\cdots,x_p$,则 X 的因子模型可表示为:

$$x_i=\mu_i+l_{i1}f_1+l_{i2}f_2+\cdots+l_{im}f_m+e_i,\quad i=1,2,\cdots,p$$

其中,$\mu_i=E(x_i)$ 是总平均;$f_1,f_2,\cdots f_m$ 是不可观察的 m 个公共因子(common factor),其系数 $l_{i1},l_{i2},\cdots,l_{im}$ 称为因子载荷(factor loading);e_i 是残差,或称为特殊因子(specific factor)。

(2)求解:核心是求载荷系数矩阵。常用主成分分析法、极大似然法、主因子法、迭代主因子法等。以主成分分析法为例,阐述如下:①对原始数据先进行标准化处理,并求相关矩阵 $\boldsymbol{R}$;②求相关矩阵 $\boldsymbol{R}$ 特征根、特征向量,并计算贡献率和累计贡献率;③确定公共因子个数 m。前三步,具体见主成分分析。④求初始因子载荷矩阵 $\boldsymbol{L}$;⑤因子旋转。当基于初始因子载荷矩阵得到的公共因子含义不明确时,可考虑通过对 $\boldsymbol{L}$ 进行旋转,以利于公共因子的解释,常用方差最大正交旋转和斜交旋转。

(3)释义:公共因子含义的解释基本原则同主成分的解释,参见条目 4.9。

因子得分(factor score) 公共因子的取值,即为因子得分。对因子得分的估计不同于一般的参数估计,是对抽象的、随机的、潜在变量的估计。因载荷矩阵 $\boldsymbol{L}$ 是不可逆的,故不能直接将因子表现为原始变量的线性组合,即理论上不能精确预测因子得分。常用 Bartlett(1937 年)加权最小二乘法(weighted least square,WLS)和 Thomson(1951 年)回归法。

(4)正确应用:①因子分析与主成分分析一样,是对协方差结构的分析,因此对总体同质性要求较高。②除了极大似然法要求变量服从正态分布外,其他方法对变量的总体分布并无要求。③因子分析中变量需可以表示成各潜在的公共因子的线性组合,这就要求原始变量要包含潜在因子的信息,各因子的作用具有可加性,且因子间无交互作用。④因子分析的主要作用是寻求基本协方差结构,解决多元统计分析中的变量间强相关问题、降维及研发测量量表。⑤因子分析的结果,需要分析者的主观思维的加工,才能对实际问题做出比较合理而有意义的解释。⑥一般意义上的因子分析是探索潜在因子是否存在,及潜在因子的个数,称为探索性因子分析(exploratory factor analysis,EFA)。若研究者对观察变量与潜在因子间的关系已有认识,并在提出假设的基础上,旨在通过现有资料证实所作的假设是否成立,则称为证实性因子分析(confirmatory factor analysis,CFA)。

4.11　典型相关分析(canonical correlation analysis,CCA)[15]　是利用主成分的思想,通过少数几对综合变量来描述两组随机变量线性相关性的描述性多元统计方法。对其研究最早可溯至 1935 年(Hotelling H.)。随后,在心理学、社会学、医学等多领域得到广泛应用。

基本思想　一般地,设 $\boldsymbol{X}$、$\boldsymbol{Y}$ 是两个相互关联的随机向量,利用主成分的思想,求 U_i、V_i,使其满足:

$$U_i = a_{i1}X_1 + a_{i2}X_2 + \cdots + a_{ip}X_p \equiv a'x$$

$$V_i = b_{i1}Y_1 + b_{i2}Y_2 + \cdots + b_{iq}Y_q \equiv b'y$$

只考虑方差为 1 的 $\boldsymbol{X}$、$\boldsymbol{Y}$ 的线性函数,求使它们的相关系数达到最大的这一组,若存在常向量 a_1,b_1,使得:

$$\rho(a_1'x, b_1'y) = \max\rho(a'x, b'y)$$

且满足:$Var(a'x)=Var(b'y)=1$。则称 $a_1'x$,$b_1'y$ 是 $\boldsymbol{X}$、$\boldsymbol{Y}$ 的第 1 对典型变量(canonical variable),它们的相关系数,即为第 1 典型相关系数(canonical correlation coefficient)。

求得第 1 对典型相关变量后,可类似地去求第 2 对,第 3 对,……,使各对间互不相关,及相应的典型相关系数。

求解

(1)求 X、Y 变量组的相关 $\boldsymbol{R}$:

$$\boldsymbol{R} = \begin{pmatrix} \boldsymbol{R}_{XX} & \boldsymbol{R}_{XY} \\ \boldsymbol{R}_{YX} & \boldsymbol{R}_{YY} \end{pmatrix}$$

其中,$\boldsymbol{R}_{XX}$、$\boldsymbol{R}_{XY}$、$\boldsymbol{R}_{YX}$、$\boldsymbol{R}_{YY}$ 分别表示 X 的相关阵、X 与 Y 的相关阵、Y 与 X 的相关阵及 Y 的相关阵。

(2)求矩阵 $\boldsymbol{A}$ 和 $\boldsymbol{B}$:

$$\boldsymbol{A} = (\boldsymbol{R}_{XX})^{-1}\boldsymbol{R}_{XY}(\boldsymbol{R}_{YY})^{-1}\boldsymbol{R}_{YX}$$

$$\boldsymbol{B} = (\boldsymbol{R}_{YY})^{-1}\boldsymbol{R}_{YX}(\boldsymbol{R}_{XX})^{-1}\boldsymbol{R}_{XY}$$

(3)求 $\boldsymbol{A}$ 或 $\boldsymbol{B}$ 的特征根 λ:

$$|A - \lambda I| = |B - \lambda I| = 0$$

可证明 $\boldsymbol{A}$ 与 $\boldsymbol{B}$ 有相同的非零特征根。所求非零特征根的算术平方根即为相应的典型相关系数。

典型相关系数最充分地表达两组变量间的相关,故第 1 典型相关系数较两组变量中任一对变量间简单相关系数之绝对值都大。

(4)求 $\boldsymbol{A}$、$\boldsymbol{B}$ 关于 λ 的特征根向量,且满足:$Var(a'x)=Var(b'y)=1$。所求特征向量即为相应典型变量的系数向量。

假设检验　典型相关分析假设两组变量服从多元正态分布,且要求样本含量 $n>p+q$。检验统计量,可用 Wilk's Λ(似然比统计量):

$$\Lambda = \sum_{i=1}^{m}(1 - r_i^2)$$

该统计量服从 Wilk's Λ 分布(参见 4.3)。

亦可用 Pillai's 迹,Lawley-Hotelling's 迹,Roy's 最大特征根等统计量。若 r_i 无统计学意义,则 r_{i+1},…,r_m 亦无统计学意义。

与典型相关对应,复相关(multiple correlation)是用来描述单变量与一组变量间相关性的。而偏相关(partial correlation)则是控制其他变量影响后的两变量的简单相关。

值得一提的是,典型相关分析中假设检验的作用不能被夸大,特别是对定性变量进行分析时,假设检验更是不可靠的。对两维定性变量的典型相关分析与对应分析(参见条目 4.12)是等价的。

4.12 对应分析(correspondence analysis)

[11] 又称相应分析，是在因子分析基础上发展起来，主要用于分析具有“列联表结构”资料的多元统计分析技术。该方法最早的工作起源于20世纪30~40年代，其概念由法国数学家 Benzécri J. P. 于1973年首次提出。它既可用于分析定性资料，也可用于定量资料的分析。

求解

(1)求格式化概率矩阵　假设有 n 个样本，m 个变量的原始数据阵 $\boldsymbol{X}_{n\times m}$。不失一般性，假设 $x_{ij}\geqslant 0$，否则需对每个数据加一常数。则对应的格式化概率矩阵表示为：

$$\boldsymbol{P}_{n\times m}=\frac{1}{x_{..}}X\triangleq(p_{ij})$$

其中：$x_{..}=\sum_{i=1}^{n}\sum_{j=1}^{m}x_{ij}$。

显然 $0<p_{ij}<1$，且满足 $\sum_{i=1}^{n}\sum_{j=1}^{m}p_{ij}=1$。

(2)对应变换　基于格式化概率矩阵，实施对应变换，计算矩阵 $\boldsymbol{Z}\triangleq(z_{ij})_{n\times m}$。其中：

$$z_{ij}=\frac{p_{ij}-p_{i\cdot}p_{\cdot j}}{\sqrt{p_{i\cdot}p_{\cdot j}}}=\frac{x_{ij}-x_{i\cdot}x_{\cdot j}/x_{..}}{\sqrt{x_{i\cdot}x_{\cdot j}}}$$

(3)R型因子分析　从矩阵 $\boldsymbol{R}=\boldsymbol{Z}'\boldsymbol{Z}$ 出发，计算 r 个非0特征根 $\lambda_1\geqslant\lambda_2\geqslant\cdots\lambda_r$，及对应的特征向量 $u_1,u_2,\cdots,u_r$，并对其进行归一化处理。确定因子个数 k(常取2)，从而得到因子载荷矩阵。$k=2$ 时的 $\boldsymbol{R}$ 的因子载荷矩阵：

$$\boldsymbol{F}=\begin{pmatrix}u_{11}\sqrt{\lambda_1} & u_{12}\sqrt{\lambda_2}\\ u_{21}\sqrt{\lambda_1} & u_{22}\sqrt{\lambda_2}\\ \vdots & \vdots\\ u_{m1}\sqrt{\lambda_1} & u_{m2}\sqrt{\lambda_2}\end{pmatrix}$$

(4)Q型因子分析　从矩阵 $\boldsymbol{Q}=\boldsymbol{Z}\boldsymbol{Z}'$ 出发，同样求得 $\boldsymbol{Q}$ 的因子载荷矩阵，假设 $k=2$ 时的因子载荷矩阵为 $\boldsymbol{G}$。

(5)作因子载荷图　在 $\boldsymbol{R}$ 型因子分析的因子轴 F_1 和 F_2 上作变量散点图；在 $\boldsymbol{Q}$ 型因子分析的所得的因子轴 G_1 和 G_2 上作样本散点图。将因子平面 F_1-F_2 和因子平面 G_1-G_2 的重合的，实际上就在同一个平面上显示了变量与变量间、样本与样本间，以及变量与样本间的关系。但是，在前2个因子，甚至前3个因子，累计贡献率不高时，作更高维的因子载荷图有困难。

(6)图形释义　几点法则：①簇集的变量点，说明变量间的相关关系高；②簇集的样本点，说明样本可能属于同一潜在的类；③如果一组变量集和一组样本集距离较近，则说明这些样本的特征主要由这些变量来刻画。

应用

(1)用于列联表资料的分析，描述行、列因素的基本特征，揭示两者的内在联系，以及行列因素的最优列联显示。

(2)疾病的聚集性分析，如研究肿瘤地方性等。

对于二维数据(两个变量)的对应分析，称为简单对应分析，若推广至高维(多个变量)的情形，则可进行多重对应分析(multiple correspondence analysis，MCA)和联合对应分析(joint correspondence analysis，JCA)。

4.13　聚类分析(cluster analysis)[8,25]　又亦称无监督分类(unsupervised classification)或类别发现(class discovery),是研究物以类聚的一种方法。目的是将相似的对象聚为一类(簇)。聚类分析中几个关键问题:一是相似性的度量;二是方法的选择;三是类数目的确定;四是效果的考核和评价。

研究样品间的关系常用距离,最常用的距离是绝对值距离、欧氏(Euclidean)距离和切比雪夫(Chebychev)距离。这三者均是明氏(Minkowski)距离的特例。但明氏距离与各指标的量纲有关,且没有考虑指标间的相关性。对坐标进行加权的统计距离则克服了上述缺点。马氏距离(Mahalanobis,1936 年)亦克服了上述缺点,且对线性变换具有不变性。但马氏距离一般用于判别,不建议用于聚类。

研究变量间的关系常用相似系数。常用的有夹角余弦,Pearson 相关系数等。除了距离与相似系数外,还可用信息熵(entropy)来度量变量间的相似性。

系统聚类(hierarchical cluster analysis)　首先,将 n 个样品看成 n 类(一类包含且只包含一个样品),然后将性质最接近的两类合并为一个新类,得到 $n-1$ 类,再从中找出最接近的两类加以合并变成了 $n-2$ 类,如此重复,直至最后将所有的样品合为一类。将上述过程画成一张图(称为"谱系图"),便可决定分类情况。

系统聚类,根据类间距离的定义的不同,又可产生不同的方法:最短距离法、最长距离法、中间距离法、重心法、类平均法、可变类平均法、可变法、和离差平方和法。不同类间距离的定义,得到的聚类结果是不完全相同的。不同方法,适合发现不同特征的类。

分裂法聚类(cluster analysis by partitioning)　与系统聚类相反,首先将 n 个样品看成一类,然后按某种最优准则分裂为两类、三类……直至 n 类,从而形成一个类似与谱系图的分裂图,并据此决定样品的分类情况。

系统聚类与分裂法共同的缺点是:①后续的类在已形成类的基础上凝聚或分裂,不能取消已形成的类;②要求资料有严格的嵌套结构;③工作量大。为了克服这些缺点,产生基于动态聚类思想的 k 一均数法和 k 一中位数法、及基于模型、网格、图论的方法等。

聚类有效性包括:①在给定类数目时,如何确定何种聚类策略为优?评价指标包括内部有效性指标和外部有效性(与"金标准"比)指标。②类数目未知时,如何确定最佳类数目?最佳类数目的确定除一些可视化方法外,还可通过构建目标函数(如 CH(k)统计量、H(k)统计量、Gap 统计量等)的方法。

聚类分析的局限:①在很多情况下,"类"的概念是模糊的,定义不同,聚类结果自然不同。②对于扩散、互相渗透的类的聚类分析仍较棘手。③聚类分析主观性强,其结果取决于诸多环节中方法或参数的主观选择。

4.14 双向聚类(bi-clustering)[6,28] 又称协同聚类(co-clustering)。旨在对样品和变量同时进行聚类的多元数据挖掘技术,属于子空间聚类(subspace clustering)的范畴。1996年,Mirkin B.最早使用了双向聚类这个术语,但该技术更早见于 Hartigan J.A.等的工作(1972年)。自 Cheng Y.Z.和 Church G.(2000年)将其应用于基因表达资料分析后,有很多算法改进工作围绕基因表达谱数据展开,极大地推广了该方法的应用。

以基因数据为例。传统的聚类分析属于单向聚类(one-way clustering)。可通过对基因的聚类,发现表达模式相似的基因;也可通过对样本的聚类,发现样本的显性结构,对病理特征或实验条件进行分类。然而,实际工作者更感兴趣的是寻求在一系列试验条件下,基因上调或下调一致的基因组和样品的联合信息,(图4.14.1)。

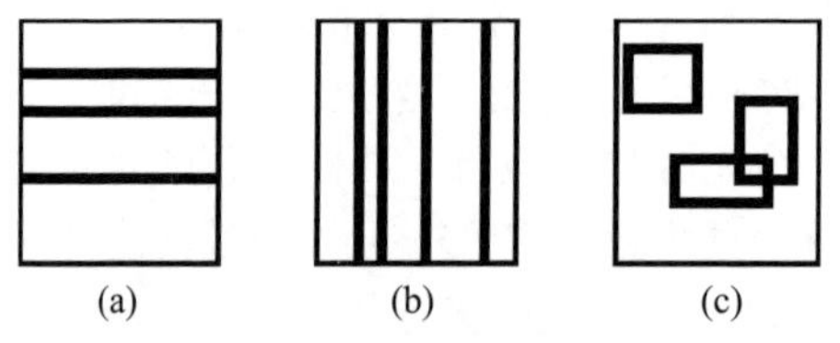

图 4.14.1 传统聚类与双向聚类示意

若将基因数据视为一个二维矩阵,则由图4.14.1可见,单向聚类(a)和(b)的目标,是通过对矩阵的行或列重排后,寻找对应的条状子矩阵(即单向簇);而双向聚类(c)的目标,是通过对矩阵的行和列重排后,寻求对应的块状子矩阵(即双向簇)。双向聚类是一种"局部的"聚类,由一部分基因确定样本集合或由一部分样本确定基因集合,通过特定的检索方法发现子矩阵,使均方残差(mean squared residue)最小,或使对应的 P 值最小。

双向簇(bicluster) 双向聚类结果中,每一组具有共同特征的对象称为一个双向簇。双向簇主要分为四种类型(见图4.14.2):1) 定值型,如(a);2)行或列为定值型,即各行或各列元素相等,如(b)和(c);3)数据相关型,即矩阵元素符合线性模型。如(d)中数据符合加法模型,而(e)符合乘法模型;4)数据演化型,即行元素与列元素间存在正负相关,如(f)。

0.2	0.2	0.2	0.2
0.2	0.2	0.2	0.2
0.2	0.2	0.2	0.2
0.2	0.2	0.2	0.2

(a)

0.2	0.2	0.2	0.2
0.4	0.4	0.4	0.4
0.6	0.6	0.6	0.6
0.8	0.8	0.8	0.8

(b)

0.2	0.4	0.6	0.8
0.2	0.4	0.6	0.8
0.2	0.4	0.6	0.8
0.2	0.4	0.6	0.8

(c)

0.1	0.2	0.5	0.6
0.2	0.3	0.6	0.7
0.4	0.5	0.8	0.9
0.5	0.6	0.9	1.0

(d)

0.1	0.2	0.1	0.3
0.2	0.4	0.2	0.6
0.4	0.8	0.4	1.2
0.5	1.0	0.5	1.5

(e)

↗	↗	↘	↗
↘	↘	↗	↘
↗	↗	↘	↗
↘	↘	↗	↘

(f)

图 4.14.2 不同类型的双向簇

双向簇的基本结构包括单个聚类、行列独占聚类、行独占聚类、列独占聚类、无重叠棋盘式聚类、无重叠的非独占聚类、树结构无重叠式聚类、层级重叠的层次结构聚类和任意重叠聚类等。双向聚类的算法主要包括:Cheng 和 Church 提出的 δ-Biclustering、耦合双向聚类(coupled two-way clustering,CTWC)、谱双聚类(spectral biclustering)、ProBiclustering 等。双向聚类克服了单向聚类不能解决的问题,如功能相似的基因可能只是在部分样品中有相似的表达;一个基因可能有多种生物学功能,从而会出现在多个数据类中等。

4.15　判别分析(discriminant analysis) [1,12]　亦称有监督分类(supervised classification)或类别预测(class prediction),旨在通过一已知类别的“训练样本”建立判别准则,并判断未知样品所属类别的统计分析方法。它与聚类分析的本质区别在于:聚类分析事先不知道一批给定样品应该分为几类?每个样品属于哪一类?因此,两者常联用:先聚类,后判别。

判别分析内容丰富、方法众多。常用的判别方法有距离判别、Fisher 判别和 Bayes 判别。

距离判别(distance discriminant analysis)　基本思想是根据已知分类的数据计算各类别的重心,对未知分类的数据计算它与各类重心的距离,与某类重心距离最近则归为该类。因此,距离判别又称为最近邻(nearest neighbor)法。

Fisher 判别(Fisher discriminant analysis)　基本思想是投影,即把 K 类的 m 维数据投影(变换)到某一个方向,使得变换后的数据,同类别的点“尽可能聚在一起”,不同类别的点“尽可能分离”,以此达到分类的目的。

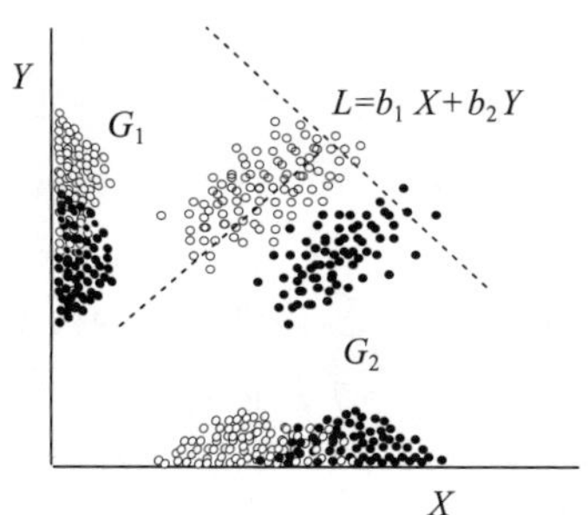

图 4.15.1　两类 Fisher 判别示意

图 4.15.1 所示为一个两类判别问题。类 G_1 和 G_2 在原始维度 X 和 Y 上的投影都难以区分,但是在方向 L 上的投影区分度很好。Fisher 判别就是寻找这样的方向(原始变量的线性组合),并据此建立线性判别函数,利用距离判别准则来实现新样品的归类问题。

Bayes 判别(Bayes discriminant analysis)　基本思想是在判别分析时考虑先验概率,并利用 Bayes 公式导出后验概率(posterior probability),即各个样品属于每一类的概率。判别准则是按后验概率大小归类。

距离判别法和 Fisher 判别未对总体的分布提出什么特定的要求,而 Bayes 判别要求总体分布明确。距离判别与 Fisher 判别的不足是未考虑先验信息,也不能给出后验概率、错判率的估计及错判的损失。而这些恰是 Bayes 判别的优点。

其他判别方法还有很多,包括 logistic 判别、基于概率模型的方法(如:高斯混合效应模型),基于树的方法(如:分类树、多元自适应回归样条),机器学习类方法(如:Bagging、Boosting、支持向量机、人工神经网络)等。

判别准则的表现如何,主要考察对未知样本的分类准确性(discriminability)和分类准则的可靠性(reliability)。前者常用错判率来衡量。错判率可用组内样品回代和组外独立样品考核的方法来估计。当无独立样本时,可用 k-fold 交叉验证和 0.632Bootstrap 估计等基于再抽样的(resampling-based)方法。后者通常指判别准则对样本所属分类的后验概率的准确性。但是真正的后验概率往往是未知的、且有些判别方法也不计算后验概率。受试者特征工作曲线(receiver operating characteristic curve, ROC)也是一个常用的考察判别效果的测度。

4.16 多维标度分析(multidimensional scaling, MDS)[4] 又称多维相似度结构分析(multidimensional similarity structure analysis),是一种在低维空间展示距离数据结构的多元降维方法和可视化技术,在行为科学、心理学、营销学等领域应用较广。

基本思想 当 n 个对象的相异度在高维空间里给定时,寻求这些对象在低维空间里的感知图,并使得其在低维度空间里的相异度与原来高维空间里的相异度近似或差异最小。

相异度(dissimilarity)可以是距离(如欧氏距离、加权欧氏距离),亦可由相似系数来定义:

$$d_{ij}=\sqrt{c_{ii}-2c_{ij}+c_{jj}}$$

假设 p 维空间的 n 个样本点,其两两相异度为 δ_{ij},则多维标度分析的模型可以表示为:

$$\tau(\delta_{ij})=d_{ij}+e_{ij}$$

其中,τ 为 δ_{ij} 的一个单调函数,d_{ij} 为 n 个样本点在 t 维空间($t<p$)的相异度,假设其是可度量的。多维标度分析就是求函数 τ,使得 $\tau(\delta_{ij})\approx d_{ij}$,这样坐标($x_{ik}$,$x_{jk}$)就可以在低维空间中展示出来。通常求函数 τ 的方法是极小化压力函数(stress function):

$$\sum_{(i,j)} e_{ij}=\sum\left[\tau(\delta_{ij})-d_{ij}\right]^2$$

此时的标度分析称为最小二乘标度。

当 d_{ij} 表现为可度量的数值(如物理距离)时,对应的标度分析即为测度标度(metric scaling)分析;而当 d_{ij} 不表现为具体的数值,只保留了顺序信息,此时称为非测度标度(non-metric scaling)分析。非测度标度的求解可采用保序回归(isotonic regression)。

有时对于同一批样品,有多个相异度矩阵,如重复测量该矩阵。此时,就有对多个相异度矩阵的综合的问题。根据相异度矩阵的个数和综合的方式,可以将多维标度分析分为古典多维标度(单矩阵,非加权模型)、重复多维标度(多矩阵,非加权模型)和加权多维标度(多矩阵,加权模型)。

经典标度分析,是最小二乘标度的特例。其相异度用欧氏距离,且假设函数 τ 是恒等函数。其求解思路是分解矩阵的特征向量,从而得到一组坐标轴,与主成分评分是等价的。

加权模型和最小二乘思想结合,就是加权最小二乘标度分析,其中以 Sammon mapping (1969 年)为代表(给短距离以更大的权重)。

模型评价 主要考虑三个方面:模型的优度、模型的可解释性和模型的重现性。

模型应用 ①用距离在低维空间中表示相似性或相异性,以利于高维数据的可视化(参见条目 4.20);②检验高维数据中结构性假设;③发现有助于判断相似(异)性的维度;④用于心理学研究中,探索心理学结构。

值得注意的是,多维标度分析与主成分分析、探索性因子分析、典型相关分析、对应分析等既有一定的内在联系,又有不同和侧重。

4.17　广义估计方程(generalized estimating equation, GEE)[18,23,26]　由 Liang & Zeger(1986 年),在 Wedderburn 和 McGulagh 等提出的拟似然函数和广义线性模型的基础上创建的、专用于处理重复测量资料的统计模型。

基本要素　GEE 模型主要包括:

(1)广义线性结构(参见条目 3.2)

令因变量 Y_{ij} $(i=1,\cdots,k;j=1,\cdots,t)$ 的边际期望 $E(Y_{ij})=\mu_{ij}$,则:

$$g(\mu_{ij})=X\beta$$

其中,g(•)称为联接函数。

(2)边际方差(marginal variance)

根据广义线性模型的理论,若因变量 Y_{ij} 的边缘分布服从指数簇的分布的形式,则 Y_{ij} 的方差是边际期望的函数,记为:

$$Var(Y_{ij})=V(\mu_{ij})\cdot\varphi$$

其中,$V(\cdot)$ 为已知函数。φ 为尺度参数,表示 Y 的方差中不能被 $V(\mu_{ij})$ 解释的部分。对二项分布和 Poisson 分布而言,$\varphi=1$。

(3)作业相关阵(working correlation matrix)

GEE 中因变量的各次重复测量值间两两相关矩阵,常用 $\boldsymbol{R}_i(\alpha)$表示,是 $t\times t$ 维对角阵,t 是总观察次数。对于不同个体,观察次数和相应的相关阵不尽相同,故 $\boldsymbol{R}_i(\alpha)$近似地表示个体之间平均的相关。假设其是由未知参数 α 所决定的。作业相关矩阵的常见形式有:独立型(independent)、可交换型、相依型、自相关型和不确定型。

GEE 方程　方程构造如下:

$$\sum_{i=1}^{k}\frac{\partial\mu_i}{\partial\beta}V_i^{-1}(Y_i-\mu_i)=0$$

其中,V_i 表示作业协方差阵(working covariance matrix),并有:

$$V_i=\varphi A_i^{1/2}R_i(\alpha)A_i^{1/2}$$

式中:$\boldsymbol{R}_i(\alpha)$是 Y_{ij} 的作业相关阵。A_i 是以 $V(\mu_{ij})$ 为(i,i)元的 t 维对角阵。

参数估计　GEE 中有三类参数:回归系数 $\boldsymbol{\beta}$、尺度参数 φ 和α,后两者均为 $\boldsymbol{\beta}$ 的函数。Liang 和 Zeger 提出用拟似然函数方法进行参数估计,即:①先根据 Person 残差 r_{ij} 估计φ 和α,代入式(3),经迭代再加权最小二乘估计得到 $\hat{\beta}$;② 在给定 $\hat{\beta}$ 下计算标准化 Person 残差 r_{ij};③ 用标准化残差 r_{ij} 得到φ 和 α 的一致性估计;④重复以上三步直至收敛。

GEE 的优势在于:①与广义线性模型一样,可通过灵活指定链接函数,解决了因变量不服从正态分布的情况;②进一步考虑了因变量在重复测量时点上的相关性;③参数估计对作业矩阵的指定具有稳健性,且这种稳健性随样本含量的增大而增强;④对于含有缺失数据的资料,亦能得到相对稳健的估计。值得注意的是:①GEE 只能处理 2 水平数据;② 传统 GEE 假设缺失数据为完全随机缺失(missing completely at random,MCAR),这一假设较混合效应模型假设随机缺失(missing at random,MAR)强。

4.18 多水平模型(multi-level model, MLM)[10] 又称为层次线性模型(hierarchical linear model,HLM)、随机系数模型(random coefficient model)。是专门用于处理具有层次的(hierarchical structure)、嵌套的(nested structure)或聚集的(clustered)数据结构的一种多元统计分析技术。由英国教育统计学家 Goldstein H.于1986年提出。其基本思想是通过分解各水平上的方差,并考虑自变量对方差的影响,充分利用各水平内的相关性,从而获得回归系数的有效估计,并提供正确的标准误及置信区间。

多水平线性模型(multi-level linear model,ML-LM) 简单起见,以2水平为例:

$$y_{ij}=\beta_{0j}+\beta_{1j}x_{1ij}+e_{ij}$$

其中,i 和 j 分别指1水平和2水平单位,$i=1,\cdots,n_j$;$j=1,\cdots,m$。

β_{0j} 和 β_{1j} 为随机变量,并假设:

$$\beta_{0j}=\beta_0+u_{0j}$$

$$\beta_{1j}=\beta_1+u_{1j}$$

其中 β_0 和 β_1 为固定效应参数,u_{0j},u_{1j} 为2水平上的随机变量,并有:

$$E(u_{0j})=E(u_{1j})=0$$

$$Var(u_{0j})=\sigma_{u0}^2, Var(u_{1j})=\sigma_{u1}^2$$

$$Cov(u_{0j},u_{1j})=\sigma_{u01}, Var(e_{0ij})=\sigma_{e0}^2$$

e_{ij} 为1水平上的残差,

$$E(e_{ij})=0, Var(e_{ij})=\sigma_0^2$$

并假设 $Cov(e_{ij},u_{0j})=Cov(e_{ij},u_{1j})=0$。

故上述2水平模型又可以表示为:

$$y_{ij}=\beta_0+\beta_1x_{1ij}+(u_{0j}+u_{1j}x_{1ij}+e_{ij})$$

该模型由两部分组成:固定部分和随机部分。其中,随机部分可以引入协变量,其系数 u_{1j} 称为随机系数。因此,多水平模型可称为随机系数模型。

多水平广义线性模型(multi-level generalized linear model,ML-GLM) 多水平模型也可以推广到因变量服从二项分布、Poisson分布等情形,即多水平广义线性模型,包括多水平logistic模型、多水平Poisson模型、多水平Probit模型、多水平负二项回归模型等。

多水平模型亦可推广至:①多水平生存分析模型,用来处理生存时间数据;②多元多水平模型,允许有多个因变量。此时多个因变量可服从多元正态分布;亦可部分变量服从正态分布,部分服从二项分布;亦或一个服从二项分布,一个服从Poisson分布,等等。

多水平模型的参数估计方法有迭代广义最小二乘法(iterative generalized least squares,IGLS)、限制迭代广义最小二乘法(restricted iterative generalized least squares,RIGLS)、限制性极大似然(restricted maximum likelihood,REML)估计、拟似然(quasi-likelihood)估计等。

多水平模型的主要优势在于:①能充分利用资料的信息,对于含有缺失数据的资料,亦能获得稳健估计;②可处理任意水平结构的资料,充分考虑了不同层次的误差,充分利用了各水平上协变量的信息。

4.19　高维数据(high-dimensional data) [5,19]　一般特指变量数 p 远远大于样本含量 $n(p \gg n)$ 的数据。生物医学领域常见的高维数据有:微阵列数据、全基因关联研究(genome-wide association study, GWAS)数据、新一代高通量 RNA 测序和 CHIP 测序数据等。

高维数据的典型特征是:高维度、小样本,即大 p 小 n。小样本导致推断总体分布时的不确定性;而高维度则会引起计算复杂度增加、数据的稀疏性(sparsity)和空空间现象,从而引发一系列问题。

维数的诅咒(curse of dimensionality)又称维度效应,由 Bellman R.E. 于 1957 年在考虑优化问题时首次提出。最初用来表示在高维的情况下,多变量的函数求值的复杂性随维数的增加呈指数级增长的问题,后来泛指由高维度引起的所有问题。

高维度对传统统计分析带来的挑战主要表现在:①“误差累积”带来不确定性增加;②“虚假关联”导致在变量筛选中假阳性发现、差异表达分析中假阳性率增加、及其他统计推断错误;③“偶然性外生效应(即自变量与误差相关)”带来模型选择的不一致性等问题;④由于“维度效应”导致数据分布的稀疏性,传统的 L_k—范数在高维空间不再适用,高维空间点与点间距离的对比性将不复存在,导致传统的聚类分析和判别分析出现高维失效现象。克服这些挑战的思路主要包括降维、重构高维空间的距离或相似系数函数、和采用其他新的思路和方法(如,惩罚拟似然)等。

降维(dimension reduction)　基本思想是将高维空间的点通过恰当的方式投影到低维空间,用低维向量近似地代替原来的高维向量,然后在低维空间中进行组的辨别。高维数据降维按是否对原始维度进行变换,分为两种:①选维,即直接选择重要维度或剔除次要维度;②降维,是对整个高维数据空间通过投影、变换等手段,降低维度。这类方法很多,既有传统的方法,如主成分分析(参见条目 4.9)和多维标度分析(参见条目 4.16)等;亦有新方法,如 Lasso 回归(参见条目 3.17)、切片逆回归、ISIS(iterative sure independence screening)方法等。

应用时,可综合选维与降维的优势,将两者联合使用,且应与后续分析紧密结合起来考虑,即采用“目标驱动的降维”策略。

充分降维(sufficient dimension reduction)　是指一类降维方法和理念,其思想与 Fisher 的充分统计量(1922 年)类似,旨在针对所解决问题本身而不损失原始数据的重要信息。而对应子空间的维数即为“本征维度(intrinsic dimension)”。如在回归分析中,对 p 维自变量向量 $\boldsymbol{X}$ 的降维映射 $\boldsymbol{R}(\boldsymbol{X})$,只要基于 $\boldsymbol{R}(\boldsymbol{X})$ 的 $\boldsymbol{Y}$ 的条件分布和基于 $\boldsymbol{X}$ 的 $\boldsymbol{Y}$ 的条件分布相同,则可认为 $\boldsymbol{R}(X)$ 是 $\boldsymbol{X}$ 的充分降维。

高维空间的距离或相似系数函数的重构中应注意:尽量将对象间的绝对距离转化为相对距离,以消除量纲的影响;改变传统距离中变量差值较大的维度占主导地位的情形,避免噪声数据的影响。

高维数据的常见统计分析包括差异表达分析、聚类分析(参见条目 4.13)、判别分析(参见条目 4.15)、预测分析、关联性研究等。

4.20 高维数据可视化(high-dimensional data visualization, HDDV)[2,7] 是对高维数据进行转换,在低维空间以人类能感知的图像形式,尽可能忠实地展示原始数据结构的特质(如类别、离群值等)的过程。主要包括:直接图形展示(如散点图、星座图、雷达图、平行坐标图、Chernoff 脸谱等)和借助统计降维技术等间接展示。

散点图(scatter plot) 是最常用于将高维数据映射到 2 维或 3 维空间的方法。散点图反映的是变量间的变化趋势,通过对散点图或散点图矩阵的分析,可以找到使得数据分离较好的数据维度,观察离群点等结构信息。散点图的缺点是很容易造成维度爆炸。对于高维数据散点图的改进和优化应主要集中在简化其表示、突出数据结构的重要细节上。

星座图(constellation plot) 是由 Wakimoto K. 和 Taguri M. 于 1978 年提出,因图形类似天文学中的星座而得名。其基本原理是将高维数据转化为角度数据后,对每个样本数据加权后,每个样本用一个星点在半圆内表示出来。点与点在图中的距离较近,则表示相对应的样本比较相似,可以归为一类。其目标是使同类数据聚集性最好,不同类别的数据的聚集性最差。其关键是如何设置合理的权重系数。

雷达图(radar plot) 又称蜘蛛图,其基本思想是将各样本的多个特征映射到 2 维平面中,并用折线连起来,形成封闭的多边形。其优势在于反映变量的变化趋势,及整体数据每一类的特征情况,且便于对数据进行分类。可采用基于凸壳(convex hull)算法进行轮廓优化。

平行坐标图(parallel coordinate) 是将高维数据中的多变量表现在一个可视的、易于观察的 2 维平面上的坐标技术。其主要思想是利用一系列连续的折线将高维数据中不同的变量映射到平行坐标轴上。其优点是绘图简单、信息明确直观、有很好的数学基础。其缺点是平行坐标图映射时采用的是点线变换的思路,当样本含量增大时,会产生视图混叠;由于平行坐标轴的宽度取决于屏幕大小,因此当维数过高时,呈现比较困难。亦可用凸壳算法优化。

Chernoff 脸谱(Chernoff face) 是由统计学家 Chernoff H. 于 20 世纪 70 年代最早提出的,属于图标技术的范畴。将样本的 p 个变量用人脸的某一部分的形状或大小来表示,一个样本用一个脸谱表达。相似的样本构成的脸谱也很相像,因此该法最早用于聚类分析。由于不同的绘图者可能会对同一变量选择不同的脸谱部位,因此即便同样的数据,也可能会产生不同的显示结果。改进的 Chernoff 脸谱图基于主成分进行绘图。

常用的统计降维技术包括主成分分析(参见条目 4.9)、聚类分析(参见条目 4.13)、偏最小二乘(partial least square, PLS)回归、自组织图(self-organizing maps, SOM)、投影寻踪(projection pursuit, PP)、Lasso 回归(参见条目 3.17)、多维标度分析(参见条目 4.16)等,不赘。

高维数据可视化研究中亦可利用颜色、亮度等辅助手段捕捉信息。应用较多的有热图(heat map)、高度图(height map)、荧光图等。

高维数据可视化通过在低维空间对高维数据进行直观的图形展示,旨在帮助研究者深入了解数据的内在特征,服务于后续的决策分析。

参考文献

[1] Andrew R W, Keith D C. Statistical pattern recognition [M]. 3rd ed. New York: John Wiley & Sons, 2011.

[2] Andrews D F. Plots of high-dimensional data [J]. Biometrics, 1972, 28(1): 125—136.

[3] Bollen K A. Structural equations with latent variables [M]. New York: Wiley, 1989.

[4] Borg I, Groenen P J F. Modern multidimensional scaling: theory and applications [M]. 2nd ed. New York: Springer Verlag, 2005.

[5] Bühlmann P, van de Geer S. Statistics for high-dimensional data: methods, theory and applications [M]. Berlin, New York, and London: Springer Verlag, 2011.

[6] Cheng Y Z, Church G M. Biclustering of expression data [J]. Proc Int Conf Intell Syst Mol Biol, 2000, 8: 93—103.

[7] Dzemyda G, Kurasova O, Žilinskas J. Multidimensional data visualization: methods and applications [M]. New York, Heidelberg, Dordrecht, London: Springer, 2013.

[8] Everitt B S, Landau S, Leese M, Stahl, D. Cluster analysis [M]. 5th ed. Chichester: John Wiley & Sons, 2011.

[9] Fan J, Han F, Liu H. Challenges of big data analysis [J]. Natl Sci Rev, 2014, 1: 293—314.

[10] Goldstein H, Browne W, Rasbash J. Multilevel modelling of medical data [J]. Statistics in Medicine, 2002, 21: 3291—3315.

[11] Greenacre M J. Correspondence analysis in practice [M]. 2nd ed. Boca Raton: Chapman & Hall/CRC, 2007.

[12] Hastie T, Tibshirani R, Friedman, J. The elements of statistical learning: data mining, inference, and prediction [M]. 2nd ed. Berlin: Springer Verkag, 2009.

[13] Hilbe J M. Negative binomial regression [M]. 2nd ed. New York: Cambridge University Press, 2013.

[14] Hosmer D W, Lemeshow S, Sturdivant R X. Applied logistic regression [M]. 3rd ed. New York: John Wiley & Sons, 2013.

[15] Hotelling H. Relations between two sets of variates [J]. Biometrika, 1936, 28: 321—377.

[16] Hotelling H. The generalization of student's ratio [J]. Annals of Mathematical Statistics, 1931, 2: 360—378.

[17] Jolliffe I T. Principal component analysis [M]. 2nd ed. New York: Springer-Verlag, 2002.

[18] Liang K Y, Zeger S L. Longitudinal data analysis using generalized linear models [J]. Biometrics. 1986, 73(1): 13—22.

[19] Liu R Y, Serfling R., Souvaine D L. Data depth: robust multivariate analysis, computational geometry and applications [M]. Providence: American Math Society, 2006.

[20] McCullagh P, Nelder J A. Generalized linear models [M]. 2nd ed. London: Chapman & Hall, 1989.

[21] Spearman, C. "General intelligence," objectively determined and measured [J]. The American Journal of Psychology 1904, 15 (2): 201—292.

[22] Wilks S S. Certain generalizations in the

analysis of variance [J]. Biometrika, 1932, 24(3): 471—494.

[23] Zeger S L, Liang K Y, Albert PS. Models for longitudinal data: a generalized estimating equation approach [J]. Biometrics, 1988, 44: 1049—1060.

[24] 陈峰，杨树勤. 论负二项分布的应用条件[J]. 中国卫生统计，1995，12(4): 21—22.

[25] 陈峰. 医用多元统计分析方法[M]. 2版. 北京：中国统计出版社，2007.

[26] 陈启光. 纵向研究中重复测量资料的广义估计方程[J]. 中国卫生统计，1995，12(1): 22—25，51.

[27] 郝元涛，方积乾. 结构方程模型及其在医学中的应用研究[J]. 中国医院统计，2003，20(4): 240—244.

[28] 刘培强. 两元矩阵聚类算法研究[D]. 山东：山东大学，2013.

[29] 张尧庭，方开泰. 多元统计分析引论[M]. 北京：科学出版社，1982.

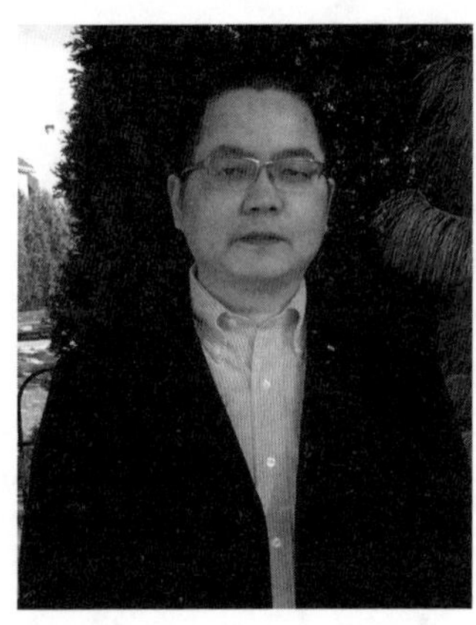

荀鹏程，生物统计学博士，美国北卡大学公卫学院博士后，美国印第安那大学助理科学家。主持、参与过20余项国、内外课题，负责多项美国NIH课题的统计分析。发表论文108篇(AJCN、AJE、Diabetes Care等杂志SCI论文56篇，累计IF>240)，他引500余次；副主编、参编国家/省级教材、专著、百科全书等共10部。曾获省优秀教学成果二等奖(2005)、北卡大学博士后杰出研究奖(2011)。多家杂志(如BMJ、Annals of Internal medicine、AJE、Statistics in Medicine等)审稿人。

第 5 章　非参数统计

吴喜之　赵强

5.1　非参数统计(nonparametric statistics)[17,25]　传统统计通常都对产生数据的变量总体做出由数学语言描述的分布假定,这些分布都包含诸如均值,方差,自由度等各种参数,因此也称为参数统计。但由于实际世界并不是按照这些数学公式来存在的。根据这些对现实世界非常粗略近似的数学模型来做出的各种推断往往会产生不适当的,甚至是荒谬的结论。而非参数统计不对变量总体作如此精确到参数的种类和个数的模型,最多只是假定一下分布大致的形状。非参数统计有很大的稳健性,在对总体了解甚少的情况下,传统统计完全不能运作,而非参数统计却可能作出相当合理的结论。

在不知总体分布的情况下如何利用数据所包含的信息呢?一组数据的最基本的信息就是数据的大小次序。如果可以把数据点按大小次序排队,每一个具体数目都有它在整个数据中(一般从最小的数起,或按升幂排列)的位置或次序,称为该数目在数据中的秩。数据有多少个观察值,就有多少个秩。在适当的假定下,这些秩及其统计量的分布是求得出来的。这样就可以进行所需的统计推断了。

作为非参数统计基础概念的秩是如下定义的:对于样本 $X_1,\cdots,X_n$,如果按照升幂排列,并重新标记,得到

$$X_{(1)}\leqslant X_{(2)}\leqslant\cdots\leqslant X_{(n)}$$

这就是顺序统计量。其中 $X_{(i)}$ 为第 i 个顺序统计量。对顺序统计量的研究构成非参数统计的理论基础之一。非参数统计不依赖于变量的总体分布,却大量利用顺序统计量的分布。下面举几个例子。

许多初等统计概念是基于顺序统计量的。比如中位数等分位数及极差的概念都是由顺序统计量定义的。如果总体分布函数已知,可以得到顺序统计量的分布函数;如果总体分布密度存在,也可导出顺序统计量的密度函数及各种联合密度函数,以及许多常用的顺序统计量的函数的分布。对于独立同分布样本,秩的分布和总体分布无关。此外,一个重要的非参数统计量是源于 Hoeffding 的 U 统计量,它是一个对称函数,可以导出许多有用的统计量。U 统计量无论对非参数统计还是对参数统计推断都有重要的理论意义。

在传统统计教科书中实际上已经接触到许多非参数统计的内容。比如作为描述统计的直方图,关于列联表的 Pearson χ^2 检验,对数线性模型,高维列联表的独立性检验等都属于非参数统计范畴。

基于秩的方法主要用于各种非参数检验,包括单样本的符号检验,Wilcoxon 符号秩检验,Cox-Stuart 趋势检验,关于随机性的游程检验;两样本的 Brown-Mood 中位数检验和 Wilcoxon 秩和检验;多样本的 Kruskal-Wallis 秩和检验,Jonckheere-Terpstra 检验,区组设计的各种检验,Kendall 协同系数检验;专门涉及尺度的 Siegel-Tukey 方差检验,Mood 检验,平方秩检验,Ansari-Bradley 检验,Fligner-Killeen 检验;此外还有对于各种样本的正态记分检验,关于分布的 Pearson χ^2 检验,Kolmogorov-Smirnov 检验等等。

5.2 渐近相对效率(asymptotic relative efficiency,ARE)[10,20,25] 渐近相对效率 ARE,又称为 Pitman 效率(Pitman efficiency),由 Pitman1948 年提出。

假定 α 表示在假设检验中犯第一类错误的概率,β 表示犯第二类错误的概率(功效为 $1-\beta$)。对于任意的检验 T,理论上总可以找到样本量 n,使该检验满足固定的 α 和 β。如果为达到同样的 α 和 β,检验 T_1 需要 n_1 个观测值,而 T_2 需要 n_2 个观测值,则可用 n_1/n_2 来定义 T_2 对 T_1 的相对效率(relative efficiency)。如果固定 α 而让 $n_1\to\infty$(这时功效 $1-\beta$ 不断增加),则相应检验的样本量 n_2 也一定要增加(趋向于∞)。在一定的条件下,相对效率 n_1/n_2 存在极限。这个极限称为 T_2 对 T_1 的渐近相对效率(ARE)。

下表列出了四种不同的总体分布以及在这些分布下,属于非参数检验范畴的符号检验(用 S 代表)和 Wilcoxon 符号秩检验(用 W^+ 代表),相对于传统的基于正态总体假定的 t 检验(用 t 代表)的渐近相对效率,分别用 ARE(S,t)和 ARE(W^+,t)来表示。据此容易算出 Wilcoxon 对符号检验的渐近相对效率 ARE(S,W^+)。

总体分布和密度函数	$U(-1,1)$ $\frac{1}{2}I(-1,1)$	$N(0,1)$ $\frac{1}{\sqrt{2\pi}}e^{-x^2/2}$	logistic $e^{-x}(1+e^{-x})^{-2}$	重指数 $\frac{1}{2}e^{-\|x\|}$
ARE(W^+,t)	1	$3/\pi$ ($\approx$0.955)	$\pi^2/9$ ($\approx$1.097)	3/2
ARE(S,t)	1/3	$2/\pi$ ($\approx$0.637)	$\pi^2/12$ ($\approx$0.822)	2
ARE(W^+,S)	3	3/2	4/3	3/4

可以看出,当总体是正态分布时,t 检验最好,但相对于 Wilcoxon 检验的优势也不大($\pi/3\approx1.047$)。但当总体不是正态分布时,Wilcoxon 检验就优于或等于 t 检验了。在重指数分布时,符号检验也优于 t 检验。再看标准正态总体 $\Phi(t)$ 有部分污染的情况。假定它被尺度不同的正态分布 $\Phi(x/3)$ 部分(比例为 ε)污染。污染后的总体分布函数为 $F_\varepsilon(x)=(1-\varepsilon)\Phi(x)+\varepsilon\Phi(x/3)$。这时,对于不同的 ε,Wilcoxon 对 t 检验的 ARE 为

ε	0	0.01	0.03	0.05	0.08	0.10	0.15
ARE(W$^+$,t)	0.955	1.009	1.108	1.196	1.301	1.373	1.497

这只是特别情况下的 ARE 的值,对于一般的情况是否有个范围呢?下表列出了 Wilcoxon 检验,符号检验和 t 检验之间的 ARE 的范围。

ARE(W^+,t)	ARE(S,t)	ARE(W^+,t)
$(\frac{108}{125},\infty)$ $\approx(0.864,\infty)$	$[\frac{1}{3},\infty)$ 非单峰时:$(0,\infty)$	$(0,3]$ 非单峰时:$(0,\infty)$

有时,不是和正态理论基础上的检验比较效率,而是和最优功效检验(uniformly most powerful test,UMP test)相比。当然,对正态总体,许多基于正态理论的检验都是 UMP 检验。但是对于一般的情况,UMP 检验不一定存在。因此,产生了局部最优功效检验(locally most powerful test,LMP test)的概念(Hoeffding,1951)。其定义为:对于检验 $H_0:\Delta=0\Leftrightarrow H_1:\Delta>0$,如果存在一个 $\varepsilon>0$,使得一个检验对于 $0<\Delta<\varepsilon$ 为 UMP 检验,则称该检验为 LMP 检验。和 UMP 检验相比,LMP 检验存在的条件要弱一些。

5.3　顺序统计量(order statistics)[6,25]

考虑样本 $X_1,\cdots,X_n$ 的顺序统计量

$$X_{(1)}\leqslant X_{(2)}\leqslant\cdots\leqslant X_{(n)}$$

如果总体分布函数为 $F(x)$，则顺序统计量 $X_{(r)}$ 的分布函数为

$$F_r(x)=P(X_{(r)}\leqslant x)=P(\#(X_i\leqslant x)\geqslant r)$$
$$=\sum_{i=r}^{n}\binom{n}{i}F^i(x)[1-F(x)]^{n-i}$$

如果总体分布密度 $f(x)$ 存在，则顺序统计量 $X_{(r)}$ 的密度函数为

$$f_r(x)=\frac{n!}{(r-1)!\ (n-r)!}F^{r-1}(x)f(x)\cdot[1-F(x)]^{n-r}$$

顺序统计量 $X_{(r)}$ 和 $X_{(s)}$ 的联合密度函数为

$$f_{r,s}(x,y)=C(n,r,s)F(x)^{r-1}f(x)\cdot[F(y)-F(x)]^{s-r-1}f(y)[1-F(y)]^{n-s}$$

$$C(n,r,s)=\frac{n!}{(r-1)!\ (s-r-1)!\ (n-s)!}$$

由此联合密度可以导出许多常用的顺序统计量的函数的分布。比如极差 $W=X_{(n)}-X_{(1)}$ 的分布函数为

$$F_W(w)=n\int_{-\infty}^{\infty}f(x)[F(x+w)-F(x)]^{n-1}dx$$

用 R_i 来代表独立同分布样本 $X_1,\cdots,X_n$ 中 X_i 的秩，它为小于或等于 X_i 的样本点个数，即 $R_i=\sum_{j=1}^{n}I(X_j\leqslant X_i)$；记 $R=(R_1,\cdots,R_n)$。可以证明：对于 $(1,\cdots,n)$ 的任意一个排列 $(i_1,\cdots,i_n)$，$R_1,\cdots,R_n$ 的联合分布为

$$P(R=(i_1,\cdots,i_n))=\frac{1}{n!}$$

由此可得

$$P(R_i=r)=\frac{1}{n},P(R_i=r,R_j=s)=\frac{1}{n(n-1)}$$

$$E(R_i)=\frac{n+1}{2},Var(R_i)=\frac{(n+1)(n-1)}{12}$$

$$Cov(R_i,R_j)=-\frac{n+1}{12}$$

假定 R_i^+ 为 $|X_i|$ 在 $|X_1|,\cdots,|X_n|$ 中的秩。如果 $a_n^+(\cdot)$ 为定义在整数 $1,\cdots,n$ 上的非降函数，满足

$$0\leqslant a_n^+(1)\leqslant\cdots\leqslant a_n^+(n),a_n^+(n)>0$$

线性符号秩统计量(linear rank statistics)为

$$S_n^+=\sum_{i=1}^{n}a_n^+(R_i^+)I(X_i>0)$$

如果 $X_1,\cdots,X_n$ 为独立同分布的连续随机变量并有关于 0 的对称分布，则

$$E(S_n^+)=\frac{1}{2}\sum_{i=1}^{n}a_n^+(i)$$

$$Var(S_n^+)=\frac{1}{4}\sum_{i=1}^{n}\{a_n^+(i)\}^2$$

在 $a_n^+(i)=i$ 时，S_n^+ 为 Wilcoxon 符号秩统计量 W^+，而在 $a_n^+(i)\equiv 1$ 时，S_n^+ 为符号统计量 S^+。

更一般的线性秩统计量形如

$$S_n=\sum_{i=1}^{n}c_n(i)a_n(R_i)$$

$a_n(\cdot)$ 为一元函数，不一定非负，它和前面的 $a_n^+(\cdot)$ 都称为记分函数，而 $c_n(\cdot)$ 称为回归常数。如果 $X_1,\cdots,X_n$ 为独立同分布的连续随机变量，则

$$E(S_n)=n\bar{c}\bar{a}$$

$$Var(S_n)=\frac{1}{n-1}\sum_{i=1}^{n}(c_n(i)-\bar{c})^2(a_n(i)-\bar{a})^2$$

这里 $\bar{a}=\frac{1}{n}\sum_{i=1}^{n}a_n(i)$，$\bar{c}=\frac{1}{n}\sum_{i=1}^{n}c_n(i)$。当 $N=m+n$，$a_N(i)=i$，$c_N(i)=I(i>m)$，则 S_n 为两样本 Wilcoxon 秩和统计量。若线性秩统计量中记分 $a_n(i)$ 换为正态分位点 $\Phi^{-1}(i/(n+1))$，称为正态记分。

5.4 U统计量(U-statistics) [8,9] U统计量是一类在估计上特别重要的统计量，"U"意味着无偏(unbiased)。

令$\mathscr{P}$为任意度量空间中的概率分布族，满足诸如矩的存在性或连续性等简单的约束条件。假定总体$P\in\mathscr{P}$，令$\theta(P)$为实质函数。若存在一个正整数m和实质可测函数$h(x_1,\cdots,x_m)$，使得基于$P\in\mathscr{P}$的所有样本$X_1,\cdots,X_m$有

$$E_P(h(X_1,\cdots,X_m))=\theta(P)$$

则称$\theta(P)$为可估计参数，或规则参数。使该性质成立的最小整数m称为$\theta(P)$的阶数。当函数f为$\theta(P)$的无偏估计时，对于变量所有排列的f的平均也无偏，故函数h可假定为对称，即

$$h(x_1,\cdots x_m)=\frac{1}{m!}\sum_{P_m}f(x_{i1},\cdots,x_{im})$$

这里求和是对所有m维向量的所有可能的置换排列P_m而做，函数h对其所有变元因而都是对称的。对于样本量大于等于m的来自P的样本$X_1,\cdots,X_n$及实质可测函数$h(x_1,\cdots,x_n)$，U统计量定义为

$$U_n=U_n(h)=\frac{(n-m)!}{n!}\sum_{P_{n,m}}h(X_{i1},\cdots,X_{im})$$

这里的求和为从$(1,\cdots,n)$取所有可能的$(i_i,\cdots,i_m)$的$n!\ /(n-m)!$种置换排列集合$P_{n,m}$。而函数h称为该U统计量的m阶核。如果核h对于其变元是对称的，U统计量的等价形式为

$$U_n=U_n(h)=\binom{n}{m}^{-1}\sum_{C_{m,n}}h(X_{i1},\cdots,X_{im})$$

这里求和为从$(1,\cdots,n)$取所有可能的$(i_1,\cdots,i_m)$的$\binom{n}{m}$种组合的集合$C_{n,m}$。

利用U统计量可有效地导出无偏统计量。在非参数问题中U统计量常是最小方差无偏估计(UMVUE)；在参数问题中，U统计量能用作初始估计以导出更有效的估计量。例如，在$m=1$时，U_n就是简单的均值。考虑对于$\theta=\mu^m$的估计，这里$\mu=E(X_1)$为均值，m为正整数。用

$$h(x_1,\cdots,x_m)=x_1,\cdots,x_m$$

则U统计量

$$U_n=\binom{n}{m}^{-1}\sum_{C_{m,n}}h(x_{i1},\cdots,x_{im})$$

为$\theta=\mu^m$的无偏估计量。

以$h(x_1,x_2)=(x_1-x_2)^2/2$为核的U统计量

$$U_n=\frac{2}{n(n-1)}\sum_{1\leqslant i\leqslant j\leqslant n}\frac{(X_i-X_j)^2}{2}$$

$$=\frac{1}{n-1}\left(\sum_{i=1}^{n}X_i^2-n\bar{X}^2\right)=S^2$$

就是样本方差，即$\sigma^2=Var(X_1)$的估计。

考虑$\theta=P(X_1+X_2\leqslant 0)$，利用核函数$h(x_1,x_2)=I_{(-\infty,0]}(x_1+x_2)$，得到下面的对$\theta$的无偏的U统计量

$$U_n=\frac{2}{n(n-1)}\sum_{1\leqslant i\leqslant j\leqslant n}I_{(-\infty,0])}(X_i+X_j)$$

即单样本的Wilcoxon统计量。

Hoeffding定理　对于一个U统计量，如果$E[h(X_1,\cdots,X_m)]^2<\infty$，那么

$$Var(U_n)=\binom{n}{m}^{-1}\sum_{k=1}^{m}\binom{m}{k}\binom{n-m}{m-k}\zeta_k$$

这里$\zeta_k=Var(X_1,\cdots,X_k)$。在和上面定理同样的条件下，可以得到下面的推论：

(1) $\frac{m^2}{n}\zeta_1\leqslant Var(U_n)\leqslant\frac{m}{n}\zeta_m$。

(2) $(n+1)Var(U_n)\leqslant nVar(U_n)$对于任意的$n>m$成立。

(3) 对任意固定的m和$k=1,\cdots,m$，如果对于$j<k$，$\zeta_j=0$，而$\zeta_k>0$，则

$$Var(U_m)=\frac{k!\binom{m}{k}^2\zeta_k}{n^k}+O\left(\frac{1}{n^{k+1}}\right)$$

5.5　Wilcoxon 秩和检验(Wilcoxon rank sum test)[19,24,25]　对于两独立总体，假定分布有类似的形状。如果一个总体的中位数为 M_X，而另一个总体的中位数为 M_Y，Wilcoxon 秩和检验是对 M_X 和 M_Y 大小做比较的非参数检验，零假设为 H_0：$M_X = M_Y$。不失一般性，假定备选假设为 H_1：$M_X > M_Y$。如果来自第一个总体的样本为 $X_1, X_2, \cdots, X_m$，来自第二个总体的样本为 $Y_1, Y_2, \cdots, Y_n$。把这两个样本混合起来，从小到大排列。令 R_i 为 Y_i 在这 $N = m + n$ 个数中的秩。如果 $W_Y = \sum_{i=1}^{n} R_i$ 很小，则 Y 样本的值偏小，可以怀疑零假设。同样，对于 X 样本也可以得到其样本点在混合样本中的秩之和 W_X。W_Y 或 W_X 称为 Wilcoxon 秩和统计量。

如果令 W_{XY} 为把所有的 X 观测值和 Y 观测值做比较之后，Y 观测值大于 X 观测值的个数，即 W_{XY} 等于在所有可能的对子 (X_i, Y_j) 中，满足 $X_i < Y_j$ 的对子的个数。那么 W_{XY} 称为 Mann-Whitney 统计量。它和 W_Y 与 W_X 满足

$$W_Y = W_{XY} + \frac{1}{2}n(n+1)$$

$$W_X = W_{YX} + \frac{1}{2}m(m+1)$$

由此得出 $W_{XY} = W_{YX} = nm$。

统计量 W_Y 是由 Wilcoxon(1945) 提出，而 W_{XY} 是由 Mann & Whitney(1947) 提出的。因为这些统计量在检验中互相等价，人们通称为 Mann-Whitney-Wilcoxon 统计量。就上面的零假设和备选假设

$$H_0: M_X = M_Y \Leftrightarrow H_1: M_X > M_Y$$

当 W_{XY} 很小(即 W_Y 小)时可怀疑零假设。类似地，对于

$$H_0: M_X = M_Y \Leftrightarrow H_1: M_X < M_Y$$

当 W_{XY} 很大(W_Y 大)时可怀疑零假设。

统计量 R_i：在零假设下，有

$$P(R_i = k) = \frac{1}{N}, k = 1, \cdots, N$$

$$P(R_i = k, R_j = l) = \begin{cases} \dfrac{1}{N(N-1)}, & k \neq l \\ 0, & k = l \end{cases}$$

由此容易得到

$$E(R_i) = \frac{N+1}{2}, Var(R_i) = \frac{N^2-1}{12}$$

$$Cov(R_i, R_j) = -\frac{N+1}{12}, (i \neq j)$$

因为 $W_Y = \sum_{i=1}^{n} R_i$；$W_Y = W_{XY} + n(n+1)/2$，

$$E(W_Y) = \frac{n(N+1)}{2}$$

$$Var(W_Y) = \frac{mn(N+1)}{12}$$

$$E(W_{XY}) = \frac{mn}{2}, Var(W_{XY}) = \frac{mn(N+1)}{12}$$

这些公式已成为计算 Mann-Whitney-Wilcoxon 统计量的的基础。

在大样本时，可以用正态分布近似。在零假设下，近似地有

$$Z = \frac{W_{XY} - mn/2}{\sqrt{mn(N+1)/12}} \sim N(0,1)$$

$$Z = \frac{W_Y - n(N+1)/2}{\sqrt{mn(N+1)/12}} \sim N(0,1)$$

存在相持(tie)情况时，大样本近似公式应该修正。

5.6 符号检验(sign test)［24,25］ 最常见的是对中位数和分位数作检验。考虑连续变量的 π 分位点 Q_π 进行的检验,零假设为 $H_0:Q_\pi=q_0$,而备选假设则可能为 $H_1:Q_\pi>q_0$,$H_1:Q_\pi<q_0$,或 $H_1:Q_\pi\neq q_0$。中位数检验仅仅是 $\pi=0.5$ 的特例。记样本中小于 q_0 的点数为 S^-,而大于 q_0 的点数为 S^+,并且用小写的 s^- 和 s^+ 分别代表 S^- 和 S^+ 的实现值。记 $n=s^++s^-$。按照零假设,s^- 与 n 之比应该约为 π 左右,或 s^- 大约等于 $n\pi$;而 s^+ 与 n 之比应该约为 π 左右,或者说 s^+ 大约等于 $n(1-\pi)$。如果 s^- 或 s^+ 与此相差得很远,那么零假设就可能有问题。在零假设 $H_0:Q_\pi=q_0$ 下,S^- 应该服从二项分布 $B(n,\pi)$。由于 $n=s^++s^-$,在所有样本点都不等于 q_0 时,n 就等于样本量;而如果有些样本点等于 q_0,那么这些样本点就不能参加推断(因为它们对判断分位点在哪里不起作用);应该把它们从样本中除去;这时,n 就小于样本量了。不过对于连续变量,样本点等于 q_0 的可能很小(注意,由于四舍五入,连续变量的样本实际上还是取离散的值)。有了分布,就可以很容易地求出 p 值并做出相应的结论了。

对单样本情况,符号检验没有利用距离中位数或分位数的远近。如果利用了这些信息,检验可能有效一些。这就是 Wilcoxon 符号秩检验(Wilcoxon sign rank test)的宗旨。这个检验假定总体分布是对称的。这时,中位数等于均值,因此对中位数的检验等价于对均值的检验。用 $X_1,\cdots,X_n$ 表示观测值向量。假定人们怀疑其总体中位数 M 小于某数 M_0,则检验

$$H_0:M=M_0\Leftrightarrow H_1:M<M_0.$$

在符号检验中,只要算 $x_i-M_0(i=1,\cdots,n)$ 中有多少正负号,并且用二项分布解决。在 Wilcoxon 符号秩检验中,先把 $|X_i-M_0|$ 排序,得到所有 $|X_i-M_0|$ $(i=1,\cdots,n)$ 的秩,然后把每个 X_i-M_0 的符号加到 $|X_i-M_0|$ 的秩上,就得到许多带有符号的秩。令 W^- 代表带负号的秩之和,而 W^+ 代表带正号的秩之和。如果 M_0 的确为总体的中位数,那么 W^- 和 W^+ 应该差不多。如果 W^- 和 W^+ 中有一个太大或太小,则可怀疑 $M=M_0$ 的零假设。令 $W=\min(W^-,W^+)$,则当 W 过小时应该拒绝零假设。这个 W 为 Wilcoxon 符号秩统计量,其分布在 R 或各种软件中可以很方便地算出。事实上,由于 W^+ 的母函数有形式 $M(t)=\frac{1}{2^n}\prod_{j=1}^{n}(1+e^{tj})$,把它展开,可得到 $M(t)=a_0+a_1e^t+a_2e^{2t}+\cdots$,按照母函数的性质,有 $P_{H0}(W^+=j)=a_j$。利用指数相乘的性质,可以编一个小程序来计算 W^+ 的分布表。

在大样本的情况,可利用正态近似。Wilcoxon 符号秩检验是线性符号秩统计量的一个特例,因此,可以用那里的关于该统计量的期望和方差的公式得到 Wilcoxon 符号秩检验的均值和方差:

$$E(W)=\frac{n(n+1)}{4};$$

$$Var(W)=\frac{n(n+1)(2n+1)}{24}$$

由此可用于构造大样本渐近正态统计量:

$$Z=\frac{W-n(n+1)/4}{\sqrt{n(n+1)(2n+1)/24}}\sim N(0,1)$$

进而由正态分布表查出 p 值。

5.7　Kruskal-Wallis 秩和检验(Kruskal-Wallis rank sum test)[3,16,25]　在多样本情况,数据的一般形式为

1	2	…	k
x_{11}	x_{21}	…	x_{k1}
x_{12}	x_{22}	…	x_{k2}
⋮	⋮		⋮
x_{1n_1}	x_{2n_2}	…	x_{kn_2}

这里各个样本的大小不一定一样,观测值总数记为 $N=\sum_{i=1}^{k} n_i$。

这里仅假定 k 个独立样本有连续分布函数 $F_1,\cdots,F_k$,零假设为

$$H_0:F_1(X)=\cdots=F_k(x)=F(x)$$

备选假设为

$$H_1:F_i(x)=F(x-\theta_i),i=1,\cdots,k$$

这里 F 是某连续分布函数,而且这些位置参数 θ_i 并不全部相同。这个问题也可以写成线性模型的形式。假定有 k 个样本,各样本的样本量为 $n_i,i=1,\cdots,k$。那么,观测值可以写成下面的线性模型:

$$x_{ij}=\mu+\theta_i+\varepsilon_{ij},j=1,\cdots,n_i,\ \ i=1,\cdots k$$

这里,误差是独立同分布的。我们要检验的是 $H_0:\theta_1=\theta_2=\cdots=\theta_k$ 和 H_1:至少 H_0 中的一个等式不成立。

解决多样本问题的想法与两样本时是一样的。把多个样本混合起来后求秩,再求各样本得到的秩之和。当计算所有数据在混合后的样本中的秩时,如果有相同的观测值,则和以前一样取秩的平均值。记第 i 个样本的第 j 个观测值 x_{ij} 的秩为 R_{ij}。对每一个样本的观测值的秩求和,得到 $R_i=\sum_{j=1}^{n_i} R_{ij},i=1,\cdots,k$。再找到它们在每组中的平均值 $\bar{R}_i=R_i/n_i$。如果这些 $\bar{R}_i$ 很不一样,就可以怀疑零假设。

Kruskal-Wallis(1952) 推广了两样本的 Mann-Whitney-Wilcoxon 统计量成为多样本的 Kruskal-Wallis 统计量

$$H=\frac{12}{N(N+1)}\sum_{i=1}^{k} n_i(\bar{R}_i-\bar{R})^2$$

或　$$H=\frac{12}{N(N+1)}\sum_{i=1}^{k}\frac{R_i^2}{n_i}-3(N+1)$$

这里 $\bar{R}$ 为所有观测值的秩的平均

$$\bar{R}=\sum_{i=1}^{k} R_i/N=(N+1)/2$$

H 的第二个式子直观意义不如第一个明显,仅仅在手工计算时方便些。对于固定的样本 $n_1,\cdots,n_k$,共有 $M=N!\ /\prod_{i=1}^{k} n_i!$ 种方式把 N 个秩分配到这些样本中去。在零假设下,所有的分配结果都同样有概率 $1/M$。水平 α 的 Kruskal-Wallis 检验可以定义为:如果使 H 的值大于其实现值的分配数目小于 m(这里 $m/M=\alpha$),则拒绝零假设。在 $k=3,n_i\leqslant 5$ 时,其在零假设下的分布有表可查(当然,使用统计软件要方便和准确得多了):由 (n_1,n_2,n_3)(次序没有关系)和水平 α 找到临界值 c,满足 $P(H\geqslant c)=\alpha$。

在 N 大时,如果对每个 $i,n_i/N$ 趋于某个非零数 $\lambda_i\neq 0$,则 H 在零假设下近似于有 $(k-1)$ 个自由度的 $\chi^2_{(k-1)}$ 分布。另外在大样本时,还有一个零假设下近似于 $F(k-1,N-k)$ 分布的统计量

$$F^*=\frac{(N-k)H}{(k-1)(N-1-H)}$$

5.8 Jonckheere-Terpstra 趋势检验(Jonckheere-Terpstra trend test)[3,11,22,25]

类似于前面 Kruskal-Wallis 检验的情况，假定 k 个独立样本有同样形状的连续分布函数，有位置参数(比如中位数)$\theta_1,\cdots,\theta_k$。令 x_{ij} 为来自第 i 个样本的第 j 个独立观测值($i=1,\cdots,k,j=1,\cdots,n_i$)。同样可以写成线性模型的形式。假定这 k 个样本的样本量分别为 $n_i,i=1,\cdots,k$，观测值可以写成线性模型：

$$x_{ij}=\mu+\theta_i+\varepsilon_{ij},$$
$$j=1,\cdots,n_i,i=1,\cdots,k,$$

这里，误差是独立同分布的。

前面介绍的Kruskal-Wallis检验多个位置是否一样。如果样本的位置显现出趋势，比如持续上升的趋势，则零假设和备选假设

$$H_0:\theta_i=\cdots=\theta_k,\ H_1:\theta_1\leqslant\cdots\leqslant\theta_k$$

且至少一个不等式严格。

类似地，如果样本的位置显现出下降趋势，零假设(还是 $H_0:\theta_1=\cdots=\theta_k$)，而备选假设为 $H_1:\theta_1\geqslant\cdots\geqslant\theta_k$，且至少一个不等式严格。在Mann-Whitney统计量中，计算过一个样本中观测值小于另一个样本的观测值的个数。这里的思路也是类似的。直观上看来要检验每一对观测(而且要以单边的形式)，这样一共有

$$\binom{k}{2}=\frac{k(k-1)}{2}$$

个检验。如果这些成对检验统计量的每个都很大，那么 $k(k-2)$ 个统计量的和也应该很大。这就是 Jonckheere-Terpstra 统计量的动机。对于每一对参数，做 Mann-Whitney统计量。这样 Jonckheere-Terpstra 检验统计量就是这些成对的 Mann-Whitney 单边检验统计量的和。具体地说，先计算 $U_{ij}=\#(X_{ik}<X_{jl};k=1,\cdots,n_i,l=1,\cdots,n_j)$，这里符号 #( ) 是满足括号内条件的表达式的个数。然后，对所有的 U_{ij} 在 $i<j$ 范围求和，这样就产生了 Jonckheere-Terpstra 统计量：

$$J=\sum_{i<j}U_{ij}$$

它的大小从 0 到 $\sum_{i<j}n_in_j$ 变化。如果有相持出现，U_{ij} 可稍作变更为

$$U_{ij}^*=\#(X_{ik}<X_{jl}\ k\in K,l\in L)$$
$$+\frac{1}{2}\#(X_{ik}=X_{jl}\ k\in K,l\in L)$$

这里的 $K=1,\cdots,n_i,L=1,\cdots,n_j$。而 J 也相应地变为 $J^*=\sum_{i<j}U_{ij}^*$。类似于两样本的 Wilcoxon-Mann-Whitney 统计量，当 J 或 J^* 大时，应拒绝零假设。除了方便地使用软件之外，可以通过查表，从(n_1, n_2,n_3)及检验水平 α 来得到在零假设下的临界值c，它满足 $P(J\geqslant c)=\alpha$。然而，当有相持时，表不准确(样本大的时候较好)。在样本量超过表的范围时，而又没有相持的情况，可以用正态近似，即当 $\min_i\{n_i\}\to\infty$ 时，

$$Z=\frac{J-(n^2-\sum_{i=1}^{k}n_i^2)/4}{\sqrt{[N^2(2N+3)-\sum_{i=1}^{k}n_i^2(2n_i+3)/72]}}$$

趋于标准正态分布。

在有相持的大样本情况，公式要复杂得多，可以在参考文献中找到。

Jonckheere-Terpstra 检验是由 Terpstra(1952)和 Jonckheere(1954)独立提出的。它比 Kruskal-Wallis 检验有更强的功效。Daniel(1978)对该检验进行了仔细的说明。

5.9　Friedman 秩和检验(Friedman rank sum test)[5,13,14,15,25]　首先考虑完全区组设计。这里每个处理在每个区组中恰好有一个观测值。关于处理的位置参数 $\theta_1,\cdots,\theta_k$ 的零假设为

$$H_0:\theta_1=\cdots=\theta_k$$

而备选假设

H_1:不是所有的位置参数都相等

这和以前的 Kruskal-Wallis 检验一样。

由于区组的影响,要首先在每一个区组中计算各个处理的秩。再把每一个处理在各区组中的秩相加。如果 R_{ij} 表示在第 j 个区组中第 i 个处理的秩。则秩按照处理而求得的和为

$$R_i=\sum_{j=1}^{b}R_{ij},i=1,\cdots,k$$

这样做的目的是在每个区组内比较处理。例如,同个年龄段中比较药品的疗效比不分年龄来比较疗效要合理,在同一个部位比较不同的材料要比混合起来比较要合理等等。这里要引进的 Friedman 统计量定义为

$$Q=\frac{12}{bk(k+1)}\sum_{i=1}^{k}\left(R_i-\frac{b(k+1)}{2}\right)^2$$
$$=\frac{12}{bk(k+1)}\sum_{i=1}^{k}R_i^2-3b(k+1)$$

上面第二个式子没有第一个直观,但是容易进行手工计算。该统计量是 Friedman(1937) 提出的,后来又被 Kendall(1938,1962),Kendall & Smith (1939) 发展到多元变量的协同系数相关问题上。对于有限的 k 和 b,有零假设下的分布表可查,查的时候要作变换 $W=Q/[b(k-1)]$,当查不到时,可用自由度为 $(k-1)$ 的 χ^2 分布近似。对于固定的 k,当 $b\to\infty$ 时,在零假设下有

$$Q\to\chi^2_{(k-1)}$$

在某区组存在结时,Q 可以修正为

$$Q_C=\frac{Q}{1-C},C=\frac{\sum_{i,j}(\tau_{ij}^3-\tau_{ij})}{bk(k^2-1)}$$

这里,τ_{ij} 为第 j 个区组的第 i 个结统计量。Q_C 的小样本零分布无表可查,但是其零分布的极限分布与 Q 一样。

现在讨论一下 Friedman 检验和通常正态假定下方差分析相比较的渐近相对效率(ARE)。

记 x_{ij} 的分布为 $F((x-\theta_i)/\sigma_j)$ 如果由于区组效应,尺度参数 σ_j 不一样,则 Friedman 检验对于通常方差分析的 ARE 即使对正态总体也可以超过 1。如果区组效应造成其尺度和位置二参数在区组间都不同,该 ARE 有下界 $0.864k/(k+1)$。在正态假定成立并且等方差时,此 ARE 可高达 $0.955k/(k+1)$。因此,即使正态假定成立,作方差分析时,为了对抗异方差性,可以考虑 Friedman 检验,它不但安全,而且保持了合理的效率。

成对处理的比较:上面的零假设和备选假设是关于所有处理的,但有时想知道某两个处理的比较。下面介绍大样本时的基于 Friedman 秩和检验的一个方法。如果零假设为:i 处理和 j 处理没有区别,那么,双边检验的统计量为 $|R_j-R_i|$,对于置信水平 α,如果

$$|R_j-R_i|>Z_{\frac{\alpha^*}{2}}\sqrt{b(k+1)k/6}$$

则拒绝零假设,这里

$$\alpha^*=\frac{\alpha}{k(k-1)/2}=\frac{2\alpha}{k(k-1)}$$

这里的分母为总共可比较的对数。显然,这个检验很保守。也就是说很不容易拒绝零假设。

5.10 Kendall 协同系数检验(Kendall test of coefficient of concordance) [5,13,14,15,16,25] 在实践中,经常需要按照某特别的性质来多次(m 次)对 n 个个体进行评估或排序,比如 m 个裁判者对于 n 种品牌酒类的排队,m 个选民对 n 个候选人的评价,m 个咨询机构对一系列(n 个)企业的评估以及体操裁判员对运动员的打分等等。人们往往想知道,这 m 个结果是否或多或少地一致。如果很不一致,则这个评估多少有些随机,没有多大意义。下面将通过一个例子来说明如何进行判断。

考虑 4 个独立的环境研究单位对 10 个城市空气等级排序的结果:

Institute	Ranking of 10 cities(A-J) ($n=10$)									
($m=4$)	A	B	C	D	E	F	G	H	I	J
A	9	2	4	10	7	6	8	5	3	1
B	10	1	3	8	7	5	9	6	4	2
C	8	4	2	10	9	7	5	6	3	1
D	9	1	2	10	6	7	4	8	5	3
R_i	36	8	11	38	29	25	26	25	15	7

R_i is the ith citys ranks sum.

这里有 $m=4$ 个评估机构(用 A,B,C,D 表示),有 $n=10$ 个被评估城市(用 A 到 J 的字母表示),表内为相应的打分,最后一行为各机构对每个城市打分(秩)之和。这里,零假设为

H_0:这些评估(对于不同个体)是不相关的或者是随机的

而备选假设为

H_1:这些评估(对于不同个体)是正相关的或者多少一致的

这里完全有理由用 Friedman(1937)方法来检验。Kendall 一开始也是这样做的。后来,Kendall & Smith(1939) 提出了协同系数(coefficient of concordance),用来度量两个变量的关联度(association)。协同系数可以看成为二元变量的 Kendall's τ 在多元情况的推广。

Kendall 协同系数,也称 Kendall's W,定义为

$$W=\frac{12S}{m^2(n^3-n)}$$

这里 S 是个体的总秩与平均秩偏差的平方和。每个评估者(共 m 个)对所有参加排序的个体有一个从 1 到 n 的排列(秩),而每个个体有 m 个打分(秩)。记 R_i 为第 i 个个体的秩和($i=1,\cdots,n$),则

$$S=\sum_{i=1}^{n}\left(R_i-\frac{m(n+1)}{2}\right)^2$$

因为总的秩为 $m(1+\cdots+n)=mn(n+1)/2$,平均秩为 $m(n+1)/2$。

Kendall 协同系数还可以写成

$$W=\sum_{i=1}^{n}\frac{(R_i-m(n+1)/2)^2}{[m^2n(n^2-1)]/12}$$

或 $$W=\frac{12\sum_{i=1}^{n}R_i^2-3m^2n(n+1)^2}{m^2n(n^2-1)}$$

后面那个等价的表达式计算起来较方便。W 的取值范围是从 0 到 1($0\leqslant W\leqslant 1$)。对 W 和 S 都有表可查,当 n 大时,可以利用大样本性质:在零假设下,对固定的 m,当 $n\to\infty$,

$$m(n-1)W=\frac{12S}{mn(n+1)}\to\chi^2_{(n-1)}$$

W 的值大,意味着各个个体在评估中有明显不同,可以认为这样所产生的评估结果是有道理的,否则,意味着评估者对于诸位个体的意见很不一致,则没有理由认为能够产生一个共同的评估结果。

对于前面的例子,计算结果为

$W=0.8530$,$m(n-1)W=30.70909$

在零假设下,利用 $\chi^2(9)$ 近似的 p 值为 0.000332,因此,可以对大于或等于该 p 值的水平拒绝零假设,可以说,这些评估不是随机的。

5.11　Cochran 检验(Cochran test)[2,4,25]　有时,观测值以"是"或"否","同意"或"不同意","+"或"—"等二元响应的数据形式出现。假定有某村村民对四个候选人(A,B,C,D)的赞同与否的调查(数字 1 代表同意,0 代表不同意),这样形成由 0 和 1 组成的 4×20 矩阵(这里不显示),如果增加一列(由 R_i 组成)为行总和,而增加一行(由 L_i 组成)为列总和($k=4,b=20$))全部那些赞同的"1"的总和为 $N=\sum_i N_i=\sum_j L_j=42$。

这里所关心的是这四个候选人在村民眼中有没有区别,即检验 $H_0:\theta_1=\cdots=\theta_k$(例中 $k=4$),对应于备选假设 H_1 为:"不是所有的位置参数都相等。"如果用 Friedman 检验,将会有很多相持(tie)现象,即许多秩相同。这里的 Cochran 检验就解决了这个相持问题。Cochran(1950)把 L_j 看成为固定的。他认为,在零假设下,对每个 j,L_j 个"1"在各个处理中是等可能的。也就是说每个处理有同等的概率得到"1",而且该概率依赖于固定的 L_j 值。L_j 的值随着不同的观察 j 而不同。Cochran 检验统计量定义为

$$Q=\frac{k(k-1)\sum_{i=1}^{k}(N_i-\bar{N})^2}{kN-\sum_{j=1}^{b}L_j^2}=\frac{k(k-1)\sum_{i=1}^{k}N_i^2-(k-1)N^2}{kN-\sum_{j=1}^{b}L_j^2}$$

这里 $\bar{N}=\frac{1}{k}\sum_{i=1}^{k}N_i$。容易验证,添加或删掉 $L_j=0$ 或 $L_j=k$ 的情况,表达式 Q 的取值不变。也就是说,在用 Cochran 统计量 Q 进行检验时,可以删掉 L_j 为 0 或 k 的观测。在这个例子中,如果某些村民对这四个候选人评价全是 0 或全是 1,在用 Cochran 统计量 Q 进行检验时,这些村民的评价结果可以删去。

在零假设下,对固定的 k,$b\to\infty$时,

$$Q\sim\chi^2_{(k-1)}$$

因而区组多时,可用 χ^2 表得到 p 值。

考虑不完全区组设计 $BIBD(k,b,r,t,\lambda)$。假定总体分布为连续的,不存在相持,且区组间互相独立。检验

$H_0:\theta_1=\cdots=\theta_k$

H_1:不是所有的位置参数都相等

和前面的 Friedman 检验一样,在每一个区组中,对处理排序,然后对每个处理把观测值在各区组中的秩加起来。如果记 R_{ij} 为在第 j 个区组中第 i 个处理的秩,按处理相加得到 $R_i=\sum_j R_{ij}$,$i=1,\cdots,k$。Durbin(1951) 检验统计量为

$$D=\frac{12(k-1)}{rk(t^2-1)}\sum_{i=1}^{k}\left\{R_i-\frac{r(t+1)}{2}\right\}^2=\frac{12(k-1)}{rk(t^2-1)}\sum_{i=1}^{k}R_i^2-\frac{3r(k-1)(t+1)}{t-1}$$

显然,在完全区组设计($t=k,r=b$)时,该统计量等同于 Friedman 统计量。对于检验水平 α,如果 D 很大,比如大于或等于 $D_{1-\alpha}$,这里 $D_{1-\alpha}$ 为最小的满足 $P_{H_0}(D\geqslant D_{1-\alpha}=\alpha)$的值,我们可在水平 α 拒绝零假设。零假设下精确分布只对有限的几组 k 和 b 计算过。实践中人们常用大样本近似。在零假设下,对于固定的 k 和 t,当 $r\to\infty$时,$D\sim\chi^2_{(k-1)}$。有相持时

$$D=\frac{(k-1)\sum_{i=1}^{k}\left\{R_i-\frac{r(t+1)}{2}\right\}^2}{A-C}$$

$$A=\sum_{i=1}^{k}\sum_{j=1}^{b}R_{ij}^2;\quad C=\frac{bt(t+1)^2}{4}$$

5.12 列联表对数线性模型(log-linear model for contingency table)[1,25,26]

假定列联表的的三个变量是 X_1,X_2 和 X_3,它们分别有 I,J,K 个水平,列联表的第(i,j,k) 个格子上的频数是 n_{ijk},其中 $i=1,\cdots,I,j=1,\cdots,J,k=1,\cdots,K$。

记 $n_{.jk}=\sum_{i=1}^{I}n_{ijk}$,$n_{..k}=\sum_{j=1}^{J}n_{.jk}$ 等等。

定义期望频数 $m_{ijk}=E(n_{ijk})$;则 $p_{ijk}=m_{ijk}/n_{...}$。采用类似的记号,有

$m_{.jk}=\sum_{i=1}^{I}m_{ijk}$,$m_{..k}=\sum_{j=1}^{J}m_{.jk}$ 等等,以及

$p_{.jk}=\sum_{i=1}^{I}p_{ijk}$,$p_{.k}=\sum_{j=1}^{J}p_{.jk}$ 等等。

定义长度为 IJK 的向量 $\mathbf{n}$,它的第$((i-1)\times I+(j-1)\times J+k)$ 个元素为 n_{ijk}。同样定义向量 $\mathbf{m}$,$\mathbf{p}$,它们的第$((i-1)\times I+(j-1)\times J+k)$ 个元素分别为 m_{ijk},p_{ijk}。

考虑固定样本总量 $n_{...}$ 的完全随机抽样,在总体很大的情况下,这 $n_{...}$ 个观测值之一落入第(i,j,k) 个格子的概率应等于 p_{ijk}。那么 $\mathbf{n}\sim M(n_{...},\mathbf{m}/n_{...})$(其中 $M(N,\pi)$ 表示参数为 N 和 π 的多项分布,N 是样本总量,π 的元素相加之和等于 1),参数 $\mathbf{m}$ 的参数空间 Θ 是

$$\{\mathbf{m}\mid \mathbf{1m}=n_{...},\mathbf{m}\in(\mathbb{R}^{+})^{ijk}\}$$

有了数据,就可对参数 m_{ijk} 进行推断。

考虑假设检验问题:零假设 H_0 是 $m_{ijk}m_{...}=m_{i.k}m_{.j.}$,这等价于 $p_{ijk}=p_{i.k}p_{.j.}$,也就是说 X_j 和(X_i,X_k) 独立。记原假设下,$\mathbf{m}$ 的参数空间为

$$\Theta_0=\{\mathbf{m}\mid \mathbf{1m}=n_{...},\mathbf{m}\in(\mathbb{R}^{+})^{I.J.K},\ m_{ijk}m_{...}=m_{i.k}m_{.j.}\}$$

备择假设 H_1 是 $\mathbf{m}\in\Theta-\Theta_0$。定义 $\mu=\log\mathbf{m}$,在 $\mathbf{m}\in\Theta$ 的情况下,有饱和模型(saturate model)

$$\mu_{ijk}=\lambda+\lambda_i^{(1)}+\lambda_j^{(2)}+\lambda_k^{(3)}+\lambda_{ij}^{(12)}+\lambda_{jk}^{(23)}+\lambda_{ik}^{(13)}+\lambda_{ijk}^{(123)}$$

显然,式(2)中的系数不能唯一确定,也就是说,这些系数不可估计,为了得到具体的数值结果,必须对 λ 作某种约束,有很多约束方法(在软件中,这属于各种选项)。例如,选定下面的约束

$$\begin{cases}\sum_{i=1}^{I}\lambda_i^{(1)}=\sum_{i=1}^{I}\lambda_{ij}^{(12)}=\sum_{i=1}^{I}\lambda_{ik}^{(13)}=\sum_{i=1}^{I}\lambda_{ijk}^{(123)}=0\\ \sum_{j=1}^{J}\lambda_j^{(2)}=\sum_{j=1}^{J}\lambda_{ij}^{(12)}=\sum_{j=1}^{J}\lambda_{jk}^{(23)}=\sum_{j=1}^{J}\lambda_{ijk}^{(123)}=0\\ \sum_{k=1}^{K}\lambda_i^{(3)}=\sum_{k=1}^{K}\lambda_{ik}^{(13)}=\sum_{k=1}^{K}\lambda_{jk}^{(23)}=\sum_{k=1}^{K}\lambda_{ijk}^{(123)}=0\end{cases}$$

就可以计算这些系数。在零假设成立的条件下,式(2)退化成

$$\mu_{ijk}=\lambda+\lambda_i^{(1)}+\lambda_j^{(2)}+\lambda_k^{(3)}+\lambda_{ik}^{(13)}$$

对其系数做适当的约束,可以计算出这些值。

若干分层(hierachial)对数线性模型

类型	编号	记号	相应模型	统计意义
1	(8)	(X_1,X_2,X_3)	$\mu_{ijk}=\lambda+\lambda_i^{(1)}+\lambda_j^{(2)}+\lambda_k^{(3)}$	X_1,X_2,X_3相互独立
2	(7)	(X_3,X_1X_2)	$\mu_{ijk}=\lambda+\lambda_i^{(1)}+\lambda_j^{(2)}+\lambda_k^{(3)}+\lambda_{ij}^{(12)}$	(X_1,X_2),X_3相互独立
	(6)	(X_2,X_1X_3)	$\mu_{ijk}=\lambda+\lambda_i^{(1)}+\lambda_j^{(2)}+\lambda_k^{(3)}+\lambda_{ik}^{(13)}$	(X_1,X_3),X_2相互独立
	(5)	(X_1,X_2X_3)	$\mu_{ijk}=\lambda+\lambda_i^{(1)}+\lambda_j^{(2)}+\lambda_k^{(3)}+\lambda_{jk}^{(23)}$	(X_2,X_3),X_1相互独立
3	(4)	(X_1X_3,X_2X_3)	$\lambda_{ij}^{(12)}=0,\lambda_{ijk}^{(123)}=0$	给定X_3,X_1,X_2相互独立
	(3)	(X_1X_2,X_2X_3)	$\lambda_{ik}^{(13)}=0,\lambda_{ijk}^{(123)}=0$	给定X_2,X_1,X_3相互独立
	(2)	(X_1X_2,X_1X_3)	$\lambda_{jk}^{(23)}=0,\lambda_{ijk}^{(123)}=0$	给定X_1,X_2,X_3相互独立
4	(1)	(X_1X_2,X_2X_3,X_1X_3)	$\lambda_{ijk}^{(123)}=0$	各种优比分类取相同的值

5.13　非参数密度估计(non-parametric density estimation)[21,23,25]　令 $X_1, \cdots, X_n \sim F$,这里 $F(x)=P(X \leqslant x)$ 是在实数范围上的一个分布函数。我们用经验分布函数来估计 F。经验分布函数 $\hat{F}_n$ 为在每个数据点 X_i 都有概率 $1/n$ 的累积分布函数。

$$\hat{F}_n(x)=\frac{1}{n}\sum_{i=1}^{n} I(X_i \leqslant x)$$

$$I(X_i \leqslant x)=\begin{cases}1 & X_i \leqslant x \\ 0 & X_i > x\end{cases}$$

经验分布的性质:对每个 x 的固定值,

$$E(\hat{F}_n(x))=F(x)$$

$$V(\hat{F}_n(x))=\frac{F(x)(1-F(x))}{n}$$

还有 Glivenko-Cantelli 定理:

$$\sup_x |\hat{F}_n(x)-F(x)| \xrightarrow[\text{a.s.}]{} 0$$

及 Dvoretzky-Kiefer-Wolfowitz(DKW) 不等式:对任何 $\varepsilon > 0$,

$$P(\sup_x |F(x)-\hat{F}_n(x)| > \varepsilon) \leqslant 2e^{2n\varepsilon^2}$$

(1) 核估计(kernel estimation) 的原理和直方图类似。核估计也计算某一点周围的点的个数,只是对于近处的点考虑多一些,对于远处的考虑少一些(甚至不考虑)。如果数据为 $x_1, \cdots, x_n$,在任意点 x 处的一种核密度估计为

$$\tilde{f}(x)=\frac{1}{nh}\sum_{i=1}^{n} K\left(\frac{x-x_i}{h}\right)$$

这里 $K(\cdot)$ 称为核函数,它通常满足对称及 $\int_R K(x)dx=1$。核函数是一种权函数。如果核函数取标准正态密度函数 $\phi(\cdot)$,则离点 x 越近的样本点,加的权也越大。上面积分等于 1 的条件是使得 $\tilde{f}(\cdot)$ 是一个积分为 1 的密度。h 称为带宽。一般来说,带宽取得越大,估计的密度函数就越平滑,但偏差可能会较大。如果选的 h 太小,估计的密度曲线和样本拟合得较好,但可能很不光滑。一般选择的原则为使得均方误差最小。有许多方法选择 h,比如交叉验证法,直接插入法,在各个局部取不同的带宽,或者估计出一个光滑的带宽函数 $\hat{h}(x)$ 等等。

(2) 局部多项式估计(local polynomial estimation) 是效果很好的密度估计方法。它对每个点 x 拟合一个局部多项式来估计在该点的密度。

(3)k 近邻估计(k-nearest neighbor estimation) 是无论欧氏距离多少,只要是 x 点最近的 k 个点之一就参与加权。一种具体的 k 近邻密度估计为

$$\tilde{f}(x)=\frac{k-1}{2nd_k(x)}$$

令 $d_1(x) \leqslant d_2(x) \leqslant \cdots \leqslant d_n(x)$ 表示按升幂排列的 x 到所有 n 个样本点的欧氏距离。显然,k 的取值决定了估计密度曲线的光滑程度,k 越大则越光滑。还可与核估计结合起来定义广义 k 近邻估计

$$\tilde{f}(x)=\frac{1}{nd_k(X)}\sum_{i=1}^{n} K\left(\frac{x-x_i}{d_k(x)}\right)$$

假定 $\mathbf{x}$ 为 d 维向量,则多元密度估计为

$$\tilde{f}(\mathbf{x})=\frac{1}{nh^d}\sum_{i=1}^{n} K\left(\frac{\mathbf{x}-\mathbf{x}_i}{h}\right)$$

这里的 h 不一定对所有的元都一样;每一元都可以而且往往有必要选择自己的 h。这里的核函数应满足

$$\int_{R^d} K(\mathbf{x})d\mathbf{x}=1$$

可以选择多元正态或其他多元分布密度函数作为核函数。

5.14 非参数回归(nonparametric regression)[23,25] 有几种非参数回归:

(1)核回归光滑(kernel regression smoothing)的基本思路和描述性的三点(或五点)平均是类似的。只不过作平均时是按照核函数进行加权平均。估计的公式和密度估计有相似之处。一种所谓的 Nadaraya-Watson 形式的核估计为

$$\hat{m}(x)=\frac{\frac{1}{nh}\sum_{i=1}^{n}K\left(\frac{x-x_i}{h}\right)y_i}{\frac{1}{nh}\sum_{i=1}^{n}K\left(\frac{x-x_i}{h}\right)}$$

和密度估计一样,核函数 $K(\cdot)$ 是一个积分为1的函数。这里的正数 $h>0$ 称为带宽,带宽在核估计中起着十分重要的作用,当带宽较大时回归曲线比较光滑,而带宽较小时,则不那么光滑。

上式中,分母就是对密度函数 $f(x)$ 的一个核估计,而分子为对 $\int yf(x)dx$ 的一个估计。和核密度估计一样,选择带宽 h 是很重要的。通常也是用交叉证实法来选择。除了 Nadaraya-Watson 核之外,还有其他形式的核,各有各的优点。

(2)k 近邻光滑(k-nearest smoot-hing)。令 J_x 表示和 x 最近的 k 个点的集合。这时

$$\hat{m}_k(x)=\frac{1}{n}\sum_{i=1}^{n}W_k(x)y_i$$

这里权 $W_k(x)$ 定义为

$$W_k(x)=\begin{cases}\frac{n}{k} & i\in J_x\\ 0 & i\notin J_x\end{cases}$$

(3)局部多项式回归(local polynomial regression)。假定回归函数 $m(\cdot)$ 在 x 的邻域点 z 可由 Taylor 展开近似

$$m(z)\approx\sum_{j=0}^{p}\frac{m^{(j)}(x)}{j!}(z-x)^j\equiv\sum_{j=0}^{p}\beta_j(z-x)^j$$

需要估计出 $m^{(j)}, j=0,\cdots,p$,再加权,这归结到所谓的局部的加权多项式回归,要选择 $\beta_j, j=0,\cdots,p$,使下式最小

$$\sum_{i=1}^{n}\{y_i-\sum_{j=0}^{p}\beta_j(x_i-x)^j\}^2K\left(\frac{x-x_i}{h}\right)$$

记这样的对 β_j 的估计为 $\hat{\beta}_j$。由此得到 $m^{(\nu)}$ 的估计 $\hat{m}_\nu(x)=\nu!\,\hat{\beta}_j$。也就是说在每一点 x 的附近运用估计

$$\hat{m}(z)=\sum_{j=0}^{p}\frac{\hat{m}_j(x)}{j!}(z-x)^j$$

当 $p=1$ 时称为局部线性估计。

(4)LOESS 局部加权多项式回归(local weighted polynomial regression)和 LOWESS 方法相近。在数据集合的每一点用低维多项式拟合数据点的一个子集,并估计该点附近自变量数据点所相应的因变量值。该多项式是用加权最小二乘法来拟合;离该点越远,权重越小。该点的回归函数值就用这个局部多项式来得到。而用于加权最小二乘回归的数据子集是由最近邻方法确定。

(5)光滑样条(smoothing spline)的原理是调和拟合度和光滑程度。选择的近似函数 $f(\cdot)$ 要使下式尽可能地小

$$\sum_{i=1}^{n}[y_i-f(x_i)]^2+\lambda\inf(f''(x))^2dx$$

显然,当 $\lambda(>0)$ 大时,二阶导数要很小,使拟合很光滑,但是第一项的偏差就可能很大。如果 λ 很小,效果正相反。要用交叉验证实法来确定 λ 的取值。

(6)Friedman 超光滑(super smoot-hing)会使得带宽随着 x 变化。对每个点有三个带宽来自动选取,依该点邻域中的点数而定(交叉验证)。

5.15 光滑参数(smoothing parameter)

[7,23] 非参数密度估计和非参数回归中的正数带宽 ($h>0$) 就是一个光滑参数。需要某种选择 h 的方法。考虑一般的线性回归(也称线性光滑器)

$$\hat{m}_n(x)=\frac{1}{n}\sum_{i=1}^{n}W_n(x)y_i$$

如果拟合值向量记为

$$\hat{\mathbf{m}}=(\hat{m}_n(x_1),\cdots,\hat{m}_n(x_n))^T$$

而 $\mathbf{y}=(y_1,\cdots,y_n)^T$,有

$$\mathbf{m}=\mathbf{W}_{\mathbf{y}}$$

$\mathbf{W}$ 为一个 $n\times n$ 的矩阵,其第 i 行为 $W(x_i)^T$;$W_{ij}=W_j(x_i)$第 i 行的元素显示形成估计 $\hat{m}_n(x_i)$时给予每个 y_i 的权重。

定义风险(均方误差)为

$$R(h)=\mathscr{E}\left(\frac{1}{n}\sum_{i=1}^{n}(\hat{m}_n(x_i)-m(x_i))^2\right)$$

理想的情况是选择使 $R(h)$ 最小的 h。但 $R(h)$ 依赖于未知的函数 $m(x)$。人们可能想到使 $R(h)$ 的估计 $\hat{R}(h)$ 最小,利用平均残差平方和,即训练误差

$$\frac{1}{n}\sum_{i=1}^{n}(y_i-\hat{m}_n(x_i))^2$$

来估计 $R(h)$。这样不好,因为数据利用了两次:一次估计函数,一次估计风险。用交叉验证来估计风险则比较客观。

缺一交叉验证(leave-one cross-validation)即测试集只有一个观测值的交叉验证,其得分定义为

$$\mathrm{CV}=\hat{R}(h)=\frac{1}{n}\sum_{i=1}^{n}(y_i-\hat{m}_{(-i)}(x_i))^2$$

这里 $\hat{m}_{(-i)}$ 为未用第 i 个数据点(x_i,y_i)时所得到的估计。即

$$\hat{m}_{(-i)}(x)=\sum_{j=1}^{n}y_jW_{j,(-i)}(x)$$

$$W_{j,(-i)}(x)=\begin{cases}0, & j=i\\ \dfrac{W_{j(x)}}{\sum_{k\neq i}W_k(x)}, & j\neq i\end{cases}$$

换言之,在 x_i 处放的权数为 0,并且重新正则化其他权数,使它们和为 1。由于

$$\begin{aligned}&E(y_i-\hat{m}_{(-i)}(x_i))^2\\&\quad=E(y_i-m(x_i)+m(x_i)\\&\qquad-\hat{m}_{(-i)}(x_i))^2\\&\quad=\sigma^2+E(m(x_i)-\hat{m}_{(-i)}(x_i))^2\\&\quad\approx\sigma^2+E(m(x_i)-\hat{m}_n(x_i))^2\end{aligned}$$

有 $E(\hat{R})\approx R+\sigma^2$ 为预测性风险,因此交叉验证得分是风险的几乎无偏估计。

广义交叉验证(generalized cross-validation,GCV),这里,最小化下式

$$\mathrm{GCV}(h)=\frac{1}{n}\sum_{i=1}^{n}\left(\frac{m_i-\hat{m}_n(x_i)}{1-\nu/n}\right)^2$$

$n^{-1}\sum_{i=1}^{n}W_{ii}=\nu/n,\nu=tr(\mathbf{W})$ 为自由度。

利用近似$(1-x)^{-1}\approx 1+2x$,我们有

$$\mathrm{GCV}(h)\approx\frac{1}{n}\sum_{i=1}^{n}(y_i-\hat{m}_n(x_i))^2+\frac{2\nu\hat{\sigma}^2}{n}$$

这里$\hat{\sigma}^2=n^{-1}\sum_{i=1}^{n}(y_i-\hat{m}_n(x_i))^2$。GCV($h$)有时被称为 C_p 统计量,最初是由 Colin Mallows 作为线性回归变量选择的一个准则提出的。对于某些选择的函数 $\Xi(n,h)$,带宽选择准则可写成

$$B(h)=\Xi(n,h)\times\frac{1}{n}\sum_{i=1}^{n}(y_i-\hat{m}_n(x_i))^2$$

在适当条件下,Hardle 等(1988)证明了以下结果:令 $\hat{h}_0$ 使得损失

$$L(\hat{h})=n^{-1}\sum_{i=1}^{n}(\hat{m}_n(x_i)-m(x_i))^2$$

最小,而且令 h_0 使风险最小化。那么,所有的 $\hat{h}$,$\hat{h}_0$ 及 h_0 都以 $n^{-1/5}$ 的速率趋于0。

5.16 样条回归(spline regression)[12,18] 样条是一个分段定义的多项式函数,在局部有非常简单的形式,同时在总体上非常灵活和光滑,特别在称为节点的各段连接处具有充分平滑度。在内插值问题上,样条内插通常选多项式插值,因为它会产生与高阶多项式内插类似的结果,但又避免因 Runge 现象而出现的区间边缘的不稳定。

最常用的样条是三阶样条,特别是三阶 B 样条。这相当于 C^2 连续的复合 Bézier 曲线,一个二次 Bézier 曲线是给定 β_0,β_1,β_2 的函数 $B(x)$ 的轨迹,这里

$$B(x)=\beta_0(1-x)^2+2\beta_1(1-x)x+\beta_2x^2=\sum_{i=0}^{2}\beta_iB_i(x),x\in[0,1]$$

$B_0(x)=(1-x)^2,B_1(x)=2(1-x)x$,$B_2(x)=x^2$,它们是"基"。更一般的 n 次(m 阶)Bézier 曲线由 $m=n+1$ 项组成:

$$B(x)=\sum_{i=0}^{n}\beta_i\binom{n}{i}(1-x)^{n-i}x^i=\sum_{i=0}^{n}\beta_iB_{i,n}(x)$$

能够表示成递归形式

$$B(x)=(1-x)\left(\sum_{i=0}^{n}\beta_iB_{i,n-1}(x)\right)+x\left(\sum_{i=0}^{n}\beta_iB_{i,n-1}(x)\right)$$

即 n 次 Bézier 曲线是两个 $n-1$ 次 Bézier 曲线的插值。注意多项式 $B_{i,n}(x)=\binom{n}{i}(1-x)^{n-i}x^i$,而且 $\sum_{i=0}^{n}B_{i,n}(x)=1$,称为 n 次 Bernstein 基多项式。

令 $\mathbf{t}=\{t_i\,|\,i\in\mathbb{Z}\}$ 为一列非降实数节点序列($t_0\leqslant t_1\leqslant\cdots\leqslant t_{N+1}$),递归需要而产生的其增广节点集合为

$$t_{-(m-1)}=\cdots=t_0\leqslant\cdots\leqslant t_{N+1}=\cdots=t_{N+m}$$

这些节点重新标为 $i=0,\cdots,N+2m-1$,对这些节点递归地定义称为第 i 个 j 次 B 样条基函数的实质函数 $B_{i,j}$,$j=1,\cdots,n$,(n 为 B 样条基的次数)

$$B_{i,0}(x)=\begin{cases}1, & x\in[t_i,t_i+1]\\0, & x\notin[t_i,t_i+1]\end{cases}$$

$$B_{i,j+1}(x)=a_{i,j+1}(x)B_{i,j}(x)+[1-a_{i+1,j+1}(x)]B_{i+1,j}(x)$$

这里的(定义 0/0 为 0)

$$a_{i,j}(x)=\begin{cases}\dfrac{x-t_i}{t_{i+j}-t_i}, & t_{i+j}\neq t_i\\0, & t_{i+j}=t_i\end{cases}$$

给定任何非负整数 j,所有 j 次 B 样条基函数的集合产生的 $\mathbb{R}$ 上的向量 $V_j(\mathbf{t})$ 称为 j 阶 B 样条,定义为

$$V_j(\mathbf{t})=\mathrm{span}\{B_{i,j}(x)\,|\,i=0,1,\cdots\}$$

任何 $V_j(\mathbf{t})$ 的元素都是 j 阶 B 样条函数。

一个 n 次 B 样条(阶数 $m=n+1$)是 n 次 B 样条基 $B_{i,n}(x)$ 的线性组合,

$$B(x)=\sum_{i=0}^{N+n}\beta_iB_{i,n}(x),x\in[t_0,t_{N+1}]$$

β_i 称为控制点或 de Boor 点。有 N 个内节点的 m 阶 B 样条,有 $K=N+m=N+n+1$ 个控制点,在 $j=0$ 时只有一个。B 样条阶数 m 至少为 2,即 n 至少为 1,内部节点数目 $N\geqslant0$。

图 5.16.1 中(a)为 B 样条基,(b)为用这个样条对一群模拟的点做的拟合。

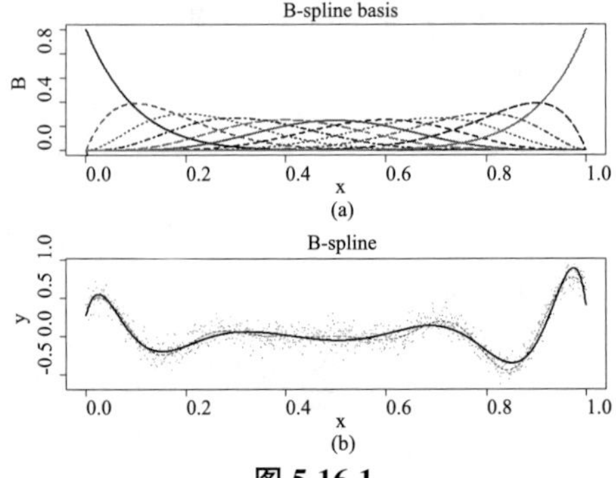

图 5.16.1

5.17 关联性度量(measure of association)[13,14,22] 关联性用来度量变量之间的关系。最常用的关联性度量是 Pearson 相关系数(Pearson correlation)。Pearson 相关系数描述了两个变量之间的线性关系。当变量之间有很强的相互依赖关系,但是又不是线性的时候,Pearson 相关系数不能很好地度量它们之间的依赖关系。可以考虑使用非参数的关联。常见的有 Spearman 秩相关系数(Spearman rank correlation),Kendall 秩相关(Kendall rank correlation)。

设有两个随机变量 (X,Y) 的 n 个观测,记为 $(X_1,Y_1),(X_2,Y_2),\cdots,(X_n,Y_n)$ 将 $(X_1,X_2,\cdots,X_n)$ 从小到大排序,X_i 的序号就称为它的秩,记为 U_i。向量 $(X_1,X_2,\cdots,X_n)$ 的秩是 $U=(U_1,U_2,\cdots,U_n)$。同样,记 $(Y_1,Y_2,\cdots,Y_n)$ 的秩是 $V=(V_1,V_2,\cdots,V_n)$。如果 $(U_i=V_i),i=1,2,\cdots,n$,则说明当 X 变大(小)时,Y 也相应地变大(小),此时 X 与 Y 应当有很强的关联性。定义 $D_i=U_i-V_i$。Spearman 秩相关系数如下定义:

$$R=1-\frac{6\sum_{i=1}^{n}D_i^2}{n(n^2-1)}$$

可以看出,当 $U=V$ 时,$R=1$,此时称两组数据完全正相关,当 U 的顺序和 V 的顺序完全不一致的时候,比如 $U=(1,2,\cdots,n)$,$V=(n,n-1,\cdots,1)$ 时,$R=-1$,此时称两组数据完全负相关。一般情况下 $-1\leqslant R\leqslant 1$。$R=0$ 时,称两组数据不相关。当数据存在打结,即 X 或者 Y 有些值相同时,R 的计算要做一些修正。

仍然考虑二维随机向量 (X,Y) 的 n 个观测。而且假设这 n 个观测的取值对每一个变量都不重复,即 $X_i\neq X_j,Y_i\neq Y_j$。对于任意一对观测 (X_i,Y_i) 和 (X_j,Y_j),其中 $i\neq j$,称它们是一致的,如果 $X_i>X_j$ 和 $Y_i>Y_j$ 同时成立,或者 $X_i<X_j$ 和 $Y_i<Y_j$ 同时成立。换句话说,如果一对观测 (X_i,Y_i) 和 (X_j,Y_j) 是一致的,则 $(X_i-X_j)(Y_i-Y_j)>0$。反之,如果 $(X_i-X_j)(Y_i-Y_j)<0$。反之,如果 $(X_i-X_j)(Y_i-Y_j)<0$,则称这一对观测不一致。Kendall 秩相关系数定义如下:

$$\tau=\frac{\text{一致观测对数}-\text{不一致观测对数}}{0.5n(n-1)}$$

易知,$-1\leqslant\tau\leqslant 1$。

可以通过检验 Spearman 秩相关系数或者 Kendall 秩相关系数是否等于 0,判断两个随机变量是否具有相关性。

Reshef 等(2011)定义了一种新的关联性度量,称为最大信息系数(the maximal information coefficient, MIC)。它甚至可以度量两条曲线之间的关联性。如果两个变量之间有某种关联,则可以通过在二维平面上区域的划分,使得在一个很小的区域内,数据十分集中。基于这一思想,最大信息系数可按如下步骤计算:

(1)给定一个分辨率,考虑该分辨率内,所有可能的二维网格。

(2) 对于任意的正整数对 (x,y),计算数据落入分辨率为 $x\times y$ 的网格的互信息,并得到 $x\times y$ 网格的最大互信息。

(3) 归一化最大互信息。

(4) 得到一个矩阵 $M=(M_{x,y})$,其元素 $M_{x,y}$ 代表分辨率为归一化的 $x\times y$ 网格的最大互信息,$-1\leqslant M_{x,y}\leqslant 1$。

(5) 矩阵 M 的最大元素,就称为最大信息系数。

参考文献

[1] Bishop, Y. M. M., Fienberg, S. E. and Holland, P. W. (1975). Discrete Multivariate Analysis Theory and Practice. MIT Press, Cambridge, MA.

[2] Cochran, W. G. (1950). The comparison of percentages in matched samples. Biometrika, 37, 256—66.

[3] Daniel, W. W. (1978). Applied Nonparametric Statistics, Houghton Mifflin Company, Boston.

[4] Durbin, J. (1951). Incomplete blocks in ranking experiments. Brit. J. Psychol. (Statistical Section), 4, 85—90.

[5] Friedman, M. A. (1937). The use of ranks to avoid the assumptions of normality implicit in the analysis of variance. J. Amer. Statist. Assoc. 32, 675—701.

[6] Hajek, J. and Zbynek, S. (1967). Theory of Rank Tests. Academic Press, New York.

[7] Hardle, W. (1990). Applied Nonparametric Regression. Cambridge University Press, Cambridge.

[8] Hoeffding, W. (1948a) A class of statistics with asymptotically normal distribution, Ann. Math. Statist. 19, 293—325.

[9] Hoeffding, W. (1948b) A non-parametric test for independence, Ann. Math. Statist. 19, 546—557.

[10] Hoeffding, W. Optimum nonparametric tests. Proceedings of the Second Berkeley Symposium on mathematical Statistics and Probability. 83—92, University of California Press, Berkeley. 1951.

[11] Jonckheere, A. R. (1954). A distribution free k-sample test against ordered alternatives. Biometrika, 41, 133—45.

[12] Judd, Kenneth L. (1998). Numerical Methods in Economics. MIT Press.

[13] Kendall, M. G. (1938). A new measure of rank correlation. Biometrika, 30, 81—93.

[14] Kendall, M. G. (1962). Rank Correlation Methods (3rd edn), Griffin, London.

[15] Kendall, M. G. and Smith, B. B. (1939). The problem of m rankings. Ann. Math. Statist. 23, 525—40.

[16] Kruskal, W. H. and Wallis, W. A. (1952). Use of ranks in one-criterion variance analysis. J. Amer. Statist. Assoc., {bf 47,}

[17] Lehmann, E. L. Nonparametrics: Statistical Methods Based on Ranks. Holden-Day, San Francisco. 1975.

[18] Ma, S., Racine, J. S. (2013), Additive regression splines with irrelevant categorical and continuous regressors, Statistica Sinica 23, 515—541.

[19] Mann, H. B. and Whitney, D. R. (1947). On a test of whether one of two random variables is stochastically larger than the other. Ann. Math. Statist., {bf 18,} 50—60.

[20] Pitman, E. J. G. Mimeographed lecture notes on nonparametric statistics, Columbia University. 1948.

[21] Silverman, B. W. (1998), Density Estimation for Statistics and Data Analysis. London: Chapman & Hall/CRC.

[22] Terpstra, T. J. (1952). The asymptotic normality and consistency of Kendall's test against trend, when ties are present in one ranking. Indag. Math. 14, 327—33.

[23] Wasserman, L. (2006), All of Nonparametric Statistics, Springer.

[24] Wilcoxon, F., Individual comparisons by

ranking methods. Biometrics, 1, 80 — 3. 1945.

[25] 吴喜之,赵博娟,非参数统计.4 版.中国统计出版社.2013.

[26] 张尧庭.定性资料的统计分析.广西师范大学出版社.1991.

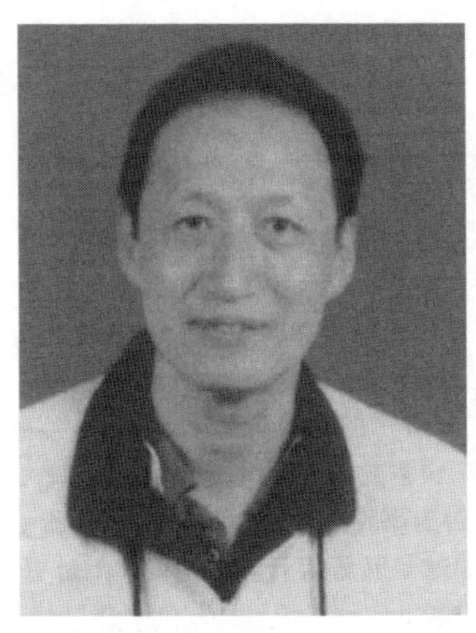

吴喜之,中国人民大学教授,南开大学数学学院兼职教授。曾任教于南开大学、美国加利福尼亚大学、北卡罗来纳大学。1969 年毕业于北京大学数学力学系,1987 年于 University of North Carolina at Chapel Hill 获统计学博士学位。发表论文数十篇,专著、教材和翻译专著 20 余本。主要研究方向为序贯检验、最优停时、统计诊断、有错检验模型、模型选择、分类数据研究、纵向数据的分析、成分数据分析、稳健统计、偏最小二乘回归、路径模型、贝叶斯统计、数据挖掘和机器学习。

第6章　生存分析

姜晶梅　韩伟　王钰嫣

6.1　生存分析(survival analysis)[21]

生存分析是近三十年迅速发展并蓬勃起来的,它可以广义地认为是对生存时间(survival time)进行统计分析的一类技术,主要研究随机删失数据(censored data)。由于生存时间不服从正态分布,不能用通常的统计分析方法处理,所以生存分析成为统计学的一个独立分支。生存分析在医学科学研究中具有广泛而重要的应用价值,它对人群寿命、慢性病的追踪、临床疗效和动物试验等研究中随访资料的处理起着举足轻重的作用。生存时间亦称失效时间,用符号 T 表示,定义为两个有严格定义且有联系的起始事件与终点事件(endpoint event)之间所经历的时间间隔,这个时间可以是某种疾病的发生、肿瘤的复发等。生存时间是生存分析中的主要研究结局变量,为非负数据,且呈非对称分布。

绝大多数生存分析要考虑和处理所谓的"删失"问题。在观察截止之前,如果某感兴趣的终点事件发生了,其每个个体确切的生存时间是知道的,称此类数据为完全数据。但在实践中,生存时间是很难完全观察到的,如在肝癌术后随访期间失去联系、无法观察到结局(或死于其他原因)、研究截止时仍然存活等,在此类情况下所获得的数据称为删失数据。

删失分为右删失、左删失和区间删失。由于医学研究及临床试验中发生右删失情况最为常见,在此仅介绍此种类型,其数理表达形式为:设生存时间 T_1, $T_2,\cdots,T_n$ 是非负独立同分布的随机变量,其分布函数为 F,且 $G_1,G_2,\cdots,G_n$ 是非负独立同分布表示删失时间的随机变量,分布函数为 G。在随机右删失模型中,我们不能完全观察到 T_i,而仅能观察到

$$X_i=\min(T_i,G_i),\delta_i=I[T_i\leqslant G_i],\quad i=1,2,\cdots,n$$

其中 $I[\cdot]$ 表示某事件是否发生的示性函数,显然 δ 包含了删失信息。在右删失情况下,研究对象的真正生存时间大于观察时间。

生存分析目前已形成了一套较为完善的理论体系,其主要内容包括对生存过程的描述、生存过程的比较以及分析影响生存时间的因素等。相应的统计分析方法可分为非参数法、半参数法和参数法三大类。

(1)非参数法:特点是不论资料的分布形式,只根据样本提供的顺序统计量对生存率进行估计,常用的方法有乘积极限法和寿命表法。

(2)参数法:特点是假定生存时间服从某特定的分布,根据已知分布的特点对影响生存时间的因素进行分析,常用方法有指数回归分析法、Weibull 回归分析法、对数正态回归分析法和 logistic 回归分析法等。

(3)半参数法:半参数法兼有非参数法和参数法的特点,主要用于分析影响生存时间和生存率的因素,典型方法为 Cox 比例风险模型。

6.2　区间删失(interval-censored)[5]

在实际研究中未能完全观测而得到的生存时间称为删失数据,本章首节已介绍了右删失的定义,本节重点介绍区间删失的概念。生存时间 T 已知在区间 $(L,R]$ 内,但确切大小未知的情况称为区间删失,如高血压随访研究中某随访对象于 4 月检查血压正常,但 10 月检查出现高血压,此时其随访生存时间 $t \in (4,10]$ 为区间删失数据。生存分析中,一个重要假设是终点事件的发生和删失区间相互独立,可以表达为

$$P(T \leqslant t \mid L = l, R = r, L < T \leqslant R)$$
$$= P(T \leqslant t \mid l < T \leqslant r)$$

换言之,区间 $(L,R]$ 除了范围外不再为生存时间提供其他信息,单独的 L 或 R 独立于 T。

区间删失也包括左删失(left-censored data)和右删失(right-censored data)作为其特例。在上述定义基础上,当 $L=0$ 时表示左删失,指终点事件发生在某确定时刻及其之前,如某随访对象首次检查即为高血压,生存时间 $t \in (0,R]$,此时的 R 为第一次检查时刻;当 $R=\infty$ 时表示右删失,指终点事件发生在某确定时刻之后,如某随访对象直到随访结束均未检出高血压,生存时间 $t \in (L,\infty]$,此时的 L 为随访最后一次检查时刻。显然右删失数据在生存分析中最为常见,本章所介绍的分析方法和模型大多基于此。由于右删失是区间删失的特殊情形,某些方法通用的同时也存在一些重要差别。

在对区间删失数据的生存函数进行估计时,假设研究中有 n 个独立随访对象,区间删失数据可以表达为 $\{I_i\}_{i=1}^{n}$,其中 $I_i = (L_i, R_i]$ 是包含第 i 个被观测者生存时间 T_i 的区间,对应的部分似然函数可表达为

$$L = \prod_{i=1}^{n} [S(L_i) - S(R_i)]$$

生存函数的非参数最大似然估计也就是对 L 最大化的过程,估计所得值记为 $\hat{S}$,唯一由观测区间 $[t_{i-1}, t_i)$ 决定,且为右连续的分段函数,当 $t_{i-1} \leqslant t < t_i$ 时,$\hat{S}(t) = \hat{S}(t_{i-1})$。似然函数最大化方法有多种,包括一致性算法、迭代凸函数算法(iterative convex minorant,ICM)以及 EM-ICM 算法等。

对于区间删失数据不同组间生存函数的比较,一类方法是基于右删失数据推广而得,如加权时序检验、加权 KM 检验和加权 Kolmogorov 检验等,另一类加权填补法将观测区间内的时间填补为右删失的形式,再应用到右删失数据方法中。区间删失和右删失数据均可建立比例风险模型,但在回归系数求解时,区间删失需求解基准风险函数,而右删失数据则不需要。同时大多数适用于右删失的模型均可广义化后用于区间删失数据,如比例优势模型、加速失效时间模型和相加风险模型等。值得注意的是适用于右删失的计数过程类方法不再适用于区间删失数据。

6.3 生存函数(survival function)[11]

在生存分析中,常用的随机变量一般均能表示为生存时间的函数,它们从不同角度描述其分布规律,在生存过程的描述以及对总体生存模式的推断过程中起重要作用。

设 T 为非负连续变量,其分布的形式完全由概率密度函数 $f(t)$ 决定,其定义式为

$$f(t)=\lim_{\Delta t\to 0}\frac{P\{\text{个体在}(t,t+\Delta t)\text{内发生终点事件}\}}{\Delta t}$$

表示在某时刻 t 上终点事件发生的瞬时速率。$f(t)$ 的累积形式称为分布函数或累积概率函数,常记为 $F(t)=\int_0^t f(x)dx$。$1-F(t)$ 称为生存函数,又称累积生存概率或生存率,用 $S(t)$ 表示。$S(t)$ 是对生存状态最直接的描述,代表个体生存时间 T 大于等于某个特定 t 的可能性大小,其数学定义为

$$S(t)=P(T\geqslant t)=\int_t^{\infty}f(x)dx$$

实际计算时,$S(t)$ 一般按下式进行估计

$$\hat{S}(t)=\frac{\text{生存时间}\geqslant t\text{ 的个体数}}{\text{随访个体总数}}$$

生存函数 $S(t)$ 对应的图形称为生存曲线(survival curve),利用生存曲线可以直观地对两组或多组生存分布进行比较,也可以方便地求得中位数生存时间(median follow-up time)及其百分位数,如图 6.3.1 所示。

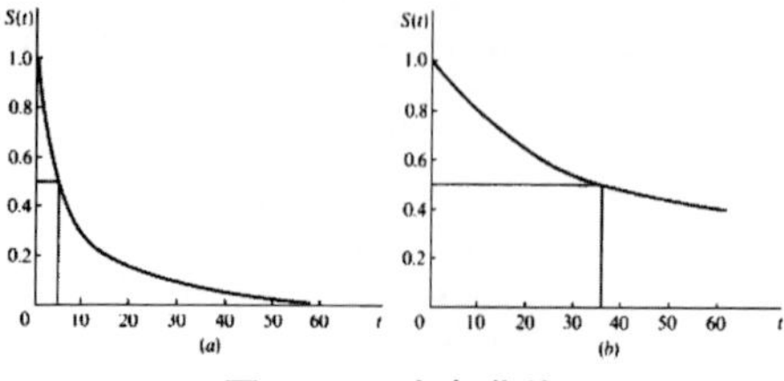

图 6.3.1 生存曲线

$S(t)$ 具备两个重要性质:(1)单调不增;(2) $S(0)=1$,且理论上当 $t=\infty$ 时,$S(\infty)=0$。

与生存函数更加关注生存时长不同,风险函数(hazard function) $h(t)$ 更加关注终点事件的发生,即生存过程中存在的风险,其数学定义如下

$$h(t)=\lim_{\Delta t\to 0}\frac{P(t\leqslant T<t+\Delta t\mid T\geqslant t)}{\Delta t}$$

表示在个体生存时间达到某时刻 t 的前提下,单位时间内终点事件发生的瞬时潜在风险大小,$h(t)$ 的取值范围是 $[0,\infty)$,其反映的是速率变化的快慢而非概率值。正是对 $S(t)$ 变化的独特敏感性使得 $h(t)$ 成为生存分析中描述终点事件更为理想的指标。实际计算时,$h(t)$ 一般按下式进行估计

$$\hat{h}(t)=\frac{\text{在}(t,t+\Delta t)\text{内发生终点事件的个体数}}{\text{在 }t\text{ 时刻尚存活的个体数}\times\Delta t}$$

上述所给函数在数学上是等价的,即如果知道概率密度函数、分布函数和风险函数三者中的任意一个函数,就能得到其他两个函数的表达式。如根据定义容易得到 $f(t)=-S'(t)$,可推导 $S(t)$ 和 $h(t)$ 相互表达为

$$h(t)=-\frac{d}{dt}\ln S(t)$$

$$\Leftrightarrow S(t)=\exp\left\{-\int_0^t h(x)dt\right\}$$

当 T 为离散随机变量时,上述生存时间的函数可以近似为连续情形进行定义,只是将积分形式转变成近似概率的求和形式即可。

6.4　乘积极限法(product-limit method)

[13]　在随访研究中，当样本量较大时，可将生存时间的观察值范围划分成若干小区间，采用寿命表法(life table method)计算生存函数。但小区间的划分方法不同，寿命表法计算结果也会不同。乘积极限法是 1958 年 Kaplan 与 Meier 提出的针对随机删失数据估计生存函数的非参数方法，又称为 Kaplan-Meier 法(Kaplan-Meier(KM) method)，可用于右删失数据的处理。估计值的计算公式为

$$\hat{S}_{KM}(t)=\prod_{X_i\leqslant t}\left(1-\frac{1}{n_i}\right)^{\delta_i}$$
$$=\prod_{X_i\leqslant t}\left(1-\frac{1}{n-i+1}\right)^{\delta_i}$$

其中 n_i 为依序观察生存时间 $X_1\leqslant X_2\leqslant\cdots\leqslant X_n$ 的生存观察值个数，i 为所有满足非删失观察 $X_i\leqslant t$ 的正整数，δ_i 为是否删失的示性函数。

例 6.4.1　对 5 名食管癌患者切除术后进行定期随访调查，其生存时间(月)如下所示

0　18.1　25.3　37.5+　44.3　56.7+　t

其中“×”表示非删失，“o”表示删失。计算 $S(t)$

$$\hat{S}(0)=1$$

$$\hat{S}(18.1)=\hat{S}(0)\times\frac{4}{5}=0.8$$

$$\hat{S}(25.3)=\hat{S}(18.1)\times\frac{3}{4}=0.6$$

$$\hat{S}(44.3)=\hat{S}(25.3)\times\frac{1}{2}=0.3$$

以 t 为横轴，$S(t)$ 为纵轴，生存曲线如图 6.4.10 生存曲线呈阶梯状，每一个阶梯拐点代表个体终点事件发生的时间点，

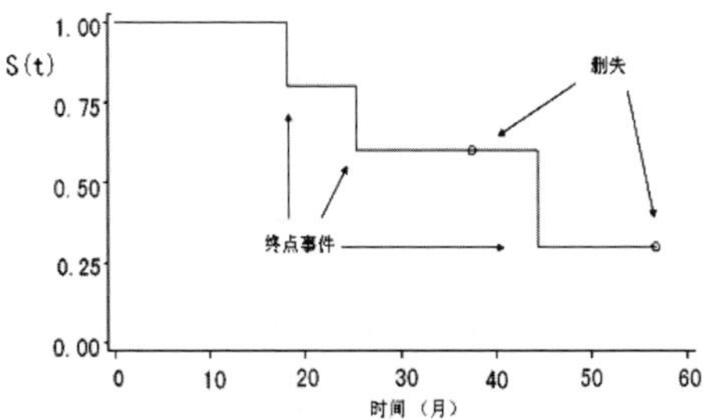

图 6.4.1　例 6.4.1 对应的生存曲线

图中的三个阶梯依次表示三位患者的死亡事件，阶梯对应的横坐标为死亡发生的时间点。在删失时间点无阶梯，以“o”依次表示两位患者删失，其对应的横坐标为删失发生的时间点。

KM 曲线 95% 置信区间(confidence intervals)的上下限计算公式为

$$\hat{S}_{KM}(t)\pm 1.96\sqrt{V\hat{a}r[\hat{S}_{KM}(t)]}$$

$\hat{S}_{KM}(t)$ 的方差常采用 Greenwood 法估计

$$V\hat{a}r[\hat{S}_{KM}(t)]$$
$$=\hat{S}_{KM}^2(t)\sum_{T_i\leqslant t}\left[\frac{m_i}{n_i(n_i-m_i)}\right]$$

其中 n_i 为在 t 时刻前仍在危险集(risk set)中的个体数，m_i 为 t 时刻发生终点事件的个体数。于此同时根据 $S_{KM}(M)=0.5$ 可求得中位生存时间，其对应 95% 可信限的估计方程满足

$$\hat{S}_{KM}(t)\pm\sqrt{3.84\,V\hat{a}r[\hat{S}_{KM}(t)]}+0.5$$

乘积极限法与寿命表法实质上相同，两者都是一系列条件概率的乘积，差别在于寿命表法是在小区间上估计条件概率，而乘积极限法则将观察到的时间点视为小区间的极限，在观察点上估计条件概率。乘积极限法视为寿命表法的推广。

6.5 时序检验(log-rank test)[1] 随着生存时间从 0 开始到观察截止,任意生存过程对应的生存函数都可以用单调递减的生存曲线表达。所以,两个或多个生存过程的比较可以转化为两条或多条生存曲线是否“统计等价”的问题。时序检验由 Mantel 等人于 1966 年提出,是最常用于比较两条 KM 生存曲线的方法,其本质是基于大样本的 χ^2 检验。

检验的原假设 H_0 为:两条生存曲线在整体上无统计学差异。其检验统计量的计算步骤为:

首先算出每组生存曲线在终点事件发生时间点上的期望事件发生数,分别表示为

$$e_{1j}=(\frac{n_{1j}}{n_{1j}+n_{2j}})\times(m_{1j}+m_{2j})$$

$$e_{2j}=(\frac{n_{2j}}{n_{1j}+n_{2j}})\times(m_{1j}+m_{2j})$$

其中,m_{kj} 表示第 k ($k=1,2$) 组第 j 时刻发生终点事件的个体数,n_{kj} 表示对应危险集中的个体数。

第二步对所有时点实际事件发生数与期望事件发生数之差求和

$$O_k-E_k=\sum(m_{kj}-e_{kj}),\ k=1,2$$

同时求其估计方差,表达式为

$$\hat{Var}(O_k-E_k)=\sum\frac{n_{1j}n_{2j}(m_{1j}+m_{2j})(n_{1j}+n_{2j}-m_{1j}-m_{2j})}{(n_{1j}+n_{2j})^2(n_{1j}+n_{2j}-1)}$$

对第二组而言,log-rank 检验统计量为

$$\text{Log-rank}=\frac{(O_2-E_2)^2}{\hat{Var}(O_2-E_2)}$$

满足自由度为 1 的 χ^2 分布。此外,以下公式也可以用于时序检验统计量的近似估计

$$\chi^2=\sum\frac{(O_k-E_k)^2}{E_k}$$

时序检验也可以用于三条或多条生存曲线的比较,此时的原假设 H_0 为:多条生存曲线间无统计学差异。其检验统计量的计算方法类似但更为复杂,且满足自由度为比较组数减 1 的 χ^2 分布。多种统计软件可以直接输出计算结果。

此外,适用于不同资料的特点,若在时序检验统计量的分子和分母中引入权重,则不同权重便对应于不同统计检验方法,如 Wilcoxon 检验(Wilcoxon test)、Peto 检验(Peto test)和 Tarone-Ware 检验(Tarone-Ware test)等,检验统计量的一般形式为

$$\frac{(\sum w(t_j)(m_{ij}-e_{ij}))^2}{Var(\sum w(t_j)(m_{ij}-e_{ij}))}$$

各方法的权重如表 6.5.1 所示

表 6.5.1 检验统计量和各方法的权重

检验统计量	权重 $w(t_j)$
时序检验	1
Wilcoxon 检验	n_j
Tarone-Ware 检验	$\sqrt{n_j}$
Peto 检验	$S(t_j)$
Flemington-Harrington 检验	$S(t_{j-1})^p[1-S(t_{j-1})]^q$

6.6　生存数据趋势检验(trend test for survival data)[10]　当数据呈现有序特征时,对某特定属性划分的组别间进行趋势检验是必要的,如生存时间正比于治疗药物的剂量、疾病进展阶段或个体年龄组别等。此种情况下若使用一般时序检验对这些组别进行差异比较时,其结果可能为并非所有组间差异均有统计学意义,而死亡风险在组间却是递增或递减的。在进行对组间按照一定方式排列的三组或多组生存数据比较时,最常用的方法是加权改进的时序检验。

例 6.6.1　某临床研究对咽喉癌患者术后进行随访,从第一次治疗到患者死亡或研究终止。根据癌症分期将患者分为四组,探索预后生存与癌症分期是否有关。(数据来自本节参考文献)

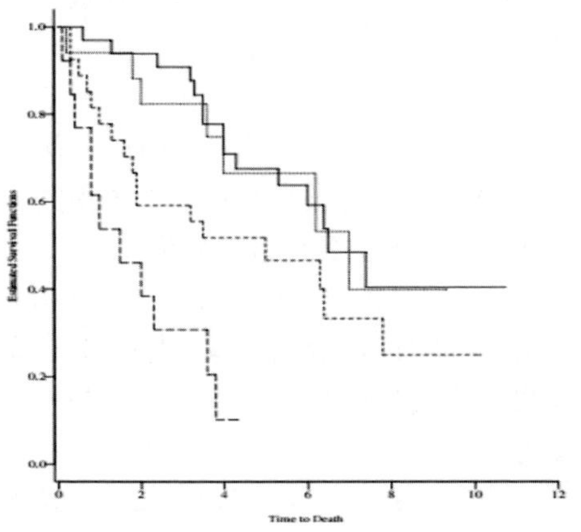

图 6.6.1　例 6.6.1 癌症分期四组的生存曲线

假设共有 g 组进行趋势检验,原假设 H_0 为:各组间的生存数据在死亡风险上无趋势;备择假设 H_1 为:各组间的生存数据在死亡风险上单调增或单调减。首先需要计算统计量

$$U_T = \sum_{k=1}^{g} w_k(o_k - e_k),\ k = 1,2,\cdots,g$$

其中,w_k 代表第 k 组的权重,o_k 和 e_k 分别代表每组涵盖所有时间点 r_k 上事件发生总的观察数和期望数,可以表达为

$$o_k = \sum_{j=1}^{r_k} o_{kj},\ e_k = \sum_{j=1}^{r_k} e_{kj}$$

当默认组别间为线性趋势时,权重 w_k 在组间的差异大小也是相同的,如在三组时可以取值为(1,2,3),除此以外也可以取值为更方便计算的(−1,0,1)。同时统计量 U_T 的方差计算的表达式为

$$V_T = \sum_{k=1}^{g} (w_k - \bar{w})^2 e_k$$

其中,$\bar{w}$ 代表权重值为 w_k 的加权事件发生期望数的平均值,可以表达为

$$\bar{w} = \frac{\sum_{k=1}^{g} w_k e_k}{\sum_{k=1}^{g} e_k}$$

最终得到趋势检验的统计量为

$$W_T = \frac{U_T^2}{V_T}$$

在 H_0 成立时,W_T 服从自由度为 1 的 χ^2 分布,根据 χ^2 数值分布表可查得检验对应的 P 值。

另一种趋势检验是在比例风险模型成立时检验某变量是否为线性项(linear term)。此时趋势检验转化为检验模型中该变量系数是否有统计学意义,检验的原假设 H_0 为:建立的比例风险回归模型中,该变量系数为 0。如果有充足的证据拒绝原假设,可解释为生存数据在该变量上存在线性趋势,趋势的方向和大小由系数的符号和绝对值决定。

6.7　指数回归(exponential regression)

[14]　指数分布(exponential distribution)是生存分析中最基本的分布，具有无记忆性的特点。

设生存时间 T 的概率密度函数为

$$f(t)=\begin{cases}\lambda e^{-\lambda t}, & t\geqslant 0,\lambda>0\\ 0, & t<0\end{cases}$$

则称 T 服从尺度参数为 λ 的指数分布，其对应的生存函数 $S(t)$ 和风险函数 $h(t)$ 分别为

$$S(t)=\int_t^{\infty}f(x)dx=e^{-\lambda t},\quad t\geqslant 0$$

$$h(t)=f(t)/S(t)=\lambda,\quad t\geqslant 0$$

以上表达式可以看出，参数 λ 的值反映平均生存时间的长短，值越大平均生存时间越短，反之越长。同时也表明在指数分布下，任何时刻风险函数的值恒为常数 λ，与生存时间 t 无关。

设 $X_1,X_2,\cdots,X_p$ 为协变量，如果生存时间 T 服从指数分布，则指数回归模型表示为

$$\log T_i=\beta_0+\beta_1X_{1i}+\cdots+\beta_pX_{pi}+\varepsilon_i$$

其中，β_0 为常数项，$\beta_j(j=1,2,\cdots,p)$ 为回归系数，ε_i 是独立且服从密度函数为 $f(\varepsilon)=\exp\{\varepsilon-\exp(\varepsilon)\}$ 的双指数分布随机项。相应地，t 时刻的风险函数即参数 λ 可表达为

$$h(t,\lambda_i)=\lambda_i=\exp\{\beta_0+\sum_{j=1}^{p}\beta_jX_{ji}\}$$

此时对应的生存函数为

$$S(t,\lambda_i)=\exp\{-\lambda_i t\}$$

在指数回归模型中，假设协变量和对数风险之间的关系为线性关系，设 $h_i(t,\lambda_i)$ 和 $h_l(t,\lambda_l)$ 为任意两个观察对象 i 和 l 的风险值，则风险比(hazard ratio，HR)表达为

$$HR=\frac{h_i(t,\lambda_i)}{h_l(t,\lambda_l)}=\frac{\lambda_i}{\lambda_l}$$

$$=\exp\{-\sum_{j=1}^{p}\beta_j(X_{ji}-X_{jl})\}$$

由于此时风险比 HR 与时间无关，故指数回归模型是比例风险模型的一个特例。

指数回归中的参数估计采用极大似然法(maximum likelihood(ML) method)，通常的求解为 Newton-Raphson 迭代法(Newton-Raphson iterative method)。对模型及参数的假设检验方法有似然比检验(likelihood ratio(LR) test)、Wald 检验(Wald test)或得分检验(score test)，其中似然比检验最为普遍，原假设为 $H_0:\beta_0=\beta_1=\cdots=\beta_p=0$，在 H_0 成立时有 $\chi^2_{LR}\sim\chi^2(\nu)$，自由度 $\nu=p-1$。

建立指数回归模型需满足的前提条件是生存时间 T 服从指数分布，最简单适用的方法是图形判断法。由于指数分布下的生存函数经对数转换为

$$\ln S(t,\lambda)=-\lambda t$$

此时以 $\ln S(t,\lambda)$ 为因变量，时间 t 为自变量可以形成截距为 0、斜率为 $-\lambda$ 的一元线性回归方程。实践中，一般用 KM 法估计生存函数 $S(t)$，再以 $\ln S(t)$ 为纵坐标，时间 t 为横坐标绘制散点图，若散点图近似呈现为过原点的直线，可初步判断该资料近似服从指数分布。

6.8 Weibull 回归(Weibull regression)

[20] Weibull 分布(Weibull distribution)是生存分析中最常见的分布,由瑞典数学家 Waloddi Weibull 于 1939 年首次提出。它允许风险按一定规律随时间单调变化,Weibull 分布比指数分布包含的范围更广。

若生存时间 T 满足的概率密度函数为

$$f(t)=\lambda\gamma t^{\gamma-1}\exp\{-\lambda t^{\gamma}\},\quad t\geqslant 0,\lambda>0,\gamma>0$$

则称 T 服从 Weibull 分布。

Weibull 分布包含两个参数 λ 和 γ,其中 λ 是尺度参数,其含义与指数分布类似;γ 称为形状参数,决定函数的形态。此时 T 对应 $S(t)$ 和 $h(t)$ 分别为

$$S(t)=\exp\ \{-\lambda t^{\gamma}\}$$

$$h(t)=f(t)/S(t)=\lambda\gamma t^{\gamma-1}$$

上述两式分别显示了参数 γ 对 $S(t)$ 和 $h(t)$ 的影响,以风险函数为例:当 $\gamma>1$ 时,风险函数值随时间增大而增加;当 $\gamma<1$ 时,风险函数值随时间增大而减小;当 $\gamma=1$ 时,Weibull 分布退化为指数分布。

设 $X_1,X_2,\cdots,X_p$ 为协变量,如果生存时间 T 服从 Weibull 分布,则 Weibull 回归模型为

$$\log T_i=\beta_0+\beta_1X_{1i}+\cdots+\beta_pX_{pi}+\varepsilon_i$$

其中,β_0 为截距项,$\beta_j(j=1,2,\cdots,p)$ 为回归系数,ε_i 为模型随机项,组间相互独立且服从双指数分布,密度函数为 $f(\varepsilon)=\exp\{\varepsilon-\exp(\varepsilon)\}$,分布函数为 $F(\varepsilon)=\exp\{-\exp(\varepsilon)\}$。此时相应 t 时刻的风险函数和生存函数分别为

$$h(t,\lambda_i,\gamma)=\lambda_i\gamma t^{\gamma-1}$$

$$S(t,\lambda_i,\gamma)=\exp\{-\lambda_i t^{\gamma}\}$$

设 $h_i(t,\lambda_i,\gamma)$ 和 $h_l(t,\lambda_l,\gamma)$ 为任意两个观察对象 i 和 l 的风险值,则风险比为

$$HR=\frac{h_i(t,\lambda_i,\gamma)}{h_l(t,\lambda_l,\gamma)}=\exp\{-\sum_{j=1}^{p}\beta_j(X_{ji}-X_{jl})\}$$

此时风险比 HR 与时间无关,故 Weibull 回归模型是比例风险模型的一个特例。

模型参数的估计常用极大似然法,通常用 Newton-Raphson 迭代法求解,此外也可用近似估计法进行求解。将生存函数经两次对数变换可以得到

$$\ln[-\ln S(t)]=\ln\lambda+\gamma\ln t$$

以 $\ln[-\ln S(t)]$ 为因变量,$\ln t$ 为自变量,用最小二乘法估计线性方程的截距 $\ln\lambda$ 以及斜率 γ,从而可以得到参数 γ 和 λ 的估计值。对参数及模型的假设检验同样采用似然比检验,Wald 检验或得分检验。

与指数分布相类似,在拟合 Weibull 模型之前,要对生存时间 T 是否符合 Weibull 分布进行检验,最简单适用的方法是图形判断法。以 $\ln[-\ln S(t)]$ 为纵坐标,时间的对数 $\ln t$ 为横坐标,绘制散点图。一般用 Kaplan-Meier 法估计的生存率代替 $S(t)$,根据变换的直线回归方程 $\ln[-\ln S(t)]=\ln\lambda+\gamma\ln t$,若散点图近似呈直线趋势,则初步判断该资料近似服从 Weibull 分布。

6.9 比例风险模型(proportional hazard model)[6] 随访资料中经常存在删失数据,这限制了参数模型在实践中的应用。英国统计学家 D.R.Cox 于 1972 年提出了 Cox 比例风险模型(Cox proportional hazards model),在分析因素对于生存过程的影响时,对生存时间的分布形式没有具体要求。鉴于此,该模型在医学研究领域有非常广泛的应用。

Cox 回归模型可直接建立终点事件的发生风险即风险函数 $h(t \mid X)$ 与多个影响因素之间的函数关系,定义为

$$h(t \mid X)=h_0(t)g(X)$$

协变量函数 $g(X)=\exp\{\beta_1 X_1+\cdots+\beta_p X_p\}$,显然和时间无关。当所有影响因素均为零时,研究对象终点事件的发生风险称为基础风险函数(baseline hazard function),用 $h_0(t)$ 表示。风险函数 $h(t \mid X)$ 的值可以随时间的变化而变化,但其与 $h_0(t)$ 的比值恒定为常数 $\exp\{\beta^T X\}$。向量 $X=(X_1,\cdots,X_p)$ 表示可能影响生存的变量,取值不随时间变化,也称协变量;向量 $\beta=(\beta_1,\cdots,\beta_p)$ 是回归系数,β_j 的统计学意义是:控制其他变量保持不变,变量 X_j 每变化一个单位所引起的风险比的自然对数值的改变。

建立 Cox 比例风险模型需满足的假设为:在各影响因素之间不存在交互作用的前提下,任何时刻 t 的风险比值均为常数,即保持等比例风险(proportional hazard,PH),简称为 PH 假设。假设对于任意两组个体,其影响因素分别为 X_1 和 X_2,则两组个体风险函数之比称为风险比,可以表达为

$$\frac{h(t \mid X_1)}{h(t \mid X_2)}=\frac{h_0(t)g(X_1)}{h_0(t)g(X_2)}=\exp\{\beta^T(X_1-X_2)\}$$

风险比与相对危险度的含义近似,表示某一组个体终点事件发生的瞬时风险对另一组个体终点事件发生的瞬时风险的倍数。

比例风险 PH 假设的常用检验方法有两种:(1)作图法:可绘制数据的 KM 生存曲线,如果曲线相交说明 PH 假设不成立,否则可初步判断等比例风险成立,或利用 Schoenfeld 残差(Schoenfeld residuals)图和 Martingale 残差图法,如果残差与时间 t 无关,则提示可能符合等比例风险假设;(2)分析法:可通过在模型中增加某协变量与时间的交互作用项,如果交互作用项有统计学意义,则表明该协变量在不同时间的作用不同,即不满足等比例风险假设。

模型中对回归系数 $\beta=(\beta_1,\cdots,\beta_p)$ 的估计是通过建立部分似然函数,采用极大似然估计方法完成的。对回归模型的拟合优度假设检验通常采用似然比检验、Wald 检验或得分检验,这些检验统计量均服从 χ^2 分布,自由度等于模型中待检验协变量的个数。在多因素分析时,Wald 检验常用于模型中变量的剔除;得分检验常用于模型外新变量的入选,而似然比检验既可以用于变量的入选也可以用于变量的剔除,是最常用的变量筛选方法。

6.10　部分似然估计(partial likelihood estimate)[4,9]　在 Cox 比例风险模型中，对回归系数(regression coefficient)的估计是建立在部分似然函数基础上的，“部分”是由于函数只考虑了发生终点事件的个体协变量信息。

构造部分似然函数的思想是：将 n 个观察者的生存时间按照从小到大的顺序排列 $t_1 \leqslant t_2 \leqslant \cdots \leqslant t_i \leqslant \cdots \leqslant t_n$，且用 R_i 表示生存时间 $T \geqslant t_i$ 并且具有死亡风险的所有患者的集合，被称为 t_i 时刻的危险集。对每一个死亡时间点 t_i，R_i 中的每个个体经历这一时间点时均有死亡风险。那么在 t_i 时刻尚存活的个体编号为 $i, i+1, i+2, \cdots, n$，其中编号为 i 的个体在该时刻死亡的条件概率为

$$L_i = \frac{h_0(t_i)\exp\{\beta_1 X_{i1} + \cdots + \beta_p X_{ip}\}}{\sum_{m=i}^{n} h_0(t_i)\exp\{\beta_1 X_{m1} + \cdots + \beta_p X_{mp}\}} = \frac{\exp\{\beta^T X_i\}}{\sum_{m \in R_i} \exp\{\beta^T X_m\}}$$

其中，$X_{i1}, X_{i2}, \cdots, X_{ip}$ 表示在 t_i 时刻发生终点事件患者的风险变量值，$\sum_{m \in R_i} \exp\{\beta^T X_m\}$ 表示在 t_i 时刻对危险集 R_i 中所有患者的 $\exp\{\beta^T X_m\}$ 求和，$m = i, \cdots, n$。根据概率乘法原理，所有个体死亡的概率为各时间点条件死亡概率的连乘积，从而构造出部分似然函数

$$L(\beta) = \prod_{i=1}^{n} L_i = \prod_{i=1}^{n} \left[\frac{\exp\{\beta^T X_i\}}{\sum_{m \in R_i} \exp\{\beta^T X_m\}}\right]^{\delta_i}$$

其中 δ_i 代表个体是否发生终点事件的示性函数。显然 $L(\beta)$ 只含有终点事件发生时点的完全数据信息，对于发生删失的个体，如在第 i 次失效后发生删失，其删失之前的生存时间信息仍在似然函数 L_i 中，而其随后的信息将全部丢失。

对模型中的每个参数求对数部分似然函数的偏导数，并令其为零，可表示为

$$\frac{d\ln L(\beta)}{d\beta} = 0$$

可以得到一个关于各个参数的方程组，通常用 Newton-Raphson 迭代法求得参数的估计值 $\hat{\beta}_1, \hat{\beta}_2, \cdots, \hat{\beta}_p$。

以上参数估计方法一般针对终点事件发生时间点上无重复的生存资料而言。如果存在重复，即在 t_i 时刻有两个或两个以上患者发生终点事件，则称该时间点上有相持，这种情况下估计回归系数时需要对上述部分似然函数的表达式进行修正。修正的方法有三种，第一种是精确部分似然函数方法，较为复杂，另外两种分别是 Breslow(1974)和 Efron(1977)提出的精确部分似然函数渐近表达法。一般来说，Efron 方法比 Breslow 方法所得的结果更精确，但是在相持点不多的情况下 Breslow 方法也可以得到较满意的估计。

6.11 分层 Cox 模型(stratified Cox(SC) model)[15] Cox 比例风险模型的前提假设为组间的风险比恒定为常数,但在实际情况中此假设往往很难对所有协变量均成立。Kalbfeisch 和 Prentice 在 1980 年引入分层的概念,将 Cox 比例回归模型扩展为分层 Cox 模型。假设生存数据中有 k 个协变量 $Z_1,\cdots,Z_k$ 不满足比例风险(PH)假设,且另有 p 个协变量 $X_1,\cdots,X_p$ 满足 PH 假设,将所有不满足 PH 假设的变量交叉组合为一个用于分层的新变量 Z^*,共计 k^* 层,在 SC 模型中每层的风险函数的定义表达式为

$$h_i(t \mid X)=h_{0i}(t)\exp\{\sum_{j=1}^{p}\beta_j X_j\}$$

其中 $i=1,\cdots,k^*$ 代表层数,$h_{0i}(t)$ 为各层对应的不同基准风险函数,$\beta_1,\cdots,\beta_p$ 为协变量 $X_1,\cdots,X_p$ 对应的回归系数,在各层之间相同,即满足 PH 假设的协变量对应的风险比在各层间保持恒定,用于分层的变量 Z^* 不在模型中。由于 $h_{0i}(t)$ 不同,各层之间的生存曲线也会存在差异。

回归系数 $\beta_1,\cdots,\beta_p$ 的求解需要将每层的部分似然函数相乘以构建总的部分似然函数,表达式为

$$L(\beta)=\prod_{i=1}^{k^*}L_i(\beta)$$

其中 $L_i(\beta)$ 代表第 i 层的部分似然函数,在此基础上 β 可以采用 Newton-Raphson 迭代法求解,每层的 $h_{0i}(t)$ 是在回归系数估计值 $\hat{\beta}$ 和该层生存数据的基础上估计而得。

SC 模型构建要求满足无交互作用假设,即协变量的回归系数在每层中均保持相同,进一步可以解释为用于分层的协变量 Z^* 和满足 PH 假设的协变量 X 之间不存在交互作用。无交互作用假设(no-interaction assumption)的检验常用似然比检验来实现,也就是将包含交互项模型和不包含交互项模型的似然函数之比取对数,可表达为

$$LR=-2\ln L_R-(-2\ln L_F)$$

其中 L_R 代表不含交互项模型的似然函数(likelihood function),L_F 为包含交互项(interaction term)模型的似然函数,该统计量近似服从 χ^2 分布,自由度等于交互模型中需检测交互项的数量。此外也可以采用双对数生存函数 $\ln[-\ln S(t)]=\ln[-\ln S_0(t)]+\beta X$ 作图法,依据不同层间曲线是否平行来判断生存数据是否满足无交互作用假设。

总体来说,SC 模型是 Cox 比例风险模型的一种变形,它将不满足 PH 假设的变量进行分层,而将满足 PH 假设的变量直接纳入模型中。但由于其无法估计分层变量对生存时间产生的影响,因此使用范围限制在分层或多水平资料中。

6.12　扩展 Cox 模型(extended Cox model)

[7]　Cox 比例风险回归模型中的风险函数由两部分相乘组成，基准风险函数 $h_0(t)$，以及只包含固定协变量 X 的指数部分 $\exp\{\sum_{j=1}^{p}\beta_j X_j\}$。比例风险假设要求风险比恒为常数，此时的协变量称为是时间独立(time-independent)的。但在实际情况中协变量的值往往会随时间发生改变，对应的 X 称为时依协变量(time-dependent covariates)。

Cox 比例风险模型中引入时依协变量后称之为扩展 Cox 模型，其对应风险函数的定义为

$$h(t,X) = h_0(t)\exp\{\sum_{k=1}^{p_1}\beta_k X_k + \sum_{j=1}^{p_2}\delta_j X_j(t)\}$$

从上式可以看出，Cox 比例风险的基本形式仍被保留，其中 $h_0(t)$ 为基准风险函数，X_k 为时间独立协变量，$X_j(t)$ 为时依协变量，汇总可将任意时刻 t 的协变量记为 $X(t)$。尽管 $X_j(t)$ 随时间发生变化，但扩展 Cox 比例风险模型中对每个 $X_j(t)$ 仍只有唯一的回归系数值 δ_j，且不随时间发生变化，表示 $X_j(t)$ 对风险函数作用的平均效果，且任意时刻 t 的作用大小由 $X_j(t)$ 在该时刻的取值决定。假定生存数据中两组的协变量分别记为 $X^*(t)$ 和 $X(t)$，扩展 Cox 模型中的风险比的估计值为

$$\hat{HR}(t) = \frac{\hat{h}(t,X^*(t))}{\hat{h}(t,X(t))} = \exp\{\sum_{k=1}^{p_1}\hat{\beta}_k[X_k^* - X_k] + \sum_{j=1}^{p_2}\hat{\delta}_j[X_j^*(t) - X_j(t)]\}$$

从上式可看出此时的风险比会随生存时间 t 发生变化，因此扩展 Cox 模型不再满足比例风险假设。

扩展 Cox 模型回归系数的求解需要构建部分似然函数，其原理和 Cox 比例风险模型类似，只需将固定协变量改为关于生存时间 t 的函数，可表达为

$$L(\beta) = \prod_{i=1}^{K}\frac{\exp\{\sum_{j=1}^{p}\beta_j X_{ji}(t_i)\}}{\sum_{l\in R(t_i)}\exp\{\sum_{j=1}^{p}\beta_j X_{jl}(t_i)\}}$$

其中，K 代表发生终点事件的数量，$R(t_i)$ 为在时刻 t_i 仍在危险集中的所有随访对象，$X_{jl}(t_i)$ 代表在删失时刻 t_i 第 l 个随访对象的协变量，β_j 为协变量对应的固定系数，同样需采用极大似然法进行求解。扩展 Cox 模型的统计推断方法也和 Cox 比例风险模型一致，可构建 Wald 统计量或似然比统计量，它们均满足自由度为 1 的 χ^2 分布。但需要强调的是含有时依协变量的 Cox 模型无法作为预测使用，除非 $X(t)$ 的分布及预测值已知。计数过程方法由于将随访时间划分为更小的时间区间，因此在生存数据中记录不同个体的时依协变量时具有独特的优势。统计软件 SAS 和 Stata 中存在相应的程序包能实现以上对扩展 Cox 模型的统计推断及假设检验。

6.13 计数过程(counting process)[8]

生存分析中有时需要对包含复发事件或多类型终点事件的数据建模,计数过程自1970年代被引入以来,其灵活性和计算系统性使其成为针对包括上述问题在内复杂随机过程的有效方法。简单地说,计数过程 $N(t)$ 可概括为截止到时刻 t 记录下的所有观测事件的数量。

假设随访对象共有 n 个,第 i 个对象的时间记录为 $\bar{T}_i$,它可以是终点事件发生前的实际生存时间 T_i,也可以是研究开始到删失为止的随访时间。另假设 δ_i 为 $\bar{T}_i$ 是否等于 T_i 的示性函数,向量(T_i,δ_i)在随访个体间相互独立,计数过程由此定义为

$$N_i(t)=I[\bar{T}_i \leqslant t,\delta_i=1]$$

其中 $I[\cdot]$ 为括号内条件是否满足的示性函数,由此可知随访对象 i 在任意时刻 t 上是否发生终点事件或删失。当已发生终点事件或删失时,$N_i(t)$ 进入靠近时刻 t 的小区间上的概率为0;当个体还存活或在危险集中时则为 $h_i(t)dt$,其中 $h_i(t)$ 为随访对象 i 在时刻 t 时的风险函数,此时该对象是否仍存活可表达为

$$Y_i(t)=I[\bar{T}_i \geqslant t]$$

在上述定义下的生存概率为

$$P[dN_i(t)=1\,|\,\varphi_{t-}]=h_i(t)Y_i(t)dt$$

其中 $dN_i(t)$ 代表 N_i 在靠近时刻 t 的小区间上的累积,且 φ_{t-} 代表随访对象在时刻 t 以前关于终点事件的所有信息都是完整的,因此又被成为过滤(filtration)。

在实际情况中生存数据可以表达为计数过程形式,i 代表个体,j 是记录次数,δ_{ij} 为是否删失的示性变量,t_{ij0} 和 t_{ij1} 分别为该次记录的开始时间和结束时间,X_{ijp} 为该次记录下第 p 个协变量的大小,具体形式如表6.13.1所示。

表 6.13.1 生存数据的计数过程形式

i	j	δ_{ij}	t_{ij0}	t_{ij1}	X_{ij1}	…	X_{ijp}
1	1	δ_{11}	t_{110}	t_{111}	X_{111}	…	X_{11p}
1	2	δ_{12}	t_{120}	t_{121}	X_{121}	…	X_{12p}
⋮	⋮	⋮	⋮	⋮	⋮		⋮
n	r_n	δ_{nr_n}	t_{nr_n0}	t_{nr_n1}	X_{nr_n1}	…	X_{nr_np}

计数过程允许对同一个体进行多次记录,且对随访过程进行更为细致的划分,将每次记录都固定在开始时间和结束时间之间,而传统记录形式只包括结束时间。

计数过程的应用范围很广,在不同情形下可对应到生存分析中的不同统计模型,包括Cox回归模型、乘法强度模型、Aalen的相加回归模型、马尔科夫过程及其特例竞争风险和脆弱模型等。计数过程还能很好地与鞅(martingale)理论结合,在其框架下定义随机过程 Y_i 的表达式为 $dM_i=dN_i(t)-h_i(t)Y_i(t)dt$,且 $\lambda_i(t)\equiv h_i(t)Y_i(t)$ 为计数过程 N_i 的强度过程。

6.14　比例优势模型(proportional odds model)[18]　比例优势模型最早由 Pettitt 和 Bennett 在 1983 年提出,又被称为累积比数 logit 模型或有序 logit 模型,是对二分类 logit 模型的扩展,主要用于处理反应变量为有序分类结果的资料。类似于比例风险模型中的风险比保持常数,当生存数据中生存优势比不随时间改变时可以定义比例优势模型。生存优势(survival odds)的数学定义为截止到时刻 t 尚未发生终点事件的概率除以到时刻 t 发生终点事件的概率,记为

$$\frac{S(t)}{1-S(t)}=\frac{P(T>t)}{P(T\leqslant t)}$$

对应产生了失效优势(failure odds)的概念,其定义和生存优势相反,两者互为倒数。顾名思义,生存优势比(survival odds ratio)为两组生存优势之比,可表达为

$$SOR=\frac{S_1(t)/(1-S_1(t))}{S_2(t)/(1-S_2(t))}$$

同理,当 SOR 不随时间变化恒定为常数时,可推断出失效优势比(failure odds ratio)恒定为常数,此时可称模型满足比例优势假设,但此时比例风险假设不再成立。

最常见的比例优势模型为对数 logistic 模型,其生存函数和失效函数分别为

$$S(t)=\frac{1}{1+\lambda t^p},1-S(t)=\frac{\lambda t^p}{1+\lambda t^p}$$

其中 λ 为尺度参数,p 为指数,对应的生存优势为

$$\frac{S(t)}{1-S(t)}=\frac{1/(1+\lambda t^p)}{(\lambda t^p)/(1+\lambda t^p)}=\frac{1}{\lambda t^p}$$

对其进行对数形式转化后有

$$\ln((\lambda t^p)^{-1})=-\ln(\lambda)-p\ln(t)$$

即生存优势比对数是关于生存时间对数的截距项为 $-\ln(\lambda)$,斜率为 $-p$ 的线性函数,可根据此特点通过 KM 估计得到生存函数后采用作图法判断生存数据是否满足对数 logistic 分布,此时如果图中两组曲线平行说明生存数据的比例优势假设成立。满足线性和平行的对数 logistic 模型也满足加速失效时间假设,此时比例优势模型中的参数 λ 也可用协变量 X 及其系数表达,且 X 对生存的影响随时间推移而减小。

比例风险和比例优势模型均属于线性变换模型(linear transformation models),可概括为生存时间的未知函数与变量 X 之间的线性关系,记为

$$H(T)=-\beta X+\varepsilon$$

其中 $H(\cdot)$ 为未知单调增函数,β 是未知回归系数,ε 是满足固定参数分布的随机误差项,当其满足极值分布时模型为比例风险模型,当满足标准 logistic 分布时为比例优势模型。在计数过程框架下,比例优势模型也可被认为是在比例风险模型中将时间区间趋于 0 的极限,当时间区间内发生终点事件的概率很小时风险比和优势比近似相等。

6.15 复发事件模型(recurrent events model)[17] 生存分析中，终点事件通常限定只发生一次，即随访对象一旦发生感兴趣的终点事件立即从危险集中移除。但在实际情况中，每个随访对象的终点事件可能多次重复发生，如手术后肿瘤复发，心梗反复发作等。在一般的Cox比例风险模型基础上扩展得到适用于复发事件生存数据分析的PWP、AG和WLW三类模型，它们之间的主要差别体现在构造部分似然函数的危险集定义不同。

Prentice，Williams和Peterson(PWP)在1981年提出两种分别按复发事件的数量和时间分层的扩展模型，第一种模型随访时间从研究起点开始，第i个随访对象的风险函数定义为

$$h(t\mid\beta_s,X_i(t))=h_{0s}(t)\exp\{\beta_s^TX_i(t)\}$$

其中脚标s代表分层，第一层包括至少有一次终点事件发生或未发生终点事件而删失的随访对象，第二层包括至少发生两次终点事件或在第一次终点事件发生后删失的随访对象，后续分层以此类推；$h_{0s}(t)$是层间特异的基准风险函数，从以上表达式可以看出协变量的回归系数β_s在各层间也不同。回归系数的求解需构建部分似然函数采用极大似然法求解，定义式为

$$L(\beta)=\prod_{s\geqslant1}\prod_{i=1}^{d_s}\frac{\exp\{\beta_s^TX_{si}(t_{si})\}}{\sum\limits_{l\in R(t_{si},s)}\exp\{\beta_s^TX_{sl}(t_{si})\}}$$

其中$t_{s1}<\cdots<t_{sd_s}$代表第s层的d_s个顺序发生终点事件的时间点，$X_{si}(t_{si})$代表第s层随访对象在终点事件发生时刻t_{si}的协变量，$R(t,s)$为第s层在时刻t前的危险集，里面所有随访对象均在第$s-1$层有终点事件发生。

PWP第二种模型在定义基准风险函数时的时间点不同，可表达为

$$h(t\mid\beta_s,X_i(t))=h_{0s}(t-t_{s-1})\exp\{\beta_s^TX_i(t)\}$$

其中t_{s-1}代表先前终点事件的发生时间，更关注于两次连贯复发事件之间的时间区间，或者最后一次复发事件到随访结束为止，这些时间区间又被称为间隙时间。

Anderson和Gill在1982年提出AG模型，前提为所有终点事件的类型相同且相互独立，用于构建似然函数的危险集包含了所有仍在观测中的随访对象，且不管其发生了多少次终点事件，对于第i个随访对象的相乘风险函数表达式为

$$h(t,X_i)=Y_i(t)h_0(t)\exp\{\beta^TX_i(t)\}$$

其中$Y_i(t)$为随访对象是否仍在危险集中的示性函数。Wei，Lin和Weissfeld在1989年提出WLW模型，采用边际法分析重复发生的终点事件，这种模型假设下，终点事件的类型可以是相同的也可以是不同的，模型中每层均包括研究所有的随访对象。

6.16　竞争风险(competing risks)[3]　在生存分析中,通常对随访对象限定只有一种类型的终点事件发生,但在实际情况中导致终点事件的原因可能会有多种,如在心脏移植手术后的随访中死于心衰和死于癌症或其他意外事件的随访对象,在分析中往往需要将这些竞争事件区分对待,进而引入了竞争风险的概念,即将随访对象按照不同原因终点事件进行划分,不同组之间相互为竞争风险关系,更具体地可以解释为在人群基础上不同风险效应的独立处理。

假设 T 代表生存时间,X 为协变量,J 是导致终点事件发生的 m 种竞争风险,在竞争风险模式下第 j 种类型导致终点事件原因的风险函数定义为

$$h_j(t,X) = \lim_{\Delta t \to 0} \frac{P(t \leqslant T < t+\Delta t, J=j \mid T \geqslant t, X)}{\Delta t}$$

其中 $h_j(t,x)$ 表示第 j 种原因给定协变量 x 的前提下在时刻 t 的瞬时失效速率,这和一般风险函数定义的差别在于限定终点事件的原因 $J=j$。对数据整体而言,终点事件总的风险函数为所有竞争风险的风险函数之和,可以表达为

$$h(t,X) = \sum_j h_j(t,X)$$

以上表达式的前提为不同失效原因之间互斥,由此可以定义第 j 种竞争风险下的生存函数为

$$S_j(t,X) = \exp\{-\int_0^t h_j(u,X)du\}$$

在比例风险假设下的风险函数可表示为

$$h_j(t,X) = h_{0j}(t)\exp\{\beta_j^T X\}$$

可将上式进一步推广到时依协变量的情形,即将固定协变量 X 换为 $X(t)$,构建模型的部分似然函数为

$$L = \prod_{j=1}^{m} \prod_{i=1}^{k_j} \frac{\exp\{\beta_j^T X_{ji}(t_{ji})\}}{\sum_{l \in R(t_{ij})} \exp\{\beta_j^T X_l(t_{ji})\}}$$

其中 $R(t_{ij})$ 代表时刻 t_{ij} 上仍在随访范围内的风险集。回归系数的估计仍用极大似然法,统计学检验采用 Wald 检验或似然比检验。不同于一般求解方法,针对某种竞争风险的回归系数求解时其他竞争风险的相关数据被认为是删失的,竞争风险模型的基本假设为:某竞争风险下终点事件的发生会将随访对象从所有类型终点事件中移除不再对连续危险集做贡献,更进一步可以理解为不同竞争风险下的风险函数 $h_j(t,X)$ 不相互影响,例如在死亡研究中,可以对心血管疾病建立比例风险模型,对糖尿病建立参数模型。

以上模型中的系数向量 β_j 为第 j 类竞争风险下协变量对终点事件发生风险的影响,此时和该竞争风险无关的任意协变量可设定为 0;如果对所有竞争风险 β_j 均相同,模型将退化为比例风险模型。

6.17 加速失效时间模型(accelerated failure time model, AFT model)[2] Cox比例风险模型要求生存数据满足比例风险假设,适用于组间风险的比较;加速失效时间模型要求生存数据满足加速失效时间假设,即协变量的固定乘法效应作用于生存时间,在不同协变量水平下生存时间均以常数倍延伸或收缩,因此AFT模型的生存函数及生存时间为

$$S(t)=S_0(\gamma t),T=\gamma T_0$$

其中加速因子(acceleration factor)γ是AFT模型中的关键测量变量,用于评估协变量在生存时间上的作用大小,类似于比例风险模型中风险比用于评估协变量对风险的效应。

AFT模型具有能直接表达生存时间与协变量关系的优势,其线性化形式可表达为

$$\ln(T)=-\beta^T X+\varepsilon$$

随机误差项ε的分布又被称为基准分布,在多数情况下其对应的分布函数可记为$G[(X-\mu)/\sigma]$,其中μ叫做截距参数,$\sigma>0$叫作尺度参数。从表达式中可以看出ε的分布决定了生存时间的分布。从数理上讲,加速失效时间模型的实质是对数线性模型,即生存时间服从对数正态分布,因此对数logistic回归模型及Gamma分布模型都具有良好的加速失效时间模型的特点。以上公式也体现出加速失效时间模型能直接表达生存时间与协变量关系的优势。

AFT模型又可以用生存函数表达为

$$S(t\mid X)=S_0(t\exp\{\beta^T X\})$$

基准生存函数$S_0(t)$等效于回归模型中截距项β_0,表示所有协变量取值为0时的生存函数值;协变量的作用大小,即延伸或收缩加生存时间的程度,由乘算子$\exp\{\beta^T X\}$决定,$\beta^T X$为正即$\exp\{\beta^T X\}>1$时,代表协变量为保护因素延长了生存时间,反之为危险因素。

由于实际情况中很多生存数据不能满足比例风险假设,AFT模型更为常见。同时,一些特殊模型如指数和Weibull回归模型能同时满足加速失效时间假设和比例风险假设。以指数回归为例,比例风险模型中的风险函数和生存函数分别为$h(t)=\lambda=\exp\{\beta_0+\beta^T X\}$和$S(t)=\exp\{-\lambda t\}$,在加速失效时间模型中的生存时间为$t=[-\ln(S(t))]\times(1/\lambda)$,假定生存函数$S(t)=q$且$(1/\lambda)=\exp\{\alpha_0+\alpha X\}$,此时的加速因子为

$$\gamma=\frac{[-\ln(q)]\exp\{\alpha_0+\alpha\}}{[-\ln(q)]\exp\{\alpha_0\}}=\exp\{\alpha\}$$

从以上表达式中可以推断得到指数回归模型中的风险比和加速因子互为倒数,当$HR<1$该因素为保护因素,此时$\gamma>1$该因素有利于生存时间延长。尽管比例回归模型和加速失效时间模型基于不同的假设,指数回归模型框架下不同形式表达的仍是相同的模型。

6.18　共享脆弱性模型（shared frailty model）[19]　生存分析中的风险函数是建立在协变量的基础上，然而它们并非在所有情况下可测或预知，这种影响被称之为隐性差异。Vaupel 等将其定义为样本个体的脆弱性，即子组内影响个体生存时间或终点事件发生的未知或不可测的随机效应。当生存模型中纳入脆弱性因子（frailty factor）时减少了随机效应所引起的方差，因此脆弱性模型被广泛地用于描述子组中个体之间生存时间的相关性。

脆弱性模型的建立主要考虑两个方面：首先是模型中风险函数的形式，常见的包括基准风险函数满足 Weibull 分布或分段指数分布形式等；其次模型中选择哪种类型的脆弱性因子，总体分为参数和非参数两大类，参数主要包括 Gamma 分布和对数正态分布，非参数包括乘方方差函数，Dirichlet 过程和 Levy 过程等。无论何种形式，脆弱性模型都能对子组内的相关性以及对生存时间未知或不可测随机效应的潜在影响进行很好的表达。

共享脆弱性模型是在脆弱性条件下对比例风险回归模型进行的拓展，其随机效应由两部分组成：描述子组之间差异的脆弱性因子和表示个体随机方差的样本风险函数。共享脆弱性模型建立在子组间生存时间存在相关性的基础上，将第 j 个子组中的第 i 个体的风险函数定义为

$$h_{ji}(t)=Z_j h_0(t)\exp\{\beta^T X_{ji}\}$$

其中 $h_0(t)$ 为基准风险函数，决定了模型的性质（参数或半参数）；X_{ji} 代表影响第 j 个子组中第 i 个体生存时间的主要因素，β 为固定系数，即这些因素影响程度的大小；Z_j 是第 j 个子组的脆弱值，相同子组内的所有个体具有相同的 Z_j，因此被称作共享脆弱性因子，其大小反映出不同子组内个体间的相关性。在共享脆弱因子的条件下，第 j 个子组内个体的生存函数满足

$$\begin{aligned}&S(t_{j1},\cdots,t_{jn}\mid X_j,Z_j)\\&=S(t_{j1}\mid X_{j1},Z_j)\cdots S(t_{jn}\mid X_{jn},Z_j)\\&=\exp\{-Z_j\sum_{i=1}^{n_i}M_0(t_{ji})\exp\{\beta^T X_{ji}\}\}\end{aligned}$$

其中 $M_0(t)=\int_0^t h_0(s)ds$ 为累计基准风险函数。

最常用的共享脆弱性模型为 Gamma 模型，即共享脆弱性因子 Z_j 满足独立 Gamma 分布，包含参数和半参两种形式。分段常数模型也是常见的共享脆弱性模型之一，其时段的划分方法有两种，一是以每个终点事件发生时间点为每时段的终点，另一种则使得观测时段独立于观测数据点。此外共享脆弱性模型还有对数正态、正稳定和复合 Poisson 等其他分类形式。共享脆弱模型可用于分析包含脆弱性成分的复发事件数据，此时的共享脆弱性表示观测是按照个体聚类，即由于未观测因素引起的个体内相关性的特定变异。

6.19 多变量生存边际模型(marginal model for multivariate survival)[16] 多元生存数据同时可称为多元失效时间数据或多元相关生存时间数据,广泛出现在生物医学实践中,如受相同致癌物质影响的肿瘤出现时间和肿瘤阶段等。由于多元数据间发生终点事件的相关性、协变量可能有时依性以及删失的存在等复杂情况使得多元生存数据的分析、建模和统计推断都十分困难。Cox 比例风险模型此时已不再适用,进而发展出脆弱模型和边际模型两大类处理多元生存数据的方法,当多元生存数据的相关关系有比较清晰的情况下,脆弱模型是一个较好的选择,否则应该采用更为稳健的边际模型对多元生存数据进行建模,当前主要有三种方法。

WLW 模型以 Wei,Lin 和 Weissfeld 命名,在 Cox 比例风险模型的基础上提出的一种处理多元生存资料的边际模型。假设 n 个观测对象有 K 个生存时间变量,记为 $T_{ki}(i=1,\cdots,n;k=1,\cdots,K)$,$p$ 维向量 $Z_{ki}(t)$ 是对应于 T_{ki} 的协变量,C_{ki} 是对应于 T_{ki} 的删失变量,假定 $\tilde{T}_{ki}=\min\{T_{ki},C_{ki}\}$ 可用于缺失数据的刻画,$\delta_{ki}=I(T_{ki}\leqslant C_{ki})$ 是否删失的指示变量,因此多元生存数据可以由每个记录表示为

$$(\tilde{T}_{ki},\delta_{ki},Z_{ki}:i=1,\cdots,n;k=1,\cdots,K)$$

不同对象间的记录满足独立同分布。WLW 考虑在相同个体的不同生存时间向量存在相关性的情况下,分别假定 T_{ki} 服从 Cox 比例风险的 PH 假设,进而对观测数据分布建立 K 个单变量的 Cox 比例风险模型,进行多元生存资料上的回归分析。回归系数的协方差矩阵刻画了 K 组单变量生存资料间的相关性,T_{ki} 的边际风险函数可以表示为

$$h_{ki}(t\mid Z_{ki})=h_{k0}(t)\exp\{\beta_k^T Z_{ki}(t)\},t\geqslant 0$$

其中 $h_{k0}(t)$ 代表基准风险函数,β_k 为回归系数,第 k 个生存变量的边际部分似然函数为

$$\begin{aligned}&L_k(\beta_k)\\&=\prod_{i=1}^{n}\left[\frac{\exp(\beta_k^T Z_{ki}(\tilde{T}_{ki}))}{\sum_{j\in R_k(\tilde{T}_{ki})}\exp(\beta_k^T Z_{ki}(\tilde{T}_{ki}))}\right]^{\delta_{ki}}\\&=\prod_{i=1}^{n}\left[\frac{\exp(\beta_k^T Z_{ki}(\tilde{T}_{ki}))}{\sum_{j=1}^{n}Y_{ki}(\tilde{T}_{ki})\exp(\beta_k^T Z_{ki}(\tilde{T}_{ki}))}\right]^{\delta_{ki}}\end{aligned}$$

对应的边际回归方程为

$$U_k(\beta_k)=\frac{d\log L_k(\beta_k)}{d\beta_k}$$

因此 WLW 边际模型的回归参数估计方程为

$$\sum_{i=1}^{n}\int_0^{\infty}(Z_{ki}(t)-\tilde{Z}_{ki}(\beta_k,t))dN_{ki}(t)=0,\quad k=1,2,\cdots,K$$

同样采用极大似然法求解 $\hat{\beta}$。

LWA 模型在 WLW 模型基础上将 K 个基准风险函数看作是相同的;MBH-PH 模型研究"混合"基准风险函数情形下的边际 PH 模型,也可以称为是混合基准风险边际 PH 模型,相当于是将 WLW 模型和 LWA 模型所考虑的基准风险函数不同和相同的情况进行综合,即前两者是 MBH-PH 模型的特例。

6.20　加性风险回归模型(additive hazard regression model)[12]　在生存分析中考察协变量对生存时间的影响大小时,最常用的一类是 Cox 比例风险回归模型,但在实际情况中比例风险假设却不一定总能成立,如药物治疗效果随着时间的推移而减弱,病人的耐受度降低等。Aalen 于 1989 年提出的加性风险回归模型能很好地弥补这一缺陷,最显著的特点是允许协变量的回归系数随时间发生变化,在时刻 t 上风险函数的定义为

$$h(t,X,\beta(t)) = h_0(t)+\beta_1(t)X_1+\cdots+\beta_p(t)X_p$$

其中 $h_0(t)$ 代表随访对象在所有协变量均为 0 时的基准风险函数,$\beta_j(t),j=1,\cdots,p$ 为协变量的系数,代表协变量随时间发生变化的效应大小,因此累积风险函数为

$$H(t,X,B(t)) = \int_0^t h(t,X,\beta(u))du = \sum_{j=1}^{p} X_j\int_0^t \beta_j(u)du = \sum_{j=1}^{p} X_j B_j(t)$$

其中 $B_j(t)$ 代表第 j 个协变量截止到时刻 t 的累积回归系数,相比 $\beta_j(t)$ 其估计方法更为简单

$$\hat{B}(t)=\sum_{t_j\leqslant t}(X_j^T X_j)^{-1}X_j^T y_j$$

表达式中的 X_j 代表 $n\times(p+1)$ 维矩阵,矩阵中第 i 行代表危险集中第 i 个随访对象的信息,如果随访对象不在危险集中则为 0; y_j 是代表随访对象是否删失的 $1\times n$ 维示性向量。从上式可以看出累积回归系数仍随时间变化。第 i 个随访对象截止到时刻 t 的累积风险函数估计值为

$$\hat{H}(t,X_i,\hat{B}(t))=\sum_{j=1}^{p} X_{ij}\hat{B}_j(t)$$

对应协变量校正下的生存函数估计值为

$$\hat{S}(t,X_i,\hat{B}(t))=\exp\{\hat{H}(t,X_i,\hat{B}(t))\}$$

加性风险回归模型可用于存在复发事件的生存数据分析中,同时也适用于聚集类生存数据,如终点事件的发生集中来自于相同家族的成员。

Aalen 的加性风险回归模型在后期也进行了多种形式的扩展,如 $h_0(t)$ 为非负函数,$\beta(t)$ 部分系数允许为常数,针对区间删失数据的改造等。Cox 比例风险模型和加性风险回归模型是生存分析中两种最常见的半参回归模型,为协变量在风险比中的效应大小提供了不同的解释。与 Cox 比例风险回归模型相比,加性风险回归模型的优点主要体现在以下几个方面:首先加性风险回归模型在理论上允许协变量的效应随时间发生变化;其次加法模型能很好的适应不确定的协变量从模型中剔除或加入的情形,而 Cox 回归模型在结构上不允许有这样的改变,这在实际生存数据的分析中很受限制;此外加性风险模型灵活性更强,和最新的鞅理论能进行很好的结合,在求参数、残差和经验转化矩阵过程中能够得到精确的鞅值。

参考文献

[1] BAJORUNAITE R, KLEIN J P. Two Sample Tests of the Equality of Two Cumulative Incidence functions [J].Computational Statistics and Data Analysis, 2007,51:4209−4281.

[2] BEDRICK E J, ALEX E, JOHNAON W

O, et al. Predictive influence in the accelerated failure time model [J]. Biostatistics, 2002, 3(3): 331—346.

[3] BEYERSMANN J, ALLIGNOL A, SCHUMACHER M. Competing Risks and Multistate Models with R [M]. Springer-Verlag New York, 2012.

[4] BRADBURN M J, CLARK T G, LOVE S B, et al. Survival Analysis Part II: Multivariate Data Analysis-an Introduction to Concepts and Methods [J]. British Journal of Cancer, 2003, 89(3): 431—436.

[5] CHEN D G, SUN J, PEACE K E. Interval-censored Time-to-event Data: Methods and Applications [M]. Chapman and Hall, CRC Press, 2012.

[6] CHEN Y Q, HU C, WANG Y. Attributable Risk Function in the Proportional Hazards Model for Censored Time-to-event [J]. Biostatistics, 2006, 7(4): 515—29.

[7] FISHER L D, LIN D Y. Time-dependent Covariates in the Cox Proportional-hazards Regression Model. Annual Review of Public Health [J]. 1999, 20: 145—157.

[8] FLEMING T R, HARRINGTON D P. Counting Processes & Survival Analysis, Applied probability and statistics [M]. New York: Wiley, 1991.

[9] HELD L, SABANES B D. Applied Statistical Inference: Likelihood and Bayes [M]. Springer, 2014.

[10] KLEIN J P, MOESCHBERGER M L. Survival Analysis: Techniques for Censored and Truncated Data [M]. Springer Science & Business Media, 2003.

[11] KLEINBAUM D G, KLEIN M. Survival Analysis: A Self-learning Text [M]. New York: Spring Science + Business Media, 2011.

[12] KULICH M, LIN D Y. Additive Hazards Regression for Case-cohort Studies [J]. Biometrika, 2000, 87: 73—87.

[13] LAWLESS J F. Statistical Models and Methods for Lifetime Data [M]. John Wiley & Sons, 2011.

[14] LEE E T, WANG J. Statistical Methods for Survival Data Analysis [M]. John Wiley & Sons, 2003.

[15] MALKA G, LI H, ROSS L P. Nonparametric Correction for Covariate Measurement Error in a Stratified Cox Model [J]. Biostatistics, 2004, 5(1): 75—87.

[16] PENG Y, TAYLOR J M G, YU B. A Marginal Regression Model for Multivariate Failure Time Data With a Surviving Fraction [J]. Lifetime Data Analysis, 2007, 13(3): 351—369.

[17] PRENTICE R L, WILLIAMS B J, PETERSON A V. On the Regression Analysis of Multivariate Failure Time Data [J]. Biometrica, 1981, 68: 373—379.

[18] SUN J, SUN L, ZHU C. Testing the Proportional Odds Model for Interval Censored Data [J]. Lifetime Data Analysis. 2007, 13: 37—50.

[19] WIENKE A. Frailty models in survival analysis [M]. Chapman & Hall, Boca Raton, FL, 2010.

[20] 姜晶梅. 医学实用多元统计学[M]. 北京:科学出版社,2014.

[21] 王启华. 生存数据统计分析[M]. 北京:科学出版社,2006.

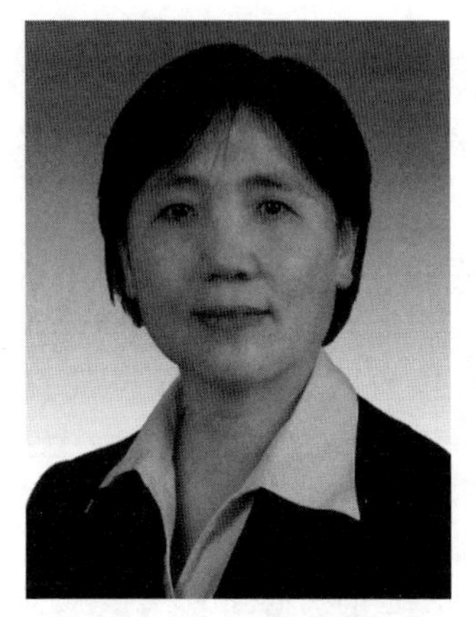

姜晶梅,中国协和医科大学流行病与卫生统计学专业博士,中国医学科学院基础医学研究所、北京协和医学院基础学院流行病与卫生统计学系教授,博士生导师。现任统计学课程负责人及科研课题组长;中国博士后基金专家组成员及国家药监局专家审评组成员。研究方向:统计学方法在医学研究中的应用。2000 年起主持或作为分项目主持参与国家自然基金、卫生部专项基金及科技部基础性工作专项等多项科研项目,主编教材 1 部,发表论文近 60 篇。

第7章 时空分析

黄辉

7.1 时空结构(spatio-temporal structure)

[3,8] 现实世界中,数据可能是某一事物在不同地点或不同时间的观察值,因此会有时间、空间或者时空的相依关系。做统计分析时,若忽略这些相依关系,会导致推断偏差和不准确的预测。随着生物医学、生态学、环境学等学科的发展,出现了大量在时间和空间上具有复杂相依结构的数据。与之相应,也发展出了很多新的统计学理论与方法。

我们假定在地点(位置) s 和时间 t 观测到的数据来自某个随机场(random field) $Z(s;t)$, $s \in D \subset \mathbb{R}^d$, $t \in T$。其中 $\mathbb{R}^d$ 是 d 维欧式空间,通常取 $d=2$ 或 3,表示 2 维平面或者 3 维空间;D 是 $\mathbb{R}^d$ 的子集,它可以是确定的或随机的;而 T 表示时间域。对任意固定的 s 和 t, X 是连续或离散的随机变量,其随机性用以刻画现实生活或者科学问题的不确定性(uncertainty)。

若忽略时间效应(或者固定 $t=t_0$),则 $Z(s;t)$ 退化为 $Z(s)$,称为空间过程(spatial process)。对 $Z(s)$ 的分析和建模依赖于 D 的特性以及 Z 在整个区域 D 上的分布模式,其中 $Corr[Z(s),Z(s')]$ 的结构是重要的信息;这里 $s \neq s' \in D$。研究空间过程 $Z(s)$ 的领域称作空间统计学,对象主要包括三种不同特性的数据:

(1)地理统计数据。这类数据来自于固定且连续的区域 D,并且 D 的体积大于 0。

(2)栅格数据。D 是欧式空间 $\mathbb{R}^d$ 上有限或可数个固定的离散点集。

(3)点模式。在连续区域 D 上的随机事件点集,称为点模式(point pattern),点集大小亦是随机的。

若固定空间 $s=s_0$,或完全没有空间信息,则 $Z(s;t)$ 变为时间过程 $Z(t)$。研究时间过程的传统方法,如时间序列分析(time series)和纵向数据分析(longitudinal data analysis)等,将时间离散化,即只有观测点 $t_1,\cdots,t_n$ 上的随机变量有意义。近几年发展起来的函数型数据分析(functional data analysis)方法则将 $Z(t)$ 看作连续的随机过程,利用非参数或者半参数方法更加灵活地建模。

对于复杂类型的数据,单纯考虑时间或空间相依关系会丢失许多信息。图 7.1.1 是神经学和心理学研究中的功能性磁共振图谱(fMRI),我们看到,大脑不同区域发出的信号不仅在空间上具有分布特点,在时间上亦有不同的变化特征。因此,综合考量空间与时间的交互相依结构,可以为人们提供更加丰富的研究资料。

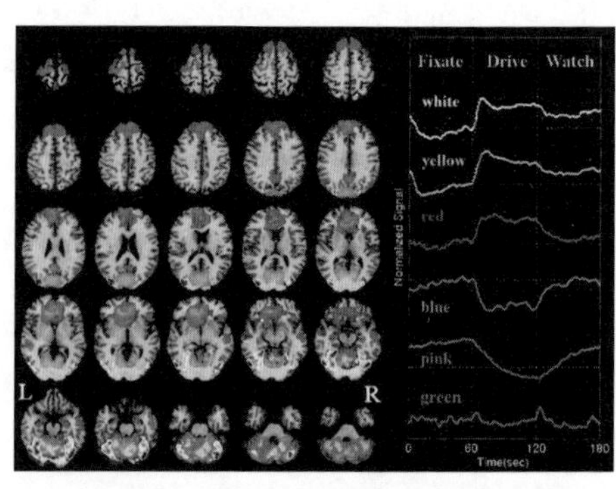

图 7.1.1 人类大脑活动的 fMRI 信号图

(来源:Calhoun et al.2002)

7.2　地理统计学(geostatistics)[5,14]

地理统计学,顾名思义是研究地理分布的统计学。其概念最早源自采矿业,之后逐渐在大气科学,环境科学以及图像医学等学科当中有了广泛的应用和推广。例如,地理统计学中最常用的技术之一克里金(Kriging),是利用有限的相依样本对一定空间内任何地点的取值进行预测,这一方法对于研究土壤、水质等的分布特点,大气污染物的扩散机制,流行病的爆发轨迹等方面都有很高的实用价值。

地理统计数据的基本特点,是允许某些变量的取值在一定空间区域内可以连续的变化,例如某城市的气温或者某矿山的矿品。如果让 D 来表示我们感兴趣的区域,D 中的每个点 $s=(x,y,\cdots)$ 有明确的地理坐标,而我们感兴趣的变量是 Z,那么由 Z 的随机性以及在空间上的连续性假设,我们可以定义 D 上的一个空间随机过程(随机场):

$$\{Z(s),s\in D\}$$

注意这里 $D\subset\mathbb{R}^d$ 是 d 维欧式空间的一个固定子集,d 的大小由具体问题来决定;而 Z 亦可以是一元或者多元的随机过程。记有限的空间采样点为 $\{s_1,\cdots,s_n\}$,并记 $\{Z(s_1),\cdots,Z(s_n)\}$ 为 $Z(s)$ 在采样点上的观测值,我们通常称这些观测值为地理统计数据,或者地理信息数据。和传统的统计学所不同的是,样本 $\{Z(s_1),\cdots,Z(s_n)\}$ 并不是相互独立的,而是具有一定的空间相依性。

利用有限、相依的样本去研究连续的随机过程会十分困难,因此在做任何统计分析之前,我们需要对 $Z(s)$ 的生成机制提出一些合理的假设。假设 $Z(s)$ 的一阶矩与二阶矩都存在,考虑一个一般性的模型:

$$Z(s)=\mu(s)+\varepsilon(s)$$

其中 $\mu(s)$ 为均值曲面,$\varepsilon(s)$ 为 0 均值的随机误差。若进一步假设对于所有的 $s\in D,\mu(s)\equiv\mu,Var[\varepsilon(s)]\equiv\sigma^2$,我们便可以利用有限的样本进行参数估计与统计推断。对于空间上的两点 s 和 u,我们记 $C(s,u)\equiv COV(\varepsilon(s),\varepsilon(u))$ 为空间过程 $Z(s)$ 的协方差,则 $C(s,u)$ 的结构与特点将会对进一步的分析产生至关重要的作用。

空间场的二阶平稳性。二阶平稳又称弱平稳(weak stationarity),是在空间分析中常见的假设。与时间序列的弱平稳类似,任何空间过程只要满足 $\mu(s)\equiv\mu,Var[\varepsilon(s)]\equiv\sigma^2$,并且 $C(s,u)=C(h)$ 只与 $h=s-u$ 有关,即被称为二阶平稳的。

空间场的各向同性。对于一个二阶平稳的空间过程,若 $C(h)=C(\|h\|)$,即协方差结构只与两点之间的距离有关,与方向无关,则称该过程是各向同性的。相应地,$C(\|h\|)$ 被称为各向同性协方差函数(isotropic covariance)。各向同性假设在理论研究中能够带来许多便利,因为其协方差结构简单,解释性强,易于构建参数化模型。然而近年来人们发现,许多的真实数据,尤其是在大气科学和环境科学的研究中所产生的数据,并不满足这一假设,因此,针对各向异性(anisotropic)的空间过程的研究日渐增多。

除了二阶平稳性与各向同性以外,一些更强的假设,如强平稳(strong stationarity)和遍历性(ergodicity)也常被用来做理论研究,限于篇幅这里不再展开。

7.3 变异函数(variogram)[1,5] 地理统计数据最重要的特性表现在其空间相依性。相依数据会给参数估计与统计推断带来许多的问题,却在预测方面比独立数据更具有优势。因此研究空间数据的相依结构显得十分重要。在讨论一般的相依结构时,统计学家通常使用相关系数,而在空间统计学领域,用以描述地理信息数据相依性的函数,最常用的并不是协方差或相关系数,而是变异函数。

如果我们假设对于 D 中的任意两点 s 和 u 都有 $E(Z(s)-Z(u))=0$,则可定义变异函数:

$$2\gamma(h)\equiv Var(Z(s)-Z(u))$$

其中 $h=s-u$。可见变异函数描述的是两个空间随机变量的差别。请注意,这一定义若要成立,必须假设等式右边的方差函数只与 h 有关,而与 s 和 u 的具体位置无关。在这样的假设下,我们称相应的空间随机过程具有内蕴平稳性(intrinsic stationarity)。除此以外,我们称 $\gamma(h)$ 为半变异函数(semivariogram)。

为了能够更直观的了解变异函数这一概念,我们先看看它与协方差函数的关系。根据定义容易证明:$\gamma(h)=C(0)-C(h)$,其中 $C(h)$ 为协方差函数,并且只与 h 有关。由此关系我们可以看到,一旦了解了 $C(\cdot)$ 的结构,变异函数的形式即可确定。但若是知道 $\gamma(h)$,却无法直接反推协方差函数 $C(\cdot)$ 的形式,除非假设 $\lim_{\|h\|\to\infty}\gamma(h)=C(0)$,即空间相依性随着两点距离的增大而衰减至 0。这一假设并不是自然成立的,实际上,若该假设成立,则可以证明 $Z(s)$ 一定是二阶平稳的。由此我们得到两个结论:

(1)内蕴平稳包含了二阶平稳;

(2)对于二阶平稳的空间过程来说,变异函数和协方差函数是等价的。

基于以上两点我们看到,在刻画空间相依性方面,变异函数比协方差函数更具有普遍性。因此在大多数的空间统计学文献中,克里金插值等预测方法都是以变异函数为基础。

变异函数具有许多重要的特性,为了直观了解一个空间过程的相依结构,人们通常利用这些特性画出变异函数图。

块金效应(nugget effect)。变异函数 $2\gamma(h)$ 在原点 $h=0$ 未必是连续的。由定义知 $2\gamma(0)=0$,但有时 $\lim_{\|h\|\to 0}2\gamma(h)=c_0>0$。这里的 c_0 就被称作块金效应,该名称来自于采矿实践。该效应假设距离极小的两个空间点上 Z 的差别不可忽略。块金效应来源有两个,一是对 Z 的测量误差(measurement error),一是微尺度方差(microscale variation)。一般认为块金效应是一定存在的。因此在现实的数据分析当中,我们对变异函数构造参数模型时,需要考虑对 c_0 的估计。

变程与基台值(range and sill)。由变异函数的定义可知,$2\gamma(h)$ 是关于 $\|h\|$ 的递增函数。但当 $\|h\|$ 足够大时,变异函数会停在某个极限值而不再变化。这个极限值即为基台值,而 $2\gamma(h)$ 首次取到基台值时的 $\|h\|$ 为变程。

7.4 变异函数模型(models of variogram)

[12,23] 由变异函数的定义可知其与协方差函数是紧密联系的。一般来说,变异函数描述空间过程 $Z(s)$ 的内在差异,而协方差函数描述内在相似性。我们知道,一个有效的协方差函数(valid covariance)一定是对称且半正定的,即对于任何有限的空间点集 $\{s_1,\cdots,s_n\}$,

$$\sum_{i=1}^{n}\sum_{j=1}^{n} a_i a_j C(s_i - s_j) \geqslant 0$$

对任何实数 $\{a_1,\cdots,a_n\}$ 成立。由此,我们可以通过协方差函数的有效性推导出变异函数的有效性:一个有效的变异函数一定是条件负定的(conditional negative definite),即

$$\sum_{i=1}^{n}\sum_{j=1}^{n} a_i a_j \gamma(s_i - s_j) \leqslant 0$$

其中 $\sum a_i = 0$。

在1维相依数据分析当中(如时间序列分析和纵向数据分析),我们通常会根据经验或者探索性数据分析(exploratory analysis)对协方差函数提出一些合理的参数模型,如自回归模型或者指数模型。类似地,在保证有效性的前提下,我们也可以对变异函数构造参数模型:

幂变异函数(power variogram)

$$2\gamma(h) = c_0 + a\,h^{\alpha}$$

其中 c_0 为块金效应,$\alpha > 0$。幂变异函数没有基台值,对应的方差不存在。

球形变异函数(spherical variogram)

$$2\gamma(h) = \begin{cases} c_0 + c_s\left\{\dfrac{3}{2}\left(\dfrac{h}{a_s}\right) - \dfrac{1}{2}\left(\dfrac{h}{a_s}\right)^3\right\}, & 0 < \|h\| \leqslant a_s \\ c_0 + c_s, & \|h\| \geqslant a_s \end{cases}$$

其中 c_0 为块金效应,$c_0 + c_s$ 为基台值,a_s 为变程。

Matérn 变异函数族(Matérn class)

$$2\gamma(h) = c_0 + c_1\left\{1 - \frac{\left(\dfrac{h}{2\alpha}\right)^{\nu}}{2\Gamma(\nu)} K_{\nu}(h/\alpha)\right\}$$

其中 K_ν 为第二类贝塞尔函数,c_0 为块金效应,$c_0 + c_1$ 为基台值,ν 决定了空间过程 $Z(s)$ 的平滑度(smoothness)。Matérn 变异函数族是应用非常广泛一类变异函数模型,有许多常用的变异函数都是 Matérn 族的特例。如 $\nu = 0.5$ 时,Matérn 族即是指数型变异函数(exponential variogram):

$$2\gamma(h) = c_0 + c_1\{1 - \exp(-\|h\|/\alpha)\}$$

而当 $\nu = \infty$ 时则为高斯变异函数(Gaussian variogram):

$$2\gamma(h) = c_0 + c_1\{1 - \exp(-\|h\|^2/\alpha^2)\}$$

各向异性变异函数(anisotropic variogram)。当变异函数 $2\gamma(h)$ 不仅依赖于距离,也与方向有关时,即为各向异性变异函数。此时空间过程在不同方向上的动力学模式也不尽相同。若存在 $d \times d$ 可逆矩阵 A 使得

$$2\gamma(h) = 2\,\gamma_0(\|Ah\|)$$

对任意 $h \in \mathbb{R}^d$ 成立,则此时变异函数被称为几何各向异性的。

交叉变异函数(cross variogram)。对于 k 维空间过程 $Z(s) = (Z_1(s),\cdots,Z_k(s))$,可以定义交叉变异函数。具体来说,当 $i = j$ 时,

$$2\,\gamma_{ii}(h) = Var(Z_i(s+h) - Z_i(s))$$

当 $i \neq j$ 时,利用

$$2\,\gamma_{ij}(h) = Var(Z_i(s+h) - Z_j(s))$$

来描述变量之间的相依关系。交叉变异函数多用来进行多元空间预测。

7.5 变异函数的估计(estimation of the variogram)[13,14] 变异函数的估计方法有很多,这里为方便计,我们假设空间过程 $Z(s)$ 是内蕴平稳的。在我们对 $Z(s)$ 的内在空间相依结构一无所知的情形下,通常的做法是先通过矩估计的方式画出经验半变异函数图(empirical semi-variogram),再和不同参数模型下的理论半变异函数图作对比,从而找到相依结构的参数模型。

给定数据 $\{Z(s_1),\cdots,Z(s_n)\}$,经验半变异函数的定义是:

$$\hat{\gamma}(h)=\frac{1}{2N(h)}\sum_{s_i,s_j\in N(h)}[Z^2(s_i)-Z^2(s_j)]$$

这里 $N(h)$ 是所有满足 $s_i-s_j=h$ 的数据对的个数。在现实的数据分析当中,对于一个固定的 h,很难找到足够多的数据对同时满足 $s_i-s_j=h$,因此人们通常定义 $N(h)$ 为满足 $s_i-s_j\in h\pm\delta$ 的数据对个数,即只要两个空间点位置差在 h 左右不远,都可以用来估计 $\hat{\gamma}(h)$。一般的,对于不同的 h,我们利用小区间 $h\pm\delta$ 将横轴做不重叠的划分,在各个划分区域内计算估计量 $\hat{\gamma}(h)$,以此可以大体看出 $\hat{\gamma}(h)$ 随 h 的变化趋势。

在理论上可以证明,由以上定义得到的经验变异函数对真正的变异函数是无偏相合估计,且具有渐进正态性,这就为空间统计推断提供了理论基础。需要强调的是,在地理统计学中存在两种极限理论,即样本量 $n\to\infty$ 的方式有增域极限(increasing domain)与内充极限(infill asymptotics)。前者是指样本量随着区域 D 的增大而增加,而后者是指在固定的 D 内样本量的增加。我们这里提到的变异函数的相合性与渐进正态性都是指增域极限。

由于真实数据的样本量总是有限的,而经验变异函数实际上是一种非参数估计量,尽管它有着很好的理论性质,但在实际问题当中,我们需要通过经验半变异函数图为变异函数找到一个与之接近的参数模型,从而为后续分析提供便利。上一条目我们介绍了一些模型的形式,如果要确定这些形式,则需要对模型参数进行估计:

极大似然估计(maximum likelihood)。如果我们假设空间过程 $Z(s)$ 是一个高斯过程,或称高斯随机场(Gaussian random-field),则在确定了参数模型的前提下,可以写出似然函数或者限制的似然函数(restricted likelihood),并通过似然函数的极大化找到模型参数的估计。

最小二乘估计(least square)。通过数据我们可以计算出经验变异函数,若参数模型的理论变异函数与其接近,则可通过最小化平方损失来估计模型参数。具体的做法是,将 h 的可能取值离散化为等分的 K 个代表 $\{h_1,\cdots,h_K\}$,最小化

$$\sum_{j=1}^{K}\{\hat{\gamma}(h_j)-\gamma(h_j,\theta)\}^2$$

来得到 θ 的估计。若 $\{\hat{\gamma}(h_j)\}$ 的方差不等,也可利用加权最小二乘来估计参数。

除了极大似然估计和最小二乘估计,近年来统计学家门发展了许多其他更准确、计算效率更高的方法,如分层贝叶斯模型法(hierarchical Bayesian model)和复合似然法(composite likelihood)。同时,对于非高斯随机场,也有相应的方法去估计模型参数。

7.6　克里金Ⅰ(Kriging Ⅰ)[9,19]　克里金是一种常用的空间插值方法，其名称来自于一位名叫D.G.Krige的南非采矿工程师。克里金的基本想法是在给定空间样本数据 $\{Z(s_1),\cdots,Z(s_n)\}$ 的条件下，对区域 D 上任何一点 s_0 的取值 $Z(s_0)$ 做线性预测。

若我们假设空间过程 $Z(s)$ 具有常数均值，即 $Z(s)=\mu+\varepsilon(s)$，克里金插值的目的是找到系数 $\lambda=\{\lambda_1,\cdots,\lambda_n\}$，使得

$$\hat{Z}(s_0)=\sum\lambda_i Z(s_i)$$

而 λ 的取值须满足无偏性 $E[\hat{Z}(s_0)]=Z(s_0)$ 与最小均方误差 $MSE(\lambda)\equiv E\{|\hat{Z}(s_0)-Z(s_0)|^2\}$。由常数均值这一假设我们可知无偏性意味着 $\sum\lambda_i=1$；同时，通过简单的推导可以发现，均方误差可以写成 λ 的二次型：

$$MSE(\lambda)=-\sum_{i=1}^{n}\sum_{j=1}^{n}\lambda_i\lambda_j\gamma(s_i-s_j)+2\sum_{i=1}^{n}\lambda_i\gamma(s_i-s_0)$$

其中 $\gamma(\cdot)$ 为变异函数。因此，寻找 λ 就演变成在限制条件 $\sum\lambda_i=1$ 下对 $MSE(\lambda)$ 的优化问题。解决这一问题通常是利用拉格朗日乘数法。

引入拉格朗日算子 ρ，并经过求导计算可以知道 λ 与 ρ 的取值满足：

$$\tilde{\lambda}=\Gamma^{-1}\tilde{\gamma}$$

其中 $\tilde{\lambda}=(\lambda_1,\cdots,\lambda_n,\rho)'$，

$$\tilde{\gamma}=\begin{pmatrix}\gamma(s_1-s_0)\\ \vdots\\ \gamma(s_n-s_0)\\ 1\end{pmatrix}$$

$$\Gamma=\begin{cases}\gamma(s_i-s_j), & i=1,\cdots,n;j=1,\cdots,n\\ 1, & i=n+1;j=1,\cdots,n\\ 0, & i=n+1;j=n+1\end{cases}$$

可见，克里金系数 λ 完全由变异函数，也就是 $Z(s)$ 的空间相依结构来决定。

通过以上推演，我们还可以得到克里金方差(Kriging variance)

$$\sigma_K^2(s_0):=Var(\hat{Z}(s_0))=\rho+\sum_{i=1}^{n}\lambda_i\gamma(s_i-s_0)$$

克里金插值(或称预测)是应用最广泛的地理统计学技术，常用在制作地图与空间模拟方面。以上介绍的是普通克里金法(ordinary Kriging)。克里金具有以下一些特性：

(1)由克里金的原理可知，$\hat{Z}(s_0)$ 为 $Z(s_0)$ 的最优线性无偏预测(best linear unbiased prediction,BLUP)；

(2)对于任何样本点 $Z(s_i)$，克里金预测值一定是真实值，即 $\hat{Z}(s_i)=Z(s_i)$；

(3)除了高斯变异函数模型以外，克里金预测的取值对其他任何变异函数模型是稳健的，换句话说，即使使用错误的变异函数模型，不会对克里金预测的取值产生太大影响；

(4)克里金方差 $\sigma_K^2(s_0)$ 对变异函数模型的选取是比较敏感的。

(5)在高斯随机场的假设下，$Z(s_0)$ 的95%预测置信区间为

$$\hat{Z}(s_0)\pm1.96\,\sigma_K(s_0)$$

7.7 克里金Ⅱ(Kriging Ⅱ)[13,14] 克里金插值技术除了基于其基本原理的普通克里金方法以外,还有许多的变化。例如克里金预测值 $\hat{Z}(s_0)$ 与方差 $\sigma_K^2(s_0)$ 也可以用协方差函数来表达。特别地,若均值曲面 $\mu(s)$ 以及协方差函数 $C(s,u)$ 已知,则有

$$\hat{Z}(s_0)=\mu(s_0)+c'\sum{}^{-1}(Z-\mu)$$

其中 $c=(C(s_0,s_1),\cdots,C(s_0,s_n))'$,样本协方差阵 $\sum=\{C(s_i,s_j)\}$,$i,j=1,\cdots,n$,$Z-\mu$ 为样本残差。这种基于已知均值与协方差结构的克里金称作简单克里金(simple Kriging)。

简单克里金与普通克里金在实用方面有很大的局限性,前者假设均值曲面为常数,后者假设均值与协方差结构都是已知的,这些假设在处理真实数据时很难被满足。

考虑一般的空间模型 $Z(s)=\mu(s)+\varepsilon(s)$,其中 $\mu(s)$ 是未知的并且随着 s 变化。若 $Z(s)$ 还受到某些协变量 X 的影响;不妨假设线性模型

$$\mu(s)=\beta_0+X_1(s)\beta_1+\cdots+X_p(s)\beta_p$$

其中 $X_j(s)$,$j=1,\cdots,p$ 是已知空间场,即对于任何 s_0,$X_j(s_0)$ 是已知的;β_j 则为未知回归系数。若我们依旧在最优线性无偏预测的框架下来定义克里金方法,那么在优化 $MSE(\lambda)$ 的过程中,有两个限制条件需要满足:

$$\sum\lambda_i=1 \text{ 和 } \sum_{i=1}^{n}\lambda_i X_j(s_i)=X_j(s_0),\quad j=1,\cdots,p$$

因此,一共有 $p+1$ 个拉格朗日算子需要被求解。

基于均值模型的克里金方法被称作泛克里金法(universal Kriging),由于允许对均值曲面 $\mu(s)$ 进行建模,泛克里金法实际上是对线性回归模型的推广。特别地,如果 $\varepsilon(s)$ 是白噪声过程,即没有任何空间相依性,则 $\hat{Z}(s_0)$ 退化为普通线性回归预测。

需要强调的是,在泛克里金方法里,回归系数 β_j 是未知的,因此在做克里金预测之前,需要对其进行估计。如果使用传统的最小二乘方法估计 β_j,则所得到的残差 $\hat{\varepsilon}(s)$ 的空间相依结构与真实的 $\varepsilon(s)$ 的结构很可能不同,而由此得到的变异函数模型会导致预测值 $\hat{Z}(s_0)$ 出现偏差。一些改进的方法,如利用加权最小二乘法(WLS)、广义估计方程法(GEE)或者轮廓似然法(profile likelihood)来估计回归系数,再利用迭代算法估计变异函数的模型参数,都可以一定程度的减小预测偏差;但是当样本量 n 过大时,会遇到计算复杂度过高的问题。

其他常用的克里金方法包括:

(1)协同克里金(co-Kriging):当 $Z(s)$ 为多元随机场时,对 $\hat{Z}(s_0)$ 的预测不仅可以利用空间相依结构,还可以利用多元随机变量之间的相依关系;

(2)变换高斯克里金(trans-Gaussian Kriging):当 $Z(s)$ 为非高斯随机场时,直接应用克里金方法会导致预测值 $\hat{Z}(s_0)$ 的功效(efficiency)不高,可以通过变换成高斯分布提高功效;

(3)示性克里金(indicator Kriging):对 0—1 离散随机场的克里金插值。

7.8　贝叶斯分层模型(Bayesian hierarchical models)[1,8]　空间数据具有很高的复杂度,这种复杂度不仅体现在数据本身,其背后的科学模型(假设)以及模型参数都具有很大的不确定性。尤其是近年来各个学科的发展带来了许多大的,不完全的,有噪声的数据集,要研究这些数据,同时量化不确定性,则需要对数据的生成过程给予一定的刻画。贝叶斯分层模型是近年来空间统计学研究的主要方向,由于它可以连贯的解释所有层面已知的不确定性,因此更贴近于真实数据的发生发展规律。

简而言之,贝叶斯分层模型包括数据模型、(科学)过程模型以及参数模型。如令 Z 表示数据,Y 表示过程,而 θ 表示参数,那么数据模型是 $[Z \mid Y,\theta]$,过程模型是 $[Y \mid \theta]$,而参数模型为 $[\theta]$。这里 $[A \mid B,C]$ 表示给定 B 和 C,随机量 A 的条件概率。具体到地理统计的空间过程,我们通常认为观测到的数据 $Z(s)$ 来自于数据模型

$$Z(s)=Y(s)+\varepsilon(s)$$

其中 $Y(s)$ 是真实的、观测不到空间过程,$\varepsilon(s)$ 是导致测量误差的白噪声;而 $Y(s)$ 自身又具有过程模型

$$Y(s)=\beta_0+X_1(s)\beta_1+\cdots+X_p(s)\beta_p+\delta$$

其中 X 为可以观测到的协变量,δ 是空间随机效应,它的空间相依结构决定了 Y 的空间相依结构。这里需要强调的是,Y 与 X 之间的关系也可以是非线性的,甚至是非参数的。

如果我们假设在模型的最底层,数据模型和过程模型的参数也是随机的,那么我们还有一个所有参数 θ 的概率模型。由此可见,通过这样一种分层解析的模式,我们可以对 $\varepsilon(s)$,δ 和 θ 的随机性,即不确定性,进行量化。

在贝叶斯分层模型的框架下,依然可以使用前几节介绍的克里金方法做空间预测。特别地,如果过程 $Y(s)$ 与数据 $Z(s)$ 都是高斯过程,那么在给定数据 $Z=\{Z(s_1),\cdots,Z(s_n)\}$ 的条件下,利用贝叶斯公式可以证明,在一个新地点 s_0 上,$Y(s_0)$ 的后验分布依然是高斯分布,而在最优化平方误差损失(square error loss)的意义下,克里金预测值 $\hat{Y}(s_0)$ 即为 $Y(s_0)$ 的后验均值,且其与后验方差都具有解析表达式。若数据过程 $Z(s)$ 是非高斯的,尤其是当数据模型为广义线性模型时,$Y(s_0)$ 的后验分布一般没有解析表达式,但是可通过 MCMC 等算法模拟出来,这为计算提供了许多便利,比传统的克里金方法更加实用。实际上,在贝叶斯分层模型下,克里金方法对于空间过程 $Y(s)$ 的平稳性不再有所要求,这是因为模型参数可以由其先验分布来刻画,不再需要在一定的空间间隔 h 下有重复观测。从以上的讨论可知,贝叶斯分层模型具有更大的灵活度和更广阔的应用范畴,而贝叶斯克里金在非高斯空间预测方面有着明显的计算优势。

7.9 栅格数据(lattice data)[6,14] 地理统计数据(geostatistical data)定义在固定的且连续的区域 D 上,即随机变量 $Z(s)$ 在 D 中的任何一点 s 都有定义。栅格数据中的 D 则是离散的,它只包含有限个或者可数个数据点:$D=\{s_1,s_2,\cdots\}$。例如在北京地区的某类流行病研究当中,我们只关心 16 个区县的发病比例,那么这 16 个区县的中心位置就是所有我们感兴趣的区域,通常会用经纬度(longitude and latitude)来标识。

栅格数据的另一个重要特征就是"邻域"(neighborhood)的概念。在数学上我们可以定义以 s_1 为中心的栅格,其邻居为以 s_1 为中心、到 s_1 的距离小于等于 r 的所有栅格。在现实的数据分析中,也常常以地区之间是否有共同的边界来决定邻域。在有了"邻近"的概念之后,栅格数据的空间相依性即可由邻域之间的相依结构来确定。

栅格数据的一个常见应用是画分级统计图(choropleth map)。依旧以北京地区的流行病研究为例,通常使用颜色的不同深浅来表示发病比例的高低,并相应的填充到地图上各个区县的位置,以此直观的发现某类疾病在整个北京地区的分布情况。

在遥感和图像分析领域我们经常会遇到栅格数据。它可以是规则的(regular),例如通过像素来定义栅格;也可以是不规则的(irregular),例如以行政区划来定义栅格。数据分析的方法也由研究的目的不同而不同。如果研究目标是信号复原(signal restoration),则会通过建立统计学模型,如广义线性模型混合效应模型(generalized linear mixed model),来对测量误差进行分析,从而估计出原始信号。如果研究目的是分类分析(classification)或者聚类分析(clustering),则需要通过机器学习的方法对栅格数据进行辨别。有时也会利用空间平滑(spatial smoothing)技术,如样条逼近(spline approximation)或者核平滑(kernel smoothing)的方式,利用相邻栅格点的数据信息来降低噪音,并将数据区块化(blocking)以供后续分析。

由于栅格点是离散的,栅格数据的分析技术主要沿用自时间序列分析。时间点有着天然的先后次序,因此可以定义 Markov 模型,自回归模型等描述"现在"与"过去"相依关系的模型。空间点没有次序,因而栅格数据的模型要更加复杂一些。例如在定义马氏链时,时间序列中可由条件概率

$[Y(t)\mid Yt-1,\cdots,Y(1)]=[Y(t)\mid Yt-1]$

以及 $[Y(1)]$ 来刻画,而对于二维以上的空间,则需要引入"邻域"概念的点集才可以定义。

另外,栅格数据模型也可由一些更灵活地函数来刻画。例如定义条件概率

$$[Y(2),\cdots,Y(s)\mid Y(1)]$$
$$=\prod_{i=2}^{s}f_i(Y(i),Y(i-1))$$

其中 $f_i(\cdot,\cdot)$ 是只和 $Y(i)$ 与 $Y(i-1)$ 有关的二元函数。

7.10　Markov 随机场 (markov random field)[1,8]　栅格数据定义在有限或可数集 $D=\{s_1,s_2,\cdots\}$ 上，为简单记令 $D=\{s_1,\cdots,s_n\}$。一个栅格过程 $\{Z(s_1),\cdots,Z(s_n)\}$ 因此完全由其联合分布 $[Z(s_1),\cdots,Z(s_n)]$ 来刻画。我们知道联合分布可以决定条件分布 $[Z(s_i)\mid Z_{-i}]$，其中 $Z_{-i}=\{Z(s_1),\cdots,Z(s_n)\}\backslash Z(s_i)\}$，但是条件分布未必能够唯一决定联合分布。这样在统计分析中会导致一些问题。例如在 MCMC 的过程中使用吉布斯抽样(Gibbs sampler)去模拟某个联合分布的实现，必须确保生成的数据符合唯一的平稳的分布。

1 维情形下可以很自然的定义 Markov 模型，但在空间意义下，由于没有次序的概念，则需要“领域”来重新定义马尔可夫过程。假设 $N(s_i)\subset D\backslash\{s_i\}$，且对任意 $i=1,\cdots,n$ 都有

$$[Z(s_i)\mid Z_{-i}]=[Z(s_i)\mid Z(N(s_i))]$$

则 $N(s_i)$ 为 s_i 的领域。进一步，如果所有的条件概率 $[Z(s_i)\mid Z(N(s_i))]$ 可以唯一决定联合分布，则称 $\{Z(s_1),\cdots,Z(s_n)\}$ 是一个 Markov 随机场，简称 MRF。

Markov 随机场的一个特殊情况，被称作条件自回归模型(conditional autoregressive model，CAR)：如果对任意 $i=1,\cdots,n$，条件概率 $[Z(s_i)\mid Z(N(s_i))]$ 都是正态分布且均值为

$$E[Z(s_i)\mid Z(N(s_i))]=\mu(s_i)+\sum_{s_j\in N(s_i)}c_{ij}(Z(s_j)-\mu(s_j))$$

其中 $\mu(s_i)\equiv E[Z(s_i)]$；方差为 τ_i^2。在条件

$$\frac{c_{ij}}{\tau_i^2}=\frac{c_{ji}}{\tau_j^2}$$

下，令 $C=(c)_{ij}\Big|_{i,j=1,\cdots,n}$，$M=diag(\tau_1^2,\cdots,\tau_n^2)$，则此时联合分布 $[Z(s_1),\cdots,Z(s_n)]$ 为 n 元正态分布，其方差为 $(I-C)^{-1}M$。可以看出，C 完全决定了栅格过程 $\{Z(s_1),\cdots,Z(s_n)\}$ 的空间相关性，并且通常情形下 C 和 M 都是未知的，需要给予一些参数假设，但为了保证有效性，$(I-C)^{-1}M$ 必须是对称、正定的。

CAR 模型与地理统计模型有着一一对应的关系。考虑一个协方差函数为 $\sum_Z$ 的高斯随机场 $Z(s)$，而 $\{s_1,\cdots,s_n\}$ 恰为 $Z(s)$ 的采样点，则有以下结论：

(1) 如果定义在 $\{s_1,\cdots,s_n\}$ 上的高斯 CAR 模型的联合分布方差为 $(I-C)^{-1}M$，则高斯随机场在 $\{s_1,\cdots,s_n\}$ 上的协方差阵一定是 $\sum_Z^s=(I-C)^{-1}M$；

(2) 若高斯随机场在 $\{s_1,\cdots,s_n\}$ 上的协方差阵为 $\sum_Z^s$，令 $(\sum)_Z^{s\ -1}=(\sigma^{(ij)})$，且相应的有 $M=diag(\sigma^{(11)},\cdots,\sigma^{(nn)})^{-1}$，$C=I-M(\sum)_Z^{s\ -1}$，则定义在 $\{s_1,\cdots,s_n\}$ 的 CAR 模型，其方差一定是 $(I-C)^{-1}M$。

由于 CAR 模型在计算上有一定的优势，因此这样的一种对应关系可以将 CAR 模型来逼近地理统计模型。此外，高斯 MRF 模型或者 CAR 模型也可以看作过程模型被纳入贝叶斯分层模型的框架下，并利用 MCMC 等算法进行计算。

7.11 空间点模式(spatial point pattern)

[11,22] 空间点模式数据是指采样空间(sampling space) $D \subset \mathbb{R}^d$ 中的随机点集 $\{s_1, \cdots, s_N\}$。每个点被称作一个事件(event)。空间点模式具有双重随机性，即 s_i 自身位置的随机性与事件个数 N 的随机性。生成该类数据的随机机制被称为空间点过程(spatial point process)。

空间点过程 N 可以用概率来刻画：$\{Pr[N(D)=k]; k \in \{0,1,\cdots\}, D \subset \mathbb{R}^d\}$ 其中 $N(D)$ 为 D 中的事件点个数。

特别地，如果对于所有 $s \in D$ 都有 $Pr[N(s)>1]=0$，即任何位置至多只能有一个事件，则 N 是一个简单空间点过程。由空间点过程的定义可以看出，它描述的是一定区域内随机事件的发生地点与个数，因此在流行病学，生态学和经济学当中都有着非常广泛的应用。

空间点过程中较为简单的形式是均匀泊松过程(homogeneous poisson process)。一个强度系数(intensity)为 λ 的均匀泊松过程 N 由以下两点来定义：

(1) 对于$\mathbb{R}^d$中任何互不相交的区域D_1，$\cdots$，D_k 都有 $N(D_1)$，$\cdots$，$N(D_k)$ 相互独立。

(2) D 的体积为 $|D|$，则 $N(D) \sim Poisson(\lambda |D|)$。

一个均匀泊松过程在某区域的实现被称作具有完全空间随机性(complete spatial randomness)，简称 CSR。CSR 的事件点 $\{s_1, \cdots, s_N\}$ 相互独立，不存在空间相依性。相应的，如果空间点过程并不是均匀泊松过程，则有可能出现另外两种点模式：聚集模式(cluster pattern, CP)，即事件点集呈聚合形态；和规则间距(regular spacing, RS)模式，即事件点之间彼此有一定的空间间隔。三种模式的示意图如图 7.11.1。

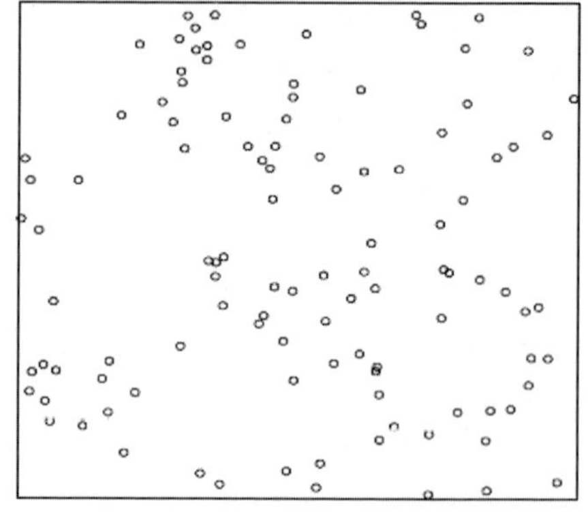

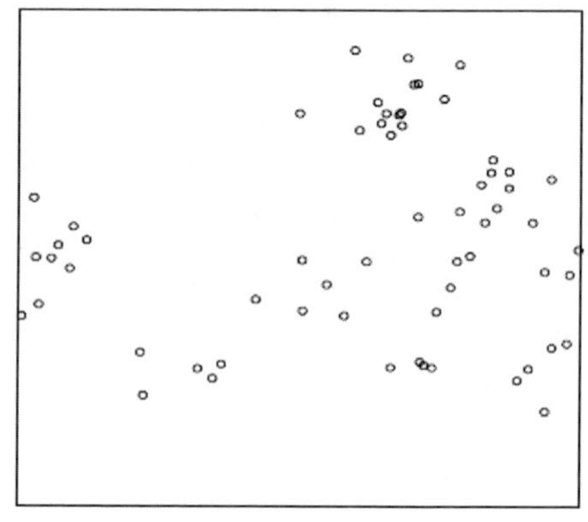

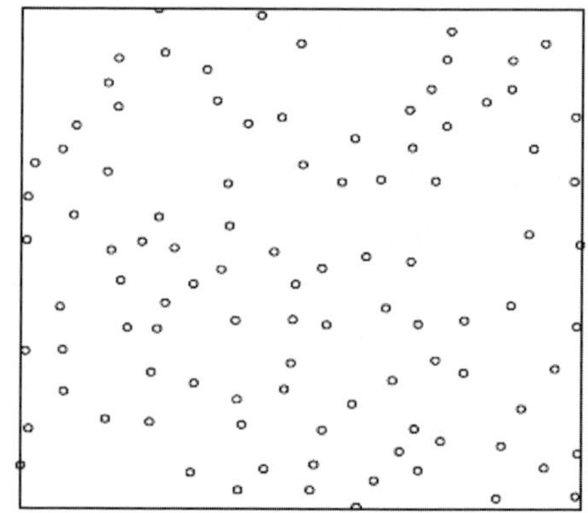

图 7.11.1 三种空间点模式：(上)完全空间随机模式；(中)聚合模式；(下)规则间距模式。

7.12　完全空间随机性(complete spatial randomness)[11,20]　完全空间随机性，即CSR，是空间点模式当中最简单最基本的情形。检验一个空间点模式是否具有CSR，通常是点模式数据分析的第一步。这样做是为了确定是否需要进行后续的统计分析，以及在检验过程中探索数据自身的相依特性。

要检验CSR，首先需要量化空间点模式的相依结构。一种方式是观察事件点与邻近事件距离的分布函数。若令 W_i 为 s_i 到其最近邻的距离，则概率函数

$$G(w)=Pr[W_i\leqslant w]$$

在原假设，即CSR成立的条件下对所有 $i=1,\cdots,n$ 相同。可以证明，此时 $G(w)=1-\exp\{-\pi\lambda w^2\}$。因此，通过 $G(w)$ 的经验估计

$$\hat{G}(w)=\frac{1}{N}\sum_{i=1}^{N}I(W_i\leqslant w)$$

可以构造Kolmogorov－Smirnov检验统计量

$$U_{data}=sup_w\mid\hat{G}(w)-G(w)\mid。$$

在原假设成立时，利用Monte Carlo方法模拟 K 次CSR以生成 $U_1,\cdots,U_K$，并将 U_{data} 与$U_1,\cdots,U_K$ 的分位数比较，从而决定是否拒绝原假设。这样利用最近邻距离的方法检验CSR可以直观的看到CSR成立与否，但无法得到非CSR下的 G 函数，也没有用到区域 D 内的所有事件数据信息。

另一种检验CSR的方法是通过量化相依结构得到的。如果定义一阶与二阶强度函数：

$$\lambda(s)=\lim_{|ds|\to 0}\frac{E\{N(ds)\}}{\mid ds\mid}$$

$$\lambda_2(s,u)=\lim_{\substack{|ds|\to 0\\|du|\to 0}}\frac{E\{N(ds)N(du)\}}{\mid ds\mid\mid du\mid}$$

则 $\lambda(s)$ 与$\lambda_2(s,u)$ 分别描述了点过程 N 的均值与相依结构。令 $\rho(s,u)\equiv\frac{\lambda_2(s,u)}{\lambda(s)\lambda(u)}$，则称 $\rho(s,u)$ 为成对相依函数(pair correlation function)。若 $\rho(s,u)=\rho(r)$，即ρ只与s和u之间的欧氏距离r有关，且 $\lambda(s)\equiv\lambda$，则 N 是一个各向同性的二阶平稳空间点过程。可以证明，在CSR、CP(聚集模式)和RS(规则间距)时，分别有 $\rho(r)\equiv 1$、$\rho(r)>1$ 和 $\rho(r)<1$。

对于各向同性二阶平稳的空间点过程，另一个常用来度量空间相依性的量为 K 函数。$K(r)$ 被定义为距离某事件点 r 以内所有其他事件点个数的期望与 λ 的比。可以证明，$K(r)$ 是二阶强度函数 $\lambda_2(r)$ 的一种积分形式，同时，在CSR、CP和RS时，分别有 $K(r)=\pi r^2$，$K(r)>\pi r^2$ 和 $K(r)<\pi r^2$。与最近邻距离函数 $G(w)$ 类似，通过对 $K(r)$ 的经验估计

$$\hat{K}(r)=\frac{1}{\hat{\lambda}N}\sum_{i=1}^{N}\sum_{j\neq i}I(\|s_i-s_j\|<r)$$

可以构造Cramér－von Mises检验统计量

$$L=\int_0^{r_0}\mid\sqrt{\hat{K}(r)/\pi}-r\mid^2dr$$

并用Monte Carlo检验方法检验CSR是否成立。

7.13 空间点过程(spatial point process) [11,15] 区域 D 上的均匀泊松过程 N 具有非常基本的性质:① $N(D)$ 只与 $|D|$ 有关,与 D 的位置和形状无关;②给定 $N(D)=n$,则随机点集 $s_1,\cdots,s_N$ 独立同分布于密度为 $1/|D|$ 的均匀分布。除此以外,在三种空间点模式下,有不同的点过程模型。这里介绍比较常见的几个模型。

非均匀泊松过程(inhomogeneous poisson process)。泊松过程的一阶强度函数 $\lambda(s)$ 随着 s 而改变。这样的拓展不仅更符合数据现实,也有利于引入协变量随机场,为建立回归模型或者贝叶斯模型提供准备。非均匀泊松过程生成的空间点模式依然是 CSR,即随机点集 $\{s_1,\cdots,s_N\}$ 不具有空间相依性,但事件点的概率模型不再是均匀分布,而是密度为 $f(s)=\dfrac{\lambda(s)}{\int_D\lambda(u)du}$ 的分布。在引入协变量后,强度函数一般可以写成 $\lambda(s;\beta)=g\{X'(s)\beta\}$,其中 β 为模型参数,$g(\cdot)$ 为已知函数。这类模型广泛的应用在空间流行病的研究中。模型参数的估计一般可以通过最优化泊松似然函数获得,但通常没有显式解,因此需要迭代算法计算。

考克斯过程(Cox process)。将非均匀泊松过程推广,强度函数 $\lambda(s)$ 变为空间随机场 $\Lambda(s)$。由于 $\Lambda(s)$ 依然描述点过程强度,因此需要假设 $\Lambda(s)$ 为非负随机场。考克斯过程的一阶和二阶性质可以通过与非均匀泊松过程类似的方法得到,只是需要在 $\Lambda(s)$ 的意义下求期望。可以证明,在平稳和各向同性的假设下,考克斯过程的一阶和二阶强度有以下关系:

$$\lambda_2(r)=\lambda^2+Cov(\Lambda(s),\Lambda(u))$$

其中 $r=\|s-u\|$。因此一般的考克斯过程生成的点模式是 CP,即事件聚合形态。如果

$$\Lambda(s)=\exp\{Z(s)\}$$

其中 $Z(s)$ 为高斯随机场,则此时点过程称为 Log 高斯考克斯过程(log-Gaussian Cox process),它是实际应用中较常见的一种考克斯过程。此时的一阶与二阶强度函数都可以写成相应的参数形式,而参数估计可以通过复合似然法得到。

Markov 点过程(Markov point process)。规则模式(RS)数据经常出现在生物和生态学领域,例如野生动物往往由于有各自的"领地"导致它们之间的分布总在某个距离 δ 以外。符合这类模式的事件点,其发生的点过程强度函数也因此与间隔距离有关。一个简单的例子就是先考虑由强度为 ρ 的泊松过程生成的事件点集 X,再将 X 中距离小于 δ 的事件对去掉,从而得到新的点模式数据 $\widetilde{X}$。生成 $\widetilde{X}$ 的空间点过程我们称之为简单抑制过程(simple inhibition process),其强度函数为 $\lambda=\rho\exp\{-\pi\rho\delta^2\}$。这个强度函数有两个特点:一是在一个任意空间点发生事件的强度只与它周围最邻近的点有关,二是该强度实际是以最初的泊松过程为条件定义的,因此是一个条件强度。如果我们把简单抑制过程推广到一个已经定义了一般"领域"概念的点过程中,则类似于栅格数据的 Markov 随机场,我们可以构造一个 Markov 点过程,而该过程的强度函数依旧是一个以泊松过程为条件的条件强度,从而保证了生成的点过程仍然是规则模式。

7.14　空间流行病学(spatial epidemiology)[11,24]　空间流行病数据通常包含以下几项内容:①患病个体有具体的地理编码,比如其家庭住址的经纬度;②发病时间;③风险因素,如人口统计学信息(demographic info)和对某类污染物的暴露情况(exposure);④从同一风险人群中随机抽样得到的对照组。通常,空间流行病学的研究目的是要了解一定区域内发病风险与各个风险因素的关系,同时也要检测出在时间或者空间上是否有任何的分布模式。从中我们可以看到,空间点模式数据的分析技术恰好适用于此类研究。

对于病例组(case),假设生成患病事件集的点过程为 N,基本的空间流行病模型是对 N 在地区 D 的强度函数进行建模:

$$\lambda(s;\beta)=\lambda_0(s)f(s;\beta)$$

其中 $\lambda_0(s)$ 为人口密度,$f(s;\beta)$ 是处在 s 的个体生病的概率,例如可以用线性模型来表示:

$$f(s;\beta)=X'(s)\beta$$

而 $X(s)$ 是风险因素。值得注意的是,若数据中既有时间信息又有空间信息,强度函数模型也可以自然的推广到时空模型:$\lambda(s,t;\beta)=\lambda_0(s)f(s,t;\beta)$。

对于对照组(control),假设其背后的点过程为 M,发病风险函数则取决于采样机制(sampling mechanism)。一般来说,为了使得对照组与病例组相匹配,需要将病例组的某些变量进行分层,并通过某种抽样设计让对照组符合各层的分布规律。为简单记,我们可以认为对照组的强度函数为 $\lambda_0(s)$,即对照组是从人群中均匀抽取的。

对于每个样本,以 1－0 代表是否为病例,则可以利用 Logistic 回归对模型参数做出估计。特别地,若令 $p(s;\beta)=\dfrac{f(s;\beta)}{1+f(s;\beta)}$ 表示 s 来自于病例组的概率,则对 β 的估计可通过最大化 log 似然函数:

$$l(\beta)=\sum_{x\in N\cap D}\log\{p(x;\beta)\}+\sum_{y\in M\cap D}\log\{1-p(y;\beta)\}$$

来获得。

得到估计量 $\hat{\beta}$ 之后,需要代入到强度函数模型中去估计发病风险。具体来说,先利用对照组,通过核估计(kernel estimation)得到 $\hat{\lambda}_0(s)$。这种核平滑的方式可以在一定程度上减轻数据噪声带来的影响。其次,将 $\hat{\lambda}_0(s)$ 与 $\hat{\beta}$ 一同代入病例组模型,即可对任何点 s 计算发病风险 $\hat{\lambda}(s;\beta)$。

为了通过数据了解流行病的发病是否具有一定的聚集模式,需要对病例过程 N 的二阶性质加以探讨。从完全空间随机性的定义我们知道,成对相依函数(pair correlation function) $\rho(r)$ 的大小可以告诉我们点模式的形态。因此我们只需要去估计 $\rho(r)$。

现有的估计方法有非参数和参数方法两大类。非参数方法的基本思路是利用核平滑所有的病例事件对,来估计 N 的二阶强度函数,从而计算出 $\hat{\rho}(r)$。参数方法则是假设某种参数形式 $\rho(r)=\rho(r;\theta)$,利用 N 与 M 所有可能的事件对,构造似然函数,并通过两部估计(two stage estimation)等方式,先估计 $\hat{\beta}$,再估计 $\hat{\theta}$,以此计算出 $\hat{\rho}(r;\theta)$。

7.15 可视化(visualization)[2,4,18]

现实数据除了具有空间结构以外,还可能有时间结构。对时空数据的可视化处理可以直观地反映数据的特征,因此是一种常用的分析方式。常见可视化方法的有如下 4 种:

(1)动态图

动态图是最容易理解的一种可视化方式。时间反映到时间坐标上,而空间上的数据用不同的颜色或不同直径的圆来表示大小,这样构成"影片"的形式来反映数据随时间的变化。

(2)边缘和条件分布图

第一种方法(space 1-D/time plots)是观察空间的一个维度随时间的变化,用颜色的深浅来表示某点在某时刻的数值;第二种方法(time-series plots)则是固定某些小区域,用时间曲线代表区域信息,将多个区域曲线放到同一个图中比较,直观的反应这些区域的相依结构随时间变化趋势。第三种方法(spatial map)则是将动态图在时间上取(加权)平均,或者取出某些时刻的空间图来观察。

(3)经验协方差函数图

对于观测数据 $Z_t=(Z(s_1;t),\cdots,Z(s_m;t))'$,讨论不同地点之间的相依性或者是同一组地点关于某个滞后时间的相依性或者两组不同观测指标(比如海拔与温度)之间的相依性。

滞后时间 τ 的经验协方差矩阵:

$$\hat{C}_Z^{(\tau)}=\frac{1}{T-\tau}\sum_{t=\tau+1}^{T}(Z_t-\hat{\mu}_Z)(Z_{t-\tau}-\hat{\mu}_Z)'$$

其中 $\hat{\mu}_Z=\frac{1}{T}\sum_{t=1}^{T}Z_t$ 是数据的均值。有时相关系数矩阵更能表现数据相依关系:

$$\hat{R}_Z^{(\tau)}=\hat{D}_Z^{-\frac{1}{2}}\hat{C}_Z^{(\tau)}\hat{D}_Z^{-\frac{1}{2}}$$

其中 $\hat{D}_Z=diag(\hat{C}_Z^{(\tau)})$。

对于两组不同的变量 Z 和 X,滞后时间 τ 的互协方差矩阵(cross covariance):

$$\hat{C}_{Z,X}^{(\tau)}=\frac{1}{T-\tau}\sum_{t=\tau+1}^{T}(Z_t-\hat{\mu}_Z)(X_{t-\tau}-\hat{\mu}_X)'$$

更一般的,与滞后时间 τ 对应的有空间向量 h。关于 τ 与 h 的协方差矩阵的经验公式为:

$$\begin{aligned}&\hat{C}_Z(h;\tau)\\&=\frac{1}{|N_s(h)||N_t(\tau)|}\\&\cdot\sum_{t,r\in N_t(\tau)}\sum_{s_i,s_j\in N_s(h)}(Z(s_i;t)-\hat{\mu}_Z(s_i))\\&\cdot(Z(s_j;r)-\hat{\mu}_Z(s_j))'\end{aligned}$$

(4)时空相关性的局部指标(LISA)

LISA 是一种推算局部空间自相关的方法,一般用经验正交函数(EOF)分析来寻找对整个研究范围空间自相关的影响程度大的空间单元。一方面,我们可以计算第一 EOF 的特征值所占比例随时间的变化,这反映了整体数据的离散程度的变化。另一方面,将第一 EOF 的值用颜色来反映到地图上,可以直观的看出对整体影响最大的空间模式。

7.16　经验正交函数(empirical orthogonal function)[8,22]　简称 EOF,是线性代数中协方差矩阵的特征值分解在时空分析中的应用。离散情形下的 EOF 是主成分分析(principal component analysis,PCA);而在连续空间情形下是 Karhunen-Leove 分解(K-L expansion)。经验正交函数主要应用于:①寻找主要空间结构以及该结构相应的时间变化;②时空数据在时间或空间上的降维与降噪。

在连续空间场中,考虑零均值的离散时间与连续空间过程 $\{Z_t(\mathbf{s}):\mathbf{s}\in D_s, t=1,2,\cdots\}$,我们的目标是找到该过程的最优、可分的正交分解

$$Z_t(\mathbf{s})=\sum_{k=1}^{\infty}\alpha_t(k)\varphi_k(\mathbf{s})$$

其中 $\alpha_t(k)$ 可看成时间尺度的随机效应,其方差依 k 减小,不同 $\alpha_t(k)$ 不相关。对该问题的一个著名的解决方法便是 K-L 分解。定义空间协方差曲面 $E(Z_t(\mathbf{s})Z_t(\mathbf{r}))=C_z^{(0)}(\mathbf{s},\mathbf{r})$,则有分解:

$$C_z^{(0)}(\mathbf{s},\mathbf{r})=\sum_{k=1}^{\infty}\lambda_k\varphi_k(\mathbf{s})\varphi_k(\mathbf{r})$$

其中 $\{\varphi_k(\cdot):k=1,2,\cdots\}$ 是特征函数,λ_k 是特征值。我们称 $\{\varphi_k(\mathbf{s}):\mathbf{s}\in D_s\}$ 为第 k 个 EOF,称相应的时间序列 $\{\alpha_t(k):t=1,2,\cdots\}$ 为第 k 个主成分时间序列。事实上,这个随机时间序列即为 $Z_t(\mathbf{s})$ 在第 k 个 EOF 上的投影。

如果我们将上式在 p_α 截断,得到

$$Z_{p\alpha,t}(\mathbf{s})=\sum_{k=1}^{p\alpha}\alpha_t(k)\varphi_k(\mathbf{s}),$$

这样通过有限的 EOF 分解可以最小化截断误差 $E(Z_t(\mathbf{s})-Z_{p_\alpha,t}(\mathbf{s}))^2$。

实际应用中观测到的数据往往是离散的,加之解 K-L 积分方程的困难性等因素,对于重复观测的情形我们通常可以计算经验协方差矩阵(empirical covariance)并做主成分分解。

这里 $\mathbf{Z}_t\equiv(Z_t(\mathbf{s}_1),\cdots,Z_t(\mathbf{s}_m))'$,定义第 k 个经验正交函数 $\psi_k=(\psi_k(s_1),\cdots,\psi_k(s_m))'$,$\alpha_t(k)=\psi'_kZ_t$。$\mathbf{Z}_t$ 的方差不依赖于时间 t,对 $k=1,\cdots,m$,ψ_k 是使 $Var(\alpha_t(k))$ 达到最大的向量,满足条件 $\psi'_k\psi_k=1$。通常,为了降维,会用截断的方式保留方差最大的几个主成分。

EOF 分析依赖于协方差矩阵的分解,因此我们首先要得到经验协方差矩阵

$$\hat{C}_z=\frac{1}{T}\sum_{t=1}^{T}(Z_t-\hat{\mu}_Z)(Z_t-\hat{\mu}_Z)'$$

为了保证 $\hat{C}_z$ 的有效性,即非负定性,一般的做法是先对 $\hat{C}_z$ 进行谱分解,再去除非正特征根及对应的特征向量。当数据中有测量误差的白噪声时,直接对经验协方差阵做特征分解不会造成特征向量的偏差,但是需要调整特征值。

当样本中的空间点数大于时间点时,经验协方差矩阵是不满秩的。一种做法是构造满秩矩阵 $A=\tilde{Z}'\tilde{Z}$,其中 $\tilde{Z}=(\tilde{Z}_1,\cdots,\tilde{Z}_T)$,而 $\tilde{Z}_t=Z_t-\hat{\mu}_Z$ 为中心化的向量。对 A 实施特征分解得到特征向量 ξ_i,则 $C=\tilde{Z}\tilde{Z}'$ 的特征向量为

$$\psi_i=\tilde{Z}\xi_i/\sqrt{\xi'_i\tilde{Z}'\tilde{Z}\xi_i}$$

7.17 时空克里金(spatial-temporal kriging)[7,17] 对于时空数据 $Z(s;t)$，可以使用类似空间克里金插值的方法进行时间或者空间上的预测。一般的时空模型可以写作：

$$Z(s;t)=\mu(s;t)+\delta(s;t)+\varepsilon(s;t)$$

其中 $\mu(s;t)$ 为均值，$\delta(s;t)$ 为时空随机效应，$\varepsilon(s;t)$ 为测量误差白噪声。类似于空间随机场，当 $\mu(s;t)\equiv\mu$，且

$$Cov[Z(s+h;t+\tau),Z(s;t)]$$
$$=Cov[Z(h;\tau),Z(0;0)]$$
$$\equiv C(h;\tau)$$

时，可以定义时空过程的平稳性。这里 h 与 τ 分别是空间间隔与时间间隔。对于平稳时空过程亦可定义

$$2\gamma(h;\tau)=C(0;0)-C(h;\tau)$$

为时空变异函数。

若时空数据在 n 个空间点和 T 个时间点上有观测，则对于一个非采样点 $(s_0;t_0)$，在已知均值函数和协方差的情形下，$Z(s_0;t_0)$ 的预测为

$$\mu(s_0;t_0)+c'\Sigma^{-1}(Z_{nT}-\mu_{nT})$$

其中 $Z_{nT}=(Z_1',\cdots,Z_T')'$ 为 $nT\times1$ 向量，$c=Cov(Z(s_0;t_0),Z_{nT})$，Σ 是 Z_{nT} 方差—协方差矩阵。这是简单克里金在时空分析中的推广。对于普通克里金，由于 $\mu(s;t)\equiv\mu$ 是未知的，可由广义最小二乘得到

$$\hat{\mu}=(1'\Sigma^{-1}1)^{-1}1'\Sigma^{-1}Z_{nT}。$$

通常协方差阵 Σ 和变异函数 $2\gamma(h;\tau)$ 都是未知的，因此我们需要对它们做出估计。与空间统计的技术路线一样，我们先得到经验估计，例如经验协方差：

$$\hat{C}(h;\tau)=\frac{\sum_{N(h;\tau)}[Z(s_i;t_i)-\bar{Z}][Z(s_j;t_j)-\bar{Z}]}{N(h;\tau)}$$

再提出参数模型 $C(h;\tau)=C(h;\tau;\theta)$，如 Matérn 族，并通过极大似然估计或者加权最小二乘估计等方法估计出 $\hat{\theta}$，代入 $\hat{\theta}$ 计算出 c，最终得到时空克里金预测 $\hat{Z}(s_0;t_0)$。

这里需要注意的是，时空协方差(或变异函数)包含了空间结构、时间结构以及时空的交互相依结构，因此 $C(h;\tau)$ 要比单独的 $C(h)$ 或 $C(\tau)$ 更加复杂。首先，我们使用的参数模型必须保证有效性，即协方差的半正定性与变异函数的条件负定性。其次，$C(h;\tau)$ 未必是对称的。对于时空过程来说，$C(h;\tau)=C(-h;\tau)$ 或者 $C(h;\tau)=C(h;-\tau)$ 并不总是成立的。如果对称性存在，则我们称这样的协方差阵是完全对称(fully symmetric)的。对于完全对称的协方差阵，如果有表达式

$$C(h;\tau)=C^{(s)}(h;0)\,C^{(t)}(0;\tau)$$

则这样的协方差具有可分性(separability)。可分性可以大大简化模型参数的估计过程，因此在早期的时空分析方法中，常有此假设。但是现实的时空数据很可能具有时间—空间的交互相依结构，因此需要更一般的协方差模型。近年来，人们对一些既不可分又不完全对称的协方差模型做了许多理论和应用研究。

7.18　函数型数据（functional data）[21，25]　函数型数据认为时间（或者空间）上的数据是时间（或空间）连续的，并且是平滑的。其基本的信息单位不再是一个或多个随机变量，而是整个随机轨迹曲线（曲面）。函数数据由研究问题的不同有三种形态：①曲线形态，即整条平滑曲线都能观测到，这是比较理想化的形态；②有噪声的稠密形态（dense），每条曲线上的样本点都是规则的并且缺失很少，但是有一定的噪声干扰；③有噪声的稀疏（sparse）形态，不同个体的观测数据在时间（或空间）上不一致，并且在整个的观测期间（区域）内获取数据的频率非常低。

对于稠密数据，往往可以平滑个体曲线降低噪声，再对其进行分析。但稀疏数据就很难如此操作。因此需要假设曲线之间具有某些相似的结构，以便将数据合在一起彼此借力对这些结构做出估计，并最终恢复每一条曲线轨迹。

在函数数据分析中，除平滑假设外，对曲线的特性一般不做任何其他限定，因此可以比较灵活的应用非参数方法。为简单记，假设数据只有时间维度，则第 i 个观测数据 $Y_i(t)$ 可写成

$$\begin{aligned} Y_i(t) &= X_i(t) + \varepsilon_i(t) \\ &= \mu(t) + \tau_i(t) + \varepsilon_i(t) \end{aligned}$$

这里 $X_i(t)$ 是真实的轨迹，$\mu(t) = E[X_i(t)]$ 是所有个体的共同均值曲线，$\tau_i(t)$ 是 $X_i(t)$ 与 $\mu(t)$ 之间的个体随机偏差，$\varepsilon_i(t)$ 是方差为 σ^2 噪声。对模型的拟合可以用样条逼近的方式，令

$$\mu(t) = \sum_{k=1}^{K} \beta_k B_k(t), \tau_i(t) = \sum_{k=1}^{K} \alpha_{ik} B_k(t)$$

其中 $B_k(t)$ 为定义在时域 T 上的样条基函数，K 为节点（knot）个数，β_k 为固定系数，α_{ik} 为随机系数；则原模型转化为低阶的线性混合效应模型。这里，如果假设随机效应 α_{ik} 服从某个均值为 0，方差为 Γ 的分布，则曲线数据的个体内相依关系也可被样条基函数来表达：

$$\begin{aligned} & Cov(Y_i(t_p), Y_i(t_q)) \\ &= \sum_{l,m=1}^{K} \Gamma_{lm} B_l(t_p) B_m(t_q) + \sigma^2 \delta(p,q) \end{aligned}$$

这里 $\delta(p,q)=1$，如果 $p=q$，否则 $=0$。

样条逼近方法常和函数型主成分分析搭配使用。令 $G(s,t) = Cov(X(s), X(t))$，则可以证明 $X_i(t)$ 有 K-L 分解：

$$X_i(t) = \mu(t) + \sum_{k=1}^{\infty} \xi_{ik} \varphi_k(t)$$

其中 $\varphi_k(t)$ 为 $G(s,t)$ 的特征函数，$G(s,t) = \sum_{k=1}^{\infty} \lambda_k \varphi_k(t) \varphi_k(t)'$，$\lambda_k$ 为特征值。若将 k 的顺序按照 $\lambda_1 \geqslant \lambda_2 \geqslant \cdots$ 来排，则 $\varphi_1(t)$ 被称为第一主成分，而前几个主成分解释了 $X(s)$ 的主要变化。和 EOF 一样，我们只截取前面数个主成分用以解释数据，同时对 $\mu(t)$ 和 $\varphi_k(t)$ 用样条逼近来表达，则这样的模型被称作降阶模型（reduced rank model）。降阶模型不仅对数据进行了降维处理，使得模型具有很强的解释性，而且适用于稀疏数据的分析。

7.19 函数型克里金(functional kriging) [10,16] 设 $\{Z(s;t), s\in D\subseteq \mathbb{R}^d, t\in [0,T]\}$ 为函数型空间随机场,即给定时间 t 时,$Z(s;t)$ 为空间随机场;给定空间点 s 时,$Z(s;t)$ 为定义在 $[0,T]$ 上的平方可积函数,且其泛函空间定义了内积 $f,g=\int_0^T f(t)g(t)dt$。假设 $Z(s;t)$ 是空间弱平稳的,但在时间维度不做任何平稳性假设。函数型克里金的目的是在非采样点 s_0 预测一条平滑曲线 $Z(s_0;t)$,这与普通的时空克里金不同。

假设预测曲线 $\hat{Z}(s_0;t)$ 有表达式

$$\hat{Z}(s_0;t)=\sum_{i=1}^{n}\lambda_i Z(s_i;t)$$

则 $\{\lambda_i, i=1,\cdots,n\}$ 须满足以下条件:

(1) $\sum_{i=1}^{n}\lambda_i=1$;

(2) $E[\int_0^T(\hat{Z}(s_0;t)-Z(s_0;t))^2dt]$ 最小化。

对于 $\forall t_1、t_2\in[0,T]$,定义变异函数

$$2\gamma_{t_1,t_2}(h)=Var(Z(s+h;t_1)-Z(s;t_2))$$

并记 $2\gamma_{t,t}(h)=2\gamma_t(h)$。按照普通克里金的推导过程,我们可以得到

$$\tilde{\lambda}=\Gamma^{-1}\tilde{\gamma}$$

其中 $\tilde{\lambda}=(\hat{\lambda}_1,\cdots,\hat{\lambda}_n,\hat{\rho})'$,

$$\tilde{\gamma}=\begin{pmatrix}\int\gamma_t(s_1-s_0)\,dt\\ \vdots\\ \int\gamma_t(s_n-s_0)\,dt\\ 1\end{pmatrix}$$

$$\Gamma=\begin{cases}\int\gamma_t(s_i-s_j)dt, & i=1,\cdots,n;j=1,\cdots,n\\ 1, & i=n+1;j=1,\cdots,n\\ 0, & i=n+1;j=n+1\end{cases}$$

其中 ρ 是拉普拉斯算子。若定义轨迹变异函数(trace variogram)

$$2\gamma(\mathbf{h})=\int_0^T 2\gamma_t(\mathbf{h})dt$$

则预测曲线 $\hat{Z}(s_0;t)$ 的轨迹方差为

$$\sigma_{s_0}^2=\int_0^T Var[\hat{Z}(s_0;t)]dt=\sum_{i=1}^{n}\lambda_i\gamma(s_i-s_0)+\rho$$

它描述了预测曲线整体的变化程度。由此可见函数型克里金与普通克里金有着类似的形式。

对于 $\gamma(\mathbf{h})$ 的估计可以依然沿用普通克里金的方式,即计算经验变异函数,再寻找与之最接近的参数变异函数模型。经验变异函数的计算需要做积分 $\int(Z(s_i;t)-Z(s_j;t))^2dt$,当时域 $[0,T]$ 很长时,计算成本过高。因此,利用样条基函数逼近数据曲线 $Z(s_i;t)$,可以大大的降低计算量。为了控制的平滑度,可以用惩罚样条技术(penalized spline),即在进行样条逼近时,增加一个惩罚项。具体来说,假设

$$\tilde{Z}(s;t)=\sum_{k=1}^{K}\beta_k(s)\,B_k(t)$$

为 $Z(s;t)$ 的样条逼近,则系数 $\beta_k(s)$ 通过最小化

$$\sum_{j=1}^{M}[Z(s;t_j)-\tilde{Z}(s;t_j)]^2+\alpha\int_0^T\tilde{Z}''(s;t)dt$$

得到。其中 M 为时间点个数,α 为平滑参数。平滑参数则以函数型交叉验证方法(functional cross validation)得到。

参考文献

[1] Banerjee, S., Carlin, B. P. and Gelfand, A. E.(2004) Hierarchical Modeling and Analysis for Spatial Data. Chapman & Hall/CRC

[2] Bivand, R.S., Pebesma, E. and Gomez-Rubio, V.(2013) Applied Spatial Data Analysis with R, Second Edition. Springer, New York.

[3] Calhoun, V., Pekar, J., McGinty, V., Adali, T., Watson, T. and Pearlson, G.(2002) Different Activation Dynamics in Multiple Neural Systems During Simulated Driving. Hum. Brain Mapping 16: 158－167

[4] Carr, D.B and Pickle, L.W.(2010) Visualizing Data Patterns with Micromaps. Chapman&Hall/CRC, Boca Raton, Florida.

[5] Cressie, N.(1993) Statistics for Spatial Data. John Wiley & Sons INC., New York

[6] Cressie, N. and Davison, J.L (1998) Image Analysis with Partially Ordered Markov Models. Computational Statistics and Data Analysis, 29: 1－26.

[7] Cressie, N. and Huang, H.C.(1999). Classes of nonseparable, spatiotemporal stationary covariance functions, Journal of the American Statistical Association, 94, 1330－1340.

[8] Cressie, N. and Wikle, C.K.(2011) Statistics for Spatio-Temporal Data. John Wiley & Sons

[9] Davis, R.C.(1952) On the Theory of Prediction of Nonstationary Stochastic Processess. Journal of Applied Physics, 23: 1047－1053.

[10] Delicado, P., Giraldo, R., Comas, C. and Mateu, J.(2010). Statistics for Spatial Functional Data: Some Recent Contributions. Environmetrics. 21: 224－239.

[11] Diggle, P.J.(2014) Statistical Analysis of Spatial and Spatio-Temporal Point Pattern. Chapman & Hall/CRC, London, UK.

[12] Diggle, P. J. and Ribeiro, P. J. Jr.(2007) Model-BasedGeostatistics. Springer, New York

[13] Diggle, P.J., Tawn, J.A. and Moyeed, R. A.(1998) Model Based Geostatistics (with discussion). Applied Statistics, 47: 299－350

[14] Gaetan, C. and Guyon X.(2010) Spatial Statistics and Modeling. Springer, New York

[15] Gelfand, A.E., Diggle, P.J., Fuentes, M. and Guttorp, P.(2010) Handbook of Spatial Statistics. Chapman & Hall/CRC, Boca Raton, FL.

[16] Giraldo, R., Delicado, P. and Mateu, J.(2011). Ordinary kriging for function-valued spatial data. Environ. Ecol. Stat. 18: 411－426.

[17] Gneiting, T.(2002). Nonseparable, stationary covariance functions for space-timedata, Journal of the American Statistical Association, 97, 590－600.

[18] Lloyd, C.D.(2007) Local Models for Spatial Analysis. Chapman & Hall/CRC, Boca Raton, Florida.

[19] Matheron, G.(1963) Traité de Geostatistique Apliquée, Tome II: le Krigeage. Memoires du Bureau de Recherches Geologiques et Minieres, No.24, Paris.

[20] Moller, J. and Waagepeterson, R. P. (2004) Statistical Inference and Simulation for Spatial Point Processes. Chapman & Hall/CRC, London, UK.

[21] Ramsay, J. and Silverman, B. (2005) Functional Data Analysis (2nd ed.), Springer, New York.

[22] Sherman, M. (2011) Spatial Statistics and Spatio-Temporal Data: Covariance Functions and Directional Properties. John Wiley & Sons.

[23] Stein, M.L. (1999) Interpolation of Spatial Data. Springer, New York.

[24] Waller, L. A. and Gotway, C. A. (2004) Applied Spatial Statistics for Public Health Data. John Wiley & Sons, Inc., New Jersey.

[25] Yao, F., Muller, H. G. and Wang, J. L. (2005) Functional data analysis for sparse longitudinal data. Journal of the American Statistical Association, 100, 577—590.

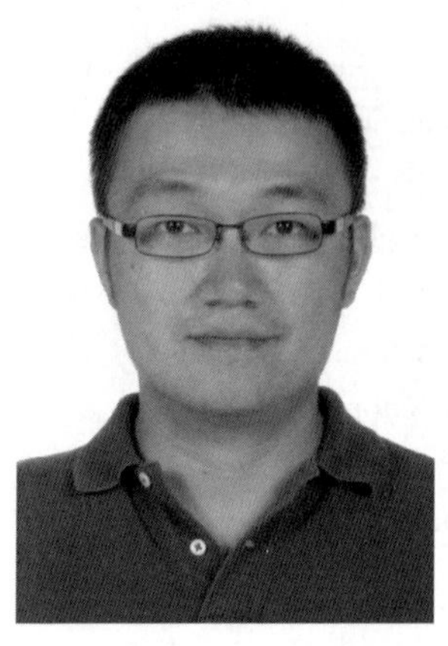

黄辉,2004 年本科毕业于中国科学技术大学统计与金融系,2010 年于美国马里兰大学巴尔地摩郡分校获统计学博士学位,随后分别在耶鲁大学公共卫生学院和迈阿密大学商学院从事博士后研究。2013 年加盟北京大学统计科学中心、数学科学学院概率统计系,现为研究员,博士生导师,主要从事空间流行病学,环境统计学和时空大数据分析等领域的教学和研究工作。2015 年入选中组部第六批“青年千人计划”。

第 8 章　随机过程

李彩霞

8.1　随机过程(stochastic process)[17,19]　设 $(\Omega,\mathscr{F},P)$ 是一概率空间,对每一个参数 $t\in T$,$X(t,\omega)$ 是一定义在概率空间 $(\Omega,\mathscr{F},P)$ 上的随机变量,则称随机变量族 $X_T=\{X(t,\omega);t\in T\}$ 为该概率空间上的一随机过程。其中 $T\subset R$ 是一实数集,称为指标集或参数集。对于固定的 $\omega\in\Omega$,$X(\cdot,\omega)$ 是一个关于参数 $t\in T$ 的函数,通常称为样本函数或样本路径,或称随机过程的一次实现。

参数 T 一般表示时间或空间,当参数取可列集时,一般也称为随机序列。随机过程 $\{X(t);t\in T\}$ 可能取值的全体所构成的集合称为此随机过程的状态空间,记作 S。

根据参数集和状态空间的特征,随机过程可分为如下四类:离散参数离散状态随机过程;连续参数离散状态随机过程;连续参数连续状态随机过程;离散参数连续状态随机过程。以随机过程的统计特征或概率特征来进行分类,一般有以下一些:独立增量过程;Markov 过程;平稳过程;更新过程;鞅;等等。随机过程的统计特性完全由它的有限维分布族

$$\{F_X(x_1,\cdots,x_n;t_1,\cdots,t_n),\ t_1,\cdots,t_n\in T,n\geqslant 1\}$$

决定,其中

$$F_X(x_1,\cdots,x_n;t_1,\cdots,t_n)=P\{X(t_1)\leqslant x_1,\cdots,X(t_n)\leqslant x_n\}$$

随机过程的数字特征:为了刻画随机过程 $\{X(t);t\in T\}$ 的统计特征,通常要用到随机过程的数字特征,包括**均值**、**方差**、**协方差**函数等。均值与方差函数分别定义为:

$$\mu_X(t)\triangleq m(t)=E\{X(t)\}$$

$$\sigma_X^2(t)\triangleq E\{[X(t)-\mu_X(t)]^2\}$$

(自)协方差定义为:

$$C_X(s,t)\triangleq E\{[X(s)-\mu_X(s)]\cdot[X(t)-\mu_X(t)]\}$$

相关系数,即归一化协方差函数定义为:

$$R_X(s,t)\triangleq\frac{C_X(s,t)}{\sigma_X(s)\sigma_X(t)}$$

设 $\{X(t);t\in T\}$ 和 $\{Y(t);t\in T\}$ 是两个随机过程,它们具有相同的参数集,除了有它们自己的数字特征外,我们还有:互协方差函数:

$$C_{XY}(s,t)\triangleq E\{[X(s)-\mu_X(s)]\cdot[Y(t)-\mu_Y(t)]\}$$

如果两个随机过程 $\{X(t);\ t\in T\}$ 和 $\{Y(t);\ t\in T\}$,对于任意的两个参数 $s,t\in T$,有

$$C_{XY}(s,t)=0$$

则称随机过程 $\{X(t);\ t\in T\}$ 和 $\{Y(t);\ t\in T\}$ 是统计不相关的或不相关的。

随机过程是研究随机现象的重要工具,它在天气预报、天体物理、运筹决策、经济数学、安全科学、人口理论、可靠性及计算机科学等领域已得到广泛的应用。例如,受孟德尔遗传学支配的群体的发展;赌场中一系列的赌博;受分子碰撞影响的微观质点的 Brown 运动,以及宏观空间的星体运动等。

8.2 随机游动(random walk)[15,16]

简单的一维随机游动是 Bernoulli 试验的一个推广,可以用实数轴上质点的移动来描述。质点受到从左面或从右面来的撞击,将以概率 p 向右移动或以概率 $1-p$ 向左移动一个单位长度。特别地,当 $p=0.5$ 时,随机游动称为对称的,这时质点向左或向右移动的概率相等。在随机游动模型中,我们所关心的是质点在时刻 $t=n$ 时的位置 X_n。

假定开始时质点位于原点,令 Z_i 取值 $+1$ 和 -1 分别代表向右与向左移动 1 个单位,$P(Z_i=1)=p$,$P(Z_i=-1)=1-p$,$\{Z_i,i=1,2,\cdots\}$ 独立同分布,则

$$X_0=0,X_n=\sum_{i=1}^{n}Z_i,n=1,2,\cdots$$

显然,这种随机游动是 Markov 链,它的转移概率为

$$p_{ij}\begin{cases}p, & j=i+1\\ 1-p, & j=i-1\\ 0, & \text{其他}\end{cases}$$

其他,$i=0,\pm1,\cdots$

简单随机游动的概率分布

$\forall k=0,\pm1,\cdots$,事件$\{X_n=k\}$相当于要求在前 n 次游动中有 $x=(n+k)/2$ 次向右,$y=(n-k)/2$ 次向左,若 n 与 k 奇偶性不同,

$$P\{X_n=k\}=0$$

若 n 与 k 奇偶性相同,

$$P\{X_n=k\}=\begin{pmatrix}n\\ \frac{n+k}{2}\end{pmatrix}p^{\frac{n+k}{2}}(1-p)^{\frac{n-k}{2}}$$

$$E(X_n)=\sum_{i=1}^{n}E(Z_i)=n(2p-1)$$

$$Var(X_n)=\sum_{i=1}^{n}Var(Z_i)=4np(p-1)$$

1953 年,英国统计学家肯德尔分析研究股票价格波动并试图得出股票价格波动的模式时,得到了一个令人大感意外的结论:股票价格没有任何规律可寻,它就像“一个醉汉走步一样,几乎宛若机会之魔每周扔出一个随机数字,把它加在目前的价格上,以此决定下一周的价格。”即股价遵循的是随机游动规律。

简单的一维随机游动可以在整个数轴的整数点上游动,这种随机游动为无限制的。若在某点设有一个吸收壁,质点一到达这点即被吸收而不再游动,因而整个游动就结束,这种随机游动称为带有吸收壁的随机游动。如只有有限赌本的赌徒的输赢问题,在每次赌博中,赌徒分别以概率 p 或 $1-p$ 赢或输 1 个单位的现金,当赌徒输光时,赌局结束,赌徒在第 n 局时拥有的现金记为 X_n,则 $\{X_n,n=0,1,2,\cdots\}$ 为带有吸收壁的随机游动。

简单的一维随机游动可以推广为高维随机游动,例如,质点从平面上某点出发,以概率 $p_1,p_2,p_3,p_4(\sum_{i=1}^{4}p_i=1)$ 向上、下、左及右方向移动,每次移动一个单位长度,即为平面上的随机游动。它也可推广为离散时间连续状态的随机游动。如高斯随机游动,$X_n=\sum_{i=1}^{n}Z_i,n=1,2,\cdots$,其中,$Z_i,i=1,2,\cdots$,为独立同分布的正态分布。

8.3　平稳独立增量过程(stationary independent increment process)[17,20]　设$\{X(t),t\in T\}$为一随机过程,对于$s<t$,称随机变量$X(t)-X(s)$为随机过程在区间$[s,t]$上的增量。若对于任意的正整数n及任意的$t_0,t_1,\cdots,t_0\in T$且$0<t_1<t_2<\cdots<t_n$,n个增量

$$X(t_1)-X(t_0),X(t_2)-X(t_1),\cdots,X(t_n)-X(t_{n-1})$$

相互独立,称$\{X(t),t\in T\}$为独立增量过程(independent increment process)。

独立增量过程可视为独立随机变量和序列在连续时间情形的推广,因此独立增量过程又称为可加过程。若对所有$s<t$,增量$X(t)-X(s)$的分布F_{st}仅与$t-s$有关,则称独立增量过程为**齐次的**或**时齐的**。

独立增量过程是一类特殊的 Markov 过程,Poisson 过程和 Brown 运动都是它的特例。当$\{X(t),t\in T\}$有齐次独立增量,作为Markov过程其转移函数$P(t,x,B)$满足:

$$P(t,x+x_0,B+x_0)=P(t,x,B)$$

$x,x_0\in R^1$,其中B为一维*Borel*可测集,$B+x_0=B+\{x_0\}$;反之,若转移函数满足上式的Markov过程为独立增量过程。

平稳过程(stationary process):统计特性不随时间的推移而变化的随机过程,它分为严平稳过程(狭义平稳过程)和弱平稳过程(广义平稳过程)。满足平稳性的独立增量过程为**平稳独立增量过程**。

设$\{X(t),t\in T\}$是一随机过程,如果对于任意的正整数n和任意的$t_1,t_2,\cdots,t_n\in T$以及使$t_1+\tau,t_2+\tau,\cdots,t_n+\tau\in T$的任意实数$\tau$,$n$维随机变量$(X(t_1),X(t_2),\cdots,X(t_n))$和$(X(t_1+\tau),X(t_2+\tau),\cdots,X(t_n+\tau))$有相同的联合分布函数,则称$\{X(t),t\in T\}$是严(或强)平稳过程,或称$\{X(t),t\in T\}$具有严平稳性。

严平稳过程是在任意时间或位置上的概率分布相同。而宽平稳过程只要求随机过程的一阶与二阶矩具有平稳性,即数学期望和方差这些参数不随时间或绝对位置变化。宽平稳过程首先要求它是一个**二阶矩过程**:对每一个$t\in T$,二阶矩$E[X^2(t)]$都存在。若$\{X(t),t\in T\}$是一个具有平稳独立增量的二阶矩过程,则

$$E[X(t)]=\mu t,$$
$$Cov[X(s),X(t)]=\sigma^2\min(s,t)$$

给定二阶矩过程$\{X(t),t\in T\}$,如果对任意的$t,t+\tau\in T$,有$E(X(t))$为常数,且$E(X(t)X(t+\tau))$只依赖τ,则称$\{X(t),t\in T\}$为宽平稳过程。要证明某个随机过程是否是宽平稳过程就必须满足以上定义中的三个条件:

$$E[X(t)]=\text{常数};$$
$$E[X(t)X(t+\tau)]=R(\tau);$$
$$E[X^2(t)]<\infty$$

宽平稳过程定义只涉及与分布有关的一阶、二阶数字特征,所以一个严平稳过程只要二阶矩存在,则必定是宽平稳过程。但反过来,一般是不成立的。正态过程是一个重要特例,一个宽平稳的正态过程必定是严平稳的。这是因为:正态过程的概率密度是由均值函数和自相关函数完全确定的。

8.4 Markov 过程(Markov process)[13,17] 人们在实践中常遇到具有下述特性的随机过程:在已知它所处的状态的条件下,它未来的演变不依赖于它以往的演变。这种已知"现在"的条件下,"将来"与"过去"独立的特性称为 Markov 性,具有 Markov 性的随机过程叫作 Markov 过程。随机过程$\{X(t):t\in T\}$,若对于任意的正整数 $n(\geqslant 3)$及任意的 $t_1,t_2,\cdots,t_n\in T$,且 $t_1<t_2<\cdots<t_n$,有

$$P(X(t_n)\leqslant x_n\mid X(t_{n-1})=x_{n-1},\cdots,X(t_1)=x_1)=P(X(t_n)\leqslant x_n\mid X(t_{n-1})=x_{n-1})$$

则称$\{X(t):t\in T\}$为 Markov 过程。

根据时间参数与状态空间的情形,Markov 过程分为如下四类:① Markov 链:时间离散、状态离散;② 连续参数 Markov 链:时间连续、状态离散;③Markov 序列:时间离散、状态连续;④时间连续、状态连续的 Markov 过程。

Markov 过程的有限维分布由转移函数与初始状态的分布决定,这些刻画状态间的转移情况的函数有条件分布函数、条件概率、条件密度等。设 $s,t\in T$,且 $s<t$,称 $F(x;t\mid x_s;s)=P(X(t)\leqslant x\mid X(s)=x_s)$ 为 Markov 过程的(状态)转移概率分布函数。若转移概率分布作为 s 与 t 的函数,只依赖 $t-s$,则称此 Markov 过程是齐次的或时齐的。若 Markov 过程的状态离散,可定义

$$P(x_t;t\mid x_s;t_s)=P(X(t)=x_t\mid X(s)=x_s)$$

刻画其转移概率。

马氏链的性质:若对于任意的正整数 $n(\geqslant 3)$及任意的 $t_0,t_1,\cdots t_n\in T$,且 $t_0<t_1<\cdots<t_n$,

(1)有限维分布由初始分布与转移概率决定

$$P(X(t_0)=x_1,X(t_1)=x_1,\cdots,X(t_n)=x_n)=P(X(t_0)=x_1)\prod_{i=1}^{n}P(X(t_i)=x_i\mid X(t_{i-1})=x_{i-1})$$

(2)如果按相反方向的时间排列,所成的序列也是一个马氏链。

$$P(X(t_n)=x_n\mid X(t_{n+1})=x_{n+1},\cdots,X(t_{n+m})=x_{n+m})=P(X(t_n)=x_n\mid X(t_{n+1})=x_{n+1})$$

(3)马氏链的子链也是马氏链。

在现实中,有很多过程都是 Markov 过程,如森林中动物头数的变化、传染病受感染的人数、车站的候车人数、液体中微粒所作的 Brown 运动等。在医学上,我们通常把某种疾病分成好几个状态,在具有 Markov 性的假定下,根据各状态在一定时间内(Markov 链的转移周期)的转移规律来模拟疾病的发展过程。例如,幽门螺旋杆菌(helicobacter pylori,HP)感染是引起胃癌的危险因素之一,根据 HP 感染到胃癌的自然病程设立 4 个 Markov 状态:无 HP 感染,HP 感染,胃癌,死亡,状态的转换如图 8.4.1 所示:

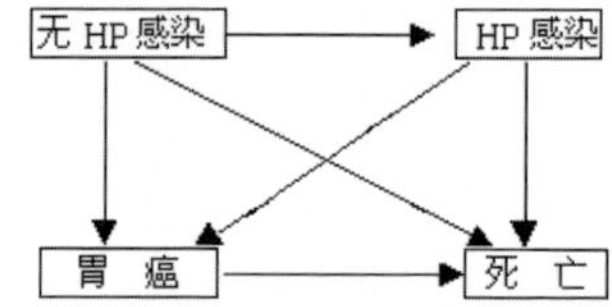

图 8.4.1 HP 感染与胃癌的 Markov 链

k 阶 Markov 过程是经典一阶 Markov 过程的推广:如果 Markov 过程在 t_n 时刻的状态,只与 t_n 时刻以前的 $t_{n-1},t_{n-2},\cdots t_{n-k}$ 这 k 个时刻的状态有关,即

$$P(X(t_n)\leqslant x_n\mid X(t_{n-1})=x_{n-1},\cdots,X(t_1)=x_1)=P(X(t_n)\leqslant x_n\mid X(t_{n-1})=x_{n-1}\cdots,X(t_{n-k})=x_{n-k})$$

8.5　Chapman-Kolmogorov 方程(Chapman-Kolmogorov equations)[17]　对于离散时间离散状态的齐次 Markov 链，$T=\{0,1,2,\cdots\}$，k 步转移概率

$p_{ij}(k)\triangleq P(X(i+k)=x_j \mid X(i)=x_i)$.

特别地，把一步转移概率 $p_{ij}(1)$ 简记为 p_{ij}。一步转移概率可以写成一个矩阵的形式

$$P=\begin{pmatrix} p_{11} & p_{12} & \cdots \\ p_{21} & p_{22} & \cdots \\ \vdots & \vdots & \ddots \end{pmatrix}$$

称为一步转移概率矩阵。由于

$$\sum_j p_{ij}=\sum_j P(X(t+1)=x_j \mid X(t)=x_i)=1$$

此矩阵中每一行的行和必为 1。容易证明，2 步转移概率满足下列方程

$$p_{ij}(2)=\sum_l p_{il}(1)p_{lj}(1), i,l=1,2,\cdots$$

递推可得，k 步转移概率

$$p_{ij}(k)=\sum_l p_{il}(k-1)p_{lj}(1), i,l=1,2,\cdots$$

即 k 步转移概率矩阵

$$P(k)\triangleq\begin{pmatrix} p_{11}(k) & p_{12}(k) & \cdots \\ p_{21}(k) & p_{22}(k) & \cdots \\ \vdots & \vdots & \ddots \end{pmatrix}=P^k$$

一般地，高阶转移概率有关系式

$$p_{ij}(m+n)=\sum_r p_{ir}(m)p_{rj}(n), i,r=1,2,\cdots$$

此式称为 Chapman-Kolmogorov 方程，简称 C-K 方程，用转移概率矩阵表示即为

$$P(m+n)=P(m)P(n)$$

对于连续时间离散状态的齐次 Markov 链，$T=\{0,1,2,\cdots\}$，若链在时刻 t 处于状态 x_i，经过一段很短的时间 Δt 后转移到 x_j 的概率

$p_{ij}(\Delta t)=P\{X(t+\Delta t)=x_j \mid X(t)=x_i\}$

当 $i=j$ 时，令 $\delta_{ij}=1$，否则 $\delta_{ij}=0$，称

$$q_{ij}\triangleq\lim_{\Delta t\to 0+}\frac{p_{ij}(\Delta t)-\delta_{ij}}{\Delta t}$$

为链的转移强度。称矩阵 $Q\triangleq(q_{ij})$ 为链的转移强度矩阵。此矩阵中每一行的行和必为 0。

具有转移强度矩阵 $Q=(q_{ij})$ 的连续时间齐次 Markov 链有如下性质：在转移到另一状态之前链处于状态 i 的时间服从速率为 $-q_{ii}$ 的指数分布；过程离开状态 i，接着以概率 $p_{ij}=-q_{ij}/q_{ii}$ 进入状态 $j(j\neq i)$。

离散时间连续状态的齐次 Markov 链的转移概率满足 Chapman-Kolmogorov 方程 $p_{ij}(t+s)=\sum_k p_{ik}(t)p_{kj}(s)$，此外还满足两个 C-K 微分方程：对一切 i,j 及 $t\geqslant 0$，Chapman-Kolmogorov 向前方程：

$p_{ij}'(t)=\sum_k p_{ik}(t)q_{kj}$，即 $P'(t)=P(t)Q$.

Chapman-Kolmogorov 向后方程：

$p_{ij}'(t)=\sum_k q_{ik}p_{kj}(t)$，即 $P'(t)=QP(t)$.

人们通常通过 C-K 微分方程设法求出转移概率的解。

8.6 极限分布(limiting distribution)[6,13] 若存在一概率分布 $\{\pi_j\}$ 使得转移概率矩阵 $P=(p_{ij})$ 满足条件

$$\pi_j=\sum_i \pi_i p_{ij}$$

则称此 Markov 链 $\{X_n, n\geqslant 0\}$ 具有平稳分布。如果链的初始分布取为平稳分布 $\{\pi_j\}$ 时,有

$$P\{X_n=j\}=\sum_i \pi_i p_{ij}=\pi_j$$

则此时 X_n 的分布与时间无关,链 $\{X_n, n\geqslant 0\}$ 成为平稳过程。

一个马尔可夫链若存在平稳分布,则可通过 $\pi_j=\sum_i \pi_i p_{ij}$ 及限制条件 $\sum_j \pi_j=1$ 求得。

如果存在一个概率分布 $\{\pi_j\}$ 使得对任意状态 i,j 有

$$\lim_{n\to\infty} p_{ij}^{(n)}=\pi_j$$

则称此 Markov 链 $\{X_n, n\geqslant 0\}$ 具有极限分布。

若一个 Markov 链具有极限分布 $\{\pi_j\}$,则不管链的初始分布如何,该链的分布逐渐具有分布 $\{\pi_j\}$,极限分布一定是一个平稳分布。

遗传学中的 Hardy-Weinberg 平衡定律 考虑一个生物群体,假设群体中每一个个体带有一特定的基因型 AA 或 Aa 或 aa,其中 A 和 a 是等位基因。设群体在开始观测时(第 0 代)雄性与雌性具有相同的基因型频率分布:

AA:Aa:aa$=d:2h:r$, $d+2h+r=1$,则 A 和 a 的基因频率分别为 $p=d+h$, $q=r+h$, $(p+q=1)$。下面用 Markov 链来描述遗传过程,用 1,2,3 分别表示 AA,Aa,aa,用 p_{ij} 表示给定一个上代(父或母)的基因型 i 时后代出现基因型 j 的概率,在随机交配的前提下,可算得

$$\begin{aligned}p_{12}&=P\{\text{后代具有基因型 Aa}\mid\text{母亲具有基因型 AA}\}\\&=P\{\text{父亲基因型含基因 a}\mid\text{母亲具有基因型 AA}\}\\&=P\{\text{父亲基因型含基因 a}\}=q\end{aligned}$$

类似可得其他转移概率,一步转移概率矩阵

$$P=\begin{pmatrix}p_{11}&p_{12}&p_{13}\\p_{21}&p_{22}&p_{23}\\p_{31}&p_{32}&p_{33}\end{pmatrix}=\begin{pmatrix}p&q&0\\\frac{1}{2}p&\frac{1}{2}&\frac{1}{2}q\\0&p&q\end{pmatrix}$$

令 $p_i^{(k)}$ 表示第 k 代基因型为 i 的概率,第 0 代具有基因型分布

$$(p_1^{(0)},p_2^{(0)},p_3^{(0)})=(d,2h,r)$$

从而第 1 代基因型分布为

$$\begin{aligned}(p_1^{(1)},p_2^{(1)},p_3^{(1)})&=(p_1^{(0)},p_2^{(0)},p_3^{(0)})P\\&=((d+h)p,dq+h+rp,(h+r)q)\\&=(p^2,2pq,q^2)\end{aligned}$$

类似可得第 2 代基因型分布为

$$\begin{aligned}(p_1^{(2)},p_2^{(2)},p_3^{(2)})&=(p_1^{(1)},p_2^{(1)},p_3^{(1)})P\\&=(p^2,2pq,q^2)\end{aligned}$$

由此可见,第 2 代的基因型分布与第 1 代相同,都为 $(p^2,2pq,q^2)$。按类似计算,可知第 3 代、第 4 代……的基因型分布仍为 $(p^2,2pq,q^2)$,这就是 Hardy-Weinberg 平衡定律。即不论父母基因型频率 $(d,2h,r)$ 是什么数值,在随机交配的假定下,第 1 代继承者将有基因型频率 $(p^2,2pq,q^2)$,而且这样的频率将保持永远恒定。$(p^2,2pq,q^2)$ 即为马氏链的平稳分布与极限分布。

8.7　Poisson 过程 (Poisson processes)［3，6，9］　如果对 $t \geqslant 0$，$N(t)$ 表示位于区间 $(0,t]$ 中点的个数，则 $\{N(t), t \geqslant 0\}$ 称为这个点列的计数过程，它是一个非负整数值随机过程。

令 τ_i 表示第 i 个事件的时间，即第 i 个事件到达的时间。其中 $\tau_1, \tau_2, \cdots$ 是随机变量且 $0 < \tau_1 < \tau_2 < \cdots$。令 $T_1 = \tau_1$，$T_2 = \tau_2 - \tau_1, \cdots, T_n = \tau_n - \tau_{n-1}, \cdots, \{T_i, i = 1, 2, \cdots\}$ 称为相继到达的点的时间间隔(或点间间距)。

点间间距独立同分布的计数过程称为更新过程，特别地，点间间距独立同指数分布的计数过程即为 Poisson 过程。

Poisson 过程的基本性质有：

(1) 对任意 $t \geqslant 0$，事件在时间区间 $(t, t+\delta)$ 内发生的概率为 $\lambda\delta + o(\delta)$，其中常数 λ 不依赖于 t，也不依赖于 $(0,t)$ 内事件已经发生的次数，称为事件发生强度；

(2) 在 $(t, t+\delta)$ 内事件发生次数多于 1 次的概率为 $o(\delta)$。因而在 $(t, t+\delta)$ 内时间不发生的概率为 $1 - \lambda\delta - o(\delta)$。

满足下列三条件的随机过程叫做 Poisson 过程：① $P(N(0)=0)=1$；② 它为独立增量过程，即不相交区间上增量相互独立 ③ 增量 $N(t)-N(s)(t>s)$ 服从 Poisson 分布。

利用 Poisson 过程与指数分布的关系可求强度参数 λ 的最大似然估计。若从 0 时刻开始，观察到 Poisson 过程的一段样本实现，得到第 $1, 2, \cdots, n$ 次事件发生时刻 $t_1, t_2, \cdots, t_n$，由于 $t_1, t_2 - t_1, \cdots, t_n - t_{n-1}$，独立，且都服从参数为 λ 的指数分布指数分布，于是似然函数为

$$L(t_1, \cdots, t_n) = \lambda^n e^{-\lambda \sum_{i=0}^{n} (t_{i+1} - t_i)} = \lambda^n e^{-\lambda t_n}$$

令 $d\ln L / d\lambda = 0$，即可得到 λ 的最大似然估计 $\hat{\lambda} = n/t_n$。要检验随机过程 $\{N(t), t \geqslant 0\}$ 是否为 Poisson 过程，可转化为检验相邻两次事件间隔时间是否为来自指数分布总体的随机样本即可。

Poisson 过程与指数分布的关系也提供了对泊松过程进行计算机模拟时样本轨道的产生方法，只需产生 n 个同指数分布的随机数，将其作为 $t_1, t_2, \cdots, t_n$，即得到了 Poisson 过程的一条样本轨道或样本实现。

Poisson 过程可从多个方面进行推广，若把常数强度 λ 替换为依赖时间的函数 $\lambda(t)$，则 $\{N(t), t \geqslant 0\}$ 称为时间依赖的 Poisson 过程，其概率分布

$$P\{N(t) = k\} = \frac{\exp(-\Lambda(t))\Lambda^k(t)}{k!}$$

其中 $\Lambda(t) = \int_0^t \lambda(s)ds$ 为区间 $[0,t]$ 上的累计强度。若总体中不同的个体，对应有不同的发生强度，它在总体中具有分布 $f(\lambda)$，则此过程称为加权的 Poisson 过程。另外，还可假设事件的发生强度 λ 依赖个体特征，如年龄，性别等。

8.8　分支过程(branching process)[11,13,14]　考虑这样一个群体,其中的个体能产生新的同类个体。每个个体能产生 k 个后代的概率为 $p_k, k=0,1,2,\cdots$, 且假定不同个体之间的繁殖相互独立,并具有相同的概率分布,初始的个体数以 X_0 表示,称为零代的总数。第零代的后代构成第一代,其总数记为 X_1, …。用 $Z_j^{(n)}$ 表示第 n 代中的第 j 个个体所产生的后代数目,则有

$$X_n = Z_1^{(n-1)} + Z_2^{(n-1)} + \cdots + Z_{X_{n-1}}^{(n-1)} = \sum_{j=1}^{X_{n-1}} Z_j^{(n-1)}$$

即 X_n 是 X_{n-1} 个独立同分布随机变量 $Z_j^{(n-1)}$ 的和。每个 $Z_j^{(n-1)}$ 都有相同的概率分布 $\{p_k, k=0,1,2,\cdots\}$, 此过程 $\{X_n\}$ 称为分支过程。

分支过程是一 Markov 链,且转移概率 $p_{ij}=P\{X_{n+1}=j \mid X_n=i\}=P(\sum_{k=1}^{i} Z_k^{(n)}=j)$ 设每个个体所生后代的期望值为 μ, 方差为 σ^2, 第零代有 x_0 个个体,即 $X_0=x_0$, 则容易算得

$$E(X_n)=x_0\mu^n$$

$$Var(X_n)=\begin{cases} x_0^2\mu^{n-1}\sigma^2\ \dfrac{\mu^{n-1}}{\mu-1} & \mu\neq 1 \\ nx_0^2\sigma^2 & \mu=1 \end{cases}$$

由此可见,后代的期望和方差当 $\mu>1$ 时是递增的,当 $\mu<1$ 时是递减的。

分支过程理论中,以 π_0 记群体最终绝种的概率,设 $p_0>0, p_0+p_1<1$,则

(1) 如果 $\mu>1$,则 $\pi_0=q^{x_0}$,其中 q 是满足方程 $x=\sum_{k=0}^{\infty} p_k x^k$ 的最小正数;

(2) 如果 $\mu\leqslant 1$,则 $\pi_0=1$。

设简单分支过程中每个个体的寿命是独立的随机变量,具有同样的分布 F。每个个体在它的生命结束前以概率 p_k 产生 k 个后代。记 $N(t)$ 为在时刻 t 活着的个体数。对于过程 $\{N(t), t\geqslant 0\}$,当 t 充分大时,

$$E(N(t))\approx \frac{(\mu-1)e^{\alpha t}}{\mu^2\alpha\int_0^{\infty} xe^{-\alpha x}dF(x)}$$

其中 $\mu=\sum_{k=0}^{\infty} kp_k$ 是每个个体所生后代的期望值,α 是满足下式的唯一正数

$$\int_0^{\infty} e^{-\alpha x}dF(x)=\frac{1}{\mu}$$

前面介绍的分支过程是一个非常简单的情况:

(1)在给定一代中每个个体所繁殖的后代数目有相同的概率分布;

(2)上述概率分布不会因代而变,即适用于每一代;

(3)不同个体的繁殖彼此独立;

(4)每个个体在繁殖个体之前都不会死亡;

(5)这个群体是封闭的。

对简单分支过程的推广有以下几种情形:

(1)假定每个个体在繁殖后代之前以概率 r 生存下来。

(2)个体繁殖的直接后代数的分布 $\{p_k, k=0,1,2,\cdots\}$ 依赖代数 n 的情况。

(3)群体不是封闭的。

设有一个群体,它自身的繁殖可用一简单分支过程来描述。又设在第 n 代个体出生时,从外部有 Y_n 个同类的个体迁入并随即和群体中原有个体同样独立繁殖。对于简单分支过程,群体的演化要么灭绝,要么无限增大。但是,当群体有外部的迁入时可能改变这种极端性质并使群体趋于稳定。Heathcote(1965)证明了在一定条件下外部迁入的稳定效应。

8.9　生灭过程(birth-and-death process)

[6,13,20]　生灭过程产生于群体增长与衰退的研究中。记 $N(t)$ 为 t 时刻群体的总量,当总量增长 1 时,我们就说生了一个,而当它减少 1 时,我们就说死了一个。生灭过程是一个时间连续而状态离散的 Markov 链,其中转移强度满足条件:当 $|i-j|\geqslant 2$ 时,$q_{ij}=0$。令

$$\lambda_i = q_{i,i+1} \quad \mu_i = q_{i,i-1}$$

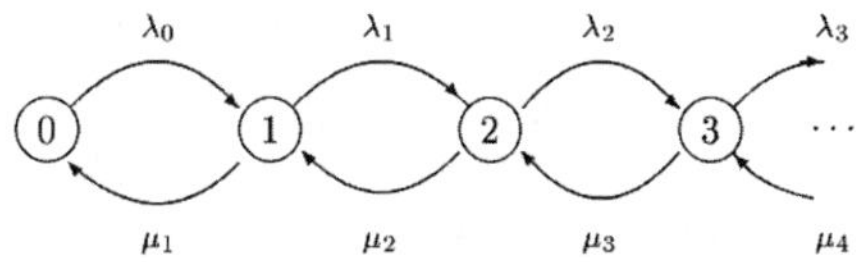

图 8.9.1　生灭过程的转移强度

即生灭过程的转移概率强度矩阵为:

$$Q=\begin{pmatrix} -\lambda_0 & \lambda_0 & 0 & 0 & \cdots \\ \mu_1 & -(\lambda_1+\mu_1) & \lambda_1 & 0 & \cdots \\ 0 & \mu_2 & -(\lambda_2+\mu_2) & \lambda_2 & \cdots \\ \vdots & \vdots & \vdots & \vdots & \vdots \end{pmatrix}$$

其中 λ_i 和 μ_i 分别称为生率和灭率。

特别地,若对一切 i,$\mu_i=0$,则称为纯生过程;当一切生率 λ_i 都为 0 时,则称为纯灭过程。Poisson 过程和 Yule 过程是 $\lambda_i=\lambda$ 和 $\lambda_i=i\lambda$ 的纯生过程。

根据 C-K 向前方程,分布 $P_k(t)\triangleq P\{N(t)=k\}$ 满足方程

$$p_0'(t)=-\lambda_0 p_0(t)+\mu_1 p_1(t),$$

$$p_k'(t)=-(\lambda_k+\mu_k)p_k(t)+\lambda_{k-1}p_{k-1}(t)+\mu_{k+1}p_{k+1}(t),\quad k\geqslant 1.$$

Mckendrick 流行病学模型　设一个群体由 1 个感染者和 $N-1$ 个易感者组成,感染是一个吸收态。假定在初始时刻 $t=0$,有 $N-1$ 个易感者和 1 个感染者。假设在时间区间 $(t,t+h)$ 内任意一个感染者将以概率 $\beta h+o(h)$ 引起任意一个未感染者成为感染者,其中 β 称为感染率。记 $X(t)$ 为 t 时刻感染者的数目,则 $\{X(t)\}$ 为纯生过程,其生率为

$$\lambda_n(t)=(N-n)n\beta$$

这个流行病学模型是 A. M. Mckendrick 于 1926 年提出的。

考虑整个群体被感染所花的时间 T,设 T_i 为群体从 i 个感染者增长到 $i+1$ 个感染者所花的时间,则 T_i 服从均值为 $\frac{1}{\lambda_i}=\frac{1}{(N-i)i\beta}$ 的指数分布,则

$$ET=E(\sum_{i=1}^{N-1}T_i)=\frac{1}{\beta}\sum_{i=1}^{N-1}\frac{1}{i(N-i)}$$

$$=\frac{1}{\beta N}\left[\sum_{i=1}^{N-1}\frac{1}{i}+\sum_{i=1}^{N-1}\frac{1}{N-i}\right]=\frac{2}{\beta N}\sum_{i=1}^{N-1}\frac{1}{i}$$

具有 $\lambda_n=n\lambda+\theta$,$\mu_n=n\mu$ 的生灭过程即为有迁入的线性生灭模型。这种过程假定群体总的每个个体以生率 λ 出生。此外,群体由于外界迁入的因素又以生率 θ 增加。另外,此群体的各个成员又以指数率 μ 死亡。

上面探讨的都是时齐生灭过程,即生率与灭率不依赖时间的变化而变化,若生率与灭率依赖时间,则称为的非时齐生灭过程,非时齐生灭过程即为一连续时间非时齐的 Markov 链。

设有一个群体,其中每一个在时刻 t 繁殖一个直接后代和死亡的率分别是 $\lambda(N-X(t))$ 和 $\mu(X(t)-M)$,其中 $X(t)$ 为群体在 t 时刻的个体数,M,N 为非负整数,且 $M<N$,又设各个体的繁殖与死亡情况相互独立,则$\{X(t)\}$ 是具有生率 $\lambda_n=\lambda n(N-n))$ 和灭率 $\mu_n=\mu n(n-M)$ 的有限状态生灭过程。这种个体数在 M 和 N 之间变化的生灭过程叫 Logistic 过程。

8.10 Fix-Neyman 过程(Fix-Neyman process)[6] Fix-Neyman 过程是具有两个瞬态、一个或多个吸收态的 Markov 过程。二瞬态的数学模型首先由 Du Pasqier(1913)提出,但 Fix-Neyman(1951)引入随机观点,并重新解决与这个模型有关的许多问题。包含任何有限个瞬态的、一般的疾病一死亡随机模型是 Chiang [1964]提出的。在这个模型中,包含有限个健康状态和有限个死亡状态。若人体的健康状态符合某个状态的定义,就说其处于一个特定的健康状态;若个体死于相应的原因,就说其处于特定的死亡状态。个体可能在任何时刻由于恢复、死亡或患其他疾病而离开一个健康状态,所以健康状态是瞬态。另一方面,死亡状态是吸收态,一旦进入一个死亡状态,个体将永远留在那里。

考虑一个随机过程,包括两个健康状态 S_1 和 S_2,r 个死亡状态 $R_1,\cdots,R_r$,r 为有限正整数。在两个健康状态 s_1 和 s_2 之间或从任一健康状态到死亡状态可以转移。

令时间区间 (τ,t),$0\leqslant\tau<t<\infty$。在时刻 τ,个体处于状态 S_α,在时间区间 (τ,t) 内,个体可能不断地往返于 S_α 和 S_β 之间,$\alpha,\beta=1,2$,也可能到达一个死亡状态。由一个状态向另一个状态的转移取决于疾病的强度 $\nu_{\alpha\beta}$ 和死亡的强度 $\mu_{\alpha\beta}$。

时刻 τ 处于状态 S_α 的个体在时刻 t 或处于一个健康状态 S_β 或一个死亡状态 R_δ.称

$$P_{\alpha\beta}(\tau,t)=\Pr\{\text{时刻 t 处于状态 } S_\beta \mid \text{时刻 } \tau \text{ 处于状态 } S_\alpha\},\alpha,\beta=1,2$$

为健康转移概率,并称

$$Q_{\alpha\delta}(\tau,t)=\Pr\{\text{时刻 } t \text{ 处于状态 } R_\delta \mid \text{时刻 } t \text{ 处于 } S_\alpha\},\alpha=1,2;\delta=1,\cdots,r$$

为死亡转移概率。这些概率满足初始条件

$$P_{\alpha\alpha}(\tau,\tau)=1,\alpha=1,2$$

$$P_{\alpha\beta}(\tau,\tau)=0,\alpha\neq\beta;\alpha,\beta=1,2$$

$$Q_{\alpha\delta}(\tau,\tau)=0,\alpha=1,2;\delta=1,\cdots,r$$

由 Chapman-Kolmogorov 方程可得

$$\frac{\partial}{\partial t}P_{\alpha\alpha}(\tau,t)=P_{\alpha\alpha}(\tau,t)\nu_{\alpha\alpha}+P_{\alpha\beta}(\tau,t)\nu_{\beta\alpha}$$

$$\frac{\partial}{\partial t}P_{\alpha\beta}(\tau,t)=P_{\alpha\alpha}(\tau,t)\nu_{\alpha\beta}+P_{\alpha\beta}(\tau,t)\nu_{\beta\beta}$$

$$\alpha\neq\beta,\alpha,\beta=1,2$$

这是线性、齐次、常系数一阶微分方程组。Chiang 得到健康转移概率的公式

$$P_{\alpha\alpha}(\tau,t)=\sum_{i=1}^{2}\frac{\rho_i-\nu_{\beta\beta}}{\rho_i-\rho_j}e^{\rho_i(t-\tau)}$$

$$P_{\alpha\beta}(\tau,t)=\sum_{i=1}^{2}\frac{\nu_{\alpha\beta}}{\rho_i-\rho_j}e^{\rho_i(t-\tau)},$$

$$j\neq i,\alpha\neq\beta;\alpha,\beta=1,2$$

类似得到死亡转移概率公式

$$Q_{\alpha\delta}(\tau,t)$$

$$=\sum_{i=1}^{2}\frac{e^{\rho_i(t-\tau)}-1}{\rho_i(\rho_i-\rho_j)}[(\rho_i-\nu_{\beta\beta})\mu_{\alpha\delta}+\nu_{\alpha\beta}\mu_{\beta\delta}]$$

$$i\neq j;\alpha\neq\beta;j,\alpha,\beta=1,2;\delta=1,\cdots,r$$

这里

$$\rho_1=\frac{1}{2}[\nu_{11}+\nu_{22}+\sqrt{(\nu_{11}-\nu_{22})^2+4\nu_{12}\nu_{21}}]$$

$$\rho_2=\frac{1}{2}[\nu_{11}+\nu_{22}-\sqrt{(\nu_{11}-\nu_{22})^2+4\nu_{12}\nu_{21}}]$$

8.11　流行病传播随机过程模型（stochastic epidemic models）[8,12]　流行病传播模型是用来研究疾病传播机制、预测未来疾病暴发和建立控制策略的工具

SIS 模型 最简单的流行病模型是 SIS 模型。在 SIS 传染病模型中，把人群分为两类，那些易感染疾病的人群记为 S，已经受感染的人群记为 I。易感者在接触感染者过后，自身转变为感染者，但并没有拥有持久的免疫力，所以，在其治好过后又重新变为易感者，图 8.11.1 展示了这种传播过程。

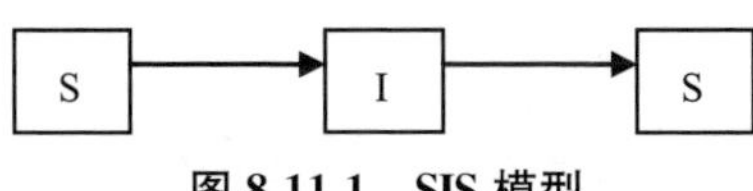

图 8.11.1　SIS 模型

用 $S(t)$ 和 $I(t)$ 分别表示在 t 时刻易感者的数量和感染者的数量。类似于 McKendrick 模型，任何特定的感染者在时间间隔 $(t,t+h)$ 内能以 $\beta h+o(h)$ 的概率使易感者受到感染，其中 β 成为感染率。此外，任何感染者都将以 $\gamma h+o(h)$ 概率痊愈且又变为易感者，其中 γ 称之为痊愈率。使用一个固定的总体，$N=S(t)+I(t)$，其中

$$P\{I(t+h)=i+1 \mid I(t)=i\} =\beta i(N-i)h+o(h),$$

$$P\{I(t+h)=i-1 \mid I(t)=i\} =i\gamma h+o(h),$$

$$P\{I(t+h)=i \mid I(t)=i\} =1-\beta i(N-i)h-i\gamma h+o(h).$$

$$P\{I(t+h)=j \mid I(t)=i\} =o(h), \quad |j-i|\geqslant 2$$

SIR 模型　对大多数常见的疾病，都是拥有持久的免疫力。因此可以将人口分为三个部分：易感者 $S(t)$，感染者 $I(t)$，和痊愈的 $R(t)$。当感染者从感染过程中康复痊愈后，将不再传播疾病。所以，在 SIR 模型中人群分为三部分：易感人群，感染人群，痊愈人群（如图 2 所示）。

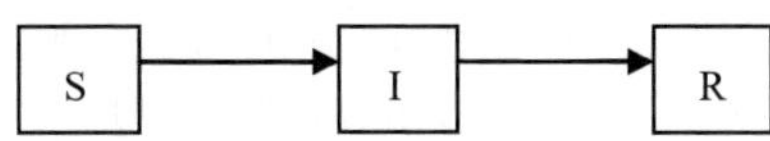

图 8.11.2　SIR 模型

设总人数 N 是固定常数，可以类似地推导出为 $p_{(s,j)(k,j)}(h) \triangleq P\{S(t+h)=k, I(t+h)=j \mid S(t)=s, I(t)=i\}$

$$\begin{cases} \beta i(N-i)h+o(h), & (k,j)=(s-1,i+1) \\ i\gamma h+o(h), & (k,j)=(s,i-1) \\ 1-\beta i(N-i)h-i\gamma h+o(h), & (k,j)=(s,i) \\ o(h), & \text{其他} \end{cases}$$

SEIR 模型 许多疾病都有一个潜伏的或暴露的阶段，在这期间个体只是被感染但不会传染。SEIR 模型考虑了疾病的暴露期或者潜伏期。因此，在这个模型中，人群分成四部分：易感者，暴露者，感染者，痊愈者。

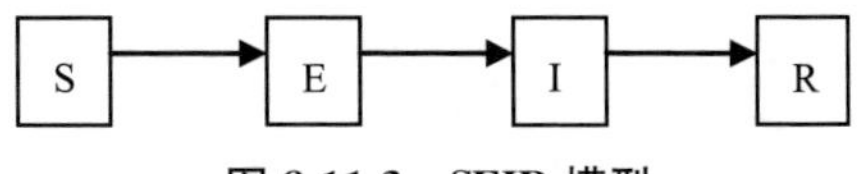

图 8.11.3　SEIR 模型

严重急性呼吸综合征（SARS）是一种人类中传染的病毒性呼吸道疾病。2003 年初，在短短的几周内 SARS 从香港传染到 37 个国家的人群。有些学者采用采用了随机的 SEIR 模型，分析在香港爆发的 SARS 疫情数据。该模型把人群分为易感的、暴露的（潜在的）、感染的和痊愈的四个部分。

在充分利用观察到的疾病数据基础上，利用最大似然法来估计基本 SIS，SIR 和 SEIR 模型的参数值。

8.12 移民过程(immigration process)[6]

移民过程关注人口的变化情况,允许各状态的人口数由于增殖,死亡和移民而变化,个体通过转移在不同状态间运动。

用 $S_1,\cdots,S_s$ 表示 s 个状态,对每个时刻 τ, $0\leqslant\tau<t$,假定在时间区间 $(\tau,\tau+\Delta)$ 内处于状态 S_α 的人口数变化满足:

$\lambda_\alpha^{\square}(\tau)\Delta+o(\Delta)$

$=\Pr\{$处于状态 S_α 的人数由于殖民或生殖在 $(\tau,\tau+\Delta)$ 内增加 $1\}$

$\lambda_{\alpha\beta}^*(\tau)\Delta+o(\Delta)$

$=\Pr\{$一个个体将在 $(\tau,\tau+\Delta)$ 内从 S_α 移至 $S_\beta,\beta\neq\alpha\}$

$\mu_\alpha^*(\tau)\Delta+o(\Delta)$

$=\Pr\{$处于状态 S_α 的人数由于移民或死亡在 $(\tau,\tau+\Delta)$ 内减少 $1\}$

由 Chapman-Kolmogorov 方程可得

$$
\begin{aligned}
&\frac{d}{dt}P_{ij}(0,t)\\
&=-P_{ij}(0,t)\sum_{\alpha=1}^{s}[\lambda_\alpha^*(t)-\lambda_{\alpha\alpha}^*(t)]\\
&\quad+\sum_{\alpha=1}^{s}P_{i,i-\delta_\alpha}(0,t)\lambda_\alpha^*(t)\\
&\quad+\sum_{\substack{\alpha=1\\ \alpha\neq\beta}}^{s}\sum_{\beta=1}^{s}P_{i,j+\delta_\alpha-\delta_\beta}(0,t)\nu_{\alpha\beta}^*(t)\\
&\quad+\sum_{\alpha=1}^{s}P_{i,j+\delta_\alpha}(0,t)\mu_\alpha^*(t)
\end{aligned}
$$

$t=0$ 时,初始条件为 $P_{i,j}(0,0)=1$ 上述微分方程组描述了人口迁变的一般情形。

迁出－迁入过程(immigration-emigration process) 在随机过程中,迁出可以理解为死亡,但是迁入与增值有着不同的意义。在一个很小的时间区间 π_0 里,如果相应的瞬时概率是 t 时刻人口数的函数,那么人口的增长可以看作是增值的结果;否则按迁入处理。

考虑一个移民过程,在时间区间 $(t,t+\Delta)$ 内人口的增长独立于人口数,对于状态 S_α, $\lambda_\alpha^*(t)=\lambda_\alpha(t)$, $\alpha=1,\cdots,s$,假定一个个体从一个状态向另一个状态的转移独立于另一个体的转移,

$$\nu_{\alpha\beta}^*(t)=j_\alpha\mu_{\alpha\beta},\quad \alpha\neq\beta;\beta=1,\cdots,s.$$

在状态 S_α 的人口数由于死亡或迁出而减少可用强度函数

$$\mu_\alpha^*(t)=j_\alpha\mu_\alpha,\quad \alpha=1,\cdots,s$$

来度量。定义

$$\nu_{\alpha\alpha}=-[\sum_{\substack{\beta=1\\ \beta\neq\alpha}}^{s}\nu_{\alpha\beta}+\mu_\alpha],\alpha\neq\beta;\beta=1,\cdots,s$$

其中 j_α 是时刻 t 处于状态 S_α 的人口数,当 $\nu_{\alpha\beta}$ 和 μ_α 独立于时间。在人口学里,$\lambda_\alpha(t)$ 称为迁入率(进入状态 S_α),$\nu_{\alpha\beta}$ 称为内部移民率,μ_α 称为迁出率。

增值－疾病－死亡过程(birth-illness-death process) 在迁出－迁入过程中讨论的移民过程是以 $\lambda_\alpha^*(t)=\lambda(t)$ 的假定为基础的,每一个状态的人口数由于迁入或内部移民而增加,当 $\lambda_\alpha^*(t)$ 是在时刻 t 处于状态 S_α 的人口数 j_α 的函数时,则为一个增值－疾病－死亡过程。一个简单的例子是

$$
\begin{aligned}
\lambda_\alpha^*(t)&=j_\alpha\lambda_\alpha,\\
\nu_{\alpha\beta}^*(t)&=j_\alpha\mu_{\alpha\beta},\\
\mu_\alpha^*(t)&=j_\alpha\mu_\alpha
\end{aligned}
$$

其中 λ_α, $\nu_{\alpha\beta}$ 和 μ_α 不依赖 t。

8.13　更新过程(renewal process)[4,21]

设 $X_n\{n=1,2,\cdots\}$ 是一列独立同分布的非负随机变量,表示第 $n-1$ 次更新和第 n 次更新之间的时间间隔,则第 n 次更新发生的时间 $S_n=\sum_{i=1}^{n}X_i, n=1,2\cdots$。令 $S_0=0, N(t)=\sup\{n:S_n\leqslant t\}, t\geqslant 0$ 为 $[0,t]$ 内发生的更新事件数,此计数过程 $\{N(t),t\geqslant 0\}$ 称为更新过程。

更新过程是一类特殊的计数过程,更新事件的时间间隔独立同分布。事件的时间间隔独立同指数分布,即为 Poisson 过程。

更新过程在机器维修、排水系统、可靠性工程、人口增长,以及经济管理等领域有着广泛的应用。例如,假设灯泡的使用寿命是独立同分布,若每次使用一个灯泡,灯泡损坏后立刻更换新的,则在时间 t 内损害的灯泡数 $N(t)$形成一个更新过程 $\{N(t),t\geqslant 0\}$。

对于更新过程,事件的时间间隔 $\{X_1,X_2,\cdots\}$ 独立同分布,设概率分布函数为 $F(t)$,概率密度函数 $f(t)$,则 S_n 的分布函数$\lim\limits_{t\to\infty}p_{i,k}(0,t)=\pi_k, i,k=0,1,\cdots$ 是 $t\to\infty$ 的 n 次卷积:

$$F_n(t)=\int_0^t F_{n-1}(t-x)dF(x),$$

$$P\{N(t)=n\}=F_n(t)-F_{n-1}(t).$$

称 $m(t)=E\{N(t)\}$ 为更新函数,它满足

$$\begin{aligned} m(t) &= \sum_{n=1}^{\infty}nP\{N(t)=n\} \\ &= \sum_{n=1}^{\infty}P\{N(t)\geqslant n\} \\ &= \sum_{n=1}^{\infty}P\{S_n\leqslant t\}=\sum_{n=1}^{\infty}F_n(t). \end{aligned}$$

更新过程要求时间间隔是独立同分布的序列,如果放宽第一个时间间隔,允许其分布不同,设 X_1 的分布函数为 $F_0(x)$,X_n 的分布函数为 $F(x), n=2,3,\cdots$,若 $F_0(x)$ 与 $F(x)$ 不同,则称 $\{N(t),t\geqslant 0\}$ 为延迟更新过程。更新函数 $m(t)$满足更新方程

$$m(t)=F_0(t)+\int_0^t m(t-x)dF(x), t\geqslant 0$$

基本更新定理:

$$\lim_{t\to\infty}\frac{m(t)}{t}=\frac{1}{\mu}$$

其中 $\mu=E(X_n)$ 为事件的平均间隔时间。基本更新定理说明:长时间后(t 足够大时),更新发生的速率约为 $1/\mu$。

关键更新定理:

设 F 是均值为 μ 的非负随机变量的分布函数,且 $F(0)<1$,$a(t)$ 是黎曼可积的,则

$$A(t)=a_0(t)+\int_0^t A(t-x)dF(x)$$

是更新方程的解。若 F 是非格点的,则

$$\lim_{t\to\infty}A(t)=\begin{cases}1/\mu\int_0^{\infty}a(t)dt, & \mu<\infty\\ 0, & \mu=\infty\end{cases}$$

若 F 是周期为 d 的格点,$\forall c>0$,

$$\lim_{t\to\infty}A(c+nd)=\begin{cases}\dfrac{d}{\mu}\sum\limits_{n=0}^{\infty}a(c+nd), & \mu<\infty\\ 0, & \mu=\infty\end{cases}$$

Lundberger-Cramer 破产模型　保险公司在时刻 t 的盈余为

$$U(t)=u+ct-\sum_{n=1}^{N(t)}X_n$$

其中 u 是初始资本,c 是保险公司单位时间征收的保险费,X_n 表示第 n 次索赔额,$N(t)$ 表示到时刻 t 时发生的索赔额次数。在经典的 L－C 模型中,假定$\{X_1,X_2,\cdots\}$ 独立同分布,$\{N(t),t\geqslant 0\}$ 为更新过程。

8.14 排队论(queuing theory)[17,20]

在日常事务中,排队是司空见惯的,包括通信、医疗、交通和工业等。排队的目的是解决拥挤,优化效率或安全性,最低限度缩短等待时间或减少顾客的不便利。排队的概念最先由 Erlang[1909]在研究电话网络拥挤问题时提出,随着随机过程的发展,排队理论也兴旺起来,引出来形形色色的排队问题。

一般地,一个排队系统可以由三个方面来识别:输入过程(顾客的到来是随机的、有计划的或符合某种模式的)、服务时间、窗口数目。或者简单地记为

输入分布 / 服务时间 / 窗口数目

例如,我们可以把顾客按 Poisson 分布来到、指数分布服务时间和 s 个窗口的排队系统记为 M / M / s。而顾客按任意规律来到、常数服务时间和一个服务员的排队过程则可记为 G / D / 1。

M / M / s 排队的微分方程　在 M / M / s 系统中有 s 个服务窗口,顾客来到的时间遵从 Poisson 分布,参数为 λ;服务时间遵从 Poisson 分布,参数为 μ;服务原则为先到先服务。当所有的窗口在时刻 t 都被占满时,有一个窗口将在$(t,\Delta t)$内空出来提供服务的概率为 $s\mu\Delta+o(\Delta)$。设 $X(t)$ 为系统在 t 时刻的顾客数,$X(t)$ 是齐次可列 Markov 链,对 $i,k=0,1,\cdots$,转移概率

$$p_{i,k}(0,t)=\Pr\{X(t)=k\mid X(0)=i\}$$

满足微分方程组:

$$\frac{d}{dt}p_{i,0}(0,t)=-\lambda p_{i,0}(0,t)+\mu p_{i,1}(0,t)$$

$$\begin{aligned}&\frac{d}{dt}p_{i,0}(0,t)\\&=-(\lambda+k\mu)p_{i,k}(0,t)+\lambda p_{i,k-1}(0,t)\\&\quad+(k+1)\mu p_{i,k+1}(0,t)\quad k=1,\cdots,s-1\end{aligned}$$

$$\begin{aligned}&\frac{d}{dt}p_{i,k}(0,t)\\&=-(\lambda+s\mu)p_{i,k}(0,t)+\lambda p_{i,k-1}(0,t)\\&\quad+s\mu p_{i,k+1}(0,t)\quad k=s,s+1,\cdots\end{aligned}$$

当系统有 s 个窗口提供服务,而且这 s 个窗口有相同的工作效率和相同的服务时间时,这是一个生灭过程,极限概率 π_k 满足

$$\lambda\pi_0=\mu\pi_1$$

$$(\lambda+k\mu)\pi_k=\lambda\pi_{k-1}+(k+1)\mu\pi_{k+1},\quad k=1,\cdots,s-1$$

$$(\lambda+s\mu)\pi_k=\lambda\pi_{k-1}+s\mu\pi_{k+1},\quad k=s,s+1,\cdots$$

则有

$$\pi_k=\begin{cases}\dfrac{(s\rho)^k}{k!},k=1,\cdots,s\\[2mm]\dfrac{s^s\rho^k}{s!}\pi_0,k=s+1,\cdots\end{cases}$$

或 $\pi_k=\rho^{k-s}\pi_s,k=s+1,\cdots$,其中,$\rho=\lambda/(s\mu)$ 是流动强度。

M / M / 1 排队系统　当系统只有一个窗口时,方程组变为 $0=-\lambda\pi_0+\mu\pi_1$ 和 $0=-(\lambda+\mu)\pi_k+\lambda\pi_{k-1}+\mu\pi_{k+1},k=1,2,\cdots$ 求解可得:$\pi_k=\rho\pi_0,k=0,1,\cdots$,其中,$\rho=\lambda/\mu$ 为系统的流动强度。

G / M / 1 排队系统　系统有一个服务窗口,服务时间遵从 Poisson 分布,参数为 λ;顾客来到的时间间隔也是独立同分布的,分布函数为 $A(x)$;输入过程与服务时间独立。

在 t_n 时刻,第 n 个顾客到来,这个瞬间系统中的顾客数记为 a_n,时间区间 (t_n,t_{n+1}) 内服务窗口时间完成的服务次数记为 b_n,则有 $a_{n+1}=a_n+1-b_n$,因而 $\{a_n\}$ 是马氏链。

8.15　扩散过程(diffusion process)[1,17]

历史上关于系统状态以连续方式变化的马氏过程的研究起源于对扩散现象的研究,因此称样本连续的马氏过程为扩散过程。

一个在数轴整数点 Z_1 上做随机游动的质点经过有限过渡可称为直线 R^1 上的扩散过程。设一质点在某时刻位于 i,则下一单位时刻以概率 $p(\geqslant 0)$ 向右移动到 $i+1$,而以概率 $q=1-p(\geqslant 0)$ 向左移动到 $i-1$。若以 $X(n)$ 表示 n 个单位时刻后(也称 n 步后)质点的位移,则 $\{X(n),n=0,1,2,\cdots\}$ 是齐次 Markov 链,其状态空间为 Z_1,一步转移概率为

$$p_{i,i+1}=p, p_{i,i-1}=q, p_{ij}=0, j\neq\pm 1, i\in Z_1$$

$$X_i=\begin{cases}1, & 质点第\ i\ 步左移\\ -1, & 质点第\ i\ 步右移\end{cases}$$

由假设知 $X(n)=\sum_{i=1}^{n}X_i$,故 $EX(n)=n(p-q)$,$Var(X(n))=4npq$。

考虑极限过程,假定:每步的空间长度为 Δx;每步所需要时间长度为 Δt。于是$(0,t]$时间内共有 $t/\Delta t$ 步位移,从而

$$平移位移=\frac{t}{\Delta t}(p-q)\Delta x=t(p-q)\frac{\Delta x}{\Delta t},$$

$$位移方差=4\frac{t}{\Delta t}pq(\Delta x)^2=4tpq\frac{(\Delta x)^2}{\Delta t}$$

欲 $\Delta x\to 0$ 时上述极限方差存在,应要求 $\lim\limits_{\Delta t\to 0}(\Delta x)^2/\Delta t$ 存在。此时如果要求平均位移有限,则需 $\lim\limits_{\Delta t\to 0}(p-q)/\Delta t$ 存在。为此令

$$\frac{(\Delta x)^2}{\Delta t}=2D,$$

$$p=\frac{1}{2}+\frac{C}{2D}\Delta x,$$

$$q=\frac{1}{2}-\frac{C}{2D}\Delta x$$

其中 C 和 $D(>0)$ 为常数。从而

$$\begin{cases}(0,t]\ 中平均位移=m(t)=2Ct\\ (0,t]\ 中平均方差=\sigma^2(t)=2Dt\end{cases}$$

扩散过程:以随机变量 $X(t)$ 表时刻 t 质点的位置,设 $\pi_k=\rho^k(1-\rho)$,　$k=0,1,\cdots$,考察在时间间隔 $E(X)=\sum_{K=1}^{\infty}k\pi_k=\frac{\rho}{1-\rho}$ 中的状态变化,令

$$F(t,x;t+\Delta t,y)=P\{X(t+\Delta t)\leqslant y\mid X(t)=x\}$$

设过程连续,对任 $\delta<0$ 有

$$\lim_{\Delta t\to 0}\int_{|y-x|>\delta}d_yF(t,x;t+\Delta t,y)=0$$

此连续性条件称为邓肯条件,且在其无穷小时间里的位移的均值与方差与 Δt 成正比,

$$\lim_{\Delta t\to 0}\frac{1}{\Delta t}\int_{-\infty}^{\infty}(y-x)d_yF(t,x;t+\Delta t,y)=a(t,x)$$

$$\lim_{\Delta t\to 0}\frac{1}{\Delta t}\int_{|x-y|>\delta}(y-x)_2d_yF(t,x;t+\Delta t,y)=b(t,x)$$

称满足上面三个条件的 Markov 过程为扩散过程,式中 a(t, x)称为漂移参数(drift parameter),b(t, x)称为扩散参数(diffusion parameter)。

许多物理、化学、生物、经济和社会现象可以用扩散过程作为模型来研究。例如某些有噪声干扰的通信系统、有刺激的神经网络、群体增长中的变异、在竞争和其他相关关系下的物种数量的变化、进化中的基金取代等。

8.16 Brown 运动过程(Brown motion process)[1,17] 英国物理学家 Robert Brown 首先观察到一个完全没入液体中或气体里的小微粒作不规则运动，这种运动称为 Brown 运动。控制论创始人 Wiener 于 1923 年对 Brown 运动给出严格的数学定义，因此，Brown 运动有时也称为 Wiener 过程。Brown 运动 $\{B_t:t\geqslant 0\}$ 定义如下：

(1) $\{B_t:t\geqslant 0\}$ 有独立的平稳增量；

(2) $\forall t>0,\quad B_t\sim N(0,t\sigma^2)$

$B_0=0$ 时的 Brown 运动，称为标准的 Brown 运动。若 $B_0=x$，称之为始于 x 的 Brown 运动，令 $\tilde{B}_t=B_t-B_0$，则 $\{\tilde{B}_t\}$ 是标准 Brown 运动，具有零初值。标准 Brown 运动的协方差函数

$$Cov(\tilde{B}_s,\tilde{B}_t)=\sigma^2\min(s,t)$$

相关系数

$$Cor(\tilde{B}_s,\tilde{B}_t)=\sqrt{\frac{\min(s,t)}{\max(s,t)}}$$

Brown 运动 $\{B_t:t\geqslant 0\}$ 是 Markov 过程，转移概率密度是：

$$f(t-s,y-x)=\frac{\partial}{\partial y}P\{B_t\leqslant y\mid B_s=x\}$$
$$=[2\pi\sigma^2(t-s)]^{-1/2}\exp\left[-\frac{(y-x)^2}{2\sigma^2(t-s)}\right]$$

B_t 的分布依赖于 B_0 的分布 $u(x)$。由 B_0 与 B_t-B_0 独立及卷积公式可得 B_t 的分布。

R^d 上的 Brown 运动(BM)的性质：

(1)正交不变性 设 H 是 b_n 中正交变换，则 $\{HB_t,t\geqslant 0\}$ 也是 BM；

(2)平移不变性 $\{a+B_t,t\geqslant 0\}$ 也是 BM，其中 $a\in R^d$；

(3)尺度(scale)不变性 $(a_0,a_1,\cdots,a_{n-1})$ 仍是 BM，其中 $c>0$。

Brown 运动的几种变化形式：

(1) $\{B_t:t\geqslant 0\}$ 是一个 Brown 运动，则称 $\{B_t-tB_1:t\in[0,1]\}$ 为 Brown 桥。

(2) $\{B_t:t\geqslant 0\}$ 是一个标准 Brown 运动，称 $\{B_t+\mu t:t\geqslant 0\}$ 为一个带漂移的 Brown 运动，常数 μ 称为漂移系数。

(3) $\{B_t:t\geqslant 0\}$ 是一个 Brown 运动，T_x 是它首次击中 x 的时刻，令

$$Z_t=\begin{cases}B_t, & t<T_x\\ x, & t\geqslant T_x\end{cases}$$

称 $\{Z_t,t\geqslant 0\}$ 为带有吸收值 x 的 Brown 运动。

扩散现象的本质是 Brown 运动产生的位移，因此 Brown 运动理论可用于各类扩散现象。另外，Brown 运动是随机涨落的典型现象，不仅用来作为许多自然现象的模型，而且可用作许多社会现象的模型。早在 1900 年，法国数学家巴施利叶把股价的变动，理想化为 Brown 运动。

8.17　鞅(martingale)[17,21]　“鞅”一词来源于法文 martingale 的意译，原意是指一种逢输就加倍赌注，直到赢为止的恶性赌博方法。鞅是“公平”赌博(fair game)的数学模型。假设一个人在参加赌博，他已经赌了 n 次，正准备参加第 $n+1$ 次赌博。如果不做什么手脚，他的运气应当是同他以前的赌博经历无关的，用 X_n 表示他在赌完第 n 次后拥有的赌本数，如果对于任何正整数 n 都有

$$E(X_n \mid X_{n-1}) = X_{n-1}$$

成立，即赌博的期望收获为 0，仅能维持原有财富水平不变，就可以认为这种赌博在统计上是公平的。

设 T 为任意的有序整数集或实数集，分别对应离散时间与连续时间。$(\mathscr{F}_t)_{t\in T}$ 为 $\mathscr{F}$ 的一个非降子 σ 代数族，$X_T=\{X_t, t\in T\}$ 为基本概率空间 $(\Omega,\mathscr{F},P)$ 上的随机过程.

设 $(\mathscr{F}_t)$ 适应过程 X_T 满足

(1) $E\mid X_t\mid<\infty$

(2) $E(X_t\mid\mathscr{F}_s)=X_s, s<t, s,t\in T$ 为概率空间 $(\Omega,\mathscr{F},P)$ 上的随机过程。则称过程 X_T 为 $(\mathscr{F}_t)$ 鞅，其中 $(\mathscr{F}_t)$ 为参数族。如若 X_T 满足

$EX_t^+<\infty$, $[EX_t^-<\infty]$,

$E(X_t\mid\mathscr{F}_s)\leqslant[\geqslant]X_s$，对 $s<t$ 几乎处处成立

则称过程 $g'(1)=\dfrac{1}{\rho}-1<0$ 为 $(\mathscr{F}_t)$ 上鞅[相应地，下鞅]。

鞅的基本性质：

(1) 设 X_T 为鞅[上鞅、下鞅]，随机变量 $\eta>0$ 且为 $\mathscr{F}_s$ 可测，则对 z_0 有

$$E(X_t\eta)=[\geqslant、\leqslant]E(X_t\eta)$$

(2) 若 X_T 为鞅，则 EX_t 为常数，且 $E\mid X_t\mid\uparrow$；如 XT 为下鞅，则 $EX_t\uparrow$。

(3) 若 X_T 为下[上]鞅，则 $-X_T$ 为上[下]鞅。

(4) 若 X_T 为鞅，f 为连续凸函数，$Ef(Xt)<\infty, t\in T$，则 $f(Xt)$ 是下鞅，但未必是鞅。若 X_T 为下[上]鞅，f 为连续不减凸(凹)函数，$Ef(X_t)<\infty, t\in T$，则

$f(X_T)=\{f(X_t), t\in T\}$ 是下[上]鞅。

(5) 如 X_T 是下鞅，则 $\{(Xt-c)^+, t\in T\}$ 也是下鞅。

(6) 如 X_T, Y_T 为两个鞅[上鞅]，则 $(X+Y)$ 也是鞅[上鞅]，而 $(X\wedge Y)_T$ 是上鞅。

鞅论近年来的迅猛的发展有着理论和实际两方面的需要。一方面，鞅是独立随机变量部分和的自然推广，人们致力于把概率论中的极限理论推广到鞅上去。另一方面，在随机过程和数理统计的研究中，人们遇到了形形色色具体的鞅，形成了鞅论研究的强大推动力。

8.18　Markov 决策过程(Markov decision process,MDP)[1,2,17]　Markov 决策过程研究由一系列决策(选取行动、措施、方案或参数等)控制的堆积动态系统优化问题。至今已经形成介于运筹学与应用概率统计之间的新分支。Markov 决策过程是指决策者周期地或连续地观察具有 Markov 性的随机动态系统,序贯地作出决策。即根据每个时刻观察到的状态,从可用的行动集合中选用一个行动作为决策;系统下一步(未来)的状态是随机的,并且其状态转移概率具有 Markov 性。决策者根据新观察到的状态,再作新的决策,依此反复地进行。

MDP 要求系统可周期地(离散时间)或连续地(连续时间)被观察,在每个观察时刻,决策者根据系统状态,从可用行动集中选用一个(即作决策)并施加于系统。MDP 系统中的报酬,通常仅与该时刻的状态及采用的行动有关。决策者在各个时刻选取行动的目的是使系统运行的全过程在某个给定的准则下,达到最优运行。

离散时间 MDP 的基本要素:一个离散时间 MDP 模型,由如下 5 个要素组成 $\langle S,A,q,r,V\rangle$。

S 为状态空间,它是系统所有可能状态的非空集,设 $S=\{1,2,\cdots,m\}$ 为有限集。

A 为行动空间(action space),$A(i)$ 为状态 i 可采用的行动集合($i\in S$),$A(i)\in A$,A 为有限集合。

$q:Q=(q_{ij})$ 为转移概率矩阵,$q_{ij}(a)$ 为时刻 $t(t=0,1,2,\cdots)$ 系统在状态 i 采取行动 a 的条件下,于 $t+1$ 时刻转移到状态 j 的概率,它与系统在 t 前的历史无关,也与时刻 t 无关(时齐性),$q_{ij}(a)$ 满足

$$q_{ij}(a)\geqslant 0,\sum_{j\in S}q_{ij}(a)=1,i,j\in S,a\in A$$

r 为报酬函数(reward function),令 $\Gamma=\{(i,a):a\in A,i\in s\}$,$r:\Gamma\to R$,$R$ 为实数集。$r(i,a)$ 表示在任意 t 时,系统于状态 i 选用行动 a 在一个周期所获得的报酬,称为报酬函数。

Π 为准则或目标函数,记 Π 为全体策略集,则 $V:\Pi\times s\to R$,目标函数。

给定一策略 $\pi\in\Pi$,状态 $i\in s$,$V(\pi,i)$ 表示 $t=0$ 时状态 i 出发的条件下用策略 π 优劣的标准。当 $\langle S,A,q,r,V\rangle$ 确定时,就给定了 MDP 的一个具体模型。

连续时间 MDP:对于一个具有有限的状态空间 S 与行动空间 A,基本要素 S,A,r,与 V 与离散时间 MDP 类似,但基本要素 $q=(q_{ij})$ 有所不同,它代表转移强度(或速率). $q_{ij}(a):S\times A\to\Delta S$ 表示在时刻 t 系统在状态 i 采取行动 a 的条件下,于 $t+\Delta t$ 时刻转移到状态 j 的转移速率,$q_{ij}(a)$ 满足

$$q_{ij}(a)\geqslant 0,$$

$$\sum\nolimits_{j\in s}q_{ij}(a)=0,\ i,j\in S,a\in A$$

MDP 成功运用于许多领域,设备的最优维修更换问题,库存、排队系统、可靠性工程、控制、搜索、管理调度及质量控制等优化问题,以及自然资源合理开采、利用、经济领域中的投资、信贷及消费的最优控制,城市管理、森林管理等等。

8.19　随机过程模拟(stochastic simulation)[1,10]

离散时间 Markov 链的模拟：设 $\{Y_n, n \geqslant 0\}$ 是 Markov 链，它的一步转移矩阵 $P=(p_{ij})$ 状态空间 $S=\{0,1,2,\cdots\}$，初始分布 $\pi=(\pi_0,\pi_1,\cdots)$。模拟步骤如下：

(1)任取[0,1]均匀随机数 x_0，若 $\sum_{i=0}^{s_0-1}\pi_i < x_0 \leqslant \sum_{i=0}^{s_0}\pi_i$，取

$$y_0 = s_0$$

(2)再取[0,1]均匀随机数 x_1，若 $\sum_{i=0}^{s_1-1}p_{s_{n-1},i} < x_1 \leqslant \sum_{i=0}^{s_1}p_{s_{n-1},i}$，取

$$y_1 = s_1$$

(3)一般地，设 $y_n = s_n$ 已确定，再取[0,1]上均匀随机数 x_{n+1}，若 $\sum_{i=0}^{s_{n+1}-1}p_{s_n,i} < x_{n+1} \leqslant \sum_{i=0}^{s_{n+1}}p_{s_n,i}$，取

$$y_{n+1} = s_{n+1}$$

这样模拟得到的 $\{y_n, n \geqslant 0\}$ 即所求的 Markov 链的一条轨道。

连续时间 Markov 链的模拟：

连续时间 Markov 链模拟，设连续时间 Markov 链 $\{Y_t, t \geqslant 0\}$ 其转移强度矩阵 $Q=(q_{ij})$，初始分布 $\pi=(\pi_0,\pi_1,\cdots)$，状态空间 $S=\{0,1,2,\}$，记

$$q_i = q_{ii}, p_{ii}=0, p_{ij}=q_{ij}/q_{ii}, i \neq j$$

模拟步骤：设 $\{u_n, n \geqslant 0\}$ 与 $\{v_n, n \geqslant 1\}$ 为相互独立的[0,1]上的均匀随机数序列。

(1)若 $\sum_{i=0}^{s_0-1}\pi_i < u_0 \leqslant \sum_{i=0}^{s_0}\pi_i$，取

$$z_0 = s_0, \tau_1 = -\ln(v_1)/q_{s_0}$$

(2)依次令 $n=1,2,\cdots$，设 $z_{n-1}=s_{n-1}$，$\tau_n = -\ln(v_n)/q_{s_{n-1}}$ 已确定，若 $\sum_{i=0}^{s_n-1}p_{s_{n-1},i} < u_n \leqslant \sum_{i=0}^{s_n}p_{s_{n-1},i}$，取

$$z_n = s_n, \tau_{n+1} = -\ln(v_{n+1})/q_{s_n}$$

(3)令 $\tau_0=0$，当 $t \in [\sum_{i=0}^{n}\tau_i, \sum_{i=0}^{n+1}\tau_i)$，定义 $y_t = s_n$。则 $\{y_t, t \geqslant 0\}$ 即为所求的 Markov 链的一条轨道。特别地，若 $p_{i,i+1}=1, p_{ij}=0, j \neq i+1$，则 $\{Y_t, t \geqslant 0\}$ 为 Poisson 过程。

Wiener 过程(Brown 运动)的模拟：

设 $\{X(t), t \geqslant 0\}$ 为 Wienner 维纳过程，取离散化步长为 Δt，记 $X_n = X(n\Delta t)$。模拟 $\{X_n, n \geqslant 0\}$ 的步骤如下：

(1)产生相互独立的标准正态分布 $N(0,1)$ 的随机数 $\{W_n, n \geqslant 1\}$；

(2)令 $X_0=0$，计算 $X_n = X_{n-1} + \sigma\sqrt{\Delta t}W_n$。

则 $\{X_n, n \geqslant 0\}$ 即为所求。

参考文献

[1]《现代应用数学手册》编委会,现代应用数学手册—概率统计与随机过程卷[M].清华大学出版社.2000.

[2] Anderson,P.K.,Borgan,f,Gill,R.D.et al. Statistical Models Based on Counting Processes [M]. Springer-Verlag New York,1993.

[3] Blackwell, D. A renewal theorem[J], Duke Math.J.1948,15:145—150.

[4] Chiang,C.L.An Introduction to Stochastic Processes and their Application[M]. Robert E.Krieger Publishing Company, New York.1980.

[5] Chiang,C.L.(1983),The Life Table and its Application[M].(The Chinese version is translated by Fang J.Q.Shanghai translation press,1984).

[6] Daley,D.J.& Gani,J.Epidemic Modeling: An Introduction[M].Cambridge University Press.NY.2005.

[7] Faddy, M.J. and Fenlon, J.S. Stochastic modeling of the invasion process of nematodes in fly larvae[J]. Appl. Statist, 1999,48,Part 1:31—37.

[8] Fishman G S.Principles of Discrete event Simulation[M].New York,wiley,1978.

[9] Linda J.S.Allen.An Introduction to Stochastic Processes with Biology Applications[M].Prentice Hall.2003.

[10] Lu Y.,Fang J.Q.Advanced Medical Statistics[M]. World Scientific Publishing Co.Singapore,2015.

[11] Lucas,W.F.Modules in Applied Mathematics.Vol.4:Life Science Models[M]. Springer-Verlag New York.1983.

[12] Lundberg,O.On Random Processes and their Applications to Sickness and Accident Statistics[M]. Almqvist & Wiksells boktryckeri.Uppsala.1964.

[13] Ross S.M.. Stochastic Processes[M]. John Wiley & Sons Inc.1983.

[14] Ross S.M. Introduction to probability models (10th edition) [M]. Elsevier, Singapore,2010.

[15] WongE.Stochastic Processes in Information and Dynamical System [M]. McGraw-Hill,1971.

[16] 邓永录.随机模型及其应用[M].高等教育出版社.1994.

[17] 复旦大学.随机过程(概率论第三册)[M].高等教育出版社.1981.

[18] 林元烈.应用随机过程[M].清华大学出版社.2002.

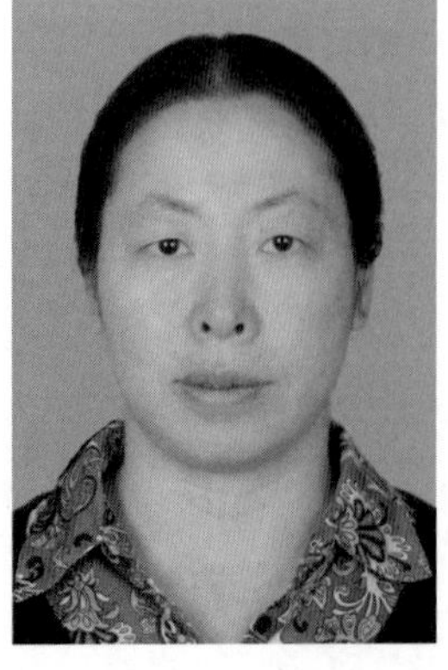

李彩霞,1996年获中山大学概率论与数理统计硕士学位,随后任教于中山医科大学(现已并入中山大学)公共卫生学院。2005年获中山大学流行病与卫生统计学博士学位。2006年赴美国University of California, San Francisco从事为期3年生物统计学博士后研究工作,主要从事领域为诊断试验统计方法的研究。2009年回国后,到中山大学数学与计算科学学院任职,研究领域为生物统计学。

第 9 章　时间序列

张晋昕　赵志　陈梓聪等[①]

9.1　时间序列(time series)[1,2]　在医学科研工作中,按某种(相等或不相等的)时间间隔对客观事物进行动态观察,由于随机因素的影响,各次观察的指标 X_1, X_2, X_3, …, X_i, … 都是随机变量,这种按时间顺序排列的一系列随机变量(或其观测值)称为时间序列。

例如流行病学家会关注一段时期内某地区流感样病例人数的变化,试图用不同的流行病学影响因素来预测病例数,以及探讨疫情季节性特征。临床医生连续多次测量血压,以评估药物治疗高血压的疗效。生物学家对基因表达谱中所隐含的一些重要模式规律感兴趣,以期与相应的表观或疾病关联。时间序列分析方法是处理这些问题的有力工具。

时间序列是一种特殊的随机过程,根据观测所得记录对随机过程的结构进行统计推断时,需要作出某些假设,其中最重要的假设是平稳性,即决定过程特性的统计规律不随着时间的变化而变。对一切时滞 k 和时点 $t_1, t_2, \cdots, t_n$, 都有 X_{t_1}, $X_{t_2}, \cdots, X_{t_n}$ 与 $X_{t_1-k}, X_{t_2-k}, \cdots, X_{t_n-k}$ 的联合分布相同,则称过程 $\{X_t\}$ 为严平稳过程(strictly stationary process)。判断一个随机过程是否是严平稳的,在实际应用中十分困难。因为它要求过程的各阶矩都是时不变的,即只与时间间隔有关,与初始时间无关,并且各阶矩可以无穷大。因此,在实际应用中通常把条件适当放宽,只限定存在常均值、有限且时不变的二阶矩,便得到了宽平稳过程(weakly stationary process)。一般可通过目测时序图来判断序列的平稳性。更准确地,可以通过单位根检验判断平稳性。时间序列分析的另一前提条件是可逆性要求,即序列的当前值可以表示为既往历史值与当前扰动的线性组合。

常用的时间序列模型有很多,如移动平均模型、条件异方差模型、状态空间模型、非线性时间序列模型等。这些模型是从时域(time domain)角度用时序的过去值对将来值建模,要求相邻时间点序列的相关性能够被过去值很好地刻画。另一分析角度是频域(frequency domain)技术,频域分析的思想认为所有时间序列都可以看作是不同周期成分叠加的结果,周期成分广泛存在于生物医学的时间序列数据中,大到人群疾病流行强度的周期波动,小到细胞新陈代谢的周期生长,如生物医学信号处理中的心电图、脑电图、流感样病例报告数。具有周期成分的时间序列一般会在时域图中显示出周期性质来,但序列中更丰富的周期信息,需要通过特定的方法来提取。傅立叶变换是频域分析的基本工具。通过运用傅立叶变换可以获得时间序列的周期图,通过基于周期图法的 Fisher g 统计量检验时间序列中蕴含的周期信息。

近年来在多元时间序列方面研究较多,主要的发展动向是:①由一元非线性模型转向多元非线性模型;②非平稳的多元时间序列与小波分析等工具的结合;③高维多元时间序列的降维问题;④时间序列与统计过程控制(statistical process control)相结合,可用于症状监测,对于检出疾病暴发等异常变动具有重要价值。

---

① 其他作者有:薛允莲　马兴华　周倩

9.2 ARIMA 模型(autoregressive integrated moving average)[1] 最早由 Box 和 Jenkins 于 1976 年提出,又称 Box-Jenkins 模型。它通过时间序列的历史值和误差值的线性组合进行序列的建模和预测。

ARIMA 模型的识别基于时间序列数据的样本自相关函数(SACF)和样本偏自相关函数(SPACF)。ARIMA 族模型有自回归模型(AR 模型)、移动平均模型(MA 模型)、自回归移动平均模型(ARMA 模型)以及自回归求和移动平均模型(ARIMA 模型)。

ARIMA(p,d,q)模型为

$$(1-\varphi_1 B-\varphi_2 B^2-\cdots-\varphi_p B^p)\nabla^d X_t$$
$$=(1-\theta_1 B-\theta_2 B^2-\cdots-\theta_q B^q)\varepsilon_t$$

可以简记为 $\Phi(B)\nabla^d X_t=\Theta(B)\varepsilon_t$,其中

$$\Phi(B)=1-\varphi_1 B-\varphi_2 B^2-\cdots-\varphi_p B^p$$
$$\Theta(B)=1-\theta_1 B-\theta_2 B^2-\cdots-\theta_q B^q$$

分别为 p 阶自回归模型(AR(p))和 q 阶移动平均模型(MA(q))。其中,∇为差分算子;参数 p,d,q 为非负整数,p 是自回归模型的阶数,d 是差分阶数,q 是移动平均模型的阶数;B 为后移算子,$B^j X_t=X_{t-j}$。

ARIMA 模型的识别有三个步骤:

(1)序列的平稳性化,这是模型识别最基础的一步。平稳性检验的方法有数据图检验法,自相关、偏自相关函数图检验法,特征根检验法,参数检验法,逆序检验法和游程检验法等多种方法。最简单、应用最多的是数据图和自相关、偏自相关函数图检验法。如果数据图显示有线性趋势或季度变化规律,则认为序列非平稳。如果自相关、偏自相关函数既不截尾也不拖尾则可以认为序列非平稳。时间序列平稳化的常用方法是差分、对数转换,差分包括对序列趋势性变化进行的普通差分和对序列季节性变化进行的季节差分。一阶普通差分时 $\nabla X_t=X_t-X_{t-1}$;季节差分$\nabla_s X_t=X_t-X_{t-s}$,s 为季节对应的周期长度。

(2)通过 SACF 和 SPACF 函数图的特征识别 ARIMA 模型的参数 p 和 q 的阶数。一般地 p 阶自回归过程的自相关是拖尾的,而它的偏自相关函数在滞后 p 步之后是截尾的;q 阶移动平均过程的自相关函数在滞后 q 步之后是截尾的,而它的偏自相关函数是拖尾的;而对于一个包含 p 阶自回归和 q 阶移动平均的混合过程,其自相关函数在 $q-p$ 步滞后之后是混合的指数和衰减正弦波,而偏自相关函数在 $p-q$ 步滞后之后被混合的指数和衰减正弦波所控制。

(3)参数检验和残差检验。将 SACF 和 SPACF 函数图初步识别的 p 和 q 代入 ARIMA 模型进行拟合,若所有参数均有统计学意义,且残差白噪声检验提示残差为白噪声($P>0.05$),则认为含参数 p 和 q 的 ARIMA 模型是合适的。否则需要调整 p、q 取值,再次拟合。

利用已建立的 ARIMA 模型对序列的未来发展趋势进行预测。目前常用的预测方法是线性最小方差预测和条件期望预测。预测步长用 l 表示,一般 l 越大,则预测误差方差越大,即预测的准确性越差。

9.3　传递函数模型(transfer function model)［1,2,3］　传递函数模型用来研究过程的动态特性以及预报。例如研究厄尔尼诺现象与鱼群的关联性，感兴趣的是用南方涛动指数(south oscillation index，简称 SOI) X_t 来预测鱼群数量 Y_t，建立 X_t 与 Y_t 之间动态线性关系

$$Y_t = \sum_{j=0}^{p_1} \alpha_j Y_{t-j-1} + \sum_{j=0}^{p_2} c_j X_{t-j} + \eta_t$$
$$= A(L)Y_t + C(L)X_t + \eta_t \quad (1)$$

这里 $\sum_j |\alpha_j| < \infty$，从而利用两个序列的过去均值对 Y_t 进行预测。多项式 $C(L)$ 称为传递函数，它展示了外生变量南方涛动指数 X_t 中的一个变化如何影响(即转换为)内生变量鱼群数量 Y_t 的时间路径，η_t 表示对鱼群数量的随机冲击，其可能由于海水的石油污染或测量误差而存在。

传递函数模型的一般形式为

$$y_t = \frac{\Omega(B)B^b}{E(B)} x_t + \frac{\Theta(B)}{\Phi(B)} \varepsilon_t$$

其中，$\Omega(B) = \omega_0 - \omega_1 B - \cdots - \omega_s B^s$

$$E(B) = 1 - \psi_1 B - \cdots - \psi_r B^r$$
$$\Theta(B) = 1 - \theta_1 B - \cdots - \theta_q B^q$$
$$\Phi(B) = 1 - \varphi_1 B - \cdots - \varphi_p B^p$$

$\frac{\Omega(B)B^b}{E(B)}$ 为传递函数。$\Omega(B)$、$E(B)$、$\Theta(B)$、$\Phi(B)$ 为滞后算子 B 的多项式，其阶数分别为 s、r、q、p。b 称为延迟参数，即 x_t 的 b 期滞后值才开始对 y_t 产生影响。ε_t 是随机干扰项，与 x_t 相互独立。

建立传递函数模型时，如果序列 $\{X_t\}$ 和 $\{Y_t\}$ 是非平稳的，需要对每个变量差分直至平稳。传递函数的解释取决于差分的类型，例如下面的三个方程假设 $|\alpha_1| < 1$：

$$Y_t = \alpha_1 Y_{t-1} + c_0 X_t + \varepsilon_t \quad (2)$$
$$\Delta Y_t = \alpha_1 \Delta Y_{t-1} + c_0 X_t + \varepsilon_t \quad (3)$$
$$\Delta Y_t = \alpha_1 \Delta Y_{t-1} + c_0 \Delta X_t + \varepsilon_t \quad (4)$$

在式(2)中，X_t 的 1 个单位冲击产生的初始影响使 Y_t 增加 c_0 个单位，这一初始影响按 α_1 的比例衰减。在式(3)中，X_t 的 1 个单位冲击使 Y_t 的变动量增加了 c_0 个单位，这一初始影响按 α_1 的比例衰减，而对序列 $\{Y_t\}$ 总体水平的影响程度并没有衰减。在式(4)中，仅仅 X_t 的变动影响了 Y_t 的变动，序列 $\{X_t\}$ 中的一个脉冲对 $\{Y_t\}$ 的总体水平有暂时的影响。

一个向量自回归模型可以写成向量移动平均模型，如简单的二元系统

$$\begin{cases} Y_t = b_{10} - b_{12} Z_t + \gamma_{11} Y_{t-1} + \gamma_{12} Z_{t-1} + \varepsilon_{ty} \\ Z_t = b_{20} - b_{22} Y_t + \gamma_{21} Y_{t-1} + \gamma_{22} Z_{t-1} + \varepsilon_{tz} \end{cases}$$

可写成向量形式的 VAR(2)和 VMA(∞)模型

$$\begin{pmatrix} Y_t \\ Z_t \end{pmatrix} = \begin{pmatrix} a_{10} \\ a_{20} \end{pmatrix} + \begin{pmatrix} a_{11} & a_{12} \\ a_{21} & a_{22} \end{pmatrix} \begin{pmatrix} Y_{t-1} \\ Z_{t-1} \end{pmatrix} + \begin{pmatrix} e_{t1} \\ e_{t2} \end{pmatrix}$$

$$\Leftrightarrow \begin{pmatrix} Y_t \\ Z_t \end{pmatrix} = \begin{bmatrix} \bar{Y}_t \\ \bar{Z}_t \end{bmatrix} + \sum_{i=0}^{\infty} \begin{pmatrix} a_{11} & a_{12} \\ a_{21} & a_{22} \end{pmatrix}^i \begin{pmatrix} e_{t-i,1} \\ e_{t-i,2} \end{pmatrix}$$

$$= \begin{bmatrix} \bar{Y}_t \\ \bar{Z}_t \end{bmatrix} + \sum_{i=0}^{\infty} \begin{pmatrix} \varphi_{11}(i) & \varphi_{12}(i) \\ \varphi_{21}(i) & \varphi_{22}(i) \end{pmatrix}^i \begin{pmatrix} \varepsilon_{t-i,y} \\ \varepsilon_{t-i,z} \end{pmatrix}$$

系数 $\varphi_{11}(i)$，$\varphi_{12}(i)$，$\varphi_{21}(i)$，$\varphi_{22}(i)$ 称为脉冲响应函数(impulse response function)。对脉冲响应函数绘图是展现 $\{Y_t\}$ 与 $\{Z_t\}$ 对各种冲击的响应行为的常用方法，即绘制不同 i 的 $\varphi_{kj}(i)$ 系数来构造 ε_{ty} 和 ε_{tz} 脉冲对序列 $\{Y_t\}$ 与 $\{Z_t\}$ 的整个时间路径所产生的影响，从而进行干扰性分析。例如，$\varphi_{12}(1)$ 表示 $\{Y_t\}$ 的冲击 ε_{ty} 改变 1 个单位对 $\{Z_t\}$ 带来 1 期的影响；而 $\sum_{i=1}^{n} \varphi_{12}(i)$ 表示序列 $\{Y_t\}$ 的冲击 ε_{ty} 对 $\{Z_t\}$ 带来持续 n 期的累计影响。

9.4 趋势检验(trend test)[4,5] 设时间序列 $\{x_t\}$ 满足 $x_t = f(t) + \varepsilon_t$，其中 $f(t)$ 是一个关于时间 t 的确定函数，ε_t 是一个随机变量，我们可进行如下检验

H_0：$f(t)$ 是一个常数(不依赖于时间)

H_1：$f(t)$ 不是常数(随时间单调变化)

在 ε_t 存在的情况下，构造统计量，对 H_0 和 H_1 进行判断，这就是趋势检验的概念。趋势检验方法分为参数检验和非参数检验。

对于参数检验，一般将 x_t 表示为线性趋势项和随机误差项的和，即

$$x_t = \alpha + \beta t + \varepsilon_t$$

其中 α 为常数，β 为变量 t 的回归系数，$\varepsilon_t \sim N(0, \sigma^2)$，可采用最小二乘估计求出 α 和 β 的估计值，进而构造 T 统计量对 β 进行假设检验，检验过程与一般的线性回归模型一致，也需满足线性回归分析的前提假设。对于特殊数据可进行适当变换，如计数时间序列，可采用 logistic 回归模型。

对于非参数检验，可采 Mann-Kendall 趋势检验(Mann-Kendall trend test)。其特点是，不依赖于趋势估计量本身，不直接利用原始数据，而是基于原始数据的秩次，且通常与 Theil-sen 趋势估计量联用。Theil-sen 趋势估计量是一个稳健的线性趋势估计量，且是线性回归真实斜率的无偏估计，但它并非一个检验方法。对于一个时间序列 x_t，Theil-sen 趋势估计量为

$$\beta_{TS} = \underset{i<k}{\text{median}}\left(\frac{x_k - x_i}{k - i}\right)$$

从公式可知，其实际上是所有数据对的斜率的中位数。相比于最小二乘估计量，Theil-sen 趋势估计量对异常值不敏感，且对于误差项的许多分布来说，这个估计量有更高的渐近效能，故其被称为“最受欢迎的非参数线性趋势估计量”。非参数检验的原假设和备择假设为

H_0：时间序列值是独立同分布的

H_1：存在单调(不一定线性) 趋势

检验统计量为

$$S = \sum_{i<k} \text{sign}(x_k - x_i)$$

这里

$$\text{sign}(x) = \begin{cases} 1, & x > 0 \\ 0, & x = 0 \\ -1, & x < 0 \end{cases}$$

通常假设残差相互独立，当样本足够大时 $(n > 8)$ S 服从正态分布，且

$$E(S) = 0, Var(S) = \frac{n(n-1)(2n+5)}{18}$$

实际应用时可采用标准化的统计量 Z，Z 服从标准正态分布。

$$Z = \begin{cases} (S-1)/\sqrt{Var(S)}, & S > 0 \\ 0, & S = 0 \\ (S+1)/\sqrt{Var(S)}, & S < 0 \end{cases}$$

此外，当秩次存在较多相持时需要对 $Var(S)$ 进行校正。

由于时间序列存在自相关性，直接进行趋势检验会增加犯 I 类错误的概率，故一般先预白噪声化。例如，序列 x_i 为 AR(1) 及线性趋势的组合，则可用以下式子预白噪声化

$$x_i' = (x_i - r_1 x_{i-1}) / (1 - r_1)$$

其中 r_1 为一阶自相关系数。新序列 x_i' 与原序列 x_i 有相同的趋势，且残差独立。

9.5　自相关函数与偏自相关函数(autocorrelation function and partial autocorrelation function)[1,6]　自相关函数和偏自相关函数是分析时间序列随机过程和识别模型的有力工具。在时间序列分析领域,自相关函数在不同领域,定义不完全相同。在某些领域,自相关函数等同于自协方差(autocovariance)。我们知道时间序列的平稳性假定是指对于具有常值间隔的所有时刻 t_1、t_2,联合概率分布 $p(z_{t_1},z_{t_2})$ 是相同的。在平稳性假定下,若相应时间间隔为 k,那么 z_t 和 z_{t+k} 之间的协方差对于任意 t 都是相同的,我们称之为延迟 k 的自协方差,其定义为:

$$\gamma_k = Cov(z_t, z_{t+k}) = E[(z_t-\mu)(z_{t+k}-\mu)]$$

类似地,延迟 k 的自相关函数(autocorrelation function)为

$$\rho_k = \frac{E[(z_t-\mu)(z_{t+k}-\mu)]}{\sqrt{E[z_t-\mu]^2 E[z_{t+k}-\mu]^2}} = \frac{E[(z_t-\mu)(z_{t+k}-\mu)]}{\sigma_z^2}$$

自相关函数揭示出时间序列中任意两个值之间的相关性是怎样随着时间间隔的不同而改变的。而在平稳自回归过程中,其自相关函数的变化趋势由指数衰减和正弦振荡衰减构成。使得残差的方差达到极小的 k 阶自回归模型的第 k 项系数 $\hat{\varphi}_{kk}$ 称为时间序列 $\{x_t\}$ 间隔为 k 的偏自相关函数(partial autocorrelation function),利用 Yule-Walker 方程,我们可以得到偏自相关函数的计算公式:

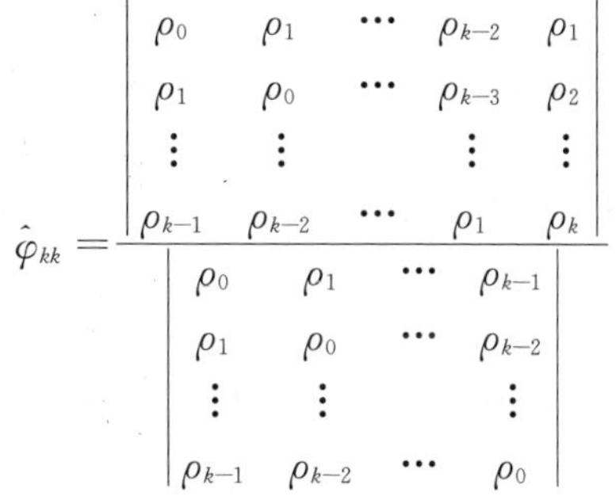

$$\hat{\varphi}_{kk} = \frac{\begin{vmatrix} \rho_0 & \rho_1 & \cdots & \rho_{k-2} & \rho_1 \\ \rho_1 & \rho_0 & \cdots & \rho_{k-3} & \rho_2 \\ \vdots & \vdots & & \vdots & \vdots \\ \rho_{k-1} & \rho_{k-2} & \cdots & \rho_1 & \rho_k \end{vmatrix}}{\begin{vmatrix} \rho_0 & \rho_1 & \cdots & \rho_{k-1} \\ \rho_1 & \rho_0 & \cdots & \rho_{k-2} \\ \vdots & \vdots & & \vdots \\ \rho_{k-1} & \rho_{k-2} & \cdots & \rho_0 \end{vmatrix}}$$

由此可以看出,偏自相关函数是自相关函数的函数。如果自相关函数是拖尾的,偏相关函数是截尾的,那么时间序列符合 AR(p)模型;如果自相关函数是截尾的,偏相关函数是拖尾的,那么时间序列符合 MA(q)模型;如果自相关函数和偏相关函数都是拖尾的,那么时间序列符合 ARMA(p,q)模型。例如,某序列的 ACF 和 PACF 如图 9.5.1 所示,ACF 显示出拖尾的特性,而 PACF 在滞后 2 期处截尾,提示恰当的模型为 AR(2)。

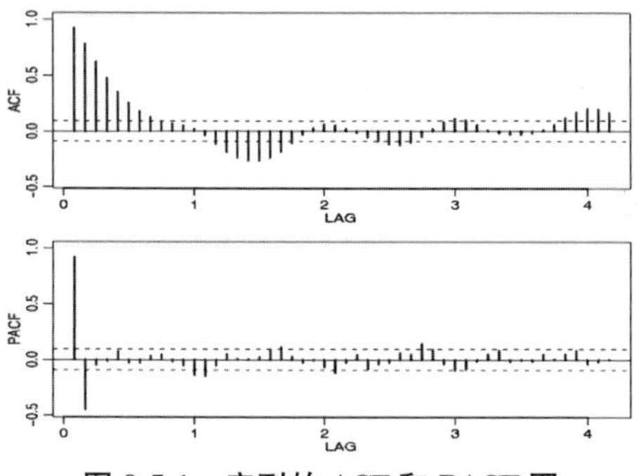

图 9.5.1　序列的 ACF 和 PACF 图

模型识别阶段可以根据自相关函数图和偏自相关函数图初步确定模型的参数,并建立模型,根据建模后白噪声检验的结果判断模型是否合理。若白噪声检验不能通过,则需要调整(p,q)的取值,重新估计参数和进行白噪声检验,重复进行直到白噪声假设未被拒绝为止。

9.6 单位根检验(unit roots test)[3] 在实际中,有很多时间序列并不是平稳的,一种很常见的非平稳时间序列便是包含单位根的序列。如一个随机游走过程(random walk process)

$$Y_t = \alpha_1 Y_{t-1} + \varepsilon_t$$
$$\alpha_1 = 1$$
$$\varepsilon_t \sim \mathrm{IID}(0, \sigma^2)$$

则随机游走过程的方差 $Var(Y_t) = t\sigma^2$,当 $t \to \infty$ 时,序列的方差趋于无穷大,说明随机游走过程是非平稳的。对 Y_t 进行一阶差分得到平稳过程 $\Delta Y_t = (\alpha_1 - 1)Y_{t-1} + \varepsilon_t$,则随机游走过程是含一个单位根的过程。所以检验单位根即检验假设 $\alpha_1 - 1 = 0$。

Dickey 和 Fuller 考察了用于检验单位根的三个不同回归方程

$$\Delta Y_t = \gamma Y_{t-1} + \varepsilon_t$$
$$\Delta Y_t = \alpha_0 + \gamma Y_{t-1} + \varepsilon_t$$
$$\Delta Y_t = \alpha_0 + \gamma Y_{t-1} + \alpha_2 t + \varepsilon_t$$

我们感兴趣的参数是 γ,若 $\gamma = 0$,则序列 Y_t 含有单位根。定义检验统计量为

$$t = \frac{\hat{\gamma}}{\hat{\sigma}_{\hat{\gamma}}}$$

其中 $\hat{\gamma}$ 是 Y_{t-1} 系数的最小二乘估计量,$\hat{\sigma}_{\hat{\gamma}}$ 是 $\hat{\gamma}$ 的标准差,由于该检验是对残差进行,而非对原始数据,故不能使用标准 t 分布来计算临界值。事实上,t 统计量的分布是 Brown 运动的泛函,其临界值需查阅 DF 检验表。同时,不同的回归方程有着不同的临界值,且与样本量有关。然而,该检验的统计效能较低,当 $\hat{\gamma}$ 接近 0 时,经常被误判为存在单位根。

当以上方程的随机扰动项还存在自相关时,直接使用 DF 检验会出现偏误,需行扩展的 DF 检验(augment Dickey-Fuller test,简称 ADF 检验)。它将 DF 检验中的模型转变为

$$\Delta Y_t = \gamma Y_{t-1} + \sum_{i=1}^{p} \alpha_i \Delta Y_{t-i} + \varepsilon_t$$

$$\Delta Y_t = \alpha_0 + \gamma Y_{t-1} + \sum_{i=1}^{p} \alpha_i \Delta Y_{t-i} + \varepsilon_t$$

$$\Delta Y_t = \alpha_0 + \beta t + \gamma Y_{t-1} + \sum_{i=1}^{p} \alpha_i \Delta Y_{t-i} + \varepsilon_t$$

对于不同的方程形式,即回归方程中是否包含截距项和时间趋势,单位根检验会略有差异,具体步骤参见图 9.6.1。

ADF 检验适用于检验含有一个单位根过程,还可以进行多个单位根检验、季节单位根检验以及结构突变单位根检验等。

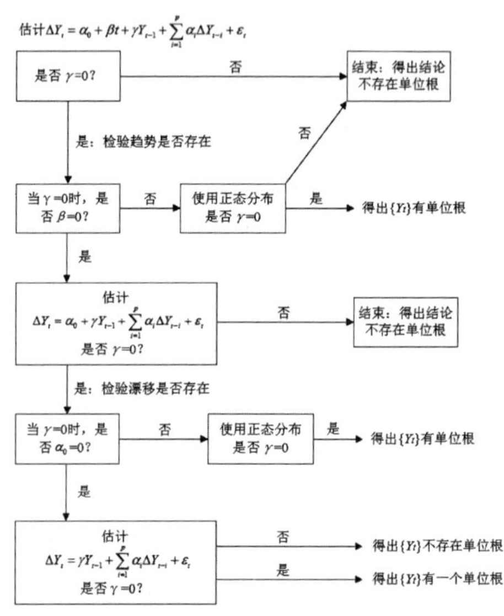

图 9.6.1 单位根检验步骤

9.7　白噪声(white noise)[6,7,8]　对于一个序列建立好 ARIMA 模型后，我们需要进一步检验残差序列是否还存在自相关性，即是否满足白噪声过程。

定义：若序列 $\{\varepsilon_t\}$ 中每个元素均值为零、同方差，且与其他实现值间没有自相关性，即满足

(1) $E(\varepsilon_t)=0$

(2) $Var(\varepsilon_t)=\sigma^2$

(3) $Cov(\varepsilon_t,\varepsilon_{t-j})=\gamma_j=0$，任意 $j>0$

则称该序列 $\{\varepsilon_t\}$ 为白噪声过程(white noise process)。进一步，计算 ε_t 的谱密度

$$f(\omega)=\frac{S(\omega)}{\gamma_0}=\frac{\gamma_0+2\sum_{j=1}^{\infty}\gamma_j cos(j\omega)}{\gamma_0}=1$$

即白噪声序列在不同频率上谱密度均为常数 1，类比于白光在整个频域上的振幅都相同，故将序列 $\{\varepsilon_t\}$ 称之为白噪声序列。下面介绍两种白噪声检验方法。

(1)混成检验(portmanteau test)

混成检验是检验时间序列的一阶到多阶自相关系数是否同时为零。检验原假设

$$H_0:\rho_1=\cdots=\rho_h=0$$

和备择假设

$$H_1:\text{对某个 } i\in\{1,\cdots,h\},\rho_i\neq 0$$

混成检验统计量为

$$Q^*(h)=T\sum_{l=1}^{h}\hat{\rho}_l^2$$

Ljung 和 Box(1978)为了提高小样本时的检验功效把统计量 $Q^*(h)$ 修改为

$$Q(h)=T(T+2)\sum_{l=1}^{h}\frac{\hat{\rho}_l^2}{T-l}$$

其中

$$\hat{\rho}_l=\frac{\sum_{t=l+1}^{T}(\varepsilon_t-\bar{\varepsilon})(\varepsilon_{t-l}-\bar{\varepsilon})}{\sum_{t=1}^{T}(\varepsilon_t-\bar{\varepsilon})^2}$$

当 $Q(m)<\chi_\alpha^2$ 时，序列 $\{\varepsilon_t\}$ 可视为白噪声过程。

Q^* 的卡方分布是基于 $T\to\infty$ 时的极限理论得到的，但是 Ljung 和 Box(1978)随后发现，即使当 $n=100$ 时，近似值也并不令人满意，通过稍微修正统计量 Q，他们定义了一个检验统计量 Q，对于典型的样本容量来说，该统计量零假设下服从的分布更接近卡方分布。

(2) Breusch-Godfrey 检验(Breusch-Godfrey test)

Breusch-Godfrey 检验是基于残差的一个 AR(h)模型

$$\varepsilon_t=\beta_1\varepsilon_{t-1}+\cdots+\beta_h\varepsilon_{t-h}+error_t$$

相应的检验零假设为 $H_0:\beta_1=\cdots=\beta_h=0$。如果原始模型是 AR($p$)，则得到辅助模型

$$X_t=\alpha_1X_{t-1}+\cdots+\alpha_pX_{t-p}+\beta_1\varepsilon_{t-1}+\cdots+\beta_h\varepsilon_{t-h}+error_t$$

从而导出 LM 统计量(lagrange multiplier statistic)

$$LM_h=TR^2$$

其中，R^2 是辅助回归模型的决定系数。当残差不存在自相关时，LM_h 渐近服从 $\chi^2(h)$ 分布。对其进行适当修正可得到适用于小样本的 FLM_h 统计量

$$FLM_h=\frac{R^2}{1-R^2}\cdot\frac{T-p-h-1}{h}\sim F(h,T-p-h-1)$$

9.8 指数平滑模型(exponential smoothing model)[1,9] 指数平滑法由布朗(Robert G.Brown)提出,他认为时间序列的态势具有稳定性或规则性,所以时间序列可以被合理地顺势推延,他认为最近的过去态势,在某种程度上会持续到未来,所以较大的权重系数被放在最近的资料。指数平滑模型可以将不规则的时间序列数据加以平滑,从而获得其变化规律和趋势,并以此对未来的数据进行推断和预测。指数平滑模型是在移动平均模型基础上发展起来的一种时间序列分析预测法,其原理是任一期的指数平滑值都是本期实际观察值与前一期指数平滑值的加权平均。指数平滑模型的思想是对历史值和当前值进行加权平均、以及对当前的权数进行调整以期抵消统计数值的随机波动,得到平滑的时间序列。指数平滑法不舍弃过去的数据,但是对较久远历史值是通过逐渐减弱的权重予以考虑的。

指数平滑法的基本公式为

$$S_t = \alpha y_t + (1-\alpha) S_{t-1}$$

式中,S_t 指时刻t 的平滑值;y_t 指时刻t 的实际值;S_{t-1} 是时刻 $t-1$ 的平滑值;α 指平滑系数,其取值范围为[0,1]。据平滑次数不同,指数平滑法分为:一次指数平滑法、二次指数平滑和三次指数平滑法等。在实际应用中,指数平滑模型有以下性质:①指数平滑法对实际序列具有平滑作用,权系数(平滑系数)越小,平滑作用越强,对实际数据的变动反应较迟缓;②在实际序列的线性变动部分,指数平滑值序列出现一定的滞后偏差的程度随着权系数(平滑系数)的增大而减少。但当时间序列的变动出现直线趋势时,用一次指数平滑法来进行预测仍将存在着明显的滞后偏差。因此,也需要进行修正。修正的方法是在一次指数平滑的基础上再进行二次指数平滑,利用滞后偏差的规律找出曲线的发展方向和发展趋势,然后建立直线趋势预测模型,故称为二次指数平滑法。在指数平滑法中,预测成功的关键是 α 的选择。α 的取值对平滑效果影响很大,但 α 的确定容易受主观影响,因此合理确定 α 的取值方法十分重要。α 的大小规定了在新预测值中当前最新数据和原预测值所占的比例。一般来说 α 取值的大小应当视所预测对象的特点及预测期的长短而定,有以下方法:①经验判断法;②试算法。试算法通过采用多种 α 值进行试算,比较不同 α 取值下的预测标准误差,选择其中预测标准误差最小的。α 值愈大,新信息所占的比重就愈大,历史值影响所占比重就愈小,反之亦然。

指数平滑法的缺点:①对转折点缺乏鉴别能力;②长期预测的效果较差。指数平滑法的优点:①对既往历史值的赋权较符合实际情况;②模型仅含一个参数,简便易行;③具有适应性,也就是说预测模型能自动识别数据模式的变化而加以调整。

一般来说,一次指数平滑法只需要较少的数据量和较小的计算量,其适用于平稳时间序列,其平滑系数的确定可基于最小均方差的原则。当时间序列非平稳时,一次指数平滑法预测就不再理想了,因为当序列具有很强的随机性时,存在预测值滞后于实际值的情况。这时应考虑使用二次指数平滑法,因考虑了二次抛物线的增长因素,预测结果更趋稳健。

9.9　异方差时间序列模型（heteroscedasticity time series model）[10，11]　传统的线性模型关于扰动项的假定是零均值，同方差及序列不相关。但大量的实证研究表明许多高频数据序列的扰动项具有明显的序列相关性，导致异方差问题，即误差项的方差依赖于过去的误差项，随时间的变化而变化，序列表现出波动的集群性。此时，方差不能被假定为常数，而是依赖于历史数据的误差，所以刻画这一客观事实的模型也必须具有时变的特征。传统模型不能客观和准确地描述波动的集群性和方差的时变性。在时间序列的时域建模中，应把判断异方差的存在与否当作一个必需步骤，以免导致 ARMA 模型的过度参数化，从而失去参数估计的渐近有效性。给波动率建模提供系统框架的第一个模型是 Robert Engle 于 1982 年提出的自回归条件异方差模型（autoregressive conditional heteroscedasti-city model，ARCH），该模型为非线性时间序列模型，因其良好的统计特性和对波动现象的准确描述，被广泛地应用于经济领域异方差时间序列的分析。

一般来说，若一个平稳随机变量 x_t 可表示为 AR(p)形式如下

$$x_t = \beta_0 + \beta_1 x_{t-1} + \cdots + \beta_p x_{t-p} + a_t \quad (1)$$

其扰动序列 $\{a_t\}$ 满足

$$a_t = \sigma_t \varepsilon_t$$

$$\sigma_t^2 = \alpha_0 + \alpha_1 a_{t-1}^2 + \cdots + \alpha_m a_{t-m}^2 \quad (2)$$

其中，$\{\varepsilon_t\}$ 是均值为 0、方差为 1 的独立同分布序列，实际中经常假定其服从标准正态分布、标准化的 t 分布，或广义误差分布。$\alpha_0 > 0$，对 $i > 0$，有 $\alpha_i \geqslant 0$。则可称 $\{a_t\}$ 服从 m 阶 ARCH 过程的，记 $a_t \sim$ ARCH(m)。

这里，(1)式称为 x_t 的均值方程，(2)式称为 x_t 的波动率方程。

有学者总结了金融回报率序列的形式化特征：①末端值频率。高取值末端有着比通常正态分布更高的出现几率；

②波动聚焦。大幅度的序列波动经常以聚集的形式出现，一个大的波动后会跟随若干大的波动；

③非对称。参与金融实践的客户对不利信息的反应远大于对有利信息的反应；

④累加高斯性。既往 k 天的累计回报率可视作既往 k 个逐天回报率的累加，分布趋于正态分布；

⑤长范围相依。纵然原始观察值之间的自相关性不存在，经数据转换（例如平方转换）后的序列则表现出长期记忆的特征。ARCH 可以捕捉到其中的①②④。

ARCH 模型的特点：刻画了过去扰动的波动对当前扰动的正向影响，模拟了波动的集群性现象，即较大幅度的波动后面一般紧接着较大幅度的波动，较小幅度的波动后面紧接着较小幅度的波动。ARCH 模型提高了所建立模型的自适应能力，可提高预测精度。ARCH 模型的出发点是认为时间序列中的明显变化是可以预测的，且认为这种变化是来自某一特定类型的非线性依赖性。

自从 Engle 提出 ARCH 模型之后，各国学者通过对 ARCH 模型的完善和扩展发展出一系列新的模型，主要包括 Generalized ARCH、log ARCH、Nonlinear ARCH、Asymmetric GARCH、Exponential ARCH 等。

9.10 门限自回归模型(threshold auto-regression model, 简称 TAR) [10,12] 实际中经常观测到时间序列的一些非线性特征,例如一个过程在上升和下降阶段具有非对称性,这时用分段线性模型来逼近条件均值具有更好的效果。但 TAR 模型与传统的分段线性模型不同的是,传统模型的变化发生在时间空间上,而 TAR 模型则利用门限空间来改进线性逼近。

一般来说,称一个时间序列 x_t 服从门限为 x_{t-d} 的 k 个体制的自激发门限自回归模型(self-exciting threshold auto-regression model,简称 SETAR),如果它满足

$$x_t = \varphi_0^{(j)} + \varphi_1^{(j)} x_{t-1} + \cdots + \varphi_p^{(j)} x_{t-p} + a_t^{(j)}$$

且 $\gamma_{j-1} \leqslant x_{t-d} < \gamma_j$,其中 $j=1,\cdots,k$,而 k 和 d 是正整数。γ_j 是满足 $-\infty=\gamma_0 < \gamma_1 < \cdots < \gamma_{k-1} < \gamma_k = \infty$ 的实数,上角标 (j) 表示体制,$\{a_t^{(j)}\}$ 是均值为 0、方差为 σ_j^2 的独立同分布序列,且对不同的 j 是相互独立的。参数 d 称为延迟参数,γ_j 称为门限。对于不同的体制,AR模型不同,否则可减少体制的个数。SETAR 模型是在门限空间中的分段线性 AR 模型,它与回归分析中通常的分段线性模型的思想相似,只是那里模型的变化是以取得观测值的时间为顺序的。只要 $k>1$,SETAR 模型就是非线性的。此外,TAR 模型还有闭环 TAR 模型和开环 TAR 模型等推广模型。

$\{x_t, y_t\}$ 可称为一个开环 TAR 系统,如果它满足

$$x_t = \varphi_0^{(j)} + \sum_{i=1}^{m} \varphi_i^{(j)} x_{t-i} + \sum_{i=0}^{n} \varphi_i^{(j)} y_{t-i} + a_t^{(j)}$$

且 $\gamma_{j-1} \leqslant x_{t-d} < \gamma_j$,其中 $j=1,\cdots,k$,而 k 和 d 是正整数。$\{x_t\}$ 是可观测的输出,$\{y_t\}$ 是可观测的输入,$\{a_t^{(j)}\}$ 是均值为 0、方差为 σ_j^2 的白噪声序列,与 $\{y_t\}$ 独立。该系统一般简称 TARSO(threshold auto-regressive self-exciting open-loop,自激发门限自回归开环系统),可表示为

TARSO $[d, k; (m_1, n_1), (m_2, n_2), \cdots, (m_p, n_p)]$

同时,TARSO 可绘制流程图 9.10.1 如下:

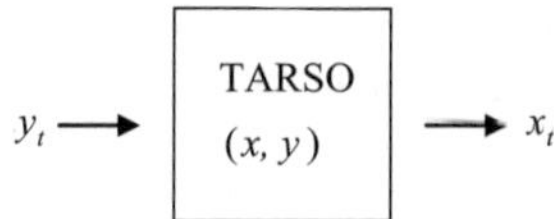

图 9.10.1 TARSO 示意图

如果 $\{x_t, y_t\}$ 和 $\{y_t, x_t\}$ 都是 TARSO,则 $\{x_t, y_t\}$ 可称为一个闭环 TAR 系统,或者简称 TARSC。其中,我们假设所有相关的平稳白噪声序列是相互独立的。一般可将闭环 TAR 系统表示为:

$TARSC[d, k; d', k'; (m_1, n_1), (m_2, n_2), \cdots, (m_p, n_p); (m_1', n_1'), (m_2', n_2'), \cdots, (m_p', n_p')]$

同样,TARSC 可绘制流程图 9.10.2 如下:

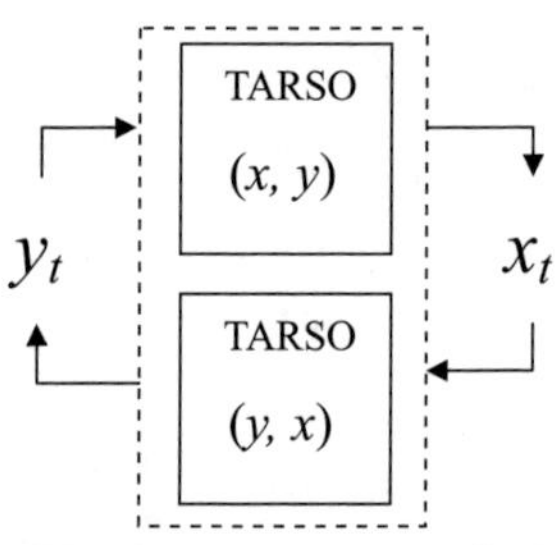

图 9.10.2 TARSC 示意图

总之,门限自回归模型是主要的非线性模型解决办法,尽管目前有不少模型可应用于非线性模型中,但门限自回归模型更具有代表性。

9.11　状态空间模型(state space model) [2,13,14]　状态空间模型为时间序列分析提供了一种灵活的方法,尤其是在简化最大似然估计和处理缺失值方面。这一方法源于线性系统的控制问题(Davis & Vinter,1985;Hannan & Deistler,1988)。它是由不可观测状态向量 $\boldsymbol{X}_t$(若系统有 n 个状态变量,X_{t1}, X_{t2},…,X_{tn},以此 n 个状态变量为分量组成的向量称为状态向量 $\boldsymbol{X}_t=(X_{t1}, X_{t2},\cdots,X_{tn})^T$)的向量自回归方程(称作状态方程)和观测向量 $\boldsymbol{Y}_t$ 的观测方程两部分组成

$$\boldsymbol{X}_t=\boldsymbol{\Phi}\boldsymbol{X}_{t-1}+\boldsymbol{e}_t$$

$$\boldsymbol{Y}_t=\boldsymbol{A}_t\boldsymbol{X}_t+\boldsymbol{\varepsilon}_t$$

其中$\{\boldsymbol{\varepsilon}_t\}$是独立于$\{\boldsymbol{e}_t\}$的另一个白噪声过程;$\boldsymbol{\Phi}$ 叫做状态转换矩阵,$\boldsymbol{A}_t$ 是测量/观测矩阵;$\boldsymbol{e}_t$ 称为状态误差向量,其方差协方差矩阵 $Var(\boldsymbol{e}_t)=\boldsymbol{Q}$;特别地,当 $\boldsymbol{e}_t\sim \mathrm{IID}(0,Q)$,$\boldsymbol{\varepsilon}_t\sim \mathrm{IID}(0,R)$,$\boldsymbol{Y}_t$ 是一个高斯过程,$\boldsymbol{\varepsilon}_t$ 称为观测误差向量,其方差协方差矩阵 $Var(\boldsymbol{\varepsilon}_t)=\boldsymbol{R}$。

例如一个经历骨髓移植后的癌症患者,监测其白细胞计数 Y_{t1}、血小板计数 Y_{t2} 和红细胞压积 Y_{t3} 三个生物医学指标 91 天的变化情况。使用状态空间方法对此三个指标建立模型

$$\begin{pmatrix}X_{t1}\\X_{t2}\\X_{t3}\end{pmatrix}=\begin{pmatrix}\varphi_{11}&\varphi_{12}&\varphi_{13}\\\varphi_{21}&\varphi_{22}&\varphi_{23}\\\varphi_{31}&\varphi_{32}&\varphi_{33}\end{pmatrix}\begin{pmatrix}X_{t-1,1}\\X_{t-3,2}\\X_{t-3,3}\end{pmatrix}+\begin{pmatrix}e_{t1}\\e_{t2}\\e_{t3}\end{pmatrix}$$

$$\begin{pmatrix}Y_{t1}\\Y_{t2}\\Y_{t3}\end{pmatrix}=\begin{pmatrix}A_{11}&A_{12}&A_{13}\\A_{21}&A_{22}&A_{23}\\A_{31}&A_{32}&A_{33}\end{pmatrix}\begin{pmatrix}X_{t,1}\\X_{t,2}\\X_{t,3}\end{pmatrix}+\begin{pmatrix}\varepsilon_{t1}\\\varepsilon_{t2}\\\varepsilon_{t3}\end{pmatrix}$$

这里变量 X_{t1}、X_{t2} 和 X_{t3} 构建的状态方程来反映相应三个指标的内在关联性。使用最大似然估计得到状态转换矩阵、状态误差和观测误差的协方差阵的估计量分别为

$$\hat{\boldsymbol{\Phi}}=\begin{pmatrix}1.02&-0.09&0.01\\0.08&0.90&0.01\\-0.90&1.42&0.87\end{pmatrix}$$

$$\hat{\boldsymbol{Q}}=\begin{pmatrix}1.02&-0.09&0.01\\0.08&0.90&0.01\\-0.90&1.42&0.87\end{pmatrix}$$

$$\hat{\boldsymbol{R}}=\begin{pmatrix}0.004&0&0\\0&0.022&0\\0&0&1.69\end{pmatrix}$$

可见前两个序列的相关性相对很弱,而第三个序列红细胞压积与前两个指标相关性很强,关系式为

$$\hat{X}_{t3}=-0.90X_{t-1,1}+1.42X_{t-1,2}+0.87X_{t-1,3}$$

因此,红细胞压积与白细胞计数呈负相关、与血小板计数呈正相关。使用此估计结果还可对三个纵向序列进行预测。

状态空间模型的优点在于它可将多个变量时间序列处理为向量时间序列,从而更适合解决多输入输出变量情况下的建模问题;其次它能够用现在和过去的最小信息形式描述系统的状态,不需要大量的既往历史数据,既省时又省力。在实际中,人们只能观测到序列$\{Y_t\}$,若只是基于数据,使用 ARIMA 模型还是状态空间模型并不关键,因为两个模型都有优缺点。在选择统计模型时,数据分析的目的、专业意义和经验都起到了很重要的作用。

9.12 时间序列谱分析(time series spectral analysis)[15,16] 谱分析是指从一个给定的时间序列估计其谱密度函数的方法。它能够从时间序列数据里寻找"隐藏的周期性",识别序列中的主导频率,并对由此频率驱动的系统给出现象或行为的解释,是对时间序列频率性质进行的分析。

谱分析主要是傅里叶分析的改进,使它适用于随机的而不只是确定性的时间函数。对于一个序列 $\{X_t\}$,定义它的傅里叶变换为

$$X(\omega)=\sum_{t=-\infty}^{\infty} e^{-i\omega t}X_t$$

进一步,谱密度函数定义为序列 $\{X_t\}$ 的自协方差函数 γ_j 的傅里叶变换

$$S(\omega)=\sum_{j=-\infty}^{\infty} e^{-i\omega j}\gamma_j$$

由于自协方差函数 γ_j 是对称的,所以谱密度函数又可写成

$$S(\omega)=\gamma_0+2\sum_{j=1}^{\infty}\gamma_j\cos(j\omega)$$

若是考虑自相关函数 ρ_j 的傅里叶变换 $f(\omega)=\dfrac{S(\omega)}{\gamma_0}=\sum_{j=-\infty}^{\infty} e^{-i\omega j}\rho_j$,则有

$$\int_{-\pi}^{\pi}\frac{f(\omega)}{2\pi}d\omega=1$$

由于被积函数 $\dfrac{f(\omega)}{2\pi}$ 看起来就像一个概率密度,这也是"谱密度"名称的来历。在多元时间序列中,由于序列关联关系的刻画为协方差矩阵或相关系数矩阵,所以对应的谱密度 $S(\omega)$ 或 $f(\omega)$ 就是矩阵形式。

平稳时间序列的样本谱 $I(f)$ 围绕其理论谱波动剧烈,所以,需经修正(亦称平滑)进行谱估计。可在各频率 f_i 附近的小邻域内,对多个周期分量作加权平均。平滑周期图的估计量为

$$\hat{p}(f_i)=\sum_{k=-m}^{m}W(f_i)I(f_i+\frac{j}{N})$$

其中 $\sum_{j=-m}^{m}W(f_j)=1$ 是对称加权函数,称为谱窗,m 的值应取得远比 $N/2$ 小(N 为序列长度)。

对于一个 MA(1)过程 $X_t=\varepsilon_t+\theta\varepsilon_{t-1}$ 的谱密度

$$f(\omega)=\frac{S(\omega)}{\gamma_0}=1+\frac{2\theta}{1+\theta^2}\cos\omega$$

图 9.12.1 显示了当 $\theta=-1$、0 和 1 时 MA(1)过程的谱密度。可以看到在 $\theta=-1$ 时,谱密度在高频部分明显强于低频部分,过程在其均值水平(均值为 0)上有来回振荡的趋势,而快速振荡正是高频部分的特性。可以说,移动平均抑制了白噪声的低频分量。

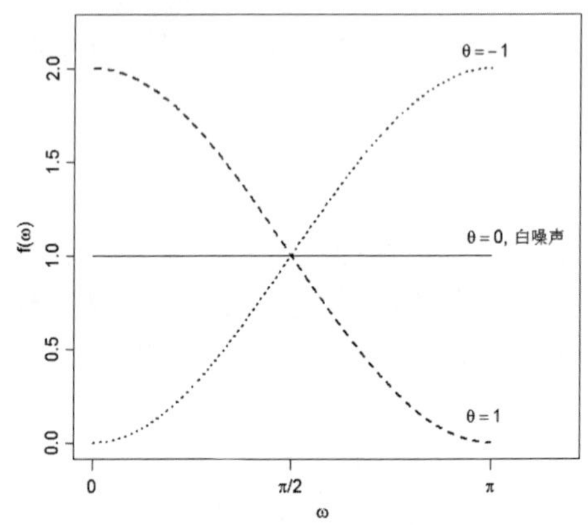

图 9.12.1 MA(1)谱密度

同样可以得到 ARMA 过程的谱密度。对于一个长度为 N 的序列可以得到样本谱密度 $\hat{S}(\omega)=\gamma_0+2\sum_{j=1}^{N}\gamma_j\cos(j\omega)$,然而,它并非理论谱密度的一致估计,进而发展了平滑的样本谱密度,即通过非参数方法估计样本谱密度。

9.13　周期性检验(periodicity detection)

[1,17,18]　时间序列通常由丰富的信息叠加而成,如序列随时间变化的趋势特征、周期成分或者季节波动、序列的随机波动等。周期成分是时间序列具有的内在特征之一,如生物医学信号处理中的心电图、脑电图序列、医院月度门诊量序列等都具有一定的周期性。准确地把握时间序列的周期特征对于揭示动态数据蕴含的客观信息具有重要意义。一方面通过检测序列所具有的真实周期,用于序列的信息特征分析;另一方面,利用具有周期特性的时间序列进行预测与预报、检测不规则波动、发现序列异同、判断移动假日效应等也将具有重要的参考价值。

频域分析是检验时间序列周期性的常用方法。其中离散傅立叶谱分析法(discrete Fourier spectral analysis)是时间序列频域分析的基本方法,主要用于发现时间序列的隐周期。其基本思想是对时间序列 $X_t, t=1,2,\cdots,N$ 进行离散傅立叶变换,

$$dft(\omega_j)=N^{-1/2}\sum_{t=1}^{N}x_t\exp^{\{-2\pi i\omega_j t\}}$$

其中 $\omega_j=j/N, j=1,2,\cdots,N$,称为傅立叶频率点(Fourier frequency),进而可得到周期图

$$I(\omega_j)=|dft(\omega_j)|^2, j=1,2,\cdots,N$$

由于周期图不是谱密度的一致估计,需计算周期图加窗谱密度,再根据谱密度峰值得到检验的峰值,计算周期图检验统计量 Fisher g

$$g_1=\frac{\max\limits_{1\leqslant j\leqslant k}(I(\omega_j))}{\sum\limits_{j=1}^{k}I(\omega_j)}$$

其中,$I(\omega_j), j=1,2,\cdots,k$ 为每个傅立叶频率对应的周期强度。最后根据 g 统计量值对周期图峰值进行假设检验,得到有意义的周期峰值。根据离散傅立叶变换的思想,许多学者在方法学上对计算周期图、检验统计量等方法进行了改进,并产生了适用于非平稳时间序列周期性检验的小波分析方法等。小波分析和傅立叶分析适用范围的最大不同在于前者对非平稳时间序列周期性有较好的效果。此外,小波分析对于识别随着时间推移序列周期的局部变化比较合适,除了可以提取时间序列的周期信息外,还能够提供周期成分随时间变化的演变过程。如决定序列的周期成分是不是在某变异发生前后有变化。此外,贝叶斯方法在定量时间序列周期性检验中的应用也在不断发展。现代谱估计方法如最大熵谱估计法,可克服经典谱估计检验效能的不足,近年来也被运用到周期性检验中。

近年来,定性时间序列周期性检验方法得到不断完善。如 Stoffer 等人提出的谱封分析法(spectral envelope method),用于检测平稳、定性时间序列的周期性。该方法将定性时间序列变换处理后应用离散傅立叶法进行检验,具有较好的检验效果和应用价值。此外,基于沃尔什(Walsh)函数变换的功率谱分析也是定性时间序列周期性检验的有效方法。

9.14 时间序列移动假日效应(moving holiday effects of time series)[19,20] 是指以当地日历时间(如春节是中国的农历正月初一)为依据划分的节假日与时间序列资料汇总时的公历时间不一致,节假日表现为不同年份在公历日期上的“移动”。在中国移动假日主要有春节(农历正月初一)、元宵节(农历正月十五)、中秋节(农历八月十五)等。

移动假日效应有两个重要特征:①假日前后序列测量的活动规律有上升或下降趋势;②假日对某相邻两个月(公历)的影响程度依赖于每年出现的不同日期。

移动假日效应在各年间影响程度的不断变化(移动性)对时间序列产生以下影响:①对于月度时间序列数据,日历效应能够造成时间序列分析工具(如相关图)提示信息的歪曲,从而在模型识别阶段造成困难,甚至导致模型选择的错误;②移动假日效应容易歪曲观测序列的重要特征(例如序列的发展变化方向及转变点),从而影响了月份间观测指标的可比性;③移动假日效应一定程度上增大了序列的背景噪声,降低了模型的预测能力。若利用未经调整的移动假日效应序列进行预测,预测误差会大大增加;④假日移动性效应的存在导致季节调整不能正确提取确定的季节成分,而是会出现“过季节调整”现象,即在12个月周期处的特征峰被削弱;且移动假日效应容易掩盖序列有意义的周期,不能揭示序列真实的波动规律。在医学中,不利于发现致病因子的消长规律,误导病因学探索的方向。

移动假日效应的识别方法主要是绘制包含移动假日效应移动范围月份的逐日观测值的年一年时序图(图9.14.1)以及以假日为中点的逐日观测值的年一年时序图(图9.14.2)。根据图9.14.2以及配对 t 检验结果可以确定移动假日的效应期(详见参考文献20)。

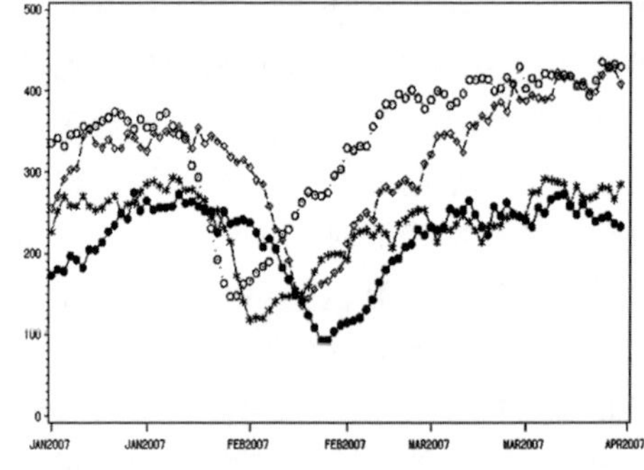

图9.14.1 逐日观测值的年一年时序图

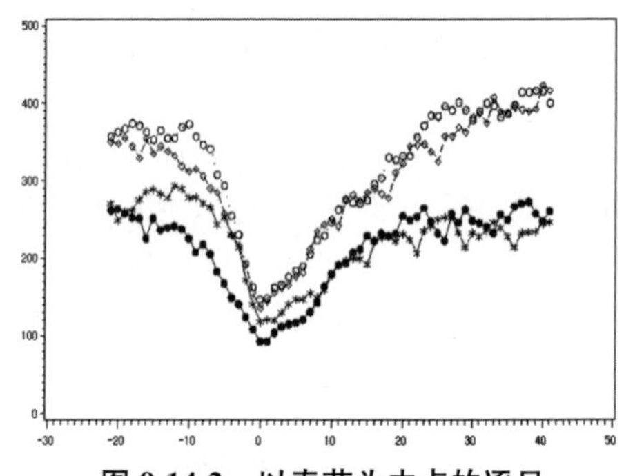

图9.14.2 以春节为中点的逐日观测值的年一年时序图

目前,用于移动假日效应调整的方法主要嵌于季节调整方法中,例如X－11－ARIMA(加拿大统计局)、X－12－ARIMA(美国普查局)、X－13A－S(美国普查局)、TRAMO/SEATS(西班牙银行)。这些方法均仅限于分析国外的移动假日,无法方便地分析国内的移动假日效应。为了解决我国移动假日效应处理的问题,2009年国家统计局研制了中国季节调整软件NBS－SA。

9.15　向量自回归模型(vector autoregressive model)[1,2,21]　关于一元时间序列的大部分基本理论和方法都可以推广到多元时间序列,最常用的多元时间序列模型是向量自回归模型,简称 VAR。该模型多应用于多元时间序列数据的描述、预测、结构推断和干预效果分析等方面。它能够对几个时间序列之间的关系进行分析和统计建模,通过将单个序列作为一个向量时间序列的元素来一起分析,信息的利用符合信息产生时的客观实际,也提高了分析的效能。

例如 Shumway 等(1988)研究气温、空气污染对心血管死亡的影响,心血管死亡情况会随着气候转暖或空气污染的好转而趋于减少,季节交替与空气污染情况也存在相应的关联性。对其建立 p 阶的多元时间序列 X_t 满足 VAR(p)模型

$$\boldsymbol{X}_t = A_0 + \sum_{i=1}^{p} A_i \boldsymbol{X}_{t-i} + \boldsymbol{\varepsilon}_t \tag{1}$$

其中,$\boldsymbol{X}_t=(X_{t1},X_{t2},X_{t3})$ 是上述例子中心血管死亡数、气温、空气污染颗粒水平的列向量,A_0 是 3 维列向量,而 A_i 是 3×3 维的转换矩阵,$\boldsymbol{\varepsilon}_t$ 是 3 维的白噪声过程,$E(\boldsymbol{\varepsilon}_t\boldsymbol{\varepsilon}_t')=\sum_{\varepsilon}$。当 $p=1$ 时,我们设定三个序列间的动态关系为

$$X_{t1} = a_{10} + a_{11}X_{t-1,1} + a_{12}X_{t-1,2} + a_{13}X_{t-1,3} + \varepsilon_{t1}$$

即当前的死亡人数是前一周死亡人数以及前一周气温和空气污染颗粒水平的线性组合。同样,

$$X_{t2} = a_{20} + a_{21}X_{t-1,1} + a_{22}X_{t-1,2} + a_{23}X_{t-1,3} + \varepsilon_{t2}$$

$$X_{t3} = a_{30} + a_{31}X_{t-1,1} + a_{32}X_{t-1,2} + a_{33}X_{t-1,3} + \varepsilon_{t3}$$

在满足平稳性及参数可识别的条件下,使用 Yule-Walker 估计得到 $\hat{A}_0$,$\hat{A}_1$ 和 $\hat{\sum}_{\varepsilon}$。关于滞后阶数的选择,可使用 BIC 准则来确定。

$$\mathrm{BIC} = \ln\left|\hat{\sum}_{\varepsilon}\right| + (k^2 p \ln n)/n$$

这里 $k=3$,通过表 9.15.1 可得出选择 VAR(2)模型最佳。

表 9.15.1　VAR 模型滞后阶数的选择

阶数(p)	$\lvert\hat{\sum}_{\varepsilon}\rvert$	BIC
1	118520	11.79
2	74708	11.44
3	70146	11.49
4	65268	11.53
5	59684	11.55

VAR 模型的优点是没有区分内生变量和外生变量,而是把所有变量均作为内生变量,对模型系统不加任何约束,每个方程都有相同的解释变量,建模时使用这些解释变量既往若干期的历史值。

与单变量时间序列类似,多元时间序列也有 VMA(q)模型和 VARMA(p,q)模型,相应的模型式(2)和式(3)

$$X_t = B_0\boldsymbol{\varepsilon}_t + \sum_{i=1}^{q} B_i \boldsymbol{\varepsilon}_{t-i} \tag{2}$$

$$X_t = \mu + \sum_{i=1}^{p} A_i X_{t-i} + \sum_{i=0}^{q} B_i \boldsymbol{\varepsilon}_{t-i} \tag{3}$$

相比较于 VAR 模型,VMA 模型的估计更为复杂,但是 VMA 模型在脉冲响应函数中具有重要应用。而 VARMA 模型由于待估参数过多,模型识别难度增大,往往只关心低价模型,如 VARMA(1,1)或 VARMA(2,1)模型。

9.16 Granger 因果关系(Granger causality)[3,21,22] Granger 因果关系是确定一个变量的滞后项是否包含在另一个变量的方程中。例如在一个 VAR(p)模型 $\boldsymbol{X}_t = A_0 + A_1(L)\boldsymbol{X}_{t-1} + \boldsymbol{\varepsilon}_t$ 中,若 $\boldsymbol{X}_t = (Y_t, Z_t)$,可写成

$$\begin{pmatrix} Y_t \\ Z_t \end{pmatrix} = \begin{pmatrix} A_{10} \\ A_{20} \end{pmatrix} + \begin{pmatrix} A_{11}(L) & A_{12}(L) \\ A_{21}(L) & A_{22}(L) \end{pmatrix} \begin{pmatrix} Y_{t-1} \\ Z_{t-1} \end{pmatrix} + \begin{pmatrix} \varepsilon_{t1} \\ \varepsilon_{t2} \end{pmatrix}$$

其中,$A_{ij}(L)$ 为滞后算子 L 的多项式,$a_{ij}(1), a_{ij}(2), \cdots, a_{ij}(p)$ 表示 $A_{ij}(L)$ 的各个系数。当且仅当 $A_{21}(L)$ 的所有系数等于零时,$\{Y_t\}$ 不是引起 $\{Z_t\}$ 的 Granger 原因。因此,如果 $\{Y_t\}$ 没有提高对 $\{Z_t\}$ 的预测效果时,则 $\{Y_t\}$ 不是引起 $\{Z_t\}$ 的 Granger 原因。推广到任意多维 VAR(p)模型

X_{ti} 不是 X_{tj} 的 Granger 原因$\Leftrightarrow$

$A_{ij}(L)$ 的所有系数都等于零

令 Ω_t 表示至时刻 t 为止时总体中的所有信息,$\Omega_t - Y_t$ 为总体中扣除了序列 Y_t 后的所有剩余信息。Grange 因果的意义包括,① 因果性。如果 $\sigma^2(y \mid \Omega') < \sigma^2(y \mid \Omega' - X')$,则称 X 使 y 发生,即 X 是 y 的原因。此时,使用所有可获得的信息预测 y 比使用舍去 X 的剩余信息有较好的预测效果。② 反馈。如果 $\sigma^2(X \mid \Omega') < \sigma^2(X \mid \Omega' - y')$,并且 $\sigma^2(y \mid \Omega') < \sigma^2(y \mid \Omega' - X')$,则称发生反馈。即当 X 使 y 发生,并且 y 使 X 发生时称为反馈。③ 即期因果性。如果 $\sigma^2(y \mid \Omega') < \sigma^2(y \mid \Omega' - X'')$,则称 X 和 y 之间有即期因果性。换句话,如果"预测值"包含 X_t 的现在值,那么最佳预测值 y_t 使用 X_t 的现在值比不使用要好。④ 滞后因果性。如果近 k 期确有 $\sigma^2(y \mid \Omega - X'(k)) < \sigma^2(y \mid \Omega - X'(k+1))$,但是 X_{t-j} $(j = 0, 1, \cdots, m-1$;且 $m < k)$ 不能改进对 y_t 的预测,X 与 y 的关系称作滞后因果性。

需要注意 Granger 因果关系与即期因果关系(instantaneous causality)的差异。即期因果关系是 $\{Y_t\}$ 的当前值对 Z_t 的影响,而 Granger 因果关系关注 $\{Y_t\}$ 的过去值对 Z_t 的影响,$\{Y_t\}$ 的过去值是否有助于预测 Z_t 的未来值。

检验即期因果关系,可以通过对残差协方差矩阵施加约束进行似然比检验。而判定 Granger 因果关系的直接方法是使用标准的 F 检验

$$H_0: a_{ij}(1) = a_{ij}(2) = \cdots = a_{ij}(p) = 0$$

检验统计量为

$$F = \frac{(RSS_R - RSS_{UR})/p}{RSS_{UR}/(n-k)}$$

其中,RSS_R 和 RSS_{UR} 分别表示有约束和无约束模型的残差平方和,k 为无约束模型中待估参数的个数。

例如对于一个二维的 VAR(4)模型,因果检验结果如表 9.16.1 所示,可以得出仅仅 Y_t 是 Z_t 的 Granger 原因。

表 9.16.1 基于 VAR(4)模型的因果检验

原因假设	统计量	分布	P 值
$Y_t \xrightarrow{Gr} Z_t$	2.24	$F_{(4,152)}$	0.07
$Z_t \xrightarrow{Gr} Y_t$	0.31	$F_{(4,152)}$	0.87
$Y_t \xrightarrow{inst} Z_t$	0.61	$\chi^2_{(1)}$	0.44

在 Granger 因果检验前,需注意:①每个变量必须是平稳的,若非平稳,需进行差分运算;②因果检验中引入滞后期的个数需用 AIC 或 BIC 选择。③因果检验模型中的误差项无自相关性,否则,需作适当的变换。

9.17　协整检验(cointegration test)[3, 23]　在进行时间序列分析时，经典回归模型要求所分析的时间序列必须是平稳序列，否则可能会产生伪回归等诸多问题。在单变量模型中，对于非平稳序列可以通过差分达到平稳性，再建立 ARMA 模型进行估计。然而，在多变量分析中，即使每个变量都差分平稳，也会出现伪回归的现象。如下面的二元系统

$$X_{t1}=\gamma X_{t2}+\varepsilon_{t1} \quad (1)$$

$$X_{t2}=X_{t-1,2}+\varepsilon_{t2} \quad (2)$$

X_{t1} 和 X_{t2} 都可通过一阶差分得到平稳性(即一阶单整)，但是差分后的 VMA(1) 模型

$$\Delta \boldsymbol{X}_t=\begin{pmatrix}\Delta X_{t1}\\ \Delta X_{t2}\end{pmatrix}=\begin{pmatrix}1-L & \gamma L\\ 0 & 1\end{pmatrix}\begin{pmatrix}\varepsilon_{t1}\\ \varepsilon_{t2}\end{pmatrix}$$

存在一个单位根。而线性组合 $(X_{t1}-\gamma X_{t2})$ 确是平稳的，即它们的线性组合抵消了两个时间序列中的随机趋势。这种单整变量的线性组合具有平稳性的变量被称作协整(cointegration)。Engle 和 Granger(1987)提出如下协整的定义：如果

(1)向量 $\boldsymbol{X}_t=(X_{t1},\cdots,X_{tn})'$ 的所有序列都是 d 阶单整；

(2)存在一个向量 $\beta=(\beta_1,\cdots,\beta_n)$，使得线性组合 $\beta X_t=\beta_1 X_{t1}+\cdots+\beta_n X_{tn}$ 是 $(d-b)$ 阶单整，其中 $b>0$；

则向量 $\boldsymbol{X}_t=(X_{t1},\cdots,X_{tn})'$ 是 d、b 阶协整，记为 $X_t\sim CI(d,b)$；向量 β 称为协整向量。

协整检验的目的是判断一组非平稳时间序列的线性组合是否具有稳定的均衡关系。检验变量之间的协整关系，在建立时间序列模型中是非常重要的。常用的两种协整检验方法是 Engle-Granger 方法和 Johansen-Stock-Watson 方法。Engle-Granger 方法由 Engle 和 Granger 于 1987 年提出，也称为 EG 检验，它采用两步检验法：首先确定两个变量的单整阶数，再对两个变量作回归，提取回归的残差进行 ADF 检验，若残差是平稳的，则两个变量存在协整。但是 Engle-Granger 方法需要确定一个因变量，而且它无法对多重协整向量的个别估计进行系统的处理，这些都是它存在的重要缺陷。Johansen-Stock-Watson 方法则回避了这些问题，它是建立在分析矩阵的秩和特征根之间的关系上，实质是 ADF 检验的多元形式

$$\Delta \boldsymbol{X}_t=\boldsymbol{\pi}\boldsymbol{X}_{t-1}+\sum_{i=1}^{p-1}\boldsymbol{\pi}_i\Delta \boldsymbol{X}_{t-i}+\boldsymbol{e}_t$$

其中矩阵 $\boldsymbol{\pi}$ 的秩就是协整向量的个数，当 $1\leqslant rank(\boldsymbol{\pi})<n$ 时，$\boldsymbol{\pi}$ 可以进行向量分解 $\boldsymbol{\pi}=\alpha\beta'$，$rank(\beta)=rank(\boldsymbol{\pi})$，则得到协整向量 β。

进一步，对于二元系统(1)和(2)可以利用协整建立误差修正模型(error correction model)

$$\Delta X_{t1}=\alpha_1(X_{t1}-\gamma X_{t2})+\sum a_{11}(i)\Delta X_{t-i,1}+\sum a_{12}(i)\Delta X_{t-i,2}+\varepsilon_{t1}$$

$$\Delta X_{t1}=\alpha_2(X_{t1}-\gamma X_{t2})+\sum a_{21}(i)\Delta X_{t-i,1}+\sum a_{22}(i)\Delta X_{t-i,2}+\varepsilon_{t2}$$

这里的 $\alpha_1(X_{t1}-\gamma X_{t2})$ 是对 $\Delta \boldsymbol{X}_t$ 的 VAR 模型的调整，称为误差修正项，所以此模型称为误差修正模型。更为一般地，向量 $\boldsymbol{X}_t=(X_{t1},\cdots,X_{tn})'$ 的误差修正模型为

$$\Delta \boldsymbol{X}_t=\pi \boldsymbol{X}_t+\sum_{i=1}^{p}\pi_i\Delta \boldsymbol{X}_{t-i}+\boldsymbol{\varepsilon}_t$$

其中，$\pi=(\pi_{jk})_{n\times n}\neq 0$，$\pi_i=(\pi_{jk}(i))_{n\times n}$，误差向量 $\boldsymbol{\varepsilon}_t=(\boldsymbol{\varepsilon}_{ti})_{n\times 1}$ 平稳但允许彼此相关。

9.18 定性时间序列(qualitative time series)[18,24,25] 又称分类时间序列(categorical time series),是指每个时间点观测值的取值范围为有限状态空间的时间序列,其取值只能表示状态或者类别。

定性时间序列广泛存在于各个领域,如生物医学、行为学、流行病学、遗传学等。DNA 序列、睡眠状态监测就是由有限状态空间形成的定性时间序列。图 9.18.1 是一个定性时间序列实例,该序列记录了一名儿童的每分钟睡眠状态,共 525 分钟(睡眠状态包括六类:1 微量交替轻度睡眠、2 高压轻度睡眠、3 中度睡眠、4 快速动眼睡眠、5 混合型睡眠、6 清醒)。将各个状态赋值是为了描述的方便,每个状态取值可以是任意的,因此图 9.18.2 采用不同式样的矩形条来表示碱基序列定性时间序列的不同类别,是定性时间序列图形化的另一种方式。

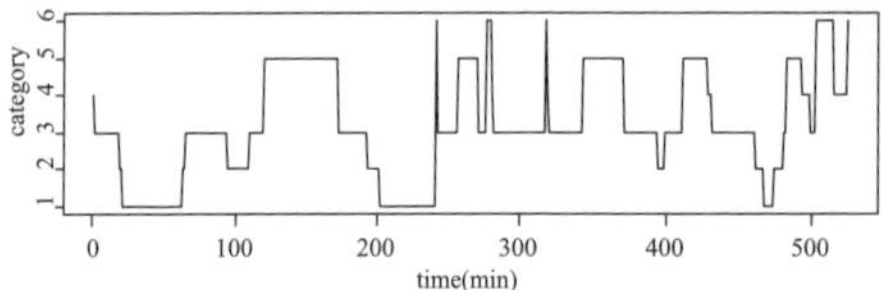

图 9.18.1 某正常儿童睡眠结构图

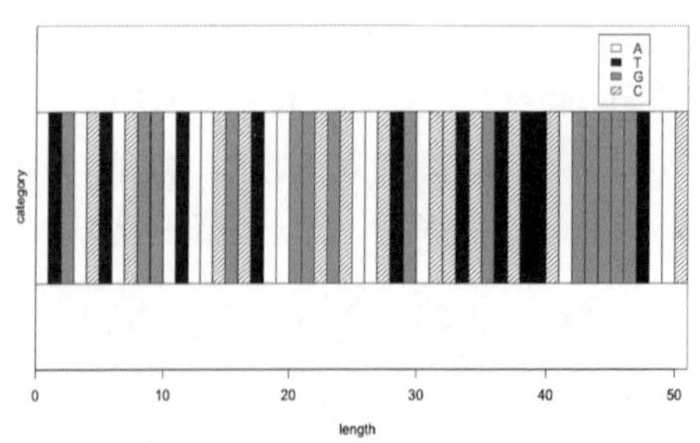

图 9.18.2 酿酒酵母中海藻糖合成酶基因编码序列前 100 个碱基

对于连续值时间序列和离散值时间序列,已经存在许多时域模型如 ARIMA、DARMA、INAR 等用于建模和预测,频域方法如傅立叶分析和沃尔什一傅立叶分析法(Fourier and Walsh-Fourier methods)也广泛应用于序列的周期性分析。但是对于定性时间序列,由于观测值为分类变量,使得许多连续值时间序列分析方法不再适用。目前定性时间序列时域分析方法主要包括马尔可夫链(Markov chains)、连接函数法(link function approach)等;频域分析则主要采用 Stoffer 等人提出的谱封分析法(spectral envelope method),该方法将定性时间序列变换成多元时间序列,进而应用离散傅立叶法进行检验,由于对定性时间序列各类别赋值不同会导致周期信息发生改变,该方法提出寻找序列各种赋值下的最大功率所占全部功率的比例即谱封的思想,基于各种可能赋值方法找到序列潜在的全部周期,具有较好的检验效果和应用价值。基于沃尔什(Walsh)函数变换的功率谱分析也是定性时间序列周期性检验的有效方法。此外,定性时间序列的平稳性检验方法也是研究者主要关注的内容之一。

功率谱分析法要求定性时间序列是平稳的,但是对于长时间序列,除了考察整个序列的周期性外,有时还需要检测局部周期信息,这些周期信息可能会随着时间的变化而改变,暗示序列潜在的结构规律,功率谱分析则无法达到此目的。后有学者针对此问题提出解决非平稳定性时间序列的周期性检验方法。该方法运用谱封法的思想并结合小波分析用于分析非平稳序列。

9.19　非参数时间序列(nonparametric time series)［26,27,28］ GARCH 模型在序列与扰动项之间建立了一种确定性的非线性关系,倘若不能获知具体的非线性函数关系,便可采用非参数时间序列模型。例如模型

$$X_t = f_1(X_{t-1}) + \cdots + f_p(X_{t-p}) + \varepsilon_t \quad (1)$$

其中 $f_i(X_{t-i}),i=1,2,\cdots p$,是光滑的未知函数时,模型(1)称为可加自回归模型(additive autoregressive model),表示为 AAR(p)。可见得 AAR(p) 模型是 AR(p) 模型的扩展,因为当 $f_i(\cdot)$ 是线性函数时,模型(1)便退化为 AR(p) 模型。这类非线性关系未知的模型统称为非参数时间序列模型。需要注意的是,对于比较大的阶数 p 而言,未知非线性函数的估计需要非常大的样本才能得到,这也是非参数模型固有的缺陷,即"维数诅咒"。目前学者尝试寻找避免维数灾难的方法,例如半参数部分线性方法等。

进一步,如果模型(1)中每一项 X_{t-i} 的效应(系数)依赖于某一时期的值 X_{t-d},即

$$X_t = a_1(X_{t-d})X_{t-i} + \cdots + a_p(X_{t-d})X_{t-p} + \sigma(X_{t-d})\varepsilon_t \quad (2)$$

这里的 $a_i(\cdot)$ 和 $\sigma(\cdot)$ 是未知函数,X_{t-d} 为模型受限变量(model dependent variable)。模型(2)称之为函数型系数自回归模型(functional coefficient autoregressive model)或变系数自回归模型(varying coefficient autoregressive model),记为 FAR(p,d)。这类模型更能很好地解释生态学、传染病学研究中的种群传播动力学特征。

由于式(2)的 FAR 模型依赖于模型受限变量 X_{t-d} 的选择,这也使得它的应用范围受到了限制。自适应函数型系数(变系数)自回归模型(adaptive functional/varying coefficient autoregressive model)对 FAR 模型推广为

$$X_t = g_0(\boldsymbol{X}_{t-1}'\beta) + g_1(\boldsymbol{X}_{t-1}'\beta)X_{t-1} + \cdots + g_p(\boldsymbol{X}_{t-1}'\beta)X_{t-p} + \varepsilon_t \quad (3)$$

其中,ε_t 独立于 $X_{t-1},\cdots,X_{t-p}$,

$\boldsymbol{X}_{t-1} = (X_{t-1},\cdots,X_{t-p})',\beta = (\beta_1,\cdots,\beta_p)'$

模型记为 AFAR(p)。AFAR 模型也是单指数模型(single index models)及含有位置门限方向的门限模型(thresholding models)的推广。

类似于 ARCH 模型,非参数时间序列中的函数型随机条件方差模型(functional stochastic conditional variance models)为

$$X_t = f(X_{t-1},\cdots,X_{t-p}) + \sigma(X_{t-1},\cdots,X_{t-p})\varepsilon_t$$

其中 ε_t 为白噪声,$f(\cdot)$ 是自回归函数,$\sigma^2(\cdot)$ 是条件方差函数。

非参数时间序列模型的估计一般采用局部线性估计量,窗宽的选择则需采用修正的交叉验证准则得到,关于变量选择,类似参数时间序列中的 AIC 准则,这里采用修正的 AIC 和 t 统计量。

传统的参数方法不足以充分反映响应变量和相关的协变量之间的潜在关系,非参数方法的优点是它可以根据观测数据的实际情况灵活地反映时间序列变量之间的关系,从而使模型更加稳健,预测更加准确。

9.20 时间序列预测(time series forecasting)[1,29] 是指通过分析时间序列的历史数据随时间变化的规律,利用序列在t时刻及以前的有效观测值以数学模型的形式预报在某个未来时刻$(t+l)$该序列的值(l是时间序列预测的提前期)。

时间序列通常由长期趋势、循环变动、季节变动和不规则变动4种成分构成。其中,不规则变动是指除长期趋势、循环变动和季节变动外其他不可知因素引起的变动,是模型的残差部分。由于多种不可知因素的变动相互抑制抵消,不规则变动的幅度通常较小。这些成分对于时间序列历史特征的识别和预测有重要的意义。时间序列分析建模的过程是对这4种成分的认识和识别的过程。实际中上述4种时间序列的成分并非总是单独出现,而是常以组合形式出现或一起出现。因此,很难在一个模型中将时间序列的多种成分同时准确地识别出,也可以说无法找到一个不含有误差的预测模型。

时间序列预测过程的一个最重要的问题是将合适的预测模型与有效的时间序列数据模式进行匹配。因此,建立时间序列模型的关键在于假定数据的变化模式是可以根据历史数据识别出来的;同时,整个观测过程中外部因素对这个时间序列的影响是基本恒定的。因此,时间序列预测方法主要用来对一些基于客观因素,或不受决策者控制的因素进行预测,如宏观经济情况、就业水平、医疗收支、医院门诊量、医院出院人数等;而对于受决策者意志影响较大的事物进行预测则是不合适的,如股票价格等。

时间序列预测的过程一般有5个步骤:①绘制时间序列图,分析平稳性;②模式识别与建模;③估计模型,并考核模型;④进行预测;⑤检验预测有效性。其中根据序列的特点选择合适的模型是时间序列预测的关键。

如果时间序列是线性的,则可以选用自相关模型(AR)、移动平均模型(MA)、ARMA模型或ARIMA模型。此外,在以上模型基础上扩展的向量自回归模型(VAR模型)是基于向量值数据的多元时间序列模型。

如果序列是非线性的,则可以建立混沌时间序列模型。实证研究指出非线性模型(如非线性自回归外生模型)的预测效果优于线性模型的预测效果。在其他非线性时间序列模型中,有些模型(如异方差模型:ARCH、GARCH、TARCH、EGARCH、FIGARCH、CGARCH等)能够描述随时间推进而出现的序列值变异度的变化,此变化与序列近期的历史值有关,并能由历史值进行预测。

近年来,无模型分析(model-free analysis)、基于小波转换的方法(例如,局部平稳小波和基于小波分解的神经网络)受到了研究者的青睐。多尺度(或多分辨率)技术可以用于进行时间序列的分解,试图阐明多尺度下的时间依赖性。马尔科夫转换模型(MSMF)用于对时间序列波幅的变化进行建模。当马尔科夫过程不能被观测时可以使用隐马尔科夫模型进行时间序列建模,该过程被认为是简单动态贝叶斯网络,可以广泛用于语音识别,即将语音的时间序列转换为文字。

参考文献

[1] Box GEP, Jenkins GM, Reinsel GC. Time series analysis: Forecasting and control, 4th Edition. Wiley & Sons, New York, 2008.

[2] Shumway RH, Stoffer DS. Time Series Analysis and Its Application With R Example, 3rd Edition. Springer, New York, 2010.

[3] Enders W. Applied Econometric Time Series, 4th Edition. Wiley & Sons, New York, 2015.

[4] Kendall MG. Rank Correlation Methods. Charler Griffin, London, 1975.

[5] Xiaolan L. Wang, Val R. Swail. Changes of Extreme Wave Heights in Northern Hemisphere Oceans and Related Atmospheric Circulation Regimes. 2001, 14(10):2204—2221.

[6] Ljung G, Box GEP. On a measure of lack of fit in time series models. Biometrika, 1978, 66:67—72.

[7] 洪永淼.高级计量经济学.北京:高等教育出版社,2011.

[8] Lutkepohl H, Kratzig M. Applied Time Series Econometrics. Cambridge University Press, New York, 2004.

[9] 徐国祥.统计预测和决策,第三版.上海:财经大学出版社.2011.

[10] Ruey S. Tsay. Analysis of Financial Time Series, 3rd Edition. John Wiley & Sons, New Jersey, 2010.

[11] Engle RF. Autoregressive Conditional Heteroscedasticity with Estimates of the variance of United Kingdom Inflation. Econometrica, 1982, 50(4): 987—1007.

[12] Shi JE, Zhou QF, Xiang JT. An application of the threshold autoregression procedure to climate analysis and forecasting. Advances In Atmospheric Sciences. 1986, 3(1):134—138.

[13] Davis MHA, Vinter RB. Stochastic Modelling and Control. Chapman and Hall, London, 1985.

[14] Hannan EJ, Deistler M. The Statistical Theory of Linear Systems. Wiley & Sons, New York, 1988.

[15] Brockwell PJ, Davis RA. Time Series: Theory and Methods, 2nd Edition. Springer, New York, 2006.

[16] Jonathan D. Cryer, Kung-Sik Chan. Time Series Analysis with Applications in R, 3rd Edition. Springer. 2010.

[17] Fisher RA. Tests of significance in harmonic analysis[J]. Proceedings of the Royal Society of London. Series A, Containing Papers of a Mathematical and Physical Character, 1929, 125(796): 54—59.

[18] Stoffer DS, Tyler DE, McDougall AJ. Spectral analysis for categorical time series: Scaling and the spectral envelope. Biometrika. 1993, 80(3):611—622.

[19] Findley DF, Monsell BC, Bell WR, *et al*. New Capabilities and Methods of the X—12—ARIMA Seasonal Adjustment Program. Journal of Business and Economic Statistics, 1998, 16(2):1—64.

[20] 薛允莲.时间序列中移动假日效应的识别及处理.广州:中山大学,硕士学位论文.2009.

[21] Shumway RH, Azari RS, Pawitan Y. Modeling mortality fluctuations in Los Angeles as functions of pollution and

weather effects. Environmental Research, 1988, 45(2): 224－241.

[22] Gujarati D. Basic Econometrics, 4th Edition. McGraw-Hill, New York, 2003.

[23] Brockwell PJ, Davis RA. Introduction to Time Series and Forecasting. Springer, New York, 2002.

[24] Weiβ CH. Categorical Time Series Analysis and Applications in Statistical Quality Control. Winter Industries, 2009. Contents in website: https://www3.mathematik.tu-darmstadt.de/fileadmin/home/users/157/buch/Dissertation.html.

[25] McGee M, Harris I. Coping withnonstationarity in categorical time series. Journal of Probability and Statistics. 2012, 2012(1): 2891－2900.

[26] Fan JQ, Yao QW. Nonlinear time series: parametric and nonparametric methods. Springer, New York, 2005.

[27] Gao JT. Nonlinear Time Series: Semiparametric and Nonparametric Methods. Chapman and Hall, London, 2007.

[28] 安鸿志，陈敏. 非线性时间序列分析. 上海：上海科学技术出版社，1998.

[29] Holger Kantz, Thomas Schreiber. Nonlinear Time Series Analysis. London: Cambridge University Press, 2004.

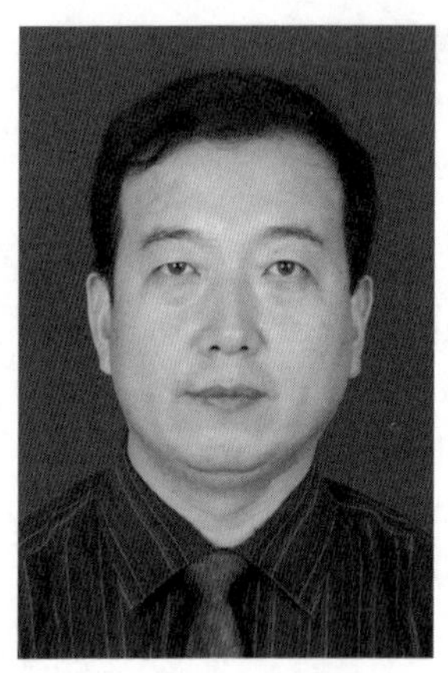

张晋昕，中山大学公共卫生学院医学统计与流行病学系主任，中山大学临床试验中心建设领导小组成员。2000年获空军军医大学博士学位。参编教材和专著20余种，发表学术论文200余篇(SCI收录20余篇)。主持或参与40余项科研课题，研究兴趣为动态数据分析和医学研究设计。国家精品课程、国家双语示范课程、教育部来华留学生品牌课程、爱课程网幕课《医学统计学》主讲教师。《中国卫生统计》和《中华预防医学》等10余种期刊编委或审稿专家。

第 10 章 贝叶斯统计

吴喜之 赵强

10.1 贝叶斯统计(Bayesian statistics)[4,13] 贝叶斯统计方法是基于贝叶斯定理而发展起来用于系统地阐述和解决统计问题的方法。从逻辑上说,贝叶斯统计是:初始概率值加上数据,通过贝叶斯定理得到重新估价的概率值。贝叶斯统计基于所具有的知识用概率来度量你对一个不确定事件的真实度的相信程度。如果 H 是一个事件或者一个假设,而 K 是你在试验之前的知识,则我们记 $p(H|K)$作为给定 K 后你的关于 H 的概率或对它的信仰。如果试验之后产生了数据 D,则你将要修订你的概率成为 $p(H|D\cap K)$。这样的修订将包含在给定 H 正确和错误时你关于数据的不确定性。概率论的正式规则有三条,而所有其他的性质都可从它们导出。

(1)凸性。对任何事件 A 和 B,$0\leqslant p(A|B)\leqslant 1$ 及 $p(A|A)=1$。

(2)可加性。对于互斥事件 A 和 B,和任意事件 C,有

$$p(A\cup B\mid C)=p(A\mid C)+p(B\mid C)$$

(这个规则通常扩展到互斥事件的一个可数的无穷集合。)

(3)乘法。对于任意三个事件

$$p(A\cap B\mid C)=p(B\mid C)p(A\mid B\cap C)$$

注意,概率总是两个变元的函数,一个是你对其不确定性感兴趣的事件,另一个是当你研究该不确定性时所具有的知识;如上面的 $p(H\mid K)$。第二个变元常常被忘记,因而忽略了已经知道的信息。这可能导致严重的错误。在根据数据 D 来修订 H 中的不确定性时,仅有作为条件的事件改变了:从 K 变到 $D\cap K$,而 H 不变。

当我们说不确定性应该通过概率来描述时,我们意味着你的相信应该服从刚才陈述的运算规则。例如,从这些规则,可以证明贝叶斯定理,由此可从 $p(H\mid K)$ 计算上面说的 $p(H\mid D\cap K)$。由于 K 作为每一个条件事件的一部分,把它在记号中省略;这样贝叶斯定理为

$$p(H\mid D)=p(D\mid H)p(H)/p(D)$$

这里 $p(D)=p(D|H)p(H)+p(D|H^C)p(H^C)$,而 H^C 是 H 的互补事件,当 H 不真时,它为真,反之亦然。这里可以看出如何将 $p(H)$,$p(D\mid H)$ 和 $p(D\mid H^C)$ 结合起来产生 $p(H|D)$ 的。因为利用数据来改变对 H 的相信是一个统计学家最经常的任务,贝叶斯定理扮演了一个重要的角色,并且成为整个方法的名字。

贝叶斯理论对概率的解释是一个相信程度,因此 $p(x\mid\theta)$ 就是在参数有值 θ 时,你对数据有 x 的相信,而通过 $p(\theta)$ 又导致了在给定 x 后对 θ 的相信 $p(\theta\mid x)$。这区别于通常的方法,那里概率是和频率相联的,并不涉及主观个体,即这里的“你”。虽然这两个解释完全不同,还是存在联系,它来自于经常采用的特别形式的相信。

频率学派认为参数是常数,而贝叶斯学派认为,如果一个参数是未知的,那么给其一个概率分布来描述它的可能取值及似然是很合理的。贝叶斯方法允许利用客观的数据和主观的观点来确定先验分布。频率派说这就是不同的人产生不同结果而缺乏客观性。

10.2 先验分布（prior distribution）[13] 假定随机变量 X 的抽样分布密度为 $p(x|\theta)$；其参数 θ 有先验分布 $p(\theta)$，则后验分布（posterior distribution）为给了样本 x 之后的条件分布

$$p(\theta \mid x)=p(x \mid \theta)p(\theta)/p(x)$$

这里分母

$$p(x)=\int p(x \mid \theta)p(\theta)d\theta$$

为 x 的边缘分布，称为预测分布或称为 x 的边缘分布；而分子则为样本 x 和参数 θ 的联合分布 $p(x \mid \theta)p(\theta)=p(x,\theta)$。后验分布可认为正比于似然函数 $p(x \mid \theta)$ 与先验分布 $p(\theta)$ 的乘积，即

$$p(\theta \mid x) \propto p(x \mid \theta)p(\theta)$$

后验分布可看成未来的先验分布。例如，在寿命试验中，观察到一列寿命 $x=(x_1,\cdots,x_n)$ 后，需要预测未来的寿命 $y=(y_1,\cdots,y_m)$。这时把 $p(\theta \mid x)$ 的后验期望

$$h(y \mid x) \propto \int p(y \mid \theta)p(\theta \mid x)d\theta$$

看成分布，并且也称之为预测分布，这里用后验分布（未来的先验分布）$p(x \mid \theta)$ 代替 $p(\theta)$。由此可定义一个未来观测 Y 的 $(1-\alpha)$ 等尾预测区间 (L,U)；它满足

$$1-\alpha=P(L<Y<U)=\int_L^U h(y \mid x)dy$$

这里

$$\frac{1}{\alpha}=\int_{-\infty}^{L} h(y \mid x)dy\int_U^{\infty} h(y \mid x)dy$$

通常利用后验分布的贝叶斯推断步骤为：先考虑以参数 θ 识别的随机变量的一个分布族；然后根据过去经验或其他信息确定参数的一个先验分布；最后利用上面的公式求出后验分布，并用以作所需要的推断。最常用的是利用后验均值来估计参数。例如利用 $\int \theta p(\theta \mid x)$ 来估计 θ。

也可以由后验分布得到参数的区间估计。例如对于给定的样本 x 和概率 $1-\alpha$，而且感兴趣的参数 θ 的后验分布为 $p(\theta \mid x)$；如果存在区间 $[a,b]$ 使得 $P(\theta \in [a,b] \mid x) \geqslant 1-\alpha$，则称该区间为 θ 的覆盖概率为 $1-\alpha$ 的贝叶斯可信区间（Bayesian credible interval，BCI），简称可信区间。可信区间是更一般的可信集的特例。值得一提的是最大后验密度（HPD）可信区间，它使得在同等覆盖概率的可信区间中，其长度最短。当然，它一般在单峰的连续分布的情况下应用（这时可信集一定是一个可信区间）。当然，也类似地有单边的可信区间，也就是有一个端点是无穷。如果 θ 在该区间左边和右边的概率均为 $\alpha/2$，则称为等尾可信区间。HPD可信集为一个集合 C，使得 $P(\theta \in C \mid x)=1-\alpha$，而且，对于 $\theta_1 \in C$ 和 $\theta_2 \notin C$ 有 $p(\theta_1 \mid x)>p(\theta_2 \mid x)$。

先验分布中的参数称为超参数。超参数可用第Ⅱ类最大似然法（$ML-$Ⅱ）来估计，其似然函数相对于积分掉中间参数后剩下的最后一级超参数。

共轭分布族是数学上最方便的先验分布族。假定 $\mathscr{F}=\{f(x \mid \theta)\},(x \in \chi)$ 是以参数 θ 识别的分布族。一个先验分布族类 Π 称为对于 $\mathscr{F}$ 是共轭的，如果对所有的 $f \in \mathscr{F}$，所有 Π 中的先验分布及所有的 $x \in \chi$，后验分布均属于 Π。

对于概率密度函数为

$$f(x \mid \theta)=h(x)e^{\theta x-\varphi}(\theta)$$

的指数族分布，关于 θ 的共轭分布族形为

$$\pi(\theta \mid \mu,\lambda)=K(\mu,\lambda)e^{\theta\mu-\lambda\varphi(\theta)}$$

相应的后验分布形为 $\pi(\theta \mid \mu+x,\lambda+1)$。

10.3　贝叶斯决策(Bayesian decision)

[13]　贝叶斯统计决策是使下面贝叶斯风险最小的决策。

考虑一个统计模型,其观测值 $x=(x_1,\cdots,x_n)$的分布依赖于参数 $\theta\in\Theta$ 这里 Θ 为状态空间,而 θ 代表"自然状态"。令 A 为可能的行动空间。对于行动 $a\in A$ 和参数 $\theta\in\Theta$,需要一个损失函数 $l(\theta,a)$(也可以采用和损失函数相反的效用函数)。例如,在估计参数的某函数 $q(\theta)$ 中,行动 a 就代表估计量。那时常见的损失函数有平方损失函数 $l(\theta,a)=(q(\theta)-a)^2$ 或者绝对损失函数 $l(\theta,a)=|q(\theta)-a|$等。在检验 $H_0:\theta\in\Theta_0\Leftrightarrow H_1:\theta\in\Theta_1$ 中可以用 0－1 损失函数:如果 $\theta\in\Theta_a$(判断正确)则 $l(\theta,a)=0$,否则为 1。

用 $\delta(x)$表示基于数据 x 的决策,则风险函数定义为

$$R(\theta,\delta)=E\{l(\theta,\delta(X))\mid\theta\}=\int l(\theta,\delta(x))p(x\mid\theta)dx$$

对于先验分布 p(θ),贝叶斯风险定义为

$$r(\delta)=E\{R(\theta,\delta)\}=\int R(\theta,\delta)p(\theta)d\theta$$

而使贝叶斯风险最小的决策称为贝叶斯决策(在估计问题中,称为贝叶斯估计)。对后验分布 $p(\theta|x)$,后验风险为

$$r(\delta\mid x)=E\{l(\theta,\delta(X))\mid X=x\}=\int l(\theta,\delta(x))p(\theta\mid x)d\theta$$

对于估计 $q(\theta)$ 的问题,如果采用平方损失函数,则贝叶斯估计为后验均值 $E(q(\theta)|x)$;如果采用绝对损失函数,则贝叶斯估计为后验中位数 $med(q(\theta)|x)$。

下面就对 0－1 损失函数看后验风险。考虑估计问题(这时 $\delta(x)$是估计量)

$$l(\theta,\delta(x))=\begin{cases}1, & \delta(x)\neq\theta\\0, & \delta(x)=\theta\end{cases}$$

这时

$$r(\delta\mid x)=\int_{\delta(x)\neq\theta}p(\theta\mid x)d\theta=1-P(\theta\mid x)$$

也就是说,使得后验概率 $P(\theta\mid x)$ 最大的决策是好决策。为了使得这个例子更加直观,假定是个两分类问题,即有两个参数 θ_1,θ_2,这样就得到 $1-P(\theta_1\mid x)$ 和 $1-P(\theta_2\mid x)$ 两个风险,显然,使得后验概率 $P(\theta\mid x)$ 大的 θ 则为我们的决策。即

$$\delta(x)=\begin{cases}\theta_1, & P(\theta_1\mid x)>P(\theta_2\mid x)\\\theta_2, & P(\theta_2\mid x)>P(\theta_1\mid x)\end{cases}$$

或者

$$\delta(x)=\begin{cases}\theta_1, & \dfrac{p(x\mid\theta_1)}{p(x\mid\theta_2)}>\dfrac{p(\theta_2)}{p(\theta_1)}\\\theta_2, & \dfrac{p(x\mid\theta_2)}{p(x\mid\theta_1)}>\dfrac{p(\theta_1)}{p(\theta_2)}\end{cases}$$

而决策的误差为

$$P(error\mid x)=\begin{cases}P(\theta_1\mid x), & \delta(x)=\theta_2\\P(\theta_2\mid x), & \delta(x)=\theta_1\end{cases}$$

平均误差为

$$P(error)=\int P((error\mid x)d(x)d(x)$$

贝叶斯决策使得这个误差最小,这是因为 $P(error\mid x)=\min(P(\theta_1\mid x),P(\theta_2\mid x))$

10.4 贝叶斯估计(Bayesian estimation)

[13] 假定 X 为依赖于参数 λ 的随机变量,$\delta(x)$ 表示依赖于数据 x 的决策。λ 本身是一个随机变量(记为 Λ)的实现;记其分布为 $G(\lambda)$。给定 λ 和损失函数 $L(\delta(x),\lambda)$

$$R_\delta(\lambda)=\int L(\delta(x),\lambda)f(x\mid\lambda)dx$$

称为"风险"。令 $f(x\mid\lambda)$ 为 X 的密度函数,总的期望风险为

$$r(\delta)=\iint L(\delta(x),\lambda)f(x\mid\lambda)dxdG(\lambda)$$

记使 $r(\delta)$ 最小的贝叶斯决策函数 δ 为 $\delta_G(x)$。为了得到它,我们选择对于每个 x 都使"期望损失"

$$E(L\mid x)=\frac{\int L(\delta(x),\lambda)f(x\mid\lambda)dG(\lambda)}{\int f(x\mid\lambda)dG(\lambda)}$$

最小的 δ。$r(\delta_G)$ 称为贝叶斯风险或贝叶斯包络泛函。对点估计,有二次损失函数

$$\begin{aligned}r(\delta)&=\iint[\delta(x)-\lambda]^2dF(x\mid\lambda)dG(\lambda)\\&=r(d_G)+\iint[\delta(x)-\delta_G(x)]^2dF(x\mid\lambda)dG(\lambda)\\&\quad+2\iint[\delta(x)-\delta_G(x)][\delta G(x)-\lambda]dF(x\mid\lambda)dG(\lambda)\end{aligned}$$

由于 $r(\delta)\geqslant r(\delta_G)$ 则上面第三项为0;即对每一个 x,

$$\int[\delta_G(x)-\lambda]dF(x\mid\lambda)dG(\lambda)=0$$

或者 $$\delta_G(x)=\frac{\int\lambda dF(x\mid\lambda)dG(\lambda)}{\int dF(x\mid x)dG(\lambda)}$$

即给定 x 后,$\delta_G(x)$ 为 Λ 的后验均值。分布 $F_G(x)=\int dF(x\mid x)dG(\lambda)$ 为混合分布。记具有该分布的随机变量为 X_G。由此可导出若干特殊分布的结果:

(1) 如果 $F(x\mid\lambda)=N(\lambda,\delta^2)$,而且 $G(\lambda)=N(\mu_G,\delta_G^2)$,则 $X_G\sim N(\mu_G,\delta+\delta_G^2)$。而 Λ 和 X_C 的联合分布为具有相关系数 ρ 的二元正态分布,而且

$$\delta_G(x)=\{x/\sigma^2+\mu_G/\sigma_G^2\}/\{1/\sigma^2+1/\sigma_G^2\}$$
$$r(\delta_G)=(1/\sigma^2+1/\sigma_G^2)^{-1}$$

(2) 如果 $p(x\mid\lambda)=e^{-\lambda}\lambda^x/x!$,$dG(\lambda)=(\Gamma(\beta))^{-1}\alpha^\beta\lambda^{\beta-1}e^{-\alpha\lambda}d\lambda$,则

$$\delta_G(x)=\frac{\beta+x}{\alpha+1},r(\delta_G)=\frac{\beta}{\alpha(\alpha+1)}$$

后验均值为

$$\delta_G(x)=\frac{1/x!\int\lambda^{x+1}e^{-\lambda}dG(\lambda)}{1/x!\int\lambda^xe^{-\lambda}dG(\lambda)}=\frac{(x+1)p_G(x+1)}{p_G(x)}$$

这里 $p_G(x)=\int p(x\mid\lambda)dG(\lambda)$。

(3) 如果 $r=1,\cdots,m$;似然函数

$$L(r\mid m)=\frac{(m-1)!}{(r-1)!\ (m-r)!}$$

先验分布

$$\phi(r)\propto 1/r,r=1,\cdots,m^*$$

则 $$p(r\mid m)=\frac{\phi(r)}{(r-1)!\ (m-r)!}=\frac{m!}{r!\ (m-r)!},r=1,\cdots,\min(m^*,m)$$

$$E(r\mid m)=m/2,Var(r\mid m)=\sqrt{m}/2$$

(4) 如果 $p(x\mid\lambda)=(1-\lambda)\lambda^x$,$x=0,1,\cdots$;$0<\lambda<1$,则

$$\delta_G(x)=\frac{\int(1-\lambda)\lambda^{x+1}dG(\lambda)}{\int(1-\lambda)\lambda^xdG(x)}=\frac{p_G(x+1)}{p_G(x)}$$

10.5　贝叶斯因子(Bayes factor, BF)[4,11,13]　假设 H 对假设 A 的贝叶斯因子定义为后验优势 α_H/α_A 与先验优势 π_H/π_A 之比 Jeffreys(1961)。令 Ω_H 和 Ω_A 为参数空间 Ω 中代表两个假设的正常子集，μ 为 Ω 中的概率测度，$f_{X|\theta}(\cdot\mid\theta)$ 为随机变量 X 在给定 θ 时的密度(或离散分布)。有

$$\alpha_H=\frac{\int_{\Omega_H} f_{X|\theta}(\theta\mid x)d\mu(\theta)}{\int_{\Omega} f_{X|\theta}(\theta\mid x)d\mu(\theta)}$$

$$\alpha_A=\frac{\int_{\Omega_A} f_{X|\theta}(\theta\mid x)d\mu(\theta)}{\int_{\Omega} f_{X|\theta}(\theta\mid x)d\mu(\theta)}$$

$$\pi_H=\mu(\Omega_H);\pi_A=\mu(\Omega_A)$$

因此，贝叶斯因子为

$$\frac{\alpha_H/\alpha_A}{\pi_H/\pi_A}=\frac{\int_{\Omega_H} f_{X|\theta}(\theta\mid x)d\mu(\theta)/\mu(\Omega_H)}{\int_{\Omega_A} f_{X|\theta}(\theta\mid x)d\mu(\theta)/\mu(\Omega_H)}\equiv\frac{f_H(x)}{f_A(x)}$$

这里 $f_H(x)$ 与 $f_A(x)$ 分别为给定 $H:\theta\in\Omega_H$ 和 $A:\theta\in\Omega_A$ 时的预测性分布。显然，有利于 H 的后验优势为 $\frac{\mu(\Omega_H)f_H(x)}{\mu(\Omega_A)f_A(x)}$。

贝叶斯统计学家不会事先指定一个先验优势。贝叶斯因素可以被解释为“来自数据的证据对模型的倾向性”或者“数据提供的 H_0 对 H_1 的优势”。如果贝叶斯因子小于某个常数 k，则拒绝某个假设。相对于后验优势来说，计算贝叶斯因子的好处是不需要说明一个先验优势，而贝叶斯因子能衡量数据对假设的支持度。虽然贝叶斯因子不依赖于先验优势，但它的确依赖于先验分布如何分配在两个假设之中。有时贝叶斯因子对合理的选择相对地不敏感，因而可以说“这些解释是有道理的”(Berger,1985)。

然而，有人认为贝叶斯因子直观上提供了数据 x 是否增加或减少了一个假设对另一个的优势。如果考虑对数优势，后验对数优势等于先验对数优势加上贝叶斯因子的对数。因此，如果利用对数优势来度量，则对数贝叶斯因子将度量数据如何改变对假设的支持。

假定两个模型 M_i $i=1,2$，的分布为 $f_i(x|\theta_i)$ $i=1,2$，这里 θ_i 的先验分布用 μ_i^0 表示。为比较两个模型，常用 M_1 对 M_2 的贝叶斯因子

$$BF_{12}(x,\mu_1^0,\mu_2^0)\equiv\frac{\int f_1(x\mid\theta_1)\mu_1^0(d\theta_1)}{\int f_2(x\mid\theta_2)\mu_2^0(d\theta_2)}$$

当缺乏先验信息时，一些人建议使用部分贝叶斯因子(fractional Bayes factor)。其思想为把容量为 n 的数据 x 分为容量为 m 和 $n-m(0<m<n)$ 的两部分 $x=(y,z)$ 先用 y 作为训练样本后验分布去得到后验分布 $\mu_i^0(\theta_i\mid y)$，并用此作为先验分布，基于 z 来得到贝叶斯因子

$$BF_{12}(z,\mu_1^0,\mu_2^0\mid y)\equiv\frac{\int f_1(z\mid\theta_1)\mu_1^0(d\theta_1\mid y)}{\int f_2(z\mid\theta_2)\mu_2^0(d\theta_2\mid y)}$$

$$=\frac{\int f_1(x\mid\theta_1)\mu_1^0(d\theta_1)}{\int f_1(y\mid\theta_2)\mu_1^0(d\theta_1)}\Bigg/\frac{\int f_2(x\mid\theta_1)\mu_2^0(d\theta_2)}{\int f_2(y\mid\theta_2)\mu_2^0(d\theta_2)}$$

部分贝叶斯因子不如贝叶斯因子敏感，而且它不依赖于应用非正常先验分布时所遇到的任意常数。其缺陷是不易选择训练样本。

10.6 非主观先验分布(non-subjective prior)[11,13] 根据贝叶斯观点,任何推断问题的结果都是感兴趣量的后验分布,许多人认为有必要研究非主观先验分布,或者无信息先验分布(non-informative prior)。各种非主观先验分布或多或少都应该满足一些基本的性质。否则就会出现问题。例如,最常用的非主观先验分布为局部均匀分布。然而均匀分布在参数变换时一般不满足不变性,即变换后的分布不是均匀的。例如对标准差 σ 的均匀先验分布就不会变换成 σ^2 的一个均匀分布。这就造成结果的后验分布的不一致。

在寻求非主观先验分布的历史上考虑过下面的几个性质:

(1) 不变性:对于任何 ϕ 的一一对应函数 $\theta(\phi)$,从模型 $p(x \mid \phi,\lambda)$ 得到的后验分布 $\pi(\phi \mid x)$ 必须和从参数变换后的模型 $p(x \mid \theta,\lambda)$ 得到的后验分布 $\pi(\theta \mid x)$ 一致,即对于所有数据 x 有

$$\pi(\phi \mid x)=\pi(\theta \mid x)\left|\frac{d\theta}{d\phi}\right|$$

而且,若模型 $p(x \mid \phi,\lambda)$ 有充分统计量 $t=t(x)$,则后验分布 $\pi(\phi \mid x)$ 应和从 $p(t \mid \phi,\lambda)$ 得到的后验分布 $\pi(\phi \mid t)$ 一样。

(2) 相合的边缘化:若由模型 $p(x \mid \phi,\lambda)$ 得到的 ϕ 的后验分布 $\pi_1(\phi \mid x)$ 对某统计量 $t=t(x)$,有形式 $\pi_1(\phi \mid x)=\pi_1(\phi \mid t)$,而若 t 的样本分布 $p(t \mid \phi,\lambda)=p(t \mid \phi)$ 仅依赖于 ϕ,则从边缘模型 $p(t \mid \phi)$ 得到的后验分布 $\pi_2(\phi \mid t)$ 必须和从完全模型 $p(x \mid \phi,\lambda)$ 得到的后验分布 $\pi_1(\phi \mid t)$ 一样。

(3) 相合的抽样性质:后验分布重复抽样的性质应和模型一致,特别对于任何大的样本及任何的 $(0<p<1)$,有非主观后验概率 p 的一个可信区间的覆盖概率应该对大多数参数值都接近 p。

(4) 普遍性:建议的导致非主观后验分布的方法应该有普遍性,即可以应用于任何合理定义的推断问题。(5) 容许性:建议的导致非主观后验分布的方法不应该产生站不住脚的答案。特别是,对每一个已知的例子,在一般的可接受的意义下,不存在更好的后验分布。

Jeffreys(1961)提出选择先验分布的 Jeffreys 原则。令 $L(\theta)$ 为似然函数,Jeffreys 的先验分布和 $\sqrt{|I(\theta)|}$ 成比例,这里 $I(\theta)$ 为 Fisher 信息阵;也就是说 Jeffreys 的先验分布

$$p(\theta) \propto \sqrt{|I(\theta)|}=\left\{E\left[\left(\frac{\partial L(\theta)}{\partial \theta}\right)^2\right]\right\}^{\frac{1}{2}}$$

Jeffreys 分布在一对一的参数变换中可保持不变(这样的先验分布称为不变先验分布)。Box & Tiao(1973)引进了数据变换的似然函数的概念,即对于不同的数据,先验分布能保证由其导出的后验分布只有位置不同,但形状是一样的。Jeffreys 先验分布能近似地保持其后验分布形状不变。

Jeffreys 先验分布和某些均匀分布的非主观先验分布 $p(x)$ 有时是一个非正常分布,即 $\int p(\theta)d\theta=\infty$,但后验分布可能是正常分布。

在多参数情况下,经常仅对部分参数或它们的函数感兴趣,而其余的为多余参数;这时 Jeffreys 的先验分布方法往往会有困难。例如它会产生在频率派的意义下不相合的估计,无法找到关于多余参数的边缘分布等等。

10.7　概率匹配先验分布(probability matching prior)[13,15]　概率匹配先验分布最先是 Welch & Peers(1963)提出的,后来 Stein(1985)和 Tibshirani(1989)使得它得到广泛注意。基本思想为在样本量趋于无穷时,渐近地使贝叶斯概率和相应的频率派概率匹配。为此,令 $x_1,\cdots,x_n$ 为独立同分布的,具有密度 $f(x \mid \theta,\omega)$;这里 θ 为感兴趣的参数,而 ω 多余参数。对于一个先验密度 $p(\theta,\omega)$ 如果

$$p\{\theta > \theta_{1-\alpha}(p(\cdot),x_1,\cdots,x_n) \mid \theta,\omega\} = \alpha + o(n^{-\frac{1}{2}})$$

则称它满足一阶概率匹配准则;这里 $\theta_{1-\alpha}(p(\cdot),x_1,\cdots,x_n)$ 为在先验分布 $p(\cdot)$ 下,后验分布 $p^n(\cdot \mid x)$ 的 $100\times\alpha$ 百分位点。

Peers(1965)表明一阶概率匹配先验分布为某微分方程组的解。Datta & Ghosh(1995)给出了更严格和更普遍的表述。然而可供选择的一阶概率匹配先验分布很多,很难决定选哪一个。为此,Mukerjee & Dey(1993)引进二阶概率匹配先验分布,它和一阶的不同在于把上面准则中的 $o(n^{-\frac{1}{2}})$ 换成 $o(n^{-1})$ 只要一个一阶概率匹配先验分布也是二阶微分方程的解,它也是二阶概率匹配先验分布。二阶概率匹配先验分布常常是唯一的。

离差模型的例子。Jorgenson(1992)定义离差模型为有下面形式概率密度的任意类:

$$f(x \mid \mu,\lambda) = c(\lambda,x)\exp\{\lambda t(x,\mu)\}$$

$c(\cdot)$ 和 $t(\cdot)$ 为某两函数。一个常见的情况为 $c(\lambda,x)$ 为 λ 和 x 的各自函数的乘积(如 $c(\lambda,x)=a(\lambda)b(x)$ 的形式),这时它称为正常离差模型。具有位置参数的正常离差模型有密度形式

$$f(x \mid \mu,\lambda) = \frac{\exp\{\lambda t(x-\mu)\}}{\int \exp\{\lambda t(x)\}dx}$$

它的一个特殊类为熟知的广义线性模型(McCullagh & Nelder,1983),其密度形式为

$$f(x \mid \theta,\lambda) = c(\lambda,x)\exp[\lambda\{\theta x - \kappa(\theta)\}]$$

在 μ 为感兴趣参数,λ 为多余参数时,一阶和二阶概率匹配先验密度分别用 $p_\mu^{(1)}(\mu,\lambda)$ 和 $p_\mu^{(2)}(\mu,\lambda)$ 表示;而当 λ 为感兴趣参数,μ 为多余参数时,一阶和二阶概率匹配先验密度分别用 $p_\lambda^{(1)}(\mu,\lambda)$ 和 $p_\lambda^{(2)}(\mu,\lambda)$ 表示。有关的信息阵为 $I(\mu,\lambda)=\mathrm{diag}\{I_{11},I_{22}\}$,这里

$$I_{11} = \lambda E\left\{-\frac{\partial^2 t(x,\mu)}{\partial\mu^2}\middle|\mu,\lambda\right\}$$

$$I_{22} = E\left\{-\frac{\partial^2 \log c(\lambda,x)}{\partial\lambda^2}\middle|\mu,\lambda\right\}$$

Garvan & Ghosh(1997)对离差模型得出了以下的结果:

$$p_\mu^{(1)}(\mu,\lambda) = I_{11}^{\frac{1}{2}} g(\lambda);\ p_\lambda^{(1)}(\mu,\lambda) = I_{22}^{\frac{1}{2}} g(\mu)$$

这里 $g(\cdot)$ 为任意函数;由此可以看出有无穷多个一阶概率匹配先验分布。对于一个正常离差模型,上面公式可以化成

$$p_\mu^{(1)}(\mu,\lambda) = E^{\frac{1}{2}}\{-t''(x) \mid \mu,\lambda\}g(\lambda)$$

$$p_\lambda^{(1)}(\mu,\lambda) = \left\{-\frac{d^2\log\{1/(\int\exp\{\lambda t(x)\}dx)\}}{d\lambda^2}\right\}^{\frac{1}{2}} g(\mu)$$

为了选择唯一的概率匹配分布,需要在二阶概率匹配先验分布中进行选择。

10.8 经验贝叶斯方法(empirical Bayes methods, EB)[13] 此方法最初起源于 von Mises(1942),后来 Robbins(1955)的 EB 称为非参数 EB,以区别于后来由 Efron & Morris(1972,1973,1975)发展的参数经验贝叶斯方法。这两类 EB 方法的不同在于:非参数 EB 完全不指明先验分布,利用数据来估计有关分布;而参数 EB 则指明先验分布族,但由于每一级先验分布都有参数要确定,参数 EB 方法则利用观测数据来估计某一级的参数。

(1)非参数经验贝叶斯估计(non-parametric empirical Bayes estimation) 假定参数 $\theta \in \Theta$,行动 $a \in A$,损失 $L(a,\theta)$ 为从 $A \times \Theta$ 到 $[0,\infty)$ 的函数,G 为在 Θ 上的先验分布,随机变量 $X \in \chi$ 对于给定的 θ(分布为 G) 有概率密度 $f_\theta(\cdot)$(相对于 χ 中 σ 域的测度 μ)。对决策函数 t 令 $R(t,\theta)=\int L(t(x),\theta)f_\theta(x)d\mu(x)$ 为 t 在 $\chi \times \Theta$ 上的平均损失,$R(t,G)=\int R(t,\theta)dG(\theta)$ 为基于先验分布 G 的贝叶斯风险;使贝叶斯风险最小的贝叶斯决策为 t_G。

在实际情况下,G 往往是不知道的。因此无法得到 t_G。假定我们的决策问题独立地重复出现,而且有同样的未知先验分布 G,即 $(\theta_1,x_1),\cdots,(\theta_n,x_n)$ 为独立同分布的随机对子,这里 θ_i 为 iid 的,服从 G 分布而 X_i 服从关于 μ 的分布密度 $f_{\theta_i}(\cdot)$。$X_1,\cdots,X_n,\cdots$ 在给了 G 之后是可观测的,而 $\theta_1,\cdots,\theta_n,\cdots$ 是不可观测的。假定已经有了观测 $x_1,\cdots,x_n$ 及 x_{n+1}。我们希望作出对损失 L 的关于 θ_{n+1} 的决策。由于 $x_1,\cdots,x_n$ 是来自于 $f_G(x)=\int f_\theta(x)dG(\theta)$ 的总体,可以认为包含有关于 G 的信息。从这些观测中取出关于 G 的信息,并基于此来确定关于 θ_{n+1} 的决策 $t_n(\cdot)=t_n(x_1,\cdots x_n)$。这第 $(n+1)$ 步的贝叶斯损失为

$$R_n(T,G)=E[R(t_n(\cdot),G]$$
$$=\iint E[L(t_n(\cdot),\theta]f_\theta(x)d\mu(x)dG(\theta)$$

按照 Robbins(1964),如果 $\lim_{n\to\infty}R_n(T,G)-R(G)$,则称 $T=\{t_n\}$ 为关于 G 渐近最优的(记为 a.o.)。如果 $\lim_{n\to\infty}R_n(T,G)-R(G)=O(\alpha_n)$,$(\alpha_n \to 0)$,则称 $T=\{t_n\}$ 为 α_n 阶关于 G 渐近最优的。这第二个定义在应用中更切合实际。

(2)参数经验贝叶斯估计(parametric empirical Bayes estimation) 为了说明,不妨考虑正态总体。假定,观测了 p 个随机变量,它们都来自正态总体,有不同的均值但是有相同的已知方差:$X_i \sim N(\theta_i,\sigma^2)$,$i=1,\cdots,p$.对 θ_i 的经典估计为 X_i,它是频率意义的 θ_i 的最好线性无偏估计量(BLUE),最大似然估计量(MLE)和最小最大风险估计量(MINIMAX 估计量)等等。而贝叶斯方法假定 θ_i 的先验分布为 $\theta_i \sim N(\mu,\tau^2)$,$(i=1,\cdots,p)$。于是,$\theta_i$ 的贝叶斯估计(θ_i 的后验均值)

$$\tilde{\theta}_i=\frac{\sigma^2}{\sigma^2+\tau^2}\mu+\frac{\tau^2}{\tau^2+\sigma^2}X_i$$

是对 μ 和 X_i 的加权平均。$N[\tilde{\theta}_i,\sigma^2\tau^2/(\sigma^2+\tau^2)]$ 为 θ_i 的后验分布。经验贝叶斯的做法不同,它不指定超参数 μ 和 τ^2 的值,认为关于这两个参数的信息都在边缘分布 $p(X_i) \sim N(\mu,\sigma^2+\tau^2)$ 之中 $(i=1,\cdots,p)$,由于假定所有的 θ_i 有同样的先验分布,这种无条件的假设是有道理的。

10.9　非正常先验分布(improper prior distributions)[1,8]　运用诸如在区间甚至实数轴上的均匀分布作为先验分布是比较经常的做法,但这些显然不是正常的先验分布,因为其累积概率甚至可达无穷。在有关贝叶斯的文献中,常常把非正常先验分布解释为正常先验分布的“极限”。这个极限的意思是:用非正常先验分布得到的后验分布是用正常先验分布得到的后验分布的极限。然而 Dawid 等(1973)讨论的边缘化悖论问题表明非正常先验分布具有非贝叶斯的特性。既然在正常先验分布的情况下没有悖论的出现,那就是说有时非正常先验分布可能不是一列固定的正常先验分布的极限。这里按照 Akaike(1980)的思路,旨在说明把非正常先验分布解释成一些与数据有关的正常先验分布的极限可能更为合理。

为说明此问题,看一个简单例子。假设数据服从分布

$$p(x \mid m) = (2\pi)^{-1/2}\exp\{-(x-m)^2/2\}$$

对均值 m 使用的是无知先验分布(又称非正常均匀先验分布)。显然后验分布为

$$p(m \mid x) = (2\pi)^{-1/2}\exp\{-(m-x)^2/2\}$$

另外假设 m 的正常先验分布为

$$p_s(m) = (2\pi S^2)^{-1/2}\exp\{-(m-M)^2(2S^2)\}$$

相应的后验分布为

$$p_s(m \mid x) = \left(\frac{1+S^2}{2\pi S^2}\right)^{1/2}$$

$$\exp\left\{-\frac{1}{2}\left(\frac{1+S^2}{S^2}\right)\left(m-\frac{M+S^2x}{1+S^2}\right)^2\right\}$$

显然对每个 x

$$\lim_{S\to\infty} p_s(m \mid x) = p(m \mid x)$$

成立。这似乎说明了“极限”的解释是合理的;但是麻烦出现在度量方式上。我们常用熵来度量假设的分布 $g(y)$ 对真分布 $f(y)$ 的拟合优度,它定义为

$$B[f;g] = -\int \frac{f(y)}{g(y)}\log\frac{f(y)}{g(y)}g(y)dy$$

令 $f(m)=p(m \mid x)$,$g(m)=p_s(m \mid x)$,我们发现 $B[p(\cdot \mid x);p_s(\cdot \mid x)]$ 是个负值并且随着 S 趋于无穷而趋于 0。但是,只有当先验分布 $p_s(m)$ 的均值 $M=x$ 时,才能保证 $p_s(m \mid x)$ 对 x 一致收敛到 $p(m \mid x)$ 否则若 M 固定,在距 M 较远的 x 点上 $p_s(m \mid x)$ 近似 $p(m \mid x)$ 的效果就会很差。这说明后验分布 $p(m \mid x)$ 更为合适的称呼应该是:由数据所调整的先验分布 $p_s(m)$(在 $M=x$ 时)所确定的后验分布 $p_s(m \mid x)$ 的极限。

既然 Dawid 等已经证明对于正常先验分布不会有悖论出现,这说明非正常先验分布的依赖于数据的特性是产生悖论的罪魁。下面我们再看一个例子。

Jaynes(1978)也讨论了这个问题。若先验分布是 $\pi(\eta \mid I_1) \propto \eta^{k-1}e^{-t\eta}$,$t>0$,相应的后验分布就是

$$p(\zeta \mid y,z,I_1) \propto \pi(\zeta)c^{-\zeta}\left.\frac{y}{t+yQ(\zeta,z)}\right\}^{n+k}$$

其中 I_1 是先验信息,

$$Q(\zeta,z) = \sum_{1}^{\zeta} z_i + c\sum_{\zeta+1}^{n} z_i, y = x_1$$

Jaynes 认为在 $t \ll yQ$ 的情况下,直接令 $t=0$ 是合理的。这表明 $t=0$ 时成立的结果,在 $t \ll yQ$ 成立时也成立。由此可见非正常先验分布 $\pi(\eta \mid I_1)=C\eta^{k-1}$ 是依赖于数据的正常先验分布的另一种形式。

10.10 多余参数(nuisance parameters)[2] 在估计中如果参数为两部分组成：$\theta=(\gamma,\delta)$ 而且我们感兴趣的为 γ，并视 δ 为多余参数；只要利用先验分布 $p(\theta)=p(\gamma,\delta)$，找到联合后验分布 $p(\theta\mid x)=p(\theta,\delta\mid x)$，再算出 γ 单独的后验分布 $p(\gamma\mid x)=\int_{\Delta}p(\theta,\delta\mid x)d\delta$(假定 Γ 和 Δ 分别为 γ 和 δ 的值域)；然后得到 γ 的后验期望 $\int\gamma p(\gamma\mid x)d\gamma$ 来作为其估计。然而在实践中，特别在参数很多的情况下，确定先验分布 $p(\gamma,\delta)$ 较为困难。除利用参照先验分布之外还有别的方法来处理多余参数(参见 Dawid，1980；Willing，1988)。这里介绍一种固定 δ 值的方法。假定参数的值域 Γ 和 Δ 均为开区间。根据 de la Horra(1992)，该方法的步骤为：①确定 γ 的先验分布 $p(\gamma)$；② 选择多余参数 δ 的一个所谓敏感值 β；③ 计算 $p_{\beta}(\gamma\mid x)\propto p(\gamma)f(x\mid\gamma,\beta)$；④ 可以算出 $T_{\beta}(x)\equiv\int_{\Gamma}\gamma p_{\beta}(\gamma\mid x)d\gamma$，并作为 γ 的一个估计。

第 2 步所选的敏感值应使得估计 $T_{\beta}(x)$ 有好的性质。de la Horra(1992) 证明，如果敏感值选为 δ 的先验均值，则在均方误差(MSE)的意义下 $T_{\beta}(x)$ 最优。记观测的值域为 χ，则 $T_{\beta}(x)$ 最优性使得 MSE

$$\int_{\Gamma\times\Delta}\int_{\chi}(\gamma-T_{\beta}(x))^2f(x\mid\gamma,\beta)dxdp(\gamma,\delta)$$

在 β 为先验均值(β_0)时最小。虽然先验均值 $\beta_0=\int_{\Gamma\times\Delta}\delta dp(\gamma,\delta)$，但可以不通过 $p(\gamma,\delta)$ 而直接确定。均方误差的概念不是贝叶斯统计的概念，因此可用于比较各种估计。作为一个例子，假定观测 $x_1,\cdots,x_n$ 来自 $N(\gamma,\delta)$ 分布。再假定 γ 的先验分布为 $N(\mu,1/\tau)$ 则估计的 $T_{\beta}(x)=\{\tau\mu+(n/\beta)^{\bar{x}}\}/\{t+(n/\beta)\}$ 有最小 MSE。

考虑随机变量 $X_1,\cdots,X_n$ 的分布有两个参数 θ 和 ν，我们只对参数 θ 感兴趣，而 ν 为多余参数。假定 $p(\theta,\nu)$ 为联合先验分布，则我们关心的是边缘后验分布

$$p(\theta\mid x)\propto\int p(\theta,\nu)L(\theta,\nu)dv$$

这里 $L(\theta,\nu)=\prod_{i=1}^{n}f(x_i\mid\theta,\nu)$ 是似然函数。在 $p(\theta,\nu)$ 为均匀分布时，这仅仅是似然函数的积分。此外，我们还可以通过极大化的方法来移去多余参数。考虑联合后验分布 $p(\theta,\nu\mid x)(\propto p(\theta,\nu)L(\theta,\nu))$，并且令 $\hat{\nu}(\theta)$ 为使之最大的 ν。于是我们有轮廓后验分布(profile posterior)

$$p^{p}(\theta\mid x)\propto p(\theta,\hat{\nu}(\theta)\mid x)$$

对均匀先验分布，它是轮廓似然函数(profile likelihood)。当然，严格的贝叶斯观点认为 $p(\theta\mid x)$ 为更合适的移去多余参数的方式。但由于求极大值比积分容易，处理轮廓后验分布较为方便。实际上，轮廓后验分布可视为边缘后验分布的一个近似。 利用 $p(\theta,\nu\mid x)=\exp\{\log p(\theta,\nu\mid x)\}$，对于固定的 θ，在 $\hat{\nu}(\theta)$ 进行 Taylor 展开到二阶项，有所谓的 Laplace 近似

$$p(\theta,\nu\mid x)\approx Kp(\theta,\hat{\nu}(\theta)\mid x)\mid j(\theta,\hat{\nu}(\theta))\mid^{\frac{1}{2}}$$

$$j(\theta,\hat{\nu}(\theta))=-\frac{\partial^2}{\partial\nu^2}\log p(\theta,\nu\mid x)\mid_{\nu=\hat{\nu}(\theta)}$$

K 是一个比例常数。如果 $j(\cdot)$ 独立于 θ，或者如果 θ 和 ν 的后验分布独立，则轮廓后验分布等于边缘后验分布。

10.11　贝叶斯区间估计(Bayesian interval estimates)［16］　在为独立同分布随机变量 $Y_1,\cdots,Y_n$ 密度中的未知参数 θ 寻找置信区域时，常考虑基于似然比的(likelihood based,LB)置信区域和最高后验密度(HPD)区域。LB 置信区域可表示为

$$L(c)=\{\theta\in\Theta:2\{l(\hat{\theta})-l(\theta)\}\leqslant c^2\}$$

其中的 c 可以控制这个区间的收敛概率使其达到预期值，即 $P_\theta\{L(c)\}=\alpha$。而 HPD 区域则可以用

$$H(b)=\{\theta\in\Theta:2\{l(\hat{\theta})-l(\theta)+h(\hat{\theta})-h(\theta)\}\leqslant b^2\}$$

来表示，其中的 b 是为了使这个区域有一个合适的后验概率 $\pi\{H(b)\}=\alpha$，而 $\exp h(\theta)$ 是 θ 在 Θ 中的先验分布。

关于这两种方法，我们很自然要问：(1) 在什么情况下收敛概率为 α 的 LB 置信区域的后验概率也是 α？(2)在什么情况下后验概率是 α 的 HPD 区域的收敛概率是 α？(3)在什么情况下收敛概率为 α 的 LB 置信区域和后验概率是 α 的 HPD 区域重合或至少渐近重合？Severini (1991)对这三个问题作出了回答：

(1)若选 c_α 使得 $P_\theta\{L(c)\}=\alpha$ 则 LB 置信区域 $L(c_\alpha)$的后验概率 $\pi\{L(c_\alpha)\}$为

$$\pi\{L(c_\alpha)\}=\alpha+\{2\hat{i}_{01}'\hat{i}_{11}-\hat{i}_{11}'\hat{i}_{01}+\hat{i}_{001}\hat{i}_{01}\hat{h}'-\hat{h}''\hat{i}_{01}^2-(\hat{h}')^2\hat{i}_{01}^2\}\hat{i}_{20}^{-3}q_{\alpha/2}\phi(q_{\alpha/2})/n+O_p(n^{-3/2});$$

(2)若 b^α 能使 $\pi\{H(b_\alpha)\}=\alpha$ 则 *HPD* 区域 $H(b_\alpha)$的收敛概率为

$$P_\theta\{H(b_\alpha)\}=\alpha+\{\hat{i}_{11}'\hat{i}_{01}-2i_{01}'i_{11}-i_{001}i_{01}h'+2i_{01}'i_{01}h'-h''i_{01}^2-(h')^2i_{01}^2\}i_{20}^{-3}q_{\alpha/2}\phi(q_{\alpha/2}/n+O_p(n^{-3/2});$$

(3)若 $h'=0$ 和 $i_{11}'i_{01}-2i_{01}'i_{11}=0$ 成立，则 $P_\theta(\Delta_\alpha)=O(n^{-3/2})$，$\pi(\Delta_\alpha)=O(n^{-3/2})$，其中 Δ_α 是 $H(b_\alpha)$和 $L(c_\alpha)$的对称差。用 $\phi(\cdot)$和 $\Phi(\cdot)$代表标准正态分布的密度和分布函数，ql 满足 $\Phi(ql)=0.5+l$；对任意的 k,l,m 定义

$$i_{klm}=i_{klm}(\theta)=E\{U^kW^lV^m;\theta\}$$

其中　$U=\partial\{\log p(Y;\theta)\}/\partial\theta$，

$$V=\partial^2\{\log p(Y;\theta)\}/\partial\theta^2$$

$W=\partial^3\{\log p(Y;\theta)\}/\partial\theta^3$，$i_{klo}$ 简记为 i_{kl}，$i_{klm}(\hat{\theta})$简记为 $\hat{i}_{klm}$，$\hat{h}$ 简记为 $h(\hat{\theta})$。

容易知道，对收敛概率为 α 的 LB 置信区域，当 $h'=i_{11}/i_{20}$ 时，它的后验概率为 $\alpha+O(n^{-3/2})$；另外，只要 h' 满足

$$(h')^2i_{01}^2+h''i_{01}^2+(i_{001}i_{01}-2i_{01}'i_{01})/h'+2i_{01}'i_{11}-i_{11}'i_{01}=0$$

后验概率为 α 的 HPD 区域的收敛概率，即是 $\alpha+O(n^{-3/2})$。不过，由于这个等式没有通常解，我们特别关注两种重要特殊情况：Fisher 信息量 i_{01}' 为 0 的情况和 i_{11}/i_{01}^2 与 θ 无关的情况。在 Fisher 信息量为 0 的情况下 $h'=i_{11}/i_{01}$ 是等式的解，而在后一种情况下 $h'=0$ 是解。在这些情况下，只要适当选取先验分布，后验概率为 α 的 HPD 区域会有 $\alpha+O(n^{-3/2})$ 的收敛概率。

现举例如下：如密度属于指数族 $p(y;\theta)=\exp\{y\theta+D(\theta)+W(y)\}$ 而未知的是自然参数 θ 时，有 $i_{11}=0$。这样，在先验密度是常数的情况下，收敛概率是 α 的 LB 置信区域和后验概率为 α 的 PHD 区域渐近重合。若密度函数形如 $p(y;\theta)=\exp\{yT(\theta)+D(\theta)+W(y)\}$，有 $i_{11}/i_{20}=T/T'$。这时只要选取 $h=\log T'$，即可使收敛概率为 α 的 *LB* 置信区域的后验概率为 $\alpha+O(n^{-3/2})$。

10.12 随机控制(stochastic dominance)[10]

随机控制(SD)是决策论中应用广泛的一个分支。假定 X 和 Y 为两个随机变量,分别有累积分布函数 F 和 G。下面为 $X(F)$ 一阶或二阶控制 $Y(G)$ 的定义(用 $\geqslant_1$ 和 $\geqslant_2$ 表示):

$$X \geqslant_1 Y \Leftrightarrow F \geqslant_1 G \Leftrightarrow (F(x) \leqslant G(x), \forall x \in R)$$

$$X \geqslant_2 Y \Leftrightarrow F \geqslant_2 G \Leftrightarrow (\int_{-\infty}^{r} | G(t) - F(t) | dt \geqslant 0, \forall_x \in R)$$

该定义中的不等式如果是严格的,则 SD 可分别用 $>_1$ 和 $>_2$ 表示。按照通常的贝叶斯估计理论,要比较两个决策 d 和 d' 就要比较它们相应损失函数 $L(\theta,d)$ 和 $L(\theta,d')$ 的后验期望。Giron(1998)根据 SD 的概念提出比较整个分布而不是某个特征。因为考虑的是损失函数,改变上面 SD 定义的不等号方向。即

$$X \geqslant_1 Y \Leftrightarrow F \geqslant_1 G \Leftrightarrow (F(x) \geqslant G(x), \forall x \in R)$$

$$X \geqslant_2 Y \Leftrightarrow F \geqslant_2 G \Leftrightarrow (\int_{x}^{\infty} | G(t) - F(t) | dt \geqslant 0, \forall x \in R)$$

按照这个定义,根据 SD 的有关定理,我们有:若 $\mathscr{U}_1 = \{u: R \to R; u \uparrow\}$, $\mathscr{U}_2 = \{u \in \mathscr{U}_1; u: \text{con vex}\}$,则(只要期望存在)

$$F \geqslant_1 G \Leftrightarrow (\int u dF \leqslant \int u dG, \forall u \in \mathscr{U}_1),$$

$$F \geqslant_2 G \Leftrightarrow (\int u dF \leqslant \int u dG, \forall u \in \mathscr{U}_2).$$

这样就可以定义估计 d, d' 的 SD:对 $i = 1,2$,(按照后验分布)

$$d \geqslant_i d' \Leftrightarrow L(\theta,d) \geqslant_i L(\theta,d')$$

例如 $\theta | x \sim N(m_n, \sigma_n^2)$, $L(\theta,d) = |\theta - d|$,则对任何 $r > 0, d \in R, d \neq m_n$,容易验证

$$P(|\theta - m_n| \leqslant r) > P(|\theta - d| \leqslant r)$$

即对损失函数 $L(\theta,d) = w(|\theta - d|)$(这里 $w: R^+ \to R$ 是非降函数),m_n 一阶随机控制任何其他的估计 $d \neq m_n$。这个结果对许多其他分布也仍然成立。

Giron(1998)给出了一些关于 SD 的一般结果:

$$Y \geqslant_{cs} X \Leftrightarrow f(Y) \geqslant_1 f(X), \forall f \in \mathscr{F}$$

这里 $\mathscr{F}$ 代表单峰对称族

$$Y \geqslant_{cs} X \Leftrightarrow P(X \in A) \leqslant P(Y \in A), \forall A \in \mathscr{A}_{cs}$$

而 $\mathscr{A}_{cs}$ 为 R^n 中的下凸对称集。$Y \geqslant_{cs} X$ 表示 Y 比 X 更集中。

对于密度为单峰及对称的 n 维随机向量 X,对于 $\forall y \neq 0 \in R^n$,

$$有\ X >_{cs} X - y$$

对于密度为单峰及对称的 n 维随机向量 X,及所有单峰及对称的 g,则 $\forall y \neq 0 \in R^2$,有 $g(X) >_1 g(X-y)$。

对于密度为非退化及对称的 n 维随机向量,g 为 $R^n \to R$ 严格下凸函数,则 $\forall y \neq 0 \in R^2$,有 $g(X) >_2 g(X-y)$。

根据 Fang 等(1990)和 Fang & Zhang(1990),称 n 维随机向量 X 有一个球面分布(spherical distribution),如果对于 $\forall O \in O(n)$, $X \overset{d}{=} OX$,这里 $O(n)$ 为所有正交 $n \times n$ 矩阵。X 球面的,当且仅当 X 的特征函数有形式 $\phi(\| t \|^2)$;记为 $X \sim S_n(\phi)$.而称 n 维随机向量 X 有一个椭球面分布

$X \sim EC_n(\mu, \Sigma; \phi)$,如果 $x = \mu + A'y$,这里 $y \sim S_n(\phi)$, $A'A = \Sigma$。μ 称为位置向量,Σ 为该 ECD 的散布。

10.13　部分贝叶斯因子(partial Bayes factor,PBF)[13,14]　假定数据 $y=(y_1,\cdots,y_n)$,我们需要比较 s 个模型 $M_i(i=1,\cdots,s)$;相应的密度和未知参数 $\theta_i\in\Theta_i$ 的先验密度分别为

$$p_i(y\mid\theta_i) \text{ 和 } p_i(\theta_i)$$

记 $$f_i(y)=\int_{\Theta i}p(y\mid\theta_i)p_i(\theta_i)$$

对于各个模型给定的先验概率 $p_1,\cdots,p_s$,有后验概率

$$P(M_i\mid y)=\frac{p_if_i(y)}{\sum_{j=1}^{s}p_jf_j(y)}$$

可以用模型 M_j 和 M_k 的后验概率比来确定舍取:

$$\frac{P(M_j\mid y)}{P(M_k\mid y)}=\frac{p_j}{p_k}BF_{jk}(y)$$

这里 $BF_{jk}(y)=f_j(y)/f_k(y)$ 为贝叶斯因子。若两个模型为嵌套的(nested),即 $\theta_j=(\zeta,\eta),\theta_k=\zeta$ 而且 $p_k(y\mid\zeta)=p_j(y\mid\eta_0,\zeta)$,这里 η_0 为参数 η 的一个特殊值,ζ 为共同参数,这时贝叶斯因子为

$$BF_{jk}(y)=\frac{\iint p_j(y\mid\eta,\zeta)p_j(\zeta,\eta)d\zeta d\eta}{\int p_j(y\mid\eta_0,\zeta)p_k(\zeta)d\zeta}$$

这样的模型是相合的(consistent),即当 $n\to\infty$ 时,$BF_{jk}(y)\to\infty$(在 M_j 下),或 $BF_{jk}(y)\to 0$(在 M_k 下)。

在模型选择中,贝叶斯因子起关键作用,但它对先验分布十分敏感。处理非主观(无信息或弱信息)先验分布时,贝叶斯因子就不稳定;对于非正常先验分布它是不确定的。非正常先验分布可写成 $p_i^N(\theta_i)=c_ig_i(\theta),g_i(\theta_i)$ 为积分在 Θ_i 发散的函数,c_i 为任意常数。这时贝叶斯因子倚赖于比率 c_j/c_k,

$$BF_{jk}^N(y)=\frac{c_j}{c_k}\frac{\int_{\Theta i}p_j(y\mid\theta_j)g_j(\theta_j)d\theta_j}{\int_{\Theta k}p_k(y\mid\theta_k)g_k(\theta_k)d\theta_k}$$

考虑部分贝叶斯因子方法。把大小为 n 的样本 y 分成大小分别为 l 和 $n-l$ 的训练样本 $y(l)$ 和测试样本 $y(n-l)$ 两个,利用 $y(l)$ 的贝叶斯因子

$$BF_{jk}(l)=\frac{f_j(y(n-l)\mid y(l))}{f_k(y(n-l)\mid y(l))}$$

$$=\frac{\int_{\Theta j}f_j(y(n-l)\mid\theta_j)p_j^N(\theta_j\mid y(l))d\theta_j}{\int_{\Theta k}f_k(y(n-l)\mid\theta_k)p_k^N(\theta_k\mid y(l))d\theta_k}$$

$$=\frac{BF_{jk}^N(y)}{BF_{jk}^N(y(l))}$$

称为部分贝叶斯因子,这里的 $BF_{jk}^N(y)$ 和 $BF_{jk}^N(y(l))$ 分别是对 y 和 $y(l)$ 的完全贝叶斯因子。O'Hagan(1995)引进部分贝叶斯因子,基本思想是:当 n 和 l 都很大时,不同的训练样本给出的信息基本相同,$p_i(y(l)\mid\theta_i)$ 近似地不随 $y(l)$ 而变。这时

$$p_i^{1/l}(y(l)\mid\theta_i)\approx p_i^{1/n}(y\mid\theta_i)$$

$$p_i(y(l)\mid\theta_i)\approx p_i^b(y\mid\theta_i),(b=\frac{1}{n})$$

O'Hagan(1995)于是把上面部分贝叶斯因子的分母 $BF_{jk}^N(y(l))$ 换成

$$BF_{jk}^b(y)=\frac{f_j^b(y)}{f_k^b(y)}$$

$$=\frac{\int_{\Theta j}f_j^b(y\mid\theta_j)p_j^N)(\theta_j)d\theta_j}{\int_{\Theta k}f_k^b(y\mid\theta_k)p_k^N)(\theta_k)d\theta_k}$$

并定义 $$FBF_{jk}=\frac{BF_{jk}^N(y)}{BF_{jk}^b(y)}$$

这样,若先验分布非正常,则分子和分母上它们互相抵消,贝叶斯因子就确定了。

10.14 异方差下的方差分析(ANOVA under heteroscedasticity)[5,14] 考虑 k 个正态分布 $N(y_i \mid \mu_i, \sigma_i^2), i=1,\cdots,k$;各相应地有 n_i 个样本 $y_i=(y_{i1},\cdots,y_{in_i})$,样本均值和样本方差分别记为 $\bar{y}_i$ 和 s_i^2/n_i。检验 μ_i 相等的经典方法(频率派或贝叶斯派)通常假定等方差性。针对异方差的情况,Bertolio & Racugno(2000)提出把方差分析问题看成模型选择问题来解决。考虑嵌套抽样模型

$$p_1(z \mid \theta_1)=N(y_1\mu,\tau_1^2)\cdots N(y_k\mu,\tau_k^2)$$

$$p_2(z \mid \theta_2)=N(y_1\mu,\sigma_1^2)\cdots N(y_k\mu,\sigma_k^2)$$

这里 $z=(y_1,\cdots,y_k), \theta_1=(\mu,\tau_1,\cdots,\tau_k)$

$$\theta_2=(\mu_1,\cdots,\mu_k,\sigma_1,\cdots,\sigma_k)$$

假定 μ 和 τ_i 为先验独立的。通常 μ 和 $\log(\tau_i)$ 的先验分布为均匀分布 $p_1^N(\theta_1)=c_1/\prod_{i=1}^k \tau_i$;假定 μ 和 σ_1 也为先验独立的,先验分布为 $p_2^N(\theta_2)=c_2/\prod_{i=1}^k \sigma_i$.这两个先验分布都是不可积的。记这两个模型为 M_1 和 M_2,它们相应的概率为 $P(M_1)$ 和 $P(M_2)$.模型 M_1 的后验概率为

$$P(M_1 \mid z)=\left\{1+BF_{21}^N(z)\frac{P(M_2)}{P(M_1)}\right\}^{-1}$$

这里

$$BF_{21}^N(z)=\frac{p_2(z \mid \theta_2)p_2^N(\theta_2)d\theta_2}{p_1(z \mid \theta_1)p_1^N(\theta_1)d\theta_1}$$

为贝叶斯因子。对于非正常先验分布,这个贝叶斯因子依赖于 c_2/c_1.Bertolio & Racugno(2000)指出,无论是部分贝叶斯因子还是固有贝叶斯因子都不是真正的贝叶斯因子,它们是渐近相合的。这使得有可能在很弱的条件下,导出有道理的先验分布,即固有(intrinsic)和部分(fractional)先验分布,来计算真正的贝叶斯因子。这种方法的特点为:可以进行完全自动的贝叶斯模型选择;而这些贝叶斯因子通过充分统计量倚赖于样本而不是个别的训练样本;等式 $BF_{21}(z)=1/BF_{12}(z)$ 成立,并因此 $P(M_2 \mid z)=1-P(M_1 \mid z)$.假定把大小为 n 的样本 y 分成大小分别为 l 和 $n-l$ 的 $y(l)$ 和 $y(n-l)$ 两个,其中 $y(l)$ 为训练样本。测试样本用来把非正常先验分布 $p_i^N(\theta_i)$ 转换成正常的分布

$$p_i(\theta_1 \mid y(l))=\frac{p_i(y(l) \mid \theta_i)p_i^N(\theta_i)}{f_i^N(y(l))}$$

这里

$$f_i^N(y(l))=\int p_i(y(l) \mid \theta_i)p_i^N(\theta_i)d\theta_i, i=1,2$$

贝叶斯因子为:

$$BF_{21}(y(n-l) \mid y(l))=BF_{21}^N(y)B_{12}^N(y(l))$$

这里 $BF_{12}^N(y(l))=f_l^N(y(l))/f_2^N(y(l))$.只要 $0<f_i^N(y(l))<\infty, i=1,2$,就可以定义 $BF_{21}(y(n-l) \mid y(l))$。如果这对任何 $y(l)$ 的子样本都不成立,则 $y(l)$ 称为最小训练样本。Berger & Pericchi(1996)建议用最小训练样本来计算 $BF_{21}(y(n-l) \mid y(l))$。然后对包含在 y 中的所有(L 个)可能的最小训练样本进行平均,就得到 M_2 对 M_1 的算术固有贝叶斯因子(arithmetric intrinsic Bayes factor)

$$BF_{21}^{AI}(y)=BF_{21}^N(y)\frac{1}{L}\sum BF_{12}^N(y(l))$$

它不倚赖于非正常先验分布中的任意常数。

O'Hagan(1995)引进的部分贝叶斯因子为 $FBF_{21}(b_n,y)=$

$$BF_{21}^N(y)\frac{\int p_1(y \mid \theta_1)^{b_n}p_1^N(\theta_1)d\theta_1}{\int p_2(y \mid \theta_2)^{b_n}p_2^N(\theta_2)d\theta_2}$$

这里 b_n 代表最小训练样本量与总样本量之比($b_n=m/n, n\geqslant 1$)。FBF_{21} 也不倚赖于非正常先验分布中的任意常数。

10.15　贝叶斯意义下的相关(correlation in a Bayesian framework) [7]　假定随机变量 $X \sim p(x \mid \theta)$，而 $\theta \sim p(\theta)$.这里考虑函数 $g(x,\theta)$ 和 $h(x,\theta)$ 的 Pearson 相关，特别考虑当 $g(x,\theta)$ 是参数而 $h(x,\theta)=\delta(X)$ 为 θ 的估计量的情况。这时，(θ, X) 为一对随机变量；它们有联合分布 P。而 θ 有边缘分布 π. 记 $r(\pi,\delta)=E[\{\delta(X)-\theta\}^2]$ 为平方损失下的贝叶斯风险。令 $r(\pi)$ 为贝叶斯估计 $\delta_\pi(X)=E(\theta \mid X)$ 的风险。

Dasgupta 等(2000)给出了下面的结果：如果 $\delta=\delta(X)$ 为 θ 的任意估计量，具有偏差 $b(\theta)=E\{\delta(X)\mid\theta\}-\theta$，则在 θ 和 X 的联合分布下，相关系数

$$\rho(\theta,\delta)=\frac{Var(\theta)+Cov\{\theta,b(\theta)\}}{\sqrt{Var(\theta)}\ \sqrt{Var\{\theta+b(\theta)\}+r(\pi,\delta)-E\{b^2(\theta)\}}}$$

当 δ 为无偏的或对于贝叶斯估计 δ_π 时，相关系数分别为

$$\rho(\theta,\delta)=\sqrt{\frac{Var(\theta)}{Var(\theta)+r(\pi,\delta)}}$$

$$\rho(\theta,\delta_\pi)=\sqrt{1-\frac{r(\pi)}{Var(\theta)}}$$

作为一个例子，令 $\bar{X}$ 为正态分布 $N(\theta,1)$ 的样本均值，而 θ 的先验分布属于一个很大的分布类 $\mathscr{C}=\{\pi:E(\theta)=0, Var(\theta)=1\}$ 之中。可以得到

$$1-\rho^2(\theta,\delta_\pi)=\frac{r(\pi)}{Var(\theta)}=r(\pi)$$
$$=\frac{1}{n}-\frac{1}{n^2}I(f_\pi)$$

这里 $f_\pi(x)$ 为 $\bar{X}$ 的边缘分布，$I(f)$ 为 Fisher 信息阵：

$$f_\pi(x)=\sqrt{n/2\pi}\int e^{-n(x-\theta)^2}\,d\pi(\theta)$$

$$I(f)=\int\left\{\frac{f'(x)}{f(x)}\right\}^2 f(x)dx$$

可以验证 $\inf_{\pi\in\mathscr{C}}\{1-\rho^2(\theta,\delta_\pi)\}=0$，也就是 $\sup_{\pi\in\mathscr{C}}\rho(\theta,\delta_\pi)=1$。

下面一个例子用分布 F 的经验分布 F_n 来估计 F。假定 F 的先验信息由 Dirichlet 过程描述，参数为一个在 R 上的测度 γ。这样，$F(x)$ 有 beta 分布 π，其参数为 $\alpha=\gamma(-\infty,x)$，$\beta=\gamma(x,\infty)$。

Dasgupta 等(2000)还表明：

(1)在 θ 和任何无偏估计量之间的相关系数为非负的；如先验分布非退化，它是严格正的。

(2) 如果 θ 有一个 UMVUE δ_U 则对任何其他无偏估计 δ，$\rho(\theta,\delta_U)\geqslant\rho(\theta,\delta)$；如果 δ_U 是唯一的 UMVUE 而且 π 支撑整个参数空间，则该不等式是严格的。

(3) 在 θ 和贝叶斯估计 $\delta_\pi(X)$ 之间的相关系数是非负的，如估计量不是常数，它是严格正的。

(4) 如果试验 ζ_1 在 Blackwell 意义上比 ζ_2 含有更多信息，在先验分布 π 下，$\rho\zeta_2(\theta,\delta)\geqslant\rho\zeta_1(\theta,\delta)$。

(5) 如果似然函数对所有 x 是单峰的，则在 θ 和 MLE 之间的相关系数为非负的。

(6)如果密度 $p(x\mid\theta)$ 有单调的似然比，则 θ 及其任何可允许估计 $\delta(X)$ 之间的相关系数非负。

(7) 如 X 分布为 $F(x-\theta)$ 而且 F 和 θ 的先验分布 π 分布属于类 $\mathscr{C}_1$，$\mathscr{C}_2$.对所有 $F\in\mathscr{C}_1$ 无偏的 δ 上使 $\inf_{F\in\mathscr{C}_1,\pi\in\mathscr{C}_2}\rho(\theta,\delta)$ 最大的准则等价于使 $\sup_{F\in\mathscr{C}_1}Var\{\delta(X)\mid\theta\}$ 最小的准则。

(8) 如果似然函数对所有 x 是单峰的，则在 θ 的贝叶斯估计 δ_π 及其 MLE 之间的相关系数对任何先验分布为非负的。

10.16 密度估计的广义贝叶斯准则(generalized Bayes rule for density estimation)

[6,13] 记 $x^{(n)}=(x_1,\cdots,x_n)$ 为 n 个独立的观测值。假定它们有同样的分布,属于分布类 $P=\{p(x;u),u\in U\}$,这里 $p(x;u)$ 为关于某在 R^n 的 α 有穷的参照测度 μ 的密度。贝叶斯预测密度定义为

$$\hat{p}(x;x^{(n)})=p(x\mid x^{(n)})=\int_U p(x;u)p(u\mid x^{(n)})du$$

这里

$$p(u\mid x^{(n)})=\frac{p(x^{(n)};u)p(u)}{\int_U p(x^{(n)};u)p(u)du}$$

为给定 $x^{(n)}$ 之后 u 的后验分布。在重复抽样时,一个预测密度的好坏可以由对真实密度的平均发散来度量。把发散 $D(p,\hat{p})$ 作为损失函数,则这个度量为:

$$E_{X(n)}(D(p,\hat{p}))=\int D(p(x;u),\hat{p}(x;x^{(n)}))p(x^{(n)}u);\mu(dx^{(n)})$$

关于先验分布进行积分后,得到贝叶斯风险 $\int_U E_{X(n)}(D(p,\hat{p}))p(u)du$,并以它作为和真实分布拟合程度的度量。

若利用 Kullback-Leibler 发散,则

$$D(p(x;u),\hat{p}(x;x^{(n)}))=\int\log\left(\frac{p(x;u)}{\hat{p}(x;x^{(n)})}\right)p(x;u)\mu(dx)$$

下面考虑 Csiszar(1967)引进的 α 发散

$$D_\alpha(p(x;u),\hat{p}(x;x^{(n)}))=\int f_\alpha\left(\frac{\hat{p}(x;x^{(n)})}{p(x;u)}\right)p(x;u)\mu(dx)$$

这里

$$f_\alpha(z)=\begin{cases}\frac{4}{1-\alpha^2}(1-z^{(1+\alpha)/2}), & |\alpha|<1\\ z\log z, & \alpha=1\\ -\log z, & \alpha=-1\end{cases}$$

Hellinger 距离相当于 $\alpha=0$ 而 Kullback-Leibler 发散相当于 $\alpha=-1$。

给定先验分布 $p(u)$,对 $|\alpha|\leqslant 1$,基于 α 发散的广义贝叶斯预测密度定义为

$$\hat{p}_\alpha(x;x^{(n)})\propto\begin{cases}\left[\int p^{(1-\alpha)/2}(x;u)p(u\mid x^{(n)})du\right]^{2/(1-\alpha)}, & \alpha\neq 1\\ \exp\left\{\int\log p(x;u)p(u\mid x^{(n)})du\right\}, & \alpha=1\end{cases}$$

当 $\alpha=-1$ 时,这就是上面的贝叶斯预测密度。

Corcuera & Giummole(1999)表明这里定义的 $\hat{p}_\alpha(x;x^{(n)})$ 为把 α 发散作为损失函数的 $p(x;u)$ 的贝叶斯估计。

下面通过例子看在非贝叶斯分布假定下广义贝叶斯预测密度的性质。令 $x_1,\cdots,x_n$ 和 x 为正态 $N(\mu,\sigma^2)$ 分布的变量,而且 $\mu\in R,\sigma\in R^+$.取 $\hat{\mu}=n^{-1}\sum_{i=1}^n x_i$, $\hat{\sigma}^2=n^{-1}\sum_{i=1}^n(x_i-\hat{\mu})^2$.由于 $r=(x-\hat{\mu})/\hat{\sigma}$ 是最大不变量,所要寻求的最优预测密度的形式为 $\hat{p}(x;\hat{\sigma})=\frac{1}{\hat{\sigma}}g\left(\frac{x-\hat{\mu}}{\hat{\sigma}}\right)$。

Corcuera & Giummole(1999)得到,对 $|\alpha|<1$ 和 $\alpha=-1$ 最好不变预测密度为

$$\hat{p}(x;\hat{\sigma})\propto\left[1+\frac{1-\alpha}{2n+1-\alpha}\left(\frac{x-\hat{\mu}}{\hat{\sigma}}\right)^2\right]^{-[(2n-1-\alpha)/2(1-\alpha)]}$$

当 $\alpha=1$ 时,把上面结果中的 $\hat{\sigma}$ 换成 $\sqrt{n/(n-1)}\hat{\sigma}$ 即可。

10.17　最大数据信息先验分布(maximal data information prior)[19]　最大数据信息先验分布(简称 MDIP)是为了构造无信息和有信息先验分布而提出的。考虑观测向量 y 和参数向量 θ 的联合分布 $p(y,\theta),\theta\subset R_\theta,y\subset R_y$。度量 $p(y,\theta)$ 中信息相对于均匀分布的负熵为

$$-H(p)=\int_{R_\theta}\int_{R_y}\log p(y,\theta)dyd\theta$$

即 $E\log p(y,\theta)$.这是联合分布的对数的平均,它的值越大,它所包含的信息就越多。对于 θ 的先验分布 $p(\theta)$,有 $p(y,\theta)=f(y\mid\theta)p(\theta)$,我们有(参看 Zellner,1991,和 Soofi,1994)

$$-H(p)=\int_{R_\theta}I(\theta)p(\theta)d\theta+\int_{R_y}p(\theta)\log p(\theta)d\theta$$

这里

$$I(\theta)=\int_{R_y}f(y\mid\theta)\log f(y\mid\theta)dy$$

为 $f(y\mid\theta)$ 中的信息。上面的 $-H(p)$ 由两部分组成,第一项为在数据密度 $f(y\mid\theta)$ 中的先验平均信息,第二项为在先验密度 $p(\theta)$ 中的信息。

在某些条件下,比如先验分布应是正常的,且其均值和方差为给定值,可以选择先验分布使下面的判别泛函最大:

$$G(p)=\int_{R_\theta}I(\theta)p(\theta)d\theta-\int_{R_\theta}p(\theta)\log p(\theta)d\theta.$$

它正好是上面 $-H(p)$ 中右边两项的差。于是 $G(p)$ 为一个试验所提供的总信息的一个度量。如果记

$$p(y,\theta)=g(\theta\mid y)h(y)$$

和　$g(\theta\mid y)=f(y\mid\theta)p(\theta)/h(y)$

则由上式有

$$G(p)=\int_{R_y}\left[\int_{R_\theta}g(\theta\mid y)\log\left\{\frac{L(\theta\mid y)}{p(\theta)}\right\}\right]h(y)dy$$

这里 $L(\theta\mid y)\equiv f(y\mid\theta)$ 为似然函数。

利用一个实验提供的信息作为产生先验分布的一个判别泛函不产生明确的分析结果。于是有人提出对这个判别泛函利用大样本近似,选择一个使未包含信息达到最大的先验分布。

然而这需要包含我们将不会拥有的数据,而且样本增大很可能改变模型。幸运的是,$G(p)$ 是一个可以导致最优先验分布的精确的有穷样本判别泛函。

我们的 y 是一个标量或向量,对独立同分布的观测 $y_1,y_2,\cdots,y_n$,容易得到

$$G_n(p)=\sum_{i=1}^{n}\left[\int I_i(\theta)p(\theta)d(\theta)-\int p(\theta)\log p(\theta)d(\theta)\right]$$

由于

$$I_i(\theta)=I(\theta)=\int f(y_i\mid\theta)\log f(y_i\mid\theta)dy_i$$

$i=1,\cdots,n,G_n(p)=nG(P)$

在独立但不是同分布时,由上式导出的 MDIP 为个体先验分布的几何平均。

关于 MDIP 的推导。在一些条件下,选择 $p(\theta)$ 使 $G(p)$ 最大的过程是标准的变分法问题。先验分布为正常的条件为 $\int_{R_\theta}p(\theta)d\theta=1$,这里 R_θ 为包含 θ 的紧区域。在此条件下,使 $G(p)$ 最大的解 $p^*(\theta)$ 为:

$$p^*(\theta)=\begin{cases}ce^{I(\theta)}, & \theta\subset R_\theta\\ 0, & \theta\not\subset R_\theta\end{cases}$$

标准化常数

$$c=1\Big/\int_{R_\theta}\exp\{I(\theta)\}d\theta$$

10.18 指数族的共轭似然分布（conjugate likelihood distribution of the exponential family）[9] 由贝叶斯定理，后验分布和似然函数与先验分布的乘积成比例。因此似然函数的性质，诸如可积性等是很受关注的，这关系到和非正常先验分布一起是否形成正常的先验分布，也关系到是否可以有效地应用 Gibbs 抽样来产生随机变量以进行推断。George, Makov & Smith(1993)对于指数族的共轭似然先验分布的情况进行了讨论。和此有些关联的对指数分布族的共轭分布族的研究，请参看 Arnold 等(1993,1996)。

令 ν 为 R^k 上 Borel 集的一个固定的 σ 有穷测度。对于 $\theta \in R^k$，自然参数空间定义为 $N=\{\theta \mid \int \exp(x\theta)d\nu(x) < \infty\}$. 对于 $\Theta \subset N$，通过 ν 的指数族，概率测度 $\{P_\theta \mid \theta \in \Theta\}$ 定义为

$$dP_\theta(x) = \exp[x\theta - \psi(\theta)]d\nu(x), \theta \in \Theta$$

这里 $\psi(\theta) \equiv \ln\int \exp(x\theta)d\nu(x)$；已知的结果是 N 是下凸的，而 φ 是一个 N 中的下凸函数。P_θ 的共轭先验分布测度定义为

$$d\Pi(\theta \mid x_0, n_0) \propto \exp[x_0\theta - n_0\psi(\theta)]I_\Theta(\theta)d\theta$$

$$x_0 \in R^k, n_0 \geqslant 0$$

证明了：Diaconis & Ylvisaker(1979)，$\int_\Theta \exp[x_0\theta - n_0\psi(\theta)]d\theta < \infty$ 的充分必要条件为 $x_0/n_0 \in K^0$ 及 $n_0 > 0$，这里 K^0 为 ν 的下凸支撑的内部。满足该条件的 Π 可以表示成 R^k 上的正常共轭先验分布，即

$$d\Pi(\theta \mid x_0, n_0) = \exp[x_0\theta - n_0\psi(\theta) - \phi(x_0, n_0)]I_\Theta(\theta)d\theta$$

这里 $\phi(x_0, n_0) = \ln\int \exp[x_0\theta - n_0\psi(\theta)]d\theta$。George, Makov & Smith(1993)证明了 $\phi(x_0, n_0)$ 为下凸。若 $\theta_1, \cdots, \theta_p$ 为共轭先验分布 $d\Pi(\theta \mid x_0, n_0)$ 的样本，则

$$d\Pi(\theta \mid x_0, n_0) = \exp\left[x_0\sum_{i=1}^{p}\theta_i - n_0\sum_{i=1}^{p}\psi(\theta_i) - p\phi(x_0 n_0)\right] \times \left[\prod_{i=1}^{p} I_\Theta(\theta_i)d\theta_i\right]$$

由此先验分布导出的共轭似然分布为：

$$L(x_0, n_0 \mid \theta_1, \cdots, \theta_p) \propto \exp\left[x_0\sum_{i=1}^{p}\theta_i - n_0\sum_{i=1}^{p}\psi(\theta_i) - p\phi(x_0 n_0)\right] \times I_{K^0}(x_0/n_0)I_{(0,\infty)}(n_0)$$

George, Makov & Smith 证明下面结果：如果 $\theta_1, \cdots, \theta_p$ 中的 $\theta_i \in \Theta$，则 $L(x_0, n_0 \mid \theta_1, \cdots, \theta_p)$ 在 (x_0, n_0) 为对数上凸。而且，如果 Θ 为下凸，并且 $\psi(\theta)$ 为严格下凸，则令 dx_0 和 n_0 分别为 R^k 和 R 上的 Lebesgue 测度，则对所有 p，

$$\int_{R^k} L(x_0, n_0 \mid \theta_1, \cdots, \theta_p)dx_0 < \infty$$

$$\int_{R^{k+1}} L(x_0, n_0 \mid \theta_1, \cdots, \theta_p)dx_0 dn_0 < \infty$$

$$\Leftrightarrow p \geqslant 2$$

由此，对于样本 $\theta_1, \cdots, \theta_p$ 的分布 gamma (α, β) 的似然函数族 $L^G(\alpha, \beta \mid \theta_1, \cdots, \theta_p)$ 为对数上凸，对所有 p，

$$\int_0^\infty L^G(\alpha, \beta \mid \theta_1, \cdots, \theta_p)d\alpha < \infty,$$

$$\int_0^\infty\int_0^\infty L^G(\alpha, \beta \mid \theta_1, \cdots, \theta_p)d\alpha d\beta < \infty$$

$$\Leftrightarrow p \geqslant 2$$

类似地，对于样本 $\theta_1, \cdots, \theta_p$ 的分布 Beta (α, β) 的似然函数族 $L^B(\alpha, \beta \mid \theta_1, \cdots, \theta_p)$ 为对数上凸。

10.19　基于专家知识的主观先验分布(subjective prior distributions based on expert knowledge)[12,17,18]　在估计主观先验分布的超参数(先验分布的参数)时，可以借助专家的观点，获得一些关于参数的信息。这样得到的先验分布就被称为建立在专家经验上的主观先验分布。Kadane & Wolfson(1998)建议专家为先验分布中的参数提供一个范围，比猜测未知参数的信息要好。

假定 X 为感兴趣的量。用 H 表示背景信息；分析者用 $P(X \mid H)$ 表示基于 H 的关于 X 的不确定性。如果分析者咨询了专家，而专家用两个量 m 和 s 来估计 X，其中 m 表示专家对 X 的最好的猜测，而 s 度量专家对 m 的不确定性。记 $L(X=x;m,s,H)$ 为在 $X=x$ 时，分析者认为专家提供 m 和 s 的似然函数。按照贝叶斯定理，

$$P(X=x \mid m,s,H) \propto L(X=x;m,s,H)P(X=x \mid H)$$

例如，分析者可认为 m 实际上为 $\alpha+\beta x$，并用不同的 α 和 β 的值来说明分析者对专家观点的看法。分析者还可以用 s 的倍数 γs 来调整 s 的值。α,β,γ 称为调整系数。选择正态形式：

$$L(X=x;m,s,H) \propto \exp\left[-\frac{1}{2}\left(\frac{m-(\alpha+\beta x)}{\gamma s}\right)^2\right]$$

如果分析者的先验分布 $P(X=x \mid H)$ 为非主观的(扁平的)，则后验分布 $f(x \mid m,s,H)$ 就和 $L(X=x;m,s,H)$ 成比例。这个模型还可以推广。在有 k 个专家时，分析者有和相应的调整系数 $(\alpha_i,\beta_i,\gamma_i)$ 相关的专家意见 (m_i,s_i)，$(i=1,\cdots,k)$。这时，似然函数为 $L(X=x;(m_i,s_i),i=1,\cdots,k,H)$.如果不易确定调整系数，则可利用过去专家的意见 (m_i,s_i) 并联系相应的 x_i 值来得到调整系数的后验分布。它们的后验分布为：

$$P(\alpha,\beta,\gamma \mid (m_i,s_i),x_i,i=1,\cdots,k,H)) \propto \gamma^{-n}\exp\left[-\frac{1}{2}\left(\frac{m-(\alpha+\beta x)}{\gamma s}\right)^2\right]$$

Singpurwalla & Wilson(1999)考虑了前面的导出概率在软件失效模型上的例子。如果 Poisson 过程完全被其均值函数 $\Lambda(t)$ 确定。对数 Poisson 运行时间模型被用来描述软件失效；而 Λ 取 $\ln(\lambda\theta t+1)\theta$ 的形式。如果 $T_1 \leqslant T_2$ 为专家选的关于位置和尺度的两个时间点，则 $\lambda,\theta>0$ 的先验分布可以从

$$\frac{e^{\Lambda(T_1)\theta}-1}{e^{\Lambda(T_2)\theta}-1}=\frac{T_1}{T_2}$$

$$\lambda=\frac{e^{\Lambda(T_1)\theta}-1}{\theta T_1}$$

的事实导出。他们还导出了 $\Lambda(T_1)$ 和 $\Lambda(T_2)$ 的联合后验分布。

Singpurwalla & Percy(1998)对超参数的确定做了很多工作。考虑随机变量 X，它的样本密度为 $f(x \mid \theta)$，其中 θ 是主观先验密度为 $f(\theta)$ 的未知参数，而这个主观先验密度中含有未知的超参数；它们会影响 θ 的先验信息。由此，可以得到 X 的含未知超参数的后验密度为：

$$f(x)=\int_{-\infty}^{\infty} f(x \mid \theta)f(\theta)d\theta$$

我们的专家将会提供关于 X 而不是 θ 的信息，即 $F(x)=\int_{-\infty}^{x} f(x)dx$ 的值大致应该是多少；这等价与给出了超参数的值。

10.20　贝叶斯网络(Bayes network)[3,20]　形式上贝叶斯网络定义为 $B=(G,\Theta)$,这里 G 为有向无回路图(DAG),节点为随机变量 $X_1,X_2,\cdots,X_n$,边代表变量之间的直接相依关系。贝叶斯网络满足因果 Markov 假定,网络中的每个变量在给定其父母的条件下,独立于其祖先。图 10.20.1 刻画了独立性假定。Θ 代表了网络参数集,包括对于 X_i 的每个实现 x_i 以 π_i 为条件的参数,$\theta_{x_i|\pi_i}=P_B(x_i/\pi_i)$,这里 π_i 为 $\boldsymbol{G}$ 中 X_i 的父母集合,因此,贝叶斯网络 $\boldsymbol{B}$ 定义了所有变量集合的唯一联合概率分布:

$$P_B(X_1=x_1,X_2=x_2,\cdots,X_n=x_n)=\prod_{i=1}^{n}P_B(X_i=x_i\mid X_j=x_j,\forall X_j\in\pi_i)$$

给出了贝叶斯网络的因子化形式的联合概率分布,就可以通过对所有"无关"变量求和来得到边缘分布以做推断。一般考虑两种推断:①通过其父母节点的(自上而下推理)的证据对 X_i 节点的预测。②通过其子节点(自下而上推理)的证据对 X_i 节点的诊断。

从算法的角度,贝叶斯网络结构学习算法可分成两类:第一类是基于约束的算法:利用分析贝叶斯网络 Markov 性的条件独立性检验来分析其概率关系。往往把边(弧或箭头)的所有方向都看成三元 V 结构(如 $X_j\rightarrow X_i\rightarrow X_k$,$X_j\rightarrow X_i\leftarrow X_k$,$X_j\leftarrow X_i\rightarrow X_k$)的一部分。出于主观的经验,或者为了确保无回路条件,可能还要增加一些约束。最终,即使是从观测数据来学习,得到的模型常常解释为因果模型。第二类是基于记分的算法:这个算法给每个候选的贝叶斯网络一种记分。有了记分标准之后,就可以利用诸如吝啬搜索算法,登山或禁忌搜索等直观搜索方法来得到使记分最大的网络结构。记分函数通常是记分等价的,也就是说具有同样概率分布的网络有同样的记分。记分种类很多,比如似然或对数似然记分,AIC 及 BIC 记分,离散变量的贝叶斯 Dirichlet 后验密度记分,K2 记分,以及对连续变量的正态的 Wishart 后验密度记分等。

下面给出一个简单驾车例子。考虑几个二分变量:Y(Young,是否年轻),D(Drink,是否饮酒),A(Accident,是否有过事故),V(Violation,是否违规过),C(Citation,是否得过罚单),G(Gear,是否自动档)。数据中用的是 0,1 哑变量,对每个变量,"是"相应于 1,"否"相应于 0。图 10.20.1 为相应的 DAG 图,箭头表示假定的因果关系。

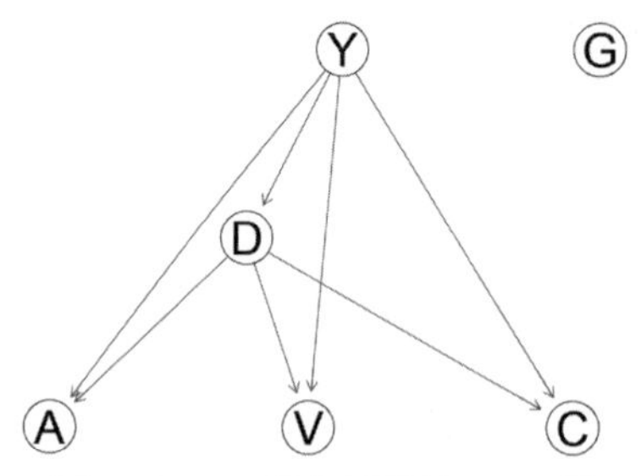

图 10.20.1　驾车例子的 DAG 图

参考文献

[1] Akaike, H. The Interpretation of Improper Prior Distributions as Limits of Data Dependent Proper Prior Distributions. J. R. Statist. Soc. B, 1980, 42, 46—52.

[2] Albert, J H. Bayesian Analysis in the Case of Two-dimentional Parameter Space. Amer. Stat, 1989, 43, 4, 191—196.

[3] Ben-Gal I. Bayesian Networks, in Ruggeri F., Faltin F. & Kenett R., Encyclopedia of Statistics in Quality & Reliability, Wiley & Sons, 2007.

[4] Berger, J O. Statistical Decision Theory and Bayesian Analysis. 2nd ed. New York, Springer-Verlag, 1985.

[5] Bertolio, F. and Racugno, W. (2000). Bayesian model selection approach to analysis of variance under heteroscedasticity. The Statistician, 49(4), 503—517.

[6] Corcuera, J. M. and Giummole, F. A Generalized Bayes Rule for Prediction. Scand. J. Statist, 1999, 26, 265—279.

[7] Dasgupta A, Casella G, Delampady M, et al. Correlation in a Bayesian Framework. Canadian Journal of Statistics, 2000, 28, 4.

[8] Dawid A P, Stone M, Zidek J V. Marginalization Paradoxes in Bayesian and Structural Inference (with Discussion). JRSS B, 1973, 35, 189—233.

[9] Diaconis P, Ylvisaker D. Conjugate Priors for Exponential Families, Ann. Statist, 1979, 7, 269—281.

[10] Giron F J. Stochastic Dominance for Elliptical Distributions: Application in Bayesian Inference. Decision Theory and Decison Analysis, 1998, 177—192.2.

[11] Jeffreys H. Theory of Probability. 3rd ed. Oxford, Clarendon Press, 1961.

[12] Kadane J B, Wolfson L J. Experiences in Elicitation. The Statistician, 1998, 47, 3—19.

[13] Kotz S, 吴喜之. 现代贝叶斯统计学. 北京: 中国统计出版社, 2000.

[14] O'Hagan A. Fractional Bayes Factors for Model Comparison (with Discussion). J Royal Statistical Society Series B, 1995, 56, 99—118.

[15] Robbins H. An Empirical Bayes Approach to Statistics. Proceedings of the Third Berkeley Symposium on Mathematical Statistics and Probability, Volume 1: Contributions to the Theory of Statistics: 157—163, 1955.

[16] Severini T A. On the Relationship between Bayesian and Non-Bayesian Interval Estimates. J. R. Statist. Soc. B, 1991, 53, 611—618.

[17] Singpurwalla N D, Percy D F. Bayesian Calculations in Maintenance Modelling. University of Salford Technical Report, CMS—98—03, 1998.

[18] Singpurwalla, N. D. and Wilson, S. P. (1999). Statistical Methods in Software Engineering, Reliability and Risk. Springer. New York.

[19] Zellner A. Bayesian Methods and Entropy in Economics and Econometrics. Maximum Entropy and Bayesian Methods (Laramie, WY, 1990), 17 — 31, Fund. Theories Phys., 43, Kluwer Acad. Publ., Dordrecht, 1991.

[20] 吴喜之. 复杂数据统计方法. 3版. 中国人民大学出版社. 2016.

（本章作者简介见101页）

第 11 章　抽样方法

邹国华

11.1　抽样调查(survey sampling)[8,24,26]　抽样调查是研究如何从全体被调查对象(即总体)中抽取一部分(即样本),以及如何根据所得到的样本数据对总体的目标量进行推断的统计学分支。它的基本特点是节省费用、时效性强。抽样调查的所有优点都是基于只调查总体的一部分,如何抽取总体的这一部分将直接影响到调查的质量。为了能得到总体目标量的可靠估计,并能估计其误差,必须采用概率抽样(probability sampling)方法,即严格地按照给定的概率来随机抽取样本。本章将主要介绍这类抽样。

与概率抽样相对的是非概率抽样(non-probability sampling),即不是按照给定的概率随机抽取样本,而是有目的地或随意地抽取样本。常见的非概率抽样有:

(1)随意抽样:指抽样者的抽样是以无主观目的、随意的方式或仅根据方便的原则进行,例如"街头拦截"调查;

(2)目的抽样:指抽样者根据调查的需要,有针对性地挑选所需要的样本;

(3)判断抽样:指抽样者依据自身的经验和对总体的了解,选择自认为对总体有代表性的样本;

(4)志愿者抽样:指被调查者都是志愿者。

非概率抽样能够提供一些有用的信息,但不能根据所获得的样本对总体进行推断。另外,非概率抽样不能根据样本计算抽样误差,因此无法对其进行控制。

样本被抽中后,可采用以下方式收集数据:

(1)传统的数据收集方法

①邮寄调查:调查者把问卷邮寄(或传真)给被调查者,被调查者自己回答问题,寄回答卷;

②面访调查:调查者面对面地与被调查者沟通,提出问题,并得到回答;

③电话调查:调查者通过电话联系被调查者,向他们提出问题,并记录他们的回答。

(2)计算机辅助调查

计算机技术对上述三种传统的数据收集模式都有较大的影响,各种各样的计算机辅助方法已被应用于邮寄调查、面访和电话调查中。

①计算机辅助自我调查(CASI):这种方法通过给被调查者发送电子邮件而由被调查者使用计算机完成问卷;

②计算机辅助面访调查(CAPI):被调查者从电脑屏幕上阅读问卷并回答问题,这种调查方式改变了传统的书面问卷形式;

③计算机辅助电话调查(CATI):计算机代替了电话调查中的纸和笔模式。

计算机的发展和应用也产生了一些新的数据收集方式,如基于互联网的网络调查,它通过互联网把传统的调查在线化,这大大降低了调查的成本。另外,网络调查的问卷内容可以有图片、对话甚至视频剪辑形式。

11.2 简单随机抽样(simple random sampling)[3,24] 简单随机抽样是最基本的抽样方法,其抽取样本的方式是:从总体中逐个不放回地等概率抽取。简单随机样本也可一次性同时从总体中抽取,只要保证每个可能的样本被抽中的概率都相等。

在实际操作时,简单随机样本可通过抽取随机数来获得:在1至N范围内随机抽取一个整数,记为r_1,则第r_1个单元入样;再在相同的范围内随机抽取另一个随机数,记为r_2,若$r_2 \neq r_1$,则第r_2个单元入样,若$r_2 = r_1$,则舍弃重抽;直至抽中n个不同的随机数,则相对应的n个单元入样。而随机数的产生可使用随机数骰子或随机数表,也可利用计算机程序。

现以$Y_1, \cdots, Y_N$表示总体N个单元的指标值;$y_1, \cdots, y_n$表示样本n个单元的指标值;$f = n/N$是抽样比。则总体均值$\bar{Y} = \sum_{i=1}^{N} Y_i / N$的一个无偏估计及其方差分别为

$$\bar{y} = \frac{1}{n}\sum_{i=1}^{n} y_i, \ Var(\bar{y}) = \frac{1-f}{n}S^2$$

其中$S^2 = \frac{1}{N-1}\sum_{i=1}^{N}(Y_i - \bar{Y})^2$是总体方差。方差的一个无偏估计为$\hat{Var}(\bar{y}) = \frac{1-f}{n}s^2$,其中$s^2 = \frac{1}{n-1}\sum_{i=1}^{n}(y_i - \bar{y})^2$是样本方差。

$\bar{Y}$的置信度为$1-\alpha$的近似置信区间为:

$$\left(\bar{y} - z_{\alpha/2}\sqrt{\frac{1-f}{n}} \cdot s, \bar{y} + z_{\alpha/2}\sqrt{\frac{1-f}{n}} \cdot s\right)$$

其中$z_{\alpha/2}$是标准正态分布的双侧临界值。

在实际调查中,样本量的确定需要在精度与费用两者之间进行平衡。如果给定了总费用C_T,则样本量可由公式$C_T = c_0 + cn$直接确定,其中c_0是与样本量无关的调查组织等费用,c是调查一个单元所需的平均费用。从精度上考虑,若估计的是总体均值,则所需样本量的一般公式为$n = \frac{n_0}{1 + n_0/N}$,其中$n_0$如下确定:

(1)若要求绝对误差限$\leqslant d$,则$n_0 = \left(\frac{z_{\alpha/2}S}{d}\right)^2$;

(2)若要求相对误差限$\leqslant r$,则$n_0 = \left(\frac{z_{\alpha/2}S}{r\bar{Y}}\right)^2$;

(3)若要求估计量的方差$\leqslant V$,则$n_0 = \frac{S^2}{V}$;

(4)若要求估计量的变异系数$\leqslant C$,则$n_0 = \frac{1}{C^2}\left(\frac{S}{\bar{Y}}\right)^2$。

注意在上述的n_0中,总体标准差S及总体变异系数$S/\bar{Y}$是未知的,需要事先利用历史数据或试调查给出估计。

11.3 分层随机抽样(stratified random sampling)[3,14] 分层抽样是先将总体分成若干个互不重迭且穷尽的子总体(称为层),然后在每层进行独立抽样的一种抽样方式。若每层中的抽样都是简单随机抽样,则称为分层随机抽样。

在分层样本下,总体均值 $\bar{Y}$ 的估计采用各层的估计 $\hat{\bar{Y}}_h$ 关于层权 $W_h=\frac{N_h}{N}$ 的加权平均:$\hat{\bar{Y}}_{st}=\sum_{h=1}^{L}W_h\hat{\bar{Y}}_h$,其中 N_h 表示第 h 层的单元数,L 为层数。其方差为:$Var(\hat{\bar{Y}}_{st})=\sum_{h=1}^{L}W_h^2Var(\hat{\bar{Y}}_h)$,而方差估计为:$\hat{Var}(\hat{\bar{Y}}_{st})=\sum_{h=1}^{L}W_h^2\hat{Var}(\hat{\bar{Y}}_h)$,其中 $\hat{Var}(\hat{\bar{Y}}_h)$ 为第 h 层的方差估计。

对分层抽样,总样本量 n 的确定及其在各层如何进行分配是一个重要问题。对于固定的总样本量 n,常用的分配方法包括:(1)比例分配,即每层样本量 n_h 都与层的大小 N_h 成比例,也即 $n_h=\frac{n}{N}N_h=nW_h$. 在实际中,当层的大小差异较大时,也常采用按层大小的平方根成比例的分配方法。(2)最优分配,即对给定的费用使估计量的方差达到最小,或对给定的估计量方差使总费用达到最小的分配方法。如设费用函数是线性的:$C_T=c_0+\sum_{h=1}^{L}c_hn_h$,其中 C_T 是总费用,c_0 是与样本量无关的固定费用,而 c_h 是在第 h 层中每抽取一个单元的平均费用,则对分层随机抽样,最优分配为 $n_h=n\frac{W_hS_h/\sqrt{c_h}}{\sum_h W_hS_h/\sqrt{c_h}}$. 每层的 c_h 都相同的最优分配称为奈曼分配;进一步,若每层的方差 S_h^2 都相等,则得到比例分配。

为确定分层随机抽样下的样本总量,仍考虑总体均值的估计问题。假设如下一般的样本量分配形式:$n_h=nw_h$,它包含了前面的比例分配和最优分配。若要求估计量的方差$\leqslant V$,则所需样本量为:

$$n=\frac{\sum_h W_h^2S_h^2/w_h}{V+\frac{1}{N}\sum_h W_hS_h^2}$$

若要求绝对误差限$\leqslant d$,则所需样本量为:

$$n=\frac{\sum_h W_h^2S_h^2/w_h}{\frac{d^2}{u_\alpha^2}+\frac{1}{N}\sum_h W_hS_h^2}$$

若要求相对误差限$\leqslant r$,则将 $d=r\bar{Y}$ 代入上式即可。

在实际的调查中,有时没有现成的关于层的抽样框(sampling frame,即包含所有抽样单元的名单)可利用,或分层有困难,这时可以采用事后分层(也称抽样后分层)方法,即对抽中的样本单元按分层原则进行分层,然后采用(事先)分层抽样的目标量估计方法。

11.4 比估计(ratio estimator) [2,20]

在简单随机抽样和分层随机抽样中,经典的估计方法是直接采用样本均值或其加权平均,但这种方法没有利用辅助信息。一种常用的利用辅助信息以提高估计精度的方法是比估计方法,这种方法适用于感兴趣的变量与辅助变量近似成比例或者说具有过原点的线性关系的情形。

假设 $\bar{y},\bar{x}$ 是两个指标的样本均值,$\bar{X}$ 是已知的总体均值,则 $\bar{Y}$ 的比估计定义为:$\bar{y}_R=\frac{\bar{y}}{\bar{x}}\bar{X}$. 当样本量较大时,该估计量是近似无偏的,其方差近似为:

$$
\begin{aligned}
Var(\bar{y}_R)&\approx\frac{1-f}{n}\cdot\frac{1}{N-1}\sum_{i=1}^{N}(Y_i-RX_i)^2\\
&=\frac{1-f}{n}(S_y^2+R^2S_x^2-2R\rho S_xS_y)
\end{aligned}
$$

其中 $R=\frac{\bar{Y}}{\bar{X}}$ 是两个指标均值的比值,S_y^2 和 S_x^2 是两个指标的总体方差,ρ 是两个指标的总体相关系数:

$$
\begin{aligned}
\rho&=\frac{S_{yx}}{S_yS_x}\\
&=\frac{\sum_{i=1}^{N}(Y_i-\bar{Y})(X_i-\bar{X})}{\sqrt{\sum_{i=1}^{N}(Y_i-\bar{Y})^2\cdot\sum_{i=1}^{N}(X_i-\bar{X})^2}}
\end{aligned}
$$

一个近似无偏的方差估计为:

$$
\hat{Var}(\bar{y}_R)=\frac{1-f}{n}\cdot\frac{1}{n-1}\sum_{i=1}^{n}(y_i-\hat{R}x_i)^2
$$

其中 $\hat{R}=\frac{\bar{y}}{\bar{x}}$。

比估计优于样本均值估计的条件是:

$$
\rho>\frac{RS_x}{2S_y}=\frac{1}{2}\frac{C_x}{C_y},
$$

其中 $C_x=S_x/\bar{X}$,$C_y=S_y/\bar{Y}$ 是总体变异系数。

比估计的思想也适用于分层随机抽样:可以先在各层构造比估计,再进行加权平均—分别比估计;也可以对两个指标先求总体均值的估计,再构造比估计—联合比估计。前者要求每一层的样本量都较大,而后者只需总样本量较大。当每层的样本量都较大时,分别比估计比联合比估计一般更为有效。

具体地,分别比估计定义为:$\bar{y}_{RS}=\sum_h W_h\bar{y}_{Rh}=\sum_h W_h\frac{\bar{y}_h}{\bar{x}_h}\bar{X}_h$,它是近似无偏的,方差为:

$$
Var(\bar{y}_{RS})\approx\sum_h\frac{W_h^2(1-f_h)}{n_h}(S_{yh}^2+R_h^2S_{xh}^2-2R_h\rho_hS_{xh}S_{yh})
$$

其中下标 h 表示第 h 层。

联合比估计定义为:

$$
\bar{y}_{RC}=\frac{\bar{y}_{st}}{\bar{x}_{st}}\bar{X}\triangleq\hat{R}_C\bar{X},
$$

其中 $\bar{y}_{st}=\sum_h W_h\bar{y}_h$,$\bar{x}_{st}=\sum_h W_h\bar{x}_h$ 分别是 $\bar{Y}$ 与 $\bar{X}$ 的分层简单估计,而 $\hat{R}_C=\frac{\bar{y}_{st}}{\bar{x}_{st}}$. 它也是近似无偏的,方差近似为:

$$
Var(\bar{y}_{RC})\approx\sum_h\frac{W_h^2(1-f_h)}{n_h}(S_{yh}^2+R^2S_{xh}^2-2R\rho_hS_{xh}S_{yh})
$$

至于方差的估计,用样本比值、样本方差、样本相关系数代替相应的总体值即可。

11.5 回归估计(regression estimator)[2,20] 当感兴趣的变量与辅助变量近似具有一般(即不过原点)的线性关系时,可采用回归估计来提高估计的精度。对于简单随机抽样,总体均值 $\bar{Y}$ 的回归估计定义为:

$$\bar{y}_{lr}=\bar{y}+b(\bar{X}-\bar{x})$$

其中

$$b=\frac{s_{yx}}{s_x^2}=\frac{\sum_{i=1}^{n}(x_i-\bar{x})(y_i-\bar{y})}{\sum_{i=1}^{n}(x_i-\bar{x})^2}$$

是样本回归系数。当 n 较大时,它是近似无偏的,其方差为

$$Var(\bar{y}_{lr})\approx\frac{1-f}{n}(S_y^2+B^2S_x^2-2BS_{yx})$$

其中 S_{yx} 是两个指标的总体协方差,且

$$B=\frac{S_{yx}}{S_x^2}=\frac{\sum_{i=1}^{N}(Y_i-\bar{Y})(X_i-\bar{X})}{\sum_{i=1}^{N}(X_i-\bar{X})^2}$$

而方差估计为:

$$\hat{Var}(\bar{y}_{lr})=\frac{1-f}{n}(s_y^2+b^2s_x^2-2bs_{yx})$$

与分层比估计的情形类似,也可定义分层回归估计:先在每层中构造回归估计,然后进行加权平均——分别回归估计;也可先利用分层样本对 $\bar{Y}$ 及 $\bar{X}$ 进行估计,然后构造回归估计——联合回归估计。同样,前者要求每一层的样本量都较大,而后者只需总样本量较大。

对分层随机样本,分别回归估计定义为:

$$\bar{y}_{lrs}=\sum_h W_h\bar{y}_{lrh}=\sum_h W_h[\bar{y}_h+b_h(\bar{X}_h-\bar{x}_h)]$$

其中

$$b_h=\frac{s_{yxh}}{s_{xh}^2}=\frac{\sum_{i=1}^{n_h}(x_{hi}-\bar{x}_h)(y_{hi}-\bar{y}_h)}{\sum_{i=1}^{n_h}(x_{hi}-\bar{x}_h)^2}$$

估计量 $\bar{y}_{lrs}$ 是近似无偏的,方差为:

$$\hat{Var}(\bar{y}_{lrs})\approx\sum_h\frac{W_h^2(1-f_h)}{n_h}(S_{yh}^2-2B_hS_{yxh}+B_h^2S_{xh}^2)$$

其中 $B_h=S_{yxh}/S_{xh}^2$。

对分层随机样本,联合回归估计定义为: $\bar{y}_{lrc}=\bar{y}_{st}+b_c(\bar{X}-\bar{x}_{st})$

其中

$$b_c=\frac{\sum_h W_h^2(1-f_h)s_{yxh}/n_h}{\sum_h W_h^2(1-f_h)s_{xh}^2/n_h}$$

估计量 $\bar{y}_{lrc}$ 也是近似无偏的,方差为:

$$Var(\bar{y}_{lrc})\approx\sum_h\frac{W_h^2(1-f_h)}{n_h}(S_{yh}^2-2B_cS_{yxh}+B_c^2S_{xh}^2)$$

其中

$$B_c=\frac{\sum_h W_h^2(1-f_h)S_{yxh}/n_h}{\sum_h W_h^2(1-f_h)S_{xh}^2/n_h}$$

同样,方差估计可通过将总体值用相应的样本值进行替代得到。

11.6　有放回不等概率抽样(unequal probability sampling with replacement)[1,6]　等概率抽样实施起来非常方便，数据处理也很简单，它的显著特点是同等对待总体中的每一个单元。但如果总体单元相差较大，这种同等对待就不合理了，因为此时总体单元本身其实并不是平等的。一个解决办法是采用不等概率抽样(sampling with unequal probabilities)方法。最简单的不等概率抽样是有放回不等概率抽样，其定义如下：设总体包含 N 个单元，对其进行有放回抽样 n 次，每次抽样抽到第 i 个单元的概率均为 Z_i，$i=1,\cdots,N$，$\sum_{i=1}^{N} Z_i=1$.

抽样概率 Z_i 的最常见的取法是使之与单元的大小成比例，即 $Z_i=M_i/M_0$，其中 M_i 表示第 i 个单元的大小或规模，而 $M_0=\sum_{i=1}^{N} M_i$. 这种有放回不等概率抽样称为有放回的与单元大小成比例的抽样，简称有放回 *PPS* 抽样(sampling with probability proportional to size and with replacement)。

有放回不等概率抽样的实施一般采用代码法：对给定的抽样概率 Z_i，$i=1,2,\cdots,N$，选取整数 M_0，使每个 $M_i=M_0 Z_i$ 都是整数，然后赋以第 i 个单元 M_i 个代码，具体方法是第 1 个单元拥有代码 $1\sim M_1$，第 2 个单元拥有代码 $M_1+1\sim M_1+M_2$，…，第 i 个单元拥有代码 $\sum_{j=1}^{i-1} M_j+1\sim\sum_{j=1}^{i} M_j$，…，最后一个单元拥有代码 $\sum_{j=1}^{N-1} M_j+1\sim M_0(=\sum_{j=1}^{N} M_j)$。每次抽样产生一个$[1,M_0]$之间的随机整数，设为 m，则代码 m 所对应的单元即为此次抽样被抽中的单元。如此重复 n 次即可获得 n 个样本单元。

也可采用如下的拉希里抽取法：设 M_i 如代码法中所定义，记 $M^*=\max\limits_{1\leqslant i\leqslant N}\{M_i\}$。每次抽取一个$[1,N]$范围内的随机整数 i 及$[1,M^*]$范围内的随机整数 m，若 $M_i\geqslant m$，则第 i 个单元入样；否则重抽一组 (i,m)，直至抽中 n 个样本单元。

现设 n 个样本单元的观测值为 $y_1,\cdots,y_n$，则如下的汉森－赫维茨估计量是总体总量 Y 的无偏估计：

$$\hat{Y}_{HH}=\frac{1}{n}\sum_{i=1}^{n}\frac{y_i}{z_i}$$

其方差及方差的无偏估计(此时 $n>1$)分别为：

$$Var(\hat{Y}_{HH})=\frac{1}{n}\sum_{i=1}^{N} Z_i\left(\frac{Y_i}{Z_i}-Y\right)^2$$

$$\hat{Var}(\hat{Y}_{HH})=\frac{1}{n(n-1)}\sum_{i=1}^{n}\left(\frac{y_i}{z_i}-\hat{Y}_{HH}\right)^2$$

11.7 不放回不等概率抽样（unequal probability sampling without replacement）[1,7] 由于采用有放回不等概率抽样时同一单元可能被重复抽中，直观上没有必要对相同的单元进行重复调查，因此不放回不等概率抽样的效率更高，在实际中更具吸引力。

与有放回不等概率抽样需要考虑每次抽样的概率 Z_i 类似，对不放回不等概率抽样，需要考虑每个单元的入样概率，记为 π_i。另外也需要考虑任意两个单元同时入样的概率，记为 π_{ij}. 最常见的情形是 π_i 与单元的大小成比例，即 $\pi_i = nZ_i$，其中 $Z_i = M_i/M_0$，而 M_i 表示单元的大小，M_0 是其总和。此时的不放回不等概率抽样称为 πPS 抽样（sampling with inclusion probabilities proportional to size）。

要真正做到 $\pi_i = nZ_i$，或者说 πPS 抽样并不容易。对于 $n=2$，可采用以下方法：

（1）布鲁尔方法：第一个单元按与 $\dfrac{Z_i(1-Z_i)}{1-2Z_i}$ 成比例的概率抽取，第二个单元则在剩下的 $N-1$ 个单元中按与 Z_j 成比例的概率抽取；

（2）德宾方法：第一个样本单元以概率 Z_i 抽取，设抽到的是单元 i；第二个样本单元则按与 $Z_j\left(\dfrac{1}{1-2Z_i}+\dfrac{1}{1-2Z_j}\right)$ 成比例的概率抽取。这两种方法都要求对每个 i，成立 $Z_i < \dfrac{1}{2}$。

如果 $n>2$，则可采用下面的方法：

（1）布鲁尔方法：第一个单元以与 $\dfrac{Z_i(1-Z_i)}{1-nZ_i}$ 成比例的概率抽取，在第 $r \geqslant 2$ 次抽取时以与 $\dfrac{Z_i(1-Z_i)}{1-(n-r+1)Z_i}$ 成比例的概率从当时尚未入样的单元中抽取一个单元；

（2）水野方法：第一个单元以概率 $Z_i^* = \dfrac{n(N-1)Z_i}{N-n} - \dfrac{n-1}{N-n}$ 进行抽取，然后在剩下的 $N-1$ 个单元中按简单随机抽样抽取 $n-1$ 个单元；

（3）拉奥－桑福特方法：按概率 Z_i 抽取第一个单元，然后以与 $\lambda_i = \dfrac{Z_i}{1-nZ_i}$ 成比例的概率有放回地抽取 $n-1$ 个单元，一旦有单元被重复抽中，则放弃所有已抽到的单元重抽，直至 n 个单元都不同为止。

对不放回不等概率抽样，为估计总体总量 Y，一般采用著名的霍维茨－汤普森估计量：

$$\hat{Y}_{HT} = \sum_{i=1}^{n} \frac{y_i}{\pi_i}$$

它是无偏的，方差为：

$$Var(\hat{Y}_{HT}) = \sum_{i=1}^{N} \frac{1-\pi_i}{\pi_i} Y_i^2 + 2\sum_{i=1}^{N}\sum_{j>i}^{N} \frac{\pi_{ij}-\pi_i\pi_j}{\pi_i\pi_j} Y_i Y_j$$

一个无偏的方差估计是：

$$\hat{Var}(\hat{Y}_{HT}) = \sum_{i=1}^{n} \frac{1-\pi_i}{\pi_i^2} y_i^2 + 2\sum_{i=1}^{n}\sum_{j>i}^{n} \frac{\pi_{ij}-\pi_i\pi_j}{\pi_i\pi_j\pi_{ij}} y_i y_j$$

上面的公式中，自然假定 $\pi_i > 0, \pi_{ij} > 0, i \neq j$。

11.8　二重抽样(double sampling)[3,15]

在实际调查中，为了获取样本和/或进行数据处理，常常需要总体的辅助信息，如实施不等概率抽样时需要知道每个单元的大小、加权估计时需要知道层权等。在缺少所需辅助信息的情况下，可以先抽取一个较大的样本来获取这些信息，再从中抽取一个较小的样本对感兴趣的目标量进行调查，这就是二重抽样的思想。

(1)二重分层抽样：先用简单随机抽样在总体中抽取样本量为 n' 的大样本(第一重样本)，记 n'_h 是属于第 h 层的单元数，则 $w'_h=\frac{n'_h}{n'}$ 是层权 $W_h=N_h/N$ 的无偏估计；然后对大样本进行分层随机抽样得到一个样本量为 n 的较小的样本(第二重样本)进行主调查。

记 y_{hj} 是第二重样本第 h 层第 j 个单元的指标值，$\bar{y}_h=\frac{1}{n_h}\sum_{j=1}^{n_h}y_{hj}$ 是第 h 层的样本均值，则总体均值 $\bar{Y}$ 的估计为：$\bar{y}_{stD}=\sum_{h=1}^{L}w'_h\bar{y}_h$. 它是无偏的，方差为：

$$Var(\bar{y}_{stD})=\left(\frac{1}{n'}-\frac{1}{N}\right)S^2+\sum_h\frac{W_hS_h^2}{n'}\left(\frac{1}{v_h}-1\right)$$

其中 S^2,S_h^2 分别为总体方差和第 h 层的方差，v_h 是第 h 层的抽样比，n_h 是第 h 层的样本量。

一个近似无偏的方差估计量是：

$$\hat{Var}(\bar{y}_{stD})=\sum_h\left(\frac{1}{n_h}-\frac{1}{n'_h}\right)w'^2_hs_h^2+\left(\frac{1}{n'}-\frac{1}{N}\right)\sum_hw'_h(\bar{y}_h-\bar{y}_{stD})^2$$

其中 s_h^2 是第二重样本第 h 层方差。

(2)二重抽样的比估计与回归估计：第一重抽样仅调查辅助变量，记样本均值为 $\bar{x}'$；第二重抽样调查感兴趣的目标量，样本均值记为 $\bar{y}$，相应地，$\bar{x}$ 是第二重样本辅助变量的均值。

二重比估计为：$\bar{y}_{RD}=\frac{\bar{y}}{\bar{x}}\bar{x}'\triangleq\hat{R}\bar{x}'$. 它是近似无偏的，方差为：

$$Var(\bar{y}_{RD})\approx\left(\frac{1}{n'}-\frac{1}{N}\right)S_y^2+\left(\frac{1}{n}-\frac{1}{n'}\right)(S_y^2+R^2S_x^2-2RS_{yx})$$

其中 $R=\bar{Y}/\bar{X}$，而方差估计为：

$$\hat{Var}(\bar{y}_{RD})=\frac{s_y^2}{n}+\left(\frac{1}{n}-\frac{1}{n'}\right)(\hat{R}^2s_x^2-2\hat{R}s_{yx})$$

这里 s_y^2,s_x^2,s_{yx} 是第二重样本的方差或协方差。

二重回归估计为：

$$\bar{y}_{lrD}=\bar{y}+b(\bar{x}'-\bar{x})$$

其中 b 是基于第二重样本的回归系数。该估计量是近似无偏的，其方差和方差的估计分别为：

$$Var(\bar{y}_{lrD})\approx\left(\frac{1}{n'}-\frac{1}{N}\right)S_y^2+\left(\frac{1}{n}-\frac{1}{n'}\right)S_y^2(1-\rho^2)$$

$$\hat{Var}(\bar{y}_{lrD})=\left(\frac{1}{n'}-\frac{1}{N}\right)s_y^2+\left(\frac{1}{n}-\frac{1}{n'}\right)s_y^2(1-r^2)$$

其中 r 是基于第二重样本的相关系数。

11.9 连续抽样(successive sampling)[3，16] 在实际中，为了掌握总体的当前信息并了解其变化规律，需要对总体在不同的时间点进行连续抽样，但为方便，常常采用对一组固定的样本进行连续调查的方式，这就是所谓的固定样组调查。然而对一组固定样本进行反复的调查会带来不同于一般调查的许多问题。一个主要问题是，反复多次地调查易引起被调查者的厌倦情绪从而不愿意积极配合或者敷衍了事提供不真实的回答，也就是说会产生样本老化或样本疲劳现象；另一方面，随着时间的流逝，目标总体本身会发生改变，这样长期固定不变的样本就不能很好地代表已经变化了的总体了。

克服样本老化问题同时又保留固定样组调查的优势的一种方法是样本轮换，即每隔一定时间更换一定比例的样本单元，保留其余单元。

现考虑两期的连续调查，假定每次抽样均是简单随机抽样，且样本量均为 n。从前期调查的 n 个单元中抽取 m 个在现期继续调查(这样的单元称为匹配样本单元)，另从前期未抽中的 $N-n$ 个单元中再抽取 $u=n-m$ 个新单元进行调查(这样的单元称为轮换样本单元)。显然匹配样本单元在前期与现期都有观测，均值分别记为 $\bar{y}_{1m}$ 和 $\bar{y}_{2m}$；以 $\bar{y}_{2u}$ 表示现期 u 个轮换样本单元的均值，$\bar{y}_{1n}$ 表示前期 n 个单元的均值。

对于有两期观测值的 m 个匹配样本单元，前期值可视为辅助变量，因而可构造 $\bar{Y}$ 的如下二重回归估计：$\bar{y}'_{2m}=\bar{y}_{2m}+b(\bar{y}_{1n}-\bar{y}_{1m})$；而对于轮换样本单元，$\bar{Y}$ 的估计为：$\bar{y}'_{2u}=\bar{y}_{2u}$。一个自然的想法是对这两个估计进行加权平均而得到 $\bar{Y}$ 的如下估计：

$$\bar{y}'_2=\varphi\bar{y}'_{2u}+(1-\varphi)\bar{y}'_{2m}$$

其中 φ 是权重。易见最优的权重为 $\varphi=\dfrac{V_m}{V_u+V_m}$，其中

$$V_m\doteq Var(\bar{y}'_{2m})=\frac{S_2^2(1-\rho^2)}{m}+\frac{\rho^2S_2^2}{n}$$

$$V_u\doteq Var(\bar{y}'_{2u})=\frac{S_2^2}{u}$$

(忽略有限总体修正系数)，而 S_2^2 是现期总体方差，ρ 是现期观测值与前期观测值的相关系数。相应的方差为：

$$Var(\bar{y}'_2)=\frac{V_uV_m}{V_u+V_m}=\frac{n-u\rho^2}{n^2-u^2\rho^2}S_2^2$$

由此可知最优的轮换比例为：

$$\frac{u}{n}=\frac{1}{1+\sqrt{1-\rho^2}}$$

显见 ρ 越大，应轮换得越多。最优轮换比例时的方差为：

$$Var_{opt}(\bar{y}'_2)=\frac{1+\sqrt{1-\rho^2}}{2n}S_2^2$$

11.10　整群抽样(cluster sampling)[3，12]　将总体划分为若干较大的单元，称为群，然后按一定方式抽取若干个群并调查其中所包含的全部小单元的抽样方式。较之简单随机抽样，这种抽样方法由于样本单元相对集中，调查起来非常方便从而节省费用；它也不需要关于群内单元的抽样框。但其效率一般相对较低，因为同一群内的单元常常较为相似，直观上没有必要都调查。鉴于此，对于整群抽样，群的划分应尽可能使得群内的方差大而群间的方差小。

以 $Y_{ij}(y_{ij})$ 记总体(样本)第 i 个群第 j 个小单元的指标值，$i=1,\cdots,N$，$j=1,\cdots,M_i(m_i)$，其中 $M_i(m_i)$ 是总体(样本)第 i 个群的大小；进一步记 $M_0=\sum_{i=1}^{N}M_i$. 为达到估计总体总量 $Y=\sum_{i=1}^{N}\sum_{j=1}^{M_i}Y_{ij}=\sum_{i=1}^{N}Y_i$ 的目的，可采用简单随机抽样抽取群，也可直接采用不等概率抽样方式。

(1)按简单随机抽样抽群

此时应使用比估计：

$$\hat{Y}_R=M_0\hat{\bar{\bar{Y}}}_R\equiv M_0\frac{\sum_{i=1}^{n}y_i}{\sum_{i=1}^{n}m_i}$$

其中 $y_i=\sum_{j=1}^{m_i}y_{ij}$. 它是近似无偏的，方差为：

$$Var(\hat{Y}_R)\approx\frac{N^2(1-f)}{n}\frac{\sum_{i=1}^{N}M_i^2(\bar{Y}_i-\bar{\bar{Y}})^2}{N-1}$$

其中 $\bar{Y}_i=\sum_{j=1}^{M_i}Y_{ij}/M_i$，$\bar{\bar{Y}}=\sum_{i=1}^{N}\sum_{j=1}^{M_i}Y_{ij}/M_0$.

而方差的估计为：

$$\hat{Var}(\hat{Y}_R)=\frac{N^2(1-f)}{n}\frac{1}{n-1}\left(\sum_{i=1}^{n}y_i^2+\hat{\bar{\bar{Y}}}_R{}^2\sum_{i=1}^{n}m_i^2-2\hat{\bar{\bar{Y}}}_R\sum_{i=1}^{n}m_iy_i\right)$$

当群的大小都相等时，方差可表示为：

$$Var(\hat{Y}_R)\approx\frac{N^2M(1-f)}{n}S^2[1+(M-1)\rho_c]$$

其中 M 是各群的大小，ρ_c 是群内相关系数。注意到此时若按简单随机抽样直接从总体中抽取 nM 个小单元，则总体总量的估计 $\hat{Y}$ 的方差为

$$Var_{ran}(\hat{Y})=\frac{N^2M(1-f)}{n}S^2$$

故整群抽样的设计效应(design effect)为：

$$\text{deff}\equiv\frac{Var(\hat{Y}_R)}{Var_{ran}(\hat{Y})}\approx1+(M-1)\rho_c$$

(2) 按不等概率抽样抽群

更为有效的方式是对群采用与其大小成比例的不等概率抽样，也即采用有放回 PPS 抽样或不放回 πPS 抽样，此时相应的估计量分别为汉森－赫维茨估计量和霍维茨－汤普森估计量。

11.11 等概率系统抽样(equal probability systematic sampling)[10,23] 系统抽样是将总体中的单元按一定顺序进行排列后,在规定的范围内抽取随机数,再按某种规则确定样本单元的一种抽样技术。这种抽样的最大优点是实施方便,对抽样框的要求也较简单;其缺点是方差估计较为困难。

最简单的系统抽样是等距抽样(equal interval sampling),即等间隔抽取,它是一种等概率系统抽样。当总体中的 N 个单元按直线排列时,等距抽样的实施方法如下:根据事先设定的样本量 n,确定最接近 N/n 的一个整数 k;在 1 至 k 范围内随机抽取一个整数 r;以单元 r 为起始单元,再每隔 k 抽取一个单元作为样本单元。k 称为抽样间距。

表 11.11.1 $N = nk$ 时 k 个系统样本的组成

	1	2	…	r	…	k
1	Y_1	Y_2	…	Y_r	…	Y_k
2	Y_{k+1}	Y_{k+2}	…	Y_{k+r}	…	Y_{2k}
⋮	⋮	⋮	⋮	⋮	⋮	⋮
n	$Y_{(n-1)k+1}$	$Y_{(n-1)k+2}$	…	$Y_{(n-1)k+r}$	…	Y_{nk}
均值	$\bar{y}_1$	$\bar{y}_2$	…	$\bar{y}_r$	…	$\bar{y}_k$

以下设 $N = nk$,此时总体可排列成表 11.11.1 的形式,表中的最上面一行表示随机起点,最左边一列表示样本号。显然,一个系统样本正好由表中的一列构成。易见,如将列看成群,则系统抽样可看成是一种整群抽样;如将行看成层,则系统抽样可看成是一种分层抽样。

若将系统样本观测值按其在总体中的顺序记为 $y_1, y_2, \cdots, y_n$,则总体均值 $\bar{Y}$ 的估计为:$\bar{y}_{sy} = \frac{1}{n}\sum_{i=1}^{n} y_i$. 该估计量是无偏的,方差为:$Var(\bar{y}_{sy}) = \frac{1}{k}\sum_{r=1}^{k}(\bar{y}_r - \bar{Y})^2$. 它也可表示为:

$$Var(\bar{y}_{sy}) = \frac{S^2}{n}\left(\frac{N-1}{N}\right)[1+(n-1)\rho_{wsy}]$$

其中 ρ_{wsy} 是样本(群)内相关系数。可利用下述方法估计方差:

(1) $$\hat{Var}_1 = \frac{1-f}{n}s^2 = \frac{N-n}{Nn}\frac{1}{n-1}\sum_{i=1}^{n}(y_i - \bar{y}_{sy})^2$$

这是将系统样本视为简单随机样本得到的;

(2) $$\hat{Var}_2 = \frac{1-f}{n}\frac{1}{n}\sum_{i=1}^{n/2}(y_{2i} - y_{2i-1})^2$$

这是将样本观测值按顺序两两分成一组(假设 n 为偶数)计算样本方差,再将所有组的样本方差进行平均并乘以 $(1-f)/n$ 得到的;

(3) $$\hat{Var}_3 = \frac{1-f}{n}\frac{1}{2(n-1)}\sum_{i=2}^{n}(y_i - y_{i-1})^2$$

它的构造方式与 $\hat{Var}_2$ 类似,差别只是将每个观测值与其前一个组成一组来计算样本方差。

最后,需要特别指出的是,对周期性变化总体,如商场销售额等,抽样间距的选取需特别小心,例如不能取为变化周期的整数倍等。

11.12　不等概率系统抽样(unequal probability systematic sampling)［11,23］　记 π_i 为入样概率,满足 $\sum_{i=1}^{N}\pi_i=n$;在[0,1]区间内抽取一随机数,记为 r,则当

$$\sum_{j=1}^{i_k-1}\pi_j<r+k,\ \sum_{j=1}^{i_k}\pi_j\geqslant r+k,\quad k=0,1,\cdots,n-1$$

时,总体中的第 $i_0,i_1,\cdots,i_{n-1}$ 个单元被抽中为样本单元,这样的抽样称为不等概率系统抽样。这种抽样是严格不放回的,而样本的随机性完全表现在 r 的抽取上,因此它既有不放回不等概率抽样精度高的优点,实施又很方便。

实际中最常使用的不等概率系统抽样是 πPS 系统抽样(systematic sampling with inclusion probabilities proportional to size),即 π_i 与单元大小 M_i 成比例:

$$\pi_i=nM_i/M_0\equiv nZ_i$$

其中 $M_0=\sum_{i=1}^{N}M_i$。

不等概率系统抽样的实施一般采用代码法。例如对 πPS 系统抽样,实施方法为:先将 M_i 值进行累加,再在 $\left(0,\frac{M_0}{n}\right]$ 中抽取一随机数 r,则以 r 为起始点、以 $k=\frac{M_0}{n}$ 为间距等距地抽取代码,代码(即 $r,r+k,\cdots,r+(n-1)k$)所对应的单元即为样本单元(若 k 为整数,则可在 $1\sim k$ 范围内抽取随机整数)。

仍将样本观测值按其在总体中的顺序记为 $y_1,y_2,\cdots,y_n$,则总体均值 $\bar{Y}$ 的估计为:$\hat{Y}_{HT}=\sum_{i=1}^{n}\frac{y_i}{\pi_i}$. 它是无偏的,方差为:

$$Var(\hat{Y}_{HT})=\sum_{i=1}^{N}\frac{1-\pi_i}{\pi_i}Y_i^2+2\sum_{i=1}^{N}\sum_{j>i}^{N}\frac{\pi_{ij}-\pi_i\pi_j}{\pi_i\pi_j}Y_iY_j$$

可利用下述方法估计方差:

(1) $\hat{Var}'_1=\frac{1-\hat{f}}{n(n-1)}\sum_{i=1}^{n}\left(\frac{ny_i}{\pi_i}-\hat{Y}_{HT}\right)^2$

这是将不放回的 πPS 系统样本视为有放回的 PPS 样本并乘以有限总体修正系数的估计 $1-\hat{f}$ (即 $1-\frac{1}{n}\sum_{i=1}^{n}\pi_i$) 得到的;

(2) $\hat{Var}'_2=\frac{1-\hat{f}}{n}\frac{1}{n}\sum_{i=1}^{n/2}\left(\frac{ny_{2i}}{\pi_{2i}}-\frac{ny_{2i-1}}{\pi_{2i-1}}\right)^2$

(3) $\hat{Var}'_3=\frac{1-\hat{f}}{n}\frac{1}{2(n-1)}\sum_{i=2}^{n}\left(\frac{ny_i}{\pi_i}-\frac{ny_{i-1}}{\pi_{i-1}}\right)^2$

上述两个估计量的构造思想类似于等概率系统抽样时的 $\hat{Var}_2$ 和 $\hat{Var}_3$(y_i 用 ny_i/π_i 替代)。

关于方差估计量的选择,一般来说,对于随机排列的总体,$\hat{Var}'_1(v_1)$ 的效果较好;而 $\hat{Var}'_2(v_2)$、$\hat{Var}'_3(v_3)$ 适用范围更广,尤其适用于具有线性趋势的总体。

11.13　二阶段抽样(two-stage sampling) [3,12]　假设总体的每个单元(一级单元)包含若干小单元(二级单元),如果对被抽中的一级单元,不是调查其中的所有二级单元而是再抽取若干二级单元进行调查,这样的抽样就称为二阶段抽样。二阶段抽样既有整群抽样样本相对集中、调查方便、不需要关于所有小单元的抽样框的优点,又由于只是调查一部分小单元而具有较高的抽样效率。

对二阶段抽样时目标量的估计,可以逐阶段得到,即将二级单元构造的估计量作为其一级单元的"真值",再基于这些一级单元的"真值"构造总体目标量的估计。

(1)第一阶段抽样为有放回的不等概率抽样

以 Z_i 表示第一阶段抽样中一级单元的抽取概率,如果第 i 个一级单元被抽中,则在其中抽取 m_i 个二级单元。注意若某个一级单元被重复抽中,则原来在第二阶段抽样中抽到的那些二级单元需放回,然后重新抽取 m_i 个次级单元。

为估计总体总量 Y,可以先估计被抽中的一级单元的总量 Y_i,设为 $\hat{Y}_i$(假定无偏,方差为 $Var_2(\hat{Y}_i)$),将它视为一级单元的真值,再基于一级样本单元估计 Y:

$\hat{Y}_{HH}=\frac{1}{n}\sum_{i=1}^{n}\frac{\hat{Y}_i}{z_i}$.该估计量是无偏的,方差为:

$$Var(\hat{Y}_{HH})=\frac{1}{n}\left[\sum_{i=1}^{N}Z_i\left(\frac{Y_i}{Z_i}-Y\right)^2+\sum_{i=1}^{N}\frac{Var_2(\hat{Y}_i)}{Z_i}\right]$$

估计量的方差由两部分组成,一般而言,源于第一阶段抽样的第一项是其主项。$Var(\hat{Y}_{HH})$ 的一个无偏估计是:

$$\hat{Var}(\hat{Y}_{HH})=\frac{1}{n(n-1)}\sum_{i=1}^{n}\left(\frac{\hat{Y}_i}{z_i}-\hat{Y}_{HH}\right)^2$$

可以注意到它在形式上与单阶段抽样情形的估计量是一样的;也可看出,该方差估计量的形式与第二阶段抽样具体采用什么方式无关。

(2)第一阶段抽样为不放回的不等概率抽样

以 π_i,π_{ij} 记第一阶段抽样的入样概率,则与有放回抽样情形类似,总体总量 Y 的估计为:

$$\hat{Y}_{HT}=\sum_{i=1}^{n}\frac{\hat{Y}_i}{\pi_i}$$

它是无偏的,方差为:

$$Var(\hat{Y}_{HT})=\sum_{i=1}^{N}\frac{1-\pi_i}{\pi_i}Y_i^2+2\sum_{i=1}^{N}\sum_{j>i}^{N}\frac{\pi_{ij}-\pi_i\pi_j}{\pi_i\pi_j}Y_iY_j+\sum_{i=1}^{N}\frac{Var_2(\hat{Y}_i)}{\pi_i}$$

假设 $\hat{Var}_2(\hat{Y}_i)$ 是 $Var_2(\hat{Y}_i)$ 的一个无偏估计,则 $Var(\hat{Y}_{HT})$ 的一个无偏估计是

$$\hat{Var}(\hat{Y}_{HT})=\sum_{i=1}^{n}\frac{1-\pi_i}{\pi_i^2}\hat{Y}_i^2+2\sum_{i=1}^{n}\sum_{j>i}^{n}\frac{\pi_{ij}-\pi_i\pi_j}{\pi_i\pi_j\pi_{ij}}\hat{Y}_i\hat{Y}_j+\sum_{i=1}^{n}\frac{\hat{Var}_2(\hat{Y}_i)}{\pi_i}$$

11.14　多阶段抽样(multi-stage sampling)[3,12]　设总体由 N 个一级单元组成,每个一级单元由二级单元组成,而每个二级单元又由三级单元组成。在第二阶段抽样后,如果对被抽中的二级单元再抽取其中的三级单元,则这样的抽样称为三阶段抽样;如果对被抽中的二级单元调查其中所有三级单元,则称为二阶段整群抽样。一般的多阶段抽样或多阶段整群抽样可类似地定义。

与二阶段抽样一样,多阶段抽样时目标量的估计可以逐阶段得到,即将基于下一级单元构造的估计量作为其上一级单元的真值。由于在实际调查中,常常是前几阶段抽样采用不等概率抽样,最后一阶段抽样采用整群抽样或等概率抽样,而在对不放回不等概率抽样情形进行数据处理时,常利用有放回不等概率抽样的公式进行简化,因此下面重点讨论前两阶段抽样为有放回不等概率抽样的情形,最后一阶段抽样则分为两种情况:

(1)第三阶段抽样是有放回的不等概率抽样。假设各阶段抽样的样本量分别为 n, m_i, k_{ij}, 每次抽样各单元被抽中的概率分别为 Z_i、Z_{ij}、Z_{iju} ($i=1,\cdots,N;j=1,\cdots,M_i;u=1,\cdots,K_{ij}$;而 M_i 是一级单元大小,K_{ij} 是二级单元大小)。记 $Y_{iju}(y_{iju})$ 为总体(样本)单元指标值,则总体总量 $Y=\sum_{i=1}^{N}\sum_{j=1}^{M_i}\sum_{u=1}^{K_{ij}}Y_{iju}\equiv\sum_{i=1}^{N}Y_i$ 的一个无偏估计为:

$$\hat{Y}=\frac{1}{n}\sum_{i=1}^{n}\frac{1}{z_i}\frac{1}{m_i}\sum_{j=1}^{m_i}\frac{1}{z_{ij}}\frac{1}{k_{ij}}\sum_{u=1}^{k_{ij}}\frac{y_{iju}}{z_{iju}}$$

其方差及方差的一个无偏估计分别是

$$\begin{aligned}Var(\hat{Y})=&\frac{1}{n}\left(\sum_{i=1}^{N}\frac{Y_i^2}{Z_i}-Y^2\right)\\&+\frac{1}{n}\sum_{i=1}^{N}\frac{1}{Z_i}\frac{1}{m_i}\left(\sum_{j=1}^{M_i}\frac{Y_{ij}^2}{Z_{ij}}-Y_i^2\right)\\&+\frac{1}{n}\sum_{i=1}^{N}\frac{1}{Z_i}\left[\frac{1}{m_i}\sum_{j=1}^{M_i}\frac{1}{Z_{ij}}\frac{1}{k_{ij}}\right.\\&\left.\cdot\left(\sum_{u=1}^{K_{ij}}\frac{Y_{iju}^2}{Z_{iju}}-Y_{ij}^2\right)\right]\end{aligned}$$

$$V\hat{a}r(\hat{Y})=\frac{1}{n(n-1)}\sum_{i=1}^{n}(\hat{Y}_i-\hat{Y})^2$$

其中

$$Y_{ij}=\sum_{u=1}^{K_{ij}}Y_{iju},$$

$$\hat{Y}_i=\frac{1}{z_im_i}\sum_{j=1}^{m_i}\frac{1}{z_{ij}}\left(\frac{1}{k_{ij}}\sum_{u=1}^{k_{ij}}\frac{y_{iju}}{z_{iju}}\right)$$

(2)第三阶段抽样是等概率抽样。假设前两阶段抽样是有放回的 PPS 抽样,最后一阶段是有放回的简单随机抽样,则估计量 $\hat{Y}$ 及其方差估计分别简化为:

$$\hat{Y}=\frac{M_0}{n}\sum_{i=1}^{n}\frac{1}{m_i}\sum_{j=1}^{m_i}\frac{1}{k_{ij}}\sum_{u=1}^{k_{ij}}y_{iju}\equiv M_0\,\bar{\bar{y}}$$

$$V\hat{a}r(\hat{Y})=\frac{M_0^2}{n(n-1)}\sum_{i=1}^{n}(\bar{\bar{y}}_i-\bar{\bar{y}})^2$$

其中

$$M_0=\sum_{i=1}^{N}\sum_{j=1}^{M_i}K_{ij},\bar{\bar{y}}_i=\frac{1}{m_i}\sum_{j=1}^{m_i}\frac{1}{k_{ij}}\sum_{u=1}^{k_{ij}}y_{iju}.$$

如果最后一阶段抽样是不放回的简单随机抽样,上述的估计量公式及方差估计公式仍然成立。

11.15 复杂样本的方差估计(variance estimation for complex surveys)[23,25]

在实际的抽样调查中,所采用的抽样方案一般是多种基本抽样方法的结合,这导致了错综复杂的样本而使方差的估计变得较为困难,即便能给出,也常常具有相当的复杂性,特别是采用非线性估计时。目前处理复杂样本的方差估计问题主要有随机组方法、平衡半样本方法、刀切法(自助法)、泰勒级数法。由于随机组方法是平衡半样本方法和刀切法的基础,而泰勒级数法主要用于非线性估计的线性化,它本身并不能单独使用,因此下面主要介绍随机组方法。

随机组方法的思想是使用相同的抽样方案从总体中抽取两个或两个以上的样本,对每个样本分别构造总体目标量的估计,再利用这些估计之间的离散程度或这些估计与基于全样本的估计之间的离散程度计算基于全样本估计的方差。在实际中一般是将抽取到的样本分成若干组,再利用由各组子样本构造的估计量之间的离散程度构造方差的估计量。

(1)独立随机组情形

如果每次抽取的样本都被放回,则所得的随机组是独立的,具体实施过程如下:(a)按某种抽样方式从总体中抽取样本 S_1;(b) 在第一个样本 S_1 被抽中后,放回总体,然后按与(a) 相同的方式抽取样本 S_2;(c) 重复上述过程,直至 k 个样本 $S_1,\cdots,S_k$ 被抽中。这 k 个样本就称为随机组(random group)。

对每个随机组,按相同的方式构造总体目标量 θ 的一个估计,记为 $\hat{\theta}_\alpha(\alpha=1,\cdots,k)$。则 θ 的随机组估计为 $\hat{\bar{\theta}}=\frac{1}{k}\sum_{\alpha=1}^{k}\hat{\theta}_\alpha$. 如果假定 $\hat{\theta}_\alpha$ 都是无偏的,则 $\hat{\bar{\theta}}$ 也是无偏的,其方差的一个无偏估计为:

$$V\hat{a}r(\hat{\bar{\theta}})=\frac{1}{k(k-1)}\sum_{\alpha=1}^{k}(\hat{\theta}_\alpha-\hat{\bar{\theta}})^2.$$

现假定 $\hat{\theta}$ 是基于 k 个随机组的联合样本、用与构造 $\hat{\theta}_\alpha$ 类似的方式构造的 θ 的估计量。对 $\hat{\theta}$ 的方差估计,以下两个估计量都可使用:

$$V\hat{a}r_1(\hat{\theta})=V\hat{a}r(\hat{\bar{\theta}}),$$

$$V\hat{a}r_2(\hat{\theta})=\frac{1}{k(k-1)}\sum_{\alpha=1}^{k}(\hat{\theta}_\alpha-\hat{\theta})^2$$

(2)非独立随机组情形

在实际的抽样调查中,样本一般是作为一个整体一次性从总体中抽取出来的,这时随机组的形成是将该样本随机地划分成若干个组。此时随机组之间不再保持独立。为了获得较好的随机组估计,随机组的划分必须遵循如下的基本原则:需使得每个随机组本质上具有与原始样本相同的抽样结构。形成随机组后,估计量可与独立情形那样完全相同地构造。

11.16　非抽样误差(non-sampling error) [9,27]　在抽样调查中,由于调查的只是总体的一部分,因此必然会产生一定的误差,称为抽样误差(sampling error)。除抽样误差以外,由于其他各种原因引起的误差统称为非抽样误差。非抽样误差可产生于抽样调查的各个环节,主要包括以下三类:

(1)抽样框误差(frame error):由于抽样框的不完善(即用于抽样的名录与目标总体之间不是一一对应关系)或其中的信息不正确而引起的误差。产生的原因包括:丢失目标总体单元(零对一)、包含非目标总体单元(一对零)、复合连接(一对多、多对一或多对多)、抽样框的资料老化等。

第一种即丢失目标总体单元造成的误差不易被发现,影响较大。一个解决办法是通过将丢失单元与抽样总体单元实行某种形式的连接而找回丢失的单元;另一个办法是采用多个抽样框,即同时使用两个或两个以上的抽样框,如同时使用名录框和地域框,由此克服一个抽样框不能覆盖整个目标总体的缺陷。

(2)无回答误差(nonresponse error):由于种种原因没有获得被抽中单元的信息而引起的误差。无回答一般会对调查结果带来较严重的影响。不幸的是,近年来,实际调查的无回答率却一直呈上升的趋势。无回答产生的原因包括联系不上、拒绝合作、无法接受调查等。

对无回答误差的处理,首先是要设法降低无回答率,预防措施包括:(a)加强调查的组织,努力取得有关部门的配合,事先进行宣传,给以适当的物质激励;(b)加强对调查员的培训,选择具有责任心和较强交际能力的调查员;(c)多次访问,即对未回答的单元进行追踪。另外,改进问卷的设计也是一个重要方面。

无论怎样努力,完全避免无回答一般是不可能的,此时如何处理含有无回答的调查数据就很重要了。下面是一些常用的方法:(a)替换样本单元。采取这种方法需十分慎重,应遵循如下基本原则:替代者与被替代者应具有相似的特征;替换程序应在调查实施前就确定。(b)偏倚调整:对回答者和无回答者之间的差异(如关于辅助变量的差异)估计可能有的偏倚,然后进行调整。(c)加权调整:对回答数据进行加权调整,以修正由于无回答引起的偏倚。(d)再抽样:对无回答单元进行再抽样,得到无回答子样本的数据。(e)插补:用适当的估计值替代无回答数据。

(3)计量误差(measurement error):调查所获得的数据与其真值之间不一致而引起的误差。产生的原因包括:调查方案的设计不够科学,测量工具不够精确;调查员的业务能力不强、责任心不够;被调查者的理解不当、记忆不清以及故意的不真实回答等。解决办法是除了对调查的整个过程进行全面的质量控制外,还可以采用再抽样调整的方法,即对获得的子样本进行更为精确的计量,然后进行调整。

11.17 敏感问题调查(survey on sensitive question)[4,22,24] 敏感问题是指涉及高度私人秘密的问题,例如吸毒、偷税漏税等。对这类问题,如果直接调查,被调查者由于心存疑虑往往会拒绝合作或提供不真实的回答。一种消除被调查者顾虑的方法是采用随机化回答技术,其特点是对所调查的问题采取随机回答的方式,或者说是用对其他问题的回答来干扰真实的回答,从而保护被调查者的隐私。

(1)沃纳随机化回答模型(Warner randomized response model)

沃纳首次提出了随机化回答技术:向被调查者展示两个问题:问题Ⅰ:"你具有特征 A 吗?";问题 II:"你不具有特征 A 吗?"。对这两个问题的回答都只有"是"与"否"两种。巧妙之处是沃纳是使被调查者以概率 P 回答第一个问题,而以概率 $1-P$ 回答第二个问题,即随机地回答两个问题之一,这可通过设计随机化装置做到。具体操作如下:

交给被调查者一个密闭容器,其中装有红与白两种除颜色外完全相同的球,红球与白球的比例已知,为 $P:(1-P)$. 告诉被调查者:在容器中随机抽取一个球,若抽到红球,则回答问题Ⅰ;若抽到白球,则回答问题Ⅱ。注意只有被调查者本人知道他/她究竟是回答了哪一个问题,这样就有效地保护了他/她的隐私。

假设大小为 n 的有放回简单随机样本被抽取,其中有 m 人回答"是",则总体中具有特征 A 的人所占的比例 π 的一个无偏估计为:

$$\hat{\pi}=\frac{1}{2P-1}\left[\frac{m}{n}-(1-P)\right]$$

其中 $P\neq 1/2$. 它的方差及无偏的方差估计是

$$Var(\hat{\pi})=\frac{\pi(1-\pi)}{n}+\frac{P(1-P)}{n(2P-1)^2}$$

$$\hat{Var}(\hat{\pi})=\frac{\hat{\pi}(1-\hat{\pi})}{n-1}+\frac{P(1-P)}{(n-1)(2P-1)^2}$$

(2)西蒙斯随机化回答模型(Simmons randomized response model)

为进一步消除被调查者的顾虑,西蒙斯对沃纳模型做了如下改进:将第二个问题改为与所调查的敏感性问题无关的非敏感性问题,即问题 II′:你具有特征 B 吗? 操作方式与沃纳方法类似:要求具有特征 B 的比例 π_B 是已知的,两个问题出现的比例仍为 $P:(1-P)$.

比例 π 的一个无偏估计及其方差分别为:

$$\hat{\pi}_A=\frac{1}{P}\left[\frac{m}{n}-(1-P)\pi_B\right]$$

$$Var(\hat{\pi}_A)=\frac{\pi_A(1-\pi_A)}{n}+\frac{(1-P)^2\pi_B(1-\pi_B)}{nP^2}+\frac{P(1-P)(\pi_A+\pi_B-2\pi_A\pi_B)}{nP^2}$$

而 $Var(\hat{\pi}_A)$ 的一个无偏估计为:

$$\hat{Var}(\hat{\pi}_A)=\frac{1}{(n-1)P^2}\left(\frac{m}{n}\right)\left(1-\frac{m}{n}\right)$$

11.18　小域估计(small area estimation) [13,17]　总体中具有某种特殊性质的单元所组成的子总体称为域。规模很小的域,称为小域。域及小域估计方法已经被广泛应用于医疗卫生统计(如疾病及其症状调查)等众多领域。对于小域,由于落入其中的样本量通常很小甚至可能为 0,估计难度较大。关于小域的估计,传统上主要基于抽样设计进行,其优点是不依赖于具体的模型假定,从而关于模型常常是稳健的。以下考虑域总量 Y_d 的估计问题,主要方法包括:

(1)直接估计法:直接利用域中的样本对域进行估计,它适用于域内的样本量足够大的情形。

最常见的直接估计量是下面的霍维茨—汤普森估计量:$\hat{Y}_{d;HT}=\sum_{k\in s_d} y_k/\pi_k$,其中 π_k 为单元k 的入样概率,s_d 表示第 d 个域的样本。

若有辅助信息,比如总量形式的辅助信息 X_d(设为 p 维)已知,并且对每个抽中的单元辅助信息 x_k 也可行,则可采用广义回归估计:

$$\hat{Y}_{d;GR}=\hat{Y}_{d,HT}+(X_d-\hat{X}_{d,HT})'\hat{B}_d$$

其中

$$\hat{B}_d=\Big(\sum_{k\in sd} x_k x_k'/(\pi_k c_k)\Big)^{-1}\Big(\sum_{k\in sd} x_k y_k/(\pi_k c_k)\Big)$$

c_k 为给定的常数。

(2)合成估计法:这是一种间接估计方法,思想是用大总体的估计量协助产生小域的估计量,因大总体的样本信息较多。它隐含了假定大总体与其所覆盖的各个小域之间有共同的特征。常用的合成估计量是回归合成估计。

采用与(1)相同的记号,且以 s 表示所有样本的集合,并记

$$\hat{B}=\Big(\sum_{k\in s} x_k x_k'/\pi_k c_k\Big)^{-1}\Big(\sum_{k\in s} x_k y_k/\pi_k c_k\Big)$$

则回归合成估计定义为:$\hat{Y}_{d;s}=X'_d\hat{B}$,它在每个小域与总体有相似的特征时是近似无偏的。

(3)组合估计量:直接估计量与合成估计量的加权平均,即 $\hat{Y}_{d;com}=\varphi_d\hat{Y}_d+(1-\varphi_d)\hat{Y}_{d;s}$,其中 $\hat{Y}_d$ 为某个直接估计量,$\hat{Y}_{d;s}$ 为某个合成估计量,φ_d 为权重且满足 $0\leqslant\varphi_d\leqslant 1$。$\varphi_d$ 的作用就是在减小合成估计的偏倚(隐含的假设条件可能不成立)与直接估计的方差(域中样本量较小)之间进行平衡。最优的 φ_d 的选取可以通过对 $MSE(\hat{Y}_{d;com})$ 关于 φ_d 极小化而得到。

如果是对所有小域估计量的均方误差之和关于一个公共权重 φ 进行极小化,就得到詹姆斯—斯坦因型组合估计量。该方法能保证对所有小域的整体估计效果较好。

另一类估计小域的方法是基于统计模型。这样的模型建立了抽样理论与统计学其他分支联系的桥梁,因此传统统计学中的各种模型及估计方法都能被应用于小域的估计问题之中。

11.19 对稀疏总体的抽样(sampling for rare population)[5,21] 对稀有特征(如艾滋病、某种罕见的基因、珍稀药材等)的调查,由于总体中具有这些特征的单元很少,常规抽样方法难以适用,因为此时目标单元被选中的概率接近于零,这也导致很难事先确定所需的样本量。对稀疏总体的抽样,可采用以下方法:

(1)逆抽样(inverse sampling):事先确定一个大于1的整数 m,然后逐个等概率抽取,直到抽中 m 个具有所感兴趣特征的单元为止。

对估计总体比例 P 的情形,一个无偏估计是:$\hat{P}=(m-1)/(n-1)$,其方差的无偏估计为:

$$\hat{Var}(\hat{P})=\frac{m-1}{n-1}\left[\frac{m-1}{n-1}-\frac{(N-1)(m-2)}{N(n-2)}-\frac{1}{N}\right]$$

(2)自适应整群抽样(adaptive cluster sampling):对所研究的特征不但具有稀疏性,而且呈现聚集分布的总体,可采用自适应整群抽样方法。该方法的实施分为两步:(a)初始样本的抽取:按某种抽样方式如本节考虑的简单随机抽样抽取一个大小为 n_1 的样本;(b)初始样本的外推:检查初始样本中的每个单元,将满足外推条件的单元之邻域单元吸收进来;然后关于邻域单元继续外推,直至没有新的单元能被吸收。

一个单元的邻域的定义有多种方式,例如与该单元在一定范围内相邻的单元集合等;外推条件常定义为单元指标值不小于某个事先给定的临界值。一个初始单元 u 外推后形成的单元集合中,满足外推条件的单元集称为一个网络;不满足外推条件的单元称为边缘单元。如果单元 u 不能外推,则规定其本身是一个网络。以 Ψ_k 表示单元 k 所属的网络,m_k 表示其中的单元数;记 $\bar{y}_k^*=\frac{1}{m_k}\sum_{j\in\Psi_k}y_j\equiv\frac{1}{m_k}y_k^*$.

下面两种方法可用于估计总体均值:

(1)修正的汉森—赫维茨估计量:

$$t_{HH*}=\frac{1}{n_1}\sum_{k=1}^{n_1}\bar{y}_k^*$$

它的一个无偏的方差估计为:

$$\hat{Var}(t_{HH*})=\frac{N-n_1}{Nn_1}\frac{1}{n_1-1}\sum_{k=1}^{n_1}(\bar{y}_k^*-t_{HH*})^2$$

(2)修正的霍维茨—汤普森估计量:

$$t_{HT*}=\frac{1}{N}\sum_{k=1}^{r}\frac{y_kJ_k}{\pi_k}$$

其中 r 是样本中不同单元的个数,J_k 依样本中第 k 个单元是否为边缘单元而取值0或1,且 $\pi_k=1-\binom{N-m_k}{n_1}\Big/\binom{N}{n_1}$。

它的一个无偏的方差估计为:

$$\hat{Var}(t_{HT*})=\frac{1}{N^2}\sum_{k=1}^{\gamma}\sum_{l=1}^{\gamma}\frac{y_k^*y_l^*(\pi_{kl}-\pi_k\pi_l)}{\pi_k\pi_l\pi_{kl}}$$

其中 γ 表示初始样本形成的不同网络数,

$$\pi_{kl}=1-\left[\binom{N-m_k}{n_1}+\binom{N-m_l}{n_1}-\binom{N-m_k-m_l}{n_1}\right]\Big/\binom{N}{n_1}$$

11.20　基于模型的推断(model-based inference)[18,19,24]　关于抽样调查的统计推断,本质上有两种形式:基于抽样设计的推断和基于模型的推断。前者认为总体中各单元的指标值是固定不变的,随机性仅表现在样本的抽取,对推断的评估建立在反复抽样的基础上,这是一种传统的推断方式,本章前面各节介绍的方法都是基于这种推断方式;后者认为有限总体的指标值是来自某个统计模型(即超总体)的一个样本,对推断的评估建立在模型的基础上。

在基于模型的推断框架下,对有限总体目标量的估计问题实际上就变成对未抽中单元指标值的预测问题,这样传统的统计学模型和估计方法自然地被应用于有限总体的推断问题中。近几十年来,统计模型在抽样理论中的应用得到了越来越多的重视。下面是一个基于模型进行估计的例子。

考虑如下的超总体模型:

$$y_k = \beta x_k + \varepsilon_k,\ k \in U \equiv \{1,\cdots,N\}$$

其中 x_k 是固定的辅助变量,误差 ε_k 相互独立,且 $E(\varepsilon_k)=0, Var(\varepsilon_k)=v(x_k)\sigma^2$,而 $v(x_k)$ 是 x_k 的已知函数,σ^2 为未知参数,$E(Var)$表示关于模型求期望(方差)。

注意到有限总体总量 Y 可以分解成:

$$Y = \sum_{k\in s} y_k + \sum_{k\in U\backslash s} y_k$$

其中 $U\backslash s$ 表示未抽中的单元指标集合,因此为了估计 Y,就只需估计 $\sum\limits_{k\in U\backslash s} y_k$。在上述模型下,这可通过预测 $y_k(k \in U\backslash s)$ 的值达到。由此得 Y 的以下估计:

$$\hat{Y}_m = \sum_{k\in s} y_k + \hat{\beta}\sum_{k\in U\backslash s} x_k$$

其中 $$\hat{\beta} = \frac{\sum\limits_{k\in s} y_k x_k / v(x_k)}{\sum\limits_{k\in s} x_k^2 / v(x_k)}。$$

特别当 $v(x_k)=x_k$ 时,$\hat{Y}_m$ 变成比估计 $(\bar{y}/\bar{x})X$。上述估计的构造完全依赖于模型,没有涉及抽样设计。在基于模型的推断框架下,一般采用模型均方误差 $E(\hat{Y}_m - Y)^2$ 作为评价估计量优劣的标准。

另一种利用统计模型的方式是:只借助模型协助构造有限总体目标量的估计,一旦得到估计量,之后的工作如对估计量的评价、方差的推导等都是基于设计的,不再依赖模型。因此这本质上是基于抽样设计推断的一种形式,一般称为模型辅助推断(model-assisted inference)。在这种推断框架下,估计量的具体构造过程是:先利用整个有限总体估计出模型参数,得到"估计"B,由此很易获得有限总体目标量的"估计"$\hat{Y}$,之后再结合抽样设计估计出 B(因它依赖于整个有限总体,故而实际上是未知的)并代入 $\hat{Y}$ 中即可。

参考文献

[1] BREWER K R W, HANIF M. Sampling with Unequal Probabilities [M]. New York: Springer-Verlag, 1983.

[2] COCHRAN W G. Sampling theory when the sampling-units are of unequal sizes [J]. J. Amer. Statist. Assoc., 1942, 37: 199−212.

[3] COCHRAN W G. Sampling Techniques [M]. 3rd ed. New York: John Wiley & Sons, 1977.

[4] GREENBERG B G, ABUL-ELA A L A, SIMMONS W R, HORVITZ D G. The unrelated question randomized response model [J]. J. Amer. Statist. Assoc., 1969, 64: 520−539.

[5] HALDANE J B S. On a method of estimating frequencies [J]. Biometrika, 1945, 33: 222−225.

[6] HANSEN M H, HURWITZ W N. On the theory of sampling from finite populations [J]. Ann. Math. Statist., 1943, 14: 333−362.

[7] HORVITZ D G, THOMPSON D J. A generalization of sampling without replacement from a finite universe [J]. J. Amer. Statist. Assoc., 1952, 47: 663−685.

[8] KISH L. Survey Sampling [M]. New York: John Wiley & Sons, 1965.

[9] LESSLER J T., KALSBEEK W D. Nonsampling Error in Surveys [M]. New York: John Wiley & Sons, 1992.

[10] MADOW W G, MADOW L H. On the theory of systematic sampling I [J]. Ann. Math. Statist., 1944, 15: 1−24.

[11] MADOW W G. On the theory of systematic sampling II [J]. Ann. Math. Statist., 1949, 20: 333−354.

[12] MAHALANOBIS P C. On large-scale sample surveys [J]. Phil. Trans. Roy. Soc. B, 1944, 231: 329−451.

[13] MUKHOPADHYAY P. Small Area Estimation in Survey Sampling [M]. London: Narosa Publishing House, 1998.

[14] NEYMAN J. On the two different aspects of the representative method [J]. J. R. Statist. Soc., 1934, 97: 558−606.

[15] NEYMAN J. Contribution to the theory of sampling human populations [J]. J. Amer. Statist. Assoc., 1938, 33: 101−116.

[16] PATTERSON H D. Sampling in successive occasion with partial replacement of units [J]. J. R. Statist. Soc. B, 1950, 12: 241−255.

[17] RAO J N K. Small Area Estimation [M]. New York: John Wiley & Sons, 2003.

[18] ROYALL R M. On finite population sampling theory under certain linear regression models [J]. Biometrika, 1970, 57: 377−387.

[19] SÄRNDAL C E., SWENSSON B., WRETMAN J H. Model Assisted Survey Sampling [M]. New York: Springer-Verlag, 1992.

[20] SINGH S. Advanced Sampling Theory with Applications [M]. Dordrecht: Kluwer Academic Publishers, 2003.

[21] THOMPSON S K. Adaptive cluster sampling [J]. J. Amer. Statist. Assoc., 1990, 85: 1050−1059.

[22] WARNER S L. Randomized response: a survey technique for eliminating evasive answer bias [J]. J. Amer. Statist. Assoc.,

1965,60:63—69.

[23] WOLTER K M.Introduction to variance Estimation [M]. New York: Springer-Verlag,1985.

[24] 冯士雍,倪加勋,邹国华.抽样调查理论与方法[M].2 版.北京:中国统计出版社,2012.

[25] 冯士雍,施锡铨.抽样调查——理论、方法与实践 [M].上海:上海科学技术出版社,1996.

[26] 加拿大统计局《调查技能》项目组编,中国国家统计局《调查技能》项目组译.调查技能教程[M].北京:中国统计出版社,2002.

[27] 金勇进.非抽样误差分析 [M].北京:中国统计出版社,1996.

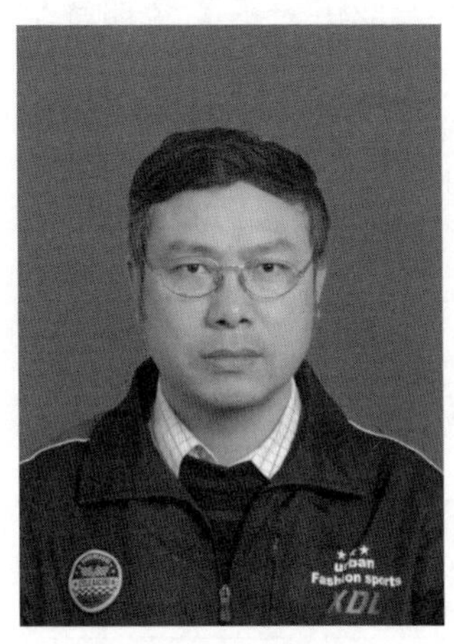

邹国华,首都师范大学特聘教授,国家杰出青年基金获得者,“新世纪百千万人才工程”人选,中国科学院“百人计划”入选者,享受国务院政府特殊津贴,中国科学院优秀研究生指导教师。研究领域为统计学及其在生物医学、经济金融中应用,在统计模型选择与平均、抽样调查设计与分析、疾病与基因关联分析、估计量优良性等研究中取得若干重要成果。出版著作1本,在《中国科学》、Biometrika、Genetics、Journal of Econometrics、Journal of the American Statistical Association 等期刊发表论文百余篇。

第 12 章　因果推断

耿直

12.1　Yule-Simpson 悖论(Yule-Simpson paradox)[22,25,32]　两个变量 Y 和 T 之间的相关关系,可能会由于第三个变量 Z 的出现,而发生戏剧性的变化。表 12.1.1 和表 12.1.2 给出了一个数值例子。

表 12.1.1　“新药”组与“安慰剂”组

	有效	无效	行总和
新药	80	120	200
安慰剂	100	100	200

表 12.1.2　按性别分层

	男		女	
	有效	无效	有效	无效
新药	35	15	45	105
安慰剂	90	60	10	40

由表 12.1.1 可以得到风险差(risk difference)$RD=80/200-100/200=-0.10$,表明平均地讲,“新药”对人群无效。将这 400 位病人用性别分组后,得到表 12.1.2 的结果:男性组 $RD=35/50-90/150=+0.10$,女性组 $RD=45/150-10/50=+0.10$,表明“新药”对男性和女性都有效。考虑“性别”因素与忽略“性别”因素得到相反的结论。这个现象称为 Yule-Simpson 悖论(Yule, 1903; Simpson, 1951)。导致这个现象的“性别”因素称为混杂因素。

该悖论说明了一个重要的问题。统计结论是否是可靠的?是否还应该考虑其他因素,是否会由于引入“年龄”导致结论又发生变化?是否考虑的因素越多结论越可靠?

Reintjes et al.(2000)给了一个医院流行病研究的例子。根据来自 8 个医院妇科的 3519 位病人,研究抗生素预防(AB－proph.)与尿道感染(UTI)的关联性。从表 12.1.3 可以看出,合并所有 8 个医院的病人,得到的相对风险为 $RR=(42/1279)/(104/2240)=0.7$,说明抗生素预防对 UTI 有预防效应。但是,将 8 个医院分为两组:UTI 的低发生组和高发生组。发现 UTI 低发生组的相对风险是 $RR_L=2.6$,UTI 高发生组 $RR_H=2.0$,说明在两个组中抗生素预防对 UTI 都有提高效应。后来根据多个随机化试验研究,得到抗生素预防对 UTI 的真实效应是预防效应。

表 12.1.3　医院 UTI 的病人人数

AB-proph	UTI 低的医院		UTI 高的医院		所有医院	
	UTI	No-UTI	UTI	No-UTI	UTI	No-UTI
采用	20	1093	22	144	42	1237
不采用	5	715	99	1421	104	2136
	$RR_L=2.6$		$RR_H=2.0$		$RR=0.7$	

Yule-Simpson 悖论指出了观察性研究和试验性研究的设计时必须慎重选择和确定应该观测的混杂因素。在观测数据阶段丢失了必要的混杂因素,将导致整个后续数据分析结论的不可靠。

12.2　因果模型(causal models)[16,20,24]　为了定义因果效应,Neyman(1923)和 Rubin(1974)提出了潜在结果模型(potential outcome model),也称反事实模型(counterfactual model)。假定个体处理值是稳定的(stable unit treatment value assumption,SUTVA):对于总体中任一个个体 i,其潜在结果不受其他个体暴露的影响,且对每个处理水平潜在结果仅一个。SUTVA 假定蕴含了无干扰性(no interference),任一个个体的处理都不会影响其他个体。因此,个体 i 在暴露水平为 t 的情况下潜在结果可以表示为 $Y_t(i)$。用 Y 表示观测的结果变量。当个体 i 暴露处理 t 时,观测变量 $Y(i)=Y_t(i)$。考虑一个二值的处理变量 T(0 或 1)的情况。处理 T 对个体 i 的个体因果效应(individual causal effect)定义为 $ICE(i)=Y_1(i)-Y_0(i)$。对于每个个体 i 通常不可能既得到 $Y_1(i)$ 又得到 $Y_0(i)$,其中观测不到的结果是反事实结果。总体的平均因果效应(average causal effect)定义为

$$ACE(T\rightarrow Y)=E[Y_1-Y_0],$$

这里 E[ ]表示总体上求期望。没有其他假定的话,个体因果效应和平均因果都是不可识别的。

Fisher(1935)提出随机化试验,将处理 T 随机分配。在随机化试验中,处理变量 T 与其他任何处理前的变量都独立.因此,T 与 $Y_t(i)$ 独立,记为 $T\perp Y_t(i)$。对于随机化临床试验,我们可以得到

$$ACE(T\rightarrow Y)=E[Y\mid T=1]-E[Y\mid T=0],$$

其中 $E[Y\mid T=t]$ 表示处理组 $T=t$ 中观测变量 Y 的期望,这个期望是由观测数据可识别的,即这个期望可以由观测变量的分布表示。因此平均因果效应是可识别的。

在观察性研究中,为了识别因果效应,需要其他假定。Rosenbaum & Rubin(1983)提出了强可忽略处理分配假定,令 X 表示协变量。假定给定 X 的条件下,潜在结果(Y_1,Y_0)与处理 T 条件独立,记为$(Y_1,Y_0)\perp T\mid X$。并且对所有 x,$0<P(T=1\mid X=x)<1$,则称给定 X,处理分配 T 是强可忽略的。在该假定下,可以得到平均因果效应表示为观测变量的期望:

$$ACE(T\rightarrow Y)=$$
$$E\{E[Y\mid T=1,X]-E[Y\mid T=0,X]\}$$

即平均因果效应是可识别的。

Pearl(2009)采用贝叶斯网络和外部干预的概念描述因果关系和因果效应,称为因果网络。因果网络中每个结点 X_i 表示一个变量,变量之间的有向箭头 $X_i\rightarrow X_j$ 表示原因 X_i 与结果 X_j 之间的因果关系。

潜在结果模型采用虚拟变量的联合分布(如,$f(y_1,y_0)$),来评价因果效应,避免考虑众多变量之间的因果关系。因果网络模型根据变量间因果关系,利用干预切断因与果的路径来评价因果效应。

12.3　混杂因素(confounders)[7,10,11,30]　当研究暴露或处理变量 T 对结果变量 Y 的因果效应时,可能会由于忽略第三个变量 X 得到虚假的统计结论,这个变量 X 则称为混杂因素(参见 Yule-Simpson 悖论)。判断一个因素是不是混杂因素的准则大致分为两大类:可压缩性准则和可比较性准则。

可压缩性准则是指:如果某因素各水平上的关联度量与忽略该因素后边缘上的关联度量相等,那么,该因素不是混杂因素。例如,考虑处理 T 对结果 Y 的相对风险,忽略性别变量 X 得到的边缘相对风险 RR 和给定性别变量 $X=x$ 分层后得到的条件相对风险 $RR(x)$ 其数值相等,即 $RR(x)=RR$,表示相对风险是在性别 X 上可压缩的。但是,相对风险可压缩不一定保证风险差(risk difference)或优势比(odds ratio)可压缩。因此,采用可压缩性准则判断混杂因素依赖于所用的关联度量。另外,即使一个关联度量是可压缩的,也不能保证其关联度量是因果效应的度量。这是因为给定变量 X 的条件关联度量不一定能真正度量因果效应的大小。

可比较性准则是指:如果某因素在暴露总体的分布与在非暴露总体的分布相同,该因素不会引起混杂偏倚,因此不是混杂因素。例如,如果吸烟总体的年龄分布与不吸烟总体的年龄分布相同,年龄则不是一个混杂因素。

在流行病学研究中,常感兴趣暴露对暴露组的因果效应:

$$
\begin{aligned}
&ACE(T \to Y \mid T=1)\\
&=E[Y_1-Y_0 \mid T=1]\\
&=E(Y \mid T=1)-E(Y_1 \mid T=0)
\end{aligned}
$$

混杂偏倚定义为平均因果效应与风险差之差:

$$
\begin{aligned}
B&=E[Y_1-Y_0 \mid T=1]-[E(Y \mid T=1)-E(Y \mid T=0)]\\
&=E(Y_0 \mid T=1)-E(Y \mid T=0)
\end{aligned}
$$

即暴露组($T=1$)在未暴露情况下 Y_0 的期望与未暴露的对照组($T=0$)的观测结果 Y 的期望之差。如果混杂偏倚 $B \neq 0$,而用协变量 X 分层后,各个 $X=x$ 层的条件混杂偏倚

$$
\begin{aligned}
B_x&=E(Y_0 \mid T=1,x)\\
&\quad-E(Y \mid T=0,x)\\
&=0
\end{aligned}
$$

那么,称 X 为混杂因素。即,用 X 分层后可以消除混杂偏倚。用 $A \perp B \mid C$ 表示给定 C 条件下 A 和 B 独立。强可忽略性假定 $(Y_1,Y_0) \perp T \mid X$ 和弱可忽略假定 $Y_0 \perp T \mid X$ 意味着变量集合 X 是充分混杂因素的集合。

在观察性研究中,确定混杂因素是研究的关键。在观察研究设计时,首先要确定哪些变量需要观测,哪些变量可以不观测,避免得出虚假相关的结论。Greenland 等回顾了混杂因素的可压缩性准则。Greenland 等给出了判断混杂因素的因果网络方法。Geng 等论述了判断混杂因素的充分必要条件。

12.4　可压缩性(collapsibility)[8,12,17]

令 Y 为二值结果变量，T 为二值暴露或处理变量，X 为 K 值离散变量($X=1,\cdots,K$)，表示背景因素。令

$$p_{ijk}=P(Y=i,T=j,X=k)$$

表示联合概率，边缘概率为

$$p_{ij+}=P(Y=i,T=j)$$

条件概率为

$$p_{i|jk}=P(Y=i \mid T=j,X=k)$$

暴露 T 对结果 Y 的相对风险为

$$RR_{+}=\frac{P(Y=1 \mid T=1)}{P(Y=1 \mid T=0)}=\frac{p_{1|1+}}{p_{1|0+}}$$

定义在 $X=k$ 层上的条件相对风险为

$$RR_{k}=\frac{p_{1|1k}}{p_{1|0k}}$$

如果各层的条件相对风险相等，即 $RR_1=\cdots=RR_K$，称相对风险是一致的。如果各层的条件相对风险都等于边缘相对风险，即 $RR_{+}=RR_{k}$，称相对风险是可压缩的。如果合并任意若干层表得到的部分边缘表的相对风险

$$RR_{\omega}=\frac{P(Y=1 \mid T=1,X\in\omega)}{P(Y=1 \mid T=0,X\in\omega)}$$

都等于边缘相对风险 RR_{+}(即对任意的 X 取值的子集合 ω 都有

$$RR_{+}=RR_{\omega}$$

称相对风险是强可压缩的。相对风险强可压缩的充分必要条件是：① 给定 T 条件下 Y 与 X 独立($Y\perp X \mid T$)；或 ②T 与 X 边缘独立($T\perp X$)，且相对风险是一致的。因此，该条件是相对风险可压缩的充分条件。类似地，可以定义风险差和优势比的可压缩性，但是，它们的可压缩性条件有些不同。

考虑连续的响应变量 Y 和暴露变量 T。当协变量 X 为离散时，设模型为

$$E(Y \mid t,x)=\alpha(x)+\beta(x)t$$

当 $\beta(x)=\beta(x')$ 对所有的 $x\neq x'$ 都成立时，该模型为平行线性回归模型。当协变量 X 为连续时，设模型为 $E(Y \mid t,x)=\alpha+\beta t+\gamma x$。如果部分边缘回归模型具有形式

$$E(Y \mid t,x\in\omega)=\alpha(\omega)+\beta(\omega)t$$

而且 $\beta(\omega)=\beta$，对所有可能的区间 ω 成立，称回归系数 β 对于变量 X 为一致可压缩的。特别地，当 ω 为 X 的整个取值范围时，用 $E(Y \mid t)=\alpha'+\beta' t$ 表示边缘模型。如果边缘模型成立且 $\beta'=\beta$，称回归系数是简单可压缩的。回归系数 β 是一致可压缩的充要条件是

(a) 对离散的 X，有 $\alpha(x)=\alpha(x')$；对连续的 X，有 $\gamma=0$；或(b) $T\perp X$。

关于 Logistic 回归模型，设 Y 是 0 或 1 的二值变量。设给定协背景 X 下，结果 Y 对暴露 T 的 Logistic 回归模型为

$$\log\frac{P(Y=1 \mid T=t,X=x)}{1-P(Y=1 \mid T=t,X=x)}=\alpha(x)+\beta(x)t$$

对于连续变量 X，设模型为

$$\log\frac{P(Y=1 \mid T=t,X=x)}{1-P(Y=1 \mid T=t,X=x)}=\alpha+\beta t+\gamma x$$

如果部分边缘 Logistic 回归模型具有形式

$$\log\frac{P(Y=1 \mid T=t,X\in\omega)}{1-P(Y=1 \mid T=t,X\in\omega)}=\alpha(\omega)+\beta(\omega)t$$

且 $\beta(\omega)=\beta$，关于任意的 X 值的子集合 ω 都成立，则称系数 β 为一致可压缩的。β 一致可压缩的充要条件为(a) $Y\perp X \mid T$ 或(b) $Y\perp T \mid X$。

12.5 倾向得分(propensity score)[23] 当混杂因素 X 是连续型或多水平离散型变量时,按 X 的值进行分层可能会将总体分的太细,以致各子总体的个体数量非常小,降低统计推断的效率。采用倾向得分可以将总体分得尽可能的粗,使得各子总体中的个体数量尽可能的多。令 T 为二值暴露变量,X 为离散型或连续型协变量。令 $b(X)$ 是 X 的一个函数.如果条件独立 $T \perp X \mid b(X)$ 成立,称 $b(X)$ 为平衡得分。平衡得分说明给定的得分 $b(X)=c$ 下,处理组和对照组有相同的观测协变量 X 的分布。这意味着在平衡得分相同的一个层或一个匹配集合中,处理和对照对象即使有不同的 X 的值,但是,这个不同将是机会的差别,而不是系统的差别。根据混杂因素的条件,可以知道:如果 X 是充分混杂因素,因为 $T \perp X \mid b(X)$,所以,给定 $b(X)$ 条件下,X 就不是混杂因素了,因此只需要控制 $b(X)$。倾向得分定义为条件概率 $f(X)=P(T=1 \mid X)$,是随机变量 X 的函数。倾向得分 $f(X)$ 是一个平衡得分,即 $T \perp X \mid f(X)$。并且 $b(X)$ 是平衡得分的充分必要条件是 $f(X)=g[b(X)]$,说明 $f(X)$ 是最粗的平衡得分。

假定给定 X 条件下处理分配 T 是强可忽略的,那么,给定平衡得分 $b(X)$ 条件下处理分配 T 也是强可忽略的 。

令 $b(X)$ 是一个平衡得分。给定 $b(X)=b(x)$ 下两个处理组中观察响应的期望之差等于给定 $b(X)=b(x)$ 下平均因果效应,即

$$E(Y \mid b(x), T=1]-E(Y \mid b(x), T=0] =E[Y_1-Y_0 \mid b(x)]。$$

对 $b(X)$ 求期望可以得到总体的平均因果效应 $E(Y_1-Y_0)$。

可以采用平衡得分对处理个体和对照个体进行配对或者分组匹配。第一步由总体随机抽到一个平衡得分的值 $b(x)$;然后,第二步随机抽一个处理个体 T=1 和一个对照个体 T=0 都有这个 $b(x)$ 值;那么,这个匹配对的两个处理的期望差等于在 $b(x)$ 处的平均处理效应。进一步,按照着这个两步抽样过程:先抽 $b(x)$,给定 $b(x)$ 下再抽一个匹配对;得到的匹配对的差的平均值是总体平均处理效应 $E(Y_1-Y_0)$ 的无偏估计。

因为倾向得分 $f(X)$ 是 X 的函数,并且是最粗的平衡得分,所以采用倾向得分 $f(X)$ 对总体分层比采用 X 对总体分层分得粗,并且不存在其他的平衡得分 $b(X)$ 比 $f(X)$ 更粗。当 X 是连续变量时,可以考虑采用 Logistic 回归对倾向得分建模。当倾向得分未知时,可以采用样本估计,根据倾向得分的估计进行分层。通常,可将倾向得分分为若干个水平,比如 5 个水平,根据这些水平将总体分层。倾向得分的水平选取,可以考虑使样本在各个层中的个体数量差不多,以保证各层有相差不多的观察数据个数。

12.6　工具变量（instrumental variable） [1,5,9]　工具变量最早由 Durbin(1954)应用于含有观测误差情况下简单线性回归的参数估计。后来工具变量方法在计量经济学（Heckman，1997；Angrist et al.，1996）、流行病学（Robins et al.，1992）等各个领域得到广泛的应用。工具变量被广泛应用于因果推断中。

当线性回归模型中的随机误差项 ε 与解释变量 X 相关时，可以利用工具变量得到模型中相应参数的相合估计。

如果存在未观测的混杂因素 U 同时与处理变量 T 和结果变量 Y 相关，那么仅通过 T 和 Y 的观测不能识别 T 对 Y 的因果效应。为了评价因果效应，需要寻找一个工具变量 Z。假定存在一个不可观测的混杂变量 U，有潜在的可忽略处理分配假定 $(Y_1,Y_0)\perp T\mid U$ 成立。工具变量 Z 与处理变量 T 有较强的相关性，并且与混杂变量 U 独立（$Z\perp U$）。利用工具变量 Z 与未观测混杂变量 U 的独立性，加上模型假定可以识别或部分识别处理 T 对结果 Y 的因果效应。

在进行中介分析时，利用工具变量来获得直接因果效应和间接因果效应的可识别性。

在随机化试验的不依从性研究中，随机化处理分配作为一个变量 Z，它与患者实际是否接受处理 T 有很强的相关性，并且它独立于所有协变量 U，包括所有混杂因素。进一步假定响应变量 Y 只依赖实际是否接受处理 T，而不依赖处理分配 Z。例如，在双盲试验的情况，处理分配 Z 对处理结果 Y 没有心理作用。图 12.6.1 描述了随机化试验中出现不依从现象时变量之间的因果网络。这样的话，处理分配 Z 满足所有工具变量的条件。

在一般情况下，工具变量 Z 是否存在，是否能找到一个工具变量 Z，通常是不可经验论证的。可以采用鼓励试验方法设计一个工具变量。在公共卫生和社会学研究中，当不便于直接对暴露或处理进行随机化时，随机地对部分个体进行鼓励宣传或奖励的形式影响他们暴露或处理的行为，但是他们也许不依从研究者的鼓励。

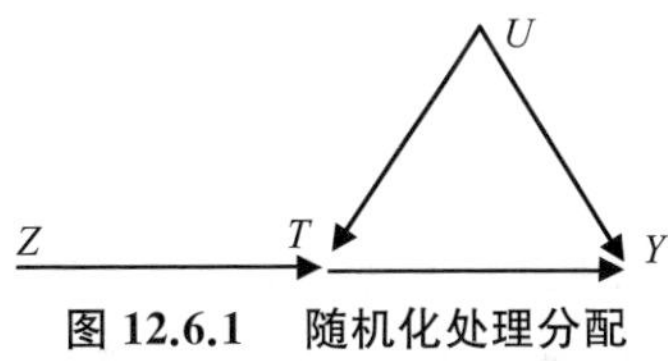

图 12.6.1　随机化处理分配

设线性模型为 $Y=\beta t+\gamma u+\varepsilon_Y$，其中 ε_Y 与其他变量独立，$E(\varepsilon_Y)=0$。参数 β 可以表示为 $\beta=Cov(Z,Y)/Cov(Z,T)$，其工具变量估计为 $Cov'(Z,Y)/Cov'(Z,T)$，其中 $Cov(\cdot,\cdot)$ 表示协方差，$Cov'(\cdot,\cdot)$ 为其估计。特别地，如果 Z 是一个二值工具变量，得到

$$\beta=\frac{E(Y\mid Z=1)-E(Y\mid Z=0)}{E(T\mid Z=1)-E(T\mid Z=0)}。$$

当 Z 是随机化处理分配时，处理分配 Z 对处理结果 Y 的平均因果效应为 $E(Y\mid Z=1)-E(Y\mid Z=0)$，并且 Z 对 T 的平均因果效应为 $E(T\mid Z=1)-E(T\mid Z=0)$。两者相除得到 β 为 $E(Y\mid T=1)-E(Y\mid T=0)$，即 T 对 Y 的平均因果效应。

12.7　主分层(principal stratification)[6,33]　通常的分层分析是用不受处理或暴露影响的协变量进行分层。例如,用性别或年龄进行分层。但是,用一个受处理影响的变量进行分层时可能会产生处理对结果的混杂偏倚。例如,T 为二值处理变量(1 表示处理,0 对照),中间变量 S 为心率是否正常和结果变量 Y 为猝死。用心率 S 进行分层,将可能会产生处理 T 对猝死 Y 的因果效应的混杂偏倚。如果处理对心率有影响,心率正常的人群中有些是处理后正常的,而有些是未处理就正常,因此在心率正常的分层中处理组与未处理的对照组没有可比性,不能比较该处理组的猝死率和该对照组的猝死率。同样,在结果变量 Y 的模型中包含受处理影响的中间变量 S 时,也会产生混杂偏倚。例如,考虑线性参数模型 $Y=\alpha+\beta t+\gamma s+\varepsilon$。$S$ 为受处理 T 影响的血压值,即使不存在处理 T 和结果 Y 之间的混杂因素,β 表示的不是处理 T 对结果 Y 的因果效应。Frangakis & Rubin(2002) 提出用中间变量的潜在结果 (S_1,S_0) 进行分层,称为主分层。尽管一个个体 i 的 $S_1(i)$ 一般与 $S_0(i)$ 不同,但是 $(S_1(i),S_0(0))$ 的值不受处理 T 的影响,因此主分层不受处理的影响,个体 i 属于哪个主分层不受处理的影响。所以主分层不会产生这样的混杂偏倚。

一个基本主分层 ω 定义为所有 $(S_1(i),S_0(i))=(s',s'')$ 的个体的集合。一个主分层 Ω 定义为若干基本主分层的并集 $\Omega=\bigcup_k\omega_k$。主分层 Ω 中的处理因果效应定义为在该主分层中,假若所有的个体都接受处理的潜在结果 $\{Y_1(i):i\in\Omega\}$ 与假若所有的个体都接受对照的潜在结果 $\{Y_0(i):i\in\Omega\}$ 的比较。

采用主分层带来的挑战是可识别性问题。因为任一个个体通常不能观测到其主分层的值。对于接受处理的个体只观测到 S_1,而不能观测其 S_0。为了识别主分层中的因果效应,需要各种必要的假定或工具变量的帮助。

下面,介绍几个用处理后变量进行主分层的应用,关于它们的识别性问题将在本章相应的小节中介绍。

关于临床试验中的不依从问题,令 T 表示处理分配,S 表示实际是否接受处理。主分层 (S_1,S_0) 则表示依从性;$(S_1,S_0)=(0,0)$ 表示不管是否分配处理,总是不接受处理组,$(S_1,S_0)=(1,1)$ 表示不管是否分配处理,总是接受处理组,$(S_1,S_0)=(1,0)$ 表示依从处理分配组,$(S_1,S_0)=(0,1)$ 表示违抗处理分配组。

另外,在评价处理对癌症病人的生活质量时,如果仅用生存的病人比较处理组与对照组的生活质量将造成偏倚,因为处理组存活的病人也许不同于对照组存活的病人。用 (S_1,S_0) 表示处理和对照情况下是否存活。$(S_1,S_0)=(1,1)$ 表示不管是否分配处理,总是存活的主分层。因为生活质量对死亡的人没有确切的意义,应该评价处理对该总存活组的生活质量的效应。

12.8　不依从问题(noncompliance)[3,15]　在临床试验中常会出现患者不依从医生的处理分配的现象。分配到处理组的患者转移到对照组,没有接受处理;而分配到对照组的患者转移到处理组。即使原本是一个随机化临床试验,由于出现不依从患者,破坏了处理分配的随机性。

令 Z 表示随机化处理分配,$Z=1$ 表示分配到新处理组,$Z=0$ 表示分配到安慰剂或对照组。二值变量 D 表示病人实际接受的处理,$D=1$ 表示实际接受处理,$D=0$ 表示接受安慰剂或对照。Y 是二值结果变量。$Y=0$ 表示无效,$Y=1$ 表示有效。因为在 D 与 Y 之间可能存在不可观测的混杂因素 U,因此很难得到处理 D 对结果 Y 的因果效应。

因为采用随机化处理分配 Z,所以分配 Z 与结果 Y 的关联度量是因果效应;分配 $Z=i$ 的意向是使得患者接受处理 $D=i$,因此称 Z 对 Y 的因果效应为意向处理(Intention-to-treat,ITT)效应。为什么采用 *ITT* 效应评价处理 D 对结果 Y 的效应呢? 在随机双盲试验的情况下,*ITT* 效应的值处在 0 和 D 对 Y 的因果效应的值之间,不会夸大治疗 D 的效应;特别是当 D 没有因果效应的话,Z 也没有因果效应,因此是一种保守的评价治疗 D 的方法。保守的 *ITT* 效应有两个问题。第一,如果是评价药物安全性时,保守的 *ITT* 评价可能会低估药物毒性。第二,当比较两种治疗,它们有相同的疗效,但是在它们的依从性不一样的话,依从性好的治疗方法表面上会出现较大的治疗效应。

有效的分析不依从数据的方法有逆概加权和 G- 估计方法,但是它们需要可忽略性假定,例如 $D \perp Y_d \mid X$,假定协变量 X 是可观测的。还可以采用工具变量方法。在分析不依从数据中,将在选择偏倚和混杂偏倚之间平衡。偏好容忍选择偏差的话,可以采用 ITT 分析方法;如果偏好消除选择偏倚,则需要附加不可检验的假定,采用逆概加权或工具变量的方法。有些研究者倾向于采用 ITT 方法,认为 ITT 方法评价 Z 对 Y 的效应更符合实际,因为ITT效应包含了在实际治疗过程中患者不完全依从的效应评价。但是,临床试验研究中的不依从程度不能反映实际临床应用中的不依从程度。

令 T 表示处理分配,S 表示实际是否接受处理。主分层(S_1,S_0)则表示依从性;$(S_1,S_0)=(0,0)$表示不管是否分配处理,总是不接受处理组,$(S_1,S_0)=(1,1)$表示不管是否分配处理,总是接受处理组,$(S_1,S_0)=(1,0)$表示依从处理分配组,$(S_1,S_0)=(0,1)$表示违抗处理分配组。Imbens & Rubin 给出了依从者的平均处理效应(CACE),它是对依从者的一个分配效应。对于依从者来说,分配效应就是处理效应。

12.9 替代指标(surrogate endpoint)[2,6,21] 在临床试验中，当观察终点指标需要很长时间或者花费很高，常采用替代指标来评价处理对终点指标的效应。例如，艾滋病治疗的临床试验中常用 CD4 作为替代指标，评价预防骨折疗效时采用骨密度作为替代指标。

令 T 表示二值处理，令 Y 表示终点指标，S 表示替代指标。假定处理 T 是随机化的。因为不能随机化替代指标 S，可能存在未观测的混杂因素或混杂因素的向量 U，它既影响替代指标 S，又影响终点指标 Y。

有若干种确定替代指标的准则。最直观的一种准则也许是要求替代指标 S 与终点指标 Y 有强关联性。但是，即使 S 和 Y 的相关系数等于 1，处理对 S 的因果效应也不能用于预测处理对 Y 的因果效应。例如，小学生鞋子的尺寸与词汇量有很强的相关性，但是强制小学生穿大鞋子并不能扩大他们的词汇量。Prentice 的统计替代指标准则进一步要求给定中间变量 S 的条件下终点指标 Y 与处理 T 条件独立。这样的中间变量 S 阻断了处理 T 和终点指标 Y 的关联性，因此，如果 S 和 Y 又有强的关联性，那么 T 和 Y 的关联性可以用 T 和 S 的关联性来解释。但是，关联性不同于因果效应。Frangakis & Rubin 认为替代指标应该具有因果必要性：仅当处理对替代指标 S 有个体因果效应时，处理才可能对终点指标 Y 有个体因果效应；提出主替代指标（principal surrogate）的准则。Lauritzen(2004) 提出强替代指标 S，它阻断从处理 T 到终点指标 Y 的所有路径的中间变量。

Chen，Geng & Jia 指出，对于所有这些准则，包括统计替代指标、主替代指标和强替代指标，可能会出现处理 T 对替代指标有正的因果效应，并且替代指标对终点指标 Y 有正的因果效应，但是处理 T 对终点指标 Y 有负的因果效应，称这个现象为替代指标悖论，更一般地称为中间变量悖论。这个替代指标悖论意味着不能根据处理对替代指标因果效应的符号和替代指标对终点指标的因果效应的符号来预测处理对终点指标因果效应的符号。

为了避免替代指标悖论现象，Chen 等提出了基于因果知识的条件，Wu 等(2010) 提出了基于相关性知识的条件。VanderWeele(2013) 讨论了各种准则是否能避免替代指标的问题。还有一些方法是需要有终点指标的观测数据，利用替代指标和终点指标的观测数据定量评价替代指标的替代性的好坏(Burzykowski 等，2005)。

12.10　交互效应(interaction)[24,34]

“交互效应”是多因素分析的常用术语。但是，它被用于表示各种不同的概念。Rothman 等描述了三种交互效应：统计交互效应，生物交互效应和公共卫生交互效应。各种交互效应的概念可以大致分为两大类：一类是关于多危险因素的统计模型和参数的定量的概念，称为统计交互效应。设 A 和 B 分别为两个二值的危险因素，取值 0 和 1，分别表示未暴露与暴露。设 Y 表示二值响应变量，取值 0 和 1，分别表示未患病和患病。令 $\pi_{ij}=P(Y=1\mid A=i,B=j)$ 表示暴露状态为：$A=i$ 且 $B=j$ 的子总体中的条件患病率。无加法交互效应模型定义为：

$$\pi_{11}-\pi_{00}=(\pi_{10}-\pi_{00})+(\pi_{01}-\pi_{00}),$$

表示危险因素 A 和 B 联合对疾病 Y 的风险差效应等于单独 A 对 Y 的风险差效应加上单独 B 对 Y 的风险差效应，没有额外的附加效应，即解释为没有加法交互效应。无乘法交互效应模型定义为：$\pi_{11}/\pi_{00}=(\pi_{10}/\pi_{00})(\pi_{01}/\pi_{00})$，表示危险因素 A 和 B 联合对疾病 Y 的相对风险效应等于单独 A 对 Y 的相对风险效应乘单独 B 对 Y 的相对风险效应，没有额外的附加效应，即解释为没有乘法交互效应。当 A 和 B 都单独有效应时，即 $\pi_{10}\neq\pi_{00}$ 和 $\pi_{01}\neq\pi_{00}$ 时，无加法交互效应的话，一定有乘法交互效应；而无乘法交互效应的话，一定有加法交互效应。当 A 和 B 两种因素都只具有较弱的效应时，即 π_{01} 和 π_{10} 都比较小时，无加法交互效应模型与下面无乘法交互模型近似等价

$$\frac{1-\pi_{11}}{1-\pi_{00}}=\left(\frac{1-\pi_{10}}{1-\pi_{00}}\right)\left(\frac{1-\pi_{01}}{1-\pi_{00}}\right)。$$

如果采用其他关联度量来定义的话，那么，交互效应是否存在将不相同。模型中的交互参数常用来表示统计交互效应。在使用“交互效应”术语时，应同时指出所使用的关联度量。

另一类是关于多危险因素在生物机制上的定性的概念，称为生物交互效应(或生物协同效应)。令 $Y_{A=i,B=j}$ 表示个体在暴露 $A=i$ 和 $B=j$ 的情况下二值响应变量 Y 的潜在结果。根据每个个体的四个潜在结果变量($Y_{00},Y_{01},Y_{10},Y_{11}$)的 0 或 1 取值将该个体进行分类，将总体中的所有个体分为 $2^4=16$ 类。其中一类(0,0,0,1)表示该类的每个个体暴露每个单个危险因素都不会患病，仅当同时暴露两个危险因素时才患病($Y_{11}=1$)。该类个体在整个总体所占的比率可以用来度量生物协同效应。例如，基因 A 与吸烟 B 对癌症 Y 的交互效应。对于类(0,0,0,1)中的人，如果有这个基因突变($A=1$)的话，应避免吸烟($B=1$)。类(0,0,1,0)中的个体单独暴露 $B=1$ 时才发病，单独暴露 A 或同时暴露 A 和 B 时都不发病；称 A 和 B 因素之间存在对抗效应，因素 A 可以避免因素 B 的危害。

12.11 中介分析(mediation analysis)[6,19] 路径分析、结构方程、中介分析、直接效用和间接效用等方法用于研究多因素之间的因果机制。例如,处理 T 通过纠正心律失常 S 避免猝死 Y 的间接效应(处理 $T\rightarrow$ 心律 $S\rightarrow$ 猝死 Y)和处理通过其他途径避免猝死的直接效应(处理 $T\rightarrow$ 猝死 Y)。路径分析和中介分析采用结构方程:$Y=\alpha+\beta S+\gamma T+\varepsilon_Y$ 和 $S=\lambda+\eta T+\varepsilon_S$。用参数 γ 表示 T 对 Y 的直接效应,用 $\beta\eta$ 表示 T 对 Y 的间接效应。给定 S 条件下 Y 与 T 独立蕴含 $\gamma=0$,意思是无直接效用。这种解释需要假定不存在同时影响 S 和 Y 的混杂因素。但是,在实际应用中这个假定通常不成立,因为不能对中间因素(心律)进行随机化分配。这时给定心律 S 条件下比较处理组($T=1$)和对照组($T=0$)的猝死率,不能正确评价处理对猝死的直接效应。这是因为给定心律正常条件下,处理组是治疗后心律正常的,而对照组是未经处理就心律正常的。两组没有可比性,也就是说,处理组假若不处理的话,可能心律会不正常,不同于对照组。这种对受处理 T 影响的中间变量 S 进行分层分析的方法将会导致处理 T 对结果 Y 的直接效应的偏倚。

Frangakis & Rubin 提出主分层(principal stratification)分析的方法,采用中间变量的潜在结果($S_{T=1}$,$S_{T=0}$)进行分层分析。基于主分层的概念,直接效用定义为:对 $S_{T=1}=S_{T=0}$ 的主分层,如果存在处理 T 对结果 Y 的效用,即 $Y_{T=1}$ 和 $Y_{T=0}$ 有不同的分布,则存在处理 T 对结果 Y 的主直接效应(Principal Direct Effect)。但是,主分层间接效应没有明确的定义。处理 T 对结果 Y 的效用定义为总效应,比较 $Y_{T=1}$ 的分布和 $Y_{T=0}$ 的分布度量总效应。如果用总效应减去主直接效应来度量主间接效应,这种主间接效应似乎还包含了非主分层意义的直接效应。

令 Y_{ts} 表示在处理 $T=t$ 和中间因素 $S=s$ 的外界干预情况下响应的潜在结果变量。Pearl 定义个体 i 的处理 T 对响应 Y 的控制直接效应为 $CDE_s(i)=Y_{1s}(i)-Y_{0s}(i)$,它描述了通过外界干预控制中间变量 $S=s$ 不变的情况下,处理对响应变量 Y 的效应。对其求期望得到平均的控制直接效应 $ACDE_s$。控制直接效应依赖中间变量的取值 s。识别平均控制直接效应需要下面条件独立性假定:

(1)$Y_{ts}\perp T\mid X$ 和

(2)$Y_{ts}\perp S\mid(T,X)$,其中 X 为观测的协变量。因为不能通过控制某些变量来消除直接效应,所以没有定义控制间接效应。个体 i 的自然直接效应(natural direct effect)为 $NDE(i)=Y_{1s_0}(i)-Y_{0s_0}(i)$,它描述了中间变量保持在该个体中间变量在未处理的状态 s_0 下,处理 T 对响应 Y 的效应,不同个体有不同的值 s_0。对其求期望得到平均的自然直接作用 $ANDE$。识别平均自然效应需要额外的假定:

(3)$Y_{ts}\perp S_{t'}\mid X$。

12.12　非随机缺失(missing not at random)[4,33]　如果数据的缺失既不依赖观测到的数据值,又不依赖缺失的数据值,则称数据是完全随机缺失的;如果仅依赖观测到的数据值,但不依赖缺失的数据值,则称是随机缺失的;如果依赖缺失的数据值的大小,则称是非随机缺失的。当混杂因素出现随机缺失时,不会影响评价因果效用;但是,非随机缺失时,则将可能引入混杂偏倚,导致因果效应不可识别。

考虑离散变量的情况,响应变量 Y 取 K 个值,处理变量 T 为二值,协变量或混杂因素 X 取 J 个值。混杂因素 X 可能出现缺失。令 M 表示 X 是否缺失,$M_i=1$ 表示个体 i 的混杂因素 x_i 缺失,$M_i=0$ 表示观测到 x_i。目的是识别分层因果效应 $CE_x=D[E(Y_{T=1}\mid x),E(Y_{T=0}\mid x)]$ 和不分层的因果效应 $CE_+=D[E(Y_{T=1}),E(Y_{T=0})]$,这里 $D[.,.]$ 是比较两个参数的函数。例如,分层平均因果效应 $ACE(x)=E(Y_{T=1}\mid x)-E(Y_{T=0}\mid x)$,或不分层的因果相对风险 $CRR=E(Y_{T=1})/E(Y_{T=0})$。

假定 X 是充分混杂因素集合,处理分配可忽略假定 $(Y_t\perp T\mid X)$ 成立。Ding & Geng 讨论了下面 X 的缺失机制和因果效应可识别性:

M1:给定 T 和 Y 下 X 是否缺失不依赖其缺失值的大小,即随机缺失,X 缺失的概率为 $p(M=1\mid x,t,y)=p(M=1\mid t,y)$,但变量 M 不独立于 (T,Y);记为 $M\perp X\mid(T,Y)$ 且 $M^{\frown}(T,Y)$。

该缺失机制下联合分布 $p(m,x,t,y)$ 是可识别的,并且 T 对 Y 的因果作用 CE_x 和 CE_+ 都可识别。

M2:X 是否缺失依赖 X 的值,即非随机缺失;但是给定 T 和 X 下 X 是否缺失不依赖 Y,即 X 缺失的概率为 $p(M=1\mid x,t,y)=p(M=1\mid t,x)$;且表示 X 缺失的变量 M 不独立于 (T,X);记为 $M\perp Y\mid(T,X)$,且 $M^{\frown}(T,X)$。

该缺失机制下 T 对 Y 的分层因果作用 CE_x 可识别。

M3:给定 X 和 Y 下 X 是否缺失不依赖 T:$p(M=1\mid x,t,y)=p(M=1\mid x,y)$;且 X 是否缺失依赖 (X,Y),即非随机缺失;记为 $M\perp T\mid(X,Y)$ 且 $M^{\frown}(X,Y)$。

该机制下处理 T 对二值 Y 的因果优势比 OR_x 是可识别的,可以定性评价其他因果效因是正效应、还是负效应。

M4:X 缺失依赖 (T,X,Y) 的模型 $\log\dfrac{p(M=1\mid x,t,y)}{1-p(M=1\mid x,t,y)}=\beta_0+\beta_T t+\beta_X x+\beta_Y y$。

在二值变量情况下,如果 T 与 Y 的条件优势比 $OR_{TY|M=1}$ 落在 $OR_{TY|M=0,X=1}$ 和 $OR_{TY|M=0,X=0}$ 之间,那么联合分布 $p(m,x,t,y)$ 是可识别的,且 T 对 Y 的因果效应 CE_x 和 CE_+ 都可识别;这里

$$OR_{TY|C}=\frac{p(T=1,Y=1\mid C)p(T=0,Y=0\mid C)}{p(T=1,Y=0\mid C)p(T=0,Y=1\mid C)}。$$

M5:X 缺失依赖 (T,X,Y),没有模型假定。这时可以得到因果效应的上下界。

Zhang & Rubin 研究了处理 T 对是否死亡 Y 的因果效应,混杂因素 X 由于死亡 $(Y=1)$ 而缺失时因果效应的评价。

12.13 因果网络(causal network)[13,26,28] 因果网络表示多个变量之间的因果关系。因果网络用一个有向无环图(Directed Acyclic Graph,DAG)或贝叶斯网络$G=(V,E)$表示,其中V是一个结点集合$V=\{X_1,\cdots,X_p\}$表示p个变量,E是一个有向边的集合$E=\{e_1,\cdots,e_K\}$表示K条有向边,$e_k=<X_i,X_j>$表示有向边$X_i\to X_j$,称X_i为X_j的父结点和原因变量,X_j为X_i的子结点和结果变量。令pa_i表示结点X_i的父结点集合。图12.13.1中,$pa_4=\{X_2,X_3\}$,X_2和X_3是X_4的原因,X_4是X_2和X_3的结果。因果网络中每个变量X_i为其父结点的函数$x_i=f_i(pa_i,\varepsilon_i)$,其中$\varepsilon_i$为外生变量,只影响图中$X_i$,不影响其他$X_j$。所有变量的联合概率分布或密度可以表示为:

$$p(x_1,\cdots,x_p)=\prod_{i=1}^{p}p(x_i\mid pa_i),$$

其中$p(x_i\mid pa_i)$为给定pa_i下X_i的条件概率或密度。

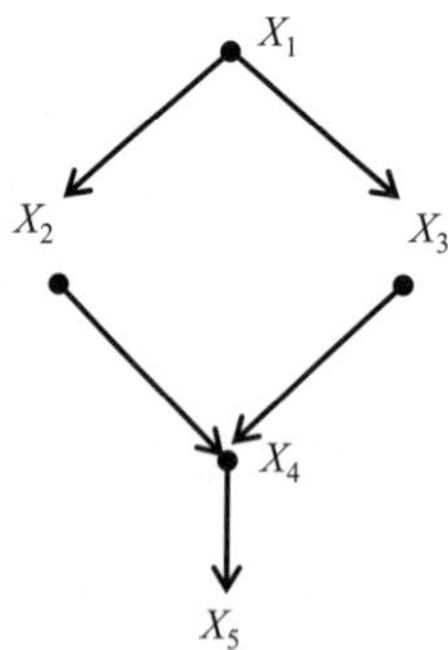

图12.13.1 因果网络的有向非循环图表示

对某个变量X_i进行外部干预$set(x_i)$,强制其取值为x_i,不再受其父结点pa_i的影响。例如,对图12.13.1的网络进行干预$set(x_2)$,切断了$X_1\to X_2$,该干预后其他变量的联合分布变为:

$$p(x_1,x_3,x_4,x_5\mid set(x_2))=p(x_1)p(x_3\mid x_1)p(x_4\mid x_2,x_3)p(x_5\mid x_4);$$

当$X_2\neq x_2$时该分布$p(x_1,x_3,x_4,x_5\mid set(x_2))=0$。特别地,$p(x_1,x_3\mid set(x_2))=p(x_1,x_3)\neq p(x_1,x_3\mid x_2)$,即干预$set(x_2)$不影响非后代变量的分布,但是不等于条件分布。

一个因果网络表示了一组条件独立性。给定父结点pa_i下X_i与其非后代结点相互独立。例如,图12.13.1中给定X_1下X_2与X_3条件独立。令C是V的任意一个子集。称结点X_i和结点X_j的一条路径没有被C阻断,如果路径中的每个结点X_k满足下面两个条件:

(1)如果X_k是一个冲突点($\to X_k\leftarrow$),那么或者该结点X_k,或者它的某个后代结点在C中;

(2)如果X_k不是冲突点,那么它不在C中。

否则,称该路径被C阻断。令A,B和C是三个互不相交的结点集合。称C为d-分离A与B,记作$d(A,B,C)$,当且仅当A中任一结点与B中任一结点的每一条路径都被C阻断。d-分离的概念可以用于从网路图看出变量之间的条件独立性。$d(A,B,C)$蕴含给定变量集C下变量集A条件独立变量集B。图12.13.1的网络有$d(X_2,X_3,X_1)$,表示给定X_1下X_2条件独立X_3;没有$d(X_2,X_3,\{X_1,X_4\})$,给定$\{X_1,X_4\}$条件下X_2不一定独立X_3,但是可能数值上满足条件独立性,这种情况称为不满足忠实性(faithfulness)。

12.14　因果效应的可识别性（identifiability of causal effects）[10,18,30]　因果效应用于评价干预一个变量对另一个变量的效应。例如，药物干预的效应和政策干预的效应。利用观察性研究可以经验地得到观测变量的分布 $p(x_1,\cdots,x_p)$。如果我们关心的因果效应可以表示为这个观测变量分布的函数，那么，称这个因果效应是可识别的。否则，如果这个观测变量分布可能由两个或更多不同的因果效应的值产生的话，那么这个因果效应是不可识别的。例如，我们观察得到吸烟与肺癌的分布；如果吸烟对肺癌有或没有因果效用都能解释这个观测的分布，那么该因果效应是不可识别的。令 $X=X_O\cup X_U$，其中 X_O 表示观测的变量集合，X_U 表示未观测的变量集合。目标是利用观测变量的分布 $p(x_O)$ 识别某一变量 X_i 对另一变量 X_j 的因果效应 $p(x_j\mid set(x_i))$。如果存在唯一 $p(x_j\mid set(x_i))$ 可以由 $p(x_O)$ 来解释，那么，称 X_i 对 X_j 的因果效应是可识别的。当仅观测了 X_i 和 X_j 时，无混杂等价于因果效应 $p(x_j\mid set(x_i))=p(x_j\mid x_i)$ 可识别。Pearl 给出了下述性质：

(1)干预 $set(x_i)$ 只影响 X_i 的后代；

(2)对任意变量集 S，有

$$p(S\mid pa_i,set(x_i))=p(S\mid pa_i,x_i)$$

(3)无混杂的充分条件为

$$X_j\perp pa_i\mid X_i$$

性质(1)说明：当 S 不是 X_i 的后代时，总有 $p(S\mid set(x_i))=p(S)$。性质(2)蕴含无混杂，意味着给定 X_i 的父结点条件下，X_i 对任意变量集 S 的因果效应与条件分布相等。Geng & Li(2002)证明了包含 pa_i 的、X_i 的非后代变量集 S 是一个充分混杂因素的集合。

利用给定的因果网络图 DAG，检查是否存在集合 S 以外的其他混杂因素：删去从暴露 E 发出的所有箭头，即删除所有暴露的效应。如果仍存在暴露 E 与响应 D 之间没有被 S 阻断的路径，那么就可能存在 E 与 D 之间的某种关联。这个关联不能由 E 对 D 的因果效应来解释，因此存在 S 以外的混杂因素。Greenland 等提出了下面算法：给定一个变量集合 $S=\{S_1,\cdots,S_n\}$，其不包含 E 的后代和 D 的后代，

(1)删除所有从 E 发出的箭头(即，除去所有暴露效应)；

(2)在除去暴露效应的新 DAG 中，检查是否存在任何 E 与 D 之间没有被阻断的路径；

(3)如果存在的话，那么存在 S 以外的混杂因素；否则 S 是一个充分的混杂因素的集合，但是也许 S 中有一些多余的非混杂因素。

Wang 等提出进一步从 S 删除多余的非混杂因素的算法。

12.15 网络结构学习(network structural learning)[14,27,28,31] 贝叶斯网络、有向无环图(Directed Acyclic Graph, DAG)和因果网络的学习有参数学习和网络结构学习。

参数学习是在网络结构已知的情况下估计随机变量分布的参数。在离散随机变量的情况,就是估计条件概率 $p(x_i \mid pa_i)$。正态随机变量的情况,估计给定父结点变量集合 pa_i 下 X_i 的条件正态分布的参数。

网络结构学习有两类方法:一类方法是根据得分选择最佳网络。为每个网络赋一个得分(如后验概率、BIC、AIC 等),搜索最佳得分的有向无环图,常采用贪心法等启发式搜索方法。Heckerman(2008)给出贝叶斯方法学习贝叶斯网络的方法。另一类方法是采用条件独立检验。Verma & Pearl 提出了 IC 算法,首先穷尽搜索两个结点 a 和 b 间是否存在分离集 S_{ab},确定所有两个结点之间是否存在边;然后利用两个不相邻的结点 a 和 b,如果它们的公共邻居 c 不包含在它们的分离集 S_{ab} 中的话,确定一个 v-结构 ($a \rightarrow c \leftarrow b$);最后确定其他边的方向,避免出现新的 v-结构和有向环。Spirtes & Glymour(1991)的 PC 算法将完全图作为初始骨架图,然后从空集开始逐步增加分离集的大小,不断删除骨架图中的边,使得每个结点的邻居数不断减少,寻找两个结点的分离集限定在它们的邻居集的子集范围内,目的是避免高维变量的条件独立检验。

Xie 等提出多个不完全数据库的大网络结构的学习算法。在有变量间条件独立的先验知识情况下可以不必同时观测所有的变量,利用多个不完全变量的数据库,首先各自学习局部网络,然后合并为一个完整的大网络。Xie & Geng 提出了网络结构的递归学习算法,将一个大网络结构学习分解为两个局部小网络的结构学习,然后递归地将每个局部网络的结构学习再分解为更小网络的结构学习。

利用观测数据仅能学到一组具有相同条件独立性的网络结构,这组网络有相同的边和相同的 v-结构,但是它们的某些边可能有不同的方向,这样一组网络图称为 Markov 等价类。例如,$a \rightarrow b \leftarrow c \rightarrow d$ 和 $a \rightarrow b \leftarrow c \leftarrow d$ 属于同一等价类,这个等价类用一个部分有向图 $a \rightarrow b \leftarrow c - d$ 表示;但是 $a \rightarrow b \rightarrow c \rightarrow d$ 不属于这个等价类。

为了从等价类中确定哪一个网络是真网络,需要额外的先验知识或干预数据。He & Geng 提出了最优干预设计的主动学习方法,希望干预最少的变量能确定所有边的方向。

12.16　局部因果关系(Local Causal Relationship)[27,29]　考虑图 12.16.1 中肺癌的因果网络。目的是寻找肺癌的原因，确定减少肺癌发病率的干预措施。传统的回归模型基于相关关系和变量选择的方法将选择 4 个灰色的变量 Smoking，Genetics，Coughing，Fatigue 和 Allergy，这个变量集合称为 Markov 边界(Blanket)；给定这些变量的条件下，变量肺癌(Lung Cancer)将与其他 6 个白色结点变量独立，也就是回归模型中这些变量的系数等于 0。这些 Markov 边界的变量用于诊断和预测肺癌，但是，干预变量 Coughing 和 Fatigue 不能减少肺癌的发病率。传统的变量选择不能区别哪些是肺癌的原因，哪些是结果。

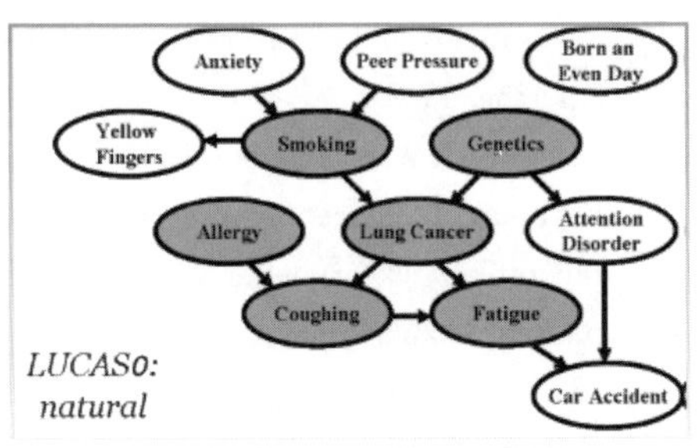

图 12.16.1　肺癌因果网络
(摘自 Guyou 等，2011)

当目的是为了寻找和确定某个给定的目标变量的局部因果关系，发现它的原因是什么和结果是什么，或者目的是做干预决策时，我们只需利用数据发现该目标变量的局部因果关系，没必要学习整个网络的结构。

Tsamardinos 等提出了学习局部网络结构的方法，寻找目标变量 Y 的父亲—儿子—子孙(Parents-Children-Descendants，PCD)的算法。如果 X 是 Y 的 PCD 并且 Y 是 X 的 PCD，那么可以确定 X 和 Y 有父子关系，但是不能确定哪个是父结点，哪个是子结点。Wang 等提出逐步构建目标变量 Y 的局部网络的方法，称为 MB-by-MB 算法。该算法以目标变量 Y 为中心，逐步向外扩散地构建局部网络结构。首先寻找目标变量 Y 的 Markov 边界 $MB(Y)$，构建 $MB(Y)$ 的局部网络结构；然后再寻找 $MB(Y)$ 中每个 X_i 的 $MB(X_i)$，构建 $MB(X_i)$ 的局部网络结构；重复这个过程直至能够区别谁是 Y 的原因，谁是 Y 的结果为止。如果条件独立检验正确，MB-by-MB 算法可以得到与学习整个网络结构一样的局部结构，正确地发现目标变量 Y 的原因和结果。局部网络结构学习能减少整个网络结构学习的计算时间和复杂性。

参考文献

[1] Angrist, J., Imbens, G. and Rubin, D. (1996) Identification of causal effects using instrumental variables. J. Amer. Statist. Assoc. 91, 444—472.

[2] Chen, H., Geng, Z. and Jia, J. (2007) Criteria for surrogate end points. J. Royal Statist. Soc. B 69, 919—932.

[3] Chen, H., Geng, Z. and Zhou, X. (2009) Identifiability andestimation of causal effects in randomized trials with non-complianceand completely non-ignorable missing—data (with discussion). Biometrics 65, 675—691.

[4] Ding, P. and Geng, Z. (2014) Identifiability of subgroup causal effects in randomized experiments with nonignorable missing covariates. Statist. Medicine 33, 1121—1133.

[5] Durbin, J. (1954) Errors in variables. International Statistical Review 22, 23—32.

[6] Frangakis, C. E. and Rubin, D. B. (2002). Principal stratification in causal inference. Biometrics 58, 21—29.

[7] Geng, Z., Guo, J. and Fung, W. K. (2002) Criteria for confounders in epidemiological studies. J. Royal Statist. Soc. B64, 3—15.

[8] Geng, Z. (1992) Collapsibility of relative risks in contingency tableswith a response variable. J. Royal Statist. Soc. B 54, 585—593.

[9] Greenland, S. (2000) An introduction to instrumental variables for epidemiologists. Int. J. Epidemiol. 29, 722—729.

[10] Greenland, S., Pearl, J. and Robins, J. M. (1999b) Causal diagrams for epidemiologic research. Epidemiology 10, 37—48.

[11] Greenland, S., Robins, J. and Pearl, J. (1999a) Confounding and collapsibility in causal inference. Statist. Sci. 14, 29—46.

[12] Guo, J. H. and Geng, Z. (1995) Collapsibility of logistic regression coefficients. J. Royal Statist. Soc. B 57, 263—267.

[13] Guyon, I., Aliferis, C., Cooper, G., Elisseeff, A., J. Pellet, J., SpirtesP. and Statnikov, A., Design and analysis of the causation and prediction challenge. Challenges in Causality Volume 1: Causation and prediction challenge, 1—33, 2011.

[14] He, Y. and Geng, Z. (2008) Active learning of causal networks withintervention experiments and optimal designs. JMLR 9, 2523—2547.

[15] Imbens, G. W. and Rubin, D. B. (1997). Bayesian inference for causaleffects in randomized experiments with noncompliance. Annals of Statistics 25, 305—327.

[16] Imbens, G. W. and Rubin, D. B. (2015) Causal Inference for Statistics, Social and Biomedical Sciences: An Introduction. Cambridge University Press.

[17] Ma, Z. M., Xie, X. C. and Geng, Z. (2006) Collapsibility of distribution dependence. J. Royal Statist. Soc. B 68, 127—133.

[18] Pearl, J. (1995) Causal diagrams for empirical research (with discussion). Biometrika 83, 669—710.

[19] Pearl, J. (2001) Direct and indirect effects. 17 thConf. Uncertainty AI, 411—420.

[20] Pearl, J. (2009). Causality: Models, Reasoning, and Inference. 2nd ed. Cambridge University Press.

[21] Prentice, R. L. (1989) Surrogate endpoints in clinical trials: definition and operational criteria. Statistics in Medicine 8, 431－440.

[22] Reintjes, R., de Boer, A., van Pelt, W., Mintjes－de Groot, J. (2000) Simpson's paradox: an example from hospital epidemiology. Epidemiology 11, 81－83.

[23] Rosenbaum, P. R. and Rubin, D. B. (1983). The central role of the propensity score in observational studies for causal effects. Biometrika 70, 41－55.

[24] Rothman, K. J., Greenland, S. and Lash, T. L. (2008) Modern Epidemiology. Lippincott Williams & Wilkins, 3rd Edition.

[25] Simpson, E. H. (1951) The interpretation of interaction in contingency tables. J. Royal Statist. Soc. B 13, 238－241.

[26] Spirtes, P., Glymour, C. and Scheines, R. (2000). Causation, Prediction, and Search. 2nd ed., The MIT Press.

[27] Tsamardinos, I., Brown, L. and Aliferis, C. (2006) The max－min hill－climbing Bayesian network structure learning algorithm. Machine Learning 65, 31－78.

[28] Verma, T. & Pearl, J. (1990) Equivalence and synthesis of causal models. Uncertainty in Artificial Intelligence, vol. 6, 255－268.

[29] Wang, C. Z., Zhou, Y., Zhao, Q. and Geng, Z. (2014) Discovering and orienting the edges connected to a target variable in a DAG via a sequential local learning approach. Comput. Statist. & Data Analy. 77, 252－266.

[30] Wang, X., Geng, Z., Chen, H. and Xie, X. (2009) Detecting multiple confounders. J Stat Plan&Inf 139, 1073－1081.

[31] Xie, X., Geng, Z. and Zhao, Q. (2006) Decomposition ofstructural learning about directed acyclic graphs. AI 170, 422－439.

[32] Yule, G. U. (1903) Notes on the theory of association of attributes in statistics. Biometrika 2, 121－134.

[33] Zhang, J. L. and Rubin, D. B. (2003). Estimation of causal effects via principal stratification when some outcomes are truncated by'death'. J Edu Behav Statist 28, 353－368.

[34] 耿直.因果推断.10000 个科学难题:信息科学卷,科学出版社.2011.596－599.

（本章作者简介见副主编介绍处）

第 13 章　统计计算

贾金柱

13.1　随机数发生器(random number generator)[16,32]　仿真试验或者随机模拟试验需要产生指定分布的随机数。设随机变量 X 的分布函数为 $F(x)$，记为 $X \sim F(x)$。则称 X 的随机抽样序列为分布 $F(x)$ 的随机数。

目前的统计软件包比如 R.matlab 等都可以方便快捷地产生很多分布(诸如均匀分布、正态分布、二项分布、泊松分布等)的随机数。其实均匀随机数的产生是所有其他分布随机数产生的基础。换句话说,所有的随机数的产生都可以通过对均匀随机数进行函数变换得到。更一般的结论:很多分布(特别是连续型随机变量)的随机数,通过变换可以得到其他分布的随机数。

定理 13.1.1　若随机变量 X 的分布函数是 $F(x)$。如果它的反函数存在,记为 $F^{-1}(x)$，且

$F(F^{-1}(x))=x$，则 $F(X) \sim U[0,1]$.

定理 13.1.2　若随机变量 $X \sim U[0,1]$,$F(x)$ 是某一随机变量的分布函数,则 $F^{-1}(X)$ 的分布函数为 $F(x)$.

根据定理 13.1.1 和 13.1.2,我们可以把已知分布的随机数变换为另一种分布的随机数。设 $X \sim G(x)$，为得到 $F(x)$ 的随机数,可以通过下面两个步骤。① 由定理 13.1.1,$G(X) \sim U[0,1]$,② 由定理13.1.2,$F^{-1}(G(X)) \sim F(x)$。注意:一般要求函数 G 是严格单调的函数,离散随机变量的分布函数是不可以的。

接下来介绍均匀随机数的产生。常见的随机数的产生方法有三种。①手工方法。比如掷骰子、随机抽签等。该方法的优点是操作简单,在仅需要一个随机数的时候(比如抽奖),非常方便。缺点是不易产生大量可以用来做随机模拟的随机数。②物理方法。利用物理过程(比如放射性物质在一定时间放射出的离子数等)产生随机数。该方法的缺点是,不可产生可以重复的随机数。随机数要存储在硬盘上,不易管理和维护。③数学方法。该方法是通过递推公式或者规则产生数列。当数列足够长的时候,产生的数列具有随机数的统计特征,可以看作是随机数。该方法的优点是,产生速度快、所占空间小且可以重复使用。该方法是目前所有统计软件包使用的方法。当然,它的缺点也是明显的——产生的数列不是真正的随机数,人们又称这样的数列为伪随机数列(pseudo random numbers)。因为经过精心设计的伪随机数几乎具有随机数的所有统计特性,所以这里对伪随机数和随机数不加区分。

产生随机数的数学方法称为随机数发生器。一个好的随机数发生器应该具有如下特征:

(1)产生的数列要具有总体的统计性质,如分布的均匀性、抽样的随机性、数列之间的独立性等。

(2)产生的数列要有足够长的周期。

(3)产生的速度要快,占用计算机的内存小,具有可重复性。

常见的均匀随机数发生器有:线性同余发生器、反馈位移寄存器法、组合发生器。这些是经典的均匀(伪)随机数产生方法,它们的数学原理,这里不再描述。

13.2　随机数的检验(tests for random numbers)[21,32]　数学方法产生的随机数不是真正的随机数,是伪随机数,但是好的伪随机数具有随机数的统计特性。这个结论可以通过假设检验来验证。针对均匀分布的随机数,常用的检验有 K-S 检验、参数的检验、均匀性检验、独立性检验等。

(1) K-S 检验(K-S test)。柯尔莫哥洛夫一斯米尔诺夫检验(K-S 检验)用于检验经验分布函数和总体分布函数之间是否有统计性差异。K-S 检验的统计量定义为 $\max_{i=1,\cdots,n}|F_n(x_i)-F(x_i)|$,其中,$F_n(x)$ 为经验分布函数,$F(x)$ 为总体分布函数。检验随机数是否为均匀随机数时,$F(x)=x, 0\leqslant x\leqslant 1$.

(2)参数的检验。[0,1]区间上的均匀分布的均值为 1/2,方差是 1/12。因此好的均匀随机数的均值(方差)应该不会与 1/2(1/12)有统计性差异。常用的检验统计量可以通过中心极限定理构造。记随机数发生器给出的随机数序列为 $r_1,r_2,\cdots,r_n$. 在均匀分布的假设下,

$$\frac{\bar{r}-\frac{1}{2}}{\sqrt{Var(\bar{r})}}=\sqrt{12n}\,(\bar{r}-\frac{1}{2})$$

以及

$$\frac{s^2-\frac{1}{12}}{\sqrt{Var(s^2)}}=\sqrt{180n}\,(s^2-\frac{1}{12})$$

都渐近服从标准正态分布,其中 $\bar{r}=\frac{1}{n}\sum_{i=1}^{n}r_i$ 为这 n 个随机数的平均值,$s^2=\frac{\sum_{i=1}^{n}(r_i-\bar{r})^2}{n-1}$ 为样本方差。

(3)均匀性检验。将[0,1]区间分成等长的 m 份。如果随机数来自于均匀总体,那么随机数来自每份的概率都是 $\frac{1}{m}$。可利用卡方拟合优度检验(goodness-of-fit test)。具体地,设产生了 n 个随机数,设落入第 i 个区间的个数为 n_i,则统计量

$$\sum_{i=1}^{m}\frac{(n_i-\mu_i)^2}{\mu_i}=\frac{m}{n}\sum_{i=1}^{m}\left(n_i-\frac{n}{m}\right)^2$$

渐近服从 $\chi^2(m-1)$,其中

$$\mu_i=E(n_i)=\frac{n}{m}$$

(4)独立性检验。当随机变量序列为独立抽样时,样本的自相关系数(理论值)为 0。因此可以使用样本的自相关系数(通过样本计算的值)作为检验统计量。定义

$$\rho(j)=\frac{\frac{1}{n-j}\sum_{i=1}^{n-j}(r_i-\bar{r})(r_{i+j}-\bar{r})}{\frac{1}{n}\sum_{i=1}^{n}(r_i-\bar{r})^2}$$

$$j=1,\cdots,n$$

当 $n-j$ 充分大时,如果随机变量序列独立,$\rho(j)\sqrt{n-j}$ 渐近服从标准正态分布。

还可以通过对 [0,1]×[0,1] 二维矩形区域分割的方法,检验伪随机数的均匀性和独立性。具体地,将获得的伪随机数 $r_1,r_2,\cdots,r_{2n}$ 配对,构成二维随机样本,

$$v_1=(r_1,r_2),\cdots,v_n=(r_{2n-1},r_{2n})$$

将 [0,1]×[0,1] 均匀地分成 k^2 个小矩形区域。记落入每个区域的样本数为 n_{ij}。则如下统计量渐近服从 $\chi^2(k^2-1)$:

$$V=\frac{k^2}{n}\sum_{i=1}^{k}\sum_{j=1}^{k}\left(n_{ij}-\frac{n}{k^2}\right)^2$$

13.3 分布函数的计算(calculation of distribution function)[22,25] 当随机变量为连续型随机变量时,分布函数是密度函数的积分

$$F(x)=\int_{-\infty}^{x} f(t)dt$$

当随机变量为离散型随机变量时,分布函数是数列的和。所以,分布函数的计算本质上是积分或级数的计算。常用的数值积分方法有插值积分法(integration via interpolation),高斯型求积公式(Gaussian quadrature)等。利用分布函数之间的关系,也可以通过一些基本分布函数计算出别的分布函数。

(1)插值积分法。考虑计算 $\int_a^b f(x)dx$。可将区间 $[a,b]$ 等距分成 n 份。记 $n+1$ 个节点为 $x_0=a,\cdots,x_n=b$。因为是等距划分,$x_k=a+k\cdot\frac{b-a}{n}$。可以使用 n 次多项式近似 $f(x)$。n 次多项式可以构造如下:

$$L_n(x)=\sum_{j=0}^{n}\frac{\prod_{k\neq j}(x-x_k)}{\prod_{k\neq j}(x_j-x_k)}f(x_j)$$

在实际应用中,常把区间 $[a,b]$ 划分成更小的区间,即 $[a,b]=\bigcup_{i=1}^{m} I_i$,$m$ 个小区间互不相交。于是,

$$\int_a^b f(x)dx=\sum_{i=1}^{m}\int_{I_i} f(x)dx$$

在每个小区间 I_i 上,可以使用较小的 n 次多项式近似。在很小的区间上,常用的 n 取 0,1 或者 2。

易知,插值积分公式可以如下表示:

$$\int_a^b f(x)dx\approx\int_a^b L_n(x)dx=\sum_{j=0}^{n}A_j f(x_j),$$

其中 $A_j=\int_a^b \frac{w(x)}{(x-x_j)w'(x)}dx$,

$$w(x)=\prod_{j=0}^{n}(x-x_j)$$

当 $f(x)$ 是次数不高于 n 的多项式时,

$$\int_a^b f(x)dx=\sum_{j=0}^{n}A_j f(x_j)$$

在节点个数固定为 n 的情况下,可通过调整节点位置和选取合适的 A_j,使上面等式对于任意不高于 $2n-1$ 次的多项式恒成立。高斯型求积公式可做到这一点。

(2)高斯型求积公式。高斯型积分关键是使用正交多项式。常见的 Gauss 型求积公式有 Gauss-Legender 求积公式,Gauss-Lauguerer 求积公式,Gauss-Hermite 求积公式等。根据积分区域的不同,可以选取不同的求积公式。例如:Gauss-Legender 求积公式是

$$\int_{-1}^{1} f(x)dx\approx\sum_{k=1}^{n}A_k f(x_k),$$

其中,n 个节点 $x_1,\cdots,x_n$ 是 Legender 多项式 L_n 的 n 个根。

$$L_n(x)=\frac{1}{2^n n!}\frac{d^n[(x^2-1)^n]}{dx^n}$$

$$A_k=\frac{2}{(1-x_k^2)[L_n'(x_k)]^2}$$

Gauss-Lauguerer 求积公式是

$$\int_0^{\infty} e^{-x}f(x)dx\approx\sum_{k=1}^{n}A_k f(x_k),$$

其中,n 个节点 $x_1,\cdots,x_n$ 是 Lauguerer 多项式 L_n 的 n 个根。

$$L_n(x)=e^x\frac{d^n[e^{-x}x^n]}{dx^n}$$

$$A_k=\frac{(n!)^2}{x_k[L_n'(x_k)]^2}$$

13.4　随机模拟(stochastic simulation) [6,23]　随机模拟方法是通过产生随机数,对随机数或者其函数的统计参数进行估计,利用这些估计值近似所求问题的解。随机模拟方法又称为蒙特卡罗方法。随机模拟方法最关键的是如何产生指定分布的随机数,以及如何利用随机数估计统计参数。

前面已经介绍如何产生均匀分布的随机数。如果目标分布函数易于计算,则可以通过函数变换,将均匀随机数转化为从目标分布产生的随机数。这里介绍更一般的方法。包括舍选法、变换抽样、重要性再抽样、重要性抽样等。

(1)舍选法(acceptance-rejection method)。首先介绍一个最简单的舍选法。设密度函数 $f(x)$ 定义在区间$[a,b]$上,且其有界 $f(x)\leqslant M$,可以通过如下方法获取密度为 $f(x)$ 的随机数:① 产生来自于$[a,b]$的均匀随机数 X;② 产生$[0,1]$均匀随机数R;③ 如果$R\leqslant\dfrac{f(x)}{M}$,则接受 X,否则舍弃 X,并重复刚才的抽样步骤 ①②③。更一般的,可以不要求密度函数$f(x)$有界,只要 $f(x)\leqslant M(x)$即可。这里不再详细描述。

(2)变换抽样。这里通过几个简单的例子说明如何使用变换抽样产生随机数:①若要产生 $\chi^2(n)$ 分布的随机数,可以产生 n 个独立同分布的标准正态分布的随机数,然后求它们的平方和。②产生相互独立的均匀随机数 X,Y,然后进行如下变化,可以得到两个相互独立的标准正态分布随机数。

$$u=\sqrt{-2\ln X}\cos 2\pi Y$$

$$v=\sqrt{-2\ln X}\sin 2\pi Y$$

(3)重要性再抽样(importance resampling)。考虑从密度函数为 $f(x)$ 的分布中抽样。如果直接抽样非常困难,可以考虑从容易抽样的分布出发。比如从密度为 $g(x)$ 的分布中抽取随机数。记这些随机数为 $y_1,\cdots,y_n$. 然后从这 n 个样本中再抽样,样本 y_i 被抽取的概率为 $\dfrac{w_i}{\sum_i w_i}$,其中 $w_i=\dfrac{f(x_i)}{g(x_i)}$。这样的再抽样样本近似服从密度为 $f(x)$ 的分布。

(4)重要性抽样(importance sampling)。重要性抽样是用来估计均值常用的随机模拟技术。考虑 $E[g(X)]$ 的估计问题。记随机变量 X 的密度函数为 $\mu(x)$。如果可以得到 X 的随机样本,则可以使用 $\dfrac{\sum_{i=1}^{n}g(x_i)}{n}$ 估计$E[g(X)]$。如果 X 的随机数不易抽取,则可以使用如下的重要性抽样方法:①产生来自密度 $f(y)$ 的随机数 $y_1,y_2,\cdots,y_n$;②给随机数赋权:$w_i=\dfrac{\mu(y_i)}{f(y_i)}$;③加权平均:

$$\frac{\sum_{i=1}^{n}g(y_i)w_i}{n}\quad\text{或}\quad\frac{\sum_{i=1}^{n}g(y_i)w_i}{\sum_{i=1}^{n}w_i}$$

加权平均值就是 $E[g(X)]$ 的估计。

(5)随机模拟实例。随机模拟可以解决随机问题,也可以解决确定性问题。常见的随机问题有统计理论的模拟验证,确定性问题有积分的随机近似。这里不再详细叙述。

13.5 序贯蒙特卡罗(sequential monte carlo)[23] 序贯蒙特卡罗方法常用来从一个动态系统中抽样。

首先介绍序贯重要性抽样。它常用于高维随机向量的抽样。考虑从高维分布 $\pi(x)$ 中抽样。可以考虑从如下的分布抽样

$$g(x)=g_1(x_1)\,g_2(x_2\mid x_1)\cdots g_d(x_d\mid x_1,\cdots,x_d)$$

上面可分解的分布使得每次抽样时,可以从较低维的分布中抽样。如果目标分布 $\pi(x)$ 也具有里类似的分解,

$$\pi(x)=\pi(x_1)\pi(x_2\mid x_1)\cdots\pi(x_d\mid x_1,\cdots,x_d)$$

那么抽取的样本的权重就是

$$w(x)=\frac{\pi(x_1)\pi(x_2\mid x_1)\cdots\pi(x_d\mid x_1,\cdots,x_d)}{g_1(x_1)\,g_2(x_2\mid x_1)\cdots g_d(x_d\mid x_1,\cdots,x_d)}$$

上面权重的计算可以使用递归的方式。令 $X_t=(x_1,\cdots,x_t)$,$w_1=\dfrac{\pi(x_1)}{g_1(x_1)}$,$w(x)$ 可以如下计算:

$$w_t(x_t)=w_{t-1}(x_{t-1})\frac{\pi(x_t\mid X_{t-1})}{g_t(x_t\mid X_{t-1})}$$

最后,$w_d(x_d)$ 就是 $w(x)$。

但是通常 $\pi(x_t\mid X_{t-1})$ 很难计算!为解决这一难题,可以引入辅助分布 $\pi_t(X_t)$,使之满足 $\pi_d(X_d)=\pi(x)$. 有了这个辅助分布,可以使用如下的序贯重要性抽样方法。①从 $g_t(x_t\mid X_{t-1})$ 中抽取 x_t;② 计算$u_t=\dfrac{\pi_t(X_t)}{\pi_{t-1}(X_{t-1})\,g_t(x_t\mid X_{t-1})}$ 并令$w_t=w_{t-1}u_t$。通过简单的计算可知,最后的权重w_d 就是我们期望的 $w(x)$。

接下来,以状态空间模型(粒子滤波)为例说明序贯蒙特卡罗方法。状态空间空间模型可通过下面两个公式描述:

① 观测数据公式 $y_t\sim f_t(\cdot\mid x_t,\varphi)$ 和②状态公式 $x_t\sim q_t(\cdot\mid x_{t-1},\theta)$。因状态 x_t 不可观测,此模型又称为隐马氏模型。该模型可用下图表示。

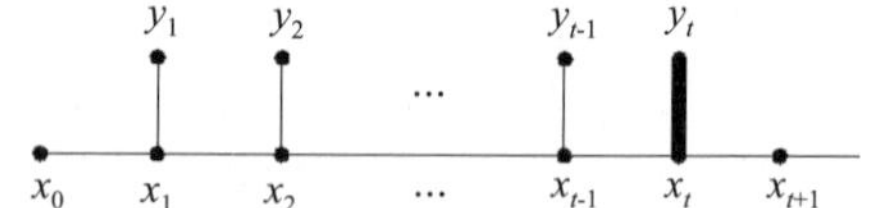

状态—空间模型的一个难点是如何根据实时读取的观测数据 $(y_1,y_2,\cdots,y_t)$ 得到当前状态 x_t 的估计。这里假设所有的分布参数 φ,θ 都已知。则状态 x_t 的最优估计是

$$E(x_t\mid y_1,\cdots,y_t)=\frac{\int x_t\prod_{s=1}^{t}[f_s(y_s\mid x_s)q_s(x_s\mid x_{s-1})]dx_1\cdots dx_t}{\int\prod_{s=1}^{t}[f_s(y_s\mid x_s)q_s(x_s\mid x_{s-1})]dx_1\cdots dx_t}$$

在 t 时刻,当前状态的后验分布是

$$\pi_t(x_t)=P(x_t\mid y_1,y_2,\cdots,y_t)\propto\int q_t(x_t\mid x_{t-1})\,f_t(y_t\mid x_t)\pi_{t-1}(x_{t-1})dx_{t-1}$$

为从 $\pi_t(x_t)$ 抽取样本,我们可以采用序贯蒙特卡罗方法。具体步骤如下:

假设在时间 t,我们有来自$\pi_t(x_t)$ 的 m 个样本,记作$x_t^{(1)},\cdots x_t^{(m)}$.现观测到 y_{t+1},下面的三步给出从$\pi_{t+1}(x_{t+1})$ 的样本,

(1) 从 $q_t(x_{t+1}\mid x_t^{(j)})$ 中抽取样本 $x_{t+1}^{(*j)}$;

(2) 对每个抽取的样本计算权重$w^{(j)}\propto f_t(y_{t+1}\mid x_{t+1}^{(*j)})$;

(3)从 $\{x_{t+1}^{(*1)},\cdots x_{t+1}^{(*m)}\}$ 中以概率正比于 $w^{(j)}$ 抽取随机样本 $\{x_{t+1}^{(1)},\cdots x_{t+1}^{(m)}\}$。

可以证明,如果 $x_t^{(1)},\cdots x_t^{(m)}$ 服从 $\pi_t(x_t)$,并且 m 足够大,$x_{t+1}^{(1)},\cdots x_{t+1}^{(m)}$ 近似服从 $\pi_{t+1}(x_{t+1})$。

13.6　连续函数最优化(optimization for continuous function)[1,26]　最优化问题是统计计算中很重要的问题。许多统计参数的求解问题可以看成是最优化问题。比如极大似然估计等。常用的最优化方法有牛顿法、类牛顿法、分量下降法、共轭梯度法等。

(1)牛顿法(Newton method)。最优化问题和求解方程的根是紧密联系在一起的。首先考虑一元问题的求解。如果函数 $f(x)$ 存在最优值且足够光滑,比如一阶导数光滑,二阶导数存在,那么这个最优值满足一阶条件:$f'(x)=0$。对 $f'(x)$ 在 x_0 处泰勒展开,得到其一阶近似:

$$0=f'(x)\approx f'(x_0)+f''(x_0)(x-x_0)$$

于是得到牛顿法的迭代公式:

$$x^{(t+1)}=x^{(t)}-\frac{f'(x^{(t)})}{f''(x^{(t)})}$$

对于多元(或者多维)函数,如果二阶导数(Hessian 矩阵)容易求出,仍然可以使用牛顿迭代法。考虑最优化问题 $\max_\theta l(\theta)$,其牛顿迭代公式为:

$$\theta^{(t+1)}=\theta^{(t)}-[l''(\theta^t)]^{-1}\,l'(\theta^t)$$

(2)类牛顿法(Newton-like method)。多元最优化方法中,很多时候是不直接用 Hessian 矩阵的,而使用一个近似的 Hessian,其迭代公式为:

$$\theta^{(t+1)}=\theta^{(t)}-[M^{(t)}]^{-1}\,l'(\theta^t)$$

原因多方面,其一、Hessian 矩阵有时很难计算,特别是高维(多元)时,它占用的空间太多;其二、使用 Hessian 矩阵也不能保证牛顿迭代的每一步都会使目标函数值增加。一些精心设计的矩阵(代替 Hessian 矩阵)或许可以使每一步迭代后,目标函数值都增加。

常选用的 $M^{(t)}$ 有单位矩阵 I,放缩的单位矩阵 αI,其中 $\alpha\in(0,1)$ 是一常数等。这类方法称为类牛顿法。

(3)分量下降法(coordinate descent)。对于高维函数最优化问题,采取分量下降法也是一个常用的技术。考虑最优化问题

$$\min_{\theta=(\theta_1,\theta_2,\cdots,\theta_p)} l(\theta_1,\theta_2,\cdots,\theta_p)$$

分量下降法的一般步骤是:每次只求解一元最优化问题,而将其他的变量固定下来。可以用伪代码表示上述过程。

```
初始化:θ=(θ1,…,θp)
for j=1,2,…,p
update θj(固定其他分量不变)
```

(4)共轭梯度法(conjugate gradient)。首先考虑二次函数的优化问题。

$$\min_{x\in R^k}\frac{1}{2}x'Gx+x'b+c$$

其中 G 是一个 $k\times k$ 正定矩阵。如果 k 个向量 $q_1,q_2,\cdots,q_k$ 满足 $\langle q_i,Gq_j\rangle=0,\forall i\neq j$,就称这些向量关于 G 共轭,上面 $\langle\cdot,\cdot\rangle$ 代表两个向量的内积。可以证明,沿着任意 k 个相互共轭的方向依次搜索,可以得到上述二次函数的最小值。共轭方向有很多,如果第一个方向取作负梯度方向,其他方向由已经计算的梯度方向组合得到,就有了共轭梯度法。将上述思想用到一般的(非二次函数)最优化问题求解中,就得到了一般的共轭梯度法。

13.7 离散函数最优化(optimization for discrete function)[2,10,28] 离散函数的优化算法和前面的连续函数的最优化有本质的不同。考虑如下问题:

$$\max_{\theta} f(\theta)$$

其中,θ 可能取 N 个不同的值。N 可以是有限的正整数,也可以是无穷大(即 θ 可取可数无穷多个值)。常见的离散优化问题有著名的"旅行商人"问题。这是一个典型的非确定性多项式(nondeterministic polynomial time)复杂度问题。简称 NP 难问题。许多离散优化问题都是 NP 难问题。

这里用一个经典的统计学实例说明离散优化问题:线性回归中的变量选择问题。考虑简单线性模型

$$y_i = \sum_{j=1}^{p} x_{ij}\beta_j + \varepsilon_i, i = 1,2,\cdots,n$$

其中 p 个系数 β_j 中只有 s 个非零,余下的 $p-s$ 个系数取值为零。换句话,p 个预测变量中,只有 s 个对预测 y 有贡献。为求出哪 s 个变量有贡献,常常使用 AIC 准则(AIC),即最优化如下问题:

$$\min_{m} n\log\left[\frac{RSS(\beta,m)}{n}\right] + 2s$$

其中 $RSS(\beta,m)$ 是残差平方和,m 代表模型-即有哪些变量对 y 有贡献。所有可能的模型有 2^p 个。上面的最优化问题是一个离散优化问题。当 p 比较大时,使用全局搜索的方法是不可行的。因此需要一些优化策略。常用的优化策略有两种:①利用迭代的方法,每一次都让目标函数值降低;②仍然采用迭代的方法,每次迭代时,将搜索的空间限制到一个局部的范围,即使用局部搜索的方法。这两种策略都有可能得到局部最优值。为避免找出的局部最优值离最优值差别较大的情形出现,常采用的方法是随机选取多个初始值,然后比较算法结束后,目标函数的值。求解前面的变量选择问题,可以随机的选取一些变量作为初始模型,然后使用迭代的方法,每一步迭代时,使用局部搜索的方法增加或者减少一个变量,以使 AIC 不断减少,直至达到最小。常用的局部搜索算法有向前回归法和向后回归法,它们统称为逐步回归(stepwise regression)。

区别于局部搜索,模拟退火是另一种常用的求解离散优化特别是组合优化的一种方法。进化算法也常常又来求解离散最优化问题。这两种方法的特点是可以尽可能地获得全局最优解。缺点也是显而易见的,算法复杂,收敛速度慢。

还有一种处理离散优化的方法:将离散优化问题近似为一个连续函数的优化问题。以变量选择问题为例,如果将目标函数中的 s 用 β 的 1 范即 $\sum_{j=1}^{p}|\beta_j|$ 代替,就将一个组合优化问题转化为了一个凸优化问题。这种处理的优点是计算复杂度将大大降低,并且可以得到全局最优解。缺点是:并不是所有的离散优化问题都可以转化(或者近似)为一个连续函数的优化问题;且新的问题的解不能保证和原问题的解相同。在一些条件下,它们的解是一样的,或者凸优化的解可以满足实际需要。

13.8　矩阵运算(matrix computation) [17,20]　统计分析离不开矩阵的运算,这是因为通常数据是以矩阵表示,对数据的分析通常可以转化为对矩阵的计算。比如多元线性回归的求解要用到矩阵的求逆运算或者矩阵的分解,主成分分析要用到对矩阵进行特征值分解或者奇异值分解等。

数据分析中常见的矩阵运算有:①矩阵的三角分解;②矩阵的正交一三角分解;③矩阵的奇异值分解。

(1)三角分解(triangular factorization)。一般情况下,一个矩阵可以分解为单位下三角矩阵(L)和一个上三角矩阵(R)的乘积。这样的分解又称为 LR 分解。LR 分解在求解线性方程组时,非常有用。当矩阵 X 是对称正定矩阵时,X 的三角矩阵分解可以具有特殊的形式,即 $X=TT'$,其中 T' 是 T 的转秩矩阵,这里 T 是下三角矩阵,因而 T' 是上三角矩阵。对称正定矩阵的这种分解方法称为 Cholesky 分解。可以证明对称正定矩阵的 Cholesky 分解必存在。如果规定分解的三角矩阵对角线元素为正,则分解是唯一的。矩阵的三角分解常用于求解矩阵的行列式和求解线性方程组中。

(2)矩阵的正交一三角分解。将一个矩阵分解成一个正交矩阵和一个上三角矩阵的乘积的分解法称为正交一三角分解。简称 QR 分解(QR factorization)。一个实矩阵,如果是列满秩,它的 QR 分解必存在。如果规定 R 的对角线元素为正,则分解是唯一的。Householder 变换和 Givens 变换可以用来对一个列满秩矩阵做 QR 分解。

(3)奇异值分解(singular value decomposition)。矩阵的奇异值分解在统计计算或数据分析中占有很重要的地位。主成分分析中主成分的计算就用到奇异值分解。矩阵的奇异值分解和对称矩阵的特征值分解是紧密联系在一起的。设 A 是对称矩阵,则 A 具有如下的特征值分解形式(又称为谱分解)

$$A=UDU'$$

其中 U 是正交矩阵 $U'U=I$,D 是对角矩阵。记 $U=[u_1,\cdots,u_n]$,$D=diag(\lambda_1,\cdots,\lambda_n)$,A 又可写成

$$A=\sum_{i=1}^{n}\lambda_i u_i u_i{}'$$

D 的对角线元素 (λ_i) 称为 A 的特征根,u_i 称为 A 的对应于特征根 λ_i 的特征向量。在主成分分析中,取 A 为样本协方差矩阵 $A=\dfrac{X'X}{n}$(注:X 是中心化后的矩阵)。则 A 的最大特征根对应的特征向量就是第一主成分的系数。

一般的矩阵 $X\in\mathbb{R}^{n\times m}$ 存在和特征值分解类似的奇异值分解,定义如下

$$X=UDV'$$

其中 $U\in\mathbb{R}^{n\times r}$,$D\in\mathbb{R}^{r\times r}$,$V\in\mathbb{R}^{m\times r}$。$r$ 是矩阵 X 的秩。$U'U=V'V=I$。D 是一个对角矩阵,且所有的对角元都是正的。事实上,通过下式,可以很容易看出奇异值分解和特征值分解之间的关系:

$$X'X=V'DU'UDV=V'D^2V$$

$$XX'=UDV'VDU'=UD^2U'$$

即:V 是 $X'X$ 的特征向量矩阵,U 是 XX' 的特征向量矩阵。可以使用迭代 QR 算法计算对称矩阵的特征值和特征向量。

13.9 缺失数据填补(imputation for missing data)[27] 实际工作中常常遇到数据缺失的情形,这里简述数据缺失的一般处理方法。观测数据记为Y,缺失数据用Z表示。现在的目标是计算观测后验$p(\theta \mid Y)$。因为缺失数据的影响,直接计算后验分布比较困难。可以根据下面两个公式通过迭代的方法计算后验分布。

$$p(\theta \mid Y)=\int p(\theta \mid Y,Z)\,p(Z \mid Y)\,dz$$

$$p(Z \mid Y)=\int p(Z \mid \theta,Y)\,p(\theta \mid Y)\,d\theta$$

迭代步骤如下:

a. 填补步(产生缺失数据Z)

从$p(Z \mid Y)$产生$z_1,z_2,\cdots,z_m$.

b. 后验更新步:

$$[p(\theta \mid Y)]^{(t+1)}=\frac{1}{m}\sum_{j=1}^{m} p(\theta \mid Y,z_j)$$

其中填补步一般不好抽取,可以采用如下近似:

a1. 从$[p(\theta \mid Y)]^{(t)}$中产生θ^*;

a2. 从$p(Z \mid \theta^*,Y)$中产生Z;

将步骤a1和a2重复m次,得到z_1,$z_2,\cdots,z_m$。

上面的迭代步从$p(Z \mid Y)$中抽取Z比较困难,且占用很多计算资源。针对这个问题,可以采用"穷人的数据扩充算法(poor man′s data augmentation, PMDA)"。首先对参数θ做一个较好的估计,记为$\hat{\theta}$,然后用$p(Z \mid Y,\hat{\theta})$去近似$p(Z \mid Y)$,也可以使用精度更高的近似,比如二阶近似。也可以使用重要性抽样方法,对从$p(Z \mid Y,\hat{\theta})$得到的样本加权,得到精确的后验分布。根据公式

$$p(\theta \mid Y)=\int p(\theta \mid Y,Z)\frac{p(Z \mid Y)}{p(Z \mid Y,\hat{\theta})}p(Z \mid Y,\hat{\theta})dz$$

可以得到如下计算后验分布的方法:

a. 填补步(产生缺失数据Z)

a1. 从$p(Z \mid Y,\hat{\theta})$产生$z_1,z_2,\cdots,z_m$.

a2. 计算权重:

$$w_j=\frac{p(z_j \mid Y)}{p(z_j \mid Y,\hat{\theta})}$$

b. 后验更新步:

$$p(\theta \mid Y)=\frac{1}{\sum_j w_j}\sum_{j=1}^{m} w_j p(\theta \mid Y,z_j)$$

以上介绍的方法是基于贝叶斯方法的填补。接下来我们以简单线性回归为例,介绍更一般的常用填补方法。

考虑如下的数据类型

$$\begin{pmatrix}Y_1\\X_1\end{pmatrix},\cdots,\begin{pmatrix}Y_{n_1}\\X_{n_1}\end{pmatrix},\begin{pmatrix}?\\X_{(1)}\end{pmatrix},\cdots,\begin{pmatrix}?\\X_{(n_0)}\end{pmatrix}$$

其中"?"代表数据缺失。可以使用如下两种方法对缺失数据进行填补。

(1)抽牌填补(hot deck imputation)。这种方法不需要模型假定。适用于X取离散值的情形。首先将数据根据X的取值不同分为K类。对于每一类里缺失的Y,从观测到的Y中随机抽取进行填补。填补完全,即可使用完全数据估计参数。可以重复多次,得到多次估计,取平均值作为最后的估计值。

(2)简单残差填补(imputation via simple residuals)。对于线性模型,可以使用观测数据做回归并求出残差。然后用求出的线性系数的估计和随机抽取的残差恢复缺失的Y。填补完全,即可使用完全数据估计参数。可以重复多次,得到多次估计,取平均值作为最后的估计值。

13.10　EM 算法（expectation-maximum algorithm）[9]　EM 算法的全称是期望最大算法。当数据有缺失或者虽然没有缺失数据，但是引进隐变量之后，似然函数变得简单，这时候，使用 EM 算法会使极大似然估计的求解简单。

记数据为观测数据 Y 和缺失数据 Z。目标参数是 θ。目标是计算 θ 的极大似然估计：

$$\max_{\theta} P(Y \mid \theta)$$

EM 算法是一个迭代算法。从 θ_n 出发计算 θ_{n+1} 分解成两步：

（1）E 步。计算条件期望

$E_n(\theta) \triangleq E_{Z|Y,\theta_n} \log P(Y,Z \mid \theta)$（补全数据 (Y,Z) 的对数似然的条件期望）。

（2）M 步。最大化上一步的条件期望值：

$$\theta_{n+1} = \arg\max_{\theta} E_n(\theta)$$

EM 算法具有每迭代一次都使观测似然 $P(Y \mid \theta)$ 增加（不降）的性质。EM 算法通常收敛到观测似然的极大值点。如果似然函数有多个极大值点，EM 算法可能得不到全局最优值点。通常可以采取使用多个初始点的办法去解决这一难题。

对于指数分布族（exponential family），EM 算法的实质是循环填补（更新）充分统计量。这里简单介绍一下。形如下式的分布称为指数分布族：

$$p(Y,Z \mid \theta) = \varphi(Y,Z)\psi(\xi(\theta))\exp\{\xi(\theta)^T t(Y,Z)\}$$

其中 Y 是观测数据，Z 是缺失数据，θ 是参数。$t(Y,Z)$ 称为完全数据的充分统计量。这时候的 E 步为：

$$\begin{aligned} E_n(\theta) &\triangleq E_{Z|Y,\theta_n} \log P(Y,Z \mid \theta) \\ &= E_{Z|Y,\theta_n}\varphi(Y,Z) + \psi(\xi(\theta)) \\ &\quad + \xi(\theta)^T E_{Z|Y,\theta_n}(t(Y,Z)) \end{aligned}$$

M 步是最大化 $E_n(\theta)$，等价于如下函数

$$\psi(\xi(\theta)) + \xi(\theta)^T E_{Z|Y,\theta_n}(t(Y,Z))$$

对比求完全数据的极大似然估计，可以看出，对于指数分布族，EM 算法中，每一次只需要利用条件期望 $E_{Z|Y,\theta_n}(t(Y,Z))$ 填补缺失的充分统计量即可。

以含有缺失数据的二维联合正态分布为例。$(X1,X2) \sim N(\mu_1,\mu_2,\sigma_1^2,\sigma_2^2,\rho)$.易知，充分统计量是

$$\left(\sum_i x_{i1}, \sum_i x_{i2}, \sum_i x_{i1}x_{i2}, \sum_i x_{i1}^2, \sum_i x_{i2}^2\right).$$

分布的 5 个参数的极大似然估计都分别是充分统计量的函数。比如 $\hat{\mu}_1 = \frac{1}{n}\sum_i x_{i1}$. 当某一数据缺失的时候，比如 x_{i1} 缺失，这时候我们要对充分统计量中含有 x_{i1} 的项用条件期望代替之。具体地，要用 $E(x_{i1} \mid x_{i2},\theta^{(t)})$，$E(x_{i1}x_{i2} \mid x_{i2},\theta^{(t)})$ 和 $E(x_{i1}^2 \mid x_{i2},\theta^{(t)})$ 分别代替充分统计量的第一、三、四项里的缺失项。这里的 $\theta^{(t)}$ 是 EM 算法中分布的 5 个参数的当前估计。特别注意的是，这里不是将充分统计量里的所有的 x_{i1} 替换成 $E(x_{i1} \mid x_{i2},\theta^{(t)})$，而是将所有 x_{i1} 的函数替换成该函数的条件期望。含有缺失数据的二维联合正态分布的极大似然估计 EM 算法可以简单表示如下：

（1）初始化 $\theta^{(0)}$；

（2）利用条件期望填补充分统计量；

（3）利用填补完全的充分统计量估计各参数；

（4）重复 2，3 直至收敛。

13.11　MCMC(Markov chain monte carlo) [5,7]　MCMC 是处理复杂模型(或复杂系统)的强有力手段。常用的 MCMC 算法有两个,即 Gibbs 抽样和 Metropolis 方法。

(1) Gibbs 抽样(Gibbs sampling)。Gibbs 每次从一维的分布抽取随机数。它构造的随机数抽取过程形成一个 Markov 链。具体过程如下:考虑从目标分布 $p(\theta_1,\theta_2,\cdots,\theta_d)$ 中抽取随机向量。给定初始向量 $\theta^{(0)}=(\theta)_1^{(0)},\theta_2^{(0)},\cdots,\theta_d^{(0)})$,

① 从 $p(\theta_1\mid\theta_2^{(i)},\cdots,\theta_d^{(i)})$ 中抽取 $\theta_1^{(i+1)}$;

② 从 $p(\theta_2\mid\theta_1^{(i+1)},\theta_3^{(i)},\cdots,\theta_d^{(i)})$ 中抽取 $\theta_2^{(i+1)}$;

…

ⓓ 从 $p(\theta_d\mid\theta_1^{(i+1)},\theta_2^{(i+1)},\cdots,\theta_{d-1}^{(i+1)})$ 中抽取 $\theta_d^{(i+1)}$。

这样的过程使得 $(\theta^{(0)},\theta^{(1)},\cdots,\theta^{(t)},\cdots)$ 是一个 Markov 链,其平稳分布是目标分布 $p(\theta_1,\theta_2,\cdots,\theta_d)$。

(2) Metropolis 方法(Metropolis method)。和 Gibbs 方法不同,Metropolis 方法通过更简单的方法设计状态转移方法,然后以一定的概率接受新的状态。具体做法如下:考虑从分布 $\pi(x)$ 中抽取随机数。设计一个对称的转移概率函数 $f(x,y)=f(y,x)$,比如 $f(y,x)\propto\exp\left\{-\frac{1}{2}(y-x)^T\sum^{-1}(y-x)\right\}$ 是均值为 x,协方差为 $\sum$ 的正态分布的密度函数。

①设当前的状态为 $X_n=x$,从转移概率函数 $f(x,y)$ 产生下一个状态 X_{n+1} 的候选值 y^*;

② 以概率 $\alpha(x,y^*)=\min\left\{\frac{\pi(y^*)}{\pi(x)},1\right\}$ 接受这个候选值.如果接受,令 $X_{n+1}=y^*$。如果拒绝这个候选值,令 $X_{n+1}=x$。

这样产生的序列 $(X_1,X_2,\cdots,X_n,\cdots)$ 也是一个 Markov 链,其平稳分布是目标分布 $\pi(x)$。

Hastings(1970)扩展了 Metropolis 方法,提出转移概率函数可以不是对称的。这时候,接受新状态的概率要重新定义,设转移概率函数为 $q(x,y)$,则接受概率定义为

$$\alpha(x,y)=\begin{cases}\min\left\{\frac{\pi(y)q(y,x)}{\pi(x)q(x,y)},1\right\}, & \pi(x)q(x,y)>0\\ 1, & \pi(x)q(x,y)=0\end{cases}$$

可以看出,如果 $q(x,y)=q(y,x)$。则上述接受概率和 Metropolis 方法完全一样。这种方法称为 Metropolis-Hastings 方法。

Gibbs 抽样可以看成是一种特殊 Metropolis-Hastings 算法。在 Metropolis-Hastings 算法中,取转移概率函数为满条件分布函数(即 Gibbs 抽样中的抽样分布函数)时,可以算出接受概率 $\alpha(x,y)=1$,即永远接受新的状态。

注意到 MCMC 方法得到的样本不是独立同分布的样本。但是因为其是 Markov 链,MCMC 具有如下性质:

设 $\theta^{(0)},\theta^{(1)},\cdots,\theta^{(t)},\cdots$ 是 MCMC 中抽取的随机数,则对于一般的连续函数 $f(\cdot)$,

$$\lim_{t\to\infty}\frac{1}{t}\sum_{i=1}^{t}f(\theta^{(t)})=E(f(\theta))$$

其中 θ 服从 MCMC 的平稳分布(即目标分布)。

因而可以使用抽取的随机数做各种均值的估计。如果期望得到独立样本,可以考虑使用多条独立的 Markov 链。

13.12　Bootstrap 方法(bootstrap)[11,12]　Bootstrap 方法又称为重抽样技术,是数据分析中非常重要的方法。它可以用来构造复杂统计量的置信区间和近似分布,是考察统计方法稳健性常用的工具。Bootstrap 的目标是通过一系列随机样本 $x=(x_1,x_2,\cdots,x_n)$,($x_i i.i.d \sim F$,其中分布函数 F 未知),估计某一指定的随机变量 $R(x,F)$ 的分布。这里首先给出 Boostrap 方法的一般描述。

(1)构造经验分布 $\hat{F}$:$P(X=x_i)=\dfrac{1}{n}$;

(2)从经验分布$\hat{F}$独立抽取 n 个样本点,记为 x_i^*,$i=1,2,\cdots,n$。这些样本其实就是有放回地从 $\{x_1,x_2,\cdots,x_n\}$ 抽取的。记 $x^*=(x_1^*,x_2^*,\cdots,x_n^*)$;

(3)计算 $R^*=R(x^*,\hat{F})$。

以上过程重复很多次,即可得到很多 R^*。以此可以构造 R^* 的经验分布,此经验分布可以用来近似 $R(x,F)$ 的分布。这就是 Boostrap 方法。因其多次从观测样本中采取有放回地再抽样,该方法又称为重抽样方法。

上面介绍的是数据分析中常用的非参 Bootstrap。还有一类 Bootstrap 是参数 Bootstrap。这里以回归模型为例。考虑如下回归模型

$$Y_i=g_i(X,\beta)+\varepsilon_i,i=1,2,\cdots,n$$

其中 $g(\cdot)$ 是已知的函数,参数 β 未知。$\varepsilon_i \sim F$i.i.d. $E_F(\varepsilon_i)=0$,F 未知。

这里 X 认为是固定的,不具有随机性。数据的随机性来自于误差项 ε_i. 参数 β 可以通过最小二乘法估计出来,

$$\hat{\beta}=\arg\min_{\beta}\sum_{i=1}^{n}(Y_i-g(x_i,\beta))^2$$

若希望得到 $\hat{\beta}$ 的随机性,可以考虑使用如下的参数 Bootstrap 得到 Y 的重抽样数据。

(1)构造误差的经验分布 $\hat{F}$:$P(\varepsilon_i=\hat{\varepsilon}_i)=\dfrac{1}{n}$,其中 $\hat{\varepsilon}_i=Y_i-g(x_i,\hat{\beta})$;

(2)重抽样:从经验分布$\hat{F}$独立抽取 n 个样本点。记为 ε_i^*,$i=1,2,\cdots,n$;

(3)计算 Y 的重抽样样本值:

$$Y_i^*=g(x_i,\beta)+\varepsilon_i^*$$

(4)使用 (x_i,y_i^*),$i=1,2,\cdots,n$ 重新估计参数β;

(5)重复以上过程即可得到 β 的多个估计值。用这些估计值可以构造 $\hat{\beta}$ 的分布及相关统计参数,特别是方差和置信区间等。

Bootstrap 除了用来估计统计量的分布之外,还可以用来减小估计量的偏差。即用 bootstrap 方法估计偏差 $\hat{\theta}(x)-\theta(F)$,其中 $\hat{\theta}(x)$ 是使用观测样本得到的参数估计,$\theta(F)$ 是依赖于分布的参数。求得偏差之后,用参数估计 $\hat{\theta}(x)$ 减去偏差的估计,即得到偏差更小的估计值。具体减偏的步骤如下:

(1)构造经验分布$\hat{F}$:$P(X=x_i)=\dfrac{1}{n}$;

(2)有放回地从$\{x_1,x_2,\cdots,x_n\}$抽取 $x^*=(x_1^*,x_2^*,\cdots,x_n^*)$;

(3)计算 $R^*=\hat{\theta}(x^*)-\theta(\hat{F})$。

以上过程重复多次,求R^* 的平均值,即得到偏差的估计,记为$\bar{R}^*$。则参数 $\theta(F)$ 的偏差更小的估计为 $\hat{\theta}(x)-\bar{R}^*$。

除了 Bootstrap 之外,交叉验证、Jackknife 方法、置换检验等也都用到了重抽样的思想。

13.13 交叉验证(cross validation)[12,13] 交叉验证是目前数据分析中非常重要的技术。它用来评估多个模型的预测能力。举个例子,解决一个问题,可以使用不同的模型,比如可以使用线性判别分析(LDA)或者二次判别分析(QDA)来求解一个分类问题。问题是,怎么评估哪个模型或者方法更好一些呢?如果数据足够多,我们可以把数据分成两份,每一份都足够多。这个时候,用其中一份训练模型,另一份可以用来测试模型的预测能力。

但是,如果数据量不够多,仍然把数据简单分成两份,这个时候有两个明显的问题①训练数据的不足,使得训练的模型误差随机性很大;②测试集的不足,使得预测误差的随机性也很大。为了减小预测误差的随机性,可以考虑重复使用样本:多次把数据分成两份,把预测误差进行平均,以减少预测误差的随机性。一般的K-折交叉验证(K-fold cross validation)的基本步骤可以如下表述:

假设集合 $\{\lambda_1,\lambda_2,\cdots,\lambda_M\}$ 中的每一个元素,代表一个模型。我们的目标是从这些模型中选出最好的模型。对于每一个可能的值,

(1)将数据随机分成 K 份;

(2)每次留出 1 份作为预测,用剩下的 K-1 份数据估计模型;

(3)用估计的模型对留出的那份数据计算预测误差平方和。

最后选出使得总预测误差平方和达到最小的那个 λ。

在K-折交叉验证中,如果K的取值是观测数据的样本量大小(n),即将数据分成 n 份,每一次留出 1 个样本点做为预测样本,用剩下的 $n-1$ 个样本点训练模型,这样的交叉验证又称为 leave one out 交叉验证(cross-validation,LOO)。在样本量小的时候,LOO 是最常用的评估方法。

与LOO很密切相关的一个方法是Jackknife。Jackknife也是每次移除一个数据(也可以移除多个)。不过Jackknife和LOO的目标稍微不同。Jackknife和Bootstrap类似,是为了得到估计的性质(比如计算估计的偏差或者方差等),而LOO是为了评估估计出的模型在新的数据集上的表现能力。现简单描述Jackknife的基本步骤:

设 $Y_1,\cdots,Y_n$ 是 n 个 i.i.d.抽样。用 $\hat{\theta}$ 表示由此 n 个样本得到的参数 θ 的估计。现将数据分成 g 个组,假设每个组有 h 个观测。即 $n=gh$。特别地,$g=n,h=1$。令 $\hat{\theta}_{-i}$ 代表删除第 i 个分组的数据后,根据剩余的 $n-1$ 个观测数据得到的参数 θ 的估计。现定义一些值:

$$\tilde{\theta}_i=g\hat{\theta}-(g-1)\hat{\theta}_{-i},i=1,\cdots,g.$$

Jackknife 估计就是

$$\hat{\theta}_J=\frac{1}{g}\sum_{i=1}^{g}\tilde{\theta}_i=g\hat{\theta}-\frac{g-1}{g}\sum_{i=1}^{g}\hat{\theta}_{-i}$$

估计的方差是

$$\frac{1}{g(g-1)}\sum_{i=1}^{g}(\tilde{\theta}_i-\hat{\theta}_J)^2=\frac{g-1}{g}\sum_{i=1}^{g}(\hat{\theta}_{-i}-\hat{\theta}_{(.)})^2$$

其中,$\hat{\theta}_{(.)}=\sum_{i=1}^{g}\hat{\theta}_{-i}$。

可以看出Jackknife估计具有如下优点:①计算过程简单;②可以得到估计的方差;③Jackknife还有一个很好的性质,即减偏:可以得到一个偏差更小甚至无偏的估计。

13.14　置换检验(permutation test)[19]

置换检验是一种稳健的非参数检验方法。和参数检验相比,它不需要对数据的分布有事先的假定。它根据在原假设下,两组(或者多组)数据具有相同的分布这一前提,对数据进行重抽样,构造检验统计量。是重抽样思想的又一次运用。

接下来,从一个简单例子入手,详细介绍置换检验的基本思想和步骤。考虑如下的两样本问题:第一个样本有五个观测数据,记为 $\{X_1,X_2,X_3,X_4,X_5\}$,它们独立同分布,分布函数为 $F(x)$。第二个样本有四个观测数据,记为 $\{Y_1,Y_2,Y_3,Y_4\}$,它们独立同分布,分布函数为 $G(x)$。假设检验的原假设是 $H_0:F(x)=G(x)$,备择假设是 $H_1:F(x)\neq G(x)$。

在考虑置换检验之前,先考虑参数检验方法,比如使用 t 检验 (t test)。该检验的原假设有一个更强的前提,即 $F(x)=G(x)$ 为某个正态分布的分布函数。t 检验的检验统计量定义为:

$$t=\frac{\bar{X}-\bar{Y}}{S\sqrt{\frac{1}{5}+\frac{1}{4}}}$$

其中 $\bar{X}=\frac{1}{5}\sum_{i=1}^{5}X_i,\bar{Y}=\frac{1}{4}\sum_{i=1}^{4}Y_i$,

$$S^2=\frac{\sum_{i=1}^{5}(X_i-\bar{X})^2+\sum_{j=1}^{4}(Y_i-\bar{Y})^2}{5+4-2}$$

当 $|t|>c$ 时,拒绝原假设,即认为两个样本来自不同的分布。c 的取值成为临界值,它由检验的置信水平决定。通常取检验的水平为 $\alpha=0.05$。则在正态假设下,$c=|t_7(0.025)|=t_7(1-0.025)$,其中 $t_7(0.025)<0$ 代表自由度为 7 的 t 分布的 0.025 分为点,即 $P(t\leqslant t_7(p)=p)$。

再次说明,上面的临界值的确定,依赖于很强的不可检验的假设:数据是来自于正态分布。

可以考虑如下的置换检验法,它用到数据的分布相同这一基本假设,于是可以重抽样。注意到,在 H_0 下,两组数据是独立同分布的,因此上式计算的 t 应该是和下面的 t' 的分布相同。t' 的计算如下:

(1) 随机从数据集 $\{X_1,X_2,X_3,X_4,X_5,Y_1,Y_2,Y_3,Y_4\}$ 中无放回地抽取 5 个元素,令它们是新的第一个样本,记为 $\{X_1',X_2',X_3',X_4',X_5'\}$.剩余的三个数据为第二个样本,记为 $\{Y_1',Y_2',Y_3',Y_4'\}$。

(2) 用和计算 t 相同的公式计算 t'。

实际上每次对数据的一个重新排列得到的 t' 都是和 t 独立同分布的。观测数据计算的 t 只是众多 i.i.d.序列的一次观测。拒绝域仍然具有 $\{|t|>c\}$ 这个形式。临界值的选取由 t 的分布决定。对于这个小样本数据,我们可以实际计算出 t 的分布,因为总共可能的 t 的取值个数为 $\binom{9}{5}=126$。如果确定置信水平 $\alpha=0.05$,临界值 c 可以选取 $|t|_{(120)}$,其中 $|t|_{(120)}$ 代表将 126 个 t 按照其绝对值大小从小到大排序,第 120 个值。易知,此时 $P_{H_0}(|t|>|t|_{(120)})=\frac{6}{126}=0.0476$。

一般地,如果第一组数据有 m 个,第二组数据有 n 个,当 m 和 n 很大时,没有办法精确计算 t 的分布,这个时候可以使用蒙特卡罗方法近似 t 的分布,并计算其 95%分位点。从而确定临界值 c。

13.15 正则化方法(regularized method) [3,28,29] 正则化方法是求解统计模型参数时经常用到的重要方法。以一个简单例子岭回归(ridge regression)为例。考虑线性最小二乘问题

$$\min_{\beta} \| Y - X\beta \|_2^2$$

当 X^TX 可逆时,它的解是 $(X^TX)^{-1}X^TY$。当 X^TX 不可逆时,计算上通常引入正则项,有时也称惩罚项或者约束项:

$$\min_{\beta} \| Y - X\beta \|_2^2 + \lambda \| \beta \|_2^2$$

$\lambda > 0$ 时,该最优化问题的解存在且唯一,是

$$(X^TX + \lambda I)^{-1}X^TY.$$

即使 X^TX 可逆时,正则项的引入也使得 β 的估计更加稳健。

当然 $\| \beta \|_2^2$ 不是唯一的可选正则项。还可以使用 $\| \beta \|_1 \triangleq \sum_{j=1}^{p} | \beta_j |$。此时称为 L1 正则项。L1 正则项是目前高维统计学常用的正则项。它的引入使得 β 的估计是稀疏的,即许多分量的估计值是 0。因为 L1 正则项的这一性质,可以使用它做变量选择——系数为 0 的变量对模型没有贡献。

带有 L1 正则项的线性最小二乘又称为 Lasso(least absolute shrinkage and selection operator),定义如下

$$\min_{\beta} \| Y - X\beta \|_2^2 + \lambda \| \beta \|_1$$

当 $\lambda = 0$ 时,上式的解就是最小二乘解。当 λ 很大时,$\beta = 0$,即所有的变量都没有选进模型。λ 控制了模型的大小或复杂度。实际应用时,可以通过交叉验证来选取。

正则项也可以用在其他最优化问题上。比如带有 L1 正则项的 Logistic 回归,可以对 Logistic 回归做变量选择。一般地,可以使用带有 L1 正则项的极大似然估计做一般模型的变量选择。

现代高维统计学常用的正则项还有许多。比如可以用来做群组选择的正则项。

和岭回归这种特殊的正则化不同,一般的正则化方法比如 Lasso 问题的解一般是没有显示表达式的。通常需要使用数值计算的方法求解。因为 L1 正则项或者群组正则项在一些取值处不可导,所以不能使用传统的诸如牛顿法等最优化方法。常用的方法有:分量最速下降法、ADMM(alternating direction method of multipliers 交替方向乘子法)等。

一般的带有正则项的最有化问题的解,特别是凸优化问题的解,可以使用 KKT 条件(KKT condition)来刻画。KKT 的全称是 Karush-Kuhn-Tucker,三个人名的缩写。考虑带有约束的一般最优化问题:

minimize $f_0(x)$

subjectto$f_i(x) \leqslant 0, i = 1, 2 \cdots, n$

$h_j(x) = 0, j = 1, 2, \cdots, m$

上面的最优化问题的解(记为 x^*)必须满足下面的 KKT 条件:

(1) $f_i(x^*) \leqslant 0, h_j(x) = 0$

$i = 1, 2 \cdots, n; j = 1, 2, .., m$

(2) $\nabla f_0(x^*) + \sum_{i=1}^{n} \lambda_i \nabla f_i(x^*) + \sum_{j=1}^{m} \nu_j \nabla h_j(x^*) = 0$

(3) $\lambda_i \geqslant 0, i = 1, 2, \cdots, n, \lambda_i f_i(x^*) = 0$

在一些很宽松的条件下,可以证明满足 KKT 条件的 x^* 是原最优化问题的解。

13.16　高斯图模型(Gaussian graphical model)[24,30]　图模型是用来直观表示变量之间关系的工具。图可以表示为(V,E)，其中V是点的集合，$E\subset V\times V$是边的集合。在用图模型表示变量之间的关系的时候，通常V取作所有变量的集合。即图上的每一个点代表一个变量。两个点(变量)之间没有边当且仅当给定其他变量时，这两个变量条件独立。这样，就可以很容易从图上读出变量之间的条件独立关系。

如何从数据学习图模型的结构是统计学和机器学习领域很重要的问题。当变量服从联合正态分布时，图模型的结构的学习相对容易。如下定理指导了如何学习高斯图模型的结构。

定理 13.16.1. $X=(X_1,\cdots,X_p)$服从联合正态分布$N(0,\Sigma)$，其中Σ是对称正定矩阵。下面三条性质等价。

(1)在图模型中，X_i与X_j没有边连接

(2) $\Sigma^{-1}(i,j)=0$

(3)$E(X_j\mid X_{V\backslash X_j})=\sum_{k\neq j}\beta_{jk}X_k,\beta_{ji}=0$

定理 13.16.1 告诉我们，要学习高斯图模型的结构，只需确定协方差矩阵的逆矩阵的各个元素是否为 0。也可以通过线性回归的方法确定，即用一个变量(比如X_j)和其他所有的变量做线性回归，若有回归系数为 0，比如X_i的系数为 0，则X_i与X_j之间在图模型上无边。

当变量的个数比较少的时候，可以使用假设检验的方法，确定回归系数是否为 0，从而学出图模型的结构。当变量个数很多的时候，是不可以的。这是因为当变量个数很多，而观测数据较少时，回归方程可能有无穷多解。这个时候，可以考虑使用 L1 正则化方法选择非 0 元素，从而完成图模型的结构的学习。

根据定理 13.16.1，可以使用下面两种方法学习高斯图模型。

(1)逆协方差选择(inverse covariance matrix selection)。确定高斯图模型的边是否存在等价于确定逆协方差矩阵对应元素是否非 0。注意到当数据来自于联合正态分布时，数据的对数似然函数是

$$l(\Sigma)=\log(|\Sigma^{-1}|)-tr(\Sigma^{-1}S)$$

其中S是样本协方差矩阵。为了得到稀疏的Σ^{-1}，(即Σ^{-1}的一些元素为 0)，可以考虑使用 L1 正则化方法，求解如下最优化问题

$$\min_{\Theta}-\log(|\Theta|)+tr(\Theta S)+\lambda\sum_{i\neq j}|\Theta_{ij}|$$

求得的Θ即为Σ^{-1}的估计。因为 L1 正则项的使用，最优值点Θ的许多元素为 0，对应于图模型上许多边不存在。

(2)邻居选择方法(neighborhood selection)。也可以通过线性回归逐个选择每个点X_j的邻居(即和X_j有边相连的点)。

$$\theta^{j,\lambda}=\arg\min_{\theta}\|X_j-X_{V\backslash X_j}\theta\|_2^2+\lambda|\theta|_1$$

点X_j的邻居的估计为$\theta^{j,\lambda}$的非 0 元对应的点，即

$$ne(j,\lambda)=\{k:\theta^{j,\lambda}[k]\neq 0\}$$

邻居选择方法可能会出现点X_i是点X_j的邻居，而X_j没有被选出作为X_i的邻居的情形。这个时候需要微调。常用的方法是只要上述有一种情形出现，就认为X_i与X_j之间有边相连。

上述两种方法中，λ是调节参数，可以使用交叉验证等技术来确定。

13.17 决策树(decision trees)[4,18]

决策树模型是非常有用的非线性统计学习模型。这里首先介绍回归树(regression tree),然后介绍分类树(classification tree),最后介绍和回归分类树(classification and regression tree,CART)关系密切的方法——随机森林(random forest)。

(1)回归树。设现在有 N 个观测数据 (x_i, y_i), $i=1,2,\cdots,N$,其中 x_i 是 p 维向量,y_i 是一维响应变量。回归树算法要确定如何将数据分成不同的区域,以及在每个区域响应变量的估计或者预测值。先假设已经将数据分成 M 个区域,记为 $R_1, R_2, \cdots, R_M$。用简单函数来逼近响应值,即在每个区域上响应取作常数。这个简单函数可以表示为 $f(x)=\sum_{m=1}^{M} c_m I(x \in R_m)$。使用最小二乘法估计各个区域的参数,有

$$\hat{c}_m = avg(y_i \mid x_i \in R_m)$$

即位于区域 R_M 中数据的响应变量的平均值。

在实际数据分析时,区域是未知的,因此需要从观测数据中学习出来。可以使用贪婪的算法学习区域的划分。具体来讲,对于每一个变量,考虑将变量从某一点处分成两段。以变量 X_j 为例,将之从取值 $X_j=s$ 处分成两个区域:

$$R_1(j,s)=\{X \mid X_j \leqslant s\}$$

$$R_2(j,s)=\{X \mid X_j > s\}$$

寻找 j 和 s 使得损失达到最小,即

$$\min_{j,s}\left\{\min_{c_1}\left[\sum_{x_i \in R_1(j,s)} (y_i - c_1)^2\right]\right\} + \min_{c_2}\left[\sum_{x_i \in R_2(j,s)} (y_i - c_2)^2\right]\Big\}$$

确定好区域后,对每一个区域继续做上面的划分方法,可以将预测变量空间,划分成许多小的区域。回归树本质上是用分片常数去近似响应函数。使用回归树的时候,要确定什么时候停止划分区域。可以使用交叉验证来确定。

(2)分类树。对于分类问题,响应变量不再取连续的值,而是取 K 个不同的离散值。K 为类别的个数。不同于回归树用平方误差作为损失函数取确定区域的划分,分类树可以选取的损失函数有误判率,基尼系数和负对数似然函数。以误判率损失为例,分类树学习划分区域和区域内的参数的方法是寻找变量 X_j 以及划分依据 s,使得损失最小。以学习分类树的第一次划分为例,就是求解如下最优化问题。

$$\min_{j,s}\left\{\min_{c_1}\left[\sum_{x_i \in R_1(j,s)} I(y_i \neq c_1)\right] + \min_{c_2}\left[\sum_{x_i \in R_2(j,s)} I(y_i \neq c_2)\right]\right\}$$

可以通过穷举法求解。分类树的学习过程和回归树的学习过程完全类似。

(3)随机森林。随机森林首先通过 Bootstrap 样本构造一些决策树,然后将这些决策树的结果做一个平均,从而提高预测的精度。随机森林的具体过程如下。

(1)For $b=1$ *to* B:

①选取 Bootstrap 样本;

②使用选取的样本,如下构造决策树:随机选取 m 个变量,使用这 m 个变量构造回归树或者分类树。

(2)得到 B 棵决策树 $T_b(x)$, $b=1,2,\cdots,B$。使用这 B 棵决策树,综合做最后的估计或预测:

对于回归:$\hat{f}(x)=\frac{1}{B}\sum_{b=1}^{B} T_b(x)$

对于分类:分别使用这 B 棵分类树做预测,最后使用投票的方式决定预测值。即 $\hat{Y}(x)=\mathrm{argmax}_k \# \{b: T_b(x)=k\}$。

13.18　Boosting (Boosting) [14, 15]

Boosting 最初用来将一些分类能力很弱的分类器联合起来,形成一个分类能力较强的分类器。

考虑一个二分类问题。观测的类别用二值变量 $Y \in \{-1,1\}$ 表示。给定预测变量 X,分类器 $G(X)$ 取值−1 或 1.在训练样本上,分类器的错误率定义为:

$$err = \frac{1}{N}\sum_{i=1}^{N} I(y_i \neq G(x_i))$$

弱分类器是指那些错误率仅仅比随机猜测好一点的分类器,即 err 略小于 0.5。Boosting 要重复地使用弱分类器作用于加权的数据中(如果弱分类器将一个数据点分错,则在下一次的弱分类器的训练中,给该点较高的权重),产生一个弱分类器序列,最后把它们组合在一起形成一个强分类器。下面的算法详细描述了 Boosting。

(1) 对所有的观测给予同样的权重 $w_i = \frac{1}{N}, i = 1,\cdots,N$;

(2) 重复下面的过程 M 次:

①使用加权的数据训练一个弱分类器,计为 $G_m(x)$

②计算加权训练误差

$$err_m = \frac{\sum_{i=1}^{N} w_i I(y_i \neq G_m(x_i))}{\sum_{i=1}^{N} w_i}$$

③计算组合系数

$$\alpha_m = \log\frac{1 - err_m}{err_m}$$

④更新权重

$$w_i = w_i \exp[\alpha_m \cdot I(y_i \neq G_m(x_i))]$$

(3) 组合弱分类器,得到一个更好的分类器 $G(x) = sign\left[\sum_{m=1}^{M} \alpha_m G_m(x)\right]$。

上述分类器可以很好地解决二分类问题,称为 Adaboost。但是没有给出分类概率$(Y_i = 1|x_i)$。为得到分类概率,可以考虑使用 Logitboost。它是对 Adaboost 的推广。事实上 Adaboost 和 Logitboost 都可以看作是可加 logistic 回归模型的拟合过程,只是优化目标函数不同。Adaboost 的优化目标函数是 $E(e^{-yF(x)})$,而 Logitboost 的优化目标函数是对数似然函数的期望:$E(\log(1 + e^{-2yF(x)}))$。Logitboost 的算法描述如下:

(1) 给所有观测相同权重 $w_i = \frac{1}{N}$, $i = 1,\cdots,N, F(x) = 0, p(x_i) = \frac{1}{2}$

(2) 重复下面的过程 M 次:

①计算新的响应和权重

$$z_i = \frac{y_i - p(x_i)}{p(x_i)(1 - p(x_i))}$$

$$w_i = p(x_i)(1 - p(x_i))$$

②使用加权最小二乘计算 $f_m(x)$

$$f_m(x) = \arg\min_f \sum_{i=1}^{N} w_i\,(z_i - f(x_i))^2$$

更新 $F(x)$ 和 $p(x)$,

$$F(x) = F(x) + \frac{1}{2} f_m(x)$$

$$p(x) = \frac{e^{F(x)}}{e^{F(x)} + e^{-F(x)}}$$

(3) 输出分类器以及分类概率

$$G(x) = sign[F(x)]$$

$$p(x) = \frac{e^{F(x)}}{e^{F(x)} + e^{-F(x)}}$$

Logitboost 的目标函数非常自然,很容易推广到其他问题。比如对多类别分类问题,只需将二值分类问题的目标函数改为多类别分类问题的对数似然函数。

13.19 统计软件 R(R Software)[8] 统计计算包括随机模拟和参数的求解离不开计算工具。常用的计算工具有C语言，Fortran语言等。这些高级语言的特点是运算速度快，适用于快速求解模型的参数。缺点是这些高级语言不是很直观，特别是不能很好地与随机模拟直接结合起来，绘制图形更是这些语言的弱点。

目前有非常好的专门进行统计计算和随机模拟的软件，可以快速地实现随机数的产生，模型的验证等。这些常用的软件有SAS，matlab，python和R。

这里首先简单介绍R。R具有如下优点：①R是一个免费的软件。②R的安装和使用非常方便。③国际上使用R的统计学家很多，最新的和经典的统计学方法一般都有R软件包，可以方便地使用。

当然R也有它本身的限制。比如R运算速度较高级语言如C慢很多。一个比较好的处理方法是将R和C语言结合起来，将大型的运算（比如很多的循环操作）交给C处理。

现从以下几个方面简单介绍R：R处理的数据类型、用R产生随机数的一般调用方法、R做矩阵运算的常用命令、R做经典统计分析常用命令、如何调用软件包、统计绘图。

（1）R处理的数据类型。R的基本数据类型有数值型、字符型以及时间。R可以对大多数科学计算进行处理，也可以分析文本数据。数据通常以向量、列表、数据框、矩阵等形式存储。

（2）用R产生随机数的一般调用方法。统计软件较其他计算软件最强大的功能之一可以快速进行随机模拟。R可以迅速产生许多分布的随机数。R产生随机数的命令具有一般性，都是r+分布名+参数。比如rnorm()产生正态分布随机数；runif()产生均匀分布随机数；“d+分布名+参数”得到分布的密度值；“p+分布名+参数”得到分布的分布函数值；“q+分布名+参数”得到分布的分位数。具体使用方法可以通过命令“？+函数名”查询。如“？rnom”会给出产生正态分布随机数的详细说明。

（3）R做矩阵运算的常用命令。R可以进行大多数的科学计算。常见的矩阵QR分解（命令为qr(X)），求逆（命令为solve(X)），求行列式（命令为det(X)），求特征值分解（命令为eigen(X)）以及SVD分解（命令为svd(X)）都可以。

（4）R做经典统计分析常用命令。R可以做经典的统计分析，比如回归分析（lm），广义线性模型（glm），方差分析（anova），假设检验（t.test等），主成分分析（princomp）。

（5）调用软件包。R除了软件自带很强大的数据分析功能外。有些功能比如做变量选择的Lasso有专门的R软件包可供使用。在使用它们之前，首先要安装，可在R软件中输入命令install.packages(pkgname)来完成安装，其中pkgname是希望安装的软件包。在使用时，首先要载入软件包，使用命令library(pkgname)即可。

（6）统计绘图。R软件带有非常丰富的绘图工具。一般的二维函数图形可以使用命令plot，特殊的统计制图比如直方图（hist）、盒子图（boxplot）等都可以很方便的使用R绘出。

13.20　matlab 统计工具包（statistics toolbox in matlab）［31］　matlab 是非常强大的商业计算软件。它在数值计算中的表现十分优异。它有许多专门的工具包，主要功能包括数值分析、符号计算、数字图像处理、数字信号处理、工程和科学绘图等。它也可以进行统计计算和分析，有专门适合统计模拟计算和统计分析的工具包。现从以下几个方面简单介绍 matlab 的统计工具包。①matlab 处理的数据类型。②用 matlab 产生随机数的一般方法。③matlab 做矩阵运算的常用命令。④matlab 做经典统计分析常用命令。⑤统计绘图。⑥扩展 matlab 工具包。

（1）matlab 处理的数据类型。Matlab 处理的数据类型主要是矩阵和向量，其中向量被认为是一维矩阵。针对统计分析，matlab 有一种特殊的数据结构称为 dataset 或者 Dataset Arrays。该数据结构类似于 R 中的数据框（dataframe），每一行代表一个观测，每一列代表一个变量。dataset 中一列的数据必须是同种类型，比如数值型或者字符型，不同列的类型可以不一样。

（2）用 matlab 产生随机数的一般方法。Matlab 可以迅速产生许多概率分布的随机数。产生随机数的命令具有一般性，都是“分布＋rnd＋参数”。比如 normrnd()产生正态分布随机数；poissrnd()产生泊松分布随机数。“分布＋pdf＋参数”得到分布的密度值。“分布＋cdf＋参数”得到分布的分布函数值。“分布＋inv＋参数”得到分布的分位数。具体使用方法可以通过命令“help＋函数名”查询。比如 help normrnd 给出正态分布随机数生成函数的使用方法，同时给出一些相关的函数，比如 normcdf，normfit，norminv，normlike，normpdf，normstat，random，randn 等。

（3）matlab 做矩阵运算的常用命令。进行快速矩阵运算是 matlab 强大的功能之一。很多关于矩阵的数值运算都可以直接使用简单的命令。常见的矩阵 QR 分解（命令为 qr（X）），求逆（命令为 inv（X）），求行列式（命令为 det（X）），求特征值分解（命令为 eig（X））以及 SVD 分解（命令为 svd（X））都十分方便。

（4）matlab 做经典统计分析常用命令。matlab 统计工具包可以直接进行经典统计分析包括：回归分析（regres，LinearModel.fit）、广义线性模型（glmfit）、判别分析（决策树如 classification tree 等）、方差分析（anova，anova1，anova2，anovan）、变量选择（stepwisefit，Lasso）、岭回归（ridge）、假设检验（ztest，ttest，kstest，chi2gof 等）、主成分分析（pca）、聚类分析（kmeans）、因子分析（factoran）、非负矩阵分解（nnmf）等。

（5）统计绘图。matlab 的统计绘图工具也很丰富。常用的有散点图（gscatter）、盒子图（boxplot）、qqplot 等。一般画二维函数曲线的命令为 plot，画三维曲面的命令为 surf。

（6）扩展 matlab 工具包。matlab 每年都不断更新，许多新发展的成熟的统计方法都逐渐包含在 matlab 统计工具包中。自己也可以使用 matlab 方便地发展需要的方法。简单的做法，就是通过 m 文件建立自己需要的函数。如果是大型工程，可以使用 mex 文件和 C 语言对接起来，将复杂的运算交给 C 处理，以提高算法的速度和性能。必要时，可以结合 matlab 并行计算工具包，使用多核并行计算。

参考文献

[1] Atkinson K A. An Introduction to Numerical Analysis[M] .2nd ed.John Wiley and Sons,1988.

[2] Back T.Evolutionary Algorithms in Theory and Practice[M].Oxford University Press,New York,1996.

[3] Boyd S,Vandenberghe L.Convex Optimization[M].Cambridge University Press,2004.

[4] Breiman L.Random Forests [J].Machine learning,2001,45(1):5—32.

[5] Casella G, George E I. Explaining the Gibbs Sampler[J].The American Statistican,46(3):167—174,1992.

[6] Chen M H, Shao Q M, Ibrahim J G. Monte Carlo Methods in Bayesian Computation[M].Springer,New York,2000.

[7] Chib S,Greenberg E.Understanding the Metropolis-Hastings Algorithm[J].The American Statistican,49(4):327—335,1995.

[8] Crawley M J. Statistics: an Introduction Using R[M].John Wiley & Sons,2014.

[9] Dempster A P, Laird N M, Rubin D B. Maximum Likelihood from Incomplete Data via the EM Algorithm[J].Journal of the royal statistical society. Series B (methodological),1977:1—38.

[10] Dowsland K A.Simulated Annealing[M]. In C.R.Reeves,editor.Modern Heuristic Techniques for Combinatorial Problems.Wiley,New York,1993.

[11] Efron B. Bootstrap Methods: Another Look at the Jackknife[J].The annals of Statistics,1979:1—26.

[12] Efron B. The Jackknife, the Bootstrap and Other Resampling Plans[M].Philadelphia: Society for industrial and applied mathematics,1982.

[13] Efron B, Gong G. A Leisurely Look at the Bootstrap,the Jackknife,and Cross-Validation [J]. Am. Stat. 37: 36 — 48, 1983.

[14] Freund Y.Boosting a Weak Learning Algorithm by majority[J].Information and computation,1995,121(2):256—285.

[15] Friedman J,Hastie T,Tibshirani R.Additive Logistic Regression: a Statistical View of Boosting (with Discussion) [J].Annals of 2000,Statistics 28:307—337.

[16] Gentle J E.Random Number Generation and Monte Carlo Methods[M].Springer,New York,1998.

[17] Golub G H,Van Loan C F.Matrix Computations[M].JHU Press,2012.

[18] Hastie T,Tibshirani R,Friedman J.The Elements of Statistical Learning[M]. 2nd edition,Springer-Verlag,2009

[19] Higgins J.Introduction to Modern Nonparametric Statistics [M]. Duxbury Press.2003.

[20] Horn R A,Johnson C R.Matrix Analysis[M]. Cambridge university press, 2012.

[21] Kendall M G, Smith B B. Randomness and Random Sampling Numbers [J]. Journal of the Royal Statistical Society 101:1 (1938),147—166.

[22] Lange K.Numerical Analysis for Statisticians[M].Springer,New York,1999.

[23] Liu J S.Monte Carlo Strategies in Scientific Computing [M]. Springer, New York,2008.

[24] Meinshausen N, Bühlmann P. High-dimensional Graphs and variable Selection with the Lasso[J]. The Annals of Statistics, 2006: 1436—1462.

[25] Pozrikidis G. Numerical Computation in Science and Engineering[M]. Oxford University Press, New York, 1998.

[26] Snyman J A. Practical Mathematical Optimization: An Introduction to Basic Optimization Theory and Classical and New Gradient-Based Algorithms [M]. Springer Publishing, 2005.

[27] Tanner M A. Tools for Statistical Inference: Methods for Exploration of Posterior Distribution and Likelihood Functions. 3rd ed. [M] Springer, 1996.

[28] Tibshirani R. Regression Shrinkage and Selection via the Lasso[J]. J. Royal. Statist. Soc B., 1996, Vol. 58, No. 1, 267—288.

[29] Yuan M, Lin Y. Model Selection and Estimation in Regression with Grouped variables[J]. Journal of the Royal Statistical Society: Series B. 2006, 49—67.

[30] Yuan M, Lin Y. Model Selection and Estimation in the Gaussian Graphical Model[J]. Biometrika, 2007, 94(1): 19—35.

[31] http://www.mathworks.com/help/stats/index.html.

[32] 高惠璇. 统计计算[M]. 北京大学出版社. 1995.

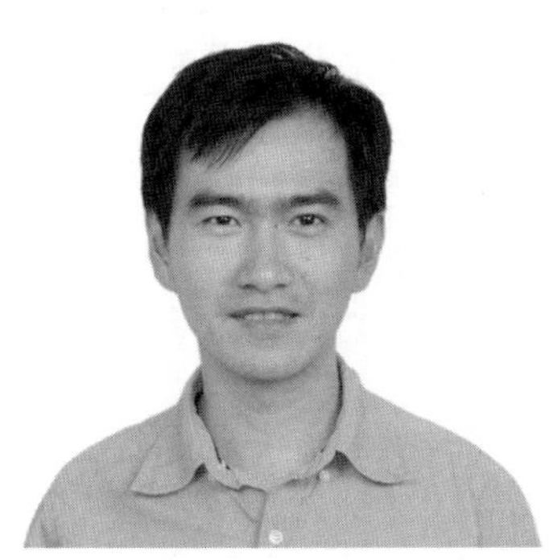

贾金柱，北京大学数学科学学院概率统计系和统计中心副研究员。2004 年，武汉大学获概率统计学士学位，2009 年 1 月北京大学获统计学博士学位。2009—2010 年，在 UC Berkeley 统计系做博士后。2011 年，加入北京大学。主要研究高维统计推断、统计机器学习和因果推断。在变量选择方法的理论研究、高维数据统计学习的应用和因果推断等领域发表论文多篇。主持国家自然科学基金青年项目和面上项目各一项。

第 14 章　数据与数据库

徐勇勇　王霞　张海悦等[①]

14.1　数据字典(data dictionary)[11，27]

数据字典是描述数据含义及内容的元数据资源库(metadata repository)。数据字典是构建数据库过程中不可缺少的组成部分，目的是保证数据库的共享性、安全性、完整性、一致性、有效性、可恢复性以及可扩充性。

数据字典是数据库的重要组成部分，其目的是对数据流程图中的各个元素作出详细的说明。在数据库设计阶段，数据字典用来描述数据库中基本表的设计，主要包括字段名、数据类型、主键、外键等描述表的属性的内容。在数据分析阶段，数据字典用来查询数据流图上所有元素的定义和解释，用于数据的二次开发，如数据提取、数据汇总、数据接口设计等。

数据字典通常包含数据项、数据结构、数据流、数据存储以及处理过程 5 个部分。其核心内容是数据项的定义和描述，如数据项的标识符、名称、代码、别名、简称等，数据项的长度，数据项的取值范围及分类代码等。

一些商品化的统计分析软件用变量标签(variable label)、值标签(value label)对数据项进行定义和描述。如表 14.1.1 中的 5 个变量(X1 ~ X5)，如果没有对数据项作出任何说明，除研究者本人外，没有人知道表中每个数据的含义，也无法对数据进行分析利用。

表 14.1.2 是 SPSS 变量展示窗口对数据项进行定义和描述的内容，共 10 个描述项。

表 14.1.1 中的数据项用表 14.1.2 元数据描述结果见表 14.1.3。

表 14.1.1　58 名活产婴儿记录的数据矩阵

X1	X2	X3	X4	X5
XT0368	1	34.1	3.27	48.6
XT1132	2	34.8	4.31	50.7
:	:	:	:	:
XT2005	1	34.5	3.86	50.3

表 14.1.2　SPSS 变量展示(variable Review)

元数据名称	英文名称	备注
变量名	Name	
数据类型	Type	数值、逗号分割、点分割、指数表示、日期、美元、其他货币、字符串
数据长度	Width	
小数位数	Decimal	
变量标签	Label	
值标签	Value	{编码值，值含义}
缺失数据表示	Missing	
数据矩阵列数	Collum	
数据对齐方式	Align	左对齐、右对齐
测量类型	Measure	定量、等级、名义分类

表 14.1.3　表 14.1.1 资料 SPSS 数据展示(举例)

元数据名称	说明内容			
变量名	X1	X2	…	X6
数据类型	字符串	数值	…	数值
数据长度	4	1	…	3
小数位数	0	0	…	1
变量标签	顺序号	婴儿性别	…	身长(cm)
值标签		{1，男} {2，女}	…	
缺失数据表示			…	
数据矩阵列数	4	1	…	4
数据对齐方式	左对齐	左对齐	…	左对齐
测量类型	名义分组	名义分组	…	定量测量

① 其他作者有：潘峰　杨喆　梁英　张扬　宇传华

14.2　数据编码(data coding)[2,18]　数据编码指将文字或语言表达的数据(verbal data),如性别、职业、疾病名称、问卷答案,转换为易于识别和计算机处理的类别和代码。数据编码的分类名称、代码值、值含义是数据字典需要重点描述的元数据(meta data)。

编码原则(encoding principle):①唯一性;②可扩性;③简短性;④格式一致;⑤适应性;⑥含义性;⑦稳定性;⑧可识别性;⑨可操作性。

编码方法(coding method):编码是一个对特定对象或事物进行分类的过程,或是对事物进行多轴分类的分类集合。在大多数分类中,各类用代码表示。代码可以是字母代码、数字代码或两者兼有的混合代码(ICD-10)。常用的分类方法有:①定性分类,例如人的社会性别分类与代码:男性=M、女性=F;②等级分类,例如SF－36 量表的健康状况自评(降序):非常好=5、很好=4、好=3、一般=2、差=1;③定量分类,例如表 14.2.1 年龄组分类与代码。

表 14.2.1　国家卫生服务调查年龄组代码表

代码	年龄范围(岁)
01	0～4
02	5～14
03	15～24
04	25～34
05	35～44
06	45～54
07	55～64
08	65～

编码类型(encoding type):常见的代码类型见图 14.2.1。

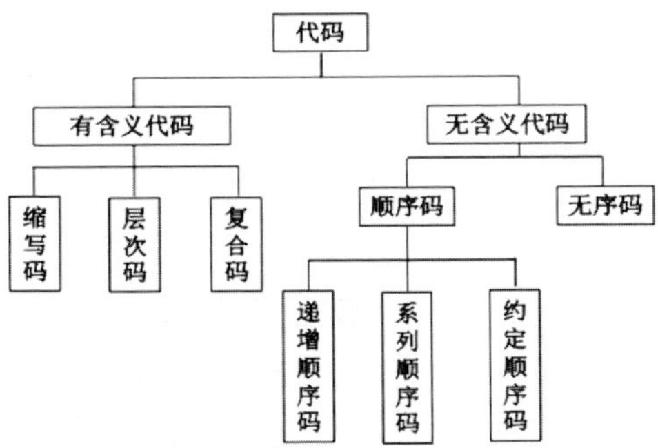

图 14.2.1　常见代码类型示意图

统一代码是数据共享的基本途径,例如《GB/T2261.1－2003 个人基本信息分类与代码》规定了人的性别、婚姻状况、健康状况、从业状况代码。《疾病和有关健康问题的国际统计分类第十次修订本》规定了疾病诊断名称及死亡病因的分类与代码。

OID 标识符:即对象标识符(Object Identifier),或客体标识符,目的是为了在信息系统中能够找到所需对象。与数据编码不同的是,OID 编码绝对不应当具有任何含义,以保证 OID 的稳定性。OID 可以用于一维码、二维码、RFID、IC 卡等一切客体识别方式,是物联网时代实现“一物一码”的基础。目前我国已经建立了 OID 标识分配方案和注册管理体系,研制开发了 OID 注册解析管理系统。

14.3　数据管理(data management)[8,29]　数据管理(data management)指企业(机构)数据的整体管理,包括数据的可获得性、可用性、完整性以及数据安全等。健全的数据管理系统由数据管理机构(人员)、数据管理制度及具体的管理过程组成,见图 14.3.1。

数据管理的目的:

(1)辅助决策,如确定临床疗效;

(2)减少相互矛盾的操作;

(3)保护数据相关方的利益;

(4)数据管理所有者、管理者、数据操作者的规范化培训;

(5)形成标准化的数据处理流程;

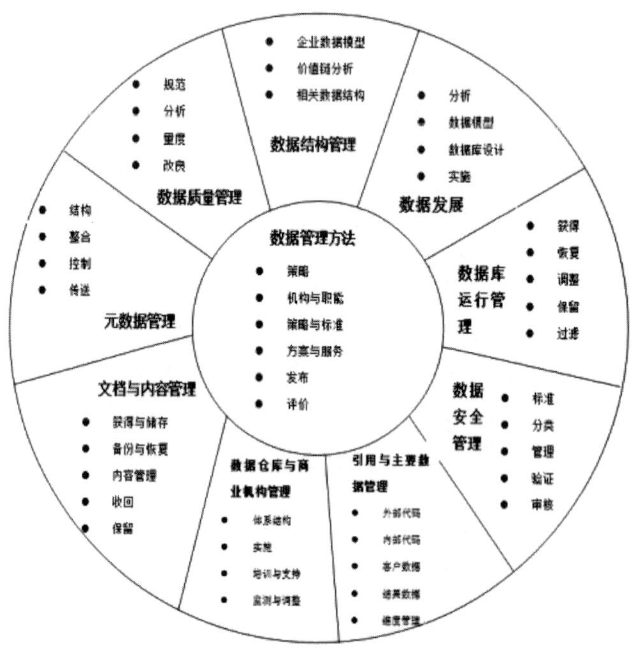

图 14.3.1　管理过程示意图

(6)通过提高数据相关方的协调减少成本,提高效率;

(7)提高数据管理的透明性。

数据管理的基本要求:

(1)数据管理的政策、规范与策略,如要求数据管理系统的可靠性、数据可溯源性、设置管理权限及按权限管理;

(2)数据质量管理(data quality management),包括建立质量保障体系,如确定数据管理组织机构及人员职责,明确从事数据管理工作人员应该具备的资质要求、责任和权限,配备相应的资源(人员、设备、设施、资金、技术和方法),严格按标准操作程序(standard operation procedure,SOP)操作等。临床试验数据质量通常从 CRF 的质量开始控制,质量控制的核查包括数据录入系统核查、数据有效范围核查、逻辑核查、安全性核查等;

(3)隐私保护(privacy protection)与数据安全(data security),如权限管理、去标识、对信息系统安全实行按等级管理、对信息系统的信息安全事件的响应及处置方案等；

(4)数据架构与信息集成，如主数据管理、元数据管理、字典管理、代码管理、数据文档管理等；

(5)数据仓库与智能化管理，如商务智能(business intelligence，BI)、数据挖掘、知识管理等。

临床试验数据管理(clinical data management)：临床试验数据管理组织(Society of Clinical Data Management，SCDM)所制定的《Good Clinical Data Management Practice，GCDMP》为临床试验数据管理方面提供相关操作流程，包括数据管理参与方及其责任和资质、临床试验数据管理信息系统开发与使用、数据标准化、基本管理内容(CRF 表设计、数据录入、数据核查、数据保存、隐私保护等)、数据质量保障等。

14.4　数据元(data element) [6,25]　数据元(data element)是信息的基本组成单位。在一定语境下，通常用于构建一个语义正确、独立且无歧义的特定概念的信息单元。数据元是通过定义、标识、表示和允许值等一系列属性进行赋值的最小、不可再细分的数据单元。

数据元一般由以下 3 个部分组成：

(1)对象类：思想、概念或真实世界中的事物的集合，它们具有清晰的边界和含义，其特征和行为遵循同样的规则。

(2)特性：对象类中的所有成员共同具有的一个有别于其他的、显著的特征。

(3)表示：它描述了数据被表达的方式。

对象类(object class)是人们希望研究、搜集和存储其相关数据的事物，如：人、家庭、医疗机构、观察与干预等。在不同场合可以根据其角色类型有不同的分类和命名方法，从而形成各种对象类特指。如“人”在卫生服务中可根据其角色区分为医生、患者、护士、检验员、院长、调查员等。

特性(property)是对某个对象的一个特征。例如，人这个对象类可以具有很多特征，如肤色、姓名、性别、出生日期、身高、职业或患病情况等。特性有可能需要用多个词组加以描述，需要视所用的自然语言而定。对所有特性根据互相接近的程度进行组合即形成特性组，如生理特性、教育特性、职业特性等。

表示与数据元的值域关系密切。一个数据元的值域是数据元的所有允许值的集合。表示(representation)是值域、数据类型的组合，必要时也包括度量单位或字符集。它所表达的是数据元概念的数据类型及可能的取值范围。数据元的表示方法有很多种，对这些方法进行概略划分即形成表示类别，例如名称、日期、计数、货币、图片等。

一个数据元概念(data element concept)由一个对象类与一个特性组合。因

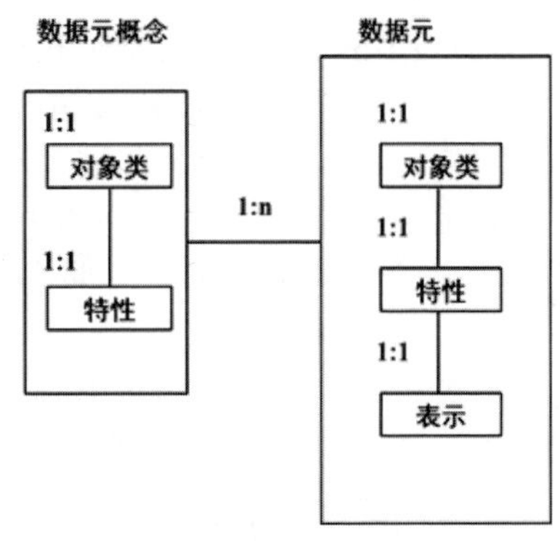

图 14.4.1　数据元的结构模型

此，一个数据元是由一个数据元概念和一个表示组成。图 14.4.1 给出了数据元的结构模型。

数据元由数据元概念和表示两部分组成。根据图中所示，数据元和数据元概念之间存在多对一的关系，也就是一个数据元必须要一个数据元概念，而一个数据元概念可以对应多个数据元。例如人的体重是一个数据元概念(对象+特性)，根据表达方式的不同可以对应多个数据元，如人的体重(lb)、人的体重(g)、人的体重(kg)、人的体重(市斤)等。

14.5 数据集(data set) [5,20] 数据集(data set)是为特定用途设定的一组数据，是若干个数据元组成的集合体。常见数据集的类型有：

(1) 规范数据集(data set specification，DSS)指利益相关人认同的数据采集项目和标准化输出。DSS 最重要的特征是执行和采集标准，DSS 建立目的是提供与数据集采集相关的数据项目的统一定义，确保数据采集的标准化。

(2) 最小数据集(minimum data set，MDS)是为特定目的收集的、最小的、被用户和利益相关人认可的一组选择性的核心数据。最小数据集不排除收集额外数据以满足个体卫生机构或本地需求。

(3) 国家最小数据集(national minimum data sets，NMDS)指各地必须收集的国家数据。NMDS 依赖国家协定来收集和提供国家统一的核心数据。

目前，很多国家的标准化研究机构都聚焦于某一特定领域数据集(最小数据集)的研究，比较有代表性的是澳大利亚国家糖尿病数据集，该数据集共包括 37 个数据项，分为病人基本情况，诊断信息，临床信息，个人病史四大部分。对于国家卫生调查数据集来说，代表性的有英国卫生调查数据集、美国卫生调查数据集、澳大利亚卫生调查数据集等。

中国卫生领域数据集的研究主要由卫生和计划生育委员会卫生标准专业委员会发布，目的是解决不同卫生机构、不同专业领域的卫生信息标准化问题，促进卫生信息化的进展。主要有《健康档案个人基本信息数据集》《出生医学证明数据集》《儿童健康体检基本数据集》《预防接种数据集》《传染病报告数据集》《门诊诊疗基本数据集》《住院诊疗基本数据集》《死亡医学证明数据集》标准等。

每个数据集都具有通用属性和特有属性。通用属性又称“基本属性”，包括数据集主体、标识、实体、数据项。主体是数据集的核心属性，是对数据集本质内容的归纳、抽象和概况；标识是数据集的中文名称、英文名称、标识符等；实体是数据集中同类信息的内容集合；数据项是数据集元素的集合。特有属性包括数据集所属学科、区域、提交机构、建立时间、涉及的疾病等内容，是通用属性中相同主体数据集的个性化标识。

数据集有两个主要作用，一是用来表示需要用多个数据元表示的事物，如人的姓名的完全表示包括当前姓名、昵称、化名、笔名、中文名、外文名、曾用名、曾用名使用时间、停用时间等；二是用来规范国家最小数据集，如住院患者调查数据集、死亡报告最小数据集、肿瘤登记数据集等，用于区域医疗、疾病监测、统计调查和报告等。

14.6 数据类型(data type)［16,21,22］

根据国际标准组织(ISO)的定义,按照数据元值的特性决定的一组取值(values)及对这些值的操作(operations)称为数据类型(data type)。

数据类型是构建报文、文档语义的最小单元,是任何通用模型具有实际应用价值的关键环节,是文档交换、数据采集、存储、传输和信息技术人员编程的基本依据。例如地址描述,除了描述地址的地理位置,还需要说明地址的有效时间、地址的用途,其数据类型见表 14.6.1。

表 14.6.1　数据类型举例(地址)

描述项目	描述内容
有效时间	开始使用时间、停止使用时间等
用途	家庭住址、工作地址、学校地址、紧急联系人地址、临时地址等
地址名称	省、市、区(县)、街道(乡镇)、居委会(村)、门牌等

定义和运用数据类型是信息标准制定中一个不可缺少的环节,数据字典、数据集、数据元目录、数据元值域代码、共享文档的标准制定,都会涉及数据类型的问题。目前国际上关于数据类型的标准有ISO11404、HL7 V3 Data Types、ISO 21090、open EHR Data Types Information Model、ISO/IEC 11179 等。

ISO 11404 是面向所有学科信息表达的数据类型,现有其他侧重卫生信息领域的国际标准均采用 ISO 11404 对数据类型的定义,标准之间相互借鉴并保持高度协调性。

HL7 V3 提出的数据类型定义完全独立于应用技术,目的是使用尽量少的数据类型,实现对卫生信息内容精度和广度的表达上的要求。该数据类型定义了全世界各个国家种类繁多的关于人的命名方式(PN)、人或机构各式各样的地址类型(ENXP)、人员(地点、事件)的统一标识符(II)、费用标识(MO)等。

ISO 21090 是一个全面用于协调各数据类型规范的标准,它扩展了 ISO 11404 数据类型的语义并与其保持连续性,采用 UML V2.0 中定义的术语、概念和类型,为相同的数据类型提供 UML 类定义,使数据类型的定义明确化和结构化。

open EHR 数据类型与 HL7 V3 数据类型保持一致性,但设计方法明显不同,表现在命名、标识、嵌套类型的处理、空置标识的使用等方面。

规范数据类型是数据标准化的基本问题之一。无论国际还是国内数据类型标准,最终目的是更好地理解和表达医学领域的电子数据和信息,便于信息共享、促进信息交流。

14.7 元数据(meta data)[6] 数据元(data element)是数据的基本单元,为了正确理解和应用数据元,需要对每个数据元进行全面的描述和解释。元数据(meta data)是定义和解释其他数据的数据,是对数据的说明,提供的是准确理解和精确解释数据所需要的信息。

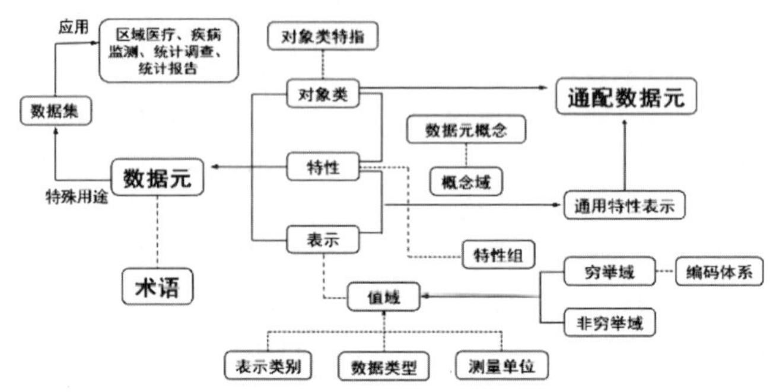

图 14.7.1 元数据基本结构图

因此,元数据可以理解为从不同角度、或用不同的属性来定义数据元,这些不同的角度或属性即形成了各种不同的元数据类型。例如,数据元的基本构成是对象类、特性和表示,通过提供数据元所对应的对象类、特性及其表示等定义,可明确描述数据元。与数据元有关的元数据及其相互关系详见图 14.7.1。

元数据具有 5 大类基本属性,分别为标识与定义(identifying and definition)、数据采集及使用指南(collection and usage guide)、来源及参考文本(source and reference)、关系(relation)和管理(administration)。ISO/IEC 11179－3 制定的注册元模型与基本属性元数据描述分为 10 大类 45 个基本属性,用来对各类数据对象进行规范化说明,即制定数据标准。(见表 14.7.1)

一系列数据元的标准化描述即元数据的集合称为数据字典。国家卫生数据字典是装载数据元的定义和表示的元数据资源库(meta data repository),目的是让使用者能够方便地获得数据元和描述数据元的元数据。

表 14.7.1 ISO/IEC 11179 元数据基本属性

元数据类别(个数)	基本属性
标识类(8)	名称、语境名称、语境标识符、语境描述、项标识符、项标识符－数据标识符、项标识符－项注册机构标识符、版本
定义类(3)	定义、定义语言标识符、定义来源
管理类(4)	备注、注册状态、主管机构名称、提交机构名称
关系类(7)	分类体系名称、分类体系标识符、分类体系类型名称、分类体系条目类型名称、分类体系条目值、相关元数据来源、关系类型
数据元概念(4)	对象类名称、对象类标识符、特性名称、特性标识符
数据元(8)	值域名称、值域标识符、数据类型名称、数据类型样式来源、表示格式、表示类别、最大长度、最小长度
概念域(1)	维度
值域(3)	数据类型名称、数据类型样式来源、度量单位名称
允许值(3)	值、允许值起始时间、允许值终止时间
值含义(4)	值含义描述、值含义标识符、值含义起始时间、值含义终止时间

14.8　数据仓库(data warehouse)[19,28]

数据仓库(data warehouse)是一个面向数据主题的(subject oriented)、集成的(integrated)、相对稳定的(non-volatile)、反映历史变化(time variant)的数据集合,目的是用于数据挖掘(data mining)和辅助决策(decision making support)。

数据仓库中数据的特点:

(1)数据存储面向业务主题。在操作型系统中,数据集合是以单独的应用程序为中心专门组织存放的,数据是面向应用程序事务的,如医院信息系统(HIS)只提供患者的诊断和治疗信息,实验室检查系统(LIS)只提供患者的检验结果,而数据仓库中的数据是按业务主题存放的,如传染病监测、单病种临床路径、单病种临床疗效比较等。不同医疗机构、不同时期有不同的业务主题。

(2)数据集成。数据仓库的数据是来源于不同的操作型系统,其中文件布局、编码表示方式、命名习惯和度量单位等都有可能不同,还有一些企业除了从操作系统获取内部数据,外部系统数据也是很重要的。所以,在将不同来源的数据存入数据仓库中之前,必须把这些不同的数据元素标准化,对数据进行清洗、转换等集成操作。

(3)数据具有时间特性。操作型系统存储的数据一般包含当前值,反映的是当前信息,而数据仓库中是供分析和决策使用的,决策者必须根据数据趋势进行决策,这不但需要当前数据,也需要历史数据。所以,数据仓库的目的决定了它包含当前数据之外,也必须包含历史数据。

(4)数据具有稳定性。操作型系统的数据是实时更新的,数据仓库中的数据在载入之后几乎不会再更新,供查询分析使用。

临床数据仓库(clinical data warehouse,CDW)是将不同来源的生产性数据,如来自医院信息系统(HIS)、实验室检查系统(LIS)、放射检查系统(RIS)、临床信息系统(CIS)、药品信息系统(PIS)等信息系统采集的数据,按照患者的人口学特征、临床实验室检查结果、影像学报告和图像、病程记录、入院信息、ICD-9 诊断编码、医嘱、用药、出院及转院信息、出院小结等主题形成关系或层级数据资源库(clinical data repository,CDR),通过分析平台进行统计分析和数据挖掘,见图 14.8.1。

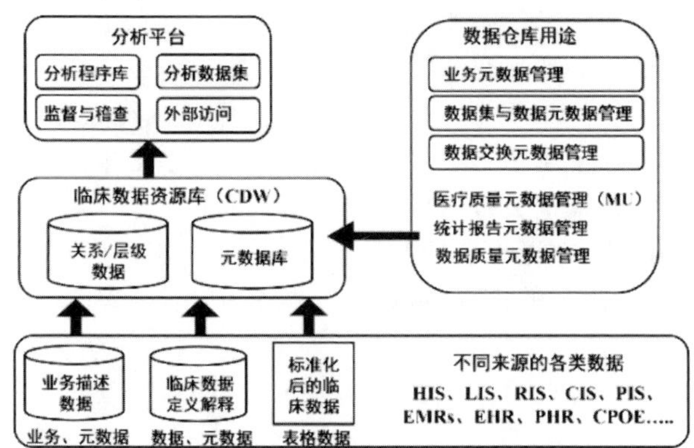

图 14.8.1　临床数据仓库应用示意图

14.9 可扩展的标识语言(extensible markup languages, XML) [1,30] XML是扩展标记语言(extensible markup language)的英语缩写。它是互联网联合组织于1998年制定的一种通用语言规范，是全新的描述结构化数据的语言。它类似于HTML，但XML关注的不是数据在浏览器中如何布局和显示，而是关注怎样描述数据内容的组织和结构以便在网络上进行交流和处理。XML用于满足不断增长的网络应用需求，确保在通过网络进行交互合作时，具有良好的互操作性。XML可以自定义文件类型，有利于信息的表达和结构化组织，可以以一致的方式格式化和传送数据，适合不同平台、不同系统之间的数据交换。

XML具有以下四个主要特点：

(1)简单性。XML为程序员和文档作者提供了一个友好的环境。XML的严格定义和规则集使人类和机器都能更容易地阅读文档。XML文档语法包含一个非常小的规则集，使开发者能立刻开始工作。XML文档建立在基本嵌套结构的一个核心集的基础之上。当一层又一层的细节被增加，使结构变得越来越复杂时，作者或开发者只需要用内部结构来代表复杂的信息集合，而不需要改变结构自身。

(2)可扩展性。它允许开发者创建他们自己的DTD(文档格式定义)，有效地创建可被用于多种应用的"可扩展的"标志集。其次，使用几个附加的标准，可以对XML进行扩展。

(3)互操作性。XML可以在多种平台上使用，而且可以用多种工具进行解释。XML支持用于字符编码的许多主要标准，允许它在全世界许多不同的计算环境中使用。XML对Java进行了很好的补充，许多早期时XML开发是用Java进行的。

(4)开放性。XML标准本身在Web上是完全开放的，可以免费获得。任何人都可以对一个结构良好的XML文档进行语法分析，如果提供了DTD，还可以校验这个文档。例如临床诊断"右膝骨关节炎"用SNOMED术语集描述的XML文档：

```
<code code='396275006'codeSystem='2.16.840.1.113883.19.6.96'
codeSystemName='SNOMED CT' displayName='Osteoarthritis'>
<originalText> osteoarthritis of the right knee</originalText>
<qualifier>
<name code='363698007' codeSystem='2.16.840.1.113883.19.6.96'
codeSystemName='SNOMED CT' displayName='finding site'/>
<value code='6757004'codeSystem='2.16.840.1.113883.19.6.96'
codeSystemName='SNOMED CT' displayName='right knee'/>
</qualifier>
</code>
```

14.10　HL7 标准(HL7 standards)[9,10,22]　HL7(Health Level Seven,HL7)由美国著名的医疗信息标准开发机构(standard development organization, SDO)制定,该组织至今已发展 20 多年,目的是解决不同厂商开发的信息系统如何实现信息交换和数据共享的问题。作为信息交换标准,HL7 自 1987 年发布 V1.0 版后相继发布了 V2.0、V2.1、V2.2、V2.3、V2.3.1,2000 年,发布了 HL7 最新的 3.0 版本标准,核心部分是参考信息模型 RIM(Reference Information Model)。HL7 RIM 是关于卫生与医疗保健的一个静态的信息模型,目的是通过模型约束信息的提供方和接受方,对双方或多方起到语义的连接和协调作用,确保信息正确无歧义进行交换。目前很多机构的卫生信息标准与卫生信息系统建设都遵循 HL7 和 HL7 RIM。

HL7 RIM 把整个卫生信息抽象为六个核心类(class),分别为活动(act)、实体(entity)、角色(role)、参与(participation)、活动关联(act relationship)和角色关系(role link),核心类之间的关系描述采用统一建模语言(Unified Modeling Language,UML)进行表达,如图 14.10.1。

HL7CDA 是 HL7 组织发布的一个用于不同信息系统之间交换临床信息的文档标记标准,主要包括临床文档架构及基于此架构的语义标准,目前的最新版本为 CDA Release 2。CDA 语义内容来源 HL7 RIM 的约束,使用 HL7 数据类型表示数据元的属性格式和取值内容。同时 CDA 使用卫生信息领域比较成熟并且功能强大的逻辑观测标识符命名与编码(logical observation identifiers names and codes,LOINC)和系统化临床医学术语集(systemized nomenclature of medicine clinical terms,SNOMEDCT)作为其值域编码系统。目前 CDA 已被应用到很多研究领域,用来构建基于 CDA 的信息交换规范或标准。

HL7 V3 数据类型(HL7 V3 datatype):HL7 RIM 使用了 29 个 HL7 V3 的数据类型,例如 4 个关于编码值的数据类型:简单编码值 CS(coded simple),编码值 CV(coded value),编码值转换 CE(coded wth equivalents),概念描述 CD(concept descriptor)。

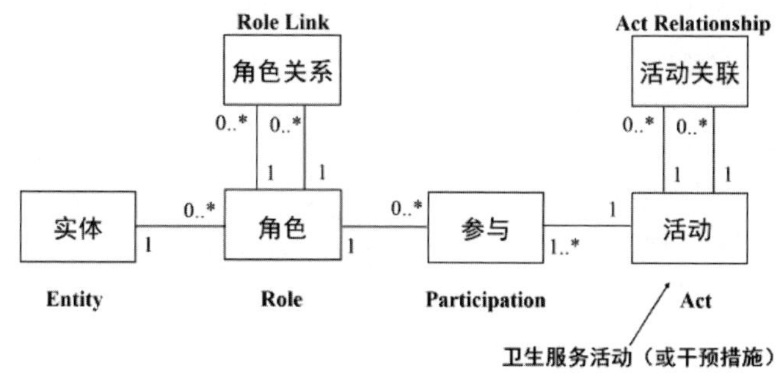

图 14.10.1　HL7RIM 的六个核心类与关系

14.11 国际疾病分类(International Classification of Diseases)［26］ 国际疾病分类的全称为疾病与健康相关问题的国际统计分类(International Statistical Classification of Diseases and Related Health Problems,ICD)。ICD采用线分类法,依据疾病的某些特征,用字母数字混合编码方法表示的疾病分类系统。ICD的历史可追朔到1853年,当时的法国医学统计学家耶克·贝蒂荣(Jacques Bertillon)提出疾病死亡原因的Bertillon统计分类法,用于死因分类的登记、统计。1893年,时任国际统计学会主席的Bertillon制定的《国际死亡原因编目》成为ICD第一版。此后,在1900年、1920年、1929年、1938年的巴黎国际统计学会议上被命名为《国际死因分类法(International List of Causes of Death)》的第2～5版。1948年,世界卫生组织(WHO)负责《国际死因分类法》的专业维护,并将其更名为《国际疾病、外伤与死因统计分类法》第六版。在WHO的组织和领导下,ICD-10于1993年1月1日起生效,世界上已有超过38个国家在使用或计划使用。根据WHO的建议,ICD-10的使用将不再以10年为修订期限,可能持续使用20年或更长时间。目前的最新版本是ICD-10共22章,各章的内容目录见表14.11.1。

ICD用于将疾病与有关健康问题的术语描述转换为字母数字符号编码,从而易于对数据进行存储、检索和分析。ICD-10的4位编码可覆盖14,400种疾病编码,通过将4位编码扩展为5位码或6位码方式,最多容纳16,000种疾病编码。但后者属于本地标准。

表 14.11.1 ICD-10 的大类编码

章	大类编码	内容类目
I	A00－B99	某些传染病和寄生虫病
II	C00－D48	肿瘤
III	D50－D89	血液及造血器官疾病和某些涉及免疫机制的疾患
IV	E00－E90	内分泌,营养和代谢疾病
V	F00－F99	精神和行为障碍
VI	G00－G99	神经系统疾病
VII	H00－H59	眼和附器疾病
VIII	H60－H95	耳和乳突疾病
IX	I00－I99	循环系统疾病
X	J00－J99	呼吸系统疾病
XI	K00－K93	消化系统疾病
XII	L00－L99	皮肤和皮下组织疾病
XIII	M00－M99	肌肉骨骼系统和结缔组织疾病
XIV	N00－N99	泌尿生殖系统疾病
XV	O00－O99	妊娠、分娩和产褥期
XVI	P00－P96	起源于围产期的某些情况
XVII	Q00－Q99	先天畸形、变形和染色体异常
XVIII	R00－R99	症状、体征和临床与实验室异常所见,不可归类在他处者
XIX	S00－T98	损伤、中毒和外因的某些其他后果
XX	V01－Y98	疾病和死亡的外因
XXI	Z00－Z99	影响健康状态和与保健机构接触的因素
XXII	U00－U99	特殊目的代码

ICD-10的操作可以在中文版ICD-10索引中查找某疾病名称的编码,或根据疾病名称在表14.11.1中的内容类目表中查找。例如慢性乙型病毒性肝炎为传染性疾病,内容目录的编码范围A00－B99,再确认其对应编码为B18.1。

14.12　观测指标标识符逻辑命名与编码系统（the logical observation identifiers names and codes，LOINC）［17］　LOINC主要用于提供医学观测指标的通用标识，作为实验室指标的通用标识符使电子消息中有关观测指标及其结果的信息，在各种电子病历数据库管理系统间实现交换与共享。LOINC是1994年在美国CDC、美国医疗保健政策研究署和美国国立医学图书馆等机构的资助下，由美国印第安纳州Regenstrief研究院开发，并一直与国际LOINC委员会合作，负责LOINC数据库、支持文档和RELMA（regenstrief LOINC mapping assistant）辅助映射程序的维护和更新。近年来LOINC与其他国际知名医学名词术语类标准，如SNOMED也已经开展了协同与合作。目前国际上在医学临床信息的表达和交换中，医学观察的命名与编码普遍采用LOINC标准体系，如ASTM E1238、HL7、CEN TC251及DICOM观测指标结果报告消息标准。LOINC除了在美国的成功应用外，还包括法国、加拿大、德国、瑞士、韩国、巴西、阿根廷、墨西哥、西班牙等国家。中国的香港和台湾则已经在实际工作中采纳和使用了LOINC标准。

LOINC概念的核心部分主要由一条代码、六个概念定义轴（或者说，由六个数据库字段的取值所共同组成的全称，也就是LOINC概念的定义）以及简称等组成。每个LOINC概念均由若干条基本概念及其组合概念（LOINC Parts）组合而成。其中，每个基本概念又具有相应的概念层次结构及相应的首选术语、同义词和相关名称。每条LOINC记录都与唯一一种试验结果或套组（Panel，组合）相对应。如下为LOINC的六个概念定义轴：

（1）成分（Component，或称为分析物）：如钾、血红蛋白、丙型肝炎抗原。

（2）受检属性（Property），如质量浓度、酶的催化活性。

（3）时间特征（Timing），也就是说，一项检测指标是某个时刻或短时间的观测结果，还是在更长时间段内的观测结果，如24小时尿标本。

（4）样本类型（Sample），如尿、静脉血。

（5）标尺类型（Scale），即结果属于定量型、等级型、名义型（如金黄色葡萄球菌），还是叙述型（如显微镜检查的诊断意见）。

（6）方法（Method），是指在获得试验结果或其他观测结果时所采用的方法。

LOINC International。LOINC还开发了非英语国家的多个语种的数据库及相关支持文档，包括：简体中文（中国大陆）、德语（德国、瑞士）、爱沙尼亚语、法语（法国、瑞士）、朝鲜语（韩国）、葡萄牙语（巴西）、西班牙语（阿根廷、墨西哥、西班牙）。可采用RELMA加以搜索和映射的语种包括简体中文（中国大陆）、朝鲜语（韩国）、西班牙语（阿根廷、西班牙）。

14.13 系统医学命名法(systematized nomenclature of medicine, SNOMED)[23]

系统医学命名法最初由美国病理学家学会(College of American Pathologists, CAP)提出。1999 年,CAP 和英国国家卫生服务部(National Health Service, NHS)联合,将美国的 SNOMED Reference Terms 和英国 Clinical Terms Version 3 (CTV3, or Read Codes)合并,形成了系统医学命名法—临床术语(Systematized Nomenclature of Medicine-Clinical Terms, SNOMED CT)。

SNOMED CT 的主要目标就是在用于不同信息系统之间交换临床信息文档时作为临床术语系统标准,是计算机进行电子信息交换的基础,涵盖大多数方面的临床信息,如疾病、所见、操作、微生物、药物、环境、体能、活动等,可以协调一致地在不同的学科、专业和照护地点之间实现对于临床数据的标引、存储、检索和聚合,便于计算机处理。

SNOMED CT 主要是通过概念编码、描述与关系三个重要元素建构术语描述:

(1)概念标识符:采用 8～18 位数字代码作为一个临床概念的唯一标识符,以 8 位或 9 位数字最为常见,例如 22298006 是"心肌梗塞"的概念标识符,399211009 是"心肌梗塞既往史"概念标识符。

(2)描述:人可阅读的自然语言描述(Fully Specified Name, FSN),即每个概念标识符对应一个 FSN,如"心肌梗塞既往史"。

(3)关系:每个概念都会与其他的概念相互关联。概念颗粒度(Concept Granularity)见图 14.13.1。

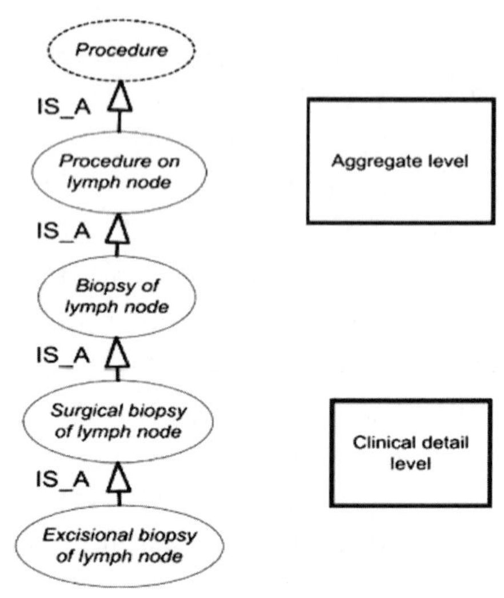

图 14.13.1 概念颗粒度示意图

SNOMED CT 是一个综合性的临床术语,为临床文档和报告提供临床内容和表达性,其中的每个概念都具有唯一的标识符,有多种描述;同一概念的所有描述之间有关联。概念与概念之间通过层次关系彼此相连,同一概念可存在于多个层次中。SNOMED CT 包括了大约 28 万条现行概念代码、73 万条现行术语(描述)、92 万条现行的定义型关系。这些概念、术语和关系则可以:①抓取更细致的医疗信息(不同于 ICD 的诊断信息);②跨机构、跨地域医疗信息共享;③减少信息系统(电子病历)错误;④提高信息系统标准化程度;⑤提高临床数据保存与检索的效率。

目前 SNOMED CT 尚无正式的中文版本。

14.14　临床数据交换标准协会基础标准(clinical data interchange standards consortium foundational standards, CDISC)

[3,4]　临床数据交换标准协会(CDISC)是 1997 年成立的一个全球的、开放的、多学科的、非盈利标准开发机构。CDISC 标准是临床研究数据和元数据的获取、交换、提交和存储的系列标准,其基础标准包括以下 3 类:

(1)针对临床试验原始数据采集的标准数据表模型(standard data tabulation model for clinical trial data, SDTM);

(2)针对分析数据集的分析数据模型(analysis data model, ADaM);

(3)其他标准,如针对临床试验标准 CRF 表的临床数据获取协调标准(clinical data acquisition standards harmonization for CRF standards, CDASH)。

临床试验数据的标准数据表模型 SDTM:以受试者作为观测对象的数据列表,分干预(interventions)、事件(events)与观测结果(findings)三大类。其中干预类指按照研究方案确定干预的(例如治疗药物)、伴随用药及受试者自我暴露的其他物质(例如,酒精、烟草、咖啡等),包含用药记录(EX)、伴随用药记录(CM)、物质依赖(SU)3 个列表。事件类指研究方案中预设的标志性事件、试验期间发生的独立于计划研究评估的事件或状况(例如,不良事件)或试验前发生的事件或状况(例如,既往病史),包含不良事件(AE)、试验完成、中止、脱落报告(DS)、病史(MH)3 个列表。观测结果指研究计划中的疗效评估观测数据,包含心电图检查(EG)、受试者入选与剔除指标(IE)、实验室检查(LB)、心电图检查列表(QS)、体格检查(PE)、个体特征(SC)、生命体征(VS)7 个列表。

分析数据模型 ADaM 规范了临床试验统计分析数据流(Data Flow)和信息流(Information Flow),见图 14.14.1 实线(数据流)和虚线(信息流)。其中信息流包括研究计划、数据规范、统计分析计划(SAP)、分析数据集元数据文档和分析结果元数据文档。

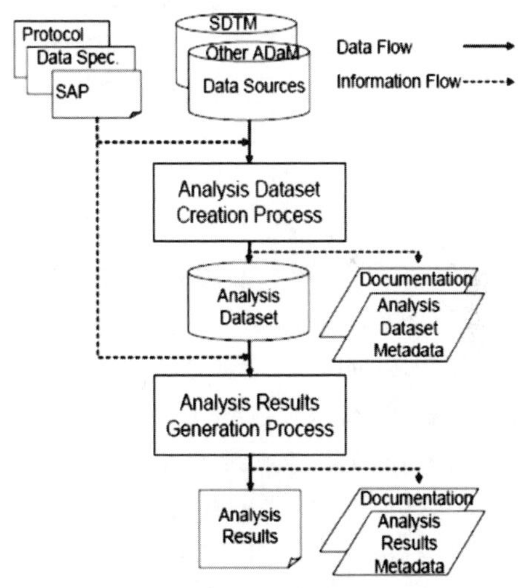

图 14.14.1　ADaM 统计分析的数据流和信息流

ADaM 元数据(ADaM Metadata):ADaM 规定了 4 类元数据,分别为分析数据集元数据、分析变量元数据、分析参数元数据和分析结果元数据。

目前 CDISC 目前尚无正式的中文版本。

14.15 医学数字影像和通信(digital imaging and communications in medicine, DICOM)［14］ 医学数字影像和通信(DICOM)是医学影像和相关信息的国际标准(ISO 12052)。它定义了质量能满足临床需要的可用于数据交换的医学图像格式。

20世纪70年代CT技术及其之后的其他数字诊断成像模式的引入,以及临床应用中计算机使用的不断增长,美国放射学会(ACR)和国家电子制造商协会(NEMA)认识到了由于不同的制造商制造的设备产生不同的数字图像格式,需要建立一个在这些设备之间传输图像和相关信息的标准化方法。

自从1985年DICOM 1.0发布以来,使X光胶片被全数字化影像所代替的医学影像设备的生产和使用有了共同遵循的标准,而且越来越被广泛应用于整个放射医疗领域,如心血管影像设备、放射诊疗诊断影像设备(X射线,CT,核磁共振,超声等)、眼科影像和牙科影像设备等。世界上数以万计的医学影像设备采用了DICOM标准。1993年ACR－NEMA联合委员会发布的DICOM 3.0由20个部分组成:

第一部分:引言与概述
第二部分,一致性声明
第三部分,信息对象定义
第四部分,服务类别定义
第五部分,数据结构及编码
第六部分,数据字典
第七部分,消息(报文)交换
第八部分,支持消息交换的通信网络
第九部分,支持消息交换的点对点通信
第十部分,介质存储方式和文件格式
第十一部分,介质存储应用规范
第十二部分,介质交换格式和物理介质
第十三部分,打印管理的点对点通信
第十四部分,亮度(灰度)色标显示功能
第十五部分,安全管理与系统管理规范
第十六部分,映射资源目录
第十七部分,解释信息
第十六部分,绘制资源目录
第十七部分,信息解释
第十八部分,网络服务
第十九部分,应用托管
第二十部分,采用HL7 CDA的影像报告

DICOM标准对以下方面不作规定:

(1)一致性声明符合DICOM标准的设备的实现功能的细节;

(2)一致性声明符合DICOM标准的设备的所组成系统的整体功能特性;

(3)DICOM标准的测试与评估;

(4)DICOM标准规范了医学成像设备和其他系统的信息交换。由于这些设备和其他医疗设备做交互,所以DICOM标准会与其他医疗信息领域的范围有所重叠。DICOM标准对其他医疗信息领域的设备不做规定。

14.16　解剖治疗学的药物分类系统（Anatomical Therapeutic Chemical Classification System，ATC）［13］　ATC 药物分类系统是用于依据药物治疗、药效及化学特性在器官和系统的药物主要成分分类系统。世界卫生组织药物统计方法整合中心（The WHO Collaborating Centre for Drug Statistics Methodology）制定了 ATC 系统，并于 1976 年发布了第一版。1996 年，ATC 系统成为国际标准。现在 ATC 系统已经发布 2013 版。

ATC（Anatomical Therapeutic Chemical）系统，即解剖学治疗学及化学分类系统，是世界卫生组织关于药品的官方分类系统。ATC 表示以下含义的缩写，A(anatomical)表示解剖学，说明身体中的用药器官系统；T(therapeutic)表示治疗学，说明用药治疗的目的；C(chemical)表示化学，说明药物所属分类。ATC 代码共有 7 位，其中第 1、4、5 位为字母，第 2、3、6、7 位为数字。ATC 系统的药物代码分为 5 个级别：

一级目录为 1 位字母代码，按解剖学分类，共有 14 个组别，见表 14.16.1，例如：C 心血管系统。二级目录为 2 位数字代码，按治疗学分类，例如：C03 利尿剂。三级目录为 1 位字母代码，在治疗学分类基础上的药理学分类，例如：C03C 强效利尿剂。四级目录为一位字母代码，按化学成分分类，例如：C03CA 磺胺药。五级目录为 2 位数字代码，按化合物分类，例如：C03CA 01 呋喃苯胺酸。

表 14.16.1　ATC 药品分类代码一级目录

A	消化道及代谢
B	血液和造血器官
C	心血管系统
D	皮肤病用药
G	生殖泌尿系统和性激素
H	非性激素和胰岛素类的激素类系统用药
J	系统用抗感染药
L	抗肿瘤药和免疫机能调节药
M	肌肉一骨骼系统
N	神经系统
P	抗寄生虫药、杀虫药和驱虫药
R	呼吸系统
S	感觉器官
V	杂类

ATC/DDD 分类目录（ATC/DDD Index）世界卫生组织药物统计方法学合作中心提供的官方药品统计 ATC 代码与限定日计量（Defined Daily Dose，DDD）在线检索工具（http://www.whocc.no/atc_ddd_index/）。例如，ATC 代码 C03CA 01 检索结果：

C CARDIOVASCULAR SYSTEM
C03 DIURETICS
C03C HIGH-CEILING DIURETICS
C03CA Sulfonamides, plain

ATC code	Name	DDD	U	Adm.R
C03CA01	furosemide	40	mg	O
		40	mg	P

2010 年，北京市卫生局完成了中文版 ATC/DDD 分类目录，并将全市医院使用的药品按照 ATC 编码顺序列出了具有 ATC 代码的药物的通用名、商品名、规格、剂型、DDD 值、给药途径及生产厂家信息。

14.17 机能、失能与健康分类(International Classification of Functioning, Disability and Health, ICF)［12,24］ 国际机能、失能与健康分类ICF是评价人体功能与失能(伤残)程度的分类标准和代码。世界卫生组织(WHO)经过九年的修订和协调,ICF于2001年在54届世界卫生大会上被191个成员国采纳。它与国际疾病分类第十版(ICD-10)联合使用,能更准确地描述个体和群体的健康状态、患病情况和健康损失。

ICF的评定内容采用字母+整数数字+小数位数字的混合编码方式。一级目录包含身体功能(b),身体结构(s),日常活动与参与性(d),环境因素和个人因素(e);二级目录以整数为代码。例如身体功能的二级目录为:第一章 精神功能(b1),第二章 感知功能与疼痛(b2),第三章 发声与语言功能(b3),第四章 心血管、血液、免疫与呼吸系统功能(b4),第五章 消化、代谢与内分泌系统功能(b5),第六章 泌尿与生殖系统功能(b6),第七章 神经、肌肉、骨骼与运动系统功能(b7),第八章 皮肤、毛发、指甲及相关功能(b8)。三、四和五级目录也是以整数为代码,例如,b210表示视觉功能,b2102表示视觉质量,b21022表示视觉对比敏感度。

评定等级用1位小数作为代码。0表示没有问题,1表示轻度问题,2表示中度问题,3表示重度问题,4表示最严重问题,8未评定,9表示不适用。ICF的完整编码由评定项目编码+评定等级编码构成。例如,关于视觉功能,b210.0、b210.1、b210.2、b210.3、b210.4以及b210.8分别表示没有问题(无、未出现、可以忽视,损失0~4%)、轻度问题(轻、低水平,损失5%~ 24%)、中度问题(中等、一般,损失25%~ 49%)、严重问题(高、极高,损失50%~95%)和未评定(当前信息无法确定视觉损失的严重程度)。

结合疾病分类框架(如ICD-10),ICF为WHO"生物—心理—社会"医学模式下的个体健康、群体健康的测量结果提供了一个评估框架,改变了近百年来以是否患病作为标志的"生物"医学模式的数据采集内容、统计描述、分析模式和健康评估方法。ICF在临床医学、预防医学及社区卫生服务等领域的用途非常广泛,不同研究者可以依据各自研究需要,创建实用的ICF核心数据集(ICF Core Sets),如年度健康体检受检者的身体功能评估数据集等。

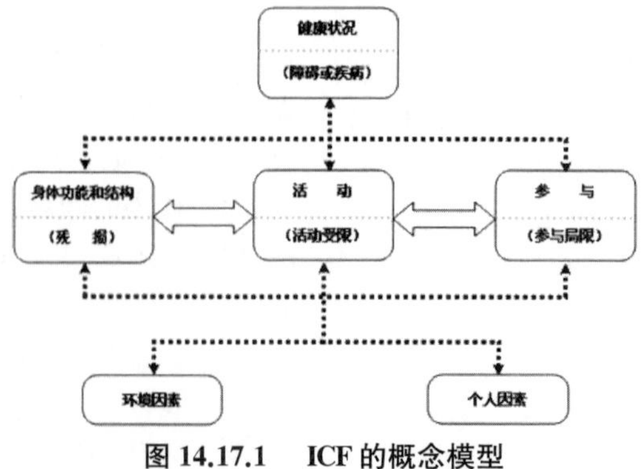

图 14.17.1 ICF的概念模型

14.18　数据安全与隐私保护(data security and privacy protection)［7,15］　无论是纸质数据还是电子数据、政府数据、企业数据还是个人数据，数据安全和个人隐私保护都是第一位的。数据的安全性和信息的安全性包括 3 个方面，一是机密性(confidentiality)，保障未被授权的信息不被他人获取和非法使用，如患者个人信息、诊断信息、行为信息、生理缺陷等；二是完整性(integrity)，保障信息在记录、传输、储存和分析利用过程不被非授权的机构和个人篡改，同时防止数据管理人员和授权用户对数据进行不恰当的修改、错误操作和数据丢失；三是可用性(availability)，保障授权用户在需要的时候能获得和使用信息。

信息安全保护工作直接的保护对象是特定的信息、信息系统和信息网络，安全保护措施包括：

(1)身份认证(authentication)，如设置账号、密码、手机确认等措施；

(2)访问权限控制(authority)，按照用户角色设置访问权限；

(3)责任追朔制(accountability)，保存操作、修改和访问踪迹记录，保证事后可追责；

(4)不可抵赖性(non-repudiation)，数据操作时携带含有操作者唯一标识、别人无法复制的信息。

数据安全保护包括组织管理、人员管理、技术措施三个方面。组织管理包括管理机构，如安全管理机构、岗位设置、人员职责。人员管理包括法律、规章、人员培训等。技术措施环境安全、网络安全、硬件安全、软件安全、数据加密、灾备等。

信息系统安全保护等级(classified criteria for security protection of computer information system)：保护对象包括：

(1)公民、法人和其他组织的合法权益；

(2)社会秩序、公共利益；

(3)国家安全。

按照信息系统受到破坏后的损害程度大小，信息系统安全保护等级分 5 级：

第一级，对公民、法人和其他组织的合法权益造成损害，但不损害国家安全；

第二级，对公民、法人和其他组织的合法权益产生严重损害，或者对社会秩序和公共利益造成损害，但不损害国家安全；

第三级，对社会秩序和公共利益造成严重损害，或者对国家安全造成损害；

第四级，对社会秩序和公共利益造成特别严重损害，或者对国家安全造成严重损害；

第五级，对国家安全造成特别严重损害。

个人隐私保护是患者的合法权益之一，在数据分析和二次利用时应去标识(de-identification)，即隐去有关个人身份、住址、联系方式的相关信息，避免对当事人的钱财、就业、信贷、保险、声誉及其他方面带来不良后果。

参考文献

[1] Norman Walsh. A Technical Introduction to XML [EB/OL]. [2015－9－20]. http:// www. xml. com/pub/ a/98 /10/ guide0.html.

[2] About Universal Decimal Classification (UDC) [EB/OL]. [2015－9－24]. http://www.udcc.org/about.htm.

[3] CDISC Analysis Data ModelTeam. Analysis Data Model (ADaM)[2015－10－29] http://www.cdisc.org/adam－v2.1－%26－adamig－v1.0.

[4] CDISC Vision and Mission [EB/OL]. [2015－9－29]. http://www.cdisc.org/CDISC-Vision-and-Mission.

[5] Data set specifications [EB/OL].[2015－9－29]. http://www.aihw.gov.au/data-set-specifications.

[6] 中国国家标准化管理委员会. GB/T 18391.1－2009/ISO/IEC 11179－1:信息技术—元数据注册系统(MDR) 第1部分:框架 [S]. 北京:中国标准出版社, 2009.

[7] 中国国家标准化管理委员会. GB/T 22240－2008.信息安全技术信息系统安全等级保护定级指南.2008 [S].北京:中国标准出版社,2008.

[8] Gwen Thomas. The DGI Data Governance Framework[EB/OL].[2015－9－28].http://www.datagovernance.com/wp-content/uploads/2014/11/dgi _ framework.pdf.

[9] Health Level seven[EB/OL].[2015－9－20].http://www.hl7.org/.

[10] Health Level seven. HL7 Reference Information Model.[EB/OL].[2015－9－20].http:// www .hl7.org/implement/standards/rim.cfm.

[11] Hock Chuan Chana, Kwok KeeWeia. A System for Query Comprehension [J]. Information and Software Technology, 1997,3:141－148.

[12] How to use the ICF: A practical manual for using the International Classification of Functioning, Disability and Health (ICF) [EB/OL].http://www.who.int/classifications/drafticfpracticalmanual2.pdf.

[13] International language for drug utilization research [EB/OL]. http://www.whocc.no/.

[14] ISO 12052. Health informatics-Digital imaging and communication in medicine (DICOM) including workflow and data management [S].ISO.2011.

[15] ISO/IEC 27001.Information technology-Security techniques-Information security management systems [S].ISO.2013.

[16] ISO/TC 215, ISO/DIS 210909. Health Informatics-Harmonized data types for information interchange [S].ISO.2011.

[17] Clem McDonald, Stan Huff, Jamalynne Deckard, et al. Logical Observation Identifiers Names and Codes (LOINC®) Users' Guide [EB/OL]. [2015－9－29]. http://loinc.org/downloads/files/LOINCManual.pdf.

[18] Michael S. The Sage Encyclopedia of Social Science Research Methods [M]. Sage, 2004.

[19] N. Arfaoui, J. Akaichi. Datawarehouse: conceptual and logical schema [J]. International Journal of Enterprise Computing and Business Systems 2, 2012: 1－31.

[20] National Minimum Data Sets [EB/OL]. [2015－9－29]. http://www.aihw.gov.au/national-minimum-datasets.

[21] Open EHR Data Types Information Model [EB/OL]. [2015－9－23]. http://www.openEHR.org.

[22] R Dolin, L Alschuler, S Boyer, etal. HL7 ClinicalDocument Architecture, Release2.0[J]. JournaloftheAmerican MedicalInformaticsAssociation, 2006, 13(1):30－39.

[23] SNOMED CT Starter Guide[EB/OL]. [2015－9－29]. http://www.ihtsdo.org/fileadmin/user_upload/doc/download/doc_StarterGuide_Current-en-US_INT_20141202.pdf.

[24] WHO ICF Browser[EB/OL]. http://apps.who.int/classifications/icfbrowser/Default.aspx.

[25] 中华人民共和国卫生部. WS/T 303－2009.卫生信息数据元标准化规则 [S]. 北京:中国标准出版社,2009.

[26] 董景五主译. ICD－10 第十次修订本——指导手册[M].北京:人民卫生出版社,2008.

[27] 郭胜辉,孙玉芳.基于数据字典库的信息系统的设计[J].计算机学报,2000,4:26－29.

[28] 李春葆,李石君,李筱驰.数据仓库与数据挖掘实践[M].北京:电子工业出版社,2014.

[29] 王骏,王玉珠,黄钦.《临床试验数据管理工作技术指南》解读[J].中国临床药理学杂志,2013,11:874－876.

[30] 张咏.XML 及其在图书馆和情报检索中的应用 [J].现代图书情报技术,2001,2:30－35.

（本章作者简介见副主编介绍处）

第 15 章　数据挖掘

宇传华　张云权

15.1　大数据(big data)[12,23]　数据挖掘离不开大数据。大数据所涉及的数据量巨大,无法在有限时间范围内用常规软件或工具进行捕捉、储存、管理和分析。大数据通常包括成批大规模的、复杂的、可链接的数据信息。比如健康大数据,除基因组学信息外,还包括医疗信息、环境信息、金融信息、地理信息、社会媒体信息等。健康大数据是与维持机体健康或引起机体发生疾病、亚健康状态有关联的、可以测量的生活行为方式、遗传因素、医疗保健制度、社会环境因素等数据信息。

大数据的特点可总结为 4 个 V,即海量(volume)、多样(Variety)、快速(velocity)、价值(value),简单用四个字表示就是大、杂、快、疑。

(1)海量:数据量巨“大”,且呈指数增长,目前处于 TB 至 PB 的规模,预计到 2020 年全球数据规模将达 35.2ZB。(1Byte 即 1 个字节(B),相当于一个英文字母的空间。B、KB、MB、GB、TB、PB、EB、ZB、YB、BB、NB、DB 分别对应于 2^0、2^{10}、2^{20}、2^{30}、2^{40}、2^{50}、2^{60}、2^{70}、2^{80}、2^{90}、2^{100}、2^{110} B)。

(2)多样:数据类型复“杂”,有多种形式,不仅包括关系型数据,也包含文本、邮件、多媒体等非结构化和半结构化数据,且非结构化数据的增长远快于结构化数据。

(3)快速:能实时获取不断变化的数据,支持交互式、准实时的数据分析,决策可在几分之一秒内“快”速完成。

(4)价值:大数据价值巨大、但价值的密度很低(有时也称为 Veracity),挖掘大数据的价值类似沙里淘金、大海捞针,从众多有“疑”问的数据中获取有价值的信息。

大数据分析包括关联规则挖掘、分类和回归树、互联网挖掘、社会网络分析、机器学习、模式识别、支持向量机、人工神经网络、进化计算、深度学习、数据可视化等。

大数据时代的数据挖掘理念有三大转变:①要总体不要抽样。更主张分析全部数据,而不是分析来自随机抽样获得的数据。②要效率不要绝对精确。适当忽略微观层面的精确度,将带来更好的洞察力和更大的行业利益。③要相关不要因果。不再热衷于寻找因果关系,而是寻找事物之间的相关关系。

网络数据是原始的大数据源,也是使用最广泛、认可度最高的大数据源。除网络数据外,各行各业都会生成许多大数据源。如死亡数据的来源包括全国疾病监测系统、卫生部居民死因登记系统、全国妇幼卫生监测系统、县及县以上医疗机构死亡病例报告系统等。

大数据的规模和复杂度的高速增长,给现有的数据存储技术以及机器处理方式和计算能力带来极大挑战的同时,也为个人和企业深度挖掘和充分利用大数据的潜在商业价值和社会价值提供了巨大机遇。推动大数据发展和应用,亦将成为未来为社会治理、经济运行、民生服务、创新驱动和产业发展服务的国家发展战略。因此,对大数据定性、定量分析的基础理论与基本方法的研究,已成为迫切需要探讨的科学问题。

15.2 数据预处理(data preprocessing)

[6] 数据预处理是数据挖掘之前对数据进行的预先处理,其目的是提高数据的质量,使数据挖掘过程更为准确、有效。

数据的完整性、准确性和一致性构成了数据质量的三个要素。现实情况下,大型数据库和数据仓库普遍存在数据不完整(缺少属性值或某些感兴趣的属性)、不正确或含有噪声(包含错误或存在偏离期望的值)、不一致(如作为关键字的同一部门编码不同)的情况。另外,时效性、可信性和可解释性也是影响数据质量的因素。因此,为了提高数据质量,有必要进行数据预处理。

数据预处理主要包括以下几个步骤:

(1)数据清洗(data cleaning):如补充缺失值、平滑噪声数据、识别或删除离群点、纠正逻辑不一致的数据等。

对于缺失数据,常用的填补方法包括:线性插值法进行补缺;使用全局常量或属性的平均值填充空缺值;使用回归的方法填补;基于贝叶斯方法或决策树等修复数据的部分缺失属性。对于噪声数据,常用的数据平滑方法主要有:①分箱技术,检测周围相应属性值进行局部数据平滑;②聚类技术,根据要求选择模糊聚类分析或灰色聚类分析等技术检测并修正孤立点数据;③利用回归函数或时间序列分析方法进行修正。

(2)数据集成(data integration):把不同来源、不同格式的数据有机地集中在一起,并统一存储,建立数据仓库。

(3)数据归约(data reduction):通过数据归约技术可以得到数据集的简化表示,虽然数据规模大大降低,但仍然保持原数据的完整性,数据挖掘结果与数据归约前的结果相同或几乎相同,因而数据挖掘效率得以提高。

数据归约技术主要包括维归约、数量归约和数据压缩:①维归约(dimensionality reduction)即采用小波变换或主成分分析等方法删除或去掉不相关、弱相关或冗余的变量或维度。②数量归约(numerosity reduction)即采用参数或非参数技术获得较少数据代表值替换原始数据。如利用回归模型、对数线性模型的参数值替换原始值;采用直方图、抽样、聚类等非参数方法来存储数据代表值。③数据压缩(data compression)使用数据编码方案,以便得到原始数据的简化或压缩。原始数据被压缩、重构,但信息量不减少。

(4)数据变换(data transformation):数据变换是将数据转换或统一为适合数据挖掘的描述形式。数据变换技术包括:①光滑:除去数据中的噪声,主要方法包括分箱(binning)、回归和聚类。②聚集:对数据进行汇总或合计操作。例如,可聚集某医院日门诊数据计算月和年门诊量。③属性构造:根据已有属性构造新的属性,并添加到属性集中,以帮助挖掘过程。④规范化或标准化:将属性数据按比例缩放到特定的小区间内,如缩放到[-1,1]或[0,1]的区间,以消除数据单位量纲的影响。⑤离散化:将数值属性(如年龄)的原始值用组段标签(如 0 ~ 14 岁、15 ~ 59 岁、60 岁及以上)或概念标签(如青年、中年、老年)替换。同一个属性可根据需要定义多个概念分层。⑥泛化数据:用更抽象(更高层次)的概念取代低层次的数据对象。例如,可将街道属性泛化到城市、国家等更高层次。

15.3 异常检测(anomaly detection)[5,6] 异常检测又称离群点检测(outlier detection),其目的是发现数据中与大部分数据显著不同的数据点,即发现离群点。

离群点是一个观测值,它与其他观测值差别很大,以至于怀疑它是由不同机制产生的。一般地,离群点可分为全局离群点、情境(或条件)离群点和集体离群点。离群点产生的原因通常是:数据来源于不同的类、自然变异以及数据测量和收集的失误等。

离群点检测方法有两类划分方法:

(1)有无明确"离群点"标记

根据数据样本是否有明确"离群点"标记,可分为有监督的离群点检测、无监督的离群点检测和半监督的离群点检测等三种方法。其中,对数据中每一个样本进行"正常"或"离群点"的标记需要由该领域专家完成,并以这种有明确标记的样本作为训练样本,对其他样本进行分类。

(2)统计学方法

根据所采用的统计学方法,离群点检测方法可分为基于模型法、基于邻近度法和基于聚类法等。

①基于模型法:根据概率分布模型,将概率较低的数据点作为离群点。可分为参数方法和非参数方法两类。其中,参数方法假定:正常的数据是以Θ为参数的参数分布产生,根据参数分布的概率密度函数 $f(x,\Theta)$ 给出对象 x 被该分布产生的概率,概率越小,x 越可能是离群点。其中,最简单的例子是基于一元或多元正态分布进行离群点检测。非参数方法并不假定先验统计分布,而是根据输入数据灵活确定模型。例如直方图和核密度估计。

基于模型法具有坚实的统计学基础,当存在充分的数据和所用检验类型的知识时,采用基于模型法检测离群点可能非常有效,且对单一属性数据的离群点检测方法较多;而多元数据离群点检测的可选方法较少,对高维数据的检验性能可能很差。

②基于邻近度法:假定离群点对象与它最邻近数据点的邻近度显著偏离一般情况。这类方法又可分为基于距离法的和基于密度法的两种离群点检测方法。基于距离的离群点检测方法考虑对象给定半径的邻域,一个对象的邻域内没有足够多的其他点,则该对象可能是离群点;基于密度的离群点检测方法考察对象和它近邻的密度,一个对象的密度相对于它的近邻低得多,则该对象可能是离群点。

一般而言,确定数据集中有意义的邻近性度量比确定其统计分布更容易,因而基于邻近度法比统计方法更通用、易用;但对于大型数据集,采用基于邻近度法进行异常检测的时间代价可能会很高。

③基于聚类法:离群点概念与聚类概念高度相关,基于聚类的方法是通过考察对象与簇之间关系来检测离群点的。直观地考察一个对象:若该对象不属于任何簇或与最近的簇之间距离很远,则它将被识别为离群点;若该对象属于小簇或稀疏簇的一部分,则该簇中所有对象都是离群点(即集体离群点)。

某些聚类算法(如 k-means)的时间和空间复杂度是线性或接近线性的,因而此算法的离群点检测可能非常高效;但每种聚类算法只适合特定的数据类型,因此应当谨慎选择。

15.4　关联规则挖掘(association rule mining)[18]　关联规则挖掘用于发现数据中各变量(项集)之间有趣的关联关系，美国沃尔玛超市啤酒和尿不湿之间的关联就是一个典型案例。

对于所有事务(transaction，或观测个体)，所有项(item，或变量)的集合即项集。建立关联规则需要按如下步骤进行：

表 15.4.1　关联规则的一个假想例子

病案号	糖尿病(A)	动脉硬化(B)	肥胖	高血压
1	0	1	1	1
2	1	1	0	0
3	1	0	1	0
4	1	0	0	0
5	1	1	0	0
6	1	1	1	0

(1)先从数据库(见表 15.4.1)中找出所有的高频项集(large frequent itemsets)。高频是指某一项集出现的频率相对于所有事务而言达到了某一高水平，项集出现的频率称为支持度(support)。以 A 与 B 两个项目作为一个项集为例，有

$$\text{support}\ (A\Rightarrow B)=P(A\cup B)$$

当支持度大于等于所设定的最小支持度(阈值)时，则 $\{A,B\}$ 称为高频项集。

(2)再由这些高频项集产生关联规则。信赖度(confidence)，即在出现项目 A 的事务中，项目 B 也同时出现的条件概率 $P(B\mid A)$，即

$$\text{confidence}\ (A\Rightarrow B)=P(B\mid A)$$

以所求信赖度大于等于所设定的最小信赖度(条件阈值)为 $\{A,B\}$ 存在关联。如果同时满足最小支持度阈值和最小信赖度阈值，则认为关联规则是有趣的。这些阈值通常是根据数据挖掘的需要而人为设定的。

由表 15.4.1 可得支持度和信赖度分别为：

$$\text{support}\ (A\Rightarrow B)=P(A\cup B)=3/6=0.5$$

$$\text{confidence}\ (A\Rightarrow B)=P(B\mid A)=3/5=0.6$$

关联规则可表示为：

糖尿病⇒动脉硬化[s=50%;c=60%]

高频项集挖掘方法：

(1) Apriori 算法：如果 k 项集非高频，则 $k+1$ 项集也非高频。其基本思想是迭代项集生成候选项集，从高频的一个项目开始迭代，对 L_{k-1} 项集执行连接与检测操作生成长度为 k 的候选集 C_k，并根据最小支持度与信赖度剪枝，最终得到满足支持度及信赖度的高频项集。

(2)FP-growth 算法：引入 FP-tree 数据结构存储高频模式信息。该算法扫描数据库 2 次，第 1 次扫描数据库得到高频 1—项集，统计每个频繁项目的支持度，形成高频项目表并降序排序，第 2 次扫描数据库时根据高频项目表排序对事务的项集进行排序，构建路径，遍历事务，构建 FP-tree。

关联规则挖掘具有产生大量关联模式的潜在能力，尤其是数据量和维数均非常大的商业数据或健康大数据，极易产生成千上万的关联模式。为筛选并识别出有趣的关联模式，需要建立一组广为接受的评价关联模式质量的标准。①通过统计论据建立客观兴趣度度量标准：客观兴趣度度量使用从数据推导出的统计量推断模式是否有趣，例子包括支持度、信赖度和相关性；②通过主观论据建立评价标准：将主观知识加入关联模式的评价任务中通常较为困难，因为需要来自领域专家的大量先验信息。

15.5 数据分类(data classification)[14,22] 在数据挖掘中,根据数据集特点构造分类器(classifier),对未知类别样本进行分类的技术应用很广。

数据分类包括学习(构建分类模型)和分类(利用分类模型进行预测)两阶段。已知训练样本类别情况下的学习为监督学习(如决策树),反之为无监督学习(如聚类);分类阶段需要评估类别预测的准确度,为避免造成过度拟合,评估分类准确度需要采用独立于训练样本的测试样本,因此实际操作中,常采用交叉验证(cross-validation)和 bootstrap 抽样法来评估分类模型的准确度。而当由数据产生了两个或两个以上的分类模型时,则需采用统计学假设检验和 ROC 曲线来比较和选择最佳分类模型。

几种常用的分类算法:

(1)决策树(decision tree):决策树是一种树形结构,

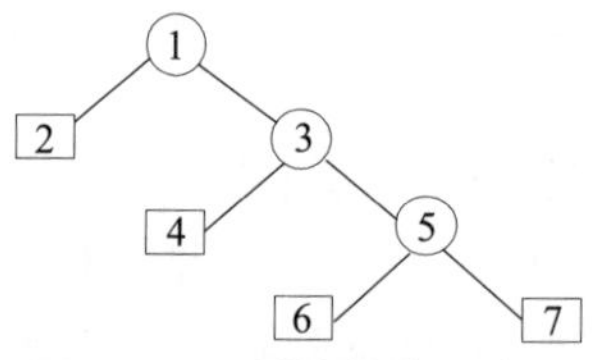

图 15.5.1 树结构的示意图

如图 15.5.1 所示的这棵(倒立)树有 4 个结层(包括根结①),方框表示叶结,每个叶结点代表一个类别。每个母结(圆圈)可划分为两个或两个以上子结。决策树常采用熵法、Pearson 卡方检验和 Gini 指数法进行结点分裂。

分类和回归树(classification and regression trees,CART)和 C4.5 是两种使用最为普遍的决策树算法。CART 既可建立分类树,亦可构造回归树,是许多集成分类算法的基分类器,应用相当广泛。C4.5 是 ID3(iterative dichotomiser 3)的改进算法,二者都以熵(entropy)理论和信息增益(information gain)理论为基础。虽然目前的 C5.0 算法在运行效率上进一步完善,但更多用于商业用途,C4.5 仍是更常用的决策树算法。

随机森林(random forest)是一种常见的组合分类方法,包含多棵决策树,集合起来形成一个"森林"。

(2)贝叶斯分类(bayesian classification):通过某对象的先验概率,利用贝叶斯公式计算出其后验概率,即该对象属于某一类的概率,选择具有最大后验概率的类作为该对象所属的类。贝叶斯分类是最小错误率意义上的优化,包括朴素贝叶斯分类、贝叶斯信念网络和最大期望算法(expectation maximization algorithm)等。

此外,人工神经网络(artificial neural network,ANN)、支持向量机(support vector machine,SVM)等也是数据挖掘中比较常用的分类技术。

(3)最近邻分类(k-nearest neighbor,kNN)将每个训练样例看作 d 维空间上的一个数据点,其中 d 为属性个数。给定一个测试样例 z,利用任意一种邻近性度量计算该测试样例与训练集中其他数据点的邻近度,给定样例 z 的 k- 最近邻则指与 z 距离最近的 k 个数据点。测试样例 z 依据其 k- 最近邻的类标号进行分类:若 k- 最近邻中含多个类标号,则将 z 分到 k- 最近邻的多数类中;若 k- 最近邻中各类数目相同,则可将 z 随机分到任意一个类标号中。因此 k 值的选择对于最近邻分类算法至关重要。

15.6　互联网挖掘(web mining)[9,28]

互联网挖掘简称 Web 挖掘,目的是从互联网的超链接结构、网页内容和使用日志中探寻有用的信息。虽然 Web 挖掘使用了许多数据挖掘技术,但它并不仅仅是传统数据挖掘的一个直接应用。

Web 挖掘主要包括数据收集和预处理、模式发现和模式分析等三个步骤。根据挖掘过程中使用的数据类别,Web 挖掘可分为 Web 结构挖掘、Web 内容挖掘和 Web 行为挖掘三种主要类型。

(1)Web 结构挖掘

从超链接中寻找有用的信息,包括链接分析和 Web 爬虫(web crawling)。PageRank 和 HITS 是基于链接分析的两个最有影响力的搜索引擎算法,均来源于社会网络分析,是利用网页的威望(prestige)或权威(authority)级别对网页进行的分级排序。除了搜索引擎之外,链接分析也用于寻找网络社区,即社区发现(community discovery)。Web 爬虫是能自动访问多个互联网超链接结构,并收集和保存访问的网页信息以备分析和挖掘的程序。利用 Web 爬虫爬取网页,通常是 Web 挖掘的第一步,爬虫一般分为通用爬虫(爬取所有网页)和主题爬虫(只爬取特定主题的网页)。

(2)Web 内容挖掘

Web 内容挖掘是从网页内容中发掘有用信息,通常包括 Web 数据的抽取和信息集成两个步骤。①数据抽取:采用有监督和无监督的学习方法来实现结构化数据的抽取。此外,从非结构化的文本信息中抽取数据,例如从一些产品评论、论坛讨论以及微博、博客中挖掘用户的观点或态度。②信息集成:根据抽取到的 Web 数据的语义进行整合,生成统一而明确的数据表。整合意味着要匹配来自不同数据表格中拥有同类信息的各个列项,并匹配各网站中拥有相同语义却以不同方式表达的数据。

(3)Web 行为挖掘

主要是分析日志文件,包括检索时间、检索词、检索路径以及检索中对哪些检索结果进行了浏览。通过对这些日志进行挖掘,会发现很多用户潜在的、共同的检索行为模式,对这些模式的研究,可以更好地对搜索引擎的效果进行反馈,进一步改进搜索引擎。

建立 Web 使用记录数据集是 Web 行为挖掘的关键前提,是最耗时也是计算量最大的步骤。Web 使用记录数据的预处理中的必要任务主要包括从多个日志文件中融合、同步和清理数据,用户和页面访问识别,会话和事务识别,以及将点击流数据与内容或语义信息和操作数据库中的用户及产品信息等其他数据进行整合。Web 使用记录挖掘中常用的模式发现类型和分析技术主要包括:会话和访问者分析(包括静态分析和在线分析过程)、聚类分析和访问者分割(包括用户聚类和页面聚类)、关联规则发现和统计相关度分析、序列模式挖掘和导航模式分析以及基于 Web 用户事务的分类和预测等。

互联网大规模的数据挖掘已经无法依靠单个计算节点完成,而采用专用的并行计算机硬件成本过高。随着大数据、云计算、物联网等新技术的出现,分布式文件系统可发挥并行架构分布式处理的优势,同时可避免可靠性问题,使得普通用户进行互联网大数据挖掘成为可能。

15.7 文本语义挖掘(semantic text mining)[10,21] 文本语义挖掘即文本挖掘(text mining),也称为文本数据库知识发现,是从大量文本的集合或语料库中抽取事先未知的、可理解的、有潜在实用价值的模式和知识。

文本挖掘的任务有:文本检索、文本特征提取、文本分类、文本聚类、话题检测跟踪、文本过滤等。

(1)文本检索(text retrieval)

又称全文检索,其任务是根据用户的信息需求来定位文档集。

(2)文本特征提取(feature selection)

通常根据某个特征评估函数计算各个特征的评分值,然后按评分值对这些特征进行排序,选取若干个评分值最高的特征词。

(3)文本分类(text categorization)

在给定的分类体系下,根据文本的内容自动地确定文本关联的类别。它将未标明类别的文本映射到已有的类别中,该映射可以是一一映射,也可以是一对多的映射。因为通常一篇文本可以同多个类别相关联。文本分类是一种典型的有监督的机器学习过程,一般包括训练和分类两个步骤,分类算法包括决策树、贝叶斯网络、神经网络和支持向量机等。

(4)文本聚类

是一种无监督的机器学习方法。目前主要的文本聚类方法包括以BIRCH等算法为代表的层次化聚类算法和以k-means等算法为代表的划分式聚类算法。

(5)话题检测跟踪(topic detection and tracking,TDT)是一项信息处理技术,旨在对新闻媒体信息流进行新话题的自动识别和已知话题的持续跟踪。根据不同的应用需求,话题检测和跟踪可分为报道切分、话题跟踪、话题检测、首次报道检测和关联检测等五种。

(6)文本过滤(text filtering)

一般是网络环境下根据一定的标准和要求从动态的文本信息流中选取用户需要的信息或剔除用户不需要信息的方法和过程。垃圾邮件过滤是文本过滤的一个典型应用,常用的过滤方法包括基于Bayes原理的Bogofilter法和采用统计数据压缩技术的DMC/PPM法。

文本挖掘系统遵循典型数据挖掘系统的一般功能结构,可粗略划分为四个组成部分:预处理任务、核心挖掘操作、表示层元素和求精技术。其中,预处理任务和核心挖掘操作是文本挖掘系统中最关键的两个组成部分。预处理任务包括所有为核心知识发现所准备的程序、过程和方法,主要任务是文本数据源的预处理和分类;核心挖掘操作包括命名实体识别、实体关系抽取和关联分析等;表示层元素包括图形用户界面、模式浏览器、查询语言、可视化工具和面向用户的查询编辑器等;求精技术亦可称为后处理,主要包括用于过滤多余信息和集成关联数据的方法,用以排序、修正、一般化和聚簇,实现发现最优模式的目的。

文本挖掘的一般流程见图15.7.1。

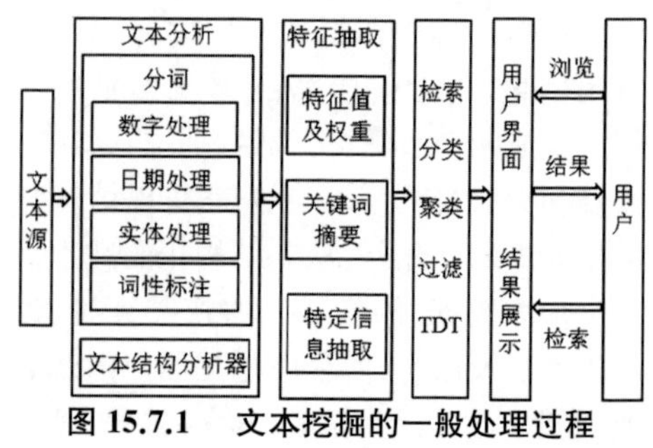

图15.7.1 文本挖掘的一般处理过程

15.8　社会网络分析(social network analysis)[16,25]　社会网络是指社会行动者(个人、群体与组织)及他们之间关系的集合,如人际关系网、因特网、生态网、神经网络、科学引文网和作者合作网等等。社会网络分析是研究一组行动者关系的研究方法。行动者可以是人、社区、群体、组织、国家等,他们的关系模式反映出的现象或数据是网络分析的焦点。从社会网络的角度出发,人在社会环境中的相互作用可以表达为基于关系的一种模式或规则,而基于这种关系的有规律模式反映了社会结构,这种结构的量化分析是社会网络分析的出发点。

社会网络主要采用社群图和矩阵进行形式化表达。

(1)社群图(sociogram):主要由点(社会行动者)和线(行动者之间的关系)构成。根据关系(线)的方向,社群图分为有向图和无向图;根据关系紧密的程度,分为二值图、符号图和赋值图三类;根据各行动者之间关系的完整程度,分为完备图和非完备图。

(2)矩阵:矩阵中的行和列都代表"社会行动者",行与列对应的元素代表各个行动者之间的"关系"。通过矩阵的运算有助于研究行动者之间的关系,矩阵的相关与回归则可用于发现不同社会网络之间的关联。

行动者之间的关联性和距离是社会网络的基本概念。与"关联性"有关的概念包括子图、关联图、成分、二方组和三方组,其中二方组和三方组是多种网络模型构建的基础;与"距离"有关的概念包括点的度数、线路、迹、途径、环和密度等,从多个层次上刻画了网络中的行动者以及整个网络的结构。

社会网络分析包括中心性分析(centrality analysis)和凝聚子群分析(cohesive subgroups analysis)等方法。

(1)中心性分析:中心性是社会网络分析的重点,行动者在社会网络中具有怎样的权力,或者说居于怎样的中心地位,对于信息在整个网络中的传播方式和传播效果影响重大。中心性有两个重要指标:中心度与中心势。中心度指的是一个节点在网络中处于核心地位的程度,中心势则描述整个社群图的紧密程序或一致性,也就是一个图的中心度。

(2)凝聚子群分析:行动者之间具有相对较强的、直接的、紧密的、经常的或者积极的关系的行动者子集称为凝聚子群。凝聚子群分析可揭示群体内部的子结构,量化结构。分析凝聚子群时,应先分析定义较严格的子群(如派系),后分析界定较松散的子群(如 n-派系)。

市面上可用于社会网络分析的软件种类繁多,按是否免费使用和提供可视化结果,可大体分为:①免费、可视化软件,如 Pajek、MultiNet、NodeXL 和 Gephi 等;②商业、可视化软件,包括 UCINET 和 NetMiner 等,其中 UCINET 使用甚广;③免费、非可视化软件,如 StOCNET 和 STRUCTURE 等,以数据表等形式输出分析结果;④商业、非可视化软件,如 GRADAP。免费、可视化软件中:Pajek 基于 Pascal 语言开发且采用菜单驱动,分析速度较快,同时提供 R 软件接口以弥补统计功能不强的缺陷;NodeXL 由微软研究院采用 C# 语言结合.net 平台技术开发且开放源码,功能强大且易于使用,并支持 Excel 作为数据展示和分析平台。

15.9 机器学习(machine learning)[7]

机器学习是一门多领域交叉学科,涉及概率论、统计学、逼近论、凸分析、算法复杂度理论等多门学科,是一门人工智能的科学。机器学习广为接受的定义为:如果一个计算机程序针对某类任务 T 的用 P 衡量的性能根据经验 E 来自我完善,那么就称这个计算机程序从经验 E 中学习,针对某类任务 T,它的性能用 P 衡量。

通俗地说,机器学习专门研究计算机怎样模拟或实现人类的学习行为,以获取新的知识或技能,重新组织已有的知识结构使之不断改善自身的性能。人类学习过程漫长、不可复制(学习能力高度依赖于个体)、可能会遗忘,而机器学习效率很高、过程容易复制、学习的知识可以永久保留。

机器学习方法可分为监督学习、非监督学习和强化学习三类。机器学习中运用到的一般性定理与规则包括多数决定原则、奥卡姆剃刀原理和无免费午餐定理等。学习算法可通过最短描述长度、预测精度分析和交叉验证等方法进行评价。

机器学习中经典算法包括分类决策树算法中的 C4.5 算法、聚类算法中的 k-means 算法、支持向量机、挖掘布尔关联规则高频项集的 Apriori 算法、最大期望(EM)算法、PageRank 网页排名算法、Adaboost 迭代算法、K 最近邻分类算法、朴素贝叶斯、分类与回归树(CART)等。

学习系统的基本结构主要包括环境、学习环节、知识库和执行与评价等四个部分(见图 15.9.1)。环境向系统的学习环节提供某些信息,学习环节利用这些信息修改知识库,以增进系统执行环节完成任务的效能,执行环节根据知识库完成任务,同时把获得的信息反馈给学习环节。

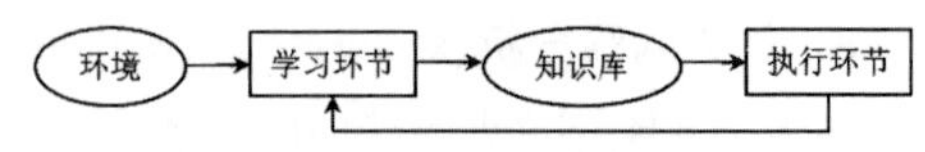

图 15.9.1 学习系统的基本结构

影响学习系统设计的最重要因素是环境向系统提供的信息,更具体地说是信息的质量。信息质量的高低直接决定了学习环节设计的难易。知识库中知识的表示有多种形式,比如特征向量、一阶逻辑语句、产生式规则、语义网络和框架等等,在选择表示方式时要兼顾表达能力强、易于推理、容易修改知识库、知识表示易于扩展等方面。

根据可获得的先验知识和训练数据的不同,可采取的机器学习方式包括:①纯粹的归纳学习方法:学习器的输入包括假设空间 H 和训练样例集合 D,输出为 H 中与训练数据 D 一致的假设 h;无需显式的先验知识,在训练数据不足时性能较差。决策树学习、神经网络学习以及遗传算法均属于归纳学习方法。②纯粹的分析学习方法:学习器的输入不仅包含假设空间 H 和训练样例 D,还需输入用于解释训练样例背景知识的领域理论 B(先验知识),输出则为 H 中同时与 D 和 B 一致的假设 h;依赖完全正确的先验知识,可采用如 Prolog-EBG 的分析学习算法。③归纳一分析学习的结合:适用于先验知识不完善和训练数据较少的情况,学习性能高于纯粹的归纳学习和分析学习方法。

机器学习在许多领域应用广泛,包括数据挖掘、计算机视觉、自然语言处理、生物特征识别、搜索引擎、医学诊断、检测信用卡欺诈、证券市场分析、DNA 序列测序、语音和手写识别、战略游戏和机器人运用等。

15.10　模式识别(pattern recognition)[2，29]　模式是对象组成成分或影响因素间存在的规律性关系，模式识别也叫模式分类(pattern classification)，是根据样本的特征、采用计算的方法将样本划分到一定类别中去的过程。

模式识别是信息科学和人工智能的重要组成部分，应用范围十分广泛，目前主要应用于文字识别、语音识别、指纹识别、遥感图像识别、医学诊断等领域。

根据训练样本中的类别是否已知，可分为监督模式识别和非监督模式识别。模式识别系统通常包括原始数据的获取和预处理、特征提取与选择、分类或聚类、后处理四个主要部分(见图 15.10.1)。

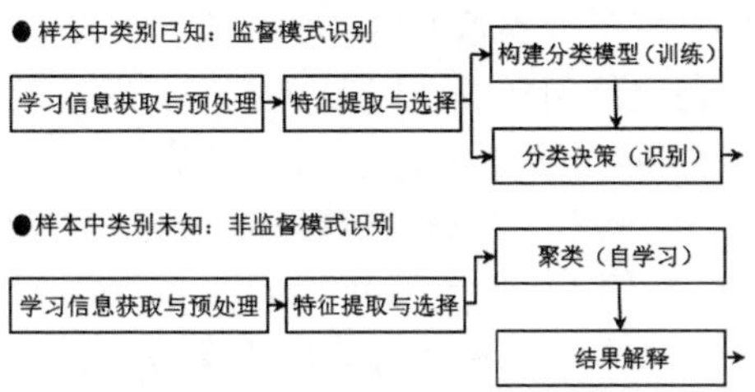

图 15.10.1　模式识别的典型过程

特征提取和选择是将特征空间降维的两种方法，是设计分类器前的关键步骤。进行特征选择首先需确定特征的评价准则，包括基于类间类内距离的、基于概率分布的、基于熵的和基于统计检验的等几类常用可分性判据。评价准则确定后，特征选择则变成了从给定的 D 个特征中选出使准则函数最优的 d 个特征($d<D$)。特征提取又称特征变换，即通过适当的变换将 D 个特征转换为 d 个新特征($d<D$)，从而实现降维和消除特征之间可能存在的相关性。最常采用的特征提取方式是降维的线性变换，如主成分分析、Karhunen-Loève 变换(简称 K-L 变换)等，某些特殊的复杂情况也会采用非线性变换。

目前，模式识别方法主要包括句法模式识别(syntax pattern recognition)和统计模式识别(statistical pattern recognition)两种。

(1)句法模式识别

是将对象分解为一系列基本单元，每一个基本单元表达成一定的符号，而构成对象的单元之间关系描述成单元符号之间的句法关系，利用形式语言、句法分析的原理实现对样本的分类。

(2)统计模式识别

是利用统计学原理，建立数学模型，对样本进行的分类预测。通常所说的模式识别即为统计模式识别方法。

①统计决策：该方法是模式识别理论和方法的重要基础。统计决策也称贝叶斯决策，它是在类别的条件概率和先验概率已知(或可估计)的情况下，通过贝叶斯公式比较样本属于各类别的后验概率，将样本归类于后验概率大的一类之中。

②线性判别：通过构建线性判别函数进行决策，即用一个超平面将特征空间分割为多个决策区域。常用的线性判别方法包括经典的 Fisher 线性判别、感知器准则函数、最小平方误差判别和线性支持向量机等。

③非线性判别：是在线性判别方法基础上发展起来的，方法种类更多，适用性更强。包括经典的分段线性判别函数、二次判别函数、非线性支持向量机、核函数机器和多层感知器神经网络方法等。

其他模式识别方法还包括近邻法、决策树与随机森林、logistic 回归等。

15.11 支持向量机(support vector machine,SVM)[4,13] 1995 年由 Vapnik 等人首次提出,是机器学习领域的热点之一。支持向量机(SVM)是一种以结构风险最小为原则的、对线性和非线性数据进行分类的方法,包括线性 SVM 和非线性 SVM 两大类。

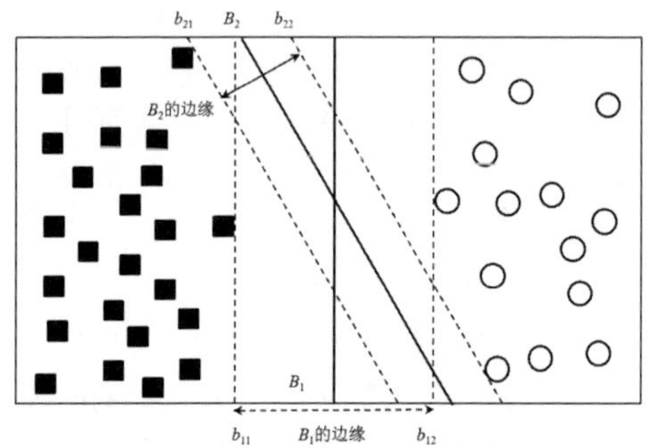

图 15.11.1 决策边界的边距

线性 SVM 在原空间上搜寻最优分类超平面(见图 15.11.1)。图中圆圈和方块代表两个类别的样本,可以找到无穷多个超平面将所有的圆圈和方块完全分离。虽然训练误差均为零,但不能保证这些超平面在未知样本中分类效果同样好。

图中 B_1 和 B_2 两个决策边界都能准确无误地将训练样本划分到各自的类别中。每个决策边界 B_i 对应着一对超平面 b_{i1} 和 b_{i2}。其中 b_{i1} 是这样得到的:平行移动一个和决策边界平行的超平面,直到触到最近的方块为止;类似地,平行移动一个和决策边界平行的超平面,直到触到最近的圆圈,可以得到 b_{i2}。这两个超平面的间距称为分类边距(margin)。可以看到 B_1 的边距明显大于 B_2 的边距。本例中,B_1 就是训练样本的最大边距超平面(maximal margin hyperplane),即支持向量机要搜寻的最佳分离超平面。

如果边距较小,决策边界任何轻微的扰动都可能对分类产生较大影响。因此,决策边界边距较小的分类对模型的过度拟合更加敏感,从而在未知样本上的泛化能力很差;而边距增大,类间距离变大,会提高相应超平面的分类准确率。

为了适应数据非线性情况,上述线性 SVM 方法可进一步扩展为非线性 SVM。主要包括两个步骤:①采用非线性映射将原训练集数据变换到较高维空间上;②在新空间搜寻最大边距超平面对应于原空间的非线性分离超曲面。

SVM 是一个典型的两类问题的判别方法,当须对多分类数据进行分类时,实现方法可大致分为两大类:①通过构造一系列两类分类器并将它们组合在一起来进行最终判别,常用方法包括一类对余类法(one-versus-rest)、一对一分类法(one-versus-one)、二叉树法(binary tree)、纠错输出编码法(error-correcting output codes,ECOC)和有向无环图支持向量机(directed acyclic graph support vector machine,DAGSVM)等;②将多个分类面的参数求解合并至一个最优问题中,通过求解该最优问题"一次性"实现多类分类。第二类方法看似简洁,但其最优化问题求解过程过于复杂,计算量太大;且训练速度不及第一类方法,分类精度上也不占优,因此未被广泛应用。

SVM 的缺点是所需训练样本较大,训练过程较慢,但它更适合复杂的非线性决策边界建模,而且与其他模型相比,也不太容易发生过度拟合。SVM 主要用于预测和分类,已成功应用于许多领域,如手写数字识别、对象识别、演说人识别以及基准时间序列预测检验等。

15.12　人工神经网络(artificial neural network,ANN)[15,26]　人工神经网络是从信息处理的角度,对人脑神经元网络进行抽象后,人工构造的、实现某种功能的运算模型。

人工神经网络由大量的输入、输出节点相互连接构成,每个节点代表一种特定的激活函数。每两个节点间的连接都代表一个通过该连接信号的加权值(即权重),这相当于人工神经网络的记忆。网络的输出则随着网络的连接方式、权重和激活函数的不同而不同。大部分神经网络模型的学习过程,都是不断调整权重参数,直至模型输出与训练样本实际输出之间的误差达到最小。

人工神经网络的结构可分为前向型网络和反馈型网络两类(见图 15.12.1)。

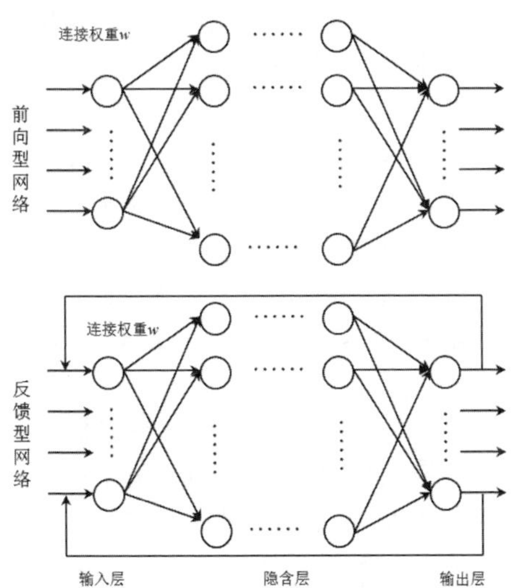

图 15.12.1　神经网络两种典型结构图

神经网络通过输入多个非线性模型,以及不同模型之间的加权互联,最终得到一个输出模型。具体而言,输入层是一些自变量,这些自变量通过加权结合到中间的隐蔽层(隐含层)。隐蔽层主要包含非线性函数,也叫转换函数或挤压函数。隐蔽层就是所谓的黑箱,几乎没有人能在所有情况下读懂隐蔽层中那些非线性函数是如何组合各自变量的,这是计算机代替人类思考的典型案例。

一般而言,人工神经网络具有如下特点:①含隐蔽层的多层神经网络可用于近似任何目标函数,选择合适的拓扑结构以避免造成模型过度拟合显得十分重要;②可处理冗余特征,因为冗余特征的权值在训练过程中会被调整至极小;③对训练数据中的噪声非常敏感;④权值学习过程使用的梯度下降法经常会收敛到局部极小值;⑤模型训练过程非常耗时,而测试样例分类时则非常快速。

构建神经网络模型时,有 5 个因素影响模型结果:

(1)层数。对于一定的输入层和输出层,隐蔽层的个数需要尝试不同的设置,以找到满意的模型结构。

(2)每层中输入变量的数量。自变量过多会造成模型过度拟合,建模前需要精选输入变量。

(3)联系的种类。神经网络模型中,输入变量可以有不同方向的结合(前向、后向、平行),采用不同的结合方式,可能对模型结果产生不同的影响。

(4)联系的程度。在每一层中,其元素可以与其他层元素完全联系,也可部分联系。部分联系可减少过度拟合的风险,但有可能减弱模型的预测能力。

(5)转换函数。通过转换函数能把正无穷大到负无穷大的所有输入变量挤压为很小范围的一个输出结果,因此通过转换可提高模型的稳定性和可靠性。常见的转换函数包括阈值逻辑函数、双曲正切函数、S 曲线函数等。

15.13 进化计算(evolutionary computation)[1,27] 进化计算是智能计算中涉及组合优化问题的一个子域。受生物进化过程中“优胜劣汰”的自然选择机制和遗传信息传递规律的启发,通过程序迭代模拟过程,把要解决的问题看作环境,在一些可能解组成的种群中,通过自然演化寻求最优解。

进化算法是一种搜索寻优的方法。它不是盲目搜索或穷举搜索,而是以目标函数为指导的搜索方式。进化算法采用天然的并行结构,借助交叉和变异不断产生新个体,扩大搜索范围,不易陷入局部最优,能以较大概率达到全局最优。它利用结构化和随机化的信息,使最满足目标的决策获得最大生存可能,是一种概率型算法。进化计算步骤包括:①给定一组初始解;②评价当前这组解的性能;③从当前这组解中选择一定数量的解作为迭代后的解;④以上述迭代解为基础重复操作,再次得到迭代解;⑤若这些解满足收敛准则,停止迭代,否则重复上述操作。

表 15.13.1 生物遗传的基本概念在遗传算法中的对应关系

生物遗传	遗传算法
个体和群体	解和解空间
染色体和基因	解的编码和编码字符串中的元素
适者生存	具有最好适应度值的解将有最大可能生存
种群	根据适应度函数选定的一组解
交配和变异	一种遗传算子,产生新解的方法

进化计算包括遗传算法、进化策略、进化规划、遗传编程等四个主要分支。其中,遗传算法最早出现,由美国 J. H. Holland 于 1975 年提出,利用编码技术作用于“染色体”的二进制数串,模拟由这些串组成种群的生物进化过程,通过评价每个染色体的适应度进行遗传操作,从而找到最大适应度的最优解(见表 15.13.1 和图 15.13.1)。

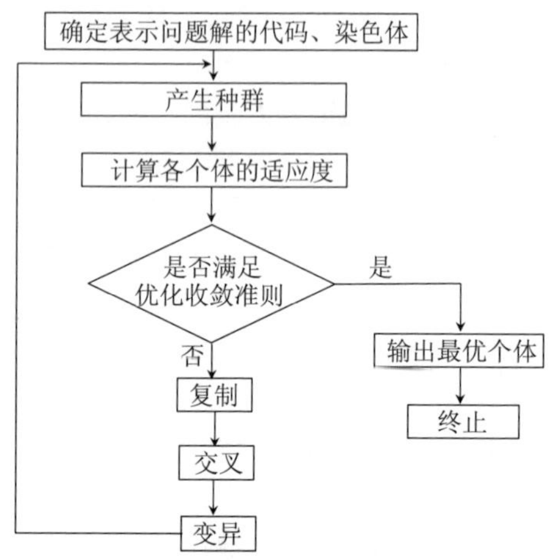

图 15.13.1 遗传算法的基本运算过程

遗传操作中,选择(selection)是指通过评估群体中个体适应度,从群体中选择优胜个体、淘汰劣质个体的操作。常用的方法包括适应度比例法(fitness proportional model)、最佳个体保留法(elitist model)、期望值法(expected value model)、排序选择法(rank-based model)、随机联赛选择法(stochastic tournament selection model)和排挤法(crowding model)。交叉(crossover)在遗传算法中起核心作用,是指对两个父代个体的部分结构进行重组而生成新个体的操作。二值编码中基本的交叉算子包括单点交叉(one-point crossover)、二点交叉(two-point crossover)、多点交叉(multi-point crossover)和一致交叉(uniform crossover)。变异(mutation)算子先在群体中所有个体的码串范围内随机确定基因座,后按预先设定的变异概率 P_m 对基因座的基因值进行变异。

15.14　深度学习(deep learning)[11]

深度学习自 Hinton 等人于 2006 年提出后,应用取得了突破性进展。目前,除斯坦福大学等高校研究机构外,百度、IBM、谷歌、微软等四家企业均设立了深度学习专门研究机构。

深度学习是人工神经网络的拓展,是一种基于无监督特征学习和特征层次结构的学习方法。深度学习采用了与神经网络相似的分层结构:系统是一个包括输入层、隐含层(可单层、可多层)、输出层的多层网络,只有相邻层节点之间有连接,而同一层以及跨层节点之间相互无连接。拓展之处在于:神经网络采用 BP(Back Propagation)算法调整参数(即采用迭代算法来训练整个网络),而深度学习则采用逐层训练机制,可避免 BP 算法处理深层网络时出现的梯度扩散。

深度学习的具体训练过程包括以下两个步骤:①采用自下而上的无监督学习:逐层构建单层神经元;每层采用 Wake-sleep 算法进行调优,每次仅调整一层,逐层调整,并将训练结果作为更高一层的输入。这一步骤实质上是一个网络参数初始化过程。区别于传统神经网络初值随机初始化,深度学习模型是通过无监督学习输入数据的结构得到的,因而这个初值更接近全局最优,从而能够取得更好的效果。②自顶向下的监督学习:这一过程是在无监督学习获得各层参数的基础上,在最顶的编码层添加一个分类器(如 logistic 回归、支持向量机等),而后通过带标签数据的监督学习,利用梯度下降法去微调整个网络参数。

深度学习是相对于浅层学习而言的,浅层学习模型包括传统的神经网络模型(通常网络层数≤3)、仅含一层隐层节点的支撑向量机和 Boosting 以及没有隐层节点的最大熵法(如 logistic 回归)等。浅层模型最大的局限是需要依靠人工来抽取样本的特征,而深度学习则可自动地学习特征。

区别于传统的浅层学习,深度学习的特点是:①强调了模型结构的深度,通常有 5~10 层的隐层节点;②明确突出了特征学习的重要性,通过逐层特征变换,将样本在原空间的特征表示变换到一个新特征空间,从而使分类或预测更加容易。

深度学习常用模型或者方法包括自动编码器(Auto Encoder)、稀疏编码(Sparse Coding)、限制波尔兹曼机(Restricted Boltzmann Machine,RBM)、深度信念网络(Deep Belief Networks,DBN)、卷积神经网络(Convolutional Neural Networks,CNN)。其中,波尔兹曼机是基于热力学中的能量理论定义的概率模型;深度信念网络由多个限制玻尔兹曼机层组成;卷积神经网络是一种非全连接的神经网络结构,属于深度的监督学习下的机器学习模型,已发展成为一种高效的图像识别方法。

深度学习也面临一些问题和挑战,比如:深度学习算法的目标函数几乎都是非凸函数,非凸函数的理论研究和深度模型的数学建模均极其困难;深度学习过程内存消耗巨大、计算复杂,在当前互联网和大数据高速发展环境下,发展更高速的硬件将是提高深度学习训练速度和模型识别率的重要方向。

目前,深度学习方法在计算机视觉、语音识别和自然语言处理(如机器翻译、语义挖掘等)等多个领域已取得成功应用。

15.15 其他数据挖掘方法(other data mining methods)[6,14] 除本章前面已经介绍的以外,数据挖掘中常用的方法还包括数据聚类(data clustering)、贝叶斯方法和时间序列数据挖掘(time series data mining)等。

(1)数据聚类

聚类方法分为以下5类:①划分法:首先创建 k 个划分,然后利用循环定位技术,通过将对象从一个划分移到另一个划分来帮助改善划分质量。常用算法包括 k-means、k-medoids 和 CLARANS 等。②层次法:创建一个层次以分解给定的数据集,可分为自上而下(分解)和自下而上(合并)两种操作方式。算法包括 BIRCH 算法、CURE 算法、CHAMELEON 算法等。③基于密度的方法:基于密度进行聚类,可克服基于距离的算法只能发现"类圆形"聚类的不足。代表算法包括 DBSCAN、OPTICS、DENCLUE 算法等。其中,DBSCAN(density-based spatial clustering of application with noise)算法将一个聚类定义为一组"密度连接"的点集,通过不断生长足够高密度区域来进行聚类,能从含有噪声的空间数据库中发现任意形状的聚类。④基于网格的方法:首先将数据空间划分为有限个单元的网格结构,以单个单元为处理对象完成聚类。代表算法包括 STING、CLIQUE 和 WAVE-CLUSTER 算法。⑤基于模型的方法:先假定各个聚类的模型并发现适合相应模型的数据对象,通常可尝试统计学模型(如 COBWEB)和神经网络模型两种方案。

(2)贝叶斯方法

是基于贝叶斯定理、基于概率的一类学习算法,在数据挖掘中主要用于解决分类和回归问题。①贝叶斯最优分类法:该算法是用各假设的后验概率加权平均得到新样本最可能分类,其理论上是最优的,但计算代价较大。②Gibbs 算法:该算法是贝叶斯最优分类法的替代性非最优方法,它是按照当前的后验概率分布从所有假设中随机选择某一假设,并使用该假设来对新样本进行分类。其他贝叶斯方法还包括朴素贝叶斯、贝叶斯信念网络和 EM 算法。

(3)时间序列数据挖掘

包括降维和模式检测两个重要领域。①降维:降维的主要目的是以扼要方式将时间序列的信息表达出来,用于进一步分析。常用描述性统计量进行降维,但可能会过滤掉很多信息;其他降维方法包括离散傅里叶变换、离散小波变换和奇异值分解等。②模式检测:模式检测可发现某个时间序列内部的模式,也可发现跨多个时间序列的模式。相似性分析可用于衡量时间序列间的相似性,对长度或时序不同的时间序列可进行聚类和分类分析。目前成功应用的领域有欺诈识别、新产品预测等。

国际权威学术组织 the IEEE International Conference on Data Mining (ICDM)2006 年经过严密的三阶段评选程序(提名、验证和投票),从提名和验证两阶段推选出的18个数据挖掘算法中最终投票评选出了数据挖掘领域的十大经典算法:C4.5 算法,k-means 算法,支持向量机(SVM),关联规则挖掘中的 Apriori 算法,最大期望算法,PageRank 算法,AdaBoost 算法,K 最近邻分类算法,朴素贝叶斯(naive Bayes)算法以及分类和回归树(CART)算法。

15.16　数据可视化(data visualization) [3,20]　数据可视化是对数据进行交互的可视表达,以增强直观认知的方法。它将不可见或难以直接显示的数据映射为可感知的图形、符号、颜色、纹理等,增强了数据识别效率,高效传递了有效信息。

根据信息传递方式,传统的可视化方法可以大致分为两大类,即探索性可视化和解释性可视化。前者是指在数据分析阶段,不清楚数据中包含的信息,希望通过可视化快速地发现特征、趋势与异常,这是一个将数据中的信息传递给可视化设计与分析人员的过程。后者指在视觉呈现阶段,依据已知的信息或知识以可视的方式将它们传递给公众。

从应用角度看,可视化有多个目标:呈现重要特征、揭示客观规律、辅助理解错误概念和过程、对模拟和测量进行质量控制、提高开发效率、促进交流与合作等。

数据可视化包含科学可视化与信息可视化两个分支。科学可视化面向科学和工程领域数据,如含空间坐标和集合信息的三维空间测量数据、计算模拟数据和医学影像数据等,重点探索如何以几何、拓扑和形状特征来呈现数据中蕴含的规律。信息可视化的处理对象则是非结构化、非几何的抽象数据,如金融数据、社交网络和文本数据,其核心挑战是针对大尺度高维复杂数据减少视觉混淆对有用信息的干扰。结合可视化与数据分析形成的综合图形学、数据挖掘和人机交互技术的分析推理科学,称作可视分析学。

一个称得上"美"的可视化效果,需要满足以下四个关键因素:①充实:提供获取信息的途径,实现信息传递的基本目的;②高效:直截了当地传递信息,不允许包含过多与主题无关的内容和信息,提高信息获取效率;③美感:合理地利用坐标轴、线条、形状、色彩、布局和排版等图形构建因素提高感官视觉魅力;④新颖:提供一种崭新的观察数据的视角或风格,以激发读者阅读激情和乐趣从而提高理解高度。两个经典的展示可视化之美的范例是门捷列夫(Mendeleev)的元素周期表和 Harry Beck 的伦敦地铁图。

数据可视化涉及统计、数据挖掘、图像设计和信息可视化等多个领域的相关原则。数据可视化的过程可综合为数据获取、分析、过滤、数据挖掘、表述(选择一个基本的视觉模型,如树状结构图来表达数据信息)、修饰(改善基本的表述方式使视觉化效果更清晰)和交互(增加方法来操作数据或控制其可见的属性)等七个阶段,各个阶段会因相互影响而紧密联系。

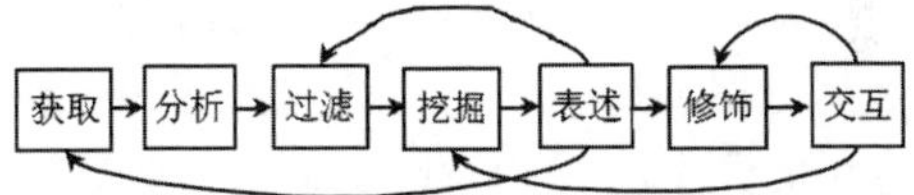

图 15.16.1　数据可视化七个阶段的相互影响

其中,高维数据需要先进行转换或通过统计降维技术处理后,在低维空间辅以颜色、亮度等捕捉信息的显示方式进行可视化。

数据可视化工具种类众多,其中 Excel 是进行数据可视化分析最常用的入门级工具,在线数据可视化工具(如 Google Charts、Data-Driven Documents、Gephi 等)因使用简单、方便而受普通用户青睐。此外,还有互动图形用户界面(GUI)控制工具(如 JavaScript 库 Crossfilter 和 Tangle 等)、地图工具和可视化编程环境(Processing、NodeBox、R)等。

15.17 数据挖掘工具与软件(tools and software of data mining)[17] 数据挖掘工具根据其适用的范围分为专用挖掘工具和通用挖掘工具两类:①专用数据挖掘工具是针对某个特定领域的问题提供解决方案,在涉及算法的时候充分考虑了数据、需求的特殊性,并作了优化;②通用数据挖掘工具不区分具体数据的含义,采用通用的挖掘算法,处理常见的数据类型,可进行多种模式的挖掘,挖掘什么、用什么来挖掘都由用户根据自己的应用来选择。

市场上数据挖掘工具种类繁多,在实际应用中,通常需要根据数据挖掘工具可产生的模式种类(分类,聚类,关联等)的数量、解决复杂问题的能力、操作性能、数据存取能力以及和其他产品的接口等方面来综合考虑,以选择合适的数据挖掘工具。

除R软件(见条目15.18)外,常见的数据挖掘工具包括IBM公司Almaden研究中心开发的QUEST系统、SGI公司和美国Standford大学联合开发的MineSet系统、加拿大SimonFraser大学开发的DBMiner系统、IBM公司开发的Intelligent Miner、美国North Carolina州立大学开发的SAS Enterprise Miner、美国Standford大学开发的SPSS Clementine、开放源码的Weka以及各类数据库厂商集成的挖掘工具等。这里仅简要介绍QUEST、MineSet、SAS Enterprise Miner、SPSS Clementine和Weka等几种数据挖掘工具。

QUEST是一个多任务数据挖掘系统,提供了专门在大型数据库上进行序列模式发现、时间序列聚类和递增式主动开采等多种开采功能;各开采算法具有近似线性的计算复杂度,可适用于任意大小的数据库;算法具有找全性,即能将所有满足指定类型的模式全部寻找出来;为各种发现功能设计了相应的并行算法。

MineSet系统以先进的可视化显示方法闻名。它支持多种关系数据库,可以直接从Oracle、Informix、Sybase中读取数据,也可以通过SQL命令执行查询;可实现多种数据转换;操作简单、支持国际字符、可直接发布到Web。

SAS Enterprise Miner是SAS统计分析系统中的一个专用模板,是一种通用的数据挖掘工具,按照“抽样、探索、转换、建模、评估”的方法进行数据挖掘。SAS Enterprise Mine可以与SAS数据仓库和联机分析处理(OLAP)集成,实现从提出问题、抓取数据到得到解答的“端到端”知识发现。

SPSS Clementine是一个开放式数据挖掘工具,不但支持从数据获取、转化、建模、评估到最终部署的整个数据挖掘流程,还支持数据挖掘的行业标准——CRISP-DM。其可视化数据挖掘使得“思路”分析成为可能,即将集中精力在要解决的问题本身,而不是局限于完成一些技术性工作(比如编写代码)。

Weka(Waikato Environment for Knowledge Analysis)是一款免费的、非商业化的、基于JAVA环境下开源的机器学习以及数据挖掘软件。Weka作为一个公开的数据挖掘工作平台,集合了大量能承担数据挖掘任务的机器学习算法,包括对数据进行预处理、分类、回归、聚类、关联规则以及在新的交互式界面上的可视化。而开发者则可使用Java语言,利用Weka的架构来开发出更多的数据挖掘算法。

15.18　R 软件与数据挖掘(R and data mining)[19,24]　作为一款免费、开源的统计分析软件，R 不仅体积小巧，支持跨平台运行，在数据挖掘方面也具有很强的优势：

(1)R 具有强大的数学统计分析功能，且新算法和技术的更新、实现很快；

(2)R 拥有 5000 多个软件包；覆盖统计计算、机器学习、金融分析、生物信息、社会网络分析、自然语言处理等领域；

(3)R 具有强大的科学数据可视化功能，提供了一种完全可编程的图形语言；

(4)R 扩展性强，能方便地读入 SAS、SPSS 等软件输出的数据，并为 MySQL、Weka 等数据挖掘软件提供交互的接口。

下面简要介绍几种常用数据挖掘方法在 R 软件中实现的软件包和相应的函数。

(1)关联规则与频繁项集　arules 和 arulesViz 是 R 软件中两个专用于关联分析的软件包。其中 arules 用于关联规则的数字化生成，提供了 Apriori 和 Eclat 两种快速挖掘频繁项集和关联规则算法的实现函数；arulesViz 软件包是 arules 的扩展包，提供了几种实用而新颖的关联规则可视化技术，使得关联分析从算法运行到结果呈现一体化。

(2)聚类分析　聚类算法种类繁多，绝大多数可在 R 软件中实现。相关包主要包括 stats、cluster、fpc 和 mclust 等。stats 包含一些基本的统计函数，用于统计计算和随机数生成；cluster 包含许多聚类相关函数和数据集；fpc 含有固定点聚类、线性回归聚类等算法函数；mclust 主要用于处理基于高斯混合模型、通过 EM 算法实现的聚类、分类以及密度估计等问题。

(3)判别分析　Fisher 判别、Bayes 判别和距离判别在 R 中的实现主要涉及 MASS(lda 和 qda 函数分别用于线性判别和二次判别分析)、klaR(naiveBayes 函数用于朴素贝叶斯分类)、class(knn 函数用于 k 近邻分类)和 kknn(knn 函数用于有权重的 k 近邻分类)等主要软件包和相应函数。

(4)决策树　R 中实现决策树 CART 算法的有 rpart(rpart、prune.part 和 post 函数)、rpart.plot(rpart.plot 函数)和 maptree(draw.tree 函数)，而实现 C4.5 算法的是 RWeka 软件包中的 J48 函数。其中 rpart 主要用于建立分类树及相关递归划分算法，rpart.plot 专门用来对 rpart 模型绘制决策树，maptree 用于修剪、绘制树形结构图，RWeka 则提供 R 与 Weka 软件的连接。

(5)随机森林　randomForest 专用于构建随机森林模型中分类和回归模型，包含 5 个核心函数：randomForest()、importance()、MDSplot()、rfImpute()和 treesize()。其中，randomForest 用于建立随机森林模型(包括判别模型、回归模型和无监督模型)；importance 用于提取随机森林模型中各变量的重要性度量结果；MDSplot 用于绘制随机森林模型中产生的临近矩阵经过标准化后的坐标图；rfImpute 用来对数据中的缺失值进行插值处理；treesize 用于查看随机森林模型中每一棵树具有的所有节点个数。

此外，R 中 e1071(核心函数 svm)和 nnet(核心函数 nnet)软件包可分别用于支持向量机和 BP 神经网络的建模分析。

15.19 Hadoop 平台与数据挖掘(Hadoop and data mining)[8] Hadoop 是 Apache 软件基金会旗下的一个开源分布式计算平台,以 Hadoop 分布式文件系统(Hadoop distributed file system, HDFS)和 MapReduce(Google MapReduce 的开源实现)为核心,为用户提供了系统底层细节透明的分布式基础架构。

将一个特大文件分布存储在若干个装有 Hadoop 的电脑上,HDFS 会自动处理。HDFS 的高容错性、高伸缩性等优点允许用户将 Hadoop 部署在低廉的硬件上,形成分布式系统;MapReduce 分布式编程模型允许用户在不了解分布式系统底层细节的情况下开发并行应用程序。因此,用户可利用 Hadoop 轻松组织计算机资源,从而搭建自己的分布式计算平台,并可充分利用最多的计算和存储能力,来完成海量数据的处理和挖掘工作。

下面以 k-means 聚类为例,简要介绍 Hadoop 在数据挖掘中的应用。

基于 MapReduce 的 k-means 聚类并行算法主要包括 2 个部分:①初始化簇类中心点信息文件,并将数据集分割为大小规格相等的 M 块,以供并行处理;②启动 Map 和 Reduce 任务进行并行计算,产生聚类结果(算法流程见图 15.19.1)。

MapReduce 计算过程每次迭代均需重新启动,每次计算均包含多个 Map 和 Reduce 任务。每个 Map 任务都要读取数据块信息和当前的聚类中心点信息文件。Map 任务主要是计算各数据对象到簇类中心点之间的距离,然后将数据对象分配到距离最近的簇类中;Reduce 任务是将各簇类中的对象进行汇集,计算新的簇类中心点,并判断聚类过程是否应该结束。增加 Combine 任务的作用是对各簇类的平均值进行分块计算,获得局部结果后再将其传输至 Reduce 任务,以降低节点间的通信负荷。

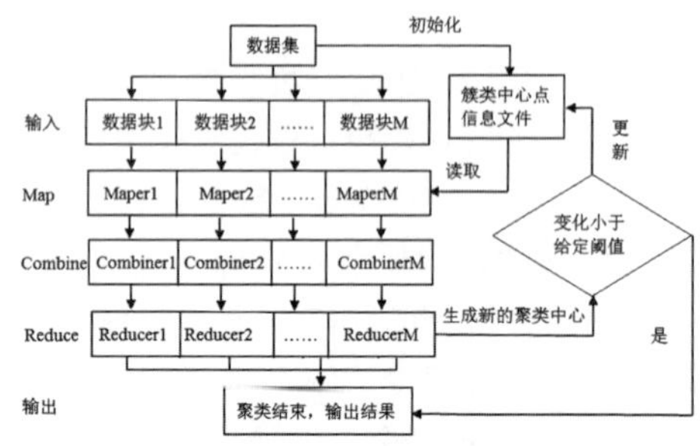

图 15.9.1 k-means 聚类算法并行处理流程

Hadoop Studio、Hadoop Eclipse、Hadoop Streaming 和 Hadoop LibHdfs 是使用 Hadoop 开发的 4 种常用插件。其中,Studio 是一个简化、加快开发进程的可视化开发环境;Eclipse 将 Hadoop 的开发环境图形化,是 Hadoop 入门和编程必需的工具;Streaming 帮助用户创建和运行由可执行文件或脚本文件充当 mapper 或 reducer 的特殊 MapReduce 作业;LibHdfs 提供一个 C 语言编程接口,方便用户管理 DFS 文件和文件系统。

Hadoop 的分布式计算平台在处理海量数据时优势突出,在互联网领域应用广泛。Yahoo 通过集群运行 Hadoop 用以支持广告系统和 Web 搜索的研究;Facebook 借助集群运行 Hadoop 来支持其数据分析和机器学习;搜索引擎公司百度则使用 Hadoop 进行日志分析和网页数据挖掘工作;淘宝的 Hadoop 系统用于存储并处理电子商务交易数据;中国移动研究院基于 Hadoop 的“大云”(BigCloud)系统对数据进行分析并对外提供服务。

参考文献

[1] Ashlock D. Evolutionary Computation for Modeling and Optimization [M]. New York: Springer, 2006.

[2] Bishop CM. Pattern Recognition and Machine Learning [M]. New York: Springer, 2010.

[3] Chen C, Härdle WK, Unwin A. Handbook of Data Visualization [M]. New York: Springer, 2008.

[4] Deng N, Tian Y, Zhang C. Support Vector Machines: Optimization Based Theory, Algorithms, and Extensions [M]. Boca Raton: Chapman and Hall/CRC, 2012.

[5] Dunning T, Friedman E. Practical Machine Learning: A New Look at Anomaly Detection [M]. Sebastopol: O'Reilly Media, 2006.

[6] Han J, Kamber M, Pei J. Data mining: concepts and techniques [M]. 3rd ed. Burlington: Morgan Kaufmann Publishers, 2012.

[7] Harrington P. Machine Learning in Action [M]. New York: Manning Pubns Co, 2012.

[8] Lam C. Hadoop in Action [M]. Greenwich: Manning Publications, 2010.

[9] Liu B. Web Data Mining: Exploring Hyperlinks, Contents, and Usage Data [M]. 2nd ed. New York: Springer, 2011.

[10] Munzert S, Rubba C, Meißner P, et al. Automated Data Collection with R: A Practical Guide to Web Scraping and Text Mining [M]. Hoboken: Wiley, 2010.

[11] Ohlsson S. Deep Learning: How the Mind Overrides Experience [M]. Cambridge: Cambridge University Press, 2011.

[12] Schonberger VM, Cukier K. Big Data: A Revolution That Will Transform How We Live, Work and Think [M]. London: John Murray, 2013.

[13] Steinwart I, Christmann A. Support Vector Machines [M]. New York: Springer, 2008.

[14] Tan P, Steinbach M, Kumar V. Introduction to Data Mining [M]. London: Pearson, 2005.

[15] Taylor BJ. Methods and Procedures for the Verification and Validation of Artificial Neural Networks [M]. New York: Springer, 2006.

[16] Ting I, Hong T, Wang SL. Social Network Mining, Analysis and Research Trends: Techniques and Applications [M]. Hershey: Information Science Reference, 2012.

[17] Witten IH, Frank E, Hall MA. Data Mining: Practical Machine Learning Tools and Techniques [M]. 3rd ed. Burlington: Morgan Kaufmann, 2011.

[18] Zhang C, Zhang S. Association Rule Mining: Models and Algorithms [M]. 1st ed. New York: Springer, 2002.

[19] Zhao Y, Cen Y. Data Mining Applications with R [M]. Cambridge: Academic Press, 2013.

[20] 陈为，沈则潜，陶煜波等. 数据可视化[M]. 北京：电子工业出版社，2013.

[21] 程显毅，朱倩. 文本挖掘原理[M]. 北京：科学出版社，2010.

[22] 范明，范宏建. 数据挖掘导论[M]. 北京：人民邮电出版社，2011.

[23] 黄海，皓阳，王悦等. 驾驭大数据[M]. 北京：人民邮电出版社，2013.

[24] 黄文，王正林. 数据挖掘：R 语言实战

[M].北京:电子工业出版社,2014.
[25] 刘军.社会网络分析导论[M].北京:社会科学文献出版社,2004.
[26] 马锐.人工神经网络原理[M].北京:机械工业出版社,2014.
[27] 王宇平.进化计算的理论和方法[M].北京:科学出版社,2011.
[28] 俞勇,薛贵荣,韩定之.Web 数据挖掘[M].北京:清华大学出版社,2009.
[29] 张学工.模式识别[M].3 版.北京:清华大学出版社,2010.

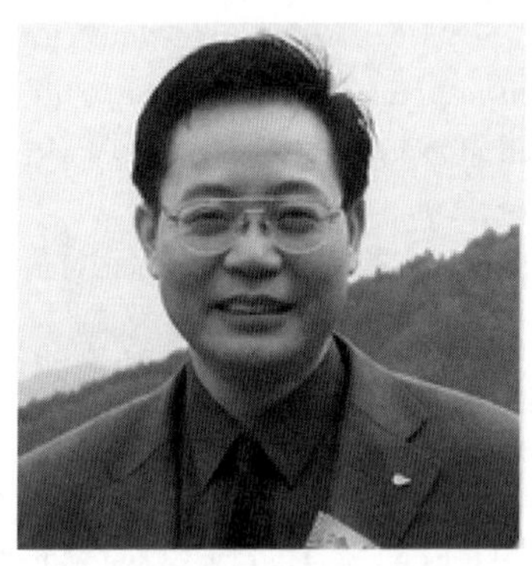

宇传华,武汉大学公共卫生学院生物统计学教授,博士生导师。同济医科大学硕士,空军军医大学博士,中山大学博士后,美国华盛顿大学访问学者。教育部高等学校教学指导委员会委员,国际生物统计学会中国分会常委,湖北省卫生统计与信息学会副会长。主编《Excel 与数据分析》、《SPSS 与统计分析》、《诊断医学统计学》等;发表科研论文 140 余篇。主要从事全球疾病负担定量方法、诊断试验评价、卫生服务评价、数据挖掘技术及软件开发等研究。

第 16 章　医学研究设计

张玉海　张文茜

16.1　实验设计(experimental design)［22］　实验设计是根据研究假说设定实验条件，观察实验对象在不同实验条件下的实验结果的组间差别和变异。1935年，英国著名统计学家 R.A.Fisher 的专著《The Design of Experiments》创建了统计实验设计的理论和方法。

实验设计的基本内容：

(1)建立研究假设、明确研究的主要问题和次要问题；

(2)确定研究对象的范围和数量(样本量估计)；

(3)确定处理因素和非处理因素；

(4)确定设计方案及随机分组方法；

(5)选择观察指标和统计分析方法。

实验设计的基本要素(key components of an experiment)包括：

(1)实验单位(experiment unit)，指接受处理(treatment)的基本单位，例如生物标本、动物、人(患者)。当实验单位为人(患者)，需建立纳入标准和排除标准(inclusion and exclusion criteria)。

(2)处理因素(treatment factor)，指研究者设定的实验条件(单因素或多因素)，例如实验单位分两组，一组为实验组(干预组)，另一组为对照组。处理因素在实验中所处的状态称为因素的水平(level)。

(3)非处理因素(non-treatment factor)，指研究者设定的实验控制条件，如动物的体重、窝别、种系，患者的年龄、性别、病情等，也称区组因素(blocking factor)。

(4)实验效应(treatment effect)，是处理因素作用于实验对象的反应，是研究结果的最终体现，也是实验研究的核心内容。实验效应一般通过主要的观察指标来表达。包括定性的观察结果(例如动物是否死亡)、定量的观察结果(如动物存活时间)。

实验设计的基本原则(the principles of experimental design)，也称 Fisher 原则(Fisher's principles)：

(1)对照(control)，研究者设定的一组实验单位，该组没有“干预”因素，作为组间差别比较的参照。

(2)随机(randomization)，每个实验单位均有相同的概率被分配到实验组和对照组。

(3)重复(replication)，无论实验组还是对照组，都必须有足够的实验单位用于重复观察。

常用的对照形式：

(1)空白对照(blank control)指对照组不施加干预，使其处于空白状态。

(2)实验对照(experimental control)指对照组不施加干预，但施加某种与处理因素有关的实验因素，如灌注、手术。

(3)标准对照(standard control)指对照组的干预采用现有标准方法或常规方法。

(4)相互对照(mutual control)指不专门设立对照组，各实验组间互为对照。

(5)自身对照(self control)指实验和对照在同一受试对象身上进行，如用药前后的比较。

研究者需根据处理因素和控制因素，选择相应的实验设计模型，如单因素处理、无区组因素选择完全随机设计模型。

16.2 研究类型(types of research)[12]

医学研究是在生物医学领域,为扩展人类知识体系而进行的任何获取数据、信息和事实的过程,目的是探索疾病发生、发展与转归规律,为疾病治疗和预防的新理论、新方法提供科学证据。

2001 年,美国纽约州立大学医学中心根据研究论文的数量,绘制出医学研究常见 9 种类型的"证据金字塔"(图 16.2.1)。越靠近"证据金字塔"的底部,论文数越多,但临床应用的证据越弱;反之,越靠近"证据金字塔"的顶部,论文数越少,但临床应用的证据越强。"证据金字塔"的底部是临床前研究(pre-clinical research),包括基础医学研究(basic medical research),如生理学、病理学、生物化学、微生物学、基因组学等离体研究(in-vitro "test tube" research),以及动物研究(animal research)。"证据金字塔"的中间部分是以人(患者)作为研究对象的临床研究(clinical research),包括专家意见(ideas、opinions)、个案报告(case report)、断面研究(cross-sectional study)、病例对照研究(case-control study)、队列研究(cohort study)及随机对照研究(randomized controlled trial, RCT)。"证据金字塔"的顶部是基于多个 RCT 研究的系统综述和 meta 分析(systematic review/meta analysis)。

医学研究类型的划分可以有多种角度。如按照研究目的划分,可分为探索性研究、验证性研究;按照研究领域划分,可分为基础研究、临床研究、现场研究等;按照研究对象划分,可分为临床研究、动物研究、实验室研究等;按照是否主动施加干预(intervention)和是否随机分组划分,可分为实验性研究(experimental studies)与观察性研究(observational studies),按照时间轴划分,可分为纵向研究(longitudinal studies)与横断面研究(cross-sectional study)。其中纵向研究又分为前瞻性研究(prospective studies)和回顾性研究(retrospective studies)。按照科学研究的性质,可以分为定性研究(qualitative studies)和定量研究(quantitative research)。

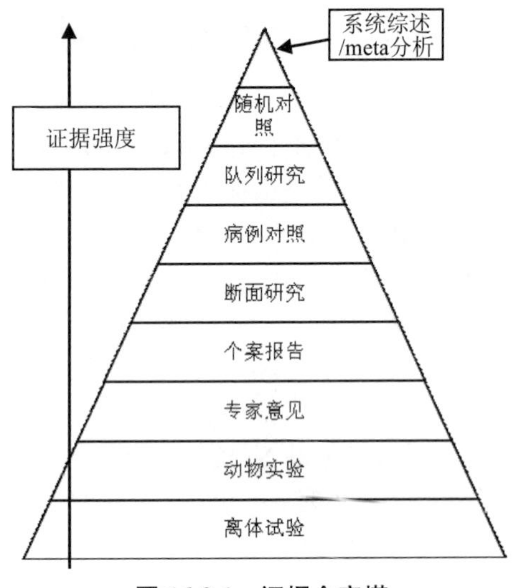

图 16.2.1　证据金字塔

在一个研究报告中,如果对研究类型认识不清,读者将难以了解研究设计想要达到的科学目的以及证据的强弱等级。不同类型的研究,其研究报告所要求的要素是不一样的。目前国际上已经有多个公认的研究报告规范,常见的有 CONSORT 规范(适用于随机对照研究)、STROBE 规范(适用于观察性研究)、PRISMA 规范(适用于系统综述和荟萃分析)等。

16.3　样本量(sample size)[11,20]　样本量是指在实验性研究和观察性研究中样本的观察单位数,又称样本大小。

样本量过少,指标不稳定、检验功效低;样本量过多,浪费人力物力、难于控制条件、增加研究困难。故在保证研究结论具有一定精度和检验效能的前提下,需要在研究设计阶段估计所需最少观察单位数,该过程称为样本量估计(sample size estimation)。

由于实验性研究和观察性研究的目的不同,故其样本量估计的所需条件不同。实验性研究的目的是比较不同处理因素的效应在总体间是否有差别,故需讨论假设检验时的样本量估计。观察性研究的目的一般是估计总体参数(总体率或总体均数),故需讨论参数估计时的样本量估计。

假设检验时样本量估计的影响因素有:

(1)研究效应:即总体间差别 δ 的估计。处理效应越明显、指标越灵敏、其值越大,所需的样本量越小。一般来说,对于同一处理效应,定量指标比定性指标所需的样本量更小。

(2)总体标准差 σ:其值越小,所需的样本量越少。

(3)实验设计的类型:设计越严密,所需样本量越小。如完全随机设计所需的样本量大,而配对设计和随机区组设计所需样本量较小;拉丁方设计处理三因素问题就比采用三个独立组设计能节省更多的样本量。

(4)实验结果的可能性:双侧检验所需样本量的较大,而单侧检验所需的样本量较小。

(5)假设检验水准 α:即Ⅰ型错误的概率,其值越小,所需的样本量越大。通常取 $\alpha=0.05$。

(6)检验效能 $1-\beta$:即把握度,其值越大,所需的样本量越大。一般 $1-\beta$ 不宜低于 0.75,通常取 $\beta=0.1$ 或 $\beta=0.2$,注意 β 只有单侧。

使假设检验的结论具有一定可靠性所必需的样本含量是指:按照一定的检验水准(即假设检验的Ⅰ型错误概率 α)能够发现所比较因素间特定的效应差别 δ,同时又保证检验效能为 $(1-\beta)$ 时所需的最少实验单位数。

参数估计时样本量估计的所需条件为:

(1)可信度 $1-\alpha$:其值越大,可信区间估计的可靠性越好,但相应的样本量越大。通常取 $\alpha=0.05$。

(2)总体的标准差 σ:其值越大,相应的样本量越大。一般从以前的研究资料或预调查中获得。

(3)容许误差 δ:即预计样本统计量与总体参数的最大差别。其值越大,相应的样本量越小。

由以上三个条件求得的样本量的意义是:当样本量为 n 时,用样本统计量来估计总体参数,二者之差不超过 δ 的可能性是 $1-\alpha$。

样本量的估计可以通过专门的软件来实现,目前最为常用的样本量估计软件是 PASS(power analysis and sample size)。PASS 不但可以估计多种研究类型的样本量,还可以进行效能分析。

16.4 完全随机设计(completely randomized design)[1] 完全随机设计又称成组设计,是指采用随机化分组方法将同质的实验对象分配到各处理组中,分别接受不同的处理,进行实验观察;或分别从不同的总体中随机抽样进行对比观察的设计方法,也称简单随机设计(simple randomized design)。

完全随机设计是实验设计中最简单的一种形式,只涉及一个处理因素(但可为多个水平),故亦称单因素设计。

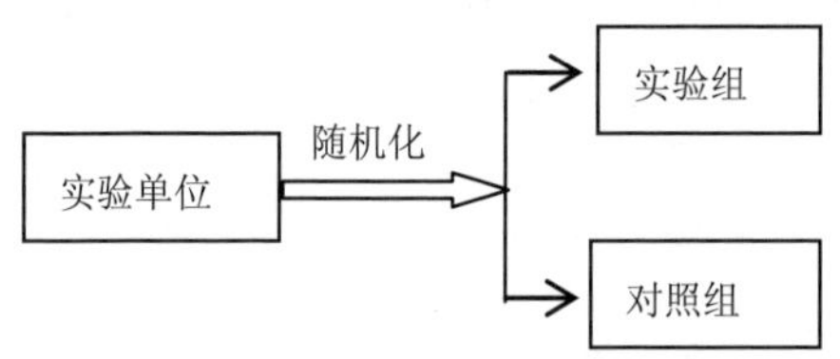

图 16.4.1 完全随机设计示意图

在大量未知或不可控制非处理因素存在的情况下,采用随机化分组可以保证实验组和对照组的均衡性(见图 16.4.1)。只有通过随机化分组,才能避免由于非处理因素可能引起的偏性,减少系统误差,并可使其产生的总效应归于总的实验随机误差中。此外,随机化也是对资料进行统计推断的前提,只有满足随机化原则时假设检验才能推论因果关系。

完全随机设计不受组数限制,各处理组的样本含量可以相等,称平衡设计(balanced design);也可不等,称非平衡设计(unbalanced design)。平衡设计时检验效率较高。

完全随机设计的具体步骤是:

(1)编号:将 n 个实验单位编号并确定分组方案。动物可按体重大小编号,患者可按就诊顺序编号。

(2)取随机数:从随机数字表或随机数发生器获得随机数。每个实验单位获得的随机数可是 1 位数,也可是 2 位数或 3 位数,一般要求与实验对象总数 n 的位数相同。

(3)排序:对随机数从小到大排序。

(4)分组:按照事先确定的分组方案进行分组,前 n_1 个随机数对应的编号为第 1 组,第 (n_1+1) 个随机数对应的编号至第 (n_1+n_2) 个随机数对应的编号为第 2 组,依此类推。

完全随机设计的参数模型为:

$$Y_{ij}=\mu+T_i+\varepsilon$$

其中 Y_{ij} 是反应变量,即测量指标。i 是第 i 个处理因素,j 是第 i 个处理因素的第 j 个实验单位。μ 是位置参数,即没有处理效应时的总体均数,T_i 是第 i 个处理因素的效应量,ε 是随机误差。

对于完全随机设计资料,常用的统计分析方法有:

(1)两个处理组,且为小样本时,可考虑两个样本均数比较的 t 检验或非参数检验的 Wilcoxon 秩和检验法。

(2)两个处理组,且为大样本时,可用两个样本均数比较的 u 检验。

(3)多个处理组时可以考虑方差分析或非参数检验的 Kruskal-Wallis H 检验法。

完全随机设计方法简单、易于实施,当出现缺失值(missing value)时仍可进行统计分析。缺点是实验效率不高,并要求实验单位有较好的同质性。所以该设计一般只用于实验对象同质性较好的实验,当实验对象的变异较大时,这种设计是不提倡使用的。

16.5　配对设计(paired design)[1,16]

配对设计是指将实验对象按一定条件配成对子,再将每个对子中的两个实验单位随机分配到不同处理组的实验设计方法。

配对的条件是可能影响实验结果的主要非处理因素。在动物实验中,常将窝别、性别、体重等作为配对条件,再用随机化的方法将每对动物分配到实验组和对照组;在临床试验中,常将病情轻重、性别、年龄、职业等作为配对条件,再用随机化的方法将每对受试对象分配到试验组和对照组(见图 16.5.1)。这些配对条件尽可能降低非处理因素对处理组和对照组的干扰,以达到减小实验误差、提高检验效能的目的。

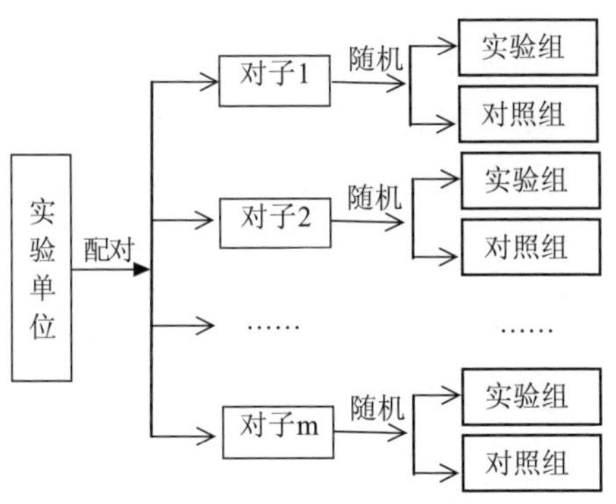

图 16.5.1　配对设计示意图

在实验设计中,配对设计主要有以下两种形式:

(1)异体配对设计(heterogeneous paired design):将两个条件相同或相近的实验对象配成对子,分别接受两种不同的处理。例如,欲研究维生素 E 缺乏对肝中维生素 A 含量的影响,将同种属的大白鼠按性别相同,月龄、体重相近配成对子,分别随机喂以正常饲料和维生素 E 缺乏饲料。

(2)自身对照设计(self-control design):同一实验对象分别接受两种不同的处理。例如,对同一份血样,用 A、B 两种血红蛋白测定仪器同时检测其中的血红蛋白含量。

配对设计的步骤:将受试对象按一定配对条件进行配对,并编号;用随机数字将每个对子中的两个受试对象随机分配到两个处理组中。在实际应用中要根据具体情况选取"配对形式"。

配对设计资料常用的统计分析方法有:

(1)定量变量:若对子的差值呈正态分布,则可选择配对 t 检验;否则需进行变量变换或采用非参数检验的 Wilcoxon 符号秩和检验。

(2)定性变量:可根据分析目的采用配对 χ^2 检验、Bowker 检验或 Kappa 一致性检验。

(3)有序变量:可采用 Wilcoxon 符号秩检验或计算 Kendall 系数进行相关性分析。

配对设计的优点是可增强处理组间的均衡性,特别是在完全随机设计已经不容易使非处理因素在组间达到均衡的情况下,使用配对设计可以提高实验效率;缺点是配对条件不易严格控制,当配对失败或配对欠佳时,反而会降低效率。

采用配对设计时,两组观察值要有一定的相关性,才说明配对是成功的。在采用自身对照时,如果采用的是左右对照(如家兔的两只眼睛),实验效应必须是局部的,不可以通过神经、体液等途径互相影响;如果是自身前后对照,应考虑环境、气候或疾病的自然进展等引起的效应改变。

16.6 随机区组设计(randomized block design)[3,23] 由于配对设计仅适用于有2个处理组的研究,为解决有多个处理组的问题,英国著名统计学家R.A.Fisher于1926年提出随机区组设计(randomized block design),该设计实际上是配对设计的扩展,又称随机单位组设计或配伍组设计。

随机区组设计是将受试对象按某种属性(即区组因素,如动物的性别、体重,病人的病情、性别、年龄等非处埋因素)相同或相近组成区组(或称单位组、配伍组),每个区组中有三个或三个以上受试对象,再分别将各区组内的受试对象随机分配到各处理组或对照组(图16.6.1)。设计时应遵循"区组间差别越大越好,区组内差别越小越好"的原则。

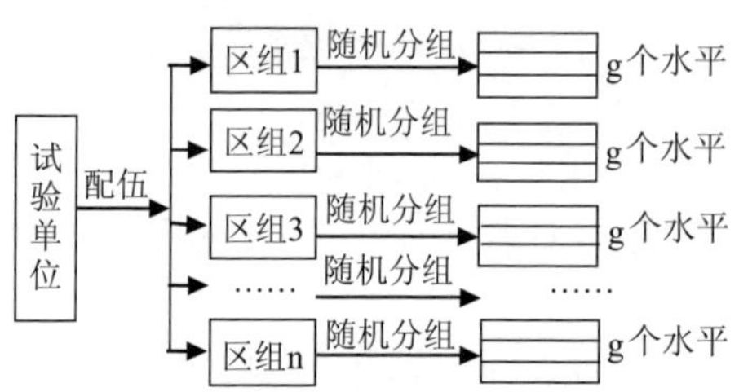

图16.6.1 随机区组设计示意图

随机区组设计的具体步骤是:

(1)按照主要的非处理因素配成区组,并将区组编号1－n。每个区组中共有g个实验单位;

(2)采用随机的方法,将每个区组中的g个实验单位分配到g个处理组。

随机区组设计的参数模型为:

$$Y_{ij}=\mu+T_i+B_j+\varepsilon$$

其中Y_{ij}是反应变量,即测量指标。μ是位置参数,T_i是第i个处理因素的效应量,B_j是第j个组区的效应量,ε是随机误差。

随机区组设计资料常用的统计分析方法有:

(1)定量变量:若变量呈正态分布且满足方差齐性,则可采用双向分类的方差分析(two-way classification ANOVA);如果不满足上述条件,则需进行变量变换或采用非参数检验的Friedman M检验法。

(2)定性变量:可采用logistic回归分析或对数线性模型。

(3)有序变量:可采用Friedman M检验。

与完全随机设计相比,随机区组设计的特点是随机分配的次数要重复多次,每次随机分配都对同一个区组内的受试对象进行,且各个处理组受试对象数量相同,区组内均衡。

随机区组设计的优点是设计简单,每个区组内的受试对象有较好的同质性,因此处理组间均衡性较好,特别是在非处理因素影响较大,完全随机设计已经不容易使非处理因素在组间达到均衡的情况下,随机区组设计可以达到减小随机误差、提高实验效率的目的。随机区组设计的缺点是该设计不允许处理数太多,因为处理数多,区组规模必然增大,需要的相同或相近的实验对象就越多,导致配伍困难。同时,误差也相应增大,使其局部控制效率降低;分组较繁,要求区组内受试对象数与处理数相等;实验结果中若有数据缺失,统计分析较困难。

需要注意的是,如果区组因素是根据研究目的确定的第二个处理因素,则要求这两处理因素之间没有交互作用,方可用随机区组设计安排实验;否则这两因素各水平组合下必须做重复实验,即两因素析因设计。

16.7　拉丁方设计(Latin square design) [9,16]　拉丁方设计是指按拉丁方的字母、行和列安排处理及影响因素的实验设计方法,由英国著名统计学家 R.A.Fisher 于 1926 年提出。

拉丁方是用 r 个字母排成 r 行、r 列的方阵,且每行每列中每个字母只出现一次,这样的方阵叫 r 阶拉丁方或 $r\times r$ 拉丁方。如图 16.7.1,称为 3 阶拉丁方或 3×3 拉丁方。

行 \ 列	1	2	3
1	A	B	C
2	B	C	A
3	C	A	B

图 16.7.1　3×3 拉丁方设计示意图

在拉丁方设计中,实验单位按两种属性(或称非处理因素)形成区组,即每个实验单位既属于一个行区组,又属于一个列区组,因此,拉丁方设计的基本单位是一个"方格",有 r 行 r 列 ($r\geqslant 3$),有 $r\times r$ 个实验单位,每个区组内共安排 r 个处理,每个处理用拉丁字母表示。

拉丁方设计的基本要求:①必须是三因素同水平数的实验;②行间、列间、处理间均无交互作用;③各行、列、处理的方差齐。

拉丁方设计的步骤:

(1)根据处理数选定基本拉丁方。

(2)将基本拉丁方随机化。基本拉丁方的随机化通过行和列的重排来实现,但行(列)交换或移动时必须整行或整列进行,不能将行或列拆散。

(3)规定各字母所代表的处理。

(4)按最后一个拉丁方安排实验,并进行统计分析。

拉丁方设计资料常用的统计分析方法有:

(1)定量变量:采用三向分类的方差分析(three-way classification ANOVA),总变异分解为处理组变异、行区组变异、列区组变异和误差。

拉丁方设计的参数模型为:

$$Y_{ijk}=\mu+\alpha_i+\beta_j+\gamma_k+\varepsilon$$

其中 Y_{ijk} 是反应变量,即测量指标。i,j,k 取值都是从 1 到 r。μ 是位置参数,α_i 是第 i 个处理的效应量,β_j 是第 j 个行处理因素的效应量,γ_k 是第 k 个列处理因素的效应量,ε 是随机误差。

(2)定性变量:可采用二分类、多分类的 logistic 回归分析。

(3)有序变量:可采用有序的 logistic 回归分析。

拉丁方设计是随机区组设计的进一步扩展,控制了两种非处理因素,因而误差更小,效率更高。其优点是大大减少了实验次数,尤其适合于动物实验和实验室研究。缺点是要求处理数必须等于拉丁方的行(列)数,一般实验不满足此条件;各因素间可能存在交互作用,在实际研究中有一定的局限性;数据缺失会加大统计分析的困难。

拉丁方设计一般用于 5~8 个处理数的试验。在采用 4 个以下处理数的拉丁方设计时,为了使估计误差的自由度不至于太少,可采用"复拉丁方设计",即同一个拉丁方试验重复进行多次,并将实验数据合并分析,以增加误差项的自由度。

16.8 析因设计(factorial design)[6,15] 析因设计是指将两个或两个以上处理因素的各水平进行全面组合的多因素实验设计。医学研究中常采用析因设计研究两个或多个处理因素的效应以及各因素间的交互作用。

析因设计最早是由英国洛桑农业实验站的 John Bennet Lawes 和 Joseph Henry Gilbert 于 19 世纪提出来的，R.A. Fisher 和 Frank Yates 对该设计的发展做出了重要贡献，特别是 Yates 在该设计方法的统计分析方面起到了重要作用。

析因设计要求有两个或两个以上处理因素，每个处理因素至少有两个水平，每个处理是各因素各水平的一种组合，总处理数是各因素各水平的全面组合数，即各因素各水平数的乘积。在析因设计中要求各个处理组内的受试对象数相等且每组至少有两个受试对象，否则无法分析因素间的交互作用。

最为简单的析因设计是 2×2 析因设计，A、B 两个因素各有两个水平，全面组合后形成四个处理组，见表 16.8.1。

表 16.8.1 2×2 析因设计

因素 A	因素 B	
	b_1	b_2
a_1	a_1 b_1	a_1 b_2
a_2	a_2 b_1	a_2 b_2

析因设计中几个重要的概念：单独效应(simple effect)是指其他因素水平固定时，同一因素不同水平间效应的差别。主效应(main effect)是指某一因素各水平单独效应的平均差别。交互作用(interaction)是指一个因素的单独效应随另一个因素水平的变化而变化，且变化的幅度超出随机波动的范围时，称该两因素间存在交互作用。

析因设计资料常用的统计分析方法有：

(1)定量变量：一般采用多因素方差分析，方差分析模型包括各因素的主效应和各因素间的交互作用。

析因设计的参数模型为：

$$Y_{ij}=\mu+\alpha_i+\beta_j+\gamma_{ij}+\varepsilon$$

其中 Y_{ij} 是反应变量，即测量指标。μ 是位置参数，α_i 是 A 因素第 i 个水平的效应量，β_j 是 B 因素第 j 个水平的效应量，γ_{ij} 是 A 因素的第 i 个水平和 B 因素第 j 个水平上的交互作用，ε 是随机误差。多个处理因素时，依此类推。

(2)定性变量：根据不同的分析目的，可采用二分类或多分类的 logistic 回归分析，将各因素的主效应及相应的交互作用项以合适的尺度纳入模型。

(3)有序变量：可采用秩变换的非参数检验或有序的 logistic 回归分析，将各因素的主效应及相应的交互作用项以合适的尺度纳入模型。

析因设计的优点是可以全面均衡地对各因素的不同水平进行组合，分组进行实验，探讨各因素不同水平的效应，同时可获得各因素间的交互作用；通过比较各种实验组合，还能寻求最佳组合，故其具有全面性、高效性的优点。其缺点是当因素个数大于 3 个时，所需处理组数、受试对象数、实验次数和计算量剧增，其统计分析不但计算复杂，而且给众多交互作用的解释带来困难。因此，具有较多因素和水平的实验一般不采用全面组合的析因设计，而采用非全面实验，如正交设计等，可大幅度地减少实验次数。

16.9　交叉设计(cross-over design)[5]

交叉设计是指按事先设计好的试验次序(sequence),在各个时期(period)对研究对象先后实施各种处理,以比较各处理组间的差异,是一种特殊的自身对照设计。常用于生物等效性(bioequivalence)或临床等效性(clinical equivalence)试验。

交叉设计中有几个特有的概念:

(1)准备期(run in) 指试验对象经过一段时间不加任何处理的观察,确认已进入自然状态,可以进行试验。

(2)洗脱期(wash out) 在经过第一阶段的处理后,停止一段时间,确认前一阶段的处理效应已经消失,试验对象又回到自然状态,以保证后一时期的处理效果不受前一时期处理的影响。

(3)携带效应(carry-over effect) 又称延滞效应,是指上一时期处理效应无法在洗脱期充分洗脱,导致在下一时期接受另一种处理时,仍然间杂有上一阶段处理的残留效应。

最简单的交叉设计形式是完全随机分组的 2 处理、2 阶段交叉设计—— 2×2 交叉设计,见表 16.9.1。

表 16.9.1　2×2 交叉设计模式

试验对象	阶段Ⅰ	洗脱阶段	阶段Ⅱ
1	处理 A	无处理	处理 B
2	…	…	…
⋮	⋮	⋮	⋮
n_1	处理 A	无处理	处理 B
1	处理 B	无处理	处理 A
2	…	…	…
⋮	⋮	⋮	⋮
n_2	处理 B	无处理	处理 A

交叉设计资料的分析方法主要有:

(1)对于定量资料,可采用方差分析,其参数模型为:

$$Y_{ijk}=\mu+\rho_i+\beta_{ij}+\tau_k+\lambda_k+\varepsilon$$

其中 Y_{ijk} 是反应变量,即测量指标。μ 是位置参数,ρ_i 是第 i 个阶段的效应量,β_{ij} 是第 j 个实验单位在第 i 个阶段的效应量,τ_k 是处理因素第 k 个水平的效应量,λ_k 是处理因素第 k 个水平的携带效应,ε 是随机误差。

(2)对于二分类资料,如果不考虑阶段的效应,可采用 McNemar 检验。

交叉设计的优点是:①节约样本含量,适用于试验对象来源困难,比如不常见疾病的病人;②能够控制个体差异和时间对处理因素的影响,效率较高;③在临床试验中,每个受试对象同时接受了两种处理,因此均等地考虑了每个患者的利益。

交叉设计的缺点是:①每个处理时间不能太长,否则容易导致受试对象中断试验;②当受试对象的状态发生根本变化时,如死亡、治愈等,后一阶段的处理将无法进行;③如何确认受试对象是否回到了起始状态比较困难;④受试对象一旦在某一阶段退出试验,就会造成该阶段及其以后的数据缺失,增加统计分析的困难;⑤不宜用于具有自愈倾向或病程较短的疾病研究。

重复交叉设计(replicated cross-over design)是指处理阶段数多于处理组数的交叉设计,并且至少有一种处理在受试对象中实施了两次,例如,有 A、B 两个处理水平,试验顺序可以采用 ABAB,BABA 的平衡设计,也可以采用 ABA,BAB 的非平衡设计等。重复交叉设计可以分析携带效应,并在评估平均的生物等效性时有较大的检验效能。

16.10 裂区设计(split-plot design)[7,8,22] 裂区设计是 Fisher 在 1925 年提出来的一种实验设计方法,最早用于农业实验。简单来说,裂区设计也是一种区组实验方法,只不过这里的区组被作为实验单位接受某因素某水平的实验。因此,裂区设计一般应用于实验单位分级的情况。这里的区组指的是全区组(whole plots),区组内的实验单位称为裂区组(split plots)。两级实验单位对应着两个水平的随机化。先是全区组的随机分配,然后是全区组内的裂区组的随机化。

例如研究两种灌溉方法(因素 A)和两种肥料(因素 B)对玉米产量的作用,用 4 个地块作为实验单位(图 16.10.1)。因为一个地块中只能应用一种灌溉方法,但是一个地块中可以划分为更小的区域使用不同的肥料。把地块当做一级实验单位(全区组),把每个地块再分为两个更小的区域作为二级实验单位(裂区组),这样的话,每个全区组就可以使用两种肥料。在这个裂区设计中,第一次随机化是在 4 个地块中分配两种灌溉方法,第二次随机化是在每个地块中随机分配两种肥料。

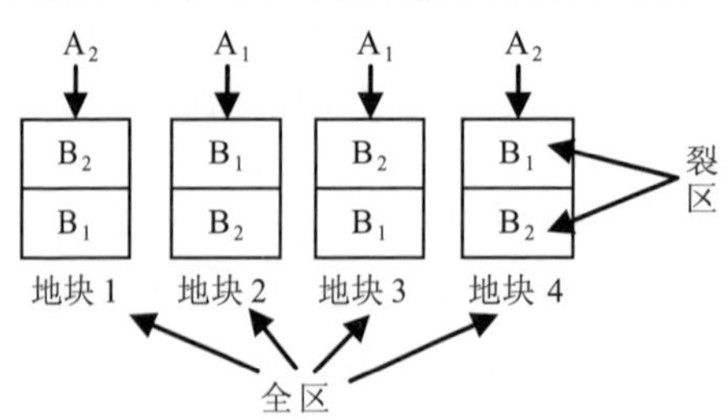

图 16.10.1 农业裂区设计示意图

根据一级实验单位是否可以形成区组,裂区设计可以分为完全随机裂区设计和随机区组裂区设计。

1. 完全随机 $I \times J$ 裂区设计

(1)将一级实验单位随机等分成 I 组,每组例数为 $n\ (n \geqslant 2)$,分别接受 a_1,a_2,…,a_I 各水平的处理。

(2)分别将各一级实验单位内的二级实验单位随机分配接受 J 个处理,b_1,b_2,…,b_J。

例如,设 $I=3$,$J=2$,完全随机分组裂区设计的形式见表 16.10.1,共需要 6 个一级实验单位,$n=2$。

表 16.10.1 完全随机分组裂区示例

A 因素	裂区组编号(随机分配)	B 因素(随机分配)	
a_1	1	a_1b_1	a_1b_2
	3	a_1b_2	a_1b_1
a_2	6	a_2b_2	a_2b_1
	5	a_2b_1	a_2b_2
a_3	2	a_3b_1	a_3b_2
	4	a_3b_2	a_3b_1

2. 随机区组 $I \times J$ 裂区设计

如果一级单位可以形成区组,那么就可以采用随机区组 $I \times J$ 裂区设计,步骤为:

(1)将一级实验单位配成 r 个全区组,每个全区组中有 I 个裂区组。(2)分别将每个全区组内的 I 个裂区组(一级实验单位)随机分配给 A 因素的 I 个处理。(3)分别将 rI 个裂区组的二级实验单位随机地分配给 B 因素的 J 个处理。

在裂区设计中,如果需要再引进第三个因素时,可以进一步做成再裂区,即在裂区内再划分为更小单位的小区,称为再裂区,然后将第三个因素的各个处理随机分配给再裂区,这种设计称为再裂区设计(split-split plot design)。

16.11　嵌套设计(nested design)[10,20]

嵌套设计也被称为分层设计(hierarchical design)或者窝设计、套设计、巢式设计。嵌套设计一般不是各因素各水平的全面组合,而是各因素按其隶属关系系统分组,各因素水平没有交叉。

例如,研究某药物的毒性实验,设 A 因素为药物剂型,共有 2 个水平,a_1 表示糖衣片,a_2 表示胶囊;B 因素为药物剂量,其水平变化因 A 因素的变化而变化。当 a_1 时,剂量有 2 个水平,分别是 0.5mg、1.0mg;当 a_2 时,剂量也有 2 个水平,分别为 0.8mg、1.5mg,即 B 因素各水平的变化按 A 因素再进行系统分组,共构成 4 个处理组,见表 16.11.1:

表 16.11.1　嵌套设计示例

	A 因素			
	糖溶衣片		胶囊	
B 因素	0.5mg (b_{11})	1.0mg (b_{12})	0.8mg (b_{21})	1.5mg (b_{22})

嵌套设计的应用情况是:①受试对象本身具有隶属关系,有可以进行再分组的各种因素。如上例中的药物剂型(A 因素),在 A 因素的两个水平下进行剂量(B 因素)的实验。这里 B 因素的 2 个水平并不是与 A 因素的 2 个水平全面组合,而是分别嵌套在 A 因素的 2 个水平下的。②受试对象本身并没有隶属关系,但是各因素在专业上有主次之分。例如,为了研究某种抗菌药的效果,考虑 3 个因素对小白鼠进行实验。A 因素是药物、B 因素是小白鼠品系、C 因素是小白鼠性别。由专业知识得知,3 个因素的主次顺序为 A→B→C。因此在设计实验时,可以将 B 因素嵌套在 A 因素下,C 因素又嵌套在 B 因素下,从而形成嵌套设计。

区分嵌套设计与析因设计的关键是看因素之间的地位是否平等,因素的地位平等则属于析因设计,不平等则属于嵌套设计。嵌套设计在应用于实验因素对观测指标的影响有主次之分的实验研究时,主次关系要有专业依据,不能凭空设定。

在两因素的嵌套设计中,按照因素的隶属关系,将 A、B 两因素分别作为一级处理因素和二级处理因素;在三因素的嵌套设计中,A、B、C 三因素分别为一级、二级、三级处理因素;更多因素的嵌套设计,因素间的隶属关系依此类推。实验的处理组数为最小级别处理因素水平的合计。以两因素的嵌套设计为例,假定 A 因素有 I 个水平,在 A 因素的第 i 个水平下,B 因素有 J_i 个水平 ($i=1,2,\cdots,I$),则二级处理因素共有 $g=\sum_{i=1}^{I} J_i$ 个水平,所有实验单位应随机分为 g 组,每组 n 例。

嵌套设计资料采用方差分析进行处理,将总变异和自由度分解为一级实验单位和二级实验单位,其参数模型为:

$$Y_{ijk}=\mu+\alpha_i+\beta_{(i)j}+\varepsilon_{k(ij)}$$

$i=1,2,\cdots,a$, $j=1,2,\cdots,b$, $k=1,2,\cdots,n$,其中 Y_{ijk} 是反应变量。μ 是位置参数,α_i 是 A 因素第 i 个水平的固定效应量,$\beta_{(i)j}$ 是 B 因素第 j 个水平嵌套在 A 因素第 i 个水平下的随机效应,$\varepsilon_{k(ij)}$ 是随机误差。

需要注意的是,在嵌套设计中,各个因素之间不能自由交错地组成各种处理组合,因此不能考察因素之间的交互作用。

16.12 重复测量设计(repeated measures design)[14,18] 将一组或多组受试对象先后重复地进行多次测量的设计($m \geqslant 3$)称为重复测量设计。判断一项研究是否为重复测量设计的主要依据为该研究是否对同一个体进行了多次测量。一般来说,任何实验设计都可以采用重复测量设计。

重复测量设计所获得的数据称为重复测量数据(repeated measurement data),常用于分析某个观察指标在不同时间点上的变化。按照时间顺序的重复测量数据,又叫纵向数据(longitudinal data)、面板数据(panel data)。

重复测量设计一般遵循以下原则:①由于受试对象的测量结果在不施加处理因素的情况下,也可能会随时间的推移而产生变化,因此,一般要求重复测量设计设置平行对照;②明确规定重复测量的时间点;③每个受试对象按规定时间测量,尽量避免缺失,否则会增加数据分析的难度。

重复测量设计可以看作是平行设计的扩展,它具有以下几个特点:测量值之间有随重复测量时间变化的趋势;同一观测对象的不同测量值间往往存在着时间上的自相关性,一般来说观测点间隔越近,测量值间的相关性越大;不同观测对象的多次测量值之间相互独立;重复测量的时间是不能随机分配给实验单位的伴随因素。

重复测量设计的优点是每一个受试对象作为自身的对照,克服了个体间的变异;研究所需的样本相对较少,因此更加经济。缺点是可能存在滞留效应(carry-over effect),即前面的处理效应有可能滞留到下一次的处理;潜隐效应(latent effect),即前面的处理效应有可能激活原本以前不活跃的效应;学习效应(learning effect),即由于逐步熟悉实验,研究对象的反应能力有可能逐步得到了提高。因此,如果有证据表明这些效应的存在,应该谨慎使用重复测量设计。

重复测量数据的反应变量可以是连续型、离散型或二分类的,其中以连续型变量最为常见。重复测量数据在各时间点上彼此是不独立的,而传统的统计方法,如 t 检验、方差分析、线性回归模型等都要求各次观测值是相互独立的,因此数据分析需要特别注意。对于单变量的重复测量数据,可以采用方差分析,将每个受试对象在不同时间点的测量数据看作一个区组,但需要满足"球对称(sphericity)"假设,即重复测量误差的协方差矩阵经正交对比变换后,与单位矩阵成比例。Box(1954)指出,如果球对称假定不能满足,则方差分析的 F 值是有偏的,因为它增大了 I 型错误的概率。是否满足球对称性通常采用 Mauchly 检验(Mauchly's test)来判断。在不满足"球对称"假定时,需要用"球对称"系数对自由度进行校正。对于多变量的重复测量数据,就需要采用统计模型来分析,如混合线性模型(mixed linear model,MLM)、广义估计方程(generalized estimating equations,GEEs)等。离散型与二分类反应变量资料的分析需要用到较复杂的统计方法,如广义线性混合效应模型(generalized linear mixed models,GLMMs)等。混合效应线性模型是基于似然函数法的原理,它对协方差矩阵的要求比单因素方差分析宽松,它允许资料存在某种相关性及协方差矩阵的多样性,无须对自由度进行校正,能较好的适应重复测量资料的特点。

16.13　平衡不完全区组设计(balanced incomplete block design)[4]　由于实验条件的限制,在医学研究中可能遇到区组的容量小于处理数的情况,不能将所有的处理在同一个区组内安排完。平衡不完全区组设计可以解决这一问题:在区组容量小于处理数时,仍然可以像随机区组设计那样使处理间的比较经过校正后相当于在区组内进行。这里的"平衡"是指任意两处理在同一区组内出现的次数相同,即各处理之间是均衡的;"不完全"是指每个区组内容不下所有的处理。具体说来,平衡不完全区组设计需要满足以下几个条件:

(1)每个处理在每一区组中至多出现一次;

(2)每个处理在全部实验中出现的次数均相同;

(3)任意两个处理都有机会出现于同一区组中,且在全部实验中,任意两个处理出现于同一区组的次数均相同。

平衡不完全区组设计方法最大的优点在于可使区组不完全,特别适用于区组容量没办法扩大的情况(比如人的两只手臂、家兔的两只眼睛)。同时,它还具有平衡性、灵活性等优点,且有严格的数学方法有效地消除实验中的系统误差,故实验精度较高,但分析较复杂。平衡不完全区组设计的缺点是区组数必须严格按设计表的规定设立,导致区组数过多,因而实验的规模和费用较大。

Fisher 和 Yates 在 1953 年就作出了平衡不完全区组设计表。研究者可根据处理数、可能的区组容量,去查设计表选择一个合适设计,按设计表安排实验即可。

设处理数为 t,区组数为 b,区组容量为 $k(k<t)$,每一处理的重复数为 r,实验单位总数为 $N=bk=tr$,任意两处理在同一区组内出现的次数为 λ ($\lambda=r(k-1)/(t-1)$)。

例如,研究四种滴眼液的效果,由于不同受试者的反应可能不一样,设计时以每个受试者的两只眼睛为区组,每个区组的容量是 2,不能容纳全部的四种处理。$t=4,b=6,k=2,r=3,\lambda=r(k-1)/(t-1)=3(2-1)/(4-1)=1$,即任意两处理在同一区组出现的次数为 1,不平衡区组设计的形式见表 16.13.1,"△"表示接受处理。

表 16.13.1　平衡不完全区组设计

区组	处理			
	A	B	C	D
1	△	△		
2			△	△
3	△		△	
4		△		△
5	△			△
6		△	△	

如果实验数据符合正态性假定,一般采用方差分析进行数据处理。由于各处理是在不同区组内实施的,而各区组的实验条件不尽相同,所以对实验结果不能用直接相加或算平均值来表达各处理的实验效应,而要根据各处理在不同区组中的实验条件的不同影响予以校正,然后根据校正后的各处理的效应进行方差分析。如果变量不符合正态性假定,比如有序变量的情况下,可采用非参数方法,如 Durbin 检验,它是由 Durbin 于 1951 年提出的基于秩次的非参数方法。

16.14 正交设计（orthogonal design）[9，20] 正交设计是一种应用于多因素多水平的非全面实验，处理组是各因素各水平的部分组合，即根据正交性（orthogonality）从全面实验中挑选出部分有代表性的点进行实验，这些有代表性的点具备“均匀分散，整齐可比”的特点。正交设计可成倍的减少实验次数，是一种高效、快速、经济的实验设计方法。广泛应用于寻找疗效好的药物配方、医疗仪器多个参数的最佳组合、生物体的培养条件等。

正交设计各因素各水平的组合方式要根据正交表来确定。每个正交表都有一个表头符号 $L_N(m^k)$，N 表示实验次数，k 表示最多可安排的因素个数，m 表示各因素的水平数。下面以 $L_8(2^7)$ 正交表为例说明它的用法。$L_8(2^7)$ 正交表由两个表组成。一个表是用来安排实验的，见表 16.14.1，每一列都可以安排一个 2 水平的处理因素，最多可安排 7 个实验因素，共进行 8 次实验。

表 16.14.1 $L_8(2^7)$ 正交设计表

实验	列号						
	1	2	3	4	5	6	7
1	1	1	1	1	1	1	1
2	1	1	1	2	2	2	2
3	1	2	2	1	1	2	2
4	1	2	2	2	2	1	1
5	2	1	2	1	2	1	2
6	2	1	2	2	1	2	1
7	2	2	1	1	2	2	1
8	2	2	1	2	1	1	2

该表具有如下性质：①表中每一列各水平的重复数相同；②表中每两列中水平号横向形成的每一有序数对的重复数相同。这种性质称为正交性，具有正交性的表称为正交表。

另一个表是表头设计表，用来确定使用哪几列来安排实验，见表 16.14.2。

表 16.14.2 $L_8(2^7)$ 正交设计表的表头设计

因素个数	实施比例	列号						
		1	2	3	4	5	6	7
3	1	A	B	AB	C	AC	BC	ABC
4	1/2	A	B	AB=CD	C	AC=BD	BC=AD	D

表中的实施比例为 1 是指析因实验，3 个因素（2 个水平）用 8 次实验；实施比例为 1/2 是指正交实验，4 个因素（2 个水平）用 8 次实验。

设有 ABCD 四个因素，如果不考虑一阶交互作用，那么可以有多种列的组合来安排四个因素，只要不在同一列安排两个因素即可（否则会出现混杂）。如果考虑一阶交互作用，则表 16.14.1 的 3、5、6 列就不能安排处理因素，第 7 列是用来分析 ABC 二阶交互作用的，在没有二阶交互作用的假定下，第 7 列才能用来安排 D 因素。因此 A、B、C、D 四个因素只能安排在 1、2、4、7 列。一旦实验因素安排完成，实验方案就确定了，之后的实验以及后续分析将根据这一安排进行，不能再改变。

因为是非全面实验，正交设计牺牲了分析各因素之间的部分交互作用。因此，采用正交设计时要根据专业知识，只分析有意义的主效应或部分重要因素的一阶交互作用。

对于正交设计实验的数据分析一般有两种方法。当正交设计以筛选各因素各水平最佳组合条件为目的时，可不必做复杂的方差分析，只需直接比较各组合结果即可。如果要进行统计推论，特别是想研究因素间是否存在交互作用时，还需要采用方差分析进行处理。

16.15　均匀设计(uniform design)[17]

均匀设计是由中国数学家方开泰和王元于 1978 年提出来的一种实验设计方法。均匀设计也是一种非全面实验设计，它克服了正交设计不适用于因素水平数过多的缺点，具有实验次数少、因素的水平可以适当调整、避免高档次水平与低档次水平相遇、防止实验发生意外或反应速度过慢等特点。已经在医药、生物、化工、航天、电子、军事工程诸多领域得到广泛应用。

正交设计有两个特点:“均匀分散、整齐可比”。“均匀分散”使得实验点有代表性;“整齐可比”便于实验数据的分析。但是为了保证“整齐可比”的特点，正交设计要求必须至少做 q^2 次实验(假设每个因素各有 q 个水平)。当 q 较大时，实验次数仍然过多。若要进一步减少实验次数，只有去掉“整齐可比”的要求。均匀设计就是只考虑实验点在实验范围内“均匀分散”这一要求的实验设计方法。均匀设计的一个显著特点是每个因素的每个水平做一次且仅做一次实验。

均匀设计与正交设计相似，也是通过一套精心设计的表来安排实验的。每一个均匀设计表有一个代号 $U_n(q^s)$ 或 $U_n^{\square}(q^s)$ (加“□”表示该均匀设计表有更好的均匀性，应优先选用)。其中 U 表示均匀设计，n 表示要做 n 次实验，q 表示每个因素有 q 个水平，s 表示该表有 s 列。每个均匀设计表都附有一个使用表，指示如何从设计表中选择适用的列，以及由这些列所组成的实验方案的均匀度。下面以 $U_6^{\square}(6^4)$ 为例说明均匀设计表的使用(表 16.15.1)。

表 16.15.1　$U_6^{*}(6^4)$ 均匀设计表

	1	2	3	4
1	1	2	3	6
2	2	4	6	5
3	3	6	2	4
4	4	1	5	3
5	5	3	1	2
6	6	5	4	1

上表表示要做 6 次实验，每个因素有 6 个水平，该表有 4 列，即最多可安排 4 个因素。和它配套的均匀设计使用表见表 16.15.2.

表 16.15.2　$U_6^{*}(6^4)$ 设计表的使用表

S	列号				D
2	1	3			0.1875
3	1	2	3		0.2656
4	1	2	3	4	0.2990

若有两个因素，应选用均匀设计表的 1、3 两列安排实验，若有三个因素，应该选用 1、2、3 列。最后一列 D 表示均匀度的偏差，越小表示均匀度越好，可以作为选择设计表的依据。

均匀设计的实验数据处理通常有两种方法:①直观分析。由于均匀设计允许因子水平数较多，水平间隔较小，实验点在整个实验区域内分布均匀，实验结果有较好的代表性，因此指标值最佳实验点接近全面实验中的最优条件，可直观分析;②回归分析。可以采用线性回归模型、二次回归模型或其他非线性回归模型，通过逐步回归方法筛选变量。

也可以利用多元样条函数技术、小波理论、人工神经网络模型进行数据分析。选择何种模型要根据实验的具体性质来确定。

16.16 序贯设计(sequential experiment design)[13,19] 序贯设计也称为非固定样本的试验,是指事先不固定受试对象的个数,而是按照受试对象进入试验的次序,边试验、边统计的试验设计方法。每测得一个受试者的试验结果就做一次统计分析,若得出拒绝 H_0 的结论,即可停止试验,否则,根据具体情况做出继续或停止试验的决定。相应的统计分析叫做序贯分析。

1975 年,英国统计学家 Peter Armitage 系统的描述了临床试验中不同的序贯设计类型。按照是否预先确定试验的最多样本数可将序贯试验分为封闭型和开放型;按照单侧或双侧检验可将序贯试验分为单向和双向;根据资料类型,可以将序贯试验分为质反应型和量反应型。

序贯试验设计的基本步骤为:①规定试验标准,如试验的灵敏度、有效及无效的水平、第Ⅰ、Ⅱ类错误的概率;②利用公式或工具绘出序贯试验图,即试验的边界线;③逐一将试验结果在序贯图上绘出试验线;④根据试验线触及不同边界做出结论:试验线触及有效线则认为试验有效,触及无效线则认为试验无效。

序贯设计的优点有:①在临床研究或流行病学现场研究中,样本数取决于人群中的病例数和受试者进入试验的速率,在设计阶段将样本数 N 看作变数比看作常数更合理;②当处理组间确实存在差异时,序贯分析可以较早地得出结论,通常比固定样本的试验节约样本,并可缩短试验周期,在试验成本较高时,比如昂贵的动物实验,非常适用;③序贯设计是边试验、边分析,若察觉处理组间的差异,即可立即停止试验,在临床试验中比固定样本试验更符合伦理学要求,避免以后的病人接受无效的、甚至是有害的治疗。经典的序贯设计的缺点是仅适合于短期内能很快获得试验结果的急性试验,且要求前后两个受试者进入试验的间隔不宜太长。另外,序贯设计不适用于多指标的试验。

近年来,可用于中、长期临床试验的成组序贯试验设计(group sequential method)日益受到重视。成组序贯方法首先由 S.J.Pocock 在 1977 年提出。

在临床试验时,成组序贯设计要求将整个试验划分成 k 个连贯的时间段,每个时间段称为一组,每组内均有 $2n$ 个受试者进入试验,当第 i 个阶段 ($i=1,2,\cdots,k$) 试验结束后,把第 1 到 i 个阶段的观察结果累积起来进行一次统计分析,如拒绝零假设即可结束试验,否则继续下一阶段的试验,如到最后第 k 个阶段结束后仍不能拒绝零假设,可以考虑接受零假设,终止试验。

在这一过程中要进行多次重复检验,每进行一次检验将增加犯Ⅰ型错误的概率,使总的检验水平 α 上升。为了使总体检验水平维持常数 α,必须调整每一次分析的检验水平。调整后检验水平称为名义检验水平(nominal significance level),用 α' 表示。

成组序贯方法可用于获得试验结果的时间较长,或者在整个试验过程中分几个时间段重复分析试验结果的情况,它既保留了传统序贯方法的优点又避免了其局限性,且正好与期中分析相配合。缺点是对于双盲试验,由于需要多次揭盲导致该法不能采用。但是可以采用计算机揭盲进行统计分析,从而克服这一困难。

16.17　响应曲面方法(response surface methodology)[2,21]　响应曲面方法是Box和Wilson在1951年开发的一种用于化学过程因子优化的综合性方法。响应曲面方法一般假设问题为限制性的最优化问题,目标函数的形式是未知的

$$Y=f(X_1,X_2,\cdots,X_k)+\varepsilon$$

其中 X 为实验因素(自变量),Y 为响应(反应变量),ε 为误差。响应曲面法在此前提与应用系统的限制下,可有效地求得最佳实验条件。在响应曲面方法中,响应表现为三维空间中的一张曲面,称为响应曲面。为了有助于目测响应曲面的形状,可以画出响应曲面的等高线。每一条等高线对应于响应曲面的一个特定的高度。

响应曲面方法具有实验次数少、周期短、精度高等特点,可快速有效地确定多因子系统的最佳条件,广泛应用于化工、食品、医药、生物等领域。

响应曲面方法可以分为两个阶段:第一阶段称为响应曲面设计(response surface design),第二阶段称为响应曲面最佳化(response surface optimization)。

常用的响应曲面设计方法有以下几种:

(1) Plackett-Burman 设计(Plackett-Burmandesign design)是一种2水平的实验设计方法,试图用最少的实验次数使因子的主效应得到尽可能精确的估计,适用于从众多的因子中快速有效的筛选出最重要的几个因子,供进一步优化研究。但该法不能考察各因子间的交互作用。因此它通常作为初步实验,用于确定重要因子。

(2)中心复合设计(central composite design,CCD)是在2水平全因子设计(factorial design)和部分因子设计(fractional factorial design)的基础上发展出来的一种实验设计方法。通过对2水平实验增加一个设计点(相当于增加了一个水平),从而可以对响应和因素间的非线性关系进行估计。中心复合设计由2k因子设计、轴点设计(或称星点设计)与零水平的中心点重复实验3部分构成,根据正交性和旋转性的需要可分为正交中心复合设计、旋转中心复合设计、二阶旋转中心复合设计。对实验结果按多元二次方程进行拟合。

$$y=\beta_0+\sum_{i=1}^{k}\beta_i x_i+\sum_{i=1}^{k}\beta_{ii}x_i^2+\sum_{i<j}\sum\beta_{ij}x_i x_j+\varepsilon$$

根据拟合的数学模型及方差分析结果,评价每个因子及其交互作用对响应过程的影响程度,并用响应曲面等高图直观地描绘其结果,最后按照数学模型和响应曲面等高图求出目标最大时的最优化条件。

(3) Box-Behnken 设计(Box-Behnken design)是一种3水平的实验设计法,不包含嵌入因子或部分因子设计。和中心复合设计不同之处在于它不需要连续进行多次实验,而且在因素数相同的情况下,Box-Behnken实验组合数比中心复合设计少,因而更经济,但是因为它们没有嵌入因子设计,所以不适用于顺序实验。Box-Behnken实验设计常用于在需要对因素的非线性影响进行研究时的实验,可以有效估计一阶和二阶系数。

响应曲面方法可用专门的软件Design expert或者Minitab进行设计和分析。

参考文献

[1] Armitage P, Berry G, Matthews J N S. Statistical Methods in Medical Research [M]. John Wiley & Sons, 2008.

[2] Box G E P, Wilson K B. On the Experimental Attainment of Optimum Conditions[M]//Breakthroughs in Statistics. Springer New York, 1992: 270—310.

[3] Calinski T, Kageyama S. Block Designs: a Randomization Approach: Volume II: Design[M]. Springer Science & Business Media, 2012.

[4] Campbell B F, Sengupta S, Santos C, et al. Balanced Incomplete Block Design: Description, Case Study, and Implications for Practice[J]. Health Education & Behavior, 1995, 22(2): 201—210.

[5] Ratkowsky D, Alldredge R, Evans M A. Cross-over Experiments: Design, Analysis and Application [M]. CRC Press, 1992.

[6] Montgomery D C. Design and Analysis of Experiments [M]. John Wiley & Sons, 2008.

[7] Federer W T, King F. variations on Split Plot and Split Block Experiment Designs [M]. John Wiley & Sons, 2007.

[8] Fisher, R A. Statistical Methods for Research Workers [M]. Edinburgh: Oliver and Boyd, 1925.

[9] Fisher, R A. The Design of Experiments [M]. Edinburgh: Oliver and Boyd, 1935.

[10] Quinn G P, Keough M J. Experimental Design and Data Analysis for Biologists [M]. Cambridge University Press, 2002.

[11] Lohr S. Sampling: Design and Analysis [M]. Cengage Learning, 2009.

[12] Machin D, Campbell M J. The Design of Studies for Medical Research. JohnWiley & Sons, 2005.

[13] Pocock S J. Group Sequential Methods in the Design and Analysis of Clinical Trials[J]. Biometrika, 1977, 64(2): 191—199.

[14] Vonesh E, Chinchilli V M. Linear and Nonlinear Models for the Analysis of Repeated Measurements [M]. CRC press, 1996.

[15] 陈方远.简明医学科研方法[M].济南:山东大学出版社,1999.

[16] 陈景武.医学研究设计与分析[M].北京:中国统计出版社,2003.

[17] 方开泰.均匀设计与均匀设计表[M].北京:科学出版社,1994.

[18] 罗天娥,刘桂芬.广义线性混合效应模型在分类重复测量资料中的应用[J].中国卫生统计,2007;24(5):486—487,492.

[19] 苏炳华.新药临床试验统计分析新进展[M].上海:上海科学技术文献出版社,2000.

[20] 孙振球.医学统计学[M].3版.北京:人民卫生出版社,2010.

[21] 田泱源,李瑞芳.响应面法在生物过程优化中的应用[J].食品工程,2010,(2):8—11.

[22] 徐勇勇.医学统计学[M].3版.北京:高等教育出版社,2014.

[23] 余金明.医学统计学基础[M].上海:复旦大学出版社,2009.

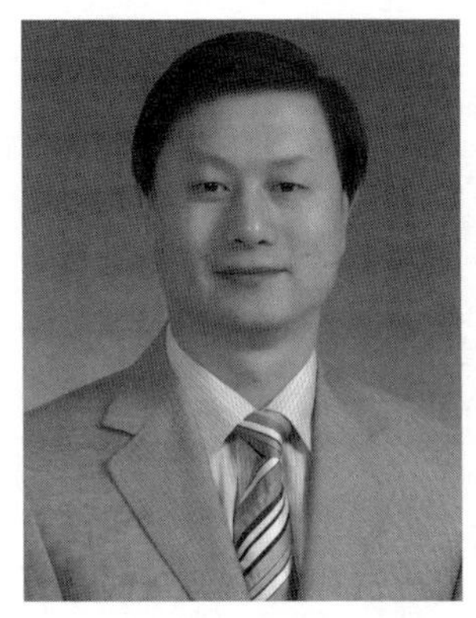

张玉海，男，1974 年 8 月出生，河北承德人，医学博士。现任空军军医大学卫生统计学教研室副教授，硕士生导师。美国华盛顿大学访问学者。现任中国卫生信息学会卫生统计理论与方法委员会委员。主要从事数据挖掘、神经网络以及纵向数据的统计方法等方面的研究。

第 17 章　临床研究

戴鲁燕　陈峰

17.1　临床试验(clinical trial)[17,26]

临床试验是指任何在人体(病人或健康志愿者)进行的药物、器械或其他医疗干预措施的前瞻性研究,以证实或揭示试验药物的作用、不良反应及药物在人体的吸收、分布、代谢和排泄等规律,探索或确证干预措施的疗效与安全性。新药的临床试验分为 4 期:

Ⅰ期临床试验:初步的临床药理学及人体安全性筛查评价阶段。通过一系列试验观察人体对于新药的耐受程度、药代动力学等,为制订给药方案提供依据。

Ⅱ期临床试验:治疗作用初步评价阶段。其目的是通过一系列试验,初步评价药物对目标适应症患者的治疗作用和安全性,也包括为 III 期临床试验设计和给药剂量方案的确定提供依据。可采用多种设计方法,包括随机对照试验(randomized controlled trial,RCT)。

Ⅲ期临床试验:治疗作用确证阶段。其目的是通过一个或多个试验,进一步确证药物对目标适应症患者的治疗作用和安全性,评价利益与风险关系,最终为药物注册申请的审查提供充分的依据。此阶段试验一般应为具有足够样本量的随机对照试验。

Ⅳ期临床试验:新药上市后由申请人进行的应用研究阶段。其目的是通过上市后试验或监测,进一步考察在广泛使用条件下,药物的疗效和不良反应,评价在普通或者特殊人群中使用的利益与风险关系以及改进给药剂量等。

随机对照试验严格遵循了随机、对照、重复原则(参见条目 17.2,17.4,16.4),并在试验设计和实施过程中采用有效措施(包括盲法,参见条目 17.3)控制潜在的混杂与偏倚,从而保证试验结果的真实可靠,现已成为确证临床药物、器械或临床干预措施的安全性、有效性的重要研究手段。

历史上第一个随机对照试验,是 1948 年 Marshall G 等人在英国医学会会刊(British Medical Journal,BMJ)上发表的应用链霉素治疗肺结核的随机对照临床试验。该研究肯定了链霉素治疗肺结核的疗效。其中,统计学家 Hill AB 对于临床试验起了科学的引领作用,从根本上改进了临床研究的质量。首次在试验中采用随机分组的思想控制混杂因素,用盲法评价以减少了偏倚,对于治疗性研究的正确开展有着不可估量的影响,开创了临床随机对照试验的新纪元,具有划时代意义。

临床试验必须符合伦理。一个好的临床试验必须具有严谨的设计方案,严格的操作规范,严肃地贯彻实施,以确保试验的科学性和可靠性。

17.2　随机化(randomization)[7,16]　为使各处理组间在大量不可控制的非研究因素的分布方面尽量保持均衡一致,统计学采取的重要措施就是随机化,又称随机分组(random allocation),即将受试者以某概率分到某一处理组。随机化是临床试验设计的第一原则。

随机化的概念由 Fisher RA 于 1935 年在他的专著 The Design of Experiments 中首次提出,并指出随机化是应用假设检验的前提条件,嗣后广泛应用于农作物的育种研究。而首次将随机化应用于临床研究的是 Hill AB 在 1948 年的链霉素治疗肺结核的试验中(参见 17.1)。

正确实施随机化分组,可使得受试者所有特征(已知的或未知的、观察的或未观察的)在各组处理间到达均衡。尽管随机化分组不可能确保受试者所有特征在各组的分布完全相同,但是,随着样本量的增加,分布将趋于相似,且样本量越大,分布越相似,从而各治疗组具有可比性。

有多种方法可以实现随机分组。抽签法和掷硬币法是最原始的简单随机化方法。目前,临床试验中的随机分组均是通过计算机的随机数发生器实现的。

(1)固定分组概率的分配(fixed randomization),即在整个试验中,受试者分配到各组的概率固定。包括:①完全随机(complete randomization)。不加任何限制条件地将受试者按照事先设计的比例随机分配到各治疗组。②区组随机(blocked randomization)。又称随机排列(permuted block randomization)。根据病人入组的时间顺序形成序贯的区组,在每个区组中进行完全随机分组,可以有效控制季节等相关因素在各组的均衡性。③分层随机(stratified randomization)。为确保某重要的预后因素在各治疗组间的均衡性,把该因素作为分层变量,在不同层间采用完全随机,即为分层随机;在不同层间采用区组随机,即为分层区组随机(stratified block randomization)。分层因素不宜过多,一般考虑 1～3 个因素。分层区组随机常采用中央随机系统实现。

(2)动态随机(adaptive randomization)。即受试者的分组概率不是固定不变的。包括:①基线自适应随机(baseline adaptive randomi-zation),即根据受试者的基线特征调整分组概率。②响应自适应随机(response adaptive randomization),即根据已入组受试者的试验结果而调整分组概率。

在评价新药或新处理方法的临床试验中,受试者的分组是通过对试验药物进行随机而实现的。为确保随机的合理有效性,随机分组必须制定严格的操作规范。

17.3 盲法(blind)[17,22] 为避免观察者和被观察者的对治疗的倾向或预期对试验结果带来的影响,临床试验中常使用盲法。

按照设盲的程度,盲法分双盲(double blind)和单盲(single blind)两种,不设盲的试验称为开放试验(open label)。

将研究者、参与试验效应评价的研究人员、数据管理人员、统计分析人员称为观察者方,将受试对象及其亲属或监护人称为被观察者方。所谓双盲临床试验是指观察者方和被观察者方在整个试验过程中不知道受试者接受的是何种治疗;所谓单盲临床试验是指仅被观察者方处于盲态;所谓开放就是观察者方和被观察者方都知道接受的是何种治疗。

临床试验中应尽可能使用双盲,尤其是当观察指标是受主观因素影响较大的变量,例如神经精神病科中的各种量表(如MMSE量表、神经功能缺损量表、生活能力量表等)。当双盲无法实施时,也应尽量可考虑使用单盲。

在双盲临床试验中,盲态应自始至终地贯穿于整个试验。从产生随机数的程序、随机数种子数的设定、盲底、应急信的内容、药物的随机分配、病人入组用药、研究者记录试验结果并作出疗效评价、监查员进行检查、数据管理、数据核查都必须保持盲态。在数据库锁定后、统计分析前才进行揭盲。在这之前任何非规定情况所致的盲底泄露,都称为破盲(breaking of blindness)。

双盲试验必须制定严格的操作规范,防止盲底、编码、编盲参数或程序不必要的扩散。在临床试验执行的过程中,一旦全部或大部分病例被破盲,试验将被视作无效,需要重新实施新的试验。

有些临床试验中无法实施盲法,例如,一组为手术治疗,另一组为药物治疗,此时试验只能是非盲的,即不设盲的试验或开放试验。

在开放试验中,由于研究者或受试者对试验治疗的信赖,在填写记录时某些受主观因素影响较大的指标值时就可能出现先入为主的现象。当一个研究者知道受试者所接受的是试验药物时,可能对受试者的治疗情况倍加关心,如增加检查的频度,甚至护理人员也会格外关心该受试者,这种做法很可能会影响受试者,从而不知不觉地影响观察指标的客观性。而当受试者知道自己所用的是对照药物或安慰剂后,也会产生心理影响,妨碍或干扰与研究者在临床研究上的配合,造成偏倚。因此,即使在非盲试验中,研究者和参与试验效应评价的研究人员最好不是同一个人。如果负责评价的研究人员在评判过程中始终处于盲态,就能将偏倚控制到最低限度。

17.4　对照(control)[19]　有比较才有鉴别。临床试验中设立对照，并保持试验组和对照组的均衡性，是排除混杂因素、凸显试验组效应的主要手段。

对照可以是平行对照，也可以是交叉对照。同一个临床试验可以包含一个或多个不同条件的对照组。临床试验中有 5 种基本的对照组设置方法：

(1)安慰剂对照(placebo control)。安慰剂是一种虚拟药物(dummy medication)，其剂型、大小、颜色、重量、气味、口味等都与试验药物尽可能保持一致，但不含试验药物的有效成分。设置安慰剂对照的目的在于克服研究者、受试者、参与评价疗效和安全性的工作人员等由于心理因素所形成的偏倚，最大限度地减少受试者和研究者的主观期望效应(expectant effect)，控制安慰作用。设置安慰剂对照还可以消除疾病自然进展的影响，以衬托出试验药物所引起的真实的疗效及不良反应，所以，在此试验条件下，能够直接度量试验药物和安慰剂之间的差别。

(2)空白对照(no-treatment control)。未加任何药物或处理的对照。它是非盲的，可能影响到试验结果的客观评价。适用于：①由于治疗手段非常特殊，安慰剂对照试验无法执行，或者执行起来极为困难；②试验药物的不良反应非常特殊，以至于无法使研究者或受试者处于盲态。这时使用安慰剂对照几乎没有意义，不如采用空白对照。

(3)阳性药物对照(active control or positive control)。采用已上市的有效药物作为对照。阳性对照药物必须是疗效肯定、医务界公认、药典中收载的。

(4)多剂量对照(dose-response control)。又称剂量—反应对照。将试验药物设计成几个剂量组，受试者随机地分入一个剂量组中。可以包括或不包括安慰剂对照即零剂量(zero-dose)组。

(5)外部对照(external control)。又称历史对照(historical control)。将结果与在其他试验接受治疗的受试者进行比较。外部对照也可以是过去的研究结果或在同时期但在不同情境下进行的试验结果与当前试验药物进行比较。由于在可比性上存在局限性，其应用有限，非必要时不推荐使用。

此外，可以组合应用上述基本的对照组设计的方法，形成新的设计。例如：①三臂试验(three-arm study)。即同时使用安慰剂和阳性药物两种对照的试验。常用在非劣效试验中(参见条目 7.10)。②加载研究(add-on study)。在安慰剂对照试验中，为了加强伦理性，可以在每个受试者都给予一种标准治疗的基础上，试验组再给予试验药物，对照组再给予安慰剂。

17.5 终点指标(endpoint)[22] 又称结局(outcome)。临床试验中,不同性质的指标反映了试验的不同侧面(包括:依从性、有效性、安全性,等)。

主要指标(primary endpoint),又称主要结局(primary outcome),是直接与试验目的有本质联系的、能确切反映药物有效性或安全性的观察指标。主要指标应根据试验目的选择易于量化、客观性强、变异小、重复性高,并在相关研究领域已有公认标准的指标。主要指标必须在临床试验方案中明确定义,并用于试验样本量的估计。通常一个临床试验主要指标只有一个,如果同时评价多个主要指标时,应该在设计方案中考虑控制Ⅰ类错误的方法(参见条目17.7多重性问题)。

次要指标(secondary endpoint)。指与试验目的相关的辅助性指标。一个临床试验中通常有多个次要指标。方案中需明确次要指标的定义,并对这些指标在解释试验结果时的作用以及相对重要性加以说明。次要指标数目也应当是有限的,并且能回答与试验目的相关的问题。

在验证性临床试验中,只有当主要终点指标有统计学意义时,次要终点指标的统计分析结果才有参考价值。在探索性临床试验中,主要终点指标和次要终点指标的结果均可为进一步的临床试验设计提供依据。

复合指标(composite variable)。如果在与主要目的有关的多种测定结果中很难选出一个单一的主要指标,则可用预先确定的算法来整合或组合多个指标,构成一个单一的复合指标。

全局评价变量(global assessment variable)。用来评价某项治疗总的安全性、有效性和实用性,这种变量是客观变量与调查者主观评价的有机结合,往往是一个有序的等级。

替代指标(surrogate)是指在直接终点指标(direct endpoint)难以得到或不可能得到时,用于间接反映临床效果的观察指标。一个指标能否作为替代指标取决于:

(1)该指标是否与试验目的在生物学上具有相关性;

(2)在流行病学中替代指标对临床试验是否具有预测价值;

(3)从临床试验中获得的药物对替代指标的影响程度与药物对临床试验结果的影响程度相一致(参见条目12.12替代指标与标准)。

在有些肿瘤临床试验中,肿瘤缩小,无进展生存期延长,并不等于生存期延长。可见,选择替代终点需从生物学上、流行病学上,以及临床试验效果上综合评断。因此,选择替代指标时需谨慎,在Ⅲ期试验设计时应及时与监管部门沟通。

指标的分类。对连续性变量、有序变量的分类可得到一个二分类变量,在临床试验中往往是非常有用的。例如,治疗有效和无效的判断往往是根据一个连续性指标得到的。方案中应事先明确定义分类标准。分类通常意味着要损失大量信息,由此导致检验功效降低,应当在样本量估算中予以考虑。

17.6　分析集(analysis set)[22,35]　药物临床试验中,分析所使用的数据集需要遵循以下两个原则:

(1)偏倚最小;

(2)控制Ⅰ类错误的增加。

随机化是控制偏倚的方法之一。在随机对照试验中,为了控制选择偏倚,就应该尽可能维持受试者的随机性,因此,临床试验分析数据集的定义必须遵循意向性原则(intention-to-treat,ITT)。所谓意向性原则是指,基于随机分组的结果,受试者按试验事先计划好的治疗方案进行分组的一种数据集定义和统计分析策略,而不管这些受试者是否依从试验计划的分配,以及实际接受的是何种治疗。有时又称为 as randomized 数据集。

ITT 是一个原则。实际临床试验中,随机分组后的受试者可能出现各种情况,例如,没有参与临床试验就撤回知情同意,或没有基线记录等,把这些患者包含在分析集中,可能不尽合理。因此,基于实际的考虑,在定义分析数据集时,在尽可能遵循 ITT 原则的基础上,常会根据实际情况对 ITT 原则做适当的修正,例如,剔除虽然随机化分组但是没有任何信息的患者等,这样以最小的剔除而得到的分析数据集称为调整的 ITT 数据集(modified ITT,mITT)。

然而,目前临床试验中对 mITT 数据集并没有清晰的定义,也没有一个公认的指导性原则,这就可能出现因为数据的整理和调整而导致分析结果的偏倚。因此,在制定数据分析计划时应该清楚地描述各数据集的定义,并且在后续分析时不能随意变动。对 mITT 数据集分析的结果也应该谨慎地进行解释,并评价结果中可能存在的偏倚。

全分析数据集(full analysis set,FAS):指尽可能接近意向性原则确定的理想的受试者数据集,该数据集由所有随机化的受试者中以最小的和合理的方法剔除不符合条件者后得到的受试者集合,也是一种 mITT 数据集。

符合方案数据集(per protocol set,PPS):亦称"合格病例"或"可评价病例"样本,是全分析集的一个子集,这些受试者符合试验方案、依从性好、试验期间未使用禁止药物、完成病例报告表(case report form,CRF)规定的填写内容,等。

安全性数据集(safety analysis set,SS):包含服用过试验药物并至少有一次安全性评价记录的病例。包括不良事件观察、实验室检测指标等。

临床试验中主要疗效指标到底采用哪一种数据集一直没有定论。通常认为,在优效性试验中,主要疗效指标采用 ITT 原则确定数据集可能是一种保守的估计,能控制假阳性。实际工作中,对主要变量的统计分析,可分别选用全分析集和符合方案集的数据进行分析,当以上两种数据集的分析结论一致时,可以加强试验结果的可靠性。若全分析集和符合方案集分析结果不一致,需要分析不一致的原因。

无论采用哪种数据集做为主要分析,均需在试验方案中事先定义。受试者进入不同数据集的条件亦需事先明确。

17.7 多重性(multiplicity)[9,10,37]

临床试验中的多重性是指多重检验,即一项研究中多次使用假设检验。同一项研究中的 m 个假设检验结果如表 17.7.1 所示,其中 m 已知,R 是可观察到的随机变量,S、T、U、V 均无法观察到,m_0 是固定数值但未知。

表 17.7.1 多重检验的结果

原假设	未拒绝 H_0	拒绝 H_0	合计
真	U	V	m_0
伪	T	S	$m-m_0$
合计	W	R	m

阳性结果错误率(false discovery rate, FDR)由 Benjamini & Hochberg(1995)提出,为拒绝 H_0 的结果中错误者之期望:

$$FDR=\begin{cases}E(V/R), & R\neq 0\\ 0, & R=0\end{cases}$$

总Ⅰ类错误率(family-wise error rate,FWE)是 m 次假设检验中至少发生一个Ⅰ类错误的概率:

$$FWE=P(V>0)$$

严格控制(strong control)FWE 是指在多个假设检验中,应控制至少一个真的原假设被拒绝的概率在可接受的某个 α 水平,而不论多次检验中的哪个或哪些原假设为真;非严格控制(weak control) FWE 是指相应地在所有零假设为真的条件下控制总Ⅰ类错误率。

控制 FWE 比控制 FDR 更严。当所有假设全为真,即 $m_0=m$ 时,则 FDR 与 FWE 等价;当 $m_0<m$ 时,FDR≤FEW。此时,控制了 FWE,必然也就控制了 FDR;但是反过来,一个程序仅控制了 FDR,则未必能控制 FWE。

一般地,探索性研究中常控制 FDR,而确证性研究中常控制 FWE。临床试验中往往是考虑 FWE 的控制。

临床试验中凡涉及多个主要疗效指标、期中分析、多组间比较、亚组分析等,就遇到了多重性问题。此时需考虑Ⅰ类错误的控制。

校正多重性分析的方法很多。根据对检验顺序是否有要求,多重性校正方法可分为单步法(如 Bonferroni 和 Dunnett 法)和逐步法(如 Hochberg 法,Holm 法);根据对分布假设的要求,多重性校正方法可分为 3 类:

(1)基于假设检验 P 值的方法或非参数方法(如 Bonferroni 和 Holm 法);

(2)参数方法(如统计量服从多元正态分布或多元 t 分布时的 Dunnett 法);

(3)基于再抽样的方法(如:bootstrap 或 permutation 检验法)。

17.8　期中分析(interim analysis)[24]

期中分析是指在正式完成临床试验前,根据事先制订的分析计划,比较治疗组间的有效性和安全性所进行的分析。

期中分析的目的主要有三类:

(1)及时监测试验的安全性,如果安全性出现问题,则提前因安全性而终止试验;

(2)如果试验有效并达到预先设定的标准,可因有效而提前终止试验;或试验无效低于预先设定的标准,可以因无效而提前终止;或在多剂量对照试验中,剔除无效或低效的试验组;

(3)样本量的再估计。期中分析常由独立的第三方统计分析中心完成。

把试验分为若干段,每完成一段就进行一次期中分析,以决定研究是否继续进行或早期终止,这称为成组序贯试验(group sequential trial)。成组序贯试验设计时需事先确定早期终止试验的标准(有效终止或无效终止),当根据已累积的样本足以得到试验药优于对照药的结论,并达到早期有效终止的标准,即可提前因有效而终止试验;或达到无效终止的标准时,也可提前因无效而终止。

为控制多次假设检验导致的Ⅰ类错误膨胀,需要对检验水准进行校正。常用的有 Pocock 法,Peto 法,O'Brien-Fleming 法。Lan 和 Demets 提出了一种更为灵活的 α 消耗函数(α spending function)。见表 17.8.1。其中,t 为信息时间(information time),即研究到目前为止所收集的信息占总信息的比例,α 为总 Ⅰ 类错误,$\alpha(0)=0$,$\alpha(1)=\alpha$。

表 17.8.1　常见 α 消耗函数的形式

消耗函数	函数形式
Pocock	$\alpha(t)=\alpha[\log(1+(e-1)t)]$
O'Brien-Fleming	$\alpha(t)=2-2\Phi\left(\frac{Z_{\alpha/2}}{\sqrt{t}}\right)$
指数族	$\alpha(t)=\alpha t^{\rho}(\rho>0)$
Gamma 族	$\alpha(t)=\begin{cases}\frac{\alpha(1-e^{\gamma t})}{1-e^{-\gamma}}(\gamma\neq 0)\\ \alpha t(\gamma=0)\end{cases}$

条件检验效能(conditional power,CP)是指根据在期中分析时间点 t 已累积的试验数据,假定试验组与对照组的疗效差异为 θ 的情况下,若试验完成所有计划样本量时拒绝零假设的条件概率。

预测概率(predictive probability)是指依据在期中分析时间点 t 已累积的试验数据,当完成所有计划样本量时,试验组优于对照组的概率。条件检验效能和预测概率常做早期终止的标准。

成组序贯的概念最早是由 Armitage 和 Bross 等在 20 世纪 50 年代提出。1977 年 Pocock 等对其理论进行了探索,并提出了成组序贯设计的指导原则。

成组序贯设计分为有对照的平行组设计和无对照的单组设计两种类型。

17.9 等效性检验(equivalence test)[5,14] 等效性包括生物等效性(bioequivalence)和临床等效性(clinical equivalence)。

生物等效性是指同一药物的不同制剂或不同药物其效用相当,以试验品与参比品作比较,两药物的生物利用度(吸收率与吸收度)在生物体内相同,AUC、C_{max}、T_{max}等药代动力学参数相似。多用于仿制药与专利药的比较。

临床等效性是指同一药物的不同制剂或不同药物其临床效果相同,包括有效性和安全性。有些药物或其代谢产物在血液的浓度不容易测量,或局部给药时不能充分入血,无法测定其体内代谢情况;有些新药有着不同的使用途径或作用机理。对这些药品的等效性评价是生物等效性所不能解决的,此时需要借助于临床试验来评价。较之临床等效性试验,生物等效性试验主要有四个明显的差异:①对试验药物的要求不同;②评价指标不同;③试验设计的差异;④等效界值不同。

等效性分析方法分为置信区间法及假设检验法。

(1)置信区间法。估计两组终点指标之差或比值的(1-2α)双侧置信区间,如果置信区间的上、下界均在等效区间内,则推断为两组等效。此时的Ⅰ类错误则控制在α以内。图17.9.1中,B和C满足等效性要求,其他情况非等效。

置信区间可采用有关公式或根据模型估计,后者可以在校正协变量后得到校正的置信区间。

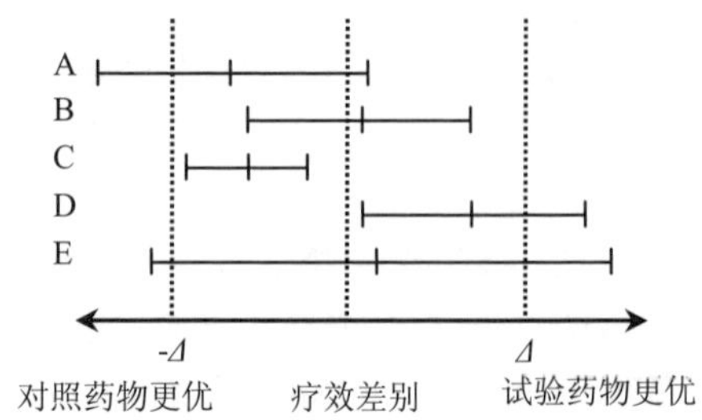

图17.9.1 置信区间法的结果示意

(2)双单侧检验(two one-sided test)。差值比较时:

$H_{0L}:\pi_T-\pi_S\leqslant-\Delta$ vs $H_{1L}:\pi_T-\pi_S>-\Delta$

$H_{0U}:\pi_T-\pi_S\geqslant\Delta$ vs $H_{1U}:\pi_T-\pi_S<\Delta$

$(-\Delta,\Delta)$为等效区间;比值比较时:

$H_{0L}:\pi_T/\pi_S\leqslant\Delta$ vs $H_{1L}:\pi_T/\pi_S>\Delta$

$H_{0U}:\pi_T/\pi_S\geqslant1/\Delta$ vs $H_{1U}:\pi_T/\pi_S<1/\Delta$

$(\Delta,1/\Delta)$为等效区间,$\Delta>0$。两个独立的单侧检验在相同的检验水准α条件下,同时拒绝零假设,则认为两药物等效。

等效界值Δ的选定应由临床专家、监管机构专家、统计学人员根据各试验的临床特性,即疾病的自然过程、已有药物的疗效、所选择的目标变量等综合考虑,审慎确定。生物等效性研究中常取Δ=0.8,即(80%,125%)为等效区间。

17.10　非劣效性检验（non-inferiority test）[13,38]　在某些临床实践中直接采用安慰剂对照存在伦理问题，如果已有治疗某适应症的有效药物，且可预知由于延误治疗可能导致受试者死亡、病情进展、残疾或不可逆的医学损伤发生，则不宜单纯采用安慰剂对照。而已有治疗的有效药物仍存在使用便捷度或安全性上的局限性，新药的研发能够进一步填补未满足的临床需求，此时可采用阳性对照的非劣效（non-inferiority）试验设计，用于说明试验药物非劣效于阳性对照药物。

非劣效界值（non-inferiority margin）Δ 是一个有临床意义的值，它表示如果两个药物的疗效相差小于该值，则两者差别在临床上可以忽略；当试验药物的疗效比阳性对照药物的疗效相差小于 Δ 时，则认为试验药物的疗效非劣效于阳性对照药物。非劣效界值 Δ 的确定应得到同行专家的认可，确证性试验设计时应及时与管理部门沟通，且在试验方案中明确。

非劣效界值的确定可以通过阳性对照药物与安慰剂的效应确定。记 P 为安慰剂效应，C 为阳性对照药的效应。假设所研究指标数值越大表明疗效越好（简称高优指标），$(C-P)$ 的 97.5%单侧置信区间限值为 $M(M>0)$，则非劣效试验中对照药的疗效可设为 $M_1(M_1 \leqslant M)$，非劣效界值 $\Delta=(1-f)M_1$，$0<f<1$。f 一般取 0.5～0.8。例如，在心血管病药物的非劣效试验中常取 $f=0.5$。

非劣效界值的确定也可以根据临床经验来确定。例如，在抗菌药物临床试验中，由于阳性对照药的疗效公认且较高，以率作为主要指标时非劣效界值 Δ 直接设为 10%；抗高血压药物临床试验中，平均血压下降的非劣效界值可取为 0.67kPa（3mmHg）等。

非劣效性统计推断一般采用置信区间法，高优指标根据 C－T（低优指标根据 T－C）的双侧 95%置信区间上限（或单侧 97.5%置信区间的上限）是否大于非劣效检验界值进行统计推断。

图 17.10.1 示例中，试验 A 的置信区间上限＜非劣效界值 M_2，试验药物非劣效于阳性对照药；其余均不能推断为非劣效。

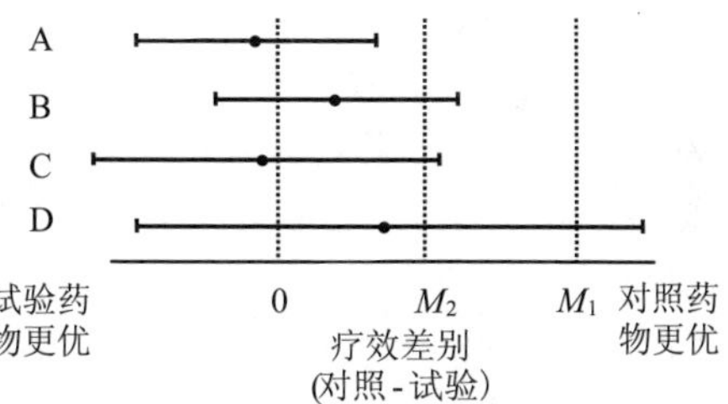

图 17.10.1　置信区间法的结果示意图（高优指标）

非劣效性统计推断亦可采用假设检验法，评价指标以疗效的差值为例：

高优指标：		低优指标：
$H_0: C-T \geqslant \Delta$	或	$H_0: T-C \geqslant \Delta$
$H_1: C-T < \Delta$		$H_1: T-C < \Delta$
$\alpha=0.025$		$\alpha=0.025$

根据不同的疗效指标，计算相应的统计量进行假设检验。

17.11 中心效应(center effect)[22,33]

多中心(multi-center)临床试验是由一个主要研究者总负责,多个单位的研究者合作,按同一个临床试验方案、在不同中心、同时进行的临床试验。新药的Ⅱ、Ⅲ、Ⅳ期临床试验往往是多中心的。多中心临床试验可以在较短的时间内招募到足够多的病例数。由于病例招募范围广,较单中心病例更具有代表性,结论的应用面也相对更广泛。

这里讨论一个国家内的多中心临床试验,有关国际多中心临床试验参见17.15。

多中心临床试验中,由于各中心的试验条件不完全相同,不同中心在受试者基线特征、临床实践等方面可能存在差异,导致不同中心间的效应估计不尽相同,这种中心之间的效应差异称为中心效应(center effect)。因此,在疗效评价时,必须考虑中心效应。当中心效应较大时,直接合并所有中心资料可能会对总的结论有一定的影响。

如果各中心均有足够数量的样本,且治疗效应有统计学意义时,为说明结论的可推广性,一般需检验中心与治疗的交互作用,以对中心间治疗效应的一致性进行评价。若存在交互作用,解释时须非常谨慎,应努力从试验的管理、受试者的基线特征、临床实践等方面寻找原因。

中心与组间的交互作用又分为两种,一是定量的交互作用(quantitative interactions),是指处理间差异的大小在不同中心表现为量的不同(相同的方向);二是定性的交互作用(qualitative interactions),是指治疗组间差异至少在一个中心表现为质的不同(不同的方向)。当存在定量的交互作用,则需要采用合适的统计学方法来估计处理效应,以保证结果的稳健性;当存在定性的交互作用时,如找不到合理的解释,则需进一步的临床试验,直到处理效应的估计可靠为止。

中心与治疗组的交互作用的分析通常用于对中心效应异质性的评价,但主效应模型中不建议包含中心与处理的交互项,因为中心间处理效应一致时在模型中包含该项将降低主效应的检验效能。同时需注意,一般临床试验是为验证主效应而设计的,因此对交互作用项的检验功效是偏低的。

当中心数较多,或每个中心样本数均较少,一般无需考虑中心效应对主要变量及次要变量的影响,因为此时认为中心效应不会影响临床效果。

统计分析方法较多,采用何种策略和方法分析中心效应需事先在试验方案或统计分析计划中阐明。

17.12　基线(baseline)[1,12]　基线和协变量是临床试验设计和分析时必须要考虑的问题之一。

(1)基线。基线是临床试验开始前受试者观察指标的测量值。基线可分为广义的和狭义的。广义的基线是指受试者临床试验开始前各观察指标的测量值,包括人口学指标、基本生理指标、疾病的亚型、严重程度、并发症等,全面反映受试者疗前的状态;狭义的基线是特指某观察指标在临床试验开始前的测定值。狭义的基线往往直接用于终点指标的评价。

(2)基线的比较。基线在治疗组间的均衡性是非常重要的。在随机对照临床试验中,由于试验组和对照组来自同一总体,因此,只要正确应用了随机化分组,其基线的分布理论上应该是均衡的。此时,个别指标相差较大,可以认为是偶然因素引起的(by chance)。一般也没有必要对基线进行统计学检验。

从另外一个角度来讲,在非随机对照临床试验中,由于试验组和对照组来自不同总体,即使所考虑的基线是均衡的,而试验中没有考虑的或没有测量的特征指标是否均衡不得而知。此时,各治疗组间疗效的比较所得结果也可能是有偏的,其结论具有一定的局限性。即使假设(实际上不可能)所有指标都均衡一致(指差异性检验 $P>\alpha$),某些特征指标细微的差别,也可能影响疗效。

(3)基线的调整。在评价主要终点指标时,往往要考虑相应的基线值对预后的影响。常用的方法是计算观察指标相对于基线的变化值(change from baseline),即治疗后观测值与基线的差值。包括绝对差值或相对差值。

(4)协变量(covariate)。是除处理因素(分组)以外,与结局有关的变量。协变量在组间的不均衡,可能导致分析结果的偏倚,也属于混杂因素(confounding factor)。使协变量在组间达到均衡有如下几种方法:①随机分组;②按协变量取值进行分层随机化;③在纳入标准中限定个体协变量的取值,使得所有受试者具有相同的协变量值。其中,第三种方法由于限制了受试者的条件,所得结果无法外推,因此,其应用范围有限。当然,即使在组间均衡,当个体协变量的变异较大时,也可能对试验结果产生影响。因此,临床试验资料分析中需要对协变量进行控制和调整。常用的调整协变量方法有:协方差分析、多重回归分析、分层分析等。基线也属于协变量,也可用这些方法校正。

17.13 亚组分析(subgroup analysis)[8，30] 是指对根据受试者某个基线特征定义的亚组进行统计分析。例如：不同年龄组，疾病的严重程度，是否有某种并发症，适应症的亚型，基因型等等。一般来说，对药物的评价都是基于整个研究人群的。诚然，不同特征的人群治疗效果可能不同，这就是所谓的治疗效果的异质性(heterogeneity)。根据不同特征将研究人群划分成不同的亚组(subgroup)，对亚组进行检验，有时可提炼更为丰富的信息。

亚组分析包括两种情况：预先计划的分析(pre-specified analysis)和事后分析(post-hoc analysis)。

预先计划的亚组分析关注于预后因子对疗效的影响。有一类更严格的预先亚组分析计划是对整个亚组的疗效进行确证统计推断，其分析结果有可能成为药物上市的依据。因此，这类亚组分析需在研究目的中声明，并在方案中事先明确定义亚组人群，指定相应的原假设和统计分析策略，并考虑相应的检验效能，同时考虑样本量的要求。

事后的亚组分析，是无预先计划的分析，往往是受研究结果的提示做出的分析，属探索性分析。其主要目的通常包括但不限于：评估整个临床试验结论的敏感性(sensitivity)或稳健性(robustness)，试验内部的一致性(consistency)，探索影响疗效或预后的影响因素，以期寻找疗效更好的适应人群。事后的亚组分析往往是在某种分析结果的提示下进行的，有时又称为数据驱动的(data-driven)，是由数据自身决定的，没有在试验方案中事先明确。基于事后分析的亚组的结果需要进一步的临床证据加以确认，才可以推广或可能得到监管部门的确认。亚组的划分应基于基线观察指标，而不能基于任何与治疗效应有关的指标。

进行亚组分析从统计学角度需要考虑如下几个共性问题：

(1)阐明亚组分析的目的是探索性的，还是确证性的；

(2)亚组的划分是否维持了随机性；

(3)亚组分析的样本量或功效是否足够；

(4)如果涉及多个亚组的分析，如何考虑多重性校正；

(5)亚组人群与全部受试者人群的基线特征的差异，这些差异与试验药物的疗效或安全性上的差异是否有关；

(6)亚组的分析方法；

(7)亚组间异质性分析与交互作用；

(8)亚组分析结果的表达。

17.14　适应性设计(adaptive design)[4,15,25]　又称可变设计(flexible design),是指在试验开始之后,在维持试验的完整性(integrity)与有效性(validity)的前提下,依据前期试验所得的部分结果或外部信息,按照事先拟订的计划调整后续试验方案,从而及时发现与更正试验设计之初一些不合理的假设,从而确保受试者安全、维持统计学效能、减少研究成本、缩短研究周期的一大类研究设计方法的总称。

适应性设计最早的思想产生于 20 世纪 30 年代。在临床试验中应用的完整概念,是 2005 年由美国药品研发与制造商协会(PHRMA)适应性设计工作组首次提出,并加以推广的。

适应性设计是利用试验中陆续得到的数据(也可包括外部信息),在不破坏试验的真实性和完整性的前提下,不断地对后续试验做出调整的临床研究设计。

欧洲人用医疗产品委员会(CHMP)、美国 FDA、发布了关于临床试验药物和生物制剂的适应性设计指导原则。该指南建议的议题包括:适应性临床试验设计中临床、统计、监管应考虑的问题;当采用和开展适应性设计时,何时事先与 FDA 进行交流和沟通;FDA 对适应性设计进行审查应包括哪些内容等。并针对不易充分理解的适应性设计特点提出了应用时的注意事项,包括一类错误、效应估计的偏差、二类错误的膨胀、模拟试验、统计分析计划等。

临床试验中常用的适应性设计方法包括:成组序贯试验(group sequential design);样本量再估计;Ⅰ/Ⅱ期或Ⅱ/Ⅲ无缝设计(seamless design);淘汰劣效组(drop-the-loser);适应性随机化(an adaptive randomization);剂量调整(an adaptive dose-escalation);生物标志适应性设计(biomarker-adaptive design);转组设计(adaptive treatment-switching design);适应性检验假设设计(an adaptive-hypothesis design)等。

此外,临床试验中还涉及:纳入和排除标准的修订,药物用法用量的调整,检验假设的修正,检验参数的修正,等效性/非劣效性界值的调整、改变主要终点指标或时间,增加或减少期中分析的次数等。

当然,适应性设计方法绝不仅仅局限于以上列举的几种。实际情况常常是多种适应性设计同时使用,但一个临床试验中调整的内容不宜太多,因为此时相应的统计推断亦变得异常复杂和困难。

必须强调的是,适应性设计中所做的调整,必须是事先在试验方案中明确的且有周密计划的。那些根据试验结果随意调整试验方案的做法是绝对禁止的。

17.15 国际多区域临床试验(multi-regional clinical trial, MRCT)[20,27,34]

在多个国家或区域的多个中心按照同一临床试验方案、同期开展的临床试验称为国际多中心临床试验或多区域临床试验,目的是使新药在多个国家或区域同时注册上市。

如果一个新药已经在原地区(original region)通过审批,要将其推广到新地区,可利用原地区临床试验已有信息,按需在新地区进行小规模的附加试验,以说明该药品对新地区人群是否具有同样的安全性、有效性,从而达到注册上市的目的。这类在新地区进行的附加试验称为桥接试验(bridging study)。

在 MRCT 试验中,新地区的样本量与策略制定主要有以下几种:

日本策略 1。要求 J 地区的疗效占总疗效的比例大于某个固定数值(π)的概率大于等于预定的概率 $1-\beta$,即:

$$P(D_J/D_{all} > \pi) \geqslant 1-\beta$$

其中 D_J 为 J 地区观察效应量,D_{all} 为总效应量。这里,π大于 50%,β 小于 20%。

日本策略 2。要求所有地域疗效观察值均大于 0 的概率大于 $1-\beta$,即:

$$P(D_i > 0, for\ all\ i) \geqslant 1-\beta$$

其中 D_i 是 i 地区的观察效应量。

SGDDP 法。Huang(2012)等提出全球同步研发策略(global drug development program, SGDDP)。将试验当作两个阶段,即国际多中心临床试验(MRCT)和当地试验(local clinical trial, LCT)。MRCT 是一个标准的试验设计,而 LCT 是独立于 MRCT 的另外一个桥接试验。包含了两部分人群:即需要桥接的地区人群 TE(target ethnic group, TE)和非桥接地区人群 NTE。构建检验统计量 Z:

$$Z = \sqrt{1-w}Z_1 + \sqrt{w}Z_2$$

其中,Z_1 是 TE 人群的检验统计量,Z_2 是 NTE 人群的检验统计量,显然,Z_1 与 Z_2 独立。如果 Z_1 和 Z_2 均服从标准正态分布,则在事先指定权重 w 的情况下,Z 也服从标准正态分布。

常见的评价中心间一致性的指标有:

(1)重现概率(reproducibility probability, P_R)是指:如果在同一总体中重做一个同样的临床试验,能够重复原试验结果的概率。有三种计算方式:估计功效法(estimated power approach),置信区间下限法(the confidence bound approach)和 Bayes 法(Bayesian approach)。

(2)可推广概率(generalizability probability, P_G)是指:在已有信息表明新地区和原地区的药物疗效可能存在差异的条件下,在新地区得到阳性结果(疗效存在)的概率。

17.16　群随机对照试验(clustered randomized controlled trial,cRCT)[3,11,28]是将研究对象以一群(或一组)受试者为单位进行随机抽样,一个单位称为一个群(cluster),并以群为单位分配到不同治疗组进行干预试验的一种设计方法。例如,以社区、班级、家庭、车间等为单位。随机化是以群为单位进行的,如果一个群被分配到试验组,则该群的所有受试者接受试验药的治疗或干预。在大型的疫苗临床试验、社区干预试验等研究中,以群为单位进行抽样和分配便于组织实施。

由于同一个群内个体可能在某些方面趋于相似,因此,他们不是独立的样本。例如,同一个班级的学生,可能在认知上有相同;同一个家庭的成员饮食习惯相似性较高;同一个车间的工人作业环境相同等,从而导致结果变量间可能有一定相关性。传统的统计分析方法,要求个体间是独立的,而群随机样本是非独立的(non-independent)。因此不能简单地套用传统的统计分析方法,需要专门的分析方法来处理。

针对群随机对照研究的特点,在设计、实施、分析、报告时需要考虑:

(1)质量控制。由于是群随机,cRCT在实施时需考虑盲态的保持、预防入组时的选择偏倚、入组后失访以及群间交流带来的偏倚。

(2)样本量。cRCT 中,样本量的估计需要考虑群内相关系数。如:试验组和对照组的均数比较所需群数为:

$$m=\frac{[1+(k-1)\rho]}{k}\frac{2\times(z_{1-\alpha/2}+z_{1-\beta})^2\sigma^2}{\delta^2}$$

这里ρ是群内相关系数;m 是所需要的群数,k 是平均每个群的人数,则每组所需要的总人数为 $n=m\times k$。记 N 为简单随机抽样时,两样本均数比较每组所需样本量。则群随机对照试验与简单随机对照试验样本量间的关系为:

$$mk=[1+(k-1)\rho]N$$

可见,只要群内相关大于 0,群随机试验所需总样本量大于简单随机试验。

(3)分析方法。对群随机对照研究资料,常用广义估计方程(generalized estimation equation, GEE)和多水平模型(multilevel model)来分析,以便处理群内个体的相关性。参见 3.18 和 4.19。

(4)结果报道。采用 CONSORT 扩展声明中的建议。

17.17 比较实效研究(comparative effective-ness research,CER)[6,29,39] 比较实效研究又称实效研究,是在实际医疗环境下对具体医疗干预结果的评估。“医疗干预”包括患者接受的所有医疗措施;“最终结果”包括患者能直接体会和最关心的医疗结果(如痊愈、生活质量、死亡),以及取得结果的付出(如时间、费用、生活能力等);“实际医疗环境”则强调真实世界,有别于评估新药、器械或医疗技术常采用的随机对照研究中的“医疗控制环境”。“结局”一词由国外学者于1966年在评价医疗保健质量时首次提出,1998年Carolyn Clancy和John Eisenberg在《科学》杂志上发表文章,再次强调实效研究的重要性。CER是2009年美国提出的概念,比实效研究更为具体,是以患者为中心,系统研究预防、诊断、治疗和监测健康状况的不同干预和策略在真实世界中的效果,通过开发、扩充和使用各种数据来源和方法,评价不同患者群的健康相关结局,为患者、医护人员、政府、保险机构提供科学的医疗决策依据,在卫生经济和政策研究领域有不少成功的应用。其研究思路类似于大数据分析,属于数据驱动的探索性研究。

可以对比的策略或措施包括但不限于:不同药物、不同疫苗间的比较,不同用法用量间的比较,不同疾病亚型间、基因型间的比较,手术与观察等待或药物治疗、住院与门诊治疗、介入装置与药物治疗间的比较,不同护理模式(病例管理、技能培训)间的比较。

研究类型包括但不限于:系统综述或meta分析、决策分析、回顾性观察分析、前瞻观察性研究,包括未将患者分配入特殊研究组的注册登记研究,以及实用性临床试验等。

分析思路上主要考虑:一方面是知识的挖掘,包括数据挖掘、机器学习方法等;另一方面是控制和调整混杂偏倚,包括但不限于匹配法、倾向评分、工具变量等。

实效研究以评价真实临床环境下的干预效果为主,而真实环境千差万别,甚为复杂,由于是数据驱动的探索性研究,CER研究中需审慎考虑的问题有:如何选择结局指标?如何控制和校正混杂偏倚?如何规范不同数据库并实现资源共享?如何保证数据的真实性、完整性?研究结果的代表性和可推广性如何?等等。

在药物或器械研究方面,RCT与CER是互补的,前者主要用于上市前研究,而后者主要用于上市后研究。

17.18　诊断试验(diagnostic test)[31,36]

诊断试验是评价一个临床测量指标对于某种疾病诊断的作用大小的临床试验。诊断试验的基本方法是用金标准(gold standard)法,将新诊断方法与金标准法进行同步、盲法比较。

“金标准”是指在现有条件下,公认的、可靠的、权威的诊断方法,包括组织病理学检查、影像学检查、病原体分离培养鉴定、长期随访所得的结论及临床常用的其他确认方法等。

诊断试验的结果可整理成表 17.18.1 的配对四格表形式。

表 17.18.1　诊断试验四格表

某诊断试验检测结果	金标准		合计
	有病 D_+	无病 D_-	
阳性 T_+	a(真阳性)	b(假阳性)	$a+b$
阴性 T_-	c(假阴性)	d(真阴性)	$c+d$
合计	$a+c$	$b+d$	$N=a+b+c+d$

用于诊断试验评价的常用指标有:

(1)灵敏度(sensitivity)与特异度(specificity):

$$Se=P(T_+ \mid D_+)=a/(a+c)$$

$$Sp=P(T_- \mid D_-)=d/(b+d)$$

(2)误诊率(mistake diagnostic rate)与漏诊率(omission diagnostic rate):

$$误诊率\ \alpha=b/(b+d)$$

$$漏诊率\ \beta=c/(a+c)$$

(3)阳性预测价值(positive predict value,PV_+)与阴性预测价值(negative predict value,PV_-):

$$PV_+=\frac{a}{a+b},PV_-=\frac{d}{c+d}$$

且有如下关系:

阳性预测值 PV_+

$$=\frac{患病率\times灵敏度}{患病率\times灵敏度+(1-特异度)\times(1-患病率)}$$

阴性预测值 PV_-

$$=\frac{特异度\times(1-患病率)}{特异度\times(1-患病率)+患病率\times(1-灵敏度)}$$

(4)正确率(π),又称总符合率:

$$正确率=(a+d)/N$$

正确率的另一个表达为:

$$\pi=\frac{a+c}{N}Se+\frac{b+d}{N}Sp$$

(5)Youden 指数(Youden index,YI):

$$YI=灵敏度+特异度-1=Se+Sp-1$$

(6)优势积(odd product,OP):

$$OP=\frac{Se}{1-Se}\,\frac{Sp}{1-Sp}=\frac{ad}{bc}$$

(7)阳性似然比(positive likelihood ratio,LR_+)与阴性似然比(negative likelihood ratio,LR_-):

$$LR_+=\frac{P(T_+ \mid D_+)}{P(T_+ \mid D_-)}$$

$$=\left(\frac{a}{a+c}\right)/\left(\frac{b}{b+d}\right)=Se/(1-Sp)$$

$$LR_-=\frac{P(T_- \mid D_+)}{P(T_- \mid D_-)}$$

$$=\left(\frac{c}{a+c}\right)/\left(\frac{d}{b+d}\right)=(1-Se)/Sp$$

阳性似然比与阴性似然比是评价诊断试验真实性的重要指标,它们反映了灵敏度与特异度两个方面的特性,不受患病率的影响,较灵敏度和特异度稳定。

两个诊断试验的比较,常用接收者工作特征曲线(receiver operating characteristic curve,ROC)法,用 ROC 曲线下面积(area under the ROC curve,AUC)表示诊断价值。

17.19 统计分析计划(statistical analysis plan)[21,32] 统计分析计划是临床试验方案的重要组成部分,是对试验的统计学考虑及对数据进行统计学分析的概述。统计分析计划书是一个独立的文件,其内容比试验方案中所涉及的统计学考虑更为具体详细,更具有技术性和可操作性。主要内容包括:

(1)试验概述。包括:研究目的、设计类型、对照组的选择、随机化方法及实施、盲法及实施、主要评价指标和次要评价指标的定义、比较类型及检验假设、样本量估计、分析数据集的定义等;

(2)统计分析方法。包括描述性统计分析、参数估计、置信度及置信区间、假设检验、单、双侧及检验水准、协变量分析、中心效应、缺失数据和离群值的处理、期中分析、亚组分析、多重性问题、安全性分析等;

(3)统计分析图表模板。用统计表或图的形式呈现分析结果。在分析计划书中,应对统计分析相关表格的内容、格式和布局进行设计,以便更清晰地表达统计分析的结果。

统计分析报告(statistical analysis report)是根据统计分析计划,对所定义的数据集用指定的分析方法或模型进行分析,并按设计好的图表进行整理后的分析报告,是临床试验结果呈现的重要手段,也是撰写研究报告的重要依据。基本内容应包括:

(1)试验整体情况概述,包括受试者例数的分布,脱落、剔除受试者情况,依从性情况,合并用药等情况,各分析集的判断理由。并用流程图表示受试者流程(见图 17.19.1)。

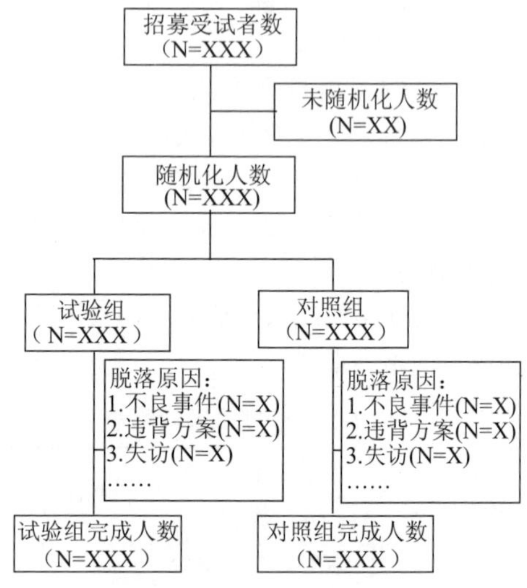

图 17.19.1 临床试验流程

(2)基线分析。对人口学资料、既往病史、家族史、药物过敏史以及观察指标的基线测定值等数据做描述性统计。

(3)主要终点和次要终点指标分析。包括描述性分析和推断性分析。列出点估计和区间估计结果,假设检验的统计量及 P 值。

(4)安全性分析。包括受试者的主诉、症状、体征,实验室检查结果的分析,并关注治疗前正常治疗后异常、治疗前异常但在治疗后加重的情况,不良事件与不良反应发生率及详情,以及与合并用药情况的关系分析。

17.20　实用性试验(pragmatic trial)[2,23]　实用性试验是在真实世界下判定治疗效用(effectiveness)来进行临床决策的试验。该类试验设计中应确保人群与实际治疗人群尽可能相似,以此验证治疗的外部有效性(external validity)。此类研究需尽量确保治疗手段能够在真实临床实践中进行,以使临床结局和效用评估得到临床医生、患者、法规制定者和政府机构认可。

传统意义上的临床试验旨在探索并确证药物的疗效及安全性。试验设计需控制偏差和混淆因素,以便更高效地观察到效果。一般会设计对照组(安慰剂或阳性对照)并进行比较。

表 17.20.1　实用性试验与常规试验的比较

	实用性研究	常规临床试验
人群	真实世界的病人,需考虑多元化,以达外部有效性	试验下相对同质的病人,试验设定针对内部有效性,
治疗	灵活可变的治疗手段	清楚定义的治疗手段
对照	阳性对照	根据试验目的和终点决定
随访	相对较长的随访期	相对较短的随访期
盲态	通常无法盲态	尽可能使用盲态
终点	可衡量症状或临床标记物	更宽泛以病人为中心的结局
随机	可随机,但设计也可考虑病人倾向选择	评估可行性;随机化是金标准
阶段	大部分四期	大部分Ⅰ,Ⅱ,Ⅲ期
样本量	相对大样本	较小的样本量

CONSORT 提出汇报实用性研究的结果时,在一般临床试验基础上一些特别建议。

表 17.20.2　汇报实用性试验结果的特殊考量

	具体考量
人群	入组条件里需一定程度反映不同临床设置下代表性人群
治疗	描述在一般治疗设置下额外需要的资源
结局	需解释该临床结局选择的原因,相关性,及需要随访的时间等重要因素
样本量	若样本量计算是基于目标决策者所使用的最小差异,需指出这个差异的出处
盲态	若未采用盲态,或者无法采用盲态,需要解释原因
普及性	描述决定试验结果的关键因素和考量。需讨论若在其他临床设置下可能出现的结果差异。

实用性试验的局限性:①实用性试验成本可能更高,采用灵活可变的治疗手段也会增加试验本身和结果解读复杂性;②很难清楚界定一个试验是完全实用性或完全探索性,临床试验通常是实用性和探索、验证性的结合;③实用性试验不适用于探索新的治疗手段生物效应的早期研究。

实用性试验在保持一定内部有效性的基础上保有较好的外部有效性,但实用性试验不能替代常规临床试验。这两者在循证医学中都有不可忽视的作用。

17.21 CONSORT 声明(CONSORT statement)[18] 随机对照研究(RCT)是临床试验的主要研究方法,为了规范临床试验结果的报道,20 世纪 90 年代中期,几个著名的医学杂志编辑倡导并发起,与临床流行病学家、临床专业人员、统计学家组成了一个课题组,历时 2 年研究随机对照临床试验结果报告的要求和规范(consolidated standards of report trials, CONSORT),于 1996 年发表,并在国际著名的临床医学杂志上应用。于 2001 年和 2010 年先后对该规范进行了 2 次修订。现已被很多国际知名杂志采用。

按照论文发表的结构,CONSORT 声明分为:标题和摘要、引言、方法、结果、讨论、其他信息等 6 个部分共 25 条,37 款。

如今,CONSORT 声明已经扩展到不同研究类型,包括群随机对照研究(参见 17.16)等。

表 17.21.1 CONSORT 声明(2010 年版)

论文部分/主题	项目编号	应检查的内容
文题和摘要	1a	标题中须有"随机化"字样
	1b	采用结构式摘要,包括试验的设计、方法、结果和结论
引言		
背景和目的	2a	科学背景和原理的阐释
	2b	阐明研究目的或假说
方法		
试验设计	3a	描述试验的设计(例如平行组设计、析因设计),包括分组比例
	3b	试验开始后的重要变更(如纳入和排除标准)及其理由
受试者	4a	受试者的纳入和排除标准
	4b	资料收集的设置条件(如受试者的来源,卫生保健机构的社会、经济、文化环境等)和地点
干预措施	5	应充分、详细地描述各组的干预措施,便于重复,包括如何及何时实施干预
结局	6a	明确定义预先指定的主要和次要结局变量的测量方法,包括如何及何时进行评价测量
	6b	试验开始后结局指标的任何变更及其理由
样本量	7a	样本量是如何确定的
	7b	如涉及,解释期中分析和终止试验的准则
随机化	8a	产生随机分配序列的方法
顺序产生	8b	随机化方法;各种限制条件的细节(例如区组和区组大小)
分配保密机制	9	用于实施随机分配序列的装置(如编好号的容器),说明分配干预实施前采取的任何保密措施
实施	10	谁产生的分配顺序,谁登记的受试者,谁将受试者分组
盲法	11a	如果采用盲法,分组后干预过程中谁处于盲态(例如,受试者、实施治疗者、评估结果者),如何实施的
	11b	如可能,描述不同干预间的相似性(如安慰剂和试验药物在味道、颜色、剂型等方面的相似性)
统计分析方法	12a	主要、次要结局变量组间比较的统计学方法
	12b	附加分析的方法,如亚组分析和调整分析

表 17.21.1(续)

论文部分/主题	项目编号	应检查的内容
结果		
受试者流程	13a	各组随机分配、接受意向治疗及参与主要结果分析的受试者人数
(强力推荐采用流程图)	13b	随机化分组后,各组失访和剔除人数及其理由
招募	14a	界定招募和各次随访的时间
	14b	试验结束和终止的理由
基线资料	15	用统计表列出各组的基线人口统计学和临床特征
分析的人数	16	各组各分析集的受试者人数(分母),分析是否基于原随机分配
结果和估计	17a	各组每个主要和次要结果指标评估效应大小和精确度(如 95%置信区间)
	17b	对二分类指标,建议同时给出绝对和相对的效应大小
辅助分析	18	其他分析的结果,包括亚组分析和调整分析,指出哪些是预定的,哪些是探索性的
不良事件	19	各组的所有重要的不良事件或非预期的效应
讨论		
局限性	20	试验的局限性;说明潜在的偏倚来源;测量误差以及多重比较问题(如涉及)
可推广性	21	试验结果的可推广性(外部有效性,适用性)
解释	22	解释应与结果一致,权衡利弊,并综合考虑其他证据
其他信息		
注册	23	注册号和注册名
方案	24	如果可能的话,哪里可以溯源方案
资助	25	基金来源和其他资助(例如,药品供应),资助者在本研究中的角色

参考文献

[1] Altman D G, Dor'e C J. Randomisation and Baseline Comparisons in Clinical Trials [J].Lancet,1990.335:149—153.

[2] BMJ. Improving the Reporting of Pragmatic Trials: an Extension of the CONSORT Statement.

[3] Campbell M K, Elbourne D R, Adman D G. CONSORT Statement: Extension to Cluster Randomized Trials [J]. BMJ, 2004.328:702—708.

[4] Chow S C, Chow M. Adaptive Design Methods in Clinical Trials. Chapman & Hall.2008.

[5] Chow S C, Liu J P. Design and Analysis of Bioavailability and Bioequivalence Studies [M], Marcel Dekker, New York, 2000.

[6] Clancy C, Eisenberg J M. Outcome Research: Measuring the End Results of Health Care [J]. Science, 1988, 282 (5387):245—246.

[7] Cook T D, Campbell D T. Quasi-Experimentation: Design and Analysis Issues for Field Settings [M]. Houghton-Mifflin, Boston.1979.

[8] Cook D I, Gebski V J, Keech A C. Subgroup Analysis in Clinical Trials [J]. Med J.2004,180(6):289—291.

[9] CPMP. Points to Consider on Multiplicity Issues in Clinical Trials, 2009.

[10] Dmitrienko A, Tamhane A C, Bretz F. Multiple Testing Problems in Pharmaceutical Statistics [M]. Chapman &Hall.CRC Press.2010.

[11] Donner A, Klar N. Design and Analysis of Cluster Randomization Trials in Health Research [M]. Arnold, London, 2000.

[12] EMA. Guideline on Adjustment for Baseline Covariates in Clinical Trials, 2015.

[13] FDA. Guidance for Industry. Non-inferiority Clinical Trials, 2010.

[14] FDA. Statistical Approaches to Establishing Bioequivalence, 2001.

[15] FDA. Guidance for Industry: Adaptive Design Clinical Trials for Drugs and Biologics, 2010.

[16] Fisher R A. The Design of Experiments [M]. Hafner, New York, 1935.

[17] Friedman L M, Furberg C D, DeMets D L. Fundamentals of Clinical Trials [M]. 4th ed. Springer. 2010.

[18] http://www.consort-statement.org.

[19] ICH E10. Choice of Control Group and Related Issues in Clinical Trials, 2000.

[20] ICH E5. Ethnic Factors in the Acceptability of Foreign Clinical Data, 1998.

[21] ICH. E3. Structure and Content of Clinical Study Reports, 1995.

[22] ICH E9. Statistical Principles for Clinical trials, 1998.

[23] JAMA. Practical Clinical Trials: Increasing the Value of Clinical Research for Decision Making in Clinical and Health Policy. Tunis SR, Stryer D B, Clancy CM, 2003.

[24] Jennison C, Turnbull B W. Group Sequential Methods with Applications to Clinical Trials [M]. Boca Raton: Chapman & Hall, 2000.

[25] Mark Chang. Adaptive Design Theory and Implementation Using SAS and R. Chapman & Hall. 2008.

[26] Medical Research Council. Streptomycin Treatment of Pulmonary Tuberculosis [J]. BMJ 1948; 2: 769－822.

[27] MHLW. Basic Principles on Global Clinical Trials. 2007.

[28] Moher D, Schuh K F, Altman D G, et a1. The CONSORT Statement: Revised Recommendations for Improving the Quality of Reports of Parallel-group Randomised Trials [J]. Lancet, 2001, 357: 1191～1194.

[29] Velentgas P, Dreyer N A, Nourjah P, et al. Developing a Protocol for Observational Comparative Effectiveness Research: A user's Guide. 2013.

[30] Wang R, Lagakos S W, Ware J H, et al. Reporting of Subgroup Analyses in Clinical Trials[J]. N Engl J Med, 2007, 357: 2189－2194.

[31] Zou X, Obuchowski N A, McClish D K. Statistical Methods in Diagnostic Medicine [M]. Jihn Wiley & Sons, 2002.

[32] CCTS.临床试验中的统计分析计划及统计分析报告 [J].中国卫生统计.2015.

[33] 陈峰，于浩.临床试验精选案例统计学解读 [M].人民卫生出版社，2015.

[34] 国家食品药品监督管理总局.国际多中心临床试验指南(试行)，2015.

[35] 国家食品药品监督管理总局.化学和生物制品临床试验生物统计学指导原则，2005.

[36] 国家食品药品监督管理总局.体外诊断试剂临床试验技术指导原则，2014.09.

[37] 王彤、易东代表 CCTS. 临床试验中多重性问题的统计学考虑 [J].中国卫生统计，2012，29：445－450.

[38] 夏结来，等.非劣效临床试验的统计学考虑[J].中国卫生统计，2012.270－274.

[39] 詹思延.临床实效研究的特点和挑战 [J].中华肾病研究电子杂志.2014，3(1)：7－9.

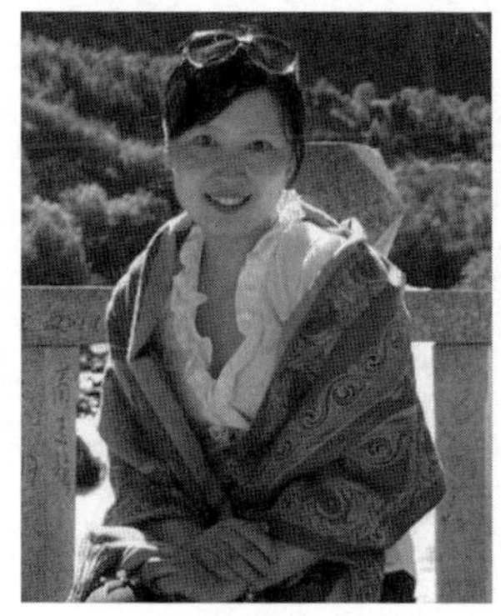

戴鲁燕，博士，2008 年毕业于美国密苏里大学统计系。目前担任勃林格殷格翰大中华区统计负责人，创建并带领团队在全球和区域性研发中承担重要责任。之前，曾就职于勃林格殷格翰美国和美国辉瑞公司，曾从事并负责在呼吸，丙肝，神经中枢及肿瘤领域里若干项公司重要研发项目的统计事务，重点产品成功在美国等地注册上市。2012 年回到中国后，积累了丰富扎实的亚洲区域包括日本、中国、韩国等国家在内的药物监管科学领域的经验和知识。

第18章 流行病学统计方法

余松林 王晓敏

18.1 发病水平(incidence level)[4,9]

有多种测量发病水平的指标。这里介绍以新病例为分子的发病水平指标,有发病频率、发病速率和累积发病频率。

(1)发病频率(incidence)。设一个固定的观察人数为 N,在一个固定观察期内发生新病例数为 D,则该人群在此固定观察期内的发病频率 F 的计算为:

$$F=(D/N)\times 10^n$$

式中的幂指数 n 为整数,以增加可读性。发病频率表示一个个体在观察期内的发病危险度,是发病概率的估计值,亦简称发病率。但由于人口流动,并非所有期初人口都能保持到终点,有因各种原因中途退出者。把中途退出人数记为 C,可将上式加以校正,校正公式为:

$$F=[D/(N-C/2)]\times 10^n$$

校正公式是假定中途退出者平均观察了(1/2)观察期。将期初观察人数和新病例数按年龄分组后可计算分年龄组的发病频率。

发病频率属二项分布资料,其方差计算公式为:

$$Var(F)=F(1-F)/N$$

由此可以计算发病频率 F 的95%置信区间.

(2)发病速率(incidence rate)。也习惯称为发病率。分子为新病例数 D,分母为观察(或暴露)人时总数 T。人时 T 可以年、月、日为测量单位。以人年为测量单位者称为人年发病率。人年发病率 R 的计算公式为:

$$R=(D/T)\times 10^n$$

常用于慢性病发病速率的计算。观察人年数需要精确追踪观察,但当缺乏准确的人年数资料时,可采用(期中人口数×观察期间长度)作为人年总数的近似值。当将 D 视为服从理论率为(λ)的Poisson分布的随机变量时,发病数 $D\sim \text{Poisson}(\lambda T)$,$\lambda T$ 为 D 的期望值,方差 $Var(D)=\lambda T$,故速率 R 的方差为

$$Var(R)=Var(D/T)=D/T^2$$

发病速率是概率密度性指标,表示疾病在人群中发生的速度,有下界0,无上界。

(3)累积发病频率(cumulative incidence)。设一个人群的第 i 年龄组发病频率为 $F_i(i=0,\cdots,c)$,其年龄区间长度为 ℓ_i,则一个个体从该年龄组起点到终点的累积发病频率为

$$p_i=F_i\cdot \ell_i$$

一个个体从年龄组0到年龄组 c 的累积发病频率 P 为

$$P=1-\prod_{i=0}^{c}(1-p_i)$$

它是累积发病概率的估计值。若年龄组 i 的发病速率为 r_i,该年龄组累积发病频率的计算为

$$p_i=1-\exp\{r_i\cdot \ell_i\}$$

再用上式得到终身累积发病频率即累积发病概率的估计值为 P。

18.2　患病水平(prevalence level)[6,14,16]　又称为患病率(prevalence rate)反映现有(含新发和未愈)病例在人群中的负荷程度。如果研究的事物是某种属性如吸烟,饮酒等在社区中的负荷程度,也可用患病水平指标加以描述。有三种测定患病水平的指标:

(1)时点患病比例(point prevalence proportion)。又称时点患病率(point prevalence rate),是最常用的一个患病水平指标。它表示在某一时点上的患病人群占人群总数的比例,是患病概率的估计值。其计算公式为

$$\text{时点患病比例}=\frac{\text{在特定时点上的现有病人数}}{\text{在特定时点上的人口总数}}\times k$$

式中 k 为比例基数,可用如 100%等。

这一指标常用于横断面调查或疾病筛查中。

(2)期间患病比例(period prevalence proportion)。它是用期间起点的时点患病人数加上期间内累积新发病人数的合计数为分子除以期内平均人口数。计算公式为

$$\text{期间患病比例}=\frac{\text{在特定期间内现有病人总数}}{\text{在特定期间内平均人口数}}\times k$$

期内平均人口数也可用期中人口数取代。将期间患病比例的期间延长为人的一生时,就变为终身患病比例(lifetime prevalence)。终身患病比例用于描述反复发作的疾病在任一时间上的疾病负荷,在心理学和精神病学中应用较多。

患病比例的水平高低取决于发病频率,也取决于疾病持续时间(即病期)的长短。病情持续的时间越长,患病比例越高,反之越低。当发病比例与疾病持续时间都稳定时,可将三者之间的关系表示为

$$\text{发病频率}=\frac{\text{时点患病比例}}{(1-\text{时点患病比例})\times\text{平均病期}}$$

式中平均病期为疾病从诊断到消失(恢复和死亡)的平均持续时间。如某病的时点患病比例为 2.0%,平均病期为 3 年,则其发病频率估计为

$$\text{年发病频率}=\frac{0.02}{(1-0.02)\times 3}=0.0068(=6.8‰)$$

如果时点患病比例很低,则发病频率可用下式作近似估计:

$$\text{发病频率}=\text{时点患病比例}/\text{平均病期}$$

时点患病比例 95%置信区间估计有两种方法:

①用正态近似法计算的公式为:

$$95\%CI=P\pm 1.96\sqrt{P(1-P)/(n+4)}$$

式中 P 为时点患病率,n 为人口总数。

②当病例数较少时,用基于 Poisson 分布的 95%置信区间估计为

$$95\%CI=P\pm 1.96\sqrt{D/n^2}$$

式中 D 为时点患病人数,n 的定义同前。

18.3 疾病分布(distribution of disease) [9,18,20] 流行病学研究的第一步是用描述性统计方法观察疾病在不同时间、不同地域和具有不同特征的人群中的分布情况,即分析疾病是否具有聚集性(clustering)特点,为进一步的病因学分析提供基础信息。常用的描述性统计指标是疾病发生例数或由此派生的比例或率。

(1)时间分布(temporal distribution) 根据疾病发生的特点和研究目的,时间可以用天、月、季或年为测量单位。如果对某种疾病的监测时间足够长,可以分析其长期趋势(secular trend)、周期循环(periodic circulation)、季节变化(seasonal change)和短期波动(short-term fluctuation)。对于产生长期免疫性的疾病,常表现出流行年和非流行年。与气象条件有关的疾病常表现出季节特征。为了检验疾病在时间上的聚集性,需要收集每一病例的准确发病日期。设:T 为总观察时间长度,D 为某一地区在该时间长度($0 \sim T$)内的总病例数。如果将 T 分为不连续的 m 段($t_1, t_2, \cdots, t_m$),将每一时间段内的病例数记为($d_1, d_2, \cdots, d_m$),$D = d_1 + d_2 + \cdots + d_m$,将发病时间作归一化处理为 $z_i = t_i / T(i=1,\cdots,m)$,可建立检验假设为:$H_0$:发病时间在($0 \sim T$)区间内呈随机分布;$H_1$:发病时间在($0 \sim T$)区间内呈非随机分布。用多项分布计算该事件发生的概率为:

$$\Pr\{D_1 = d_1, \cdots, D_m = d_m \mid (p_1, \cdots, p_m)\} = \prod_{i=1}^{m} p_i^{d_i}, \quad p_i = \frac{1}{m}$$

(2)地区分布(geometrical distribution)这里地区是泛指自然地域,而不仅限于行政管辖区域。有些疾病,特别是某些慢性病受地区环境因素的影响很大。如地方性甲状腺肿、大骨节病等,地理环境因素起着决定性作用。发病水平的地区差异可用统计地图表示出来,它比统计表提供更多的关于地区连续性的信息。通常用齐性 Poisson 过程描述事件在空间的定位特征。该过程假定一个事件在某区域 A 发生的次数服从均值为 λ 的 Poisson 分布。λ 的估计值为

$$\hat{\lambda} = \frac{\text{在区域}A\text{内事件发生的次数}}{\text{区域}A\text{内的人口数}}$$

如果将区域 A 划分为 m 个次级小区,计数每一小区内的人口数 R_i 和实际发生事例数 $D_i(i=1,2,\cdots,m)$,并计算其期望事例数 $E_i = R_i \times \hat{\lambda}$,可用卡方检验法判别其是否存在聚集性。卡方值的计算公式为

$$\chi^2 = \sum_{i=1}^{n} (D_i - E_i)^2 / E_i, \chi^2 \sim \chi^2_{(m-1)}$$

(3)人群分布(crowed distribution)许多传染病和非传染病存在高发人群,这为病因学研究和预防对策提供了重要依据。有很多检验疾病是否具有聚集性统计学方法。

18.4　横断面研究(cross-sectional study)

[19,23]　又称患病率研究。用于在某一时间点或在某一较短期间内对某一固定人口进行调查,测定疾病的患病水平及相关因素的流行情况,用于评估居民的健康需求,研究疾病与暴露之间的关系,也可为队列研究建立基础数据库。这是一种静态观察,但若对某一固定人口在不同时间点上进行多次横段面研究,把这些资料连接起来就成为系统的队列研究资料。横断面研究相对比较容易执行,并且比较节约,故对于研究具有固定特征的人群的疾病与暴露关系,突发性疾病的病因学研究很是方便。高质量的调查,需要有明确的调查目的、良好设计的问卷、充分的样本含量,以及一定的反应率。横段面研究的步骤为:

(1)确定研究目的。要明确提出为了阐明某种疾病与某种危险因素之间的关联性,以及所要达到的具体目标,取得阐明这种关联性的证据。例如,某污染源与健康损害之间的关联性的证据.

(2)确定研究对象和研究数量。研究对象是指所要研究的总体。如为了研究某污染源与健康损害之间的关联性,就需要考虑与污染源有接触的人群以及与污染源无接触的人群,还要考虑到不同接触量与健康损害之间的剂量反应相关性,从而估计所需样本含量。

(3)确定观察指标。对暴露的定义、剂量测定的方法与标准、以及健康损害的定义和测定方法与标准,都有严格的规定。准确记录测量结果,在制定观察指标、实际测定和记录过程中做到准确,

(4)统计分析在横断面研究中所用的基本统计指标是患病率(患病比例)和暴露比例。暴露与疾病相关性的测定指标是患病率比(ratio of prevalences),即相对危险度。例如对假设的研究资料整理成 2×2 表格式如表 18.4.1:

表 18.4.1　横断面研究资料的 2×2 表格式

危险因素	健康状况		合计	患病率
	患病 Y	无病 $\bar{Y}$		
暴露 X	50	200	250	0.20
无暴露 $\bar{X}$	10	490	500	0.02

从表 18.4.1 资料得到暴露组对无暴露组的患病率比为

$$PR=(0.2/0.02)=10.0$$

如果两组病人的病期(即病程)无差别,患病率比是发病率相对危险度 RR 的无偏估计值。但如果暴露水平影响到病期时,须对患病率比作病期比(D_+/D_-)和余患病率比$(1-P_+)/(1-P_-)$校正后才能得到发病率相对危险度 RR。患病率比 PR 与发病率相对危险度 RR 之间有关系式:

$$PR=RR(D_+/D_-)(1-P_+)/(1-P_-)$$

当患病率低时,比值 $(1-P_+)/(1-P_-)$ 接近于 1。

横断面研究只是一个时点的状态,不能建立暴露与疾病之间的时间先后关系,故不能分析暴露与疾病之间的因果联系。

18.5　队列研究(cohort study)[16,19]　又称前瞻性研究(prospective study),是对具有不同暴露水平的对象进行追踪观察,掌握疾病发生情况,从而分析暴露因素与发病之间的因果联系。这是一种由因及果的验证性研究方法,在临床医学、预防医学及病因学研究中应用甚广。其主要弱点是观察对象较多和观察时间较长使得研究投入较高,观察对象容易失访。

(1)研究设计。须事先规定原因和结局。原因可以是自然存在的(如吸烟行为、职业暴露、体重指数),也可以是人工施加的(如临床医学的治疗措施、预防医学中的干预措施)。结果可以是发病、死亡、临床上的痊愈、复发等。为叙述方便,以下将原因称为暴露因素,结果称为发病。

对暴露和发病要有明确定义和客观标准。研究开始时对所有观察对象要记录他们的基础暴露水平和可能的混杂因素。记录从观察到发病的时间长度,以及可能的中途退出者。

(2)发病水平指标的计算。如果观察时间很短,或其长短对结局的影响可忽略不计,可将暴露分为(是、否)两类,发病也分为(是、否)两类,可将资料整理为表18.5.1格式。

表 18.5.1　队列研究的资料整理格式

暴露因素	观察人数(n_i)	发病人数(d_i)
暴露 X	n_1	d_1
无暴露 $\bar{X}$	n_0	d_0

这样可计算分组发病频率,暴露组为 $F_1=d_1/n_1$,非暴露组为 $F_0=d_0/n_0$。发病危险度比(ratio of risks)或相对危险度(relative risk)$RR=F_1/F_0$。如果期间有失访者,可计算校正发病频率.还可以将观察期间分成不同的时间段,计算每一时间段的区间发病频率及累积发病频率。

如果观察单位是人年,得到各组观察总人年数,计算暴露组发病速率为

$$R_1=d_1/T_1$$

非暴露组发病速率为

$$R_0=d_0/T_0$$

式中分母 T_1,T_0 分别为暴露组和非暴露组的观察总人年数。相对危险度

$$RR=R_1/R_0$$

如果将观察时间分为若干区间,在假定区间内的发病速率保持衡定和服从指数分布条件下,条件发病速率(conditional incidence rate)与条件发病频率(conditional incidence frequency)有关系式

$$F_{(k)}=1-\exp\{R_k\Delta_k\}$$

式中 Δ_k 为时间段区间长度。

如果追踪时间更长,则应考虑观察对象的年龄变化。因为年龄是一个重要的混杂因素,不同年龄阶段的发病水平不同。

另有一种历史前瞻性研究(historical prospective study),是回顾调查一个群体内所有观察对象(包括已下岗者)的历史暴露时间长度及强度,估计不同暴露水平下的发病速率。这在职业危害研究中应用较多。

非条件 Logistic 回归模型和 Cox 比例风险回归模型是分析队列研究资料的强有力的统计学工具。前者适用于以受试对象为测量单位的资料,后者适用于以人年为测量单位的资料。详见多因素分析方法。

18.6　病例－对照研究(case-control study)[19,24]　亦称回顾性研究(retrospective study)，是在已经发病之后，回顾探讨可能的发病原因。它需要两类研究对象：病例与作为对照的非病例，从这两类研究对象曾经接触可疑危险因素的不同比例来推测发病与危险因素之间的联系。

(1)设计类型。病例－对照研究有两种设计类型：一是成组比较设计，分别设立病人组和对照组，比较这两组的暴露史；二是匹配比较设计，对每一例病人选择混杂因素水平相等或相近的 1 至 m 例对照者，通常 $m \leqslant 4$，以 $m=1$ 最为多见。经典的病例－对照设计中，病人和对照者均来自一般人群，其暴露史通过回顾得到；若病人和对照者均来自一个队列，其暴露史又可以从完备的数据库或生物样品库得到，这种寄寓于队列的病例－对照设计称为巢式病例－对照设计(nested case-control design)。

(2)分析指标。病例对照研究资料不能计算发病率，而是计算优势比(odds ratio，OR)，用优势比反映病例与对照在暴露比例上的差异。若发病率很低，优势比很接近相对危险度。对于暴露分为"有或无"的情形，成组病例对照资料可表示成形如表 18.6.1 的四格表。

在概率论中定义优势(odds)为：

$$odds = p/(1-p)$$

即事件阳性概率 p 与阴性概率 $(1-p)$ 之比。用表 18.6.1 中的符号表示病例组和对照组暴露的优势分别为

$$odds_1 = (a/n_1)/(b/n_1) = a/b$$

$$odds_0 = (c/n_0)/(d/n_0) = c/d$$

优势比 OR 为：

$$OR = \frac{odd_1}{odd_0} = \frac{a/b}{c/d} = \frac{ad}{bc}$$

对于匹配资料，按对照者个数 m 取值不同而异。1∶1 匹配研究的资料整理表格式见表 18.6.2。表中 N 为对子数，优势比的计算为

$$OR = b/c$$

表 18.6.1　成组比较设计的资料整理格式

组别	暴露水平		合计	odds
	有	无		
病例组	a	b	n_1	$a/b(odds_1)$
对照组	c	d	n_0	$c/d(odds_2)$

表 18.6.2　1∶1 匹配研究的资料表格式

病例暴露水平	对照者暴露水平		合计
	+	－	
+	a	b	$a+b$
－	c	d	$c+d$
合计	$a+c$	$b+d$	N

(3)病例－对照研究资料的多因素分析模型。上面介绍的整理表格式适用于疾病－暴露的简单分析。为了适应多因素分析的要求，对于成组比较设计的资料，常用非条件 logistic 回归模型配合，对于匹配比较设计的资料，常用条件 logistic 回归模型配合。新发展起来的广义线性混合效应模型(generalized linear mixed model)为分析匹配比较设计的资料提供了新的工具。

18.7 病例交叉设计(case-crossover design)[15,23] 是 Maclure(1991)提出的一种自身配对的病例对照研究方法,适用于研究具有短暂暴露史的急性病例的暴露与疾病关联性研究.其作用与一般病例对照研究相同。在一般配对病例对照研究中,最困难的工作是选择对照,因为要求对照与匹配病例具有相似性,否则容易引入选择偏倚。但病例交叉研究方法将病人自身过去或将来的暴露状态作为对照,从而避免了一般病例对照研究中可能出现的选择偏倚,如年龄、性别、生活方式等,而且节约了选择对照的工作量。目前在车祸肇事原因、药物流行病学和环境污染与健康关系的研究中都有应用。

(1)暴露期的选择。在病例交叉研究中首先须定义暴露期或危险期,它是指自接触危险物到发病之间的时间间隔。例如暴露于某危险物 6 天后发病,其暴露期为 6 天。将该病例在 7 天以前的状态作为对照,并以 7 天前是否暴露于该危险物作为对照暴露的水平,对照者即病人本身,自动组成一个匹配组。故病例交叉研究设计的核心是以当前病例暴露的危险物水平与其自己暴露期前一段时间内的危险物暴露水平作对比。

(2)设计类型。病例交叉研究有两种设计类型:

①单向设计(unidirectional design)以病例过去的暴露状态为对照的设计;

②双向设计(bidirectional design)收集的对照信息为事件发生前及发生后的时间。可以对事件发生前后的暴露资料进行评价,能够更有效地消除因暴露的时间趋势所造成的偏倚。

此外,根据选择对照时间区段数目不同,有 1∶1 配对设计和 1∶m($m>1$)配对设计。图 18.7.1 为一个回顾性 1∶3 配对的病例交设计框图:

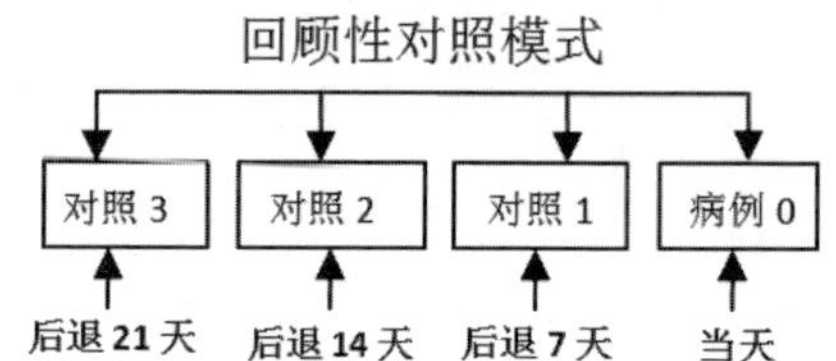

图 18.7.1 回顾性 1∶3 病例交叉研究设计示意图

(3)资料整理与分析。与普通匹配设计的病例对照研究资料的整理和分析方法相同。例如对 1∶1 病例交叉设计的资料,按普通匹配设计的病例对照研究资料整理成四格表形式(见表 18.7.1),格子中的 b 和 c 是暴露不一致的观察数,由于是 1∶1 配对病例对照研究,其比值比的计算为 $OR=b/c$. 对于多因素资料可用条件 logistic 回归模型进行分析。

表 18.7.1 1∶1 病例交叉设计资料整理表

病例	对照	
	暴露	非暴露
暴露	a	b
无暴露	c	d

18.8　干预研究（interventional study）［5，16］　是指施加人为因素以改变疾病或健康状况的自然发展过程。临床疗效研究是一种以医院为基础，以病人为受试对象的干预研究。流行病学中的干预研究是一种以社区为基础，以健康人群为受试对象的预防效果研究，目的在于评价干预因子的健康效益。

干预研究按随机化程度不同分为三种类型：

（1）随机对照试验（randomized controlled trial）由于这种设计类型在临床医学中应用较多，故通常称为临床验证（clinical trial）。其特征是将受试对象随机化分配到干预组和对照组。试验步骤为：

提出检验假设→选择合适的研究总体→决定所需样本含量→接收受试对象→观察指标的基线测定→将受试对象随机化分配到实验组和对照组→实施干预→追踪测量干预结果并作出评价。但以社区为基础的干预研究通常不太可能实行完全的随机化，为了改善研究效能，可以采用特别的设计如：分层，配对等。

（2）组随机化试验（group randomized trial）。或称随机化社区试验（randomized community trial）是将受试对象按组或群（社区、学校、班级等）进行随机化分配。例如在疫苗预防效果研究中，将一些班级的学生分配到干预组，另一些班级的学生分配到对照组。但如果用于实验的社区数太少时，随机化的实际意义不大。

（3）伪试验研究（quasi-experimental study）是一种没有随机对照，甚至没有独立对照组的试验，自身前后对照试验及时间序列研究就属于这种类型的研究。还有一种所谓自然试验，即观察暴露与疾病关系的自然发展结果。有很多变形的设计，如：

①单组自身前后对照试验（one-group pretest-posttest self-controlled trial）：

观察前测量→干预→追踪结果测量。

这种试验由于没有严格的对照，其干预前后结果之差不能排除混杂因素包括时间变化产生的效应。

②两组自身前后对照试验（two-group pretest-posttest self-controlled trial）这是单组自身前后对照试验的改进型，设计模式为：

干预组：观察前测量→干预→追踪结果测量

对照组：观察前测量→不干预→追踪结果测量

由于没有随机化，这种对照是非等价对照。但因为控制了外部因素的干扰，加强了单组自身前后对照试验结果的内部有效性。

③介入型时间序列研究（interrupted time series study）在介入前和介入后对结果变量都进行多次测定（最少各 4 次），这是自身前后对照试验的另一种扩展形式。可通过对比介入前后的时间趋势和周期的改变来评价介入效果。为了控制可能的时间效应的干扰，可增加一个平行对照组而成双时间序列设计。

18.9 疾病筛检(disease screening)[13,16,25] 筛检是指运用快速简便的试验、检查或其他方法,将人群中实际有病或缺陷、但表面健康的个体,同那些无病者鉴别开来,常用于患病水平调查与社区性疾病防治工作中。筛检也可用于检出临床前期病人,一项理想的筛检试验是能正确分辨病人与健康人。但是很多实际采用的筛检试验都难于达到这一理想要求。设用"金标准"对人群数为 N 的正确疾病分类结果与用筛检试验诊断结果比较,如表 18.9.1 所示(格子中字母代表人数):

表 18.9.1 "金标准"疾病分类结果与筛检试验诊断结果比较

筛检试验分类	金标准分类		合计
	患者	非患者	
阳性	真阳性 A	假阳性 B	R_1
阴性	假阴性 C	真阴性 D	R_2
合计	G_1	G_2	N

用于评价筛检试验优劣的指标很多,主要有:

(1)灵敏度(sensitivity)又称真阳性率,指实际病人中按筛检标准被正确判为有病的百分比,灵敏度 $=(A/G_1)\times 100\%$;$(C/G_1)\times 100\%$ 为假阴性率又称漏诊率,指实际有病而筛检试验判为无病的百分比。灵敏度越高,漏诊率越低。

(2)特异度(specificity)又称真阴性率,指实际无病者中按该筛检标准被正确判为无病的百分比。

特异度 $=(D/G_2)\times 100\%$;

(B/G_2) 为假阳性率又称误诊率,即实际无病而被筛检试验判为有病的百分比。特异度越高,误诊率越低。

(3)约登指数(Youden's index)是灵敏度与特异度之和减 1,表示筛检方法发现真正病人与真正非病人的能力。其值越大则正确性越高。

(4)似然比(likelihood ratio,LR)分为阳性似然比(positive likelihood ratio, LR^+)与阴性似然比(negative likelihood ratio, LR^-)两类:

$$LR^+ = \text{真阳性率} / \text{假阳性率}$$

$$LR^- = \text{假阴性率} / \text{真阴性率}$$

LR^+ 越大及 LR^- 越小者,筛检试验的诊断价值越高。

(5)Kappa 值。表示两个检查者对同一受检样品判断的非随机一致性比例。计算公式为

$$Kappa = \frac{N(A+D)-(R_1G_1+R_2G_2)}{N^2-(R_1G_1+R_2G_2)}$$

$Kappa$ 值≤0.40 为一致性较差,在 0.4~0.75 为中高度一致;≥0.75 为一致性极好。

关于筛检试验阳性结果截断值(临界点)确定方法有多种,如:①生物统计学方法,有正态分布法,百分位数法等;②受试者作业特征曲线(receiver operating characteristic curve)即 ROC 曲线法。可用于比较两种或多种筛检试验的诊断价值。

18.10　传染病隔室模型(epidemiologic compartment model)[3,26]　传染病模型是用数学模型描述传染病在人群中的传播规律,认识各种因素在流行过程中的作用,为防治决策提供指导。传染病模型分为随机模型和隔室模型两大类。此处介绍隔室模型。Kermark 和 Mckendrick 于 1927 年用隔室模型(compartment model)研究了 1665—1666 英国伦敦鼠疫流行资料,从而奠定了传染病模型的理论基础。经典的隔室模型把研究人群按在流行过程中的状态分为三类即所谓隔室或仓室:易感者类(susceptible,S),感染者类(infectious,I)即具传染性的病人,恢复者类(Recovered,R),病人一旦恢复即变为非感染者,也不再受感染。简称 SIR 模型。设目标人群总数 N,在流行期内不变,$S(t)$,$I(t)$和 $R(t)$分别表示在时刻 t 的每种隔室中的人数,有 $S(t)+I(t)+R(t)=N$。疾病发展为一单向过程:$S\to I\to R$,例如麻疹,水痘等。定义接触率(contact rate) β 为在单位时间 t 内一个感染者与一名易感者接触并引起感染的概率,一个感染者可能感染的人数与易感者人数 S 成正比。恢复率(recovered rate) γ 为在单位时间内一个感染者恢复的概率。同样,恢复的人数与感染人数 I 成正比。故在单位时间 t 内新感染人数为 $\beta S(t)I(t)$,由感染者转为恢复者的人数为 $\gamma I(t)$。SIR 模型结构的常微分方程组为:

$$\begin{cases} dS/dt=-\beta S(t)I(t) \\ dI/dt=\beta S(t)I(t)-\gamma I(t) \\ dR/dt=\gamma I(t) \end{cases}$$

这类模型只有当易感者达到一定水平后才引起疾病流行,当恢复(免疫)人群达到一定比例后流行终止。三者之间的关系见图 18.10.1 示:

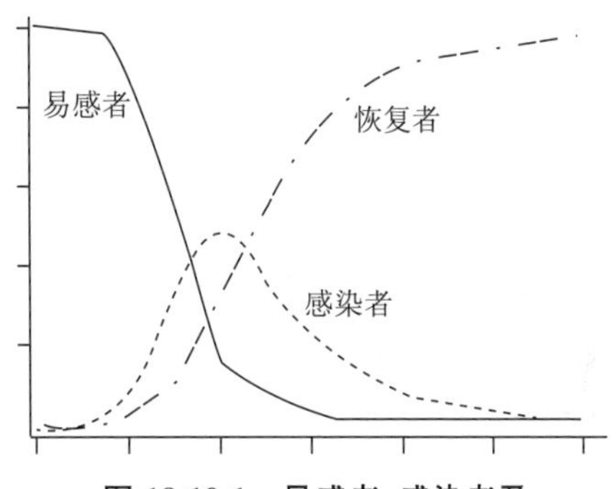

图 18.10.1　易感者、感染者及恢复者人数消长关系示意图

从图 18.10.1 可见,在疾病初期易感人数很多,随着流行发展,易感人数下降,恢复人数上升,流行曲线由上升经高峰后逐步减退。

当建立动态人口 SIR 模型时,须考虑人口的自然变动。令 α 为出生率,δ 为死亡率,疾病发展过程为:

$$\begin{array}{ccccc} \alpha N \longrightarrow & S & \xrightarrow{\beta SI} & I & \xrightarrow{\gamma I} & R \\ & \downarrow & & \downarrow & & \downarrow \\ & \delta S & & \delta I & & \delta R \end{array}$$

过程中的 αN 为加入到易感者室中的出生人数,δS,δI 和 δR 为从各室中移出的死亡人数。其模型结构的微分方程组为:

$$\begin{cases} dS/dt=\alpha N(t)-\beta S(t)I(t)-\delta S(t) \\ dI/dt=\beta S(t)I(t)-\gamma I(t)-\delta I(t) \\ dR/dt=\gamma I(t)-\delta R(t) \end{cases}$$

求解该方程组时,为简化计算,通常令出生率与死亡率相等,即 $\alpha=\delta$。

当考虑的因素越多时,其模型结构也更复杂。但基本都是在隔室模型基础上的发展。

18.11 群体免疫(herd immunity)[3,10]

传染病在一个群体中只有当初始易感者数量大于某一临界值时,才产生流行。如果能通过免疫部分人群而使易感者人群降低到该临界值一下,则可以防止传染病扩散,避免疾病流行。关键是需要计算出为使人群中的易感人数降到临界值以下而须实行人工免疫的比例。以固定总体SIR隔室模型为例介绍。

(1)流行阈值(epidemic threshold)固定总体SIR隔室模型的微分方程组结构(见条目18.10传染病隔室模型)为:

$$\begin{cases} dS/dt = -\beta SI \\ dI/dt = \beta SI - \gamma I \\ dR/dt = \gamma I \end{cases}$$

这里 $S(t)$、$I(t)$ 和 $R(t)$ 分别表示在时刻 t 时的易感者人数、感染者人数和恢复者人数,参数 β 和 γ 别表示感染者的有效接触率和恢复率。由式中第一个方程和第二个方程看出,在单位时间内产生的新感染人数为 βSI,并由易感者隔室移至感染者隔室。由第2个方程可见,产生的恢复人数为 γI。当 $\beta SI > \gamma I$(或等价的表示为 $\beta S > \gamma$)时才发生流行,当 $\beta S < \gamma$ 时流行衰减。故 $\beta S = \gamma$ 为流行拐点,或称流行阈值。

(2)基本再生数(basic reproductive number)将新感染人数 βSI 与恢复人数 γI 的关系用一个比值表示为:

$$R_0 = \beta SI/\gamma I = \beta ST$$

式中 $T = 1/\gamma$ 为一个感染者的平均病期(即传染期)。称 R_0 为基本再生数,其意义是:由单一个感染者在其感染期(T)内所产生的感染性(有效)接触(即产生第二代感染者)的人数与恢复期人数之比。其值与感染率和易感者人数成正比,与恢复率成反比。如果 $R_0 > 1$,表示新感染人数超过恢复人数,疾病扩散。否则,当 $R_0 < 1$,表示新感染人数少于恢复人数,疾病消退。因此 $R_0 = 1$ 是疾病是否流行的临界值或阈值。

(3)群体免疫(herd immunity)是指通过人工免疫部分易感者人群而保护整个人群避免疾病流行。最成功的例子是全世界通过群体免疫消灭了天花。记流行阈值人口数为 S_T,代入式 $R_0 = \beta S/\gamma$ 中的 S,并改写为

$$R_0\gamma/\beta = S_T \overset{R_0=1}{\Rightarrow} \gamma/\beta = S_T$$

令 $R_0 = 1$ 时得到 $S_T = \gamma/\beta$,这表示如果易感人口数 S 低于流行阈值人口数 S_T,即 $S < S_T$,则疾病消亡。将基本再生数重新表示为 $R_0 = S/S_T$,如果令免疫比例为 p,得到

$$(1-p)R_0 = \frac{(1-p)S}{S_T} \Rightarrow p = 1 - \frac{1}{R_0}$$

可见,对于基本再生数越大的传染病,达到控制流行所需要的免疫比例 p 越大。

18.12　相对危险度(relative risk, RR)[9]

设在一项前瞻性研究中，对某病因学因素具有不同暴露水平的多组人群，最简单的分类为暴露组 A 与非暴露组 B 的情况，两组的观察人数分别为 N_A 和 N_B，经过一段观察期后得到两组人群的发病人数分别为 D_A 和 D_B，资料列于表 18.12.1 中，其中

$$N = N_A + N_B = M_+ + M_-$$

表 18.12.1　两组人群的发病情况

危险因素水平分组	观察人数	其中不同结果人数	
		发病	不发病
暴露组(A)	N_A	a	b
非暴露组(B)	N_B	c	d
合计	N	M_+	M_-

两组发病频率分别为 $F_A = a/N_A$，$F_B = c/N_B$ 可计算两个发病频率之比为：F_A/F_B，在流行病学中称为相对危险度(relative risk)，即：$RR(A:B) = F_A/F_B$。这一比值表示暴露组发病频率相对于非暴露组发病频率的倍数，是一个对比指标，具有相对性质，取值在 $0 \sim \infty$ 之间。$RR = 1$ 表示两类人群的发病危险度相等，$RR > 1$ 表示暴露人群发病危险度大于非暴露人群发病危险度，$RR < 1$ 表示暴露人群发病危险度小于非暴露人群发病危险度，暴露因子为疾病保护因素。$RR(A:B) - 1$ 表示暴露人群发病危险度较参照组增加(或减少)的倍数。相对危险度也适用于发病速率、患病比例等具有概率性质的指标之间的比较。由于 RR 的实际观察值具有随机性，故须对其作假设检验。其零假设为 $H_0: RR = 1$，备择假设为 $H_1: RR \neq 1$，假设检验公式视发病水平指标类型而异。如果是发病频率指标，其观察单位是人数，用单自由度 Mantel-Haenszel χ^2 统计量为

$$\chi^2_{MH} = \frac{(N-1) \cdot (ad - bc)^2}{(N_A N_B M_+ M_-)}$$

式中 N_A，N_B，M_+ 和 M_- 的意义见表 18.12.1。

关于 RR 的 95%置信区间估计，首先用对数变换得到 $\ln RR$，$\ln RR$ 为对称分布，其方差为

$$Var(\ln RR) = Var(\ln F_A) + Var(\ln F_B)$$
$$\approx \frac{(1-F_A)}{(N_A F_A)} + \frac{(1-F_B)}{(N_B F_B)}$$

再得到 RR 的 95%置信区间估计公式为

$$(RR)\exp\{\pm 1.96\sqrt{Var(\ln RR)}\}$$

上式中取指数中的＋号时为置信区间上限值，取－号时为置信区间下限值。

对于用两组发病速率计算的相对危险度，设两组人群的发病率分别为 $f_i = D_i/W_i$，式中 D_i、W_i、和 f_i (i=1,2)分别为两组的实际发病人数、观察人年数和人年发病率。在零假设成立的条件下统计量

$$\chi^2_{(1)} = \frac{(D_1 - E_1)^2}{E_1} + \frac{(D_2 - E_2)^2}{E_2}$$

服从自由度为 1 的 χ^2 分布。式中，

$$E_1 = (D_1 + D_2)W_1/(W_I + W_2)$$
$$E_2 = (D_1 + D_2)W_2/(W_I + W_2)$$

18.13 优势比(odds ratio, OR)[17] 优势(odds)是指某事件发生的概率 p 与不发生的概率 $q=1-p$ 之比，即 $odds=p/q$。人们时常考虑同一事件在不同条件下的优势之比，称为优势比。例如，吸烟人群罹患肺癌的优势与不吸烟人群罹患肺癌的优势之比，若大于 1，表明吸烟的危害性更大。类似于相对危险度，优势比也是测定疾病与暴露之间关联性的一种指标。在发病概率很低时，发病概率 p 与优势 p/q 很接近，可近似地将优势比视为相对危险度。优势比既可应用于队列研究，也可应用于病例一对照研究资料的分析。在病例对照研究中，有成组比较和匹配比较两种设计方案(见条目 18.6)，因而优势比也有两种计算方法。

(1)成组比较设计病例对照研究资料的优势比计算。设在一项成组比较设计的病例对照研究中，N_A、N_B 和 E_A、E_B 分别为病例组和对照组的观察人数和暴露人数。资料整理格式见表 18.13.1。

表 18.13.1　成组病例对照研究资料整理格式

疾病水平分组	不同暴露人数		观察人数	暴露优势(odds)
	有暴露	无暴露		
病例组：A	a	b	N_A	$odds_A=a/b$
对照组：B	c	d	N_B	$odds_B=c/d$
合计人数	M_e	M_n	N	

病例组暴露优势

$$odds_A=p_A/(1-p_A)=a/b$$

对照组暴露优势

$$odds_B=p_B/(1-p_B)=c/d$$

优势比

$$OR(A:B)=\frac{odds_A}{odds_B}=\frac{a/b}{c/d}=\frac{ad}{bc}$$

理论上可以证明，上述疾病条件下暴露的优势与对照条件下暴露的优势之比就等于人们所关注的暴露条件下疾病的优势与无暴露条件下疾病的优势之比。有多种计算优势比方差的方法，Woolf 法(1955)的计算公式为

$$Var[\ln(OR)]=\frac{1}{a}+\frac{1}{b}+\frac{1}{c}+\frac{1}{d}$$

式中 ln 表示自然对数。在对数正态分布假定下，优势比 95% 置信区间 (OR_L, OR_U) 的估计为

$$OR_L=OR\cdot\exp\{-1.96\sqrt{Var[\ln(OR)]}\}$$

$$OR_U=OR\cdot\exp\{+1.96\sqrt{Var[\ln(OR)]}\}$$

对零假设 H_0：$OR=1$ 的 χ^2 检验公式为：

$$\chi^2=\frac{(ad-bc)^2N}{(N_A\cdot N_B\cdot M_e\cdot M_n)}$$

该 χ^2 值服从自由度为 1 的 χ^2 分布。

(2)1∶1 配比设计病例对照研究资料的优势比计算。其资料整理格式见表 18.6.2。OR 的计算公式为

$$OR=b/c$$

当 b 和 c 都较大时，$\ln OR$ 的渐近方差为

$$Var[\ln(OR)]=1/b+1/c$$

其 95%置信区间的估计公式与上面成组比较的 95%置信区间的估计公式相同。假设检验用自由度为 1 的 McNemarχ^2 检验公式

$$\chi^2_{Mc}=\frac{(|b-c|-1)^2}{(b+c)}$$

18.14　偏倚(bias)[10]　又称系统误差(systematic error)，指研究结果偏离真值。其统计学含义是：发病率真值落在其估计值的置信区间之外。偏倚具有方向性，可小于或大于真值。设 θ 为某一总体的效应参数真值，j 为其样本估计值。如果它们之间的差值的期望值 $E(\theta-j)=0$，表示估计值与真值之差是来自于抽样误差，它们之间不存在偏倚。但如果它们之间的差值的期望值 $E(\theta-j)\neq 0$，即表示估计值 j 存在偏倚。由于 θ 往往是未知的，故在实际工作中很难确定偏倚的大小，但可估计偏倚的方向，即 $E(\theta-j)$ 是小于 0 还是大 0。

无差别偏倚(nondifferential bias)是指偏倚无差别地发生于暴露组和非暴露组，造成各组参数估计值产生偏倚，但它们之间的比值无偏倚。如暴露组和非暴露组的某病真实发病率分别为 8% 和 6%，它们之间的差值为 8%－6%＝2%，相对危险度 $RR=8\%/6\%=1.33$。若其某种检测方法的检出率较低，导致暴露组和非暴露组的发病率分别为 6% 和 4.5%，使得发病率差变为 1.5%，但 RR 保持 1.33 不变。

偏倚可来自研究的各个阶段，分为：

(1)选择偏倚(selection bias)指在选择受试对象时产生的偏差，由所选取的研究对象所组成的样本分布与总体分布不一致，从而得到的效应参数估计值系统性的偏离总体参数。

最常见的选择偏倚发生在对照试验设计中，对照组与干预组的受试对象在暴露或疾病相关因子的分布不均衡，使得研究结果缺乏可比性。例如在职业病研究中，如果将特定工种的工人同一般人群的发病率(或死亡率)进行比较，常得出工人的发病率明显低于一般人群的情况。这是由于特定工种工人就职的健康条件要高于一般人群之故。这种选择偏倚特称为健康工人效应(Health Worker Effect，HWE)。

Berkson's 谬误(Berkson's fallacy)是发生于以医院为基础的病例对照研究中的偏倚，是由于具有不同特征的人的住院率不同产生的偏差。

控制选择偏倚的方法主要有：掌握对象选取的各个环节，注意选取对象的代表性及选取方式，掌握对象的纳入与排除标准等。

(2)信息偏倚(information bias)指在收集资料过程中产生的偏倚，得到的是虚假信息，如资料收集方法或测量标准不统一，或来自研究对象的信息错误与遗漏等，使得所获取的资料不完整或不准确，造成暴露反应相关性的估计偏离真值的情况。这种偏倚可来自资料收集者方面的原因，如测量仪器未校准，也可来自资料提供者方面的原因，如回忆偏倚。控制信息偏倚的方法是建立严格的资料收集监控系统，如采用客观指标或记录，盲法收集资料等措施。

(3)混杂偏倚(confounding bias)是指将暴露因素对疾病的独立效应与混杂因素对疾病的效应混在一起，造成暴露因素效应的估计偏倚。

18.15 混杂(confounding)[2,14] 当评估暴露(原因)与反应(疾病)之间的因果联系时,必须考虑外部因素可能造成的干扰。如果忽略外部因素的作用时,可能使暴露与疾病关联强度估计发生偏差,这种由于忽略外部因素的作用而造成的暴露反应关联强度估计上的偏差,称为混杂。引起混杂的外部因素称为混杂因素(confounding factor)。混杂因素也是一种病因学因素,但它同时也与暴露因素存在相关性。这种偏差是由于混杂因素在暴露与疾病发病关系的次级分组水平上的分布不一致所造成的。如果某种因素只与疾病有关,而与危险因素无关,或者只与危险因素有关,而与疾病无关,它就不是混杂因素。例如,饮酒与吸烟有相关性(相关系数约为 0.60),但吸烟是肺癌的危险因素,而饮酒则不是。当研究饮酒与肺癌之间的关系时,吸烟就是一种混杂因素。如果不考虑吸烟的影响只简单分析饮酒与肺癌相关时,可能得到饮酒与肺癌相关的假象。但当研究吸烟与肺癌的关系时,饮酒则不是混杂因素,因为饮酒不是肺癌的危险因素。高血压和冠状动脉硬化性心脏病都随年龄而增加,故年龄是高血压和冠状动脉硬化性心脏病关系中的混杂因素。为了正确表述危险因素对疾病的效应,必须消除混杂因素施加给危险因素与疾病关系的混杂效应,否则结果是不可靠的。当未控制混杂因素的粗相对危险度与按混杂因素分组计算的校正相对危险度不等时,就表示存在混杂效应。

控制混杂因素的方法有两种:在设计阶段控制和在资料分析阶段控制。

(1)在研究设计阶段控制

①限制:规定混杂因素具有相等或相似水平的对象进入研究;②随机化:对潜在混杂因素进行随机化处理,使其随机的分配于不同的处理组中,以消除其对不同处理组的系统性影响;③配伍组法:选择混杂因素具有相同水平的观察对象进入同一个配伍组,保证每一配伍组内的所有观察对象的混杂因素具有相同水平,从而避免该混杂因素对暴露与疾病之间关系的干扰。配伍组法对混杂因素的控制效果优于随机化方法。

(2)在资料分析阶段控制

①标准化方法:标准化方法的目的就是控制混杂因素。如果对比的两个人群具有不同的年龄结构,年龄就是一个混杂因素。如果对比的两个人群具有不同的职业结构,职业就是一个混杂因素。可用标准化方法加以校正;②分层分析:将混杂因素分为若干层,分析每一层的暴露与疾病之间的关系,以避免混杂因素的干扰。由于分层越多,所需观察例数越多,故其应用受到限制;③多因素模型分析:logistic 模型适用于二分类反应变量的多因素回归模型,可将混杂因素的效果单独分离出来,从而显示出“纯”(偏)暴露疾病关系。

18.16　率的标准化方法(standardization of rates)[1]　由于死亡率(或发病率)存在年龄、性别等差异,故一个地区的总死亡率受到其人口年龄性别结构的影响。当比较两个地区的总死亡率时,必须消除它们在人口结构上的差异后,才具有可比性。这种校正人口结构差异后的率称为标准化率(standardized rate)。其所用的方法称为率的标准化方法。有两种标准化方法:直接标准化方法和间接标准化方法。

(1)直接标准化方法(direct standardization)用一个公共的人口年龄组结构为标准,分别对所须比较的两个总体率做标准化处理,产生两个可相互比较的标准化率或年龄调整率(age-adjusted rate)。应用此方法的条件是已知各个年龄组死亡率。如果对比一个国家内不同地区的总死亡率,可用本国普查人口结构为标准。如果对比不同国家的总死亡率,可用世界卫生组织(WHO)推荐的人口结构为标准。

设地区 $i(i=1,2)$ 的第 $x(x=1,2,\cdots,g)$ 年龄组死亡率为 $m_{x(i)}=D_{x(i)}/W_{x(i)}$,($D_{x(i)}$ 和 $W_{x(i)}$ 分别为地区 i 第 x 年龄组的死亡人数和观察人数),直接标准化率 $M_{adj(i)}$ 的计算公式为:

$$M_{adj(i)}=\sum_{x=1}^{g}S_x m_{x(i)}$$

式中 S_x 为标准人口结构中 x 年龄组的比例(用小数表示)。标准化死亡率的方差为:

$$V(M_{adj(i)})=\sum_{x=1}^{g}S_x^2 Var(m_{x(i)})$$

$$=\sum_{x=1}^{g}S_x^2\left(\frac{D_{x(i)}}{W_{x(i)}^2}\right)$$

用标准正态近似法对两个标准化总死亡率 A 与 B 进行比较的假设检验公式为:

$$Z=\frac{M_{adj(A)}-M_{adj(B)}}{\sqrt{V(M_{adj(A)}-M_{adj(B)})}}$$

式中分母 V(·)为两标准化死亡率的公共方差:

$$V(M_{adj(A)}-M_{adj(B)})$$

$$=\frac{W_{(A)}\cdot M_{adj(A)}+W_{(B)}\cdot M_{adj(B)}}{W_{(A)}\cdot W_{(B)}}$$

Z 值服从标准正态分布。

(2)间接标准化方法(indirect standardization)用于已知某地区的总死亡数 D 和分年龄组人口数或人年数 W_x,但不知道分年龄组死亡数,无年龄组死亡率,不能用直接标准化方法进行标准化的情况。这时选用一个外部总体的年龄别死亡率(λ_x)为标准,计算出年龄别期望死亡数 $E_x=W_x\cdot\lambda_x$ 及总期望死亡数 $E=E_1+\cdots+E_g$,最后计算标准化死亡率比(standardized mortality ratio, SMR),或称标准化发病率比(standardized incidence ratio, SIR)。

$$SMR=D/E$$

在假定服从 Poisson 分布条件下,SMR 的方差估计值为 D/E^2,由此可计算出 SMR 的 95%置信区间。为比较与标准地区的死亡率之差是否有统计学意义,可用下面的 χ^2 检验公式做假设检验:

$$\chi^2=\frac{(D-E)^2}{E}$$

该 χ^2 值服从自由度为 1 的 χ^2 分布。

18.17 年龄一时期一队列模型(age-period-cohort model)[11,22] 一名观察个体所发生的事件(疾病或死亡等)的时间,可以从三种不同的时间维度进行测量:发生时的年龄(age),发生的时期(period)和出生队列(birth cohort)。历史事件对人群健康影响造成的印迹可以从这三种不同的时间维度上反映出來,分别称为年龄效应、时期效应和队列效应。年龄一时期一队列模型为这种分析提供了有效工具。这一模型用于分析多次的横断面观察资料,在人口学、社会学和流行病学中应用很早。资料结构通常为(年龄×观察时期)的二维表结构(见表 18.17.1)。

表 18.17.1 对某病历次观察的年龄一年份发病人数/观察人年数(发病率)资料

年龄组(i)	观察年份(j)			
	1943	1948	1953	1958
15	2/773812 (0.2585)	3/744217 (0.4031)	4/794123 (0.5037)	1/972853 (0.5037)
20	7/813022 (0.8610)	7/744706 (0.9400)	17/721810 (2.3552)	8/770859 (1.0378)
25	28/790501 (3.5421)	23/781827 (2.9418)	26/722968 (3.5963)	35/698612 (5.0099)
30	28/799293 (3.5031)	43/774542 (5.5517)	49/769298 (6.3694)	51/711596 (7.1670)
35	36/769356 (4.6792)	42/782893 (5.3647)	39/760213 (5.1301)	44/760452 (5.7660)
40	24/694073 (3.4578)	32/754322 (4.2422)	46/768471 (5.9859)	53/749912 (7.0675)

模型提出的早期是用图形描述这些效应,以后发展为模型的参数估计,试图定量分析不同时间维度对反应事件的效应。设一个人群的年龄组号 $i(i=1,\cdots,A)$,期间分组号 $j(j=1,\cdots,P)$,队列分组号 $k(k=1,\cdots,C)$,$C=A+P-1$;期望死亡率为 λ_{ijk},年龄-时期-队列模型表示为

$$\lambda_{ijk}=\exp\{\mu+\alpha_i+\beta_j+\gamma_k\}$$

式中 μ 为截距,α_i 为年龄效应参数,β_j 为时期效应参数,γ_k 为队列效应参数。对等式两边取对数得

$$\ln\lambda_{ijk}=\mu+\alpha_i+\beta_j+\gamma_k$$

用 Poisson 分布模型求参数估计值。但由于年龄,期间,队列三者间的完全线性相关($k=j-i$),模型无唯一解,从而发展了多种解法,诸如:

(1)约束解法(constrained solution) 这是最早期的解法。上面的模型实际上是一种方差分析模型。除通常的约束条件:$\alpha_1=\beta_1=\gamma_1=0$ 外,还要附加一个约束条件:令年龄、期间或队列的参数中有一个为 0 而得到唯一解;但解出的参数估计值与所选附加约束条件有关。

(2)非线性解法(non-linear solution) 将 A,P,C 之间的线性关系改变为非线性关系以解决参数的可估性问题。

(3)多步模型配合法(multi-step model fitting)把队列效应定义为年龄与期间的交互效应。在此基础上发展了:①两步模型配合法:第一步配合年龄与期间效应的线性模型,第二步是用第一步模型配合后的残差再配合一个年龄与期间交互效应的线性模型;②中位数模型,其原理与两步模型配合法相同,只是用中位数表示年龄与期间的交互效应。

(4)内蕴估计值法(intrinsic estimator method)又称 IE 法。利用主成分分析得到一组非 0 特征值的特征向量,利用该特征向量矩阵求解主成分回归估计值,再将主成分回归估计值经逆矩阵变换到原始刻度下的年龄、期间和队列的参数估计值,以得到直观解释。

18.18　环境暴露模型(environmental exposure model)[12,27]　环境流行病学研究环境污染对群体居民的影响，估计环境污染所造成的不良健康效应，建立剂量反应关系。模型中自变量是环境污染程度，通常采用某种剂量值。人体接受的剂量不但需考虑环境污染物的浓度，还应考虑暴露时间。反应变量是某种健康效应指标，通常有四种取值类型：①用率表示的二分类形式，如发病率或患病率；②离散计数形式，如皮肤上的乳头状瘤的个数；③有序等级形式，如疾病严重程度；④连续测量形式，如体内生化指标的测量值。不同的反应变量类型有不同的模型。

以连续测量的反应变量为例，最简单的模型是线性模型，其结构为：

$$f = a_i + bC$$

即健康效应 f 与污染物剂量 C 成正比，b 为单位剂量变化引起的效应改变量。但通常环境污染物浓度与健康效应呈非线性关系，如图 18.18.1 所示：

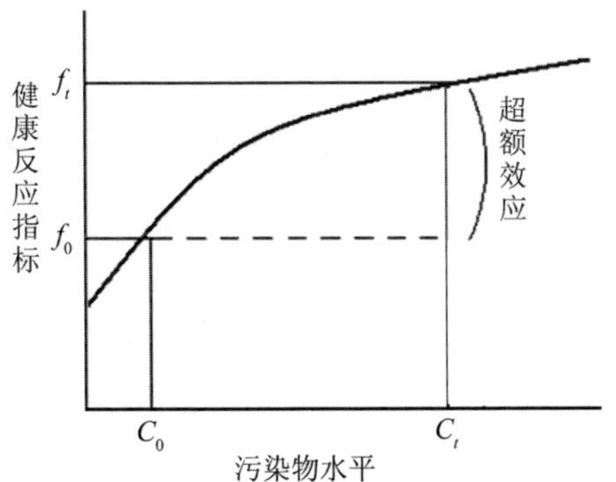

图 18.18.1　环境污染的健康效应的计量—反应关系示意图

可用指数曲线回归模型表示为：

$$f_t = f_0 \cdot \exp\{\beta(C_t - C_0)\}$$

式中 C_t 为在 t 时间点的污染物浓度，C_0 为污染物处于最低健康效应的阈值浓度或参考值浓度，f_t 为污染物处于 C_t 水平下的健康效应预测值，f_0 为污染物处于 C_0 水平下的健康效应，可参照非污染区的相关指标，b 为污染物对健康效应指标的作用强度参数，是回归模型的系数。式中的阈浓度 C_0 通常采用国家颁布的有关标准。如中国在 1996 年制定的《环境空气质量标准》(GB 3095－1996)中规定，空气中颗粒物 PM_{10} 的含量一级为 40.0 mg/m^3，二级为 100.0mg/m^3，三级为 150.0mg/m^3。模型中还可纳入其他因素如年龄等。该模型经对数变换后即为线性模型。配合该模型后所得参数估计值的指数变换值 $\exp\{\beta\}$ 表示污染物改变一个测量单位所引起的健康效应改变量。

当已知阈浓度下的发病率 f_0、当前污染浓度下的发病率 f_t 和污染区人口 P_t 时，可用下列公式直接计算超额发病人数：

$$E = (f_t - f_0) \cdot P_t$$

即为受污染物影响而发病的人口数。

18.19 疾病监测(disease surveillance)[5,7] 疾病监测是疾病控制机构主要信息来源,是制定疾病防控措施的基础。疾病监测系统是实行疾病监测的组织保障,是准确、及时收集、传递和分析信息的通道和平台。《中华人民共和国传染病防治法》是我国国家级的传染病疾病监测系统,还有很多地方性的疾病及死亡登记报告制度,也属于疾病监测系统,包括的病种有传染病、地方病、职业病、恶性肿瘤、怀孕和分娩、新生儿、伤害和突出的环境事故等。要求对疾病的诊断正确,数据可靠和报告及时,这样才能起到指导疾病防控措施的效果。暴发流行通常指传染病,带有扩散性危险,聚集性通常指非传染病,常表现为人群或地域的局限性。

疾病暴发类型:

(1)共同来源的爆发类型。其流行曲线为在时间上连续的突然上升,缓慢下降曲线。

(2)传播性流行类型。其流行曲线上升比较缓慢,可能表现出多个峰度,下降趋势较陡。

(3)混合流行类型。开始具有单一的公共病原,随后扩散,因而具有混合型的曲线特点。

疾病监测的目的是监控疾病发生是否超出常态,即是否出现高发。对传染病特称之为流行或暴发。在统计学上统称为"聚集性(clustering)"。疾病聚集性的表现有四种:①空间聚集性(spatial clustering),即地区高发;②时间聚集性(time clustering),即在某一时间段内高发;③空间一时间聚类(space-time cluster),疾病在某一地区和某一时段多发,又称为空间时间交互作用(space-time interaction);④时间一队列聚类(time-cohort cluster),疾病在一组具有某种特征的人群中在某一时段多发。由于聚集性分析所涉及的病例数较少,范围比较局限,建立在大样本基础上的流行病学描述性统计指标如发病频率,发病速率等不很适用,从而发展了用于疾病聚集性分析的统计学方法.这些方法多以 Poisson 分布为理论基础。例如 Knox(1960)提出了一种检验时空交互作用的方法。

设在某一时间区间和某一空间范围内共发生 n 个病例,每个病例都有详细的发病日期和发病地点。这 n 个病例可以组成 $n(n-1)/2$ 个对子,事先设定一个尺度,然后根据这一尺度,对每对病例按相距的远近分为两类,从而可以组成一个 2×2 表。表 18.19.1 列出了 96 例患白血病儿童的 2×2 表结构:96 个病例共组成 96×(96−1)/2=4560 个对子,设定发病时间间隔以 60 天为界(<60 天,≥60 天),空间距离以 1 公里为界(<1km,≥1km),将这 4560 个对子按 2 维刻度划分的结果列于表 18.19.1 中。

表 18.19.1 儿童白血病患者时间、空间分类

时间间隔(天)	空间距离(公里)		合计
	<1	≥1	
<60 天	5	147	152
≥60 天	20	4388	4408
合计	25	4535	4560

在无效假设条件下,观察对子数 5 的期望对子数 $\lambda=(25\times152)/4560=0.8333$,按 Poisson 分布原理,计算其等于及大于 5 的概率为 $P=0.0017$,具有显著的统计学意义。

18.20　STROBE 声明(STROBE statement)［8,21］　STROBE 是加强流行病学观察性研究报告质量(strengthening the reporting of observational studies in epidemiology)的缩写,包含流行病学中三种主要研究设计(队列研究、病例对照研究、横断面研究)的观察性研究报告中应纳入的条目清单。STROBE 工作组成立于 2004 年,并于同年 9 月在英国召开了研讨会,起草并发表了《观察性研究报告中应纳入的条目清单》(The Items in the STROBE Checklist),以帮助作者撰写高质量的观察性研究报告、帮助编辑或评审人决定该论文是否发表、帮助读者系统并严格地评价已发表的论文等。该清单包含题目与摘要(1 条),引言(2～3 条),方法(4～12 条),结果(13～21 条),其他信息(22 条)五部分共 22 个条目,每个条目都有具体的要求。

(1)题目与摘要:用公用术语表明研究所用设计,在摘要中提供所做工作和发现的简要总结;

(2)背景/合理性:解释科学背景及研究的合理性;

(3)目的:说明特定目标,包含预定的假设;

(4)研究设计:提供研究设计的关键元素;

(5)配置:描述研究配置、地点,相关日期进度,如纳入受试者,暴露,随访和收集资料的时间;

(6)参与者:合格标准,来源,选择方法;

(7)变量:定义结果,暴露,预测因子等变量,潜在混杂因素,效应修饰因子等;

(8)数据来源/测量:各变量的来源和测量方法;

(9)偏倚:描述偏倚的可能来源;

(10)样本含量:描述如何取得这一样本量;

(11)定量变量:分析中标注如何处理定量变量;

(12)统计方法:描述①包括控制混杂因素的所有统计方法,②亚组和交互作用分析方法,③缺失数据处理,④队列研究中的追踪和失访,病例对照研究中的配对,横断面研究中的抽样,灵敏度分析;

(13)参与者:各研究阶段受试人数,退出及原因,完成随访及分析的人数;

(14)描述性数据:参与者的一般特征及暴露信息;

(15)结果数据:各种暴露水平下的结局人数;

(16)主要结果:未校正及混杂因素校正后的估计,95%置信区间,相对危险度,绝对危险度;

(17)其他分析:如亚组,交互作用,灵敏度等;

(18)关键结果:根据研究目标概括关键结果;

(19)局限性:研究的局限性,潜在偏倚来源等

(20)解释:结合研究目标给出解释,局限性,类似研究结果;

(21)推广性:研究结果的可推广性(外部有效性);

(22)资助:资助来源及资助者在研究中的作用。

参考文献

[1] Ahmad O B,Boschi-pinto C,Lopez A D, et al Age Standardization of Rates: A New WHO Standard[C].GPE Discussion Paper Series: No. 31, EIP/GPE/EBD, World Health Organization,2001.

[2] Bonita R,Beaglehole R K,Jellstrom T. Basic Epidemiology[M]. 2nd ed. Geneva Switzerland:WHO Press,2006.

[3] Brauer F,Driesschc P V D,Wu J.Mathcmatical Epidemiology[M].Berlin Heidelberg:Springer-Verlag,2008.

[4] Breslow N E,Day N E.Statistical Methods in Cancer Research [M]. Lyon France:IARC Scientific Publications,No. 32,1980.

[5] Brownson R C,Petitti D B.Applied Epidemiology:Theory to Practice[M]. New York:Oxford University Press,2006.

[6] Bütherp P,Mullerr R.Epidemiology: An Introduction[M]. New York: Oxford University Press,2012.

[7] David F N,Barton D E.Two Space-time Interaction Tests for Epidemiology. Brit. J.prev.soc.Med,1966,20,44—48.

[8] Elm E V,Altman D G,Egger M,et al. The Strengthening the Reporting of Observational Studies in Epidemiology (STROBE)Statement:Guidelines for Reporting Observational Studies [J]. International Journal of Surgery, 2014, 12: 1495—1499.

[9] Esteve J,Benhamou E,Raymond L.Descriptive Epidemiology [M]. Lyon France:IARC Scientific Publications,No: 128,1994.

[10] Gail M H,Benichou J.Encyclopedia of Epidemiologic Methods. Chichester England:John Wiley Sons,Ltd,2000.

[11] Hold T R.The Estimation of Age,Period and Cohort Effects for Vital Rates [J].Biometrics,1983 ;39:311—24.

[12] International Programme on Chemical Safety (IPCS). Environmental Health Criteria on Principles for Modelling Dose-Response for the Risk Assessment of Chemicals[M].WHO,2009.

[13] Khoury M J,Newill CA,Chase G A.Epidemiologic Evaluation of Screening for Risk Factors: Application Togenetic Screening [J]. American Journal of Public Health, 1985, 75(10): 1204—1208.

[14] Kleinbaum D G.Kupper L L,Morgenstern H.Epidemiologic Research: Principles and Quantitative Methods[M]. Belmont California: Lifetime Learning Publications,1982.

[15] Maclure M.The Case-cross over Design: A Method for Studying Transient Effects on the Risk of Acute Events[J]. American Journal of Epidemiology.133, 1991:144—153.

[16] Oleckno W A.Epidemiology: Concepts and Methods [M].Long Grove,Illinois, Waveland Press Inc,2008.

[17] Schlesselman J J,Stolley P D.Case-control Studies: Design,Contact,Analysis. New York:Oxford,1982.

[18] Song C,Kulldorff M.Power Evaluation of Disease Clustering tests[J]. Int J Health Geogr.2003,2(1):9—16.

[19] Szklom, Nieto E J. Epidemiology: Beyond the Basics[M],3rd ed.Burtington MA:Jones & Bartlett Learning,2014.

[20] Tangot. Statistical Methods for Disease Clustering[M]. New York: Springer, 2010.

[21] Vandenbroucke J P, Elm E V, Altman D G, et al. Strengthening the Reporting of Observational Studies in Epidemiology (STROBE): Explanation and Elaboration[J]. International Journal of Surgery, 2014, 12: 1500－1524.

[22] Yang Y, Land K C. Age-period-cohort Analysis: New Models, Methods, and Empirical Applications. Boca Raton, FL: CRC Press, 2013.

[23] Zheng T, Boffetta P, Boyle P. Epidemiology and Biostatistics[M]. Lyon France: IPRI(International Prevention Research Institute), 2011.

[24] 方积乾.医学统计学与电脑实验[M].4版.北京:人民卫生出版社,2012,428－458.

[25] 李立明.流行病学[M].北京:人民卫生出版社,2007:164－179.

[26] 马知恩,周义仓,王稳地,等.传染病动力学的数学建模与研究[M].北京:科学出版社,2003.

[27] 彭晓武,王家春,余松林.R软件及其在环境流行病学中的应用[M].北京:中国环境出版社,2013.

（本章作者简介见副主编介绍处）

第19章 循证医学

陈长生 周旭毓 万毅

19.1 循证医学(evidence-based medicine, EBM)[22] 循证医学也称实证医学,是指慎重、准确、明智地应用当前能获得的最佳研究证据来确定患者的治疗措施。循证医学是将最好的研究证据与临床医生的技能、经验以及病人的期望、价值观三者完美结合,并在特定条件下付诸实践的一门科学,其核心思想是医疗决策应尽量以客观证据为依据。医生制定医疗方案或实践指南,政府机构制定卫生政策,都应该参考当前可得到的最佳证据。

20世纪80年代以来,David Sackett、Gordon Guyatt等一批循证医学先驱开始了循证医学实践的探索。1992年11月,他们以循证医学工作组的名义在JAMA上发表了"循证医学:医学实践的新模式(Evidence-based medicine. A new approach to teaching the practice of medicine)"一文,标志着循证医学正式诞生。经过20多年的发展,循证医学的理念、方法、实践模式及研究结果已经深入到医疗卫生的各个领域,极大地改变了21世纪临床医学的实践模式,对医学及各相关学科的发展产生了深远的影响,并形成了循证保健、循证卫生决策、循证药学、循证护理等众多分支领域。

实践循证医学有五个步骤:①提出明确的问题;②系统有效地检索相关文献,全面搜寻回答问题的最佳证据;③对证据的真实性、可靠性及适用性进行严格评价(critical appraising),找出最佳证据;④将最佳证据应用于实践,指导决策;⑤对证据的应用效果进行再评价。这五个步骤也称为5A或五部曲,即Ask、Acquire、Appraise、Apply及Act。

实践循证医学的第一步是明确问题,可按照PICOS要素构建一个具体可回答的临床问题。以干预性研究为例,PICOS要素是指:

P:patient/ population(患者或人群),研究对象的类型、特征、疾病类型等;

I:intervention(干预),患者拟采用哪种干预措施;

C:comparison(对比),进行对比的干预措施(并非每个问题都需要设置对照);

O:outcome(结局),所关注问题的重要结局指标或诊疗效果;

S:study design(研究设计方案),关注哪些设计类型的研究,包括随机对照试验、队列研究、病例对照研究、诊断试验等。

证据及其质量是实践循证医学的决策依据。证据有各种类型,有不同的层次和级别,而且需要不断更新。针对问题开展高质量的临床研究,得到严谨、可靠的科学证据;或对某一具体问题进行定量或定性的系统评价,为解决该问题提供高质量的证据,这些都是循证医学创证用证的过程。

19.2 Cochrane 图书馆(Cochran Library)

[4,12,14] Cochrane 图书馆(ISSN 1465—1858)是一家面向医疗工作者的电子图书馆,是循证医学的重要资料库,是 Cochrane 协作网的主要产品。它也是得到日益广泛关注和重视的最全面的系统评价资料库,是卫生保健疗效可靠证据最好的和主要的来源,是易于不断得到更新和接受评论,修改错误,从而保证质量,增强结论可靠性的电子杂志。Cochrane 图书馆的六个数据库包含不同类型的、用于卫生决策支持的独立证据,第七个数据库提供 Cochrane 协作网相关信息。

(1)Cochrane 系统评价数据库(Cochrane database of systematic review,CDSR)CDSR 收录 Cochrane 协作网 50 余个系统综述专业组在统一工作手册指导下制作的系统评价,包括全文和研究方案计划书(protocols),几乎涵盖临床医学各专业。

(2)Cochrane 方法学数据库(Cochrane methodology register,CMR)CMR 收录所有关于卫生保健和社会干预系统评价方法的研究资料,包括期刊论文、著作节选、会议文集、会议摘要和正在进行的研究。

(3)Cochrane 临床对照试验注册资料库(Cochrane central register of controlled trials,CENTRAL)CENTRAL 是干预研究的随机对照试验(RCT)和对照临床试验(CCT)的书目数据库,共收录了 30 多万条记录。

(4)疗效评价文摘库(database of abstracts of reviews of effectiveness,DARE)DARE 是由英国 York 大学国家卫生服务部(NHS)评价与传播中心(Centre for Reviews and Dissemination,CRD)相关专家对全世界各种医学期刊上的系统评价进行的严格评估。内容涉及诊断、预防、康复、普查和治疗等主题。

(5)卫生技术评估数据库(health technology assessment database,HTA)HTA 由 NHSCRD 与 INAHTA(国际卫生技术评价机构网络)秘书处协作制作,收录的卫生技术评估多为有关卫生保健干预的医学、社会学、伦理学和经济学意义的研究,如疾病的预防、筛查、诊断、治疗和康复的药物、疫苗、器械设备、医疗方案、手术程序、后勤支持系统和行政管理组织等内容。

(6)经济评估数据库(Economic Evaluation Database,EED)由英国卫生部的 NHS 研究与发展项目资助,提供关于卫生保健干预措施的成本效益分析。

(7)Cochrane 协作网信息库(About Cochrane Groups)收录了 Cochrane 协作网、协作网各专业组、网络和中心等的相关内容信息。

Cochrane 图书馆数据库包括 Cochrane 协作组的联系方式、涵盖 Cochrane 系统评价组、方法学组、网络协作的目标和研究领域等相关信息。该数据库还包括 Cochrane 中心和 Cochrane 编辑部等相关信息。

19.3 证据分级(levels of evidence)[1,3,9] 临床上的研究证据根据研究和应用的不同需要,分为不同的证据类别。如果按照所采用的研究方法分类,可分为原始研究证据和二次临床研究证据;按照研究问题又可分为病因、诊断、预防、治疗和预后的临床研究证据;按证据用户归类,则有系统评价、临床实践指南、临床决策分析、临床证据手册、卫生技术评估和健康教育资料等。

证据分级是指应用临床流行病学原则和方法以及有关质量评价的标准,评价证据的真实可靠性与临床应用价值。目前已有多种整套的评价方法。

当前应用较多的是2001年5月英国牛津循证医学中心制定的证据水平评价标准。该标准首次在证据分级的基础上提出了分类概念,涉及治疗、预防、病因、危害、预后、诊断、经济学分析等7个方面,更具针对性和适用性,成为循证医学教学和循证临床实践中公认的经典标准。该标准基于研究设计论证因果关系的力度不同将证据水平分为5级,推荐建议则根据证据质量、一致性、临床意义、普遍性、适用性等将推荐意见分为A(优秀)、B(良好)、(满意)、D(差)4级。其中,A级推荐意见应来自于Ⅰ级水平的证据,所有研究结论一致,临床意义大,证据研究的样本人群与目标人群吻合,因此该推荐意见可直接应用于各医疗行为中;而B、C级推荐意见则在上述各方面存在一定问题,其适用性受到不同限制;D级推荐意见无法应用于医疗行为。

2004年,一个由指南制定者、系统评价作者和临床流行病学家共同参与成立的推荐、评估、发展和评价分级工作组(the grading of recommendations assessment, development and evaluation working group, GRADE)提出了一套证据质量和推荐意见评级系统。该评级系统突破了仅从研究设计角度考虑证据质量的局限性,而依据未来的研究是否改变对目前疗效评价的信心和改变可能性的大小将证据质量分为高、中、低、极低4个等级。随机对照试验虽然仍被视为高质量的证据,但研究如果有局限、研究结果不一致、提供的不是直接证据、结果不精确和存在报告偏倚都会降低证据的级别。而观察性研究如果设计严谨、实施良好,发现的疗效很大或者存在剂量反应关系等,将提升证据的质量级别。GRADE证据评价系统提供的推荐建议强度只分为“强”、“弱”两级,当证据明确显示干预措施利大于弊(或者弊大于利)时强烈推荐(或不推荐);而当证据质量较低或证据提示利弊不确定或利弊相当时,推荐的力度就很弱。此外,患者的选择、资源的可利用性也会影响推荐建议的力度。该系统简明易用、适用范围广,可用于各医学专业和临床护理的临床推荐意见的制定,Cochrane协作网、世界卫生组织(WHO)等多个国际组织已经对其提供支持并广泛使用该评级系统。

19.4　系统评价(systematic review)[22]

系统评价(也称系统综述)是一种全新的文献综述方法,指针对某一具体问题,系统、全面地收集已经发表或未发表的研究,采用严格评价文献的原则和方法,筛选出符合质量标准的文献,进行定性或定量合成(Meta 分析),得出可靠的结论。系统评价不仅可用于临床研究,还可用于基础研究、政策研究、经济学研究等领域。

早在 1979 年,已故英国著名的流行病学家 Archie Cochrane 就提出了系统评价的基本思想。1989 年,Iain Chalmers 对短疗程、低价格类固醇药物治疗有早产倾向孕妇的随机对照试验进行了定量综合,被认为是真正意义上的系统评价雏形。1993 年,随着循证医学思想的快速传播,英国 Cochrane 中心正式提出了 Systematic Review 一词,系统评价作为一种全新的产生高质量证据的方法,其理念和方法得到大力推广,其后更进一步被广泛认识和接受。

系统评价可以是定性的(qualitative systematic review,定性系统评价);也可以是定量的(quantitative systematic review,定量系统评价),即包含了 Meta 分析过程。若系统评价的纳入研究缺乏可用数据或因异质性过大而无法进行定量合并,就只能进行定性描述。因此,系统评价并非必须要对纳入研究进行 Meta 分析,Meta 分析也并非一定要做系统评价,因其本质是一种统计学方法。

Cochrane 系统评价(Cochrane systematic reviews,CSR)是 Cochrane 协作网的评价者按统一的工作手册,在相应 Cochrane 评价小组编辑部的指导和帮助下完成的系统评价。由于 Cochrane 协作网有严谨的组织管理和质量控制体系,采用固定的格式和统一的系统评价软件 RevMan 录入、分析数据,撰写计划书和全文,发表后定期更新,其质量通常高于非 Cochrane 系统评价,被认为是评价干预措施疗效的最可靠证据资源。目前 Cochrane 系统评价主要是针对 RCT 的干预性评价。

传统的文献综述是叙述性的,无需对文献质量进行严格评价,可能存在一定的局限性。高质量的系统评价要求有明确的研究问题和研究假设;力求搜集所有发表与未发表的研究结果以减少发表偏倚和其他偏倚;有明确的文献纳入和排除标准以减少选择性偏倚;同时要对所有的纳入研究逐个进行严格的评价,并探讨潜在的偏倚及研究结果异质性的来源。

系统评价的基本步骤包括:

(1)提出问题;

(2)制定研究方案,确定文献纳入和排除标准;

(3)系统全面地查找文献;

(4)筛选符合纳入标准的文献;

(5)评价文献质量;

(6)提取数据;

(7)分析和报告结果;

(8)解释结果,撰写报告;

(9)更新系统评价。

19.5 Meta分析(Meta-analysis)[10,17]

传统的医学文献综合研究主要依靠权威人士，根据其对某领域基础理论的认识和相关学科的了解来总结和评价。资料和数据的采集取决于研究者的经验和主观愿望，不同综述者对同一领域的研究结果常常会得出完全不同的结论。显然传统的文献综合研究方法缺乏客观性，并且不能定量地综合出总的研究效应。1955年，Beecher率先对医学领域的15项研究结果进行了定量的综合研究，得出安慰剂具有35%的疗效。1976年，G.V.Glass首次命名合并统计量的文献综合研究方法为“Meta analysis”，并发展成为一种定量综合方法。同时，Meta分析的应用领域也由教育、心理等社会科学扩展到生物医学，并于上世纪80年代后期得到了广泛应用。

Meta分析的定义尚有不同意见：可分为狭义和广义。

狭义——《The Cochrane Library》将其定义为：Meta-analysis is statistical technique for assembling the results of several studies in a single numerical estimate。即Meta分析是将系统评价中的多个不同结果的同类研究合并为一个量化指标的统计学方法。

广义——《Evidence-Based Medicine》书中定义为：A systematic review that uses quantitative methods to summarize the results(David Sackett, et al, 2000)。即运用定量统计学方法汇总多个研究结果的系统评价(定量系统评价)。

Meta分析是对具有相同研究目的的多个独立研究结果进行系统的、定量的统计学综合分析与综合评价的一种研究方法。最初是从文献中搜集足够多的研究结果(如P值)，经统计分析后得出一个定性的综合结果。目前，Meta分析已成为循证医学对文献资料进行定量的系统综述所必需采用的统计方法，常用的Meta分析软件有RevMan、Stata等。由于Meta分析所利用的数据主要是文献上报告的统计分析结果，如假设检验的P值、两变量的相关系数、试验组和对照组两个率之差或两个均数之差、病例组和对照组暴露于危险因素的优势比(OR值)等，所以也称之为文献资料统计结果的“再分析”。

Meta分析最主要的作用是将以往的研究结果更为客观真实地综合反映出来，以使人们对其发现(或假说)有较全面的了解，并为将来的进一步研究提供依据。具体说来，Meta分析旨在解决：

(1)增加统计功效，改善对研究因素效应大小的估计。

很多时候，单个研究结果“没有统计学意义”并不等于处理无效，有可能是样本量偏小，检验功效较低，因而得到的结论也不可靠。利用Meta分析将同类研究结果进行定量综合，能达到增大样本量，改进和提高检验功效的目的，一些相对较弱的效应也能显现出来。

(2)找出单独研究的差异所在，并解决由于这些差异所造成的矛盾和不确定性。

通过Meta分析，可以揭示单个研究中存在的不确定性，考察研究间异质性(hetergeneity)的来源，估计可能存在的各种偏倚。

(3)寻找新的假说，回答在单独研究中尚未提及的或不能回答的问题。

19.6　效应量(effect size)[8,10]　Meta 分析强调对效应量(effect size,ES)的合并,以得到一个定量的合并结果。所谓效应量也称作效应尺度(effect magnitude)或效应大小,是指反映各个研究的处理因素(水平)和反应变量之间关联大小的无量纲的统计量,如两个率的优势比 OR(或相对危险度 RR)的对数、两个率之间的差值(率差,rate difference,RD)、试验组与对照组的标准化均数差值(两均数之差除以对照组标准差或合并标准差)、相关系数等。Meta 分析中常见的效应度量有组间差别和两变量间的相关程度。由于效应大小消除了不同研究结果度量衡单位的影响,各研究的效应大小可以进行对比或合并。Meta 分析的基本思想是将收集到的各个研究的结局变量或统计指标(如两均数的差值、两个率的差值、优势比 OR、相对危险度 RR、相关系数等)进行加权合并,计算出合并后的平均统计量(效应合并量,合并效应大小),从而得出较为可靠的结论。

(1)率差、相对危险度和优势比

假定有 k 个研究纳入 Meta 分析,对二分类变量,以四格表资料为例,a_i、b_i、c_i、d_i 分别代表第 i 个研究四格表每个格子中的例数。对临床试验及队列研究,n_{1i}、n_{2i} 表示第 i 个研究处理组(暴露组)和对照组的样本量,p_{1i}、p_{2i} 表示处理组(暴露组)和对照组发生阳性事件的比率。对病例对照研究,n_{1i}、n_{2i} 则为第 i 个研究病例组和对照组的样本量,p_{1i}、p_{2i} 为病例组和对照组暴露于某种危险因素的比率。因此,可计算得到统计量率差:RD、相对危险度(relative risk,RR)和优势比(odds ratio,OR)。为满足正态性要求,RR 和 OR 值在计算时一般取自然对数,计算出 log(OR)、log(RR)的 95%CI 后再转化为 RR、OR 的 95%CI。

(2)均数之差及标准化的均数之差

如果各个研究中报告的结局变量为均数,则可用均数之差进行合并。用 n_{1i}、n_{2i} 表示纳入 Meta 分析的第 i 个研究处理组和对照组的样本量,$\bar{x}_{1i}$、$\bar{x}_{2i}$ 表示第 i 个研究处理组和对照组的均数,则两组均数之差为 $\bar{x}_{1i}-\bar{x}_{2i}$,其标准误 s_i 的计算公式为:

$$s_i^2=s_{pi}^2\left(\frac{1}{n_{1i}}+\frac{1}{n_{2i}}\right)$$

$$s_{p_i}^2=\frac{(n_{1i}-1)s_{1i}^2+(n_{2i}-1)s_{2i}^2}{n_{1i}+n_{2i}-2}$$

其中,s_{1i}^2、s_{2i}^2 分别为纳入 Meta 分析的第 i 个研究处理组和对照组样本的方差。

由于纳入 Meta 分析的各个研究的均数的量纲可能不同,为消除量纲的影响,可将结局变量进行标准化,这种标准化后无量纲的统计量即为效应大小。

(3)其他统计量

如果纳入 Meta 分析的原始研究没有直接给出效应量有关的结局变量(统计指标),仅只报告了统计检验结果(如 t 值、u 值、F 值、χ^2 值,P 值等),有时可将这些检验统计量转化为效应大小。例如计量资料两均数比较的 u 统计量,则可将 u 统计量转化为效应大小

$$\hat{\delta}=u\sqrt{\left(\frac{1}{n_{1i}}+\frac{1}{n_{2i}}\right)}$$

另外,如果研究只报告了假设检验的 P 值大小或检验统计量,也可采用简单的定性综合方法,如合并 P 值法(Fisher 法)、合并 u 值法(Stouffer 法)等。

19.7　异质性检验(heterogeneity test)[8,10,13]　Meta 分析中所纳入的研究之间存在的各种变异称为异质性(heterogeneity),在 Meta 分析进行效应合并前,要进行异质性检验,或称齐性检验(homogeneity test)。异质性检验或齐性检验是 Meta 分析的重要一环,目的是检查偏性,明确各研究结果是否具有一致性,以发现和剔除明显不合理的研究结果。若发现产生不一致性的原因为某种特殊因素所致,例如某个研究失访病例过多,则不应该将这个研究结果列入 Meta 分析。

识别、考察研究间的异质性及其来源,一般采用 Q 统计量或 I^2 统计量。

异质性检验采用 Q 统计量进行 χ^2 检验(θ_i 是第 i 个研究的"真实效应"):

$H_0:\theta_1=\theta_2=\cdots=\theta_k$

$H_1:\theta_1,\theta_2,\cdots,\theta_k$ 中至少有一个不全相同

检验水准 α(如 $\alpha=0.05$)。

在 H_0 成立的条件下,对大样本研究,有检验统计量:

$$Q_w=\sum_i^k W_i(Y_i-\hat{\theta})^2\sim\chi_{k-1}^2$$

其中 W_i 为权重系数,Y_i 为各独立研究的效应量,其总体参数为 θ,k 为纳入 Meta 分析的 k 个独立研究。由极大似然估计或加权最小二乘估计可得 $\hat{\theta}$:

$$\hat{\theta}=\sum W_iY_i/\sum W_i,W_i=1/{s_i}^2$$

如果 Q_w 大于自由度为 $k-1$ 的 χ^2 分布的临界值,则拒绝 H_0,可认为纳入 Meta 分析的研究不同质,即研究间存在异质性,k 个研究的"真实效应"不完全相同。Meta 分析的效应合并量要反映各纳入研究"真实效应"的平均水平(或总体水平),应选用随机效应模型。

如果 Q_w 不大于自由度为 $k-1$ 的 χ^2 分布的临界值,则不拒绝 H_0,可认为纳入 Meta 分析的研究异质性不大,k 个研究可能来自同一总体,即各纳入研究的"真实效应"都是相同的,这时可考虑采用固定效应模型。

可以看出,Q 统计量实际上是效应量的加权离差平方和。但 Q 检验的功效低,影响 Q 检验功效的因素为纳入研究的数量、总的信息量(即总的权重或方差的倒数)、不同研究权重的分布(即效应量的离散程度)等。当纳入 Meta 分析的研究个数较少时,不拒绝 H_0 并不一定能说明研究间没有异质性,很可能是因为检验功效低所致的Ⅱ类错误。

2003 年,Higgins JP 等在 Q 统计量的基础上又提出可用 I^2 统计量(见条目 19.8 I^2 统计量)作为评价 Meta 分析异质性的指标。

19.8　I^2 统计量(I^2 statistic)［12，13，21，24］　Meta 分析统计方法主要分为两步：一是对效应量进行异质性检验或齐性检验，二是对每个研究报告中的效应量（效应大小）进行加权合并。如果各研究结果一致（齐性），则可用固定效应模型进行加权合并，反之，则可考虑用随机效应模型进行加权合并。Meta 分析齐性检验（异质性检验）时，其统计量 Q 易受研究文献数量的影响。若研究文献多，合并方差小，则权重大，对 Q 值的贡献也大，这时容易得出假阳性（即拒绝 H_0，不同质）的结果；反之，如果研究文献较少，权重也较小，检验效能又往往太低，容易得出假阴性（即不拒绝 H_0，同质）的结果。因此，容易导致分析模型的选择错误，特别是理应采用随机效应模型进行分析却错误地选择了固定效应模型，使得两者结果可能相差很远，甚至结论相反。为解决这一问题，Higgins JP（2003）等用自由度对统计量 Q 进行校正，提出了 I^2 统计量作为评价异质性的指标，以降低研究文献的数量对异质性检验结果的影响。I^2 统计量法是目前常用的另一种基于统计量 Q 的异质性判断方法，其计算公式为

$$I^2=\begin{cases}\dfrac{Q-(k-1)}{Q}\times 100\%, & Q>k-1\\ 0, & Q\leqslant k-1\end{cases}$$

其中，Q 为异质性检验的 χ^2 值，k 表示纳入 Meta 分析的研究个数，$k-1$ 为自由度。

I^2 反映了异质性部分在效应量的总变异中所占的比重，其取值范围是 0 到 100%。如果 I^2 为 0，则研究间没有观察到异质性；I^2 越大，异质性越大。Higgins JP 等（2003）根据 I^2 统计量的大小将异质性分为低、中、高三类，分别对应 I^2 为 25%、50%、75%。王家良（2006）认为：一般地，如果 I^2 大于 50%，则说明存在比较明显的异质性。但在实际工作中，何寒青等（2006）认为：$I^2>56\%$ 时，提示各研究间存在异质性；$I^2<31\%$ 时，则可认为各个研究是同质的。系统评价 Cochrane handbook 根据 I^2 统计量的大小将异质性分为四个程度：轻度异质性（0%～40%），中度异质性（40%～50%），较大的异质性（50%～75%），很大的异质性（75%～100%）。一般地，若 $I^2>40\%$，则提示各研究间存在异质性。

与 Q 统计量相比，I^2 是一个相对比率，不依赖于纳入研究的个数，也与效应量的类别无关，因而能更好地反映非抽样误差（即研究间的异质性）在总变异中所占的百分比。实际应用中，一般同时给出 Q 统计量、I^2 统计量两个指标，以全面考察异质性。

19.9 效应合并的数学模型(mathematical model for merging of effect size)[8,10] Meta分析想得到效应合并量的点估计和区间估计,分析各研究的变异来源对效应合并量估计时选用何种模型至关重要。Meta分析各研究效应合并时的变异来源至少有两部分:研究内变异(inner-study variation)和研究间变异(inter-study variation)。研究内变异指纳入Meta分析的各个独立研究的样本含量不同,抽样误差也不同。一般认为样本含量大的研究,抽样误差相对较小,研究的精度较高,效应合并时权重也大。研究间变异指各个独立研究在研究设计、研究对象、偏倚控制等诸多方面存在差异,研究质量有高有低。如果研究间变异很小,即认为研究间的差别只是抽样引起,纳入Meta分析的各个独立研究来自一个相同的总体,各个独立研究的效应只是效应合并量这一总体参数的估计值,可以用固定效应模型(fixed-effects model)。如果研究间的变异较大,即这些变异不仅仅是抽样引起的,每个独立研究都是该研究所在总体的一个"个体",即它们分别来自不同、但互有关联的一些总体,每个研究有其相应的总体参数,Meta分析的效应合并量是多个不同总体参数的加权平均,可选用随机效应模型(random-effects model)。因此,Meta分析效应合并的数学模型包括固定效应模型和随机效应模型。

(1)固定效应模型

固定效应模型假设各个研究的效应指标统计量是同质的,即都是基于来自同一总体的独立随机样本,各个研究效应指标统计量之间的差异仅仅来自于抽样误差,不同研究间的变异很小,各研究的效应指标统计量与总体参数 θ 的差异均是抽样误差所致。假设各个独立研究的效应量为 Y_i,其总体参数为 θ,即 $E(Y_i)=\theta$,令 ${s_i}^2=Var(Y_i)$ 表示第 i 个研究的方差。当样本量较大时,根据中心极限定理,Y_i 近似服从总体均数为 θ 的正态分布。假定 ${s_i}^2$ 已知,在固定效应模型中,有 $Y_i \overset{indep}{\sim} N(\theta,s_i^2)$,i=1,2,…,K 表示纳入Meta分析的K个独立研究,θ 即为Meta分析的效应合并量。因此,固定效应模型给出的合并效应量是各个研究的同一总体参数 θ 的点估计及其95%置信区间。

(2)随机效应模型

随机效应模型则是假设各个研究的效应指标统计量是不同质的,即是基于来自不同总体的独立随机样本,各个研究效应指标统计量之间的差异不能用抽样误差来解释,各研究间的变异较大,每个研究的效应指标统计量对应各自的总体参数 $\theta_i(i=1,2,\cdots,k)$,但可以假定 $\theta_1,\theta_2,\cdots,\theta_k$ 近似服从 $N(\theta,\tau_\theta^2)$,θ 便是 $\theta_1,\theta_2,\cdots,\theta_k$ 的总体均数。假设 Y_i 为纳入Meta分析的第i个研究的效应量,Y_i 来自均数为 θ_i,方差为 ${s_i}^2$ 的正态分布,即 θ_i 是第 i 个研究的"真实效应"。$\theta_1,\theta_2,\cdots,\theta_k$ 相互独立。θ 为Meta分析的效应合并量(效应的平均水平或总体水平),τ_θ^2 为研究间变异,即随机效应。在随机效应模型中,有 $Y_i \mid \theta_i,s_i^2 \overset{indep}{\sim} N(\theta_i,s_i^2)$,$\theta_i \mid \theta,\tau_\theta^2 \overset{indep}{\sim} N(\theta,\tau_\theta^2)$。因此,随机效应模型给出的合并效应量则是各个研究的总体参数 $\theta_1,\theta_2,\cdots,\theta_k$ 之总体均数 θ 的点估计及其95%置信区间。

19.10　OR 值合并(merging of OR)[8，10，15，20]　旨在将各有关研究中两个率的优势比 OR(或相对危险度 RR)的对数进行合并。设有 k 个病例一对照研究，第 i 个研究结果为

	暴露因素 +	暴露因素 −
病例	a_i	b_i
对照	c_i	d_i

优势比 $OR_i=\frac{a_i d_i}{b_i c_i}$

效应大小 $ES=y_i=\ln(OR_i)$

OR 值合并步骤如下：

(1)齐性检验

H_0：各研究结果效应量 y 的总体均数相等

H_1：各研究结果效应量 y 的总体均数不全相等

检验水准 α (如 $\alpha=0.05$)。

计算标准误 $SE_{\ln(OR_i)}$ (如果 a_i、b_i、c_i 和 d_i 中的数值为“0”，则计算时设为“0.5”。)以及权重系数 w_i：

$$SE_{\ln(OR_i)}=\sqrt{\frac{1}{a_i}+\frac{1}{b_i}+\frac{1}{c_i}+\frac{1}{d_i}}$$

$$w_i=\frac{1}{SE^2_{\ln(OR_i)}}=\left(\frac{1}{a_i}+\frac{1}{b_i}+\frac{1}{c_i}+\frac{1}{d_i}\right)^{-1}$$

则检验统计量

$$Q=\sum w_i y_i^2-\frac{(\sum w_i y_i)^2}{\sum w_i}$$

Q 服从 $\nu=k-1$ 的 χ^2 分布。χ^2 检验结果若拒绝 H_0，用随机效应模型做加权合并；反之，用固定效应模型加权合并。

(2)固定效应模型加权合并　各研究 y_i 的加权均数 $\bar{y}$ 和 $\bar{y}$ 的方差分别为

$$\bar{y}=\frac{\sum w_i y_i}{\sum w_i},S^2_{\bar{y}}=(\sum w_i)^{-1}$$

合并的 OR 值和 95％置信区间(95％CI)分别为

$$OR=\exp(\bar{y})\text{ 和 }95\%\ CI:\exp(\bar{y}\pm 1.96S_{\bar{y}})$$

(3)随机效应模型加权合并　Meta 分析时，若齐性检验拒绝无效假设，则应采用随机效应模型对优势比 OR_i 进行加权合并。当齐性检验统计量 $Q<k-1$ 时，与固定效应模型相类似；当 $Q\geqslant k-1$ 时，随机效应模型主要是对固定效应模型中的 w_i 加以校正，即权重系数 w_i 改为 $w_i^*=(w_i^{-1}+h)^{-1}$，其中

$$h=\frac{Q-k+1}{\sum w_i-\sum w_i^2/\sum w_i}$$

其他计算与固定效应模型相同。

以上方法除了可对病例一对照研究的 OR 值进行齐性检验和加权合并外，亦可用于临床随机对照试验和队列研究的相对危险度 RR，如 a_i、b_i 分别为试验组的阳性人数和阴性人数，c_i、d_i 分别为对照组的阳性人数和阴性人数，当两组阳性率(或阴性率)均很小时，可用 $\frac{a_i d_i}{b_i c_i}$ 近似估计相对危险度 RR，然后进行齐性检验与加权合并。

19.11 率差值合并(merging of rate difference)[8,10,15,20] 旨在将各有关研究中两个率之间的差值(rate difference,RD)进行合并。设 k 个研究报告中,第 i 个研究试验组和对照组的观察结果如表 19.11.1 所示。

表 19.11.1 第 i 个研究两组的观察结果

对照组			阳性率	试验组			阳性率
观察人数	阳性人数	阴性人数		观察人数	阳性人数	阴性人数	
n_{1i}	$m_{1i}(a_i)$	b_i	p_{1i}	n_{2i}	$m_{2i}(c_i)$	d_i	p_{2i}

第 i 个研究试验组和对照组的阳性率分别为 $p_{1i}=\frac{m_{1i}}{n_{1i}}$ 和 $p_{2i}=\frac{m_{2i}}{n_{2i}}(i=1,2,\cdots,k)$,合并率为 $p_i=\frac{m_{1i}+m_{2i}}{n_{1i}+n_{2i}}$,则第 i 个研究的效应大小 ES 为两个率之差 $RD_i=p_{1i}-p_{2i}$。另外,有关的效应大小 ES 亦可以表示为 $OR_i=\frac{a_id_i}{b_ic_i}$,以便采用上述 OR 值合并方法进行 Meta 分析。合并步骤如下:

(1)齐性检验

H_0:各研究结果效应量 RD_i 的总体均数相等

H_1:各研究结果效应量 RD_i 的总体均数不全相等

检验水准 α(如 $\alpha=0.05$)。

计算:$u_i=\dfrac{p_{1i}-p_{2i}}{\sqrt{p_i(1-p_i)(\frac{1}{n_{1i}}+\frac{1}{n_{2i}})}}$

$$\chi^2=\sum u_i^2-\frac{(\sum u_i)^2}{k},\nu=k-1$$

若 $P>\alpha$,用固定效应模型进行加权合并。否则,要用随机效应模型进行加权合并。

(2)固定效应模型加权合并

权重系数 w_i 为 $w_i=n_{1i}n_{2i}/(n_{1i}+n_{2i})$,则各研究效应量 RD_i 的加权均数 $\overline{RD}$ 和 $\overline{RD}$ 的方差分别为

$$\overline{RD}=\frac{\sum w_iRD_i}{\sum w_i}$$

$$S_{RD}^2=\frac{\sum w_ip_i(1-p_i)}{(\sum w_i)^2}$$

则 95%置信区间为 95% CI:

$$\overline{RD}\pm 1.96S_{RD}$$

(3)随机效应模型加权合并

如果齐性检验结果拒绝 H_0,两个率之差的加权合并要采用随机效应模型,权重系数 w_i 要改为

$$w_i^*=[\frac{1}{n_{1i}}p_{1i}(1-p_{1i})+\frac{1}{n_{2i}}p_{2i}(1-p_{2i})]^{-1}$$

$RD_i=p_{1i}-p_{2i}$ 的总体均数的 95%置信区间(95% CI)要改为 $\overline{RD}\pm\frac{1.96}{\sqrt{\sum w_i^*}}$,其他计算与固定效应模型相同。

19.12　均值差合并(merging of mean difference)[8,10,15,20]　旨在将试验组与对照组的标准化均数差值(两均数之差除以对照组标准差或合并标准差)进行合并。设 k ($k \geqslant 2$)个研究中的第 i 个研究试验组和对照组的均数分别记作 $\bar{X}_{1i}$ 和 $\bar{X}_{2i}$，方差分别为 S_{1i}^2 和 S_{2i}^2，两组的合并方差为 S_i^2

$$S_i^2 = \frac{(n_{1i}-1)s_{1i}^2 + (n_{2i}-1)s_{2i}^2}{n_{1i}+n_{2i}-2}$$

S_i^2 有时也可用对照组方差代替，则第 i 个研究的效应大小 ES 为 $d_i = (\bar{X}_{1i} - \bar{X}_{2i})/S_i, i=1,2,3,\cdots,k$。其合并步骤如下：

(1)计算加权平均效应大小和估计误差：各研究效应大小 d_i 的加权均数(平均效应大小)为

$$\bar{d} = \frac{\sum w_i d_i}{\sum w_i}$$

其中 w_i 为权重系数，可采用各研究样本的合计例数。

各研究效应大小 d_i 的方差为

$$S_d^2 = \frac{\sum w_i (d_i - \bar{d})}{\sum w_i} = \frac{\sum w_i d_i^2 - \bar{d}^2 \sum w_i}{\sum w_i}$$

随机误差的方差为

$$S_e^2 = \frac{4k}{\sum w_i}(1 + \frac{\bar{d}^2}{8})$$

(2)齐性检验：H_0：各研究结果效应大小 d_i 的总体均数相等，H_1：各研究结果效应大小 d_i 的总体均数不全相等。检验水准 α (如 $\alpha = 0.05$)。

$$\chi^2 = \frac{kS_d^2}{S_e^2}, \nu = k-1$$

若在 $\alpha = 0.05$ 的水准上拒绝 H_0，接受 H_1，则各研究结果不一致，d_i 的合并(95%置信区间)应采用随机效应模型。如果齐性检验不拒绝 H_0，则用固定效应模型合并 d_i 值。

(3)总体平均效应大小的 95%置信区间(95%CI)

固定效应模型：

$$\bar{d} \pm 1.96 S_{\bar{d}} = \bar{d} \pm 1.96 S_e / \sqrt{k}$$

随机效应模型：

$$\bar{d} \pm 1.96 S_\delta = \bar{d} \pm 1.96\sqrt{S_d^2 - S_e^2}$$

19.13　森林图(forest plot)[18]　森林图是 Meta 分析结果报告的必要组成部分，可简单、直观地描述 Meta 分析的统计分析结果。

森林图在平面直角坐标中以一条垂直线为中心，底部的横轴为效应量的刻度，平行于横轴的多条线段表示 Meta 分析各纳入研究的效应量及其 95%置信区间(95%CI)，合并效应量及其 95%CI 用菱形表示，位于森林图底部(图 19.13.1)。

位于正中的垂直线也称无效线，当效应量为相对危险度/危险度比值(RR)、优势比(OR)时，无效线对应的横坐标刻度为 1；当效应量为率差/危险度差值(RD)、加权均数差(WMD)及标准化均数差(SMD)时，无效线对应的横坐标刻度为 0。

森林图中每一条横线代表一项纳入研究，横线上的方块表示该研究效应量的点估计值，方块的大小与该研究所占权重（即样本量）成正比。横线的长度直观反映该研究 95%CI 的范围，横线较短意味着该研究的 95%CI 较窄，效应合并时所占的权重相对亦较大。若横线与无效线相交，即效应量 RR、OR 的 95%CI 包含 1，或者效应量 RD、WMD、SMD 的 95% CI 包含 0，表示该纳入研究的结果没有统计学意义。

森林图中，合并效应量的点估计值位于菱形的上下两端最宽处（即菱形的重心），菱形左右两端的长度表示合并效应量的 95%CI。如果菱形与无效线相交，表示 Meta 分析的效应合并量没有统计学意义。

森林图还可用于粗略观察研究间的异质性，即目测各项纳入研究的效应量及其 95%CI 的重叠程度，但此法准确性较低。

Review: Reduction in saturated fat intake for cardiovascular disease
Comparison: 1 SFA reduction vs usual diet - Primary outcomes
Outcome: 3 Combined cardiovascular events

Study or subgroup	reduced SFA n/N	usual diet n/N	Risk Ratio M-H,Random,95% CI	Weight	Risk Ratio M-H,Random,95% CI
Black 1994	0/66	2/67		0.2 %	0.20 [0.01, 4.15]
DART 1989	136/1018	147/1015		13.0 %	0.92 [0.74, 1.15]
Houtsmuller 1979	8/51	30/51		3.7 %	0.27 [0.14, 0.52]
Ley 2004	11/88	16/88		3.4 %	0.69 [0.34, 1.40]
Moy 2001	5/117	3/118		1.0 %	1.68 [0.41, 6.87]
MRC 1968	62/199	74/194		11.1 %	0.82 [0.62, 1.07]
Oslo Diet-Heart 1966	64/206	90/206		11.7 %	0.71 [0.55, 0.92]
Rose corn oil 1965	15/28	6/13		3.7 %	1.16 [0.59, 2.29]
Rose olive 1965	11/26	5/13		2.7 %	1.10 [0.48, 2.50]
STARS 1992	8/27	20/28		4.2 %	0.41 [0.22, 0.78]
Veterans Admin 1969	97/424	122/422		12.5 %	0.79 [0.63, 1.00]
WHI with CVD 2006	225/908	311/1369		15.3 %	1.09 [0.94, 1.27]
WHI without CVD 2006	1132/18633	1777/27925		17.4 %	0.95 [0.89, 1.03]
Total (95% CI)	**21791**	**31509**		**100.0 %**	**0.83 [0.72, 0.96]**

Total events: 1774 (reduced SFA), 2603 (usual diet)
Heterogeneity: Tau² = 0.03; Chi² = 34.25, df = 12 (P = 0.00062); I² =65%
Test for overall effect: Z = 2.50 (P = 0.013)
Test for subgroup differences: Not applicable

0.005 0.1 1 10 200
Favours low SFA Favours control

图 19.13.1 Meta 分析森林图

图 19.13.1 的森林图来自一篇 Cochrane 系统评价，直观显示了降低饱和脂肪摄入的饮食干预是否能降低心血管事件发生风险的 Meta 分析结果。森林图给出了纳入研究的基本数据（包括每个研究的样本量、权重、效应量 RR 的点估计及 95%CI 等）。其中 9 项 RR<1（横线上的方块位于无效线左侧）的研究中有 6 项没有统计学意义（横线与无效线相交）。用随机效应模型得到的合并 RR 值为 0.83，95%CI 为[0.72，0.96]，有统计学意义（森林图底部的菱形与无效线不相交），Meta 分析结果表明，与普通饮食相比，降低饱和脂肪摄入的饮食干预能使心血管事件的发生风险降低 17%。森林图左下方还给出了异质性检验的结果与合并效应量的 Z 检验结果。本例异质性检验 $P=0.00062>0.1$，$I^2=65\%$，提示纳入研究间存在明显的异质性。Z 检验 $P=0.013<0.05$，提示 Meta 分析的结果有统计学意义。

19.14　Meta 分析的偏倚(bias in Meta-analysis)[7]　偏倚是指研究结果系统地偏离真实值。Meta 分析本质上是一种观察性研究,偏倚不可避免。Felson DT 认为 Meta 分析的偏倚可分为抽样偏倚、选择偏倚和研究内偏倚三类。为减少偏倚,应尽量制定明确的、严格统一的文献纳入和排除标准;系统、全面、无偏地检索出所有与课题相关的文献;在选择文献和提取资料时,应由两人以上采用盲法独立进行,而且要设计专门的数据提取表格,明确质量评价标准。

Cochrane 系统评价手册认为 Meta 分析中纳入研究的完整性主要通过报告偏倚(report bias)来衡量,包括发表偏倚(publication bias)、时滞偏倚、多重发表偏倚、地域偏倚、引用偏倚、语言偏倚和结果报告偏倚等七类。

上述各种偏倚中,研究最多的是发表偏倚,即有统计学意义的结果较没有统计学意义的结果更容易被发表所导致的偏倚。发表偏倚对 Meta 分析结果的真实性和可靠性有较大影响,而且控制发表偏倚在实际操作中是比较困难的,已有的一些方法只能大致考察、识别发表偏倚,包括漏斗图(funnel plot)、Egger 线性回归法(Egger linear regression test)、Begg 秩相关法(Begg rank correlation test)、剪补法(trim and fill method)、失安全系数(fail-safe number)等。

漏斗图(图 19.14.1)是定性判断发表偏倚的常用方法,其基本假设是纳入研究效应量的精度随样本量的增加而增加。以效应量为横坐标,样本量(或效应量的标准误)为纵坐标作散点图,如果没有发表偏倚,散点应形成一个对称倒置的漏斗形,即精度低的小样本研究散开在漏斗底部,精度高的大样本研究分布在漏斗顶部并集中变窄。如果漏斗图不对称或不完整提示可能存在发表偏倚。需要注意的是,除了发表偏倚之外,研究间异质性及低质量的小样本研究也可影响漏斗图的对称性,特别是当 Meta 分析仅纳入几个小样本研究时,用漏斗图很难判断是否存在发表偏倚。图 19.14.1 的漏斗图基本对称,提示存在发表偏倚的可能性较小。

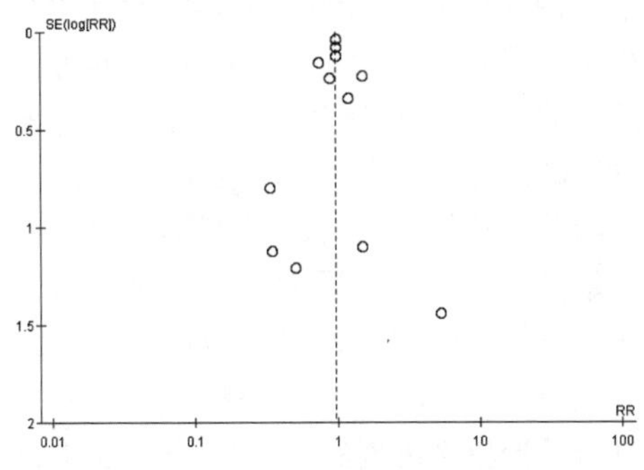

图 19.14.1　Meta 分析的漏斗图

Meta 分析时,还可通过敏感性分析(sensitivity analysis)考察结论是否稳健,是否有潜在偏倚与异质性。敏感性分析的常用方法有:选用不同模型时效应合并量点估计和区间估计的差异;排除异常结果的研究(如低质量、样本量过大或过小的研究)后,Meta 分析的结论有无变化。若敏感性分析前后的 Meta 分析结果没有本质上的改变,说明效应合并的结果较为可靠。

19.15 诊断试验的 Meta 分析(Meta-analysis of diagnostic test accuracy)[2,5]

诊断试验是指应用实验、仪器设备等手段对疾病进行诊断的一切检测方法,将患某种病的患者与其他疾病或情况鉴别出来。广义的诊断方法包括各种实验室检查(生物化学、免疫学、微生物学、病理学等)、影像诊断(超声波、CT、X 线、磁共振等)、仪器检查(心电图、脑电图、核素扫描、内窥镜等),还包括病史询问、体格检查等。

对于某一项诊断试验,可能已经有多项研究,但是由于这些研究具有不同的随机误差,而且各自采用的诊断界值也常常不同,所以获得的诊断试验准确性评价指标也不尽相同。因地区、个体、诊断方法及条件的差异,使得发表的关于同一诊断方法的研究结果存在着不同甚至是矛盾;且随着新技术的不断走向临床,选择也愈来愈多。为了对不同的研究结果进行综合性分析,获得综合性结论,需要采用诊断试验的 Meta 分析。诊断试验的 Meta 分析是近年来出现的,并为诊断试验准确性研究的报告规范(STARD)指导小组和 Cochrane 协作网所推荐。

诊断试验的 Meta 分析主要是为评价某种诊断措施对目标疾病的准确率,多为对目标疾病的敏感性、特异性进行评价,报道似然比、诊断比值比等。若是为了评价某种诊断措施对目标疾病的诊断价值,则一般纳入的应为病例对照研究,对照组多为健康人群;此外,若是为了评价运用诊断措施后对患者的治疗效果或预后效果的改善作用,则纳入的原始研究应为随机对照试验,这两种情况下行 Meta 分析的方法亦与干预性研究的 Meta 分析相同。

诊断试验评价最为关键的是获得诊断准确度计算结果。通过准确度评价指标,获得检测结果与参考标准结果的符合程度。诊断试验的 Meta 分析常用的效应指标有灵敏度(sensitivity,Sen)、特异度(specificity,Spe)、似然比(likelihood ratio,LR)、诊断比值比(diagnostic odds ratio,DOR)及综合受试者工作特征(symmetric receiver operating characteristic,SROC)曲线等。

诊断试验的 Meta 分析的结果包括汇总的诊断试验的灵敏度和特异度,汇总 ROC 曲线以及相关参数,诊断相对准确度的汇总结果等。

诊断试验的 Meta 分析的临床意义主要有可以提供当前临床上最好的诊断方法;有利于早期正确诊断、早期治疗以提高临床效益;其结果对于减少住院时间和节约卫生资源等方面有益,进而增加卫生经济效益;此外,还可促进临床诊断试验相关条件的发展。

19.16　Meta 回归(Meta regression)[6,23,27]　Meta 回归是采用回归分析的方法,探讨某些实验或病例特征等协变量对 Meta 分析中合并效应的影响,目的是明确各研究间异质性的来源,探讨协变量对合并效应的影响。Meta 回归是亚组分析的扩展,其可以对连续特征和分类特征的效应进行分析,并原则上可以同时对多个因素的效应进行分析。Meta 回归分析在本质上与一般线性回归分析类似,在一般线性回归分析中,结局变量可根据一个或更多解释变量的值进行估计或预测。在 Meta 回归中,结局变量为效应量估计值(如均数差 MD、率差 RD、log OR 或 log RR 等)。解释变量是可能影响干预效应大小的一些研究特征,其通常被称为“潜在效应修饰因子”或协变量。Meta 回归与一般线性回归通常在两方面存在差异。首先,因为各研究通过其各自效应估计值的精确度被赋予权重,较大样本的研究对相关性的影响比较小样本的研究大。其次,明智的是保留未由解释变量得到干预效应间的残差异质性。这提出了术语“随机效应 Meta 回归”,因为附加变异未以与随机效应 Meta 分析中同样的方式被处理。

Meta 回归在本质上是一种观察性研究,因受试者特征变量在各项试验内部可能存在较大变异,但只能被汇总为研究或试验水平的协变量进行分析,而有时汇总协变量并不能代表个体真实水平,即产生了“聚合偏倚”。因数据挖掘出现假阳性结论,特别是纳入的研究个数较少而试验特征又多时,如果对每个试验特征进行多重分析,有可能出现假阳性结果,Meta 回归分析不可能充分解释所有的异质性,允许剩余异质性的存在。因此,在进行 Meta 回归分析时应特别注意:①确保有足够的研究个数纳入回归分析;②预先设定研究过程中所要分析的协变量;③选择适当数量的协变量;探索每个协变量必须符合科学原理;④每个协变量的作用不可能经常得到鉴定;⑤协变量之间应该不存在交互作用。总之,要充分了解 Meta 回归分析的局限性及其避免方法,才能正确应用 Meta 回归并能对所得的结果进行正确的解释。

常见的 Meta 回归分析的统计学方法为固定效应的 Meta 回归分析模型和随机效应的 Meta 回归分析模型。在随机效应模型中,有最大似然法、矩法、限制性最大似然法、Bayes 法等多种方法用于估计回归方程系数和研究间变异。

19.17 网状 Meta 分析(network meta-analysis,NMA)[11] 对多种干预措施进行比较时,证据网络中可能既有经典 Meta 分析基于头对头的直接比较证据,也有间接比较证据,将两组直接比较的 Meta 分析扩展为同时对一系列多个不同处理因素进行相互分析比较的一类方法称为网状 Meta 分析。

网状 Meta 分析主要包括调整间接比较(adjusted indirect comparison)和混合治疗比较(mixed treatment comparison)两类。①调整间接比较:要比较干预措施 B 和 C 的疗效,若没有直接比较的证据,可基于共同对照 A,通过 A vs.B 与 A vs.C 间接得到 B vs.C 的证据,如图 19.17.1(a)所示。图 19.17.1(b)中,通过共同对照 A,还可以得到 B vs.C、B vs.D、B vs.E、C vs.D、C vs.E、D vs.E 等 6 种不同干预比较的间接证据。②混合治疗比较:可合并直接比较和间接比较的结果,并同时分析多种干预措施相互比较的疗效,如图 19.17.1(c)(d)所示。图(c)中,干预措施 A、B、C 形成一个闭合环路(loop),表示既有直接比较也有间接比较;图(d)更为复杂,至少有一个闭环,可在直接比较的基础上合并间接比较的证据。可以看出,图(a)(b)与图(c)(d)的不同在于前者是开环网络,后者则至少有一个闭环。

网状 Meta 分析涉及三个基本假设,即同质性、相似性和一致性。同质性检验与经典 Meta 分析相同。调整间接比较时需要考虑相似性假设,目前没有明确的检验方法,可从研究的临床相似性和方法学相似性两个方面进行判断。混合治疗比较时要合并直接证据和间接证据,必须进行一致性检验,常用的有 Bucher 法、Lumley 法等。网状 Meta 分析还需要进行效度分析,以考察结果的真实性以及对偏倚的解释。

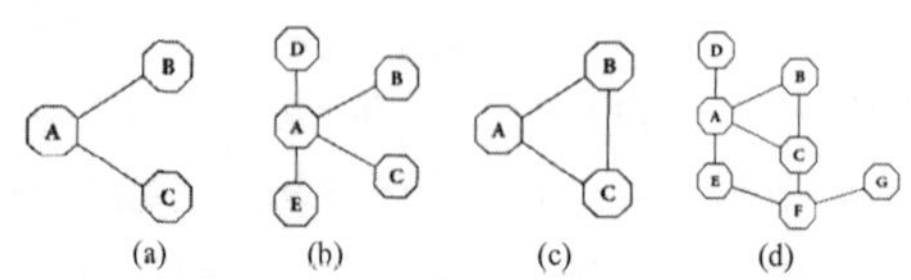

图 19.17.1 网状 Meta 分析的类型

开环网络的网状 Meta 分析可采用经典频率学框架的 Bucher 调整间接比较法,通过逐步策略(step wise approach)用倒方差法进行合并,也可以采用广义线性模型及 Meta 回归模型等。

混合治疗比较基于闭环网络,一般采用贝叶斯方法进行 Meta 分析,通过 WinBUGS 软件实现。贝叶斯 Meta 分析的优势在于可以利用后验概率对所有参与比较的干预进行排序,而且一定程度上克服了频率学方法在参数估计时通过迭代得到的极大似然函数易出现不稳定,可能出现有偏结果的缺陷,在建模上也更为灵活。目前大部分网状 Meta 分析文献都采用贝叶斯方法。

网状 Meta 分析的报告规范可采用“网状 Meta 分析优先报告条目:PRISMA 扩展声明”,该声明在 PRISMA 声明基础上进行了修改和补充,并新增了 5 个条目。

19.18　Meta 分析的常用软件(software for meta-analysis)[26]　近十多年来,Meta 分析方法学发展迅速,用于 Meta 分析的软件不断涌现,这些软件大致可分为两类,一类是 Meta 分析的专用软件,另一类是有 Meta 分析功能的通用软件。目前使用较多的 Meta 软件主要有以下几种:

(1)Review Manager(RevMan)　国际 Cochrane 协作网制作、保存 Cochrane 系统评价的专用软件,由北欧 Cochrane 中心开发并维护,可免费下载,目前的最新版本是 RevMan 5.3.5,可在 Windows、Linux 及 Mac 等不同操作系统上运行。RevMan 内置了干预措施系统评价、诊断试验准确性系统评价、方法学系统评价和系统评价汇总评价等四种类型的 Cochrane 系统评价制作格式,操作简单,不需要编程,结果直观可靠,是应用最广泛也较为成熟的 Meta 分析软件。用 RevMan 可以很方便地完成合并效应量、合并效应量检验、合并置信区间、异质性检验、亚组分析,可以绘制输出森林图、漏斗图,还可以制作风险偏倚评估工具、证据结果总结表、PRISMA 文献检索流程图,并与 GRADE 分级软件 GRADEprofiler 互相导入数据。

(2)Stata　功能强大而又小巧玲珑的统计分析软件,是目前最受推崇的用于 Meta 一款通用软件。Meta 分析命令不是 Stata 的官方命令,是由多位统计学家及 Stata 用户编写的一组功能极为出色的程序,可整合到 Stata 13.0 版本中。用 Stata 可以完成二分类变量、连续性变量、诊断试验、单纯 P 值、单组率、剂量反应关系、生存资料的 Meta 分析,以及 Meta 回归分析、累积 Meta 分析、网状 Meta 分析等几乎所有类型的 Meta 分析,可以绘制高质量的 Meta 分析森林图、漏斗图,还可以提供多种定性和定量检验发表偏倚及评价异质性的方法。

(3)R 软件　R 是属于 GNU 系统的一个免费、源代码开放的软件,是一套完整的数据处理、计算和绘图软件系统。R 的部分统计功能整合在 R 环境底层,但大多数功能都以扩展包的形式提供。统计学家为 R 提供了很多优秀的、可用于 Meta 分析的扩展包,具有功能完整、作图精美等特点,而且几乎可以完成所有类型的 Meta 分析,所以 R 也被誉为 Meta 分析的全才。

(4)WinBUGS　用于贝叶斯 Meta 分析的软件。WinBUGS 基于 MCMC 方法对许多复杂模型和分布进行 Gibbs 抽样,可以很方便地得到参数后验分布的均数、标准差和 95%置信区间等信息。Stata 和 R 可以通过各自的扩展包调用 WinBUGS,完成贝叶斯 Meta 分析。

此外还有 Comprehensive Meta-Analysis(CMA,商用软件)、OpenMeta[Analyst](免费软件)、Meta-DiSc(专用于诊断试验 Meta 分析的免费软件),以及通用统计软件 SAS、Microsoft Excel 插件 MIX 等都可以实现 Meta 分析。

19.19 PRISMA 声明(PRISMA Statement)[16,19,25] 为了提高系统评价和Meta分析文章报告的质量,2009年由加拿大渥太华大学David Moher领导的国际著名专家组成的系统评价和Meta分析优先报告的条目(preferred reporting items for systematic reviews and Meta-analysis,PRISMA)小组在《英国医学杂志》、《临床流行病学杂志》、《内科学年鉴》和美国《公共科学图书馆医学杂志》等多个国际重要医学期刊同步发表了《系统评价与Meta分析优先报告条目:PRISMA声明》。

PRISMA声明是对1996年发布的Meta分析报告质量(Quality of Reporting of Meta-analyses,QUOROM)指南的修订和总结,最早发表于2009年的PLoS Med。将QUOROM更名为PRISMA的一个理由就是考虑到医学研究者不仅需要关注Meta分析,同时还应该关注系统评价。该标准的制定对于改进和提高系统评价和Meta分析的报告质量起到重要作用。

PRISMA声明由27个条目组成的清单以及一个四阶段的流程图组成。该声明的目的在于帮助作者改进系统评价和Meta分析的撰写和报告。主要针对的是随机对照试验的系统评价,但是PRISMA也适合作为其他类型研究系统评价报告的基础规范,尤其是对干预措施进行评价的研究。PRISMA也可以用于已发表系统评价的严格评价。然而,PRISMA声明并非测量系统评价质量的工具。

许多方法被应用到系统评价中去探讨更大范围的研究问题。例如,目前系统评价可以被应用于研究成本—效果的问题、诊断或预后、遗传相关性研究以及政策制定方面的问题。PRISMA所覆盖的条目和方面可以适用于上述所有的系统评价,而并不仅仅是针对验证一个治疗干预措施疗效和安全性的研究。当然,在某些情况下对一些条目或图表作适当的修改是必要的。例如,对存在偏倚的风险进行评估是非常关键的,然而对于评估诊断性综述,该项条目往往倾向针对患者的代表性和疾病状态的核查等等,这与干预措施研究的综述不一样。流程图在用于单个样本数据的Meta分析时也需要作适当调整。

新的PRISMA清单与原来的QUOROM清单在很多方面都有所不同。总的来说,PRISMA清单对QUOROM清单中一些条目带来的较为突兀和强硬的影响进行"减震",同时对清单中的一些条目彼此间进行链接和联系,从而提高系统综述报告的连贯性。同时,流程图也进行了调整。在对研究进行纳入,并且提供所排除研究的原因之前,综述小组必须首先进行文献检索,检索结果应进行记录。当根据选择标准对检索记录进行筛选后,就会留下数量更少的文章。纳入文章的数量有可能小于(或大于)研究的数量,这是因为有的文章可能同时报告多个研究,也可能某个研究在多篇文章中进行了报告。针对这个问题,PRISMA流程图要求在综述的相应阶段对报告进行改进以便捕捉和掌握相关信息。

为了增加PRISMA的可应用性,也制定了一份说明性的文件。对于每一个条目,这个文件都包含了一个规范的报告实例,说明需要报告该项目的基本原因、证据支持和参考文献。这份文件对于学习系统评价的方法学来说也是一份有价值的资源。和其他循证医学出版物一样，PRISMA 也随时更新并进一步被完善。

参考文献

[1] Atkins D, Best D, Briss P A, et al. Grading Quality of Evidence and Strenghth of Recommendations. BMJ. 2004; 328: 1490—1494.

[2] Bossuyt P M, Reitsma J B, Bruns D E, et al. The STARD Statement for Reporting Studies of Diagnostic Accuracy: Explanation and Elaboration. Clin Chem, 2003; 49:7—18.

[3] cOCEBM Levels of Evidence Working Group. The Oxford 2011 Levels of Evidence. Oxford Centre for Evidence-Based Medicine. http://www. cebm. net/index. aspx? o=5653.

[4] Cochran 图书馆简介. http://www. cochranelibrary. com/about/about-the-cochrane-library. html.

[5] Deeks J J, Bossuyt P M, Gatsonis C. Cochrane Handbook for Systematic Reviews of Diagnostic Test Accuracy Version 0. 9. The Cochrane Collaboration, 2013. Available from: http://srdta. cochrane. org/.

[6] Deeks J J, Higgins J P T, Altman D G. Chapter 9: Analysing Data and Undertaking Meta-analyses. In: Higgins JPT, Green S (editors). Cochrane Handbook for Systematic Reviews of Interventions. Version 5. 1. 0 [updated March 2011]. The Cochrane Collaboration, 2011. Available from www. cochrane-handbook. org.

[7] Felson D. Bias in Meta-analytic Research. J Clin Epidemiol, 1992, 45: 885—892.

[8] Fleiss J L, Gross A J. Meta-analysis in Epidemiology. J Clin Epidemiology, 1991, 44(2): 127—139.

[9] Guyatt G H, Oxman A D, Vist G E, et al. GRADE: an Emerging Consensus on Rating Quality of Evidence and Strength of Recommendations. BMJ. 2008; 336: 924—926.

[10] Hedges L V, Okin I. Statistical Methods for Meta-analysis. New York: Academic Press Inc, 1985.

[11] Higgins J P, Jackson D, Barrett J K, et al. Consistency and Inconsistency in Network Meta-analysis: Concepts and Models for Multi-arm Studies [J]. Res Synth Methods, 2012, 3(2): 98—110.

[12] Higgins J P T, Green S. Cochrane Handbook for Systematic Reviews of Interventions Version 5. 1. 0 [updated March 2011]. The Cochrane Collaboration, 2011. Available from www. cochrane-handbook. org.

[13] Higgins J P T, Thompson S G, Deeks J J, et al. Measuring Inconsistency in Meta-analyses. BMJ, 2003, 327: 557—560.

[14] Hooper L, Martin N, Abdelhamid A, et al. Reduction in Saturated Fat Intake for Cardiovascular Disease. Cochrane Database of Systematic Reviews, 2015: (6), DOI: 10.1002/14651858. CD011737.

[15] Hunter J E, Schmidt F L. Methods of

Meta-analysis:Correcting Error and Bias in Research Findings. London: Sage Publication Inc,1990.

[16] Moher D, Liberati A, Tetzlaff J, et al. The PRISMA Group (2009). Preferred Reporting Items for Systematic Reviews and Meta-Analyses: The PRISMA Statement.PLoS Med 6(6):e1000097.

[17] Sackett D L, Richardson W S, Rosenberg W, et al. Evidence-based Medicine: How to Practice and Teach EBM. London, Churchill Livingstone, 2000.

[18] Sedgwick P. How to Read a Forest Plot in a Meta－analysis [J]. BMJ, 2015, 351:h4028.

[19] The PRISMA Statement Website. http://www.prisma-statement.org/.

[20] 陈长生,徐勇勇.如何进行 Meta 分析.中华预防医学杂志,2003,37(2):138－140.

[21] 何寒青,陈坤.Meta 分析中的异质性检验方法.中国卫生统计,2006,23(6):486－490.

[22] 李幼平.循证医学.北京:人民卫生出版社,2014,4.

[23] 刘旭宝,等.临床流行病学与循证医学.4 版.北京:人民卫生出版社.2013.

[24] 王家良.循证医学.2 版.北京:人民卫生出版社,2006.

[25] 系统综述和荟萃分析有现报告的条目:PRISMA 声明.中西医结合学报.2009;7(9):889－896.

[26] 张天嵩,钟文昭,李博.实用循证医学方法学.2 版.长沙:中南大学出版社,2014.

[27] 张天嵩,钟文昭.实用循证医学方法学.长沙:中南大学出版社.2012.

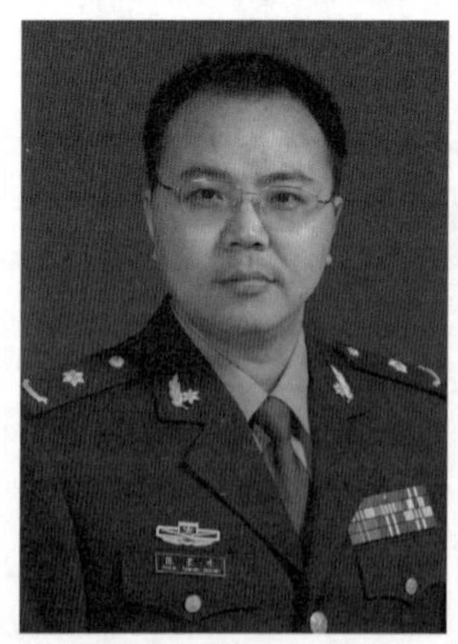

陈长生,男,1966 年 2 月出生,空军军医大学卫生统计学教研室教授,博士,博士生导师。主要从事医学实验设计与数据分析、生物信息挖掘技术以及生物统计学理论方法的研究。主持 3 项国家自然科学基金课题;获陕西省科技进步二等奖 2 项以及军队院校育才奖银奖。2010 年以来以第一作者或通讯作者发表 SCI、EI 收录论文 15 篇,主编、副主编专著(教材)各 3 部。任中国卫生信息学会卫生统计学教育专业委员会常务理事、陕西省医学会卫生信息学分会副主委。

第 20 章　生存质量与量表

刘凤斌　陈新林

20.1　健康状态(health status)[8,15,37]

18 世纪以来,人们认为健康就是没有疾病。在这一健康概念的指导下,人们习惯从疾病的概念出发来评价个体或人群的健康状态,如采用发病率、患病率、生存率等指标评价疾病防治的有效性;采用痊愈、显效、好转、无效等指标评价个体的治疗情况。

1946 年,世界卫生组织(WHO)提出“健康不仅指没有出现疾病或虚弱现象,而是生理上、心理上和社会上的完好状态”。健康概念从传统的生理健康(机体处于正常运作状态,没有疾病)发展为生理健康、心理健康、社会健康,甚至包括道德健康、环境健康等。健康概念的发展促进了单纯的生物医学模式发展为生物一心理一社会医学模式。

生理健康(physiological health)是指人体生理功能上健康状态的总和,包括人体结构的完整和生理功能的正常。主要表现为正常的身高、体重、体温、脉搏、呼吸和大小便;健康的肤色、头发;明亮的眼睛,淡红色舌头,无厚的舌苔;食欲旺盛;不易得病,对流行病有足够的耐受力等。心理健康(mental health)是指一种持续且积极发展的心理状态,在这种状态下,主体能作出良好的适应,具有生命的活力,能充分发挥身心的潜能。心理健康的理想状态是保持性格和智力正常、认知正确、情感适当、意志合理、态度积极、行为恰当、适应良好。社会健康(social health)也称社会适应性,指个体与他人及社会环境相互作用并具有良好的人际关系和实现社会角色的能力,是作为一个社会化的人在履行个人角色和任务上的一种最适宜状态。

健康测量(health measurement)是健康概念及与健康有关的事物或现象进行量化的过程,即依据一定的规则,根据被测对象的性质或特征,用数字来反映健康及与健康有关的事物或现象。生理健康的测量包括对体格、功能及体力的测定以及对功能状况的评价。心理健康的评价主要通过对人格、智商、情绪与情感、神经心理、总体心理健康的测量来完成,常包括行为功能的失调、心理紧张症状的频率和强度、心理完好度和生活满意度等内容。社会健康测量常包括社会资源和人际关系等内容,通过人际关系、社会支持、社会适应、行为模式的测量及群体社会的健康评价来完成。

20.2　心理测量(psychological assessment)[5,24,36]　通过科学、客观、标准的测量手段对人的心理特性进行测量、分析和评价;是依据一定的心理学理论,使用一定的操作程序,对人的能力、人格及心理健康等心理特性和行为数量化的一种测验程序。广义的心理测量不仅包括以心理测验为工具的测量,还包括使用观察法、访谈法、问卷法、实验法、心理物理法等方法进行的测量。

心理测量的主要方法包括纸笔测验法、量表法、投射测验法和仪器测量法。心理测量的特点表现为:①间接性:心理学特质是内在的不可直接测量的特质,表现为一系列具有内在联系的外显行为,因此只能通过间接方法进行测量。②相对性:对人的心理特征进行比较,没有绝对的标准,也就是说心理特征没有绝对的零点。

测量的内容主要包括感知、技能、能力、气质、性格、兴趣、动机等个人特征。依据测验的功能,心理测量主要可以分为认知测验、智力测验、人格测验和行为测量等。

认知测验(cognitive testing)又称能力测验,是指对一个人或某一团体的某种能力作出评价。这种能力可以是当前所具有的实际能力,可以是将来具有的潜在能力;可以是一般的普通能力,也可以是某种特殊的能力,如音乐、美术、体育等方面的特殊能力。

智力测验(intelligence testing)是对智力的科学测试,它主要测验一个人的思维能力、学习能力和适应环境的能力。现代心理学一般认为智力就是指人类学习和适应环境的能力。智力包括观察能力、记忆能力、想象能力、思维能力等。常见的智力量表有比奈一西蒙智力测量量表、韦氏成人智力量表、比内智力量表和瑞文智力测验等。

人格测验(personality testing)是对个体行为独特性和倾向性等特征进行测量,主要包括性格、兴趣、气质、态度、品德、情绪和动机等个性心理特征。人格测验的方法主要有问卷法和投射法。常见的人格测试量表包括明尼苏达多项人格测验、艾森克人格问卷、卡特尔十六项个性因素测试、九型人格、气质测试和心境投射测验等。

行为是人类日常生活所表现的一切活动。行为测验(behavior testing)对人类活动的一切活动行为进行测试,也是心理测量的一种。

20.3 生存质量(quality of life, QOL) [22,35,41] 也称为生命质量、生活质量。生存质量的研究起源于 19 世纪 30 年代的美国,社会学领域把它作为一个社会学指标来使用,主要局限于客观指标范畴,如人口出生率和死亡率、居民收入和消费水平、就业情况、居住条件、环境状况等,用于全面反映社会发展水平和人民生活水平。1950—1960 年,出现主观生存质量学派,该学派强调生存质量是一个主观感受的指标,强调人这个主体对社会及其环境的主观感受。其后,生存质量逐渐应用于其他领域,特别是医学领域,如 70 年代末医学领域广泛开展了生存质量的研究工作,80 年代后期出现大量的肿瘤或慢性病患者的生存质量测量工具。生存质量目前已经广泛用于社会各个领域,成为不可或缺的重要指标和评定工具。

生存质量须以生活水平为基础,但其内涵具有更大的复杂性和广泛性,更侧重于对人的精神文化等高级需求满足程度和环境状况的评价。一般认为,生存质量是指个体对生活各个方面总体幸福感的综合指标,其通常包括以下领域:身体状态、心理状态、精神健康、社会活动、经济幸福、社会参与和自我感知幸福或满意等。

迄今为止,生存质量的内涵仍存在争议。生存质量的概念和构成也未达成共识,但以下几点是公认的:

(1)生存质量是可测的,可以应用心理测量的方法进行测评;

(2)生存质量是主观的评价指标,重点关注被测量者的主观体验;

(3)生存质量是一个多维的概念,主要包括身体机能、心理功能和社会功能等;

(4)生存质量具有文化依赖性,必须建立在一定的文化体系之中。

疾病谱的改变和医学的发展引发了健康概念和医学模式的转变,健康不再是没有疾病或虚弱状态,而且身体、精神和社会活动的完好状态。基于传统的健康评价指标未能表达健康的全部内涵,医学专家结合生存质量的概念,提出健康相关生存质量(health-related quality of life, HRQOL)。一般认为,HRQOL 的测定始于 1949 年,Karnofsky 和 Burchenal 用机能状况表测定癌症化疗病人的身体机能。按照世界卫生组织的定义,HRQOL 是指不同文化和价值体系中的个体对于和他们的目标、期望、标准以及所关心的事情有关的生存状况的体验。HRQOL 是一个内涵广泛的概念,它包含了个体的生理健康、心理状态、独立能力、社会关系、个人信仰和与周围环境的关系。在这个定义之下,HRQOL 属于个体的主观评价,是根植于所处文化、社会环境之中的。

20.4 临床结局评价(clinical outcome assessment,COA)[1,25,29] 是指对研究对象由临床干预措施所引起的事件、变量或体验的评估。临床结局的来源有多方面,主要包括患者的症状、精神状态、防治疾病的效果。每种结局都从不同角度为干预措施的效果提供重要的、可靠的证据支持。

按照评价者来源,COA 可以分为以下几类:患者报告结局(patient-reported outcome,PRO)、医生报告结局(clinician-reported outcome,CRO)、观察者报告结局(observer-reported outcome,ObsRO)。

2009 年美国卫生署和食品药物监督管理局把患者报告结局定义为:一种直接来自于患者的,对于健康状况的各个方面的测量报告,即没有医生或其他任何人对于患者反应的解释。PRO 作为临床疗效的终点指标,不仅包括健康状况(health status)、患者身体和心理社会功能(physical and psychosocial functioning)、健康相关生存质量(HRQOL),还包括患者对保健治疗措施的满意度(satisfaction with care),与治疗有关的依从性(compliance)及任何通过访谈、问卷、日志等方式询问患者获得的结局信息。

医生报告结局是指来自医生的关于患者健康状态和治疗结果的报告,是从医生的角度考察干预措施作用于人体的反应。CRO 主要包括:

(1)通过医生观察反映治疗效果的症状和体征,比如胸腔积液、腹腔积液、皮肤病的病损面积等;或通过医生与患者的交流后获得的症状和体征,比如干燥综合征的口渴、干燥症状;

(2)由医生解释的实验室检测和医学仪器测量结果,比如血常规、心电图、CT 检查结果等;

(3)由医生完成的量表,比如 Ashworth 痉挛量表(Ashworth spasticity scale)是测量患者痉挛程度的量表,需要依靠医生徒手操作进行记录;比如精神病等级评价简表(brief psychiatric rating scale),需要由医生根据患者实际情况完成。

观察者报告结局是指来自观察者(包括照顾者)的关于患者健康状态和治疗结果的报告,是从观察者的角度考察干预措施作用于人体的反应。比如脑瘫患者由于意识受到损害,应该由照顾者来报告其健康状态。

20.5 生存质量测评量表(quality of life scale)[20,41,45] 指按照通用量表研制的程序化方法研制的,用于测定生存质量的度量工具。

生存质量测评量表按照测定对象可以分为:

(1)普适性量表(general scale):用于一般人群生存质量测量的量表,例如 SF-36 量表、WHOQOL 量表、中华生存质量量表(ChQOL)等;

(2)特异性量表(specific scale):用于特定人群(病人或某些特殊人群)生存质量测量的量表,例如癌症患者的 QLQ-C30、FACT-G 量表等。测评量表按照评定者可以分为自评量表(self-administered scale)和他评量表(rater-administered scale)。

测评量表通常包括一个内涵广泛的概念,一般由多个领域组成。生存质量概念结构图见图 20.5.1。

领域(domain),也称维度(dimension),是生存质量整体概念的组成部分,是构成理论模型的主要框架。一般量表包含生理、心理和社会功能等领域;例如癌症治疗功能评价系统的共性模块 FACT-G 包括四个领域:躯体状况、社会/家庭状况、情感状况和功能状况。研究者也可以根据疾病的特点或特有表现,构建其他领域。

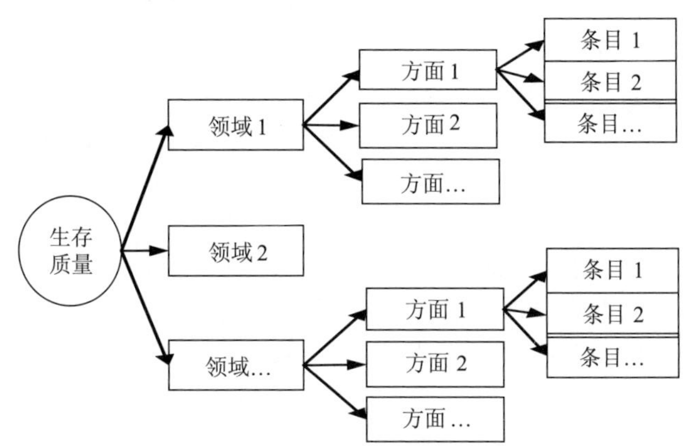

图 20.5.1 生存质量概念结构图

方面(facet):是领域的组成部分,由若干反映同一领域的条目组成。有些量表不包含"方面",直接由条目组成领域。

条目(item):针对某个特定的概念,对患者进行评估的一个单独的问题或陈述,及其标准应答选项。条目是量表最基本的构成元素。条目的选项一般采取李克特尺度(Likert scale)和视觉模拟评分尺度(visual analogue scale,VAS)。例如,您有疼痛吗? ①无 ②偶尔 ③经常;这是李克特尺度。如果划一条 10 cm 的横线,一端为 0,表示无痛;另一端为 10,表示剧痛;中间部分表示不同程度的疼痛,便属于 VAS。

20.6 量表研制(scale development)[20,30,45] 是指研制量表的整个过程。量表的研制过程是一个循环反复的过程,主要包括量表概念框架的建立,形成初步量表及调整概念框架,测试量表的测量特性并明确概念框架,搜集分析和解释数据,修订量表等步骤。

2009年,美国卫生署和食品药物监督管理局出台的"基于患者报告的结局测量:支持医药产品开发标签说明中的应用指南"中把PRO的研制步骤归纳为五步:

(1)建立PRO概念框架,包括列出概念框架的理论假说和潜在评价指标,确定测量人群,确定量表特性(评分类型、模型和测量频度),开展文献/专家综述,完善概念框架的理论假说;根据概念框架搜集大量备选条目,形成条目池(item pool),并从中选出适宜条目,转换成适宜的问答形式,构成初步量表。

(2)PRO概念框架和初步量表的调整,包括获得患者的信息,产生新条目,选择反应选项和格式,确定数据管理、收集的方法,开展患者认知访谈,测试初步量表,检测内容效度。

(3)确定概念框架和评价其他测量特性,包括明确概念框架的评分规则,评价量表的信度、效度和区分度等,完成量表的内容、格式、计分方法,完成操作步骤和培训材料。

(4)收集、分析和解释数据,包括准备方案和统计分析计划(定义最终模型和应答模型),收集和分析数据,评价治疗反应,解释治疗效应。

(5)修订量表,包括修订条目的措辞、人群、反应选项、回访周期、管理和收集资料的方法,翻译量表和文化调试,评估修订量表的适当性,记录所有的变化内容。

条目筛选(item selection)使用统计学的原理和方法,对各领域的条目进行筛选,选取重要的、敏感的、代表性好的条目的流程。条目筛选是量表研发过程的重要步骤。要遵循重要性大、敏感性高、独立性强、代表性好、确定性好的原则,并兼顾可操作性及可接受性。常见的条目筛选方法主要包括:离散程度法,相关系数法,因子分析法,区分度分析法,克朗巴赫系数法,重测信度法,聚类分析法,逐步回归分析法和条目反应理论方法等。

20.7　信度(reliability)[27,42]　经典测量理论认为真实分数的方差与实测分数方差的比例为信度,信度的操作性定义:测试(量表)在重复测量中的一致程度,或两平行测试的实测分数的一致程度。最常用的信度指标包括重测信度,分半信度,内部一致性信度和测评者间一致性等。

重测信度(test-retest reliability)是指测试在重复测量(两次测量)中的一致程度。两次测定时间间隔应根据测评对象的特性而定,样本量为 20 ~ 30 人。重测信度一般采用 kappa 系数(kappa coefficient)或组内相关系数(intra-class correlation coefficient,ICC)来度量。kappa 系数和 ICC 系数的判断标准为:>0.75 为很好,$\leqslant 0.75$ 并且<0.4 为较好,$\alpha \leqslant 0.4$ 为较差。

将测试的量表(或领域)分成两半,两半得分的相关系数修正后便是分半信度(split-halves reliability)。按照条目的奇偶性将量表分为平行的两半,先算两半量表的相关系数 r_{hh},然后进行 Spearman-Brown 公式的修正,得到分半信度系数 r

$$r=\frac{2r_{hh}}{1+r_{hh}}$$

也可以采用另外两个公式:

(1)Flanagan 公式

$$r=2\left(1-\frac{S_a^2+S_b^2}{S_t^2}\right)$$

其中,S_a^2 和 S_b^2 为两半量表得分的方差,S_t^2 是整个量表的方差;

(2)Rulon 公式

$$r=1-\frac{S_d^2}{S_t^2}$$

其中,S_d^2 为两半量表得分之差的方差,S_t^2 是整个量表的方差。

分半信度的前提假设是两半量表的方差相等,实际情况下难于满足这个条件。克朗巴赫(Cronbach)等提出内部一致性信度(internal consistency reliability),也称为克朗巴赫系数(Cronbach's α),

$$\alpha=\frac{n}{n-1}\left(1-\frac{\sum_{i=1}^{n}S_i^2}{S_t^2}\right)$$

其中,n 表示条目总数,s_i^2 表示第 i 个条目的方差,s_t^2 表示 n 个条目总分的方差。α 系数是最常用的信度系数,α 与条目数有关,条目数越少,α 一般越小。α 越大说明条目的一致性越好。一般认为

$\alpha>0.8$ 很好

$0.8\geqslant\alpha>0.6$ 较好

$\alpha\leqslant 0.6$ 较差

此外,还有测评者间一致性(inter-rater agreement),用以反映不同测评者在同一时点对同一对象进行测定的一致程度。该指标的计算公式和 α 系数一样,只是,n 为测评者人数,s_i^2 为第 i 个测评者的方差,s_t^2 为 n 个测评者总分的方差。

20.8 效度(validity)[27,43,49] 是指量表能够反映研究对象真实情况的程度，即量表能够测量出所要测量内容的程度。效度是科学测量工具最重要的条件，是测量的随机误差和系统误差的综合反映。最常用的效度指标包括内容效度，效标效度，结构效度和区分效度等。

内容效度(content validity)指量表测试得到的内容与其所要测量内容的一致程度，用于评估量表条目能否充分代表所要测量的内容。量表要有好的内容效度需要满足两个条件：确定研制量表的内容范围，并使量表的全部条目均在这个范围；量表条目是已界定内容的代表性样本。

内容效度的评估方法主要包括专家法，副本法和再测法等。专家法，邀请有关专家对量表条目与原定内容的吻合程度做出判断：

(1)明确量表内容的范围，范围的确定要具体、详细；

(2)确定每个条目需要测量的内容，与研发者所列的双向细目表对照，比较是否存在差别；

(3)考察条目对所定义内容范围的覆盖率，条目的数量和适当性等。

效标效度(criterion validity)，也称为标准效度或准则效度，指测试的量表与校标量表(金标准量表)之间的一致程度。通过计算量表与校标量表之间的相关系数，得到该量表的校标效度。生存质量的测定缺乏绝对的金标准，一般采用同类人群研究中的“准金标准”量表作为标准，例如，研制普适性量表，使用 SF-36 量表作为标准；研制癌症相关量表，使用 QLQ-C30 或 FACT-G。

结构效度(construct validity)是指量表能够说明理论结构或特质的程度，即量表测试的结果能够证实或解释某一理论的假设。结构效度是最主要的效度指标，其评估的方法包括探索性因子分析(exploratory factor analysis)和证实性因子分析(confirmatory factor analysis)。结构效度的研究步骤：

(1)提出量表的理论框架，说明该量表或结构的意义，或与其他量表或结构的关系；

(2)依据理论框架，把这一假设分解成一些细小的纲目，包括下属的领域和条目，提出如图 20.5.1 的理论结构图；

(3)用因子分析来验证假设。

区分度(discriminant validity)，量表(测试)能够区分不同被试者特征的能力，即不同被试者在量表的得分上存在差别，也称为区分效度。例如不同病情的患者(或不同人群，如病人和健康人)有不同的生存质量得分，则说明该量表可以区分不同病情的患者(或不同人群)，其具有良好的区分度。

20.9　反应度(responsiveness)[7,16]　也称为敏感度，指量表能测出所测量属性发生微小改变的能力，即指环境发生变化时，如果被试者有所变化，其测试结果也会敏感地对变化作出反应。例如，通过比较治疗前后患者的量表得分，如果随着患者的病情好转，生存质量分数也随着升高，则说明该量表具有良好的反应度。

解释度(interpretation)，对患者生存质量变化的解释，即量表得分变化多少对应患者微不足道的、小的、中等的或大的受益或损害。一般采用最小临床重要差异。

在患者获利且执行上没有困难或副作用的情况下，所关心领域的最小分数改变称为最小临床重要差异(minimal clinical important difference，MCID)，也称为最小重要差异值(minimal important difference，MID)、最小临床意义变化值等，最早由 Jaeschke 等人(1989)提出。MCID 是有临床意义的变化的阈值，只有量表的得分超过此值，才能说此变化具有临床意义。因此将量表应用于临床疗效评价时，不仅要测量出治疗前后有变化，还要知道 MCID 是否有临床意义。

MCID 的确定没有金标准。常用的方法包括效标法、分布法、专家意见法和文献分析法。

(1)效标法，通过检验生存质量量表得分与另一独立测量工具(效标)得分之间的关系，阐明量表分数变化的含义的一类方法。效标法可以通过量表与效标之间的关系，对所确定的 MCID 给出专业性的解释。其缺点是忽略了测量误差，很难找到合适的效标，不同效标产生的 MCID 值可能存在一定的差异。

(2)分布法，根据样本信息及评价工具从统计学角度确定 MCID。分布法考虑了测量误差，有明确的计算公式，易于实施；但受样本(如不同地域)和样本量的影响，难于给出专业性解释。

(3)专家意见法，常采用 Delphi 法，根据专家意见来确定 MCID 值。该法具有主观性、经验性和不确定性。

(4)文献分析法，依赖现有文献进行 Meta 分析等综合确定 MCID 的取值。专家意见法和文献分析法主要作为辅助方法。

20.10 语言文化调试(language and cultural adaptation)[4,18,50] 是指将外文量表引入本地区,并考察结果量表与源量表等价性的过程。由于语言特点和文化背景存在一定差异,引入外文量表应该遵循量表语言文化调适的基本原则。步骤如下:

(1)联系作者,获得授权:通过信函或电子邮件等方式与源量表的作者取得联系,说明量表的修订原因,获得量表的使用权。

(2)翻译(translation):聘请两名母语是本地语言的双语人员,要求每人独立将外文量表翻译为本地语言;并对两份翻译量表进行综合,增加第三人(协调人),进行小组讨论后形成新版量表初稿。

(3)回译(back translation):聘请两名母语非本地语言、接受过5年本地语言教育的双语人员,将新版量表回译为外文量表。对比回译量表与源量表,分析两个版本的内容差别及原因。

(4)专家委员会:专家委员会一般包括方法学专家、卫生保健专家、语言学专家和所有翻译者(包括翻译者、回译者和协调人)。委员会的任务包括:与原作者联系,整合所有翻译或回译版本的量表,从概念等价、语义等价和操作等价等方面对条目的等价性进行审查。委员会需要确保:①指导语表达是否清晰明确,基本资料是否完整;②条目是否符合本地区人群,条目措词是否符合本地语言习惯、文化背景;③是否需要添加适合本地区人群的条目,对不适合本地区人群的条目是否删除。最终要求专家委员会成员在所有条目上达成一致。如果有必要,需要重新进行翻译或回译过程。

(5)预调查:调查30~40名研究对象,确保对象对量表的条目、选项、填表过程的理解。了解量表存在的问题,分析对象对量表的熟悉和接受程度,进一步完善量表。

将翻译和回译的所有材料及专家委员会和预调查结果翻译后,提交给源量表的作者。经源量表的作者审核所有材料,评估文化调适过程后,确定最终版的结果量表。

(6)结果量表的考核:需要进一步进行现场调查,考核结果量表的信度、效度和区分度。另外还可以使用条目反应理论检验条目是否存在条目功能差异。

引进成熟的外文量表,使之适合本地区应用,能够在较短时间内获取跨语言文化的测量工具,并比较不同地区人群生存质量的差别,有利于开展国际交流合作。

20.11　量表的等价性(measurement equivalence)[10,26,44]　面对相同生存质量的不同国家/种族的人群,使用不同语言版本的量表得出相同的结果,称为量表等价性。即研制出来的量表适合各个国家/种族,在不同国家之间不存在差异。

量表等价性主要包括以下概念:

(1)概念等价性:主要探索不同语言、不同文化背景下人们对健康和生存质量的定义和理解,以及对健康和生存质量的不同领域的重视程度。使用文献综述或咨询专家进行评价。

(2)条目等价性:考察条目的有效性在不同的语言文化背景下是否相同。这里还包括应答尺度等价性。从统计学角度看,条目等价性是指条目测量了相同的潜在因子,且条目之间的相关性在不同文化之间是相同的。使用文献综述、Delphi 法、核心讨论组、Rasch 方法、信度系数等进行评价。

(3)语义等价性:量表对不同语言应答者具有同等的效果。要达到语义等价性,必须在进行翻译之前对量表中的关键概念和字句有清楚、准确的理解。量表的引入要严格遵循翻译—逆向翻译的程序。

(4)操作等价性:指相似的问卷格式、说明、调查模式、测量方法、及量表调查的时间框架。使用专家咨询进行评价。

(5)测量等价性:当观测变量(量表得分)和潜在特质之间的关系在不同群体之间等同时,就称该量表具备测量等价性,例如,来自不同群体但在潜在特质上得分相等的个体,他们观测变量的得分也相等。测量等价性的目的是保证不同群体对不同语言版本量表具有相似的计量心理学特征(相似的信度、效度和反应度、不存在条目功能差异)。检验测量等价性的方法主要有结构方程模型和条目反应理论。

测量等价性包括两个部分:测量等价和外部变量的关系等价。测量等价指的是观测变量(量表得分)和潜在特质的关系等同。关系等价是指当量表包含不止一个潜在特质时,还要求量表的各个特质之间的关系在比较的组别之间也相同。

(6)功能等价性:量表在两种或多种文化中达到上述各种等价性的程度。其目的是突出上述的各种等价性在获得具有跨文化等价性的量表的过程中的重要性。

20.12 经典测量理论(classical test theory,CTT)[2,3,39] 也称为真分数理论,是以真分数模型为基础,围绕被试者对题目的测量结果(实测分数)和被试者具有的潜在特质(真实分数)之间存在的误差进行分析的理论体系。真分数模型为

$$x = c + s + e = \tau + e$$

其中,x 是被试者的实测分数,c 是被试者的真实分数,s 是系统误差,e 是随机误差。真实分数表示理论上的分数,是理论上构想的概念;其操作性定义为:无系统误差时,无数次测量结果的平均数。

经典测量理论的基本假设:

(1)真分数不变性。在一个特定的时间内,个体的特质(真分数)为一个常数,保持恒定;

(2)测量误差的平均数为 0,即 $E(e)=0$;

(3)真分数和测量误差互相独立,即真分数和测量误差的相关系数为 0;

(4)不同测量误差之间互相独立,即不同测量误差的相关系数为 0;

(5)平行性假设:用两个测试(量表)来测量同一潜在特质,两者测量误差的方差相等。

经典测量理论形成了信度、效度、区分度等概念。

信度(reliability):取决于测量的随机误差的方差在实测分数的方差中所占比例,表达为

$$r_{xx} = 1 - \frac{\sigma_e^2}{\sigma_x^2}$$

其中,σ_e^2 是随机误差在人群中的方差,σ_x^2 是实测分数的方差。信度是测量过程中所存在的随机误差大小的反映;如果随机误差比例较低,说明量表较为可信,其信度较高。

效度(validity):真实分数 c 在人群中的方差与实测分数方差的比例,表达为

$$Val = \frac{\sigma_c^2}{\sigma_x^2} = 1 - \frac{\sigma_s^2 + \sigma_e^2}{\sigma_x^2}$$

其中,σ_c^2 是真实而有效的分数方差,σ_s^2 是系统误差的方差。生存质量是个潜在的特质,只能通过个体的行为表现出来,效度不能达到完全的准确,因此效度是个相对概念。效度是测量的随机误差和系统误差的综合反映,当系统误差和随机误差的方差之和在实测分数的方差中所占比例较小时,信度较高。要提高测量的效度,应该设法控制随机误差,减小系统误差,还要选择恰当的校标,把校标系数准确计算出来。

区分度表示测试条目的区分(鉴别)不同特征群体的能力,与效度密切有关。参见“条目 20.8 效度”。

20.13　条目反应理论(item response theory, IRT)[11,12,40]　在潜变量理论的基础上，采用非线性模型，探讨被试者对条目的反应(观察变量)与其潜在特质(潜变量，latent trait)之间非线性关系的理论体系，也称为项目反应理论。

IRT 理论有以下几个假设：

(1)单维性(uni-dimensionality)：只有一种潜在特质决定被试者对条目的反应，即纳入分析的所有条目都是测量同一个潜在特质；

(2)局部独立性(local independence)：除了要测量的潜在特质外，没有其他因素影响受试者对某一条目的反应；即排除要测量的潜在特质外，受试者对某一条目的反应与其对其他条目的反应无关。

条目特征曲线(item characteristic curve, ICC)反映潜在特质与被试者对条目的反应概率(观察变量)之间关系的曲线。该曲线以潜在特质为横坐标，以被试者对条目的反应概率为纵坐标，一般呈现 S 形，见图 20.13.1。

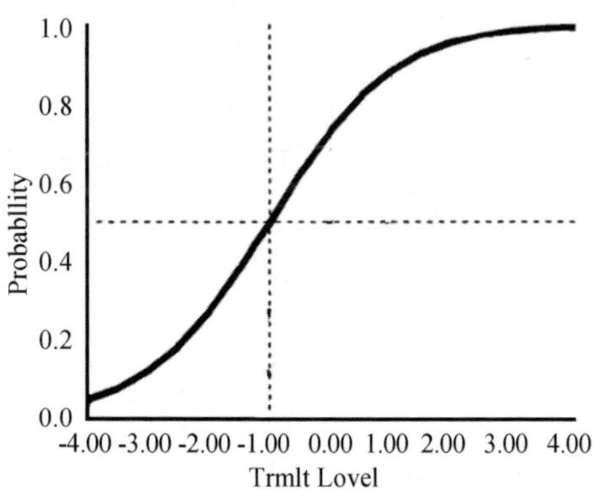

图 20.13.1　条目特征曲线

条目信息函数(item information function)反映条目对某特定潜在特质的被试者提供的有效信息，其公式为

$$I_i(\theta)=\frac{[P_i{}'(\theta)]^2}{P_i{}'(\theta)*Q_i(\theta)}$$

其中，θ 表示潜在特质，$P_i(\theta)$ 表示潜在特质 θ 的受试者在第 i 个条目的反应概率，$Q_i(\theta)=1-P_i(\theta)$，$P_i{}'(\theta)$ 表示 θ 水平上条目特征曲线的一阶导数。

测验信息函数(test information function)反映测验在整个能力分数范围内对被试者能力水平进行估计的精确程度，其等于所有条目的条目信息函数之和，

$$I(\theta)=\sum_{i=1}^{n}\frac{[P_i{}'(\theta)]^2}{P_i{}'(\theta)*Q_i(\theta)}$$

来自不同群体(组别)、潜在特质相同的被试者，对某个特定条目的反应值的概率分布不同，那么该条目就存在条目功能差异(differential item functioning, DIF)。DIF 可以分为一致性 DIF(uniform DIF)和非一致性 DIF(nonuniform DIF)。无论在哪个能力区间，某群体的反应概率均高于另一群体，则显示该条目存在一致性 DIF；某组的反应概率在一些能力区间高于另一组，而在其他能力区间低于另一组，则说明条目存在非一致性 DIF。

20.14 条目反应模型(item response model)[11,23,31] 根据IRT理论,用于描述被试者对条目的反应与其潜在特质关系的公式,常见模型有:

(1)累积正态模型(normal ogive model):洛德(Lord)于1952年提出,其模型为:

$$P_i(\theta)=\int_{-\infty}^{a_i(\theta-b_i)}\frac{1}{\sqrt{2\pi}}e^{-z^2/2}dz$$

其中,θ 为潜在特质,$P_i(\theta)$ 是能力为 θ 的被试在第 i 条目上选择正确的概率。b_i 是阈值参数,a_i 是区分度参数。累积正态模型的缺点是不容易计算。

(2)Rasch模型(Rasch model):拉希(Rasch)在20世纪50年代提出,模型为:

$$P_i(\theta)=\frac{1}{1+\exp[1-(\theta-b_i)]}$$

该模型只有 b_i 参数,也称为单参数模型。

(3)Birmbaum模型(Birmbaum model):1957至1958年,伯恩鲍姆(Birmbaum)在Rasch模型基础上引入 a_i:$P_i(\theta)=1/\{1+\exp[-1.7*a_i(\theta-b_i)]\}$,称为双参数模型;引入猜测参数,变为三参数模型。以上模型都是二分类模型。

(4)等级反应模型(graded response model):用于等级资料,Samejima于1969年提出,其模型为:

$$P(X_i=k\mid\theta)=P_k^*(\theta)-P_{k+1}^*(\theta)$$

$$P_k^*(\theta)=\frac{1}{1+\exp[-a_kD(\theta-b_k)]}$$

其中 $P_k^*(\theta)$ 是被试在条目上获得k及以上分数的概率,$P_0^*(\theta)=1$。

(5)名义反应模型(nominal response model),博克(Bock)于1972年提出,用于无序多分类条目,其模型为:

$$P_{ik}(\theta)=\frac{\exp(b_{ik}+a_{ik}\theta)}{\sum_{i=1}^{m}\exp(b_{ik}+a_{ik}\theta)}\quad k=1,\cdots,m$$

(6)Masters模型(Masters model),Masters于1982年提出,模型为:

$$P_{ijx}(\theta)=\frac{\exp(\sum_{k=1}^{x}(\theta_j-b_{ik}))}{\sum_{h=1}^{m}\exp(\sum_{k=1}^{h}(\theta_j-b_{ik}))}$$

$$x=1,\cdots,m$$

1992年,Muraki提出扩展的Master模型:

$$P_{ih}(\theta)=\frac{\exp(\sum_{h=1}^{k}D^*a_i(\theta-b_{ih}))}{\sum_{c=1}^{m_i}\exp(\sum_{h=1}^{c}D^*a_i(\theta-b_{ih}))}$$

另外还有多维条目反应理论模型,如Reckase和Mckinley(1982)提出的Logistic多维模型(MIRT),Muraki和Carlson(1993)提出的多维等级反应模型(MGRM)等。

20.15　概化理论(generalizability theory)[6,9,51]　又称为概括力理论或拓广理论，是一种把干扰测试分数的无关变量或因素引入测量模型之中，然后用统计技术估计出这些因素或因素之间交互作用对测试分数的影响程度，从而达到对误差方差进行控制，提高测验"信度"的现代测量理论。

1963 年，克朗巴赫等发表《概化理论:信度理论的丰富和发展》，标志着概化理论的诞生。1983 年，布瑞南(Brennan)专著《概化理论纲要》及软件 GENOVA 的出现，标志着该理论走向成熟。

概化理论是在经典测量理论的基础上，引入试验设计的原理和分析方法，对其估计方法进行改良而产生的，是经典测量理论的进一步发展。概化理论的优越性表现为:采用随机平行测验假设，条件容易满足;采用方差分析技术，将变异分成多个部分，容易辨明误差的来源;事先确定测量情景，并在一定范围内变动测量的情景关系，寻求最优化的测量设计，指导实际的测量工作。

概化理论包括 G 研究和 D 研究。

(1)G 研究，也称概化研究(generalized research)，是指研究者在观测全域之上，对所有测量和测量目标以及它们间的交互作用作变异分量估计的研究。观察全域是指实际测量活动中，所有测量侧面条件全域的集合。

(2)D 研究，也称决策研究(decision research)，是指在概括全域之上，对各测量侧面或测量目标以及它们间的交互作用作变异分量估计的研究。概括全域是指概括推论测验结果时，根据决策需要涉及的测量侧面条件全域的集合，是观察全域的一个子集。G 研究涉及的是观察全域，目的是尽量挖掘各种测量误差的来源;D 研究根据 G 研究结果，构建概括全域，用于估计各种测量误差和测量精度指标。

概化理论的常见设计包括:

(1)随机单面交叉设计(random single crossover design)，是指仅有一个测量侧面，且测量侧面和测量目标之间具有交叉关系，侧面和目标都是随机抽样的，总体和全域又是无限的一种测量设计。

(2)随机双面交叉设计(random double-sided crossover design)，观察全域由两个测量侧面组成，每个侧面的水平及测量目标的水平都"见面"，测量目标样本是从无限总体中随机抽取的，各测量侧面样本也分别从各自对应的无限全域中随机抽取。

概化理论不仅用于常模参照性测试(比较个体间谁好谁坏的测验，如中国高考、TOEFL 考试)的评价，也用于标准参照性测试(了解个体对所学知识掌握程度的测验，如普通话考试)的评价。

20.16　计算机自适应测试(computer-adaptive testing,CAT)[32,34]　建立在条目反应理论基础上,由计算机根据被试者能力水平自动选择测试题目,最终对被试者能力做出估计的一种新型测试。CAT通过被试者正确回答的条目的难度高低来评价被试者的能力,而不是根据被试者正确回答题目的多少来评价其能力。

CAT是一种新型的测验,是IRT理论的一个成功应用,它以IRT为理论基础建立题库,引入计算机技术,根据被试能力水平自动选择测量条目,最终对被试能力作出精确的估计。CAT经常采用双参数或三参数的Logistic模型。

CAT的主要步骤:

(1)建设条目库:条目库的建设是实施CAT的重要条件,需要构建阈值范围广泛、有代表性的条目库。条目库包括:编号、被测试人群、内容、选项、条目的阈值参数及区分度参数、条目使用次数、答题时间等。

(2)CAT测试过程:①确定被试能力参数的初始估计值,经常采用参加过该测试的所有被试的平均能力水平,或同类被试的平均能力水平作为初始值。②选择条目,进行测试。条目的选择主要考虑条目的阈值参数应接近(略高于)被试的能力参数。③估计能力值。根据测试对象的测试结果,利用极大似然法对其能力参数做出估计。④确定测试终止条件,终止测试有三种策略:固定测试长度,信息函数 $I(\theta)\leqslant\varepsilon$,能力参数估计值小于预先设定值。如果满足上述任一条件,条目则终止测试;否则需要选择其他条目进行测试,重复上述过程,直至条件满足。其流程图见图20.16.1。

CAT用最少的条目给出最接近被试实际水平的健康状况得分,因此可以减少花费在问卷中的人力和物力,也减轻了被试者填写问卷的负担,能够更加准确地测量被试者的健康状况。

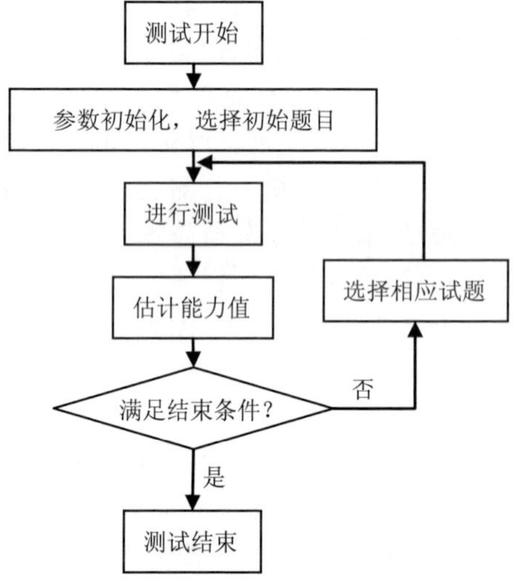

图 20.16.1　CAT测试的流程图

20.17　SF-36(the short-form health survey scale-36)[13,19,33]　其全称是简明健康调查量表,由美国波士顿健康研究所(1992)研制的一个普适性测定量表。SF-36 是在健康问卷研究的基础上发展而来,主要用于 14 岁以上普通人群的健康测量。SF-36 的第一版开始于 1990 年,研究者于 1998 年进行了修订,形成第二版,即目前使用的版本。另外还存在两个简短版量表 SF-12(1996 年)和 SF-8(2001 年)。

SF-36 全面概括了生理、心理和社会等多方面的健康测量,包含 36 个条目,形成 8 个领域:生理功能(physical functioning,PF)、生理职能(role physical,RP)、躯体疼痛(bodily pain,BP)、总体健康(general health,GH)、活力(vitality,VT)、社会功能(social functioning,SF)、情感职能(role emotional,RE)和精神健康(mental health,MH)。另外还有一个条目反映健康变化(health transition,HT),用于评价对象在过去 1 年内的健康变化情况。量表的 8 个领域可归纳为两大部分:生理健康(physical component summary,PCS)和心理健康(mental component summary,MCS)。生理健康包括 PF、RP、BP 和 GH 四个领域;心理健康包括 VT,SF,RE 和 MH 四个领域。

SF-36 为自评式量表,评估人群过去四周内的健康状况。条目采用 Likert 尺度。各个领域的得分转化为 0～100 分;领域得分越高说明健康状况越好。SF-36 各个领域对应的内容及条目见表 20.17.1。

表 20.17.1　SF-36 的领域、内容及条目编号

领域	内　容	条目编号
PF	躯体活动受限程度	3a,3b,3c,3d,3e,3f,3g,3h,3i,3j
RP	躯体健康对工作或日常生活的影响	4a,4b,4c,4d
BP	疼痛强度及其对工作或日常生活的影响	7,8
GH	对自身健康的评估	1,11a,11b,11c,11d
VT	精力充沛或疲惫感	9a,9e,9g,9i
SF	躯体健康、情感问题对社交活动的影响	6,10
RE	情感改变对日常生活和工作的影响	5a,5b,5c
MH	一般心理健康(抑郁、焦虑情绪等)	9b,9c,9d,9f,9h
HT	与 1 年前健康相比	2

目前 SF-36 广泛用于世界各地,是世界上最常用的量表之一,至少有 52 种语言、95 个版本。

20.18 世界卫生组织生存质量量表(WHOQOL)[14,28,38] 是世界卫生组织召集15个不同文化背景、37个地区(中心)共同协作,根据健康相关生存质量的概念研制的普适性量表。WHOQOL量表包括WHOQOL-100和WHOQOL-BREF。

WHOQOL-100共含100个条目,包含6个领域24个方面,每个方面有4个条目,另外还有4个关于总体健康状况和生存质量评分的条目。6个领域为生理(physical domain)、心理(psychological domain)、独立性(level of independent)、社会关系(social domain)、环境(environment)和精神/宗教信仰(spirit)。WHOQOL-100的结构见表20.18.1。

WHOQOL-BREF是WHOQOL-100量表的简化版,包含4个领域24个方面,每个方面1个条目,外加2个关于总体健康状况和生存质量评分的条目,一共26个条目。WHOQOL-BREF包括生理、心理、社会关系和环境4个领域。WHOQOL-BREF把WHOQOL-100的独立性领域的条目整合到生理领域,把精神支柱/个人信仰领域的条目整合到心理领域。

WHOQOL-100和WHOQOL-BREF中文版还增加了两个条目:家庭摩擦和食欲。

WHOQOL-100和WHOQOL-BREF为自评式量表,评估人群过去两周内的健康状况和日常生活。所有条目采用1～5 Likert尺度,各个领域的得分转化为0～100分;领域得分越高说明健康状况越好。WHOQOL量表广泛用于世界各地,目前最少有34种语言43个翻译版本。研究证明这两个量表具有良好的信度、效度和反应度。

表20.18.1 WHOQOL-100量表的结构

Ⅰ.生理领域	13.个人关系
1.疼痛与不适	**Ⅳ.社会关系领域**
2.精力与疲倦	14.所需社会支持的满足程度
3.睡眠与休息	15.性生活
Ⅱ.心理领域	**Ⅴ.环境领域**
4.积极感受	16.社会安全保障
5.思想、学习、记忆和注意力	17.住房环境
6.自尊	18.经济来源
7.身材与相貌	20.医疗服务与社会保障
8.消极感受	21.获取新信息、知识、技能的机会
Ⅲ.独立性领域	22.休闲娱乐活动的参与机会与程度
9.行动能力	23.环境条件(污染/噪声/交通/气候)
10.日常生活能力	24.交通条件
11.对药物及医疗手段的依赖	**Ⅵ.精神支柱/个人信仰**
12.工作能力	25.精神支柱/宗教/个人信仰

20.19　中华生存质量量表(Chinese quality of life scale, ChQOL)[17,46,47]　是刘凤斌等遵照国际通用的量表研制方法，在中华文化背景和中医理论指导下，结合国际生存质量概念内涵，研制的普适性量表。该量表包含 50 个条目，覆盖了与生存质量有关的 3 个领域：形(身体机能)、神(意识思维)、情(七情)。形包括气色、睡眠、精力、饮食、气候适应 5 个方面；神包括精神状态、思维、眼神、语言表达 4 个方面；情志包括喜、怒、悲忧、惊恐 4 个方面，结构见图 20.19.1。

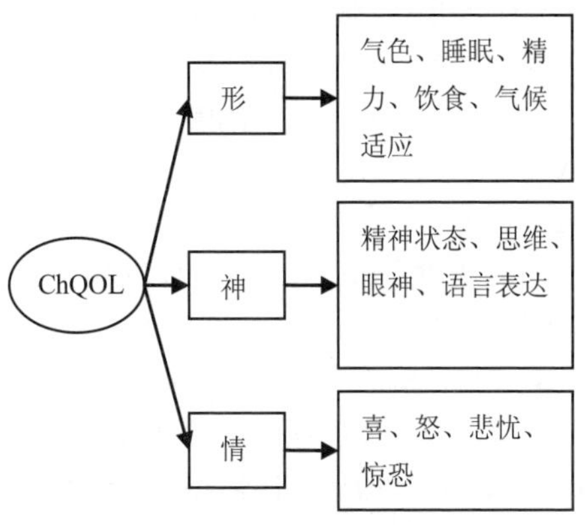

图 20.19.1　ChQOL 量表结构图

ChQOL 为自评式量表，评估人群过去两周内的生存质量；其条目采用 0～4Likert 尺度；每个领域的条目得分相加得到领域得分，所有领域得分相加得到量表总分；领域得分越高说明生存质量越好。

ChQOL 量表已发展成多种语言和地区版本，包括大陆版、香港版、英文版、英文(澳大利亚)版和意大利文版。另外，量表被加拿大 IN-CAM 结局数据库收录。研究显示 ChQOL 量表的中文版和外文版均具有良好的信度、效度和区分度。

中华健康状况量表(Chinese health status scale)是由刘凤斌等结合中医文化特点，以中医理论为指导，按照国际对患者报告结局指标和健康状况量表的内涵研制的普适性量表。

中华健康状况量表包括精力、疼痛、饮食、大便、小便、睡眠、体质、情绪八个方面 30 个条目。其中精力 6 条目、疼痛 2 条目、饮食 5 条目、大便 5 条目、小便 2 条目、睡眠 3 条目、体质 3 条目、情绪 4 条目。另外有一个反应总体健康的评分。

中华健康状况量表评估人群过去两周内的健康状况，条目采用定性式等级评分，根据理论结构可计算出各个方面的得分。中华健康状况量表具有良好的信度和效度，是中医、中西医结合领域临床疗效评价的有效工具。

20.20 PROMIS (patient-reported outcomes measurement information system) [21,48] 其全称是患者报告结局测量信息系统，是一个以问卷形式收集患者自我报告的生理、心理和社会完好状态的测量工具系统(http://www.nihpromis.org/)。可作为临床治疗效果研究中的主要结局指标或次要结局指标，也可用于度量普通人群或慢性疾病人群的健康状况。

2004年，美国健康医学中心、斯坦福大学、杜克大学、华盛顿大学等六大研究组织和西北大学数据协调中心成立合作组织，致力于建立PROMIS系统。其主要工作包括建立PROMIS各领域的框架，初步形成成人和儿童的条目池，对条目进行校对，对领域进行效度检验，建立包括计算机测试和其他患者报告工具的网络资源系统，探讨PRO指标在科研和临床中的可行性，并分享PROMIS的方法、工具和软件等。

PROMIS理论框架分为四个等级。第一等级分为三部分：生理健康、心理健康和社会健康；第二等级为三部分的进一步划分，生理健康(症状、功能)，心理健康(影响、行为、认知)，社会健康(人际关系、功能)；第三等级将亚部分划分为领域，如症状划分为疼痛、疲乏、消化道症状等；第四等级将领域再划分为为亚领域，如疼痛划分为疼痛表现、疼痛影响、疼痛强度和性质。每个亚领域均有计算机自适应测验和简表两种测评形式。

PROMIS的研制过程包括：

(1)界定主要框架及概念：PROMIS合作组织专家通过改良的Delphi专家法和相关的数据分析确定PROMIS各领域的划分，最终确立采用WHO生理、心理和社会健康的框架；经过多轮的讨论和修改后确定各领域内容，同时对各个领域及概念进行界定。

(2)形成及校对条目池：采用定量和定性研究相结合的方法构建条目池。其主要步骤包括：现有条目的筛选，条目的分类和选择，条目评价和修改，采用核心小组访谈讨论各领域的范围，单个条目的认知性访谈和校对，最终形成PROMIS v1.0量表。

(3)PROMIS v1.0的大样本测验：从2006年7月到2007年3月开展美国普通人群和慢性病人群的调查，共纳入21133人。采用条目反应理论进行分析，最终形成11个可供计算机自适应测验使用的条目池，并发展简表。

以前，健康测评量表的研制大多基于经典测量理论，不同疾病人群之间不能比较。PROMIS基于IRT和CAT研制健康测评量表，可用于不同疾病人群的比较，PROMIS的核心领域未来将成为健康评估、临床疗效评价的重要工具。

参考文献

[1] Acquadro C, Berzon R, Dubois D, et al. Incorporating the patient's perspective into drug development and communication: an ad hoc task force report of the Patient-Reported Outcomes (PRO) Harmonization Group meeting at the Food and Drug Administration, February 16, 2001 [J]. Value Health, 2003, 6(5): 522－531.

[2] Alagumalai S, Curtis DD, Hungi N. Applied rasch measurement: A book of exemplars. Dordrecht [M], The Netherlands: Springer. 2005.

[3] Allen MJ, Yen WM. Introduction to measurement theory [M]. Long Grove, IL: Waveland Press. 2002.

[4] Beaton DE, Bombardier C, Guillemin F, et al. Guidelines for the process of cross-cultural adaptation of self-report measures [J]. Spine, 2000, 25(24): 3186－3191.

[5] Bertolote J. The roots of the concept of mental health [J], World Psychiatry, 2008, 7(2): 113－116.

[6] Brennan RL. Generalizability theory [M]. New York: Springer-Verlag, 2001.

[7] Brozek JL, Guyatt GH, Schtlnemann HJ. How a well-grounded minimal important difference can enhance transparency of labelling claims and improve interpretation of a patient reported outcome measure [J]. Health Qual Life Outcomes, 2006, 4 (69); 1－7.

[8] Callahan D. The WHO definition of 'health' [J]. Stud Hastings Cent, 1973, 1 (3): 77－88.

[9] Chiu CWC. Scoring performance assessments based on judgements: generalizability theory [M]. New York: Kluwer, 2001.

[10] Drasgow F. Scrutinizing psychological tests: measurement equivalence and equivalent relations with external variables are the central issues [J]. Psychological Bulletin, 1984, 95: 34－135.

[11] Hambleton RK, Swaminathan H, Rogers HJ. Fundamentals of item response theory [M]. Newbury Park, CA: Sage Press, 1991.

[12] Holland PW, Wainer H. Differential item functioning [M]. Hillsdale, NJ: Lawrence Erlbaum, 1993.

[13] http://www.sf－36.org/.

[14] http://www. who. int/mental_health/publications/whoqol/en/.

[15] Huber M, Knottnerus JA, Green L, et al. How should we define health? [J] BMJ, 2011, 343: d4163 doi: 10. 1136/bmj.d4163.

[16] Jaeschke R, Singer J, Guyatt GH, Measurement of health status. ascertaining the minimal clinically important difference [J]. Controlled Clinical Trials, 1989, 10: 407－415.

[17] Leung KF, Liu FB, Zhao L, et al. Development and validation of the Chinese quality of life instrument [J]. Health and quality of life outcomes, 2005, 3: 26.

[18] Mapi Research Institute. Linguistic validation of a patient reported outcomes measure [EB/OL]. [2013－01－23]. http://www. pedsql. org/translution/html.

[19] McHorney CA, Ware JE Jr, Raczek AE. The MOS 36-item short-form health survey (SF-36): II. Psychometric and

clinical tests of validity in measuring physical and mental health constructs [J].Med Care.1993,31(3):247—63.

[20] Mesbah M,Col BF,Lee MLT.Statistical methods for quality of life studies [M]. Boston:Kluwer academic,2002.

[21] National Institutes of Health. PROMIS domain framework [EB/OL]. [2011—11—30]. http://www. nihpromis. org/Documents/PROMIS_Full_Framework.pdf.

[22] Nordenfelt L. Concepts and measurement of quality of life in health Care [M].Springer,1994.

[23] Ostini R, Nering, ML. Handbook of polytomous item response theory models [M].SAGE Publications,Inc,2005.

[24] Patel V,Prince M.Global mental health-a new global health field comes of age [J].JAMA,2010,303:1976—1977.doi:10.1001/jama.2010.616.

[25] Patient Reported Outcomes Harmonization Group. Harmonizing patient reported outcomes is sues used in drug development and evaluation [R/OL]. [2014—01—14]. http://www. eriqa-project. com/pro-harmo/home.html.

[26] Spilker B Quality of life and pharmacoeconomics in clinical trials [M].Hagerstown,MD:Lippincott-Raven.1995.

[27] Terwee C,Bot S,de Boer M,et al.Quality criteria were proposed for measurement properties of health status questionnaires [J]. J Clin Epidemiol, 2007, 60(1):34—42.

[28] The WHOQOL Group. The world health organization quality of life assessment (WHOQOL): development and general psychometric properties [J]. Social Science and Medicine, 1998, 46:1569—1585.

[29] U.S.Department of Health and Human Services,et al:patient-reported outcome measures:use in medical product development to support labeling claims:draft guidance [J]. Health Qual Life Outcomes,2006,4:79.

[30] U.S.Department of Health and Human Services,et al.Guidance for Industry Patient-Reported Outcome Measures: Use in Medical Product Development to Support Labeling Claims.Available from http://www. fda. gov/downloads/drugs/guidancecomplianceregulatory-information/guidances/ucm193282.pdf.

[31] van der Linden WJ, Hambleton RK. Handbook of modern item response theory [M].New York:Springer.1997.

[32] Wainer H,Dorans NJ,Flaugher R,et al. Computerized adaptive testing:A primer [M].Mahwah,NJ:Routledge,2000.

[33] Ware JE Jr, Sherbourne CD. The MOS 36-item short-form health survey (SF-36). I. Conceptual framework and item selection [J].Med Care.1992,30(6):473—83.

[34] Weiss DJ,Kingsbury GG.Application of computerized adaptive testing to educational problems [J]. Journal of educational measurement, 1984, 21: 361—375.

[35] WHO. The development of the WHO quality of life assessment instrument [M].Geneva,WHO,1993.

[36] WHO.The World Health Report 2001: Mental Health-New Understanding,

New Hope[M]. Geneva: World Health Organization, 2001.

[37] World Health Organization. Constitution of the World Health Organization-Basic Documents, Forty-fifth edition, Supplement, 2006.

[38] World Health Organization. WHOQOL user manual [S]. Geneva: WHO, 1998.

[39] 戴海崎，张锋，陈雪枫.心理与教育测量[M].广州：暨南大学出版社，2007.

[40] 杜文久.高等项目反应理论[M]，北京：科学出版社.2014.

[41] 方积乾.生存质量测定方法及其应用[M].北京：北京医科大学出版社，2000.

[42] 方积乾.医学统计学与电脑试验(第四版)[M].上海：上海科学技术出版社，2012.

[43] 顾海根.心理与教育测量[M].北京：北京大学出版社，2008.

[44] 郝元涛，方积乾.生存质量测定量表等价性评价研究[J].中国行为医学科学，2003，12(3)：338－340.

[45] 刘保延.患者报告结局的测量—原理、方法与应用[M]，北京：人民卫生出版社，2011.

[46] 刘凤斌，郎建英，赵利，等.中医健康状况量表的研制 [J]..中山大学学报(医学科学版)，2008，29(3)：332－336.

[47] 刘凤斌，赵利，郎建英，等.中华生存质量量表的研制 [J].中国组织工程研究与临床康复，2007，11(52)：10492－10495.

[48] 刘砚燕，姚静静，陈如男，等.患者报告结局测量信息系统(PROMIS)的研究进展[J].现代预防医学，2013，40(13)：2440－2443.

[49] 万崇华，江文富.中华医学统计百科全书.健康测量分册[M].北京：中国统计出版社，2013.

[50] 夏萍，李宁秀，吕玉波，等.生命质量量表跨文化调适方法概述[J].中国心理卫生杂志，2007，21(4)：230－232.

[51] 杨志明，张雷.测评的概化理论及其应用[M].北京：教育科学出版社，2003.

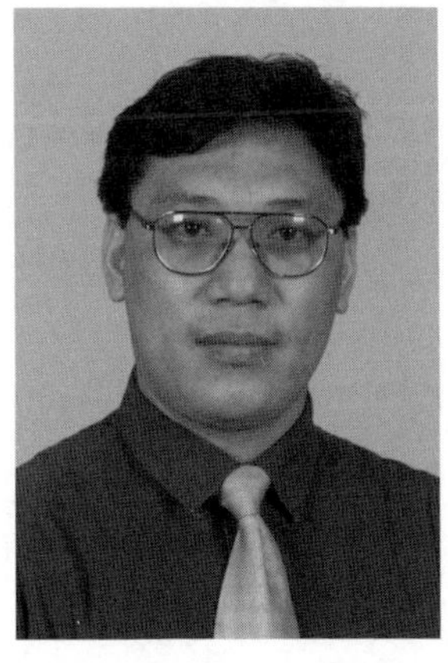

刘凤斌，教授，博士，博士生导师、博士后合作导师。现任广州中医药大学一附院消化科主任。兼任国际生存质量研究学会亚洲华人分会会长；第一届世界华人生活质素学会副主任委员等。人社部“国家有突出贡献的中青年科学家”、享受国务院特殊津贴专家。先后主持国家级课题 7 项、省部级 10 项。研制了“中华生存质量量表”、“中华健康状况量表”、“中华脾胃系疾病 PRO 量表及其系列量表”和“中华慢性肝系疾病 PRO 量表”等。

第21章 定量药理学

郑青山 许羚 李禄金[①]

21.1 药物代谢动力学(pharmacokinetics)[20,34] 简称药代动力学或药动学，是应用动力学原理研究药物在体内动态行为的量变规律(ADME)，即药物的吸收(absorption)、分布(distribution)、代谢(metabolism)、消除和排泄(elimination, excretion)等处置过程，对药物研究开发、临床合理用药和药品质控具有实用价值。

药代动力学包括单次给药与多次给药的药代动力学、药物代谢产物的药代动力学，比较药代动力学(进食、药物相互作用)、毒代动力学等研究方式。受试对象一般为动物或人，如健康受试者、目标适应症患者、特殊人群。

房室模型(compartment model)是表述药代动力学的经典方法，它将机体分为若干个房室，该房室并不等同解剖学上的任何一个组织或器官，主要依据药物在其中的转运速率。常见房室模型有一室模型、二室模型、三室模型。

房室模型的参数是反映药物在体内动态变化规律性的一些常数。

(1)表观分布容积(apparent volume of distribution, V)是给药剂量或体内药量与血药浓度间相互关系的一个比例常数，不具有直接的生理意义，可定义为药物达到血药浓度时所占体液的体积。对于一室模型，分布容积与体内药量 A 和血药浓度 c 之间的关系为：$V=A/c$。

(2)清除率(total clearance, CL)为单位时间内从体内清除的表观分布容积部分。清除率与消除速率常数 k 和分布容积之间的关系为：$CL=k\cdot V$。

(3)消除半衰期(elimination half-life, $t_{1/2}$)为血药浓度下降一半所需的时间，是反映药物从体内消除速度快慢的常数。按一级消除的药物其半衰期和消除速率常数 k 的关系为：$t_{1/2}=0.693/k$。

非房室模型(non-compartment model)是一种计算药代动力学参数的统计矩方法，认为血药浓度(c)的时间(t)过程是一随机分布曲线，适用于任何房室。常见参数：

(1)零阶矩：血药浓度从 $0\rightarrow\infty$ 时间的积分 AUC 与给药剂量成正比。

$$AUC=\int c\cdot dt$$

(2)一阶矩(MRT)：反映药物分子在体内的平均停留时间。

$$MRT=\frac{\int t\cdot c\cdot dt}{AUC}$$

(3)二阶矩(VRT)：反映药物分子在体内的平均停留时间的差异大小。

$$VRT=\int(t-MRT)^2\cdot c\cdot dt/AUC$$

① 其他作者有：杨娟 汪沉 王鲲 黄继汉 赵水瑜

21.2　比例化剂量反应(dose proportionality response)[23,31]　是指体内药物暴露量参数与给药剂量间的正比关系。暴露量参数通常指最大血药浓度（C_{max}）或进入体循环的药量（*AUC*）表示。当给药剂量增加 *n* 倍时，C_{max} 和 *AUC* 也增加 *n* 倍，则比例化剂量反应关系成立，表明药物在体内的药动学行为线性的。如果 C_{max} 和 *AUC* 增加小于 *n*，则表明药物吸收有饱和现象；如果 C_{max} 和 *AUC* 增加的大于 *n*，则表明药物消除有饱和现象，后两种情况均说明药物在体内的药动学行为是非线性的。当药动学具有线性特征，则可预测药物在一定剂量范围内的药物体内过程，而对于非线性的药物，剂量变化后体内变化无法预知，因此用药安全性无法预测。

暴露参数特征：与剂量相关的药动学参数可称为暴露参数，包括 *AUC*、C_{max}、稳态血药浓度（C_{ss}），是比例化量效关系分析重点。另一些参数与剂量无关，则不必分析，如达峰时间（T_{max}）、半衰期（$t_{1/2}$）、清除率（*CL*）、稳态时分布容积（*Vss*）、速率常数（*Ke*）等。

研究设计：新药比例化剂量反应关系在多剂量药动学试验中观察，而新药的临床研究，常同剂量耐受性试验一并进行。

分析模型：比例化剂量反应关系的常见数学模型包括：①线性模型，如 $PK=\alpha+\beta \cdot Dose$，其中 *PK* 表示药动学参数 *AUC* 或 C_{max}，*Dose* 为剂量；②方差分析模型（$PK/Dose=\mu+a_i$）；③)幂函数模型（$PK=\alpha \cdot Dose^{\beta}$）。

评价方法：主要有假设检验法和可信区间法。

(1)假设检验法：线性模型 $\alpha=0$，$\beta>0$；方差分析模型 $a_i=0$；幂函数模型 $\beta=1$。

(2)可信区间法：通过以下步骤建立比例化剂量反应的判别区间与统计模型之间的联系。设 PK_h 为高剂量 *h* 的药动学参数，PK_l 为低剂量 *l* 的药动学参数，$r=h/l$。

①假定 $PK_h/PK_l=r$ 则剂量反应关系存在；

②方程两边同除以 *r*，若剂量标准化后 *PK* 参数几何均数的比值（R_{dnm}）等于 1 则剂量反应关系存在；

③根据安全性、有效性规定 R_{dnm} 的低限（q_L）和高限（q_H）作为不等式的两侧界值；

④根据统计模型估计 R_{dnm} 的预测值和相应的可信区间；

⑤解不等式计算模型参数。本方法可用于方差分析模型、线性回归模型、幂函数模型的参数和可信区间计算，当参数的（$1-\alpha$）%*CI* 完全落在判别区间内，比例化剂量反应关系成立。

21.3 群体药代动力学(population pharmacokinetics)[22] 又称群体药动学,是将经典药动学模型与群体方法(population approach)相结合,考虑多因素的药动学参数计算方法。

群体药动学信息。所提供的参数信息非常丰富,包括:

(1)群体典型值参数,指描述药物在具有代表性的患者体内的处置情况,能表征群体或亚群体的药动学参数。

(2)固定效应即协变量参数,如性别、体重、肝肾功能、饮食、合并用药、环境、遗传特征等。

(3)随机效应参数,也称随机变异,包括个体间变异与个体内变异(残差),用其标准差表示。

群体药动力学特点。

(1)对数据采点要求比经典方法有更多的选择,甚至能够处理稀疏数据,能够最大程度地利用数据。

(2)不同因素的影响可以作为固定效应引入模型,考查协变量是否会对模型参数有影响,从而估计个体药动学参数,辅助个体化治疗方案的制定。

(3)同时考虑群体值、个体内变异和个体间的变异,为模拟研究提供了基础。模拟结果提示不同剂量、给药间隔、不同个体因素下的血药浓度和药动学特征,从而指导临床合理用药。

NONMEM 算法。Sheiner 等人与1977年提出非线性混合效应模型(nonlinear mixed effects models, NONMEM)方法。NONMEM 在运算时根据目标函数最小化原则获得最终模型。目标函数的变化值符合卡方分布。某一参数或固定效应是否有必要,需考查目标函数变化值是否有统计学意义。

NONMEM 利用扩展最小二乘法估算参数值,最初算法为一阶近似法(FO),随后产生了一些更新的算法,一阶条件近似(FOCE)、拉普拉斯近似以及 EM 算法等。

常用计算软件有 NONMEM、ADAPT、S-plus、Monolix、DAS 等。

建模一般过程。首先建立结构模型,可为线性房室、米曼氏非线性模型等;其次建立统计学模型描述个体内和个体间变异。个体内变异常用加法型、比例型及比例加法型;个体间变异常用加法型或指数型;最后建立协变量模型,即逐步引入协变量,考查协变量对药动学参数的影响,常采用线性、指数和分级型形式。

模型验证可分为内部验证法和外部验证法。内部验证有数据分割法、交叉验证法、刀切法、自助法等;外部验证法即考查模型对其他数据的外推拟合能力。另外,规范的图法评价具有特别的重要意义。

群体药动学计算的工作量大、耗时长,分析人员需要专门培训。

21.4　药效动力学(pharmaco-dynamics) [16,32]　简称药效学。研究药物剂量(等同浓度,下同)变化与药物反应改变之间所存在的关系,即量效关系(dose-response relationship)。如果药物反应为连续变量,称为"量反应型量效关系";如果药物反应为时间变量,称为"时反应型量效关系";如果药物反应为"出现"或"不出现"这样的两分类资料,则称为"质反应型量效关系"。

上述三种量效关系可用三种类型的剂量-反应曲线图来描述,如果此曲线有足够的数据点并可用数学模型来表达。临床多剂量试验寻找最优治疗剂量的过程称为剂量发现(dose finding)。药效动力学模型形式多样,根据量效关系曲线建立,常见如下。

固定效应模型。也称定量效应模型,是基于 Logistic 回归的统计方法。通常将药物浓度与某一固定效应联系起来。最简单的固定效应模型是阈值效应模型,当达到或超过阈浓度($C_{threshold}$),就产生固定效应(E_{fixed}),例如,用庆大霉素抗菌治疗时,谷浓度 > 4 ug/mL 超过 10 天,就可能发生耳聋,即 $C \geqslant C_{threshold}$,则 $E \geqslant E_{fixed}$,式中 E 是药物反应,而 C 是药物浓度。

线性模型。假定药物浓度和药物效应存在直接比例关系:

$$E = m \times C + E_0$$

其中 E_0 代表未用药物时的基线效应,m 代表比例因子,是 E 对 C 作直线的斜率。

对数线性模型。其形式为

$$E = m \times \log C + b$$

其中 m、b 分别为 E 对 C 作半对数直线的斜率、截距。对数线性模型是最大效应模型的特例,最大效应模型在 20%～80% 范围内,E 与 C 的对数存在直线关系。

最大效应模型。可用下式表达:

$$E = \frac{E_{max} \times C}{EC_{50} + C}$$

E_{max} 是可能的最大效应,EC_{50} 是产生 50%最大效应的药物浓度。如果有基线效应(E_0)存在时,改用下式:

$$E = E_0 + \frac{E_{max} \times C}{EC_{50}^{r} + C}$$

S 型 E_{max} 模型(sigmoidal E_{max} model)为最大效应模型的扩展,效应和浓度之间的表达式为:

$$E = E_0 + \frac{E_{max} \times C^{\gamma}}{EC_{50}^{r} + C^{\gamma}}$$

γ 为形状因子,γ 越大,效应一浓度半对数图线性部分越陡。

21.5 药动-药效联合模型(PK-PD model)[5,32] 将药动学和药效学相连接，建立药物剂量、时间、浓度(或暴露)和反应之间的关系，广泛用于最优剂量发现、个体化用药方案制定、药物机制阐释、药物特点定量表达等。

PK-PD模型可以划分为经验模型、机制模型、半机制模型。另外，药动学暴露参数与反应关系研究在本质上也属PK-PD模型。

经验模型。根据血浆和作用位点的药物浓度时间关系，可以划分为直接连接模型和间接连接模型。直接连接模型指非稳态情况下，血浆和作用位点的平衡状态很快发生，并没有时间上的滞后。间接连接模型则存在着浓度时间过程和效应时间过程的分离，药物浓度一效应曲线出现滞后环。对于间接连接模型，往往通过假想的周边室或者效应室来描述这种滞后关系。

如果药物和作用位点结合直接发生药效学变化，则模型类型为直接反应模型。如果药物和作用位点结合之后，还通过中间的其他生理因子产生药效，则为间接反应模型。对于间接反应模型，根据药物对机体生理过程起抑制或者刺激作用，具体模型结构会有所区别。当药物机制明确时，可以将该间接作用过程分解为多个有生理意义的部分，从而进一步衍生为机制模型。

机制模型。近年来，部分药物血药浓度产生药效的中间机制开始被深入了解，机制模型的研究也开始增多，形成了“单剂量-时间-浓度-中间产物-药效”的实体化网络模型结构，其预测结果较经验模型更为准确和可靠。

半机制模型。半机制模型一般适用于药物作用机制部分明确者，可以理解为经验模型和机制模型的结合。

暴露反应模型(exposure-response model)。又称E-R模型，是一种特殊的PK-PD模型，其应用更为广泛。在很多情况下，“多剂量-药动学暴露参数一反应”关系更易获得。其中药动学暴露参数包括AUC、$C_{\max}$、C_{ss}等。E-R模型很大程度上扩充了PK-PD模型的应用范围。

不断出现的新方法促进了PK-PD模型的发展，例如群体方法(population approach)的引入，产生了群体PK-PD模型研究，可考虑协变量对参数的影响；生理学因素作为预测校正因子引入，建立了生理的药动模型(physiology based PK model，PBPK)，实际上为生理的PK-PD模型分析提供了方法，可以在不同人群或不同种属间进行药动学和药效学的预测，为桥接试验提供了可能。

21.6　药物蓄积指数(accumulation index)[13,30]　在前次给药的药物尚未完全消除时即行第二次给药，就会产生药物蓄积。药物蓄积指数（R_{ac}）可以定量地描述药物的蓄积程度，是药物安全性评价的重要参数。一定的药物蓄积效应是维持药效的基础，但对于治疗窗窄，毒副作用大的药物，如洋地黄类药物，制定给药方案须极为谨慎，避免因药物的蓄积效应而产生毒副反应。

文献中常见的 R_{ac} 计算方法有 4 种（详见表 21.6.1），由于不同计算方法的结果差异较大，因此需要根据实际情况选用合适的计算方法。其中公式 1 使用最为广泛，若药物的有效性或安全性与 AUC 显著相关，如 β-内酰胺类及喹诺酮类抗生素，推荐使用该法计算 R_{ac}。公式 2 中 C_{max} 反映了药物在体内的最大暴露程度，若药物的有效性或安全与 C_{max} 相关，如氨基糖苷类抗生素，选用该法计算 R_{ac} 最为合适。公式 3 中 C_{trough} 值通常较低，检测误差及个体变异对其影响较大，计算结果不够精确。公式 4 可在单次给药情况下预测多次给药达稳后的蓄积指数，但前提是药物必须符合线性药动学特征，因为只有线性条件下，药物的消除速率常数 λ 才为恒定值。

可借鉴 FDA 关于药物相互作用程度的界值，对药物蓄积程度进行分类。分别将 $R_{ac}<1.2$、$1.2\leqslant R_{ac}<2$、$2\leqslant R_{ac}<5$ 和 $R_{ac}\geqslant 5$ 定义为无蓄积、弱蓄积、中等强度蓄积和强蓄积。需要指出的是此界值仅用于判断多次给药稳态下的药物暴露是否显著高于单次给药下的药物暴露，而不可作为是否产生毒副反应的依据。因为治疗窗大的药物，R_{ac} 值很大仍然安全。另外单纯评价 R_{ac} 值大小没有意义，需与剂量水平相结合，即使 R_{ac} 值很大，但由于起始剂量很小，机体也不会产生毒副反应。

表 21.6.1　常见的药物蓄积指数计算方法

编号	公式	解　释
公式 1	$\frac{AUC_{0-\tau,ss}}{AUC_{0-\tau,1}}$	$AUC_{0-\tau,ss}$：稳态下 0-τ 时间下的 AUC 值；$AUC_{0-\tau,1}$：第 1 次给药下 0-τ 时间下的 AUC 值。
公式 2	$\frac{C_{max,ss}}{C_{max,1}}$	$C_{max,ss}$：稳态下的最大血药浓度；$C_{max,1}$：第 1 次给药下的最大血药浓度。
公式 3	$\frac{C_{trough,ss}}{C_{trough,1}}$	$C_{trough,ss}$：稳态下的血药谷浓度；$C_{trough,1}$：第 1 次给药下的血药谷浓度。
公式 4	$(1-e^{-\lambda\tau})^{-1}$	λ：药物的消除速率常数；τ：给药间隔时间。

21.7 生物利用度(bioavailability, BA)[6,32] 指药物被吸收进入体循环的程度。与其相关联的另一个概念是生物等效性(bioequivalence,BE),指药物的受试制剂与参比制剂在相同试验条件下,给予相同的剂量,其活性成分吸收程度和速度是否相近的比较。通常 BE 研究是用 BA 的结果作为终点指标,根据事先确定的等效标准进行比较的研究。

评价参数。BE 分析时主要涉及 3 个药代动力学参数:

(1)血药浓度—时间曲线下面积(AUC),反映药物的吸收程度;

(2)最大血药浓度(C_{max});

(3)血药浓度达峰时间(T_{max})。C_{max} 和 T_{max} 综合反映药物的吸收、分布、排泄和代谢,以实测值表示。

BA 主要采用参数 AUC 进行分析。AUC 有两种:$AUC_{0\text{-}t}$ 和 $AUC_{0\text{-}\infty}$。其中 $AUC_{0\text{-}t}$(0 到 t 时间的血药浓度—时间曲线下面积)用线性梯形法或对数梯形法计算,t 为最后一个可测浓度的取样时间,线性梯形法:

$$AUC_{0\text{-}t}=\sum_{i=0}^{t}(C_i+C_{i\text{-}1})(t_i-t_{i\text{-}1})/2$$

$AUC_{0\text{-}\infty}$(0 到无限大时间的血药浓度—时间曲线下面积)计算方法为:

$$AUC_{0\text{-}\infty}=AUC_{0\text{-}t}+C_t/\lambda_z$$

这里,C_t 为最后一个可测样本药物浓度,λ_z 为药时曲线末端消除速率常数,使用对数血药浓度—时间曲线末端直线部分的斜率获得。

评价方法。生物利用度和生物等效性研究多采用交叉试验设计,也可用平行设计。

BA 分为绝对生物利用度和相对生物利用度。绝对生物利用度是吸收进入体循环的药量占总给药剂量的分数,血管外(exe)途径给药的药物以静脉注射(iv)剂型作参比制剂进行比较。绝对生物利用度 F:

$$F=\frac{AUC_{exe}\,Dose_{iv}}{AUC_{iv}\,Dose_{exe}}\times 100\%$$

相对生物利用度是同一药物的受试制剂(T)与参比制剂(R)的吸收分数的比较,如片剂和胶囊剂比较。相对生物利用度 F:

$$F=\frac{AUC_T\,Dose_R}{AUC_R\,Dose_T}\times 100\%$$

生物等效性评价主要对受试制剂和参比制剂的 AUC、C_{max} 经对数转化应用多因素方差分析(ANOVA)、双单侧 t 检验(two one-side tests)和 $(1-2\alpha)\%$ 置信区间进行评价。方差分析可提示误差来源,为双单侧 t 检验提供误差(MSE)。等效判断标准通常根据相关规定确定。如有必要,也应对 T_{max} 经非参数检验以评价等效性。

21.8　协同(synergism)[3,24]　是药物相互作用的概念，指 1+1>2 的获益。这种获益可以是药物合用的剂量减少而疗效不变(适用于等效图法和中效原理)，也可以为合用药效的增强(适用于权重配方模型)。与其相反的另一个概念是拮抗(antagonism)，指 1+1<2 的获益。

等效图法(isobologram)。经典法，限两药实验研究：

$$Q = d_1/D_1 + d_2/D_2$$

$Q=1$ 表示药物间相互作用为相加关系，$Q>1$ 为拮抗，$Q<1$ 为协同。其中联用剂量 d_1+d_2 与单用剂量 D_1 和 D_2 均为等效剂量。如果 A、B 两药合用，在 x 效应水平，从横坐上标注明 A 药等效剂量点，然后从纵坐标上注明 B 药等效剂量点，将两点连成直线，即为等效线。当 $Q=1$ 时，d_1 和 d_2 交点恰好落在等效线上；当 $Q<1$ 时，d_1 和 d_2 的交点落在等效线下方；当 $Q>1$ 时，d_1 和 d_2 的交点落在等效线上方。

中效原理(median-effect principle)。Chou TC 等提出，可分析 n 个药在任意效应水平(x)的抗肿瘤药细胞实验。

$$CI = \sum d_i / D_{x,i}$$

$CI=1$ 表示药物间相互作用为相加关系，$CI>1$ 为拮抗，$CI<1$ 为协同。在 x 效应水平，两药单用的等效量为 $D_{x,i}$，联用的等效剂量为 $d_i(i=1,2,\cdots,n)$。

权重配方模型(weighed modification model)。以两药合用为例，考察各组分(X_i)项、指数项(X_i^2)、交互项(X_iX_j)、随机效应项(η 和 ε)的联合作用(E_{obs})为：

$$E_{obs} = E_0 + \frac{E_{\max}}{\gamma} \cdot \frac{\rho}{X_{50}+\rho} + \eta + \varepsilon$$

其中，$E_{\max}$ 为最大效应值，E_0 为基线效应(无基线则取 0)，合用量效曲线平坦度 γ(在 1 上下波动)；

$$\rho = B_1X_1 + B_2X_2 + B_3X_1^2 + B_4X_2^2 + B_{12}X_1X_2$$

B_1 为第1个组分的量效关系指数，称为权重指数。为使不同组分的B_1 具有可比性，要求对原始给药剂量进行标准化，即将各组分不同配伍组剂量除以该组分的平均剂量。η 为组间变异，服从 $N(0,\omega^2)$ 分布，残差效应 ε 服从 $N(0,\sigma^2)$。交互项(X_1X_2)和指数项(如 X_1^2，X_2^2)如纳入模型，目标函数值下降应达到统计学要求。权重指数 B_{12} 可用来判断相互作用性质。如果数值大者药效强，$B_{12}>0$ 表示 X_1 与 X_2 有协同作用；$B_{12}<0$ 则 X_1 与 X_2 有拮抗作用；$B_{12}=0$，表示无相互作用或相加作用。本法可以推广至多药联用分析。

21.9 药物相互作用(drug-drug interaction,DDI)[10] 分为药动学相互作用与药效学相互作用,对于人体试验来说,后者评价起来成本大、周期长、困难多,故新药研究通常采用药动学相互作用的评价方法,这类研究多限于两药的比较,从而形成较为规范的DDI研究方法,目的是判断临床合并用药是否安全、是否需要剂量调整。其中涉及多种特殊的参数计算。

DDI试验通常分为两类,一是体外试验,二是临床试验。研究次序:

(1)首先观察药物代谢酶和转运蛋白的抑制剂和诱导剂对受试药是否有明显的相互作用;

(2)如果有明显的相互作用,则在早期临床研究阶段进行临床试验,选择某个工具药,研究其对受试药的药动学参数影响,发现有无相互作用;

(3)如果临床试验提示有明显的相互作用,再进行调整剂量的确证临床试验。

DDI的体外和体内试验方法,FDA出台了多个研究指南,其主要关键点在于:

(1)体外实验提示受试药主要通过某个CYP酶降解(>25%)或降解途径不明,或受试药是CYP酶抑制剂($[I]/K_i>0.1$)或诱导剂(酶活性增大为阳性对照的至少40%或无体外实验数据),需要在早期研究阶段进行临床试验,判断是否有明显的相互作用;如果作用明显,则进一步做剂量调整的临床试验。其中$[I]$是受试药在酶活性部位的浓度,此浓度约等于临床服用最高剂量后的平均稳态浓度$\bar{C}$;K_i是抑制常数。

(2)受试药作为P-糖蛋白底物与其抑制剂的体外试验,以Caco-2或MDR1上皮细胞为渗透膜的受试药双向传递定量测量值为指标,如流量比值≥2,且加入强P-糖蛋白抑制剂而使流量显著抑制时,则需做临床试验。如果受试药作为P-糖蛋白抑制剂与其作用物,则探试P-糖蛋白底物的流量比随受试药的浓度的增加而降低结果,测定50%最大抑制浓度(IC_{50}),如果$[I]/IC_{50}$(或K_i)>0.1需做临床试验。

(3)早期临床试验主要是发现有无相互作用,多作为独立试验开展。如需评价一种酶抑制剂或诱导剂(I)对受试药(S)的影响,可用单向作用设计(I,S+I);如评价受试药和合用药相互影响,就必须选用双向作用设计(S,I,S+I)。美国FDA倡导交叉设计,但平行设计更为常见。数据分析采用生物等效性分析方法,又称为比较药动学分析,但结论为“有相互作用”和“无相互作用”,其无相互作用按80%~125%标准来判断。

(4)确证性剂量调整的临床试验可放在后期阶段(Ⅱb~Ⅳ期)进行,群体药动学分析也是一种选择。

21.10　首次人体试验(first-in-human study)[4,9,25]　即药物首次在人体开展的试验,安全性风险较高,需要计算起始剂量、递增剂量幅度,重点观察人体对药物的耐受性,为后续试验提供参考。

试验人群。大多数适应症选择健康受试者作为试验人群。在某些特定领域,如用于抗肿瘤的细胞毒性药物,会选择相应疾病的患者进行试验。另外,对于一些药物,选用健康受试者无法得到需要的结果,例如精神类药物的成瘾性和耐受性。

起始剂量。起始剂量一般使用最大推荐起始剂量(maximum recommended starting dose,MRSD),MRSD 一般被预测不会产生毒性反应。对于 MRSD 的推算,美国、欧盟以及中国都发布了各自的指导原则,主要最常见的为 NOAEL 法和 MABEL 法:

(1)NOAEL 法:使用动物毒理学试验的未见明显毒性反应剂量(no observed adverse effect level,NOAEL)为基础进行推算:①确定 NOAEL;②计算人体等效剂量(human equivalent dose,HED);③选择最适合的动物种属,使用其安全系数推算最大推荐起始剂量。

(2)MABEL 方法:采用最低预期生物效应剂量(minimal anticipated biological effect level,MABEL)为其人体起始剂量。研究者需要从药理试验中,根据受体结合特点或功能特点预测出人体最低生物活性暴露量,继而综合暴露量、药代动力学和药效动力学特征,根据药物的具体情况采用特定的模型,推算出最低预期生物效应剂量。

剂量递增。如果起始剂量应用后无不良反应出现,就可逐步递增剂量,以尽快找出最大耐受剂量(maximum tolerated dose,MTD),又称剂量递增试验(dose escalation trial)或耐受性试验(tolerance trial)。常见的剂量递增设计方法有以下两种:

(1)改良的 Fibonacci 方法:当初始剂量为 n (g/m^2)时,其后按顺序递增的剂量分别为 $2n$、$3.3n$、$5n$、$7n$,此后则依次递增前一剂量的 1/3。

(2)PGDE 方法:由于很多首次人体试验的起始剂量设置较低,导致大部分递增过程处于改良的 Fibonacci 法的保守部分,从而使得试验周期过长,这时候可以使用药理学指导下的剂量递增设计(pharmacologically guided dose escalation,PGDE),根据临床前药动学数据预先设定一个目标血药浓度,然后根据实时得到的每个受试者的药动学数据确定随后的剂量水平。该方法可以降低面临风险的受试者人数。

21.11 生理药代动力学模型(physiologically based pharmacokinetics, PBPK)[19,28] 是把每个重要的组织和器官单独作为一个房室,以血液循环相连结,结合人口学资料、药酶代谢参数、药物理化性质,遵循质量平衡(mass balance)原理,使用数学模型预测药动学参数。理论上,PBPK 可以预测任何组织器官中药物浓度及代谢过程,定量的描述生理、病理对药物处置的影响,具有强大的预测功能,尤其是物种间和不同人群间的外推。因此 PBPK 可以指导新药研发,预测药物相互作用、指导临床试验设计和人群选择,也可作为药代动力学机制研究的工具。

建模参数。一般来自经验模型、机体生理参数和药物性质参数。例如,各组织器官体积或重量大小、血流灌注速率和滤过率、酶活性参数,药物脂溶性、电离性和膜通透性、药物与血浆蛋白结合率、药物与组织亲和力、人口学特征等。

建模方式。在 PBPK 建模中有自上而下(top-down)和自下而上(bottom-up)两种建模方式。前者使用经典房室模型作为基础,基于试验数据构建;而后者基于系统的先验信息构建机制模型。

建模过程:

(1)根据机体的生理和解剖基础搭建模型框架图,建立连接各个组织器官的血流。

(2)建立药物的组织处置的规律。常见灌流限速模型(perfusion limited model),用单一的充分搅拌室代表一个组织或器官;透膜限速模型(permeability limited model),一般包含 2 或 3 个充分搅拌的房室,房室之间发生限速的透膜过程;分散模型(dispersion model),用分散系数描述混合的程度,当分散系数无穷大时近似于充分搅拌模型。

(3)生理和化合物相关的模型参数设定。

(4)模拟、评估和验证。

异速放大法(allometric scaling)作为一种经验模型方法,在 PBPK 中应用,也可单独使用。通过一种或多种动物的信息预测另一种动物的药代动力学参数。在原理上,假设在物种间解剖结构、生理和生化特征是类似的,且和物种的体重有关,那么物种间的药动学参数满足异速增大关系:$Y=a\cdot BW^b$,其中 Y 是药动学参数,a 和 b 分别是方程的系数和指数,BW 是体重。通常异速放大方程的建立要求三个或以上的种属,对于小分子化合物还可使用脑重、最大寿命、血浆中游离分数等方法对简单异速放大进行校正,以及使用指数原则(rule of exponents,RoE)进行指数选择。

PBPK 的结果仅是一种理论预测,因此不同形式的验证显得尤为重要。

21.12　疾病进展模型(disease progression model)[12,17]　是描述疾病在未经有效干预时，病情随时间动态变化的数学模型。良好的疾病进展模型是新药研发的有力工具，提供了一个无效状态的参照尺度，被美国 FDA 所提倡，使研究者能在相对较少的病人和较短的时间内，获得受试药是否有效的提示；也可用于临床试验的模拟研究，有效区分疾病进程、安慰剂效应、药物疗效等，即：

临床疗效＝疾病进程＋药效＋安慰效应

常见的疾病进程模型为：

线性进程模型。线性进展模型的特点是假定疾病的变化是线性的，公式为：

$$S(t)=S_0+E_{off}(C_e)+(E_{prog}(t)+\alpha)t$$

S_0 为基线，$S(t)$ 是 t 时刻下的疾病严重程度，斜率 α 表示疾病随时间的变化率；药物对该模型有 2 种干预方式，直接加一个“效应室” $E_{off}(C_e)$，对疾病基线状态一定程度的抵消，即药物对疾病的治疗作用；$E_{prog}(t)$ 项为药物对整个疾病进程的改善，即疾病进展速度的放缓。药物作用是上述两种干预方式中的一种或两者兼而有之。

指数模型。通常用来描述暂时性的疾病状态，比如从某创伤中恢复：

$$S(t)=S_0\,e^{-(K_{prog}+E_1(t))}-E_2(t)$$

S_0 为基线，$S(t)$ 是 t 时刻下的疾病严重程度，K_{prog} 为恢复速率常速；每次服用有效的药物引起疾病情况的减轻，药物效应导致患者状况的好转和恢复率常数的改变，即加入药效 $E_1(t)$ 可改变恢复速率常数；药物效应也可以是缓解疾病症状，即在模型中引入线性疾病进程模型药效 $E_2(t)$。

E_{max} 模型。对于严重程度评分有自然极限值，疾病建模中常用到 E_{max} 模型。

$$S(t)=S_0+\frac{S_0[1+E_1(t)]t}{S_{50}[1+E_2(t)]+t}$$

S_0 为基线，$S(t)$ 是 t 时刻下的疾病严重程度，S_{max} 为最大恢复值，S_{50} 为最大恢复值一半；药效 $E_1(t)$ 为药物干预对疾病最大恢复值的影响，改善疾病进程的作用；药效 $E_2(t)$ 为对疾病最大恢复值一半的影响，改善疾病进程，减慢疾病恶化速度。

疾病进程模型优点是能很好描述疾病进程中标志物的变化和个体内、个体间变异，并且可以引入个体协变量。其作为基于模型的药物研发中的新趋势，正迅速成为研究药物如何影响疾病的重要手段。

21.13 基于模型的 Meta 分析(model based meta analysis, MBMA)[14,15] 是近年来提出的新型定量分析方法,采用数学建模的手段对文献数据特征进行定量描述,同时考察剂量、疗程、病情等因素对终点指标的影响,将试验间变异、组别间变异和残差变异一一区分。因此,相比常规 Meta 分析,MBMA 是一种多因素的荟萃分析,给出的信息更为丰富,是系统评价药物有效性和安全性的有利工具。MBMA 可为药物研发中的决策、药物治疗学特征的描述、给药方案制定等提供依据。

研究流程。首先根据研究内容确定合理的检索策略和文献的纳入排除标准,然后对纳入分析的文献进行数据提取,根据数据类型与特征,选择合理的结构模型和统计学模型,最后考察协变量对模型参数的影响。

模型形式。MBMA 的结构模型根据研究目的和专业要求建立。临床疗效评价时通常由安慰剂效应与药物效应构成;统计学模型由试验间变异、组别间变异和残差变异构成。典型模型的形式如下:

$$E_{ik}(t) = E_0 \cdot \exp\{-kt\} + \frac{E_{\max} \cdot DOSE_{ik}}{ED_{50} + DOSE_{ik}} + \eta_i^{study} + \frac{1}{\sqrt{n_{ik}}}\eta_{ik}^{arm} + \frac{1}{\sqrt{n_{ik}}}\delta_{ik}(t)$$

式中 $E_{ik}(t)$ 为第 i 个研究第 k 组在 t 时间下的效应,$E_0 \cdot \exp\{-kt\}$ 为安慰剂效应,η_i^{study} 为试验间变异,η_{ik}^{arm} 和 $\delta_{ik}(t)$ 分别为组别间变异和残差变异,两者需要经过样本量校正($1/\sqrt{n_{ik}}$)。受数据所限,很多时候无法同时获得各种变异的估算值,此时需要对变异进行简化。

上式中药物效应表示为:

$$\frac{E_{\max} \cdot DOSE_{ik}}{ED_{50} + DOSE_{ik}}$$

其中 $DOSE_{ik}$ 为药物剂量,$E_{\max}$ 为最大药效,ED_{50} 为达到 $50\% E_{\max}$ 的剂量。

考察以上参数的协变量时,应收集尽可能多的影响因素,常见的为种族、基因型、年龄、性别、体重、剂型、疗效基线、病情、病程、合并用药等,逐一引入到结构模型中,从而获得不同因素下的药效学特征参数,为个体化给药方案的制定提供依据。

所建立的模型最终还需要经过图法评价、模型验证、敏感性分析等过程,对模型的可靠性进行评价。

由于计算复杂,常需要使用专门的软件,其中 NONMEM 软件及其算法最为公认。

21.14　临床试验模拟(clinical trial simulation,CTS)[11,27]　是通过数学模型和数值计算方法近似地表达试验设计、人体行为、疾病进程和药物行为,由此模拟产生虚拟研究对象的反应。其中试验设计提供剂量选择算法、试验对象选择标准、人口统计学信息等;人体行为包括试验执行情况,如服药依从性(与研究对象有关)和记录缺失(与研究者有关)等;疾病状态在试验过程中可能会变化,需要建立疾病进程模型;体内的药物行为用药动学和药效学模型来描述。

CTS 让研究者对新化合物的所有知识和假设有了清晰的理解,从而降低了研发中的不确定性。通过回答一系列的"what if"问题提高试验的成功率。例如,如果出现如下情况,试验结果会如何:如果非依从率提高 10%? 如果最大效应比预期低? 如果纳入标准有变化?

临床试验模拟的模型应近似于药物的临床药效的预测,最好基于剂量一浓度一效应关系。一个模拟模型主要由如下三部分组成。

输入-输出模型(input-output model,IO) 包括:①结构模型(structural model):如药代动力学、药效动力学、疾病状态及进程、安慰剂效应;②协变量模型(covariate model):将与个体间差异相联系的病人特征(如年龄、体重等协变量)结合起来,用于预测个体模型参数;③药物经济学模型(pharmacoeconomic model):可视为 IO 的一部分,模型将反应(如费用)作为试验设计及执行的函数来预测;④随机模型(stochastic models):包括群体参数变异、模型参数的个体间和个体内变异、残差变异(用以说明模型误差和测量误差)。

协变量分布模型(covariate distribution model)与协变量模型不同,协变量模型主要用于联系协变量和 IO 参数,而协变量分布模型由通过试验群体的协变量分布模型获得样本的人口统计学协变量的分布,反映不同协变量的预期频率分布。更重要的是,反映协变量之间的关系,如年龄与肾功能。

试验执行模型(trial execution model)　临床试验方案不可能被完美地执行,时有偏离或违背的行为。如病人退出试验、剂量未被记录、观察值丢失等。试验执行模型包括原试验方案及执行偏离的模型。

很多软件可用于临床试验模拟,其中商业化专业模拟软件提供了各种配套功能,使用较为方便。由于整个试验的过程和结果均要通过模拟实现,这需要不同专业背景的人员共同参与,否则无法取得成功。

21.15 治疗指数(therapeutic index, TI) [18,33] 是衡量药物安全性的参数。*TI* 广泛用于筛选及评价抗菌药、抗癌药等化学治疗药,又称化疗指数。

$$TI = LD_{50}/ED_{50}$$

LD_{50} 指半数致死量,ED_{50} 为半数有效量。一般来说,*TI* 值大的药物,药物的安全性较高,即在治疗剂量下个体发生中毒的概率较低。*TI* 值低的药物,由于药物的治疗剂量与中毒剂量很接近,加之存在个体变异、药物相互作用等因素影响,很容易发生中毒反应,因此通常需要进行药物浓度监测,从而及时地调整给药剂量。需要注意的是,*TI* 值较大的药物并不总能反映其安全性。

安全范围(safety margin, SM)是衡量药物安全性的另一个参数,其定义为:

$$SM = (LD_1/ED_{99} - 1) \times 100\%$$

其中 LD_1 指 1%致死量,ED_{99} 指 99%有效量。*SM* 相比 *TI*,其临床意义更大。但由于 LD_1 和 ED_{99} 处于 S 型曲线的平坦端,测定误差很大,因此难以精确地测定出来。当 LD_1 值大于 ED_{99} 值时,*SM* 值大于 0,表明药物的安全性较高。反之,LD_1 值小于 ED_{99} 值,*SM* 值小于 0,表明药物的安全性较低。

TI 与 *SM* 有所不同,例如,

A 药:$TI = 400/100 = 4$

A 药:$SM = 200/260 - 1 = -0.3$

B 药:$TI = 260/100 = 2.6$

B 药:$SM = 160/120 - 1 = 0.33$

以上仅从 *TI* 值上看,似乎 A 药优于 B 药,但从 *SM* 值上看,A 药 *SM* 值小于 0,说明在 99%个体有效时已有相当个体发生了毒性反应,而 B 药 *SM* 值大于 0,说明 99%有效时,还没有 1 个个体发生毒性反应,因此 B 药的安全性是优于 A 药的。

类似的安全性参数还有可靠安全系数(certain safety factor, CSF),安全指数(safety index, SI):

$$CSF = LD_1/ED_{99}$$

$$SI = LD_5/ED_{95}$$

安全性参数间相互关系见图 21.15.1,其中,*ED* 为药效的 S 型曲线,*LD* 为毒效的 S 型曲线,*P* 为阳性百分率。

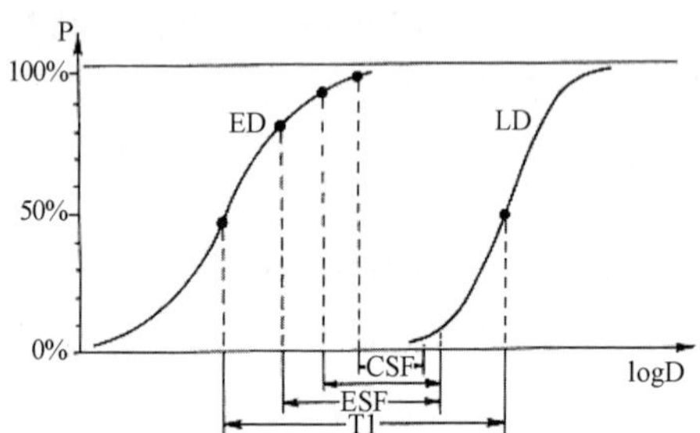

图 21.15.1 药物安全性参数关系

21.16　体内外相关性(in vitro-in vivo correlation, IVIVC)[8]　是用数学模型描述药物体外性质与体内特性的关系，例如药物溶出的速率(或程度)与血药浓度(或药物吸收量)之间的关系，从而通过体外实验预测药物体内过程，指导和优化处方的设计，确立更好的溶出方法，调整制剂和工艺，甚至用合理的体外溶出度研究替代人体生物等效性研究。

IVIVC 主要分析模型分为三类：

(1)A 级模型：将体外溶出与体内输入速率两条曲线上各个对应时间点数据进行相关分析，称为点对点相关。在线性相关的条件下，体外溶出度与体内输入速率曲线直接重合，或通过换算因子而重合；非线性相关的情况并不常见，但也可采用。此分析应用了所有体内外数据点，能反映曲线全部形状。

具体算法有两种：①两步法是基于反卷积法，第一步通过反卷积分算出各时间点的药物体内累积吸收百分率 F_a，第二步将体外释放的数据(各时间点的累积体外释放百分率 F_d)与体内药物吸收数据(相同时间点的 F_a)进行相关分析。②一步法是基于卷积分的算法，将体外释放度数据与血浆浓度通过卷积分方法一步建立血药浓度预测模型，直接比较血浆浓度的预测值与实际测定值。

(2)B 级模型：特定时间内体外释放的平均速率与体内平均吸收速率的相关性模型。B 级相关性模型依据统计矩理论，与 A 级相关性一样，运用了所有的体内外数据进行计算，体内参数可采用平均体内药物滞留时间(MRT)、平均药物吸收时间(MAT)或平均体内释药时间(MDT)，体外参数采用体外平均释放时间(MDT in vitro)。

(3)C 级模型：某个释放点(如韦布尔函数求算的 $T_{50}\%$、$T_{90}\%$ 等)与某个药代动力学参数(如 AUC、C_{max}、T_{max})之间的单点关系模型，属部分相关，所得的参数不能反映药物整个释放过程与整个吸收过程特征。C 级 IVIVC 模型多用于选择制剂和制定质量标准。多重 C 级 IVIVC 模型与 C 级 IVIVC 模型相似，是体外溶出试验中不同时间点药物溶出量与一个或多个药代动力学参数的多点相关性模型。

IVIVC 分类中 A 级相关最具信息量，是药品审评机构推荐的首选方法，为体外试验结果预测体内结果的重要依据。多重 C 级相关与 A 相关作用相当，C 级相关在处方探索期有一定作用，B 级相关应用不广泛。

21.17 药物效价(potency)[1,29] 是基于药物量效关系的参数,可用于产生相同药理作用的药物间的比较。效价表示药物达到一定效应所需的剂量,它反映靶器官或组织对药物的敏感性,它是一个比较性术语,把一种药物产生预计疗效所需的剂量和不同药物产生相同疗效所需的剂量联系起来,是生物检定法(bioassay)中最主要的指标。各国药典均有生物检定法研究设计、统计分析方法的详细描述。在半对数量反应型量效图中,效价高的药物曲线靠左,且 EC_{50} 较低。药物的效价与受体亲和力的大小有关。效价测定是保证临床用药的等效性重要措施之一,常采用效价比来比较药物效价。

效价比是两药效价之比,也即两药等效量之反比,在生物制剂评价中尤为重要。

$$
\text{效价比}=\frac{\text{某药效价}}{\text{标准品效价}}=\frac{\text{标准品的某一剂量}}{\text{某药产生等效的剂量}}
$$

通常以标准品效价比为 1,有两点值得注意:

(1)效价比是在两药量效曲线基本平行时才能计算,这时无论效应高低,两药等效量之比是恒定的常数。如两药量效曲线不平行,则不同强度的等效量之比各不相同,此时不可计算效价比。

(2)效价及效价比的高低只指等效价而言,并非药物作用强度之比。

另一个用于药物间的比较的指标是效能(efficacy),它是药物产生最大效应活性或"顶峰"活性的能力。通常是药物与受体结合所产生的一个药效指标,与药物的内在活性有一定关联。效能常被视为药物最重要的药效学特征,通常由药物的 C_{50} 值表示。C_{50} 的值越低,则该药的效能越大。此外也可以通过比较药物的最大效应得出两种作用相同药物的相对效能。

增加效能的一种方法是提高药物的亲脂性,可通过在药物分子上增加亲脂性基团促进药物与作用靶点的结合来实现。但是这也会增加药物对体内其他部位的结合,增加药物的非特异性,可能导致药物总体特异性的增加或减少。

高效能的药物产生的效能是低效能药物无论多大剂量也无法产生的。具有相同药理作用的药物,其效价和效能可以各不相同。不同药物的效能对比,具有非常重要的临床意义。

在临床上高效能药物与低效能药物的适用范围、适应证也往往不同,临床地位相差很大。临床医生选择治疗药物时,在其他条件相似情况下,通常选用效能高者。

21.18　半数致死量(median lethal dose) [2,33]　是使50%用药动物死亡的剂量,简称LD_{50}。这是反映药物急性毒性试验(acute toxicity test)的一个重要参数,LD_{50}越小则毒性越大。

LD_{50}算法众多,尤以Bliss法最为公认,为各国监管机构所接受,计算过程如下:

(1)假设剂量的对数与动物死亡率之间为正态累积曲线关系:若以剂量为横坐标,动物死亡率为纵坐标,可绘成一个与正态曲线不全相同的钟形曲线,其剂量大的一侧拖出长尾。若将横坐标改为对数剂量,则曲线就化成对称的正态曲线。

(2)剂量对数与累积死亡率间为S型曲线:Clark及Gaddum分别假设剂量对数与质反应累积百分率之间的量效关系为对称的S型曲线,即正态累积曲线,具有以下特点:

①记μ为均值,σ为标准差,可用$\Phi(\frac{XK-\mu}{\sigma})$表达该曲线;

②该曲线向心对称,对称中心的纵坐标为50%累积死亡率,横坐标为$\log LD_{50}$;

③该曲线的两端平坦,中间峻斜。中间剂量略有变化时,LD_{50}附近的死亡率变化很大,两端(LD_5或LD_{95}附近)则变动很小。这说明用LD_{50}来表达毒力剂量要比LD_5、LD_{95}更灵敏、精确;LD_{50}的误差远小于LD_5、LD_{95};曲线中段死亡率在50%附近的点比LD_5、LD_{95}的点更为重要;

④Bliss根据正态累积曲线的特点列出了死亡率各点的权重系数,用以权衡各点的重要性;

⑤理论上,S型曲线只能接近而不能达到0%及100%。但实际工作中因组内动物数(n)有限,零死亡和全部死亡如何处理?一般将n/n估算为$(n-0.25)/n$,将$0/n$估算为$0.25/n$。

为了便于回归分析,需要将S型曲线转化为直线。Bliss提出死亡率K的"概率单位(probit,probability unit)"的概念,定义为

$$Y_K=5+\Phi(\frac{X_K-\mu}{\sigma})$$

其中,$X_K=\log(LD_K)$并假定概率单位与剂量对数之间呈线性关系:$Y_K=a+b\cdot X_K$。这也是所谓"probit转换"的原理。通过回归得到a和b的估计值后,便可计算

$$LD_K=\log^{-1}\left(\frac{Y_k-a}{b}\right)$$

除LD_{50}的点估计外,监管机构还要求提供更多信息:

① LD_{50}的95%置信区间、$\log(LD_{50})$的估计值X_{50}及其标准误(SX_{50})等;

② 回归方程中的参数a和b,用以计算LD_{10}、LD_{20}、LD_{90}等;

③实验质量与可靠程度,如量效关系各点与直线的距离是否太大,Y与X间是否基本符合线性关系,个体差异是否基本符合正态分布等。

21.19 动物剂量换算(dose conversion among different kinds of animal)[7,26]

指不同种属动物(或人)间在等效剂量上存在一定规律,可以相互换算获取。根据FDA人体等价剂量HED(human equivalent dose)原理,经适当推导和计算,引进动物体型系数,编制出换算公式,用于动物(包括人)间等效剂量换算。

动物剂量换算原理。体型系数(k)的确定:根据体重和动物体型系数近似地推算体型系数。体型系数是:

$$k = A/W^{2/3}$$

这里,A 为表面积 m^2 值,W 为体重 kg 值。圆球体的 k 值为 0.04836,动物体型越近于球体,k 值越小。有了体型系数即可用 $A = k \cdot W^{2/3}$ 来估算体表面积。

动物剂量换算的经典公式　由于动物剂量大致与体表面积成正比,而体表面积可用 $A = k \cdot W^{2/3}$ 估算。

$$D_{(a)} : D_{(b)} \approx A_a : A_b$$
$$\approx k_a \cdot W_a^{2/3} : k_b \cdot W_b^{2/3}$$

故每只动物剂量为:

$$D_{(b)} = D_{(a)} \cdot (k_b/k_a) \cdot (W_b/W_a)^{2/3}$$

公斤体重剂量为:

$$D_b = D_a \cdot (k_b/k_a) \cdot (W_a/W_b)^{1/3}$$

以上公式是通式,适用于任何动物、任何体重。式中 $D_{(a)}$ 是已知 a 种动物的剂量(mg/只),$D_{(b)}$ 是欲求 b 种动物的剂量(mg/只),D_a 和 D_b 是其公斤体重剂量 mg/kg。A_a 和 A_b 为其体表面积(m^2),k_a 和 k_b 为其体型系数,W_a 和 W_b 为其体重(kg)(下标 a 和 b 分别表示已知动物及欲求动物,下同)。

动物剂量换算表现将动物体型系数及其标准体重引入公式,预先算出换算系数(R_{ab})及校正系数(S_a,S_b)两个查表值。

$$R_{ab} = (k_a/k_b) \cdot (W_b/W_a)^{1/3}$$
$$s = (W_{标准}/W_a)^{1/3}$$

由此设计由动物 a 到动物 b 的剂量(mg/kg)换算表,其中 D_a 和 D_b 是标准体重剂量 mg/kg,D_a' 和 D_b' 是非标准体重剂量。R_{ab}、S_a、S_b 可由表中查出。

由标准体重到标准体重用下式:

$$D_b = D_a \cdot R_{ab}$$

由标准体重到非标准体重用下式:

$$D_b' = D_a \cdot R_{ab} \cdot S_b$$

由非标准体重到非标准体重用下式:

$$D_b' = D_a' \cdot S_a \cdot R_{ab} \cdot S_b$$

当动物为标准体重时,S_a 和 $S_b = 1$,以上公式间可做相互变换。

21.20　受体动力学(receptor kinetics) [21,32]　是药物与受体的结合、解离、内在活性等方面的相互作用定量研究。受体学说在揭示内源性配体和药物的作用原理具有重要作用,同时也为药物设计、药物筛选、内源性配体的寻找、方案的设计及药物疗效的观察提供重要依据。受体动力学涉及大量的定量分析,如亲和力常数 K_A、解离常数 K_D、各种速率常数、Hill 系数、受体密度 B_{max} 等。

Clark 占领学说是受体动力学中的最基础的重要理论,该学说认为受体与配体的相互作用遵循结合解离平衡定律,以 $[R]$、$[L]$、$[RL]$ 分别代表游离受体、游离配体和结合配体的浓度。当反应达到平衡时,平衡解离常数 K_D 与亲和力常数 K_A 为:

$$K_D = \frac{[R][L]}{[RL]}$$

$K_A = 1/K_D$。如受体部位是单一类型,不存在其他受体,则当配体与受体结合反应达到平衡时,分析可用 Clark 方程:

$$B = \frac{B_{max}L}{K_D + L}$$

式中 K_D 为平衡解离常数,B_{max} 是最大专一结合部位数,L 是游离标记配体浓度。

Hill 方程是分析多位点受体与配体结合解离的模型,如 Hill 系数 $(n)=1$,则等同于 Clark 方程。该模型可分析一个受体有多个位点(同等结合部位)与配体结合的饱和分析。其假定为:①游离受体与已结合 n 个配体的受体处于平衡态;②各位点间有很强的协同作用,即若一个受体位点结合配体,则该受体的其他位点变得更容易与配体分子结合,所以很快结合上 n 个配体,因此,结合少于 n 个配体的受体浓度可以忽略不计。Hill 方程为:

$$B = \frac{B_{max}L^n}{K_D + L^n}$$

如未达到平衡状态则应进行动力学实验,它常用来分析平衡结合实验所需的培育时间,判断配体一受体反应的可逆性等,使总加入的配体浓度 $[L_T]$ 保持恒定不变,在不同时间测量专一结合的量 $[RL]$:

$$d[RL]/dt = k_1[R][L] - k_{-2}[RL]$$

其中,k_1 为结合速率常数,k_2 为解离速率常数。

由于生物反应强度不仅取决于药物与受体结合的亲和力,同时也受药物的扩散、酶的降解以及再摄入等多种因素的影响,所以体外标记配体结合试验的结果和药物在体内或离体器官作用的强度一般并不相同。因此 Ariens 内在活性、Stephenson 备用受体、Paton 速率学说、受体的变构学说等都是对受体动力学定量分析方法的补充和发展。

参考文献

[1] Atkinson AJ,Abernethy DR,Charles E,et al.Principles of Clinical Pharmacology[M].2nd ed.London:Elsevier Inc,2007:293—294.

[2] Bliss CI.The method of probits[J].Science,1934,79:38—39.

[3] Chou TC.Theoretical Basis,Experimental Design,and Computerized Simulation of Synergism and Antagonism in Drug Combination Studies[J].Pharmacol Rev,2006,58:621—681.

[4] EMEA.Guideline on strategies to identify and mitigate risks for first-in-human clinical trials with investigational medicinal products[EB/OL].(2007—07—19).[2015—08—01].http://www.ema.europa.eu/ docs/en_GB/document_library/Scientific _ guideline/2009/09/WC500002988.pdf.

[5] Ette E,Williams P.Pharmacometrics-The Science of Quantitative Pharmacology[M].Hoboken,New Jersey:John Wiley & Sons Inc,2007:583—633.

[6] FDA. Bioavailability and Bioequivalence Studies for Orally Administered Drug Products-General Considerations [EB/OL].(2003—03).[2015—07].http://www. fda. gov/ ohrms/dockets/ac/03/briefing/3995B1_07_GFI-BioAvail-BioEquiv.pdf.

[7] FDA.Estimating the safe starting dose in clinical trials for therapeutics in adult healthy volunteers [EB/OL]. (2002—12).[2015—07—29]. http://www. fda. gov/OHRMS /DOCKETS/98fr/02d—0492—gdl0001—vol1.pdf.

[8] FDA. Extended Release Oral Dosage Forms: Development, Evaluation, and Application of In Vitro/In Vivo Correlations [EB/OL].(1997—09).[2015—08—04]. http://www. fda. gov/downloads/drugs/guidancecomplianceregulatory-information/guidances/ucm070239.pdf.

[9] FDA. Guidance for Industry Estimating the Maximum Safe Starting Dose in Initial Clinical Trials for Therapeutics in Adult Healthy Volunteers[EB/OL].(2005—07).[2015—08—01]. http://www. fda. gov/downloads/drugs/guidancecomplianceregulatoryinformation/guidances/ucm078932.pdf.

[10] FDA. Drug Interaction Studies Study Design, Data Analysis, Implications for Dosing,and Labeling Recommendations [EB/OL].(2012—02).[2015—07].http://www. fda. gov/ downloads/drugs/guidancecomplianceregulatoryinformation / guidances/ucm292362.pdf.

[11] Holford NH, Kimko HC, Monteleone JP,et al.Simulation of clinical trials[J]. Annu Rev Pharmacol Toxicol, 2000, 40:209—234.

[12] Holford NHG. Drug treatment effects on disease progression[J]. Annu Rev Pharmacol Toxicol,2001,41:625—659.

[13] Li L,Li X,Xu L,et al.Systematic evaluation of dose accumulation studies in clinical pharma-cokinetics [J]. Curr Drug Metab,2013,14:605—615.

[14] Li L,Lv Y,Xu L et al.Quantitative Efficacy of Soy Isoflavones on Menopausal Hot Flashes [J].Br J Clin Pharmacol,2015,79:593—604.

[15] Mandema JW,Gibbs M,Boyd RA,et al.

Model-based meta-analysis for comparative efficacy and safety: application in drug development and beyond [J]. Clin Pharmacol Ther, 2011, 90: 766－769.

[16] Meibohm B, Derendorf H. Basic concepts of pharmacokinetic/ pharmacodynamic (PK/PD) modelling. Int J Clin Pharmacol Ther [J]. 1997; 35: 401－413.

[17] Mould GR. Developing models of disease progression. Pharmacometrics: The science of quantitative pharmacology [M]. Hoboken, New Jersey: John Wiley & Sons, Inc. 2007: 547－581.

[18] Muller PY, Milton MN. The determination and interpretation of the therapeutic index in drug development [J]. Nature Reviews Drug Discovery, 2012, 11: 751－761.

[19] Nestorov I. Whole body pharmacokinetic models [J]. Clin Pharmacokinet. 2003; 42: 883－908.

[20] Rowland M, Tozer N T. Clinical pharmacokinetics and pharmacodynamics: concepts and applications [M]. 4th ed. Philadelphia: Lippincott Williams & Wilkins, 2011. 56－62.

[21] Sara R. Basic Pharmacokinetics and Pharmacodynamics [M]. New Jersey: John Wiley & Sons, Inc., 2011: 299－307.

[22] Sheiner LB, Beal SL. Pharmacokinetic parameter estimates from several least squares procedures: superiority of extended least squares [J]. J Pharmacokinet Biopharm, 1985, 13: 185－201.

[23] Sheng Y, He Y, Huang X, et al. Systematic Evaluation of Dose Proportionality Studies in Clinical Pharmacokinetics [J]. Curr Drug Metab, 2010, 11: 526－537.

[24] Zheng QS, Sun RY. Quantitative analysis of drug compatibility by weighed modification method [J]. Acta Pharmacol Sin, 1999, 20, 1043－1051.

[25] 阿特金森，阿伯内西，丹尼尔斯．临床药理学原理[M]．2 版．北京：科学出版社，2008：574－576.

[26] 黄继汉，黄晓晖，陈志扬，等．药理试验中动物间和动物与人体间的等效剂量换算[J]．中国临床药理学与治疗学，2004，9：1069－1072.

[27] 黄继汉，黄晓晖，李禄金，等．新药临床试验的计算机模拟[J]．中国临床药理学与治疗学，2010，15：691－699.

[28] 金煜文，马越鸣．生理药动学模型构建方法研究进展[J]．药学学报，2014，49：16－22.

[29] 李俊．临床药理学[M]．4 版．北京：人民卫生出版社，2008：41－43.

[30] 李宪星，李禄金，许羚等．临床药代动力学中蓄积指数的计算方法及其评价[J]．中国临床药理学与治疗学，2013，18：34－38.

[31] 盛玉成，何迎春，杨娟等．药代动力学比例化剂量反应关系的研究方法及其线性评价[J]．中国临床药理学杂志，2010，26：376－381.

[32] 孙瑞元，郑青山．数学药理学新论[M]．北京：人民卫生出版，2004.

[33] 孙瑞元．定量药理学 [M]．北京：人民卫生出版社，1987.

[34] 王广基．药物代谢动力学[M]．北京：化学工业出版社，2005：97.

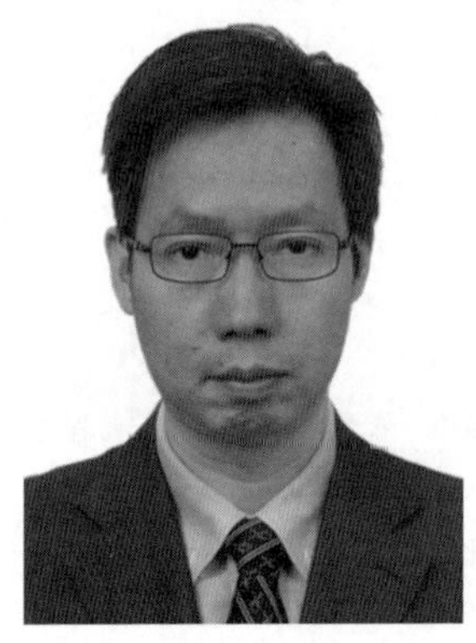

郑青山，男，博士，教授，研究员，博士生导师。毕业于中国科技大学，现为上海中医药大学药物临床研究中心主任，中国药理学会定量药理学专业委员会主任委员，9种重要学术刊物编委。研究方向为基于模型化的药物定量评价，即基于模型化与模拟化手段，定量评价临床与基础药效反应。已发表论文150余篇，省部级科技进步二等奖2项。先后主持了国家科技支撑计划项目、国家自然科学基金、卫生部科研基金等多项。

第 22 章　遗传统计

高桂明　李彩霞

22.1　基因组（genome）[13]　正常的人类基因组由 23 条染色体（chromosome）组成：22 条常染色体（编号 1—22）和 1 条性染色体（X 或 Y）。那些包含一份基因组的细胞，如精子或未受精的卵细胞，称为单倍体（haploid）。受精卵和来自它们的大多数体细胞，包含 2 份基因组，称为二倍体（diploid）。二倍体细胞含有 46 条染色体：22 对常染色体和一对完全同源（XX）或部分同源（XY）的性染色体（图 22.1.1）。

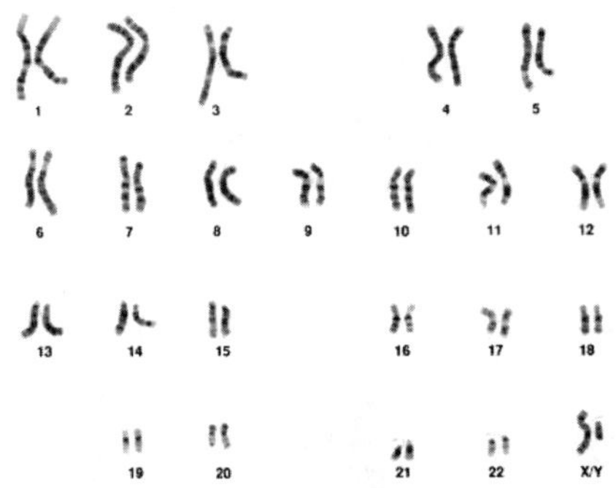

图 22.1.1　男性二倍体基因组

（http://en.wikipedia.org/wiki/Genome）

染色体由脱氧核糖核酸（DNA）和蛋白质组成。DNA 是遗传信息的载体，是一种大分子，具有互补的双链，由附在糖磷酸骨架上的碱基对形成双螺旋结构（图 22.1.2）。DNA 中的信息以如下为四种化学基的代码形式进行存储：腺嘌呤（A）、鸟嘌呤（G）、胞嘧啶（C），胸腺嘧啶（T）。这 4 种基相互配对，A 与 T 配对，C 与 G 配对，形成碱基对，构成 DNA 的基本单元。人类的 DNA 大约有三十亿个碱基对，99 % 以上的碱基对在所有人中完全相同。

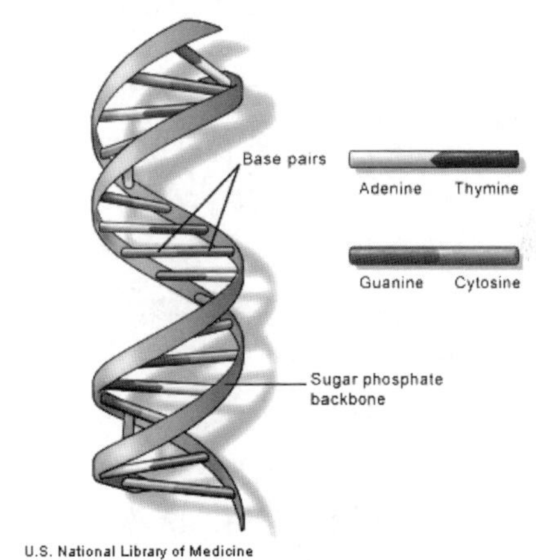

图 22.1.2　DNA 结构

（U.S.National Library of Medicine）

基因（gene）是遗传的基本物质和功能单位，它是一段对表型/功能起作用的 DNA 片段（图 22.1.3）。在人类中，基因有大有小，在几百到 2 百多万个碱基对之间变化。

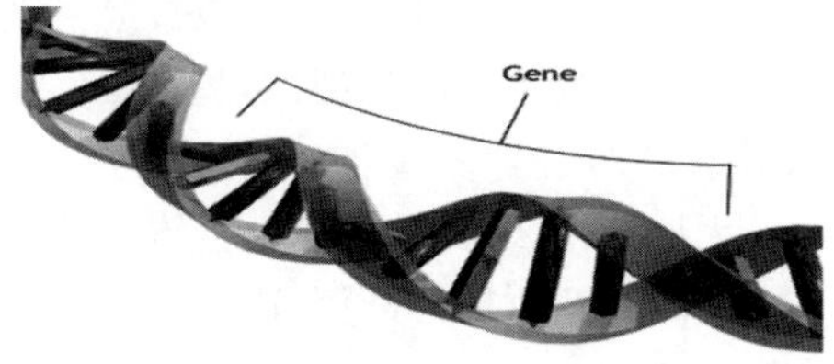

图 22.1.3　基因

（http://www.councilforresponsiblegenetics.org/geneticprivacy/DNA_sci_2.html）

22.2 有丝分裂(mitosis)[13,15] 有丝分裂是一个细胞复制或细胞繁殖的过程。在进行有丝分裂的过程中,一个细胞将会产生出两个具有相同基因的子细胞(参见图 22.2.1)。有丝分裂是体细胞(除生殖细胞以外的细胞)分裂的一种常见形式。

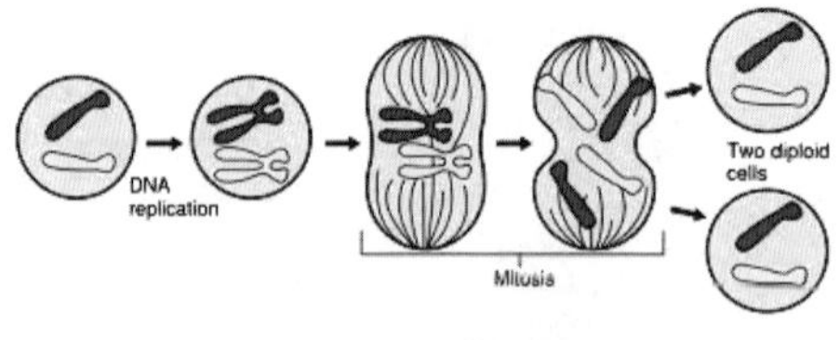

图 22.2.1 有丝分裂

(http://en.wikipedia.org/wiki)

减数分裂(meiosis)是一种生殖细胞分裂的方式。在整个分裂过程中,细胞核总共将会发生两次分裂。减数分裂最后将会产生四个配子,这些配子又被称为生殖细胞(精子或卵细胞),它们之中的每一个都拥有原始细胞的染色体数目的一半(见图 22.2.2)。这些生殖细胞都是单倍体。

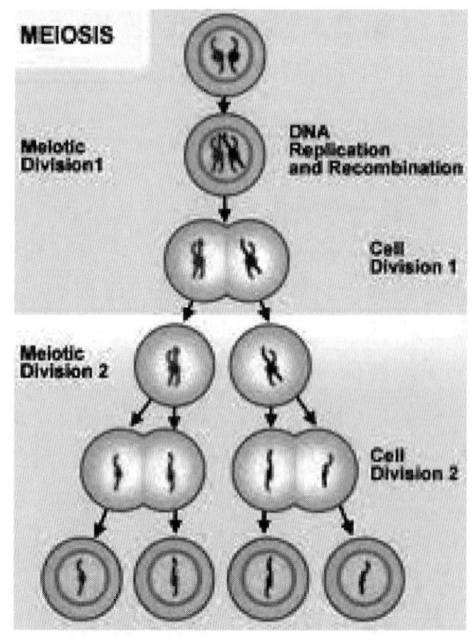

图 22.2.2 减数分裂

(http://rationalwiki.org/wiki/Meiosis)

染色体互换或交叉(crossing over)指的是会导致染色体发生重组的同源染色体之间的遗传物质的交换。染色体互换出现在减数分裂的过程中(从减数第一次分裂期到减数第二次分裂期,见图 22.2.2 和图 22.2.3)。

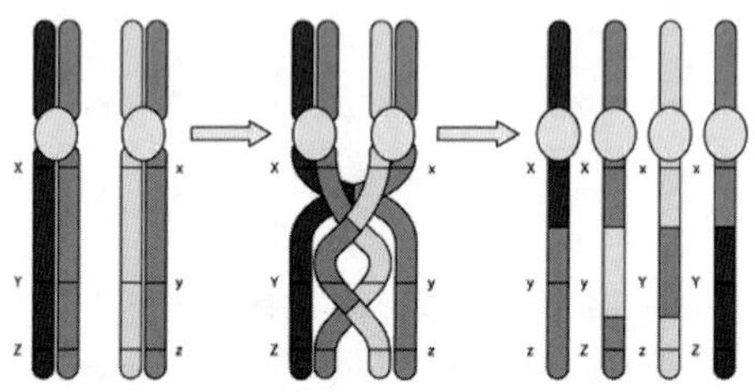

图 22.2.3 染色体互换(新西兰生物技术中心)

无论在什么时期,只要染色体上的两点之间的交叉数目为奇数,这两点之间就会发生重组(genetic recombination)。染色体上的这两个点所处位置之间的距离越远,出现交叉现象的概率就越大,重组发生的概率也就越高。重组概率用重组率 θ 表示,它可以通过两点之间的距离来估计。两个位点距离很远而独立地分离时,$\theta=1/2$;两个位点实际上是一个位点时,$\theta=0$,重组率取值范围是 $0\leqslant\theta\leqslant 1/2$。遗传学上将 1%的重组率定为 1 个遗传学单位,即 1 个厘摩(centimorgan,cM)。1 厘摩相当于在染色体上的长度约为 1000,000 个碱基对(即 1000kb)。

22.3 脱氧核糖核酸基因座(DNA locus)

[13] 在遗传学中,基因座指的是一个基因或一段DNA序列的具体位置,或染色体上的位置。等位基因(allele)是指位于某一基因座的类似DNA序列的一种多态性变异。对单个个体而言,一对同源染色体的一个基因座上只有一对等位基因。遗传图谱指的是某个特定基因组的基因座的有序列表。它是基因组研究中的一个重要组成部分,是指基因组中基因以及专一的多态性标记之间相对位置的图谱。

遗传标记(genetic marker)是特殊的DNA基因座,它至少有一个碱基在种群中的至少两个个体上是不同的。一个基因座要想作为一个标记,必须具备许多十分良好的性质,比如在简单孟德尔形式下是可遗传的。遗传标记可以被描述成一个可观测的变异(由于基因组的突变和改变而产生),它既可以是短的DNA序列也可以是长的DNA序列。通常使用的遗传标记包括:SSR(简单重复序列),SNP和STR(短串联重复序列)(见图22.3.1)。单核苷酸多态性(single-nucleotide polymorphism,SNP)是一种DNA序列变异,这种变异在某物种成员的基因组之间(或单个个体的成对染色体之间)的单个核苷酸(A,T,C或G)存在差异时出现。几乎所有常见的SNP都只拥有两个等位基因。SNP是最为普遍的人类遗传变异形式。核苷酸是DNA的基本单位,每个SNP都代表着一个单个核苷酸的差异。SNP平均在每300个核苷酸中出现一次,这意味着人类基因组中有大约一千万个SNP。

在一个个体的二倍体细胞中,位于同一基因座的两个等位基因构成基因型(genotype),它决定了那个细胞/个体的一个特定性状(表型)。基因型是指生物的遗传型,是生物体从它的亲本获得的全部基因的总和。对于一个关于A和a的SNP,一个个体的三个可能的基因型为AA,Aa和aa。如果一个个体的一个基因座上的两个等位基因是不同的(比如说具有Aa这样的基因型),那么这个个体在该基因座上就是杂合的,否则,就是纯合的。相比之下,表型(phenotype)指的是可能会受基因型所影响的可观测特性(比如身高和眼睛的颜色)或疾病状况,是指具有特定基因型的个体,在一定环境条件下,所表现出来的性状特征的总和。基因型相同的个体,在不同的环境条件下,可以显示出不同的表现型。基因型不同的个体,也可以呈现出同样的表型。

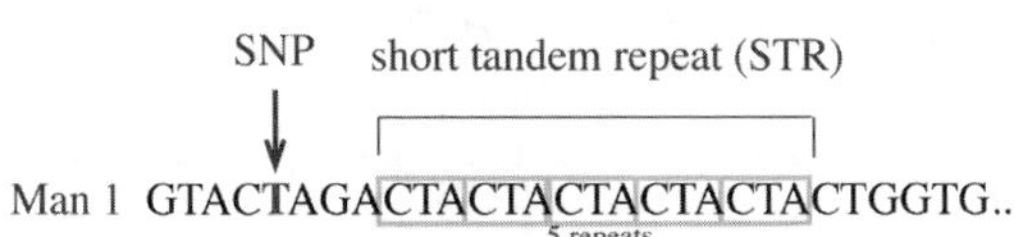

图22.3.1 一个SNP(具有T和A两个等位基因)和一个STR(具有三个等位基因:3,6和7)

(http://www.le.ac.uk/ge/maj4/New Web Surnames 041008.html)

22.4 孟德尔遗传(Mendelian inheritance)[13] 孟德尔遗传定律由孟德尔于1865年和1866年提出,并于1900年被世人所重新发现。在1900年,荷兰的雨果·德·弗里斯(Hugo de Vries),德国的卡尔·柯灵斯(Carl Correns)和奥地利的契马克(Erich von Tschermak)各自独立研究再次发现了这一定律。孟德尔假设在形成配子—卵子和精子的过程中,等位基因对随机地相互分离;任意基因中的等位基因都以相同的概率被随机分配;每个个体携带着每个基因的两个副本,这两个副本分别来自于父亲和母亲,这被称之为分离定律。

孟德尔同样假设不同基因的等位基因是相互独立传输的,这就是所谓的自由组合定律。现在我们知道当基因座位于同一个染色体上且相互靠近时这个定律并不适用。这个定律只有在基因座位于不同的染色体上的时候才成立。

如果来自于亲代的两个等位基因不同(杂合情形),那么决定生物体外观(表型)的那个基因就被称为显性等位基因;对生物体外观不具有显著性影响的那个基因则被称之为隐性等位基因,这就是显性定律。具有至少一个显性等位基因的生物体将会显现出显性等位基因的影响。外显率函数(penetrance function)是在给定基因型的条件下,表型的概率分布函数。令Y表示表型,G表示基因型,我们将外显率写为$Pr(Y|G)$。对于二元疾病性状Y($Y=1$表示感染,$Y=0$表示未感染),我们将外显率或疾病风险写为基因型的函数$Pr(Y=1|G)$,简记为$Pr(Y|G)$。

假设我们知道一种疾病是由一个单一的主要基因所导致的,这种基因以两种不同的形式d和D(等位基因)存在于种群之中。d是野生型或正常的等位基因,而D是突变的或疾病易感等位基因。因此,基因型dd代表正常的基因型。如果在给定基因型dd的条件下,患病概率$Pr(Y|dd)=0$,那就表明不存在拟表型,也就是说所有的病例都是有等位基因D所导致的。如果$Pr(Y|G)=1$[或在显性等位基因的情形下$Pr(Y|G)=1$],我们就说基因型是完全外显的。这种情形经常出现在孟德尔疾病中,即疾病由单个基因座所控制。

然而,大多数复杂的疾病(特性)都涉及具有拟表型且并非完全外显的基因,因此对于任意的G都有$0<Pr(Y|G)<1$,在一个加性模型中,$Pr(Y|dD)$介于$Pr(Y|dd)$和$Pr(Y|DD)$之间。例如在黑腹果蝇中,隐性的间断翅脉基因ii的外显率只有90%,那也就是说90%的ii基因型个体有间断翅脉。

外显率有时与环境因素也有关系,例如,玉米形成叶绿素的基因型AA或Aa,在有光的条件下,AA或Aa的外显率是100%;而在无光的条件下,则不能形成叶绿体,我们就可以说在无光的条件下,AA或Aa的外显率为0。

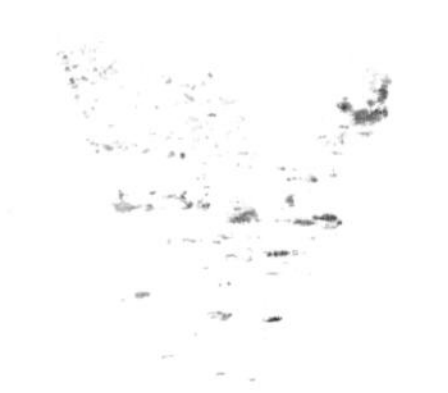

22.5　Hardy-Weinberg 平衡定律(Hardy-Weinberg equilibrium principle)[13]　在没有选择,没有突变,以及没有迁移的情形下,对于一个大规模的随机交配种群而言,其基因(等位基因)频率和基因型频率都是世世代代恒定不变的。种群具有恒定的基因频率和基因型频率的这种现象就被称为处于 Hardy-Weinberg(HW)平衡。

在最简单的情况下,一个基因座具有两个等位基因 A 和 a,它们的频率分别是 f(A)=p 和 f(a)=q,其中 p+q=1。对于纯合子 AA,其期望频率为 $f(AA)=p^2$;对于纯合子 aa,其期望频率为 $f(aa)=q^2$;而对于杂合子 Aa,其期望频率 f(Aa)=2pq。基因型比例 p^2,2pq,和 q^2 被称为 Hardy-Weinberg 比例(Hardy-Weinberg proportions)。注意到,在这种情形中,基因型频率之和是 p 和 q 的完全平方的二项式展开,即 $(p+q)^2=p^2+2pq+q^2=1$。HWE 假设广泛应用于生成数据集的仿真研究之中。

偏离 Hardy-Weinberg 平衡(deviations from Hardy-Weinberg equilibrium):Hardy-Weinberg 平衡以下述七个假设为基础:

(1)生物体是二倍体;

(2)只出现有性繁殖;

(3)世代不重叠;

(4)随机交配;

(5)种群规模无限大;

(6)等位基因频率不依赖于性别;

(7)⑦不存在迁移,变异和选择。

违背 Hardy-Weinberg 假设会导致基因型的期望比例(即 Hardy-Weinberg 比例)发生偏离。

Hardy-Weinberg 平衡检验:拟合优度检验(Pearson χ^2 检验)可以用来判断一个种群中的标记基因是否遵循 HWE。如果我们知道一个种群的一系列被标记基因型的数目,那么我们就可以将这些基因型频数分布与由 Hardy-Weinberg 模型所预测的基因型频数分布进行比较,并利用服从自由度 ν 的 χ^2 分布的检验统计量来检验 HWE 是否成立。Pearsonχ^2 检验统计量

$$\chi^2=\sum\frac{(O-E)^2}{E}$$

自由度 ν=基因型的数目－等位基因数目,其中 O 代表"observed frequency"为实际观测的基因型频数,E 代表"expected frequency"为理论基因型频数。

对于小样本,可以用 Fisher 精确检验来检验 Hardy-Weinberg 比例。因为这个检验是基于等位基因频率 p 和 q 的,所以这个检验问题可以被看作是对杂合子适当数目的检验。从这个角度来看,当杂合子频数太大或太小时就应当拒绝 Hardy-Weinberg 比例的假设。

HWE 检验已应用于全基因组关联研究(GWAS)的质量控制之中。如果被标记的杂合子并不遵循 HWE,那么就有可能是这个标记出现了基因型分型错误。

22.6 基因图谱(gene mapping)[15] 基因图谱描述了识别一个基因的基因座以及基因之间的距离的方法。在基因组作图领域有两种独特的“地图”:遗传图谱和物理图谱。虽然这两个图谱都是基因标记和基因座的集合,但是遗传图谱的距离是基于以厘摩为度量单位的基因连锁信息的,而物理图谱则采用真实的物理距离(physical distance),这种距离通常以碱基对数目为度量单位。物理图谱是指有关构成基因组的全部基因的排列和间距的信息,它是通过对构成基因组的 DNA 分子进行测序而绘制的,它可以更准确的表达基因组;遗传图谱以具有遗传多态性的遗传标记为“路标”,其绘制需要应用多态性标志。遗传图谱往往提供了对染色体不同区域的本质的深入见解。

在物理作图中,由于图谱不包含任何有关于特性和功能的信息,所以并不存在直接标记特定基因的方法。因此,在遗传研究中(如连锁分析),人们更青睐于遗传距离,因为它要么充分地反映了两个基因座在某一间距下出现一次交叉的概率,要么反映了这两个基因座的标记之间发生一次重组的概率。

遗传图距(genetic map distance)或染色体片段的图距是指在这个片段上发生交叉的预期次数。遗传距离的单位是摩(M),或厘摩(cM),其中 1M=100cM。长度为 1M 的片段平均每次减数分裂出现一次交叉。1910 年,Morgen TH 提出假设:假定等染色体长度上发生交换具有同等的几率,那么两个基因位点间的距离可以决定减数分裂过程中发生重组的机会,即重组率,重组率将随着两位点间距离的增大而增大。遗传图距是构建物理遗传图谱的基础。人类基因组平均遗传长度为 3300cM,而 DNA 的平均的物理长度为 30 亿对。染色体上各基因之间的交换率,即发生交换的百分比是不同的。基因之间的距离不同,两个基因靠得越近,其间染色体交叉的机会就越少,因而基因的交换率越小,反之,交换率就越大。

Haldane 图谱函数(Haldane map function)表达了遗传距离(x)和重组率(θ)之间的关系:$x=-\ln(1-2\theta)/2$,或 $\theta=(1-e^{-2x})/2$。在这两个等式中,x 的单位是摩(M)。Haldane 图谱函数的一个假设是:交叉之间不存在交互作用。

物理距离是两个基因座之间的遗传距离的最自然度量。物理距离的单位是碱基对(bp),千碱基(Kb),或兆碱基(Mb),其中 1Kb = 1000 bp,1Mb = 1000Kb。

物理距离和遗传图距的关系:平均而言,1cM 对应于 0.88Mb。然而实际的对应关系依染色体区域的不同而不同,这是因为,交叉并不是等可能地出现在整个基因组中的。

22.7　遗传度(heritability)[2]　遗传度衡量由遗传变异所导致的那部分表型变异，是度量性状的遗传变异占表现型变异相对比率的重要遗传参数。遗传度反映了通过表型值预测基因型值的可靠程度，表明了亲代变异传递到子代的能力。同时也可以作为考查亲代与子代相似程度的指标。所有表型(P)都可以被视为遗传效应和环境效应的总和：

P＝Genotype(G)＋ Environment(E)

同样的，它的变异是如下的效应之和：

$Var(P)=Var(G)+Var(E)+2Cov(G,E)$

在一个实验中，$Cov(G,E)$是可控的并可控制在 0 的水平。在这种情形下，遗传度的定义为：

$$H^2=\frac{Var(G)}{Var(P)}$$

H^2 是广义的遗传度，它反映了包括加性，显性，上位性(多基因交互作用)以及母性和父性在内的所有遗传对种群表型变异的影响。

加性变异 $Var(A)$，是遗传变异的一个十分重要的成分，它是由等位基因平均效应(加性效应)所引起的变异，是可遗传的部分；显性效应将随世代的增进而消失，是不能固定遗传的；上位性及母性和父性同样都是不能遗传的。因此，狭义遗传度是指加性方差占表型方差的比值，

$$h^2=\frac{Var(A)}{Var(P)}$$

用大写的 H^2 来表示广义遗传度，而用小写的 h^2 来表示狭义遗传度。狭义遗传度总是小于广义遗传度，通常所谓的遗传度是指狭义遗传度。

在多基因遗传病中，遗传度的含义是多基因累加效应对疾病易患性变异的贡献大小。遗传度愈大，表明遗传因素对病因的贡献愈大。如果一种疾病其易患性变异全由遗传因素所决定，遗传度就是100％，这种情况是极少见的。在遗传度低的疾病中，遗传度仅为 30％～40％，这表明在决定疾病易患性变异上，环境因素有重要作用，而遗传因素的作用不显著，就不会出现明显的家族聚集现象。

遗传度估计：因为只有 P 是可观测的或可直接测量的，所以遗传度必须通过从个体中观测到的相似性来进行估计。这些被试需要具有不同水平的遗传相似性和环境相似性。简而言之，从具有广泛不同遗传关系水平的个体(如双胞胎，兄弟姐妹以及父母和儿女)中得到的估计要比从更为疏远的个体(因此具有较少的相似性)中得到的估计更为精确。从本质上来讲，遗传度的估计有两种观点。第一种观点采用回归和相关性的方法来估计遗传度。比如，通过比较父辈与子辈的性状来估计遗传度。当用父辈性状的平均水平对子辈的性状作回归时，直线的斜率就为该性状的遗传度的一个近似。第二种估计遗传度的方法涉及到方差分析(ANOVA)和变异成分的估计。数量性状(y)的一个基本模型为：

$$y=\mu+g+e$$

其中 g 是遗传效应而 e 是环境效应。

22.8 分离分析(segregation analysis) [13,15] 聚集和分离研究一般是研究人类性状遗传的第一步。聚集研究(aggregation studies)通过检查是否有家族聚集的特点,评估是否存在遗传成分。它感兴趣的问题包括:

(1)患病个体的亲属是否比一般人群容易患病?

(2)疾病在家族中的集群现象是否与预期(基于一般人群中的患病率)有差别。

双生子分析通过比较在相似或不同环境中成长起来的同卵双生子及异卵双生子某一疾病或性状发生的一致性来判断遗传与环境因素的相对作用。一致率定义为共同罹患所研究疾病或表现所研究性状的双生子对子数的比例,它衡量双生子中某疾病或性状的一致性。双生子研究发现,老年痴呆症在同卵双生子的一致率为 80%,而异卵双生子的一致率仅为 35%;腭裂在同卵双生子的一致率为 33.3%,而异卵双生子的一致率仅为 4.5%;多指(趾)在同卵双生子的一致率为 48.2%,而异卵双生子的一致率仅为 5.3%。

分离分析检验实际观察的子代同胞分离比与某特定遗传方式决定的理论分离比差异是否有显著性,判断所研究疾病是否符合假定的遗传方式。为了实现这个目的,它对家庭成员的表型数据进行拟合,并不需要使用遗传标记数据,分离分析的目的是检验是否存在一个或多个主要基因和/多基因可以解释观察到的家族聚集性现象,估计遗传模式,以及最佳拟合遗传模型中的参数估计。该技术可应用于各种类型的性状,包括连续和二分类性状和存在删失现象的生存时间数据。然而,这些数据采用的基本技术本质上是相同的,给定适当的外显率 $\Pr(Y \mid G)$ 和确定模型。

家系通常通过用一个单一的个体识别,称为先证者,家系中其他成员与此人的关系确定了家系结构。

系谱分析似然方法在给定模型参数 $\Theta=(f,q)$ 与模型 A 下,一个家系具有观察到的表型 Y 的,概率,即为似然函数 $\Pr(Y \mid \Theta, A)$,其中 $f=(f_0, f_1, f_2)$ 为带有 0,1,2 个疾病等位基因的基因型的外显率参数,q 是等位基因频率。如果忽略 A,假设在给定基因型的条件下,个体的表型是独立的,则可得到

$$\Pr(Y \mid \Theta) = \sum_{g} \Pr(\mathbf{Y} \mid \mathbf{G}=\mathbf{g}; \mathbf{f}) \Pr(\mathbf{G}=\mathbf{g} \mid q)$$

这里 G 为所有个体的基因型向量。由于我们没有观察到基因型 **G**,似然函数必须对所有可能的基因型组合 **G** 进行求和,这导致求和项非常多,例如,对于 1 个有 N 个成员的家系,1 个双等位基因的主要基因而言,求和项高达 3^N。Elston-Stewart 剥离算法(S.A.G.E 该软件可实现)可以用来估计参数$\Theta=(f,q)$。

22.9 连锁分析(linkage analysis)[13]

遗传连锁是这种现象的体现:位于一条染色体上的彼此靠近的等位基因,在有性生殖减数分裂期,它们具有一起遗传的趋势。在染色体交叉互换过程中,基因座彼此靠近的基因是不大可能被分开到不同的染色单体中,因此称为遗传连锁。换句话说,在染色体上较近的两个基因,它们之间发生的交换的机会越低,它们越可能是被连锁在一起遗传。

连锁分析是用来考察在同一条染色体上的两个或多个位点是否相距很近的一种遗传分析方法,它是绘制染色体基因图的最重要的基因定位方法之一。连锁分析方法一般是以有关遗传标志为"路标",以被定位基因与其连锁基因的重组率为"遗传学距离",进行基因定位。连锁分析是一个确定基因在染色体的大致位置的分析过程,它通过寻找候选基因与已知的其他基因(标记基因)共分离的证据,进行定位。共分离表现为两个或更多的基因一起遗传这种趋势,因此,具有相似表型的个体,他们倾向共享标记位点的等位基因。

如果发现一个遗传标记(已知位置)与疾病基因之间的重组率(θ)低,则可以推断疾病基因可能接近标记基因。当两个位点间存在连锁时,不同家庭中在相同的两位点(或两个以上位点)上共分离的两等位基因很可能不同。例如某病与ABO血型位点连锁,在一个家庭中致病等位基因与等位基因A连锁,而在另一家庭内则可能与等位基因B连锁。由于连锁而导致的共分离现象只有在家系内部才能观察到,因此检测连锁必须要有家系调查资料。

连锁分析可以采用参数法(假设一个特定的遗传模式)或非参数法。LOD(log odds,基数为10),经常被用来作为一个参数连锁分析的检验统计量。LOD分值(LOD score)比较两个位点连锁时与纯属偶然时的两个似然函数值,得到比值。按照惯例,LOD值大于3被认为是连锁证据,它表明1000比1的比率表明被观察到的联系并不是偶然发生的。另一方面,LOD值小于-2.0被认为是排除连锁证据。虽然从单独一个家系得到LOD值为3一般不太可能,但LOD值的数学性质表明:多个家系LOD值组合是每个家系LOD值的和。因此Lods法属于一种序贯试验法,当有很多家系且各家系间彼此独立时,各家系计算的Lods值可按相应重组率累加。

两点连锁分析(two-point linkage analysis):两点分析法也称单标记分析法。如果要测试一个标记位点与一个未知的致病基因,我们可以检验假设$H_0:\theta=0.5$与$H_1:\theta<0.5$,这里θ是标记与疾病位点之间的重组率。通过一个参数方法,我们通常假设一个遗传模式,如显性或隐性模式。令$L(\theta)$是似然函数,$\hat{\theta}$是大似然估计,然后计算相应的的LOD分值

$$\text{LOD}=\log_{10}\frac{L(\hat{\theta})}{L(\theta)\big|_{\theta=0.5}}$$

22.10 多点连锁分析(multipoint linkage analysis)[9,12] 多点连锁分析是涉及三个或更多的连锁位点的连锁数据分析方法,它比两点连锁分析效能更高。对于大型或大量标记的家系数据的多点连锁分析,所观察数据的似然值的计算具有挑战性。下面我们描述两种著名的连锁分析算法。

Elston-Stewart 算法(Elston-Stewart Algorithms):对于一个大的谱系,Elston 和 Stewart(1971)提出了一个递归的方法,称为剥离,来简化观察到的表型向 $\mathbf{x}=(x_1,\cdots,x_n)$的似然值计算,

$$L=P(\mathbf{x})=\sum_{\mathbf{g}}P(\mathbf{x}|\mathbf{g})P(\mathbf{g})$$

其中 $\mathbf{g}=(g_1,\cdots,g_n)$是基因型向量,$n$ 是家系大小,和 g_k 是个体 $k(k=1,\cdots,n)$的单基因或多基因位点的特定基因型;当家系尺寸 n 是很大时,$\mathbf{g}$ 所有可能的组合情形很多,枚举所有可能和计算它们的似然值的任务量太大。Elston-Stewart 算法有效计算似然函数 L,算法把 L 表示为可伸缩的和式,每一步消除最右边的和。Elston-Stewart 算法已被扩展到评价复杂家系的似然值,可是对于大量标记情形计算量还是太大。

Lander-Green 算法(Lander-Green algorithms)能处理大量的标记位点的家系数据,Lander 和 Green(1987)提出了一种基于隐马尔可夫模型(HMM)的算法。Lander-Green 算法考虑在一组基因位点 $S=(v_1,\cdots v_L)$的遗传模式,通常时不可观测的,S 相对于 HMM 的状态序列,重组导致相邻的两个位点之间的状态转移。隐藏态是每个位点可能的遗传向量。对每个基因,所有家系成员的基因型是可观测的,在所有位点观察到的标记位点数据 $\mathbf{M}=(M_{\cdot 1},\cdots,M_{\cdot L})$ 作为 HMM 中的观测序列,其中 $M_{\cdot j}$ 表示所有家系成员的位点 j 的观察数据。对于一个小型或中等大小的家系,所观察到的标记数据 M 对应的似然函数

$$P(\mathbf{M})=\sum_{\mathbf{S}}P(\mathbf{S},\mathbf{M})$$

可以使用 HMM 模型进行高效计算。

算法在计算所有位点的多位点的似然函数前,一次只考虑一个位点,由多位点的单倍型考察位点间的连锁信息。设家系中有 n 个成员,有 f 个先证者,$n-f$ 个非先证者。那么 $n-f$ 个非先证者有 $2(n-f)$个配子。一个位点的遗传模式可以被描写为 $2(n-f)$个元素的向量,称作遗传向量。因此有 $2^{2(n-f)}$ 个可能的遗传向量,每个向量描述了这个位点的等位基因传递的不同模式。由指数 $2^{2(n-f)}$ 可以看出算法的计算时间随先证者增多呈指数增长,随位点的增多呈线性增长。所以多位点 Lander-Green 算法适用于小家系,而对基因位点数目不敏感。

22.11　数量性状基因座(quantitative trait locus,QTL)[5,15]　如果两个等位基因遗传于同一祖先等位基因,我们称这样的等位基因血缘同源(identical by descent,IBD)。状态同源(identical by state,IBS)则是指两个等位基因的 DNA 组成和功能相同,但不一定来自共同的祖先。

在系谱研究中,许多定量特征(如 BMI、高度)是可用的。数量性状的连锁分析包括识别影响表型的数量性状基因座(QTL)。

Haseman-Elston(HE)方法:HE 是一个简单的关于数量性状连锁分析的非参数方法,这个方法最初是为了研究同胞对开发的,后来扩展到多个兄弟姐妹和一般谱系。如果一个同胞对的性状基因座相似,那么同胞对在表型上也应该是相似的。HE 方法分别通过基因座的 IBD 共享比例 τ 和表型 y 的差异平方度量遗传相似性和表型相似性。HE 方法基于线性回归模型:

$$y=\alpha+\beta\tau+e$$

检验假设 $H_0:\beta=0$ 和 $H_1:\beta\neq 0$。

方差成分分析:对于大谱系中数量性状的连锁分析,比较常用的方法是使用线性混合模型作方差成分分析。对一个有 n 个人的谱系,对于一个 QTL 位点,其表型可以表示为:

$$\mathbf{y}=\mathbf{Xb}+\mathbf{Zu}+\mathbf{Zv}+\mathbf{e} \qquad (1)$$

其中,$\mathbf{y}$ 是关于表型的向量,$\mathbf{b}$ 代表固定效应,$\mathbf{u}$ 代表随机多基因的影响,$\mathbf{v}$ 代表随机 QTL 效应,$\mathbf{e}$ 代表误差,$\mathbf{X}$ 和 $\mathbf{Z}$ 是已知的协变量,对应的效应为 $\mathbf{b}$,$\mathbf{u}$ 和 $\mathbf{v}$。模型(1)表型的协方差矩阵为:

$$\mathbf{V}=Var(\mathbf{y})=\mathbf{Z}(\mathbf{A}\sigma_u^2+\mathbf{G}\sigma_v^2)\mathbf{Z}'+\mathrm{I}\sigma_e^2$$

其中 $\mathbf{A}$ 为分子亲缘关系矩阵,σ_u^2、σ_v^2 和 σ_e^2 分别是与向量 $\mathbf{u}$、$\mathbf{v}$ 和 $\mathbf{e}$ 有关的方差分量,$\mathbf{G}=\{g_{ij}\}$是在特定 QTL 位置标记信息的 IBD 矩阵(对于 n 个个体)。假设服从多元正态分布,即 $\mathbf{y}\sim N(\mathbf{Xb},\mathbf{V})$,则带限制的对数似然函数为

$$L\propto-0.5[\ln(|\mathbf{V}|)+\ln(|\mathbf{X}'\mathbf{V}^{-1}\mathbf{X}|)+(\mathbf{y}-\mathbf{X}\hat{\mathbf{b}})'\mathbf{V}^{-1}(\mathbf{y}-\mathbf{X}\hat{\mathbf{b}})]$$

这里 $\hat{\mathbf{b}}$ 是 $\mathbf{b}$ 的广义最小二乘估计。

当没有 QTL 位点在家系中分离,混合效应模型(1)退化为零假设下的模型

$$\mathbf{y}=\mathbf{Xb}+\mathbf{Zu}+\mathbf{e} \qquad (2)$$

$$\mathbf{V}=Var(\mathbf{y})=\mathbf{ZA}\mathbf{Z}'\sigma_u^2+\mathbf{I}\sigma_e^2$$

令 L_1 与 L_0 分别表示模型(1)与(2)的对数似然函数,则似然比检验统计量 LogLR $=-2(L_0-L_1)$ 可用于检验 H_0:$\sigma_v^2=0$ vs H_1:$\sigma_v^2>0$.当零假设成立时,检验统计量 LogLR 渐进服从 0.5∶0.5 混合的 χ^2 分布与取值为 0 的单点分布的混合分布。

22.12 连锁不平衡(linkage disequilibrium)[15] 在群体遗传学中,连锁不平衡(LD)是指在不同基因座的等位基因之间的非随机关联,即不同基因座的等位基因之间存在这样的统计关系:它和按照各位点等位基因频率进行独立随机抽样获得的等位基因期望值存在差异。如果在不同基因座的等位基因之间没有连锁不平衡(LD),则称它们是连锁平衡(linkage equilibrium)的。

假设在一个群体中,A 等位基因在一个基因座上的频率分布为 p_A,在另一个基因座 B 等位基因的频率分布为 p_B。类似地,令 p_{AB} 为 A 和 B 发生在同一个配子的频率(即 p_{AB} 是 AB 单倍型的频率)。A 和 B 之间的连锁不平衡程度可以用 LD 的系数 D_{AB} 来衡量,其定义为:

$$D_{AB} = p_{AB} - p_A\, p_B$$

LD 对应于 $D_{AB} \neq 0$ 如果在一个群体中,某两个位点处于连锁不平衡状态,当连锁很弱(如重组率 θ 很大,接近 1/2)时,在随机婚配的前提下,经过一代一代的传递后,连锁不平衡会降低得很快。因此,大的连锁不平衡参数值在一定程度上可以被认为是连锁的证据。

用 *D* 有关指标来衡量 *LD*:LD 的系数 D 来衡量 LD 并不总是方便的,因为它可能的取值范围取决于它指定等位基因的频率。这使得难以比较不同对等位基因之间 LD 的水平。Lewontin 建议用它除以观测的等位基因频率的理论最大值对 D 进行标准化。方法如下:

$D' = D/\ D_{\max}$,其中

$$D_{\max} = \begin{cases} \min\{p_A p_B, (1-p_A)(1-p_B)\} \text{ when} D < 0 \\ \min\{p_A(1-p_B), (1-p_A)p_B\} \text{ when} D > 0 \end{cases}$$

$D' = 1$ or $D' = -1$ 意味着位点间没有重组,若等位基因频率相似,较大的 D' 意味着二者可以相互替代,另一方面,在小样本或某等位基因频率非常低时,D' 可能被高估.

一种替代 D' 的方法是计算基因座之间的相关系数,表示为

$$r = \frac{D}{\sqrt{p_A(1-p_A)p_B(1-p_B)}}$$

$r^2 = 1$ 意味着两个位点提供完全相同的信息。在群体遗传学中,r 更常用。

病例对照设计的遗传关联检验(genetic association tests for case-control designs):对于病例对照设计,检验一个标记是否与疾病状态有关联(即该标记与疾病基因座关联),其中最流行的检验方法之一是 Cochran-Armitage 趋势检验,这相当于基于 logistic 回归模型的得分检验(score test)。然而,Cochran-Armitage 趋势检验不能度量协变量的效应,如年龄和性别的效应。因此,基于 logistic 回归模型的检验方法被广泛应用于全基因组关联研究。例如,我们可以利用如下模型检验假设

$H_0: \beta = 0$,

$\text{logit}\ \Pr(Y_i = 1) = \alpha_0 + \alpha_1 x_i + \beta G_i$

其中,x_i 表示协变量向量,$G_i = 0, 1$,或 2 为个体 i 的对应次要等位基因数目。

22.13　全基因组关联研究(genome wide association studies)[15]　全基因组研究(GWAS)是对整个人类基因组常见遗传多态性的研究,旨在识别它们与被观察到的性状之间的遗传关联性。由于一百万或更多的 SNP(单核苷酸多态性)芯片微列阵技术的实现,GWAS 研究成为可能。

GWAS 研究的统计分析任务不仅要从几十万个 SNP 中发现与疾病表型的关联,同时需要严格控制由于人群混杂可能带来的假阳性,以及因多重比较而带来的Ⅰ类错误概率扩大等问题,从大量的阳性结果中筛选出那些与疾病真正相关的基因组内序列变异。

多重检验校正:在一个 GWAS 分析中,需要检验每个 SNP 与表型之间的关联性,因此,需实施成千上万甚至上百万的检验,且每个检验都有不同的假阳性概率。在整个 GWAS 分析中,累计发现一个或多个假阳性的可能性会更高。多重检验校正的一个简单方法是 Bonferroni 校正。Bonferroni 校正将 α 值从 $\alpha=0.05$ 调整为 $\alpha=(0.05/K)$,其中 K 是统计检验的数目。这个校正是非常保守的,因为它假设每个 K 关联检验独立于所有其他检验——由于 GWAS 标记间的连锁不平衡,这个假设通常并不正确。一种替代 Bonferroni 校正的方法是控制错误发现率(FDR)。FDR 是所有阳性结果(拒绝零假设)中假阳性的期望比例。Benjamini 和 Hochberg(BH)方法已经被广泛用于控制 FDR。

群体分层(population stratification)指在总体的子群间存在等位基因频率的系统性差异。在 GWAS 研究中,群体分层可引起虚假关联。为了控制群体分层,一种流行的方法是在关联分析的 logistic 回归模型中,校正前 10 个主成分,得到校正后的全基因组基因型得分。

几十年来,主成分分析(principal components analysis,PCA)常用于推断遗传数据的群体结构。注意到排在前面的主成分并不一定反映群体结构,它们可能反映家系成员的关联性,远程 LD(例如,由于倒位多态性),芯片工艺等;这些影响常常可以通过如下方式得到消除:从计算主成分的样本数据中移除相关样本,远程 LD 区域,或低质量的数据。

上述方法的缺陷是:模型中不考虑家庭结构或潜在的关联性。由于相关的样本在模型中被假定为不相关的,这可能会导致检验统计量被高估。

基因组膨胀因子(genomic inflation factor)定义为检验统计量的经验分布的中位数与期望中位数的比值。在不存在群体分层的零假设条件下,假设关联分析检验统计量的渐进分布为自由度为 1 的 χ^2 分布,如果观测统计量是 χ_j^2 $(j=1,\cdots,K)$,则基因组膨胀因子 $\lambda=\text{median}(\chi_1^2,\cdots,\chi_K^2)/0.456$。基因组膨胀因子 λ 已被广泛用于度量由群体分层引起的膨胀和过剩的假阳性比率。

22.14 单倍型(haplotype)[6] 单倍型是由同一染色体上的多个连锁的基因座上的等位基因组成(每个基因座上有一个等位基因)。单倍型分析指的是从观测数据中重建真实的单体型结构。

由于实验数据通常只能提供各个位点的基因型,而不能直接得到单体型数据,因此,单体型频率常需要通过一定的方法估计得到。单体型通常需要依赖基因型的组合情况进行推测与重构,个体的各个位点的基因型虽然已知,但是当只要有两个位点是杂合的,其两条单体型存在不确定性。例如考虑最简单的情形,只有两位点,每个位点分别具有两个等位基因,当个体为双杂合子,即两位点基因型分别为(A_1A_2),(B_1B_2)时,则其基因型即可能是由单体型 A_1B_1,A_2B_2 组成的单体型对(A_1B_1,A_2B_2),也可能是由单体型 A_1B_2,A_2B_1 组成的单体型对(A_1B_2,A_2B_1)(见图 22.14.1)。

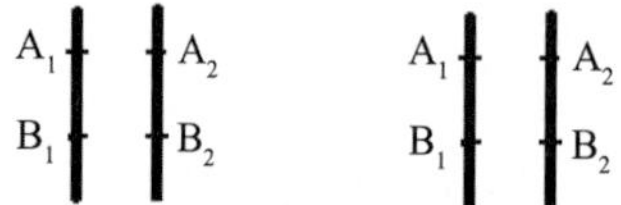

图 22.14.1 两个位点组合后的可能的基因型(单体型对)A_1B_1/A_2B_2**与** A_1B_2/A_2B_1

单倍型域和热点(haplotype blocks and hot spots):LD(连锁不均衡)强的染色体区域,仅有少量的重组现象,此区域被称为单体型域。单倍型域的长度是可变的,有些甚至超过几百 Kb。拥有很多重组的区域称为重组热点。

基因型填补(genotype imputation):用于全基因组关联研究(GWAS)的基因分型微阵列芯片都是以标签 SNPs(tagging SNPs)为基础,并不直接对整个基因组的多态性变异进行分型。对研究样本中的每个个体的整个基因组进行测序通常过于昂贵。用基因型填补方法来推测未测定的 SNP,目前被广泛应用于 GWAS 分析。基因型填补通过统计学方法来得以实现,它结合了从研究样本中得到的 GWAS 数据和参考面板中的已知单倍型,例如 HapMap 和/或者 1000 基因组计划。填补法利用在短序列中个体间的单倍型共享,对研究样本的等位基因进行填补。基因型填补软件包现有 IMPUTE2 和 MaCH。更为重要的是,通过增加芯片间的多态性重叠度,填补法有利于对不同的芯片数据进行 meta 分析,多个 GWAS 研究的结果可以汇集在一起进行 meta 分析。图 22.14.2 展示了使用填补法的一种最常见情形:研究样本中的未观测基因型(见图中"?"),用一组参考单体型和基因型进行填补或预测。

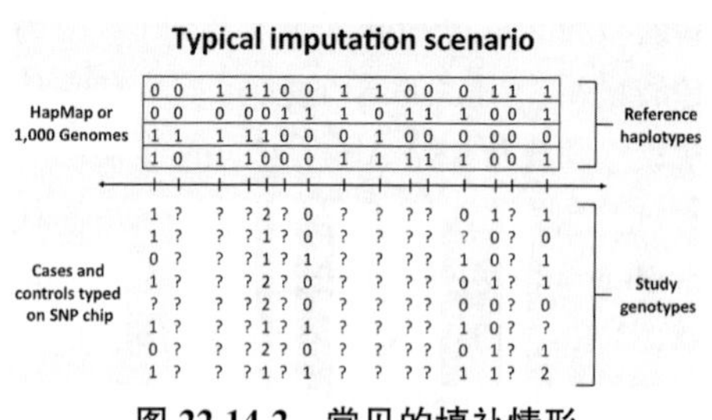

图 22.14.2 常见的填补情形

22.15　混杂人群(admixted population)［10,11］　是由两种或两种以上血统的人群混杂而成的群体。例如,非洲裔美国人经常会有来自西非和欧洲的祖先。混血人种的全局血统(global ancestry)被定义为他/她的基因组从一个给定的血统人群继承了多大比例。局部血统(local ancestry)是指此个体在一个给定的标记位点上,遗传自给定的血统人群的比例 0,0.5,1。局部血统偏差指在特定位点局部血统与全局血统的差别。

混杂 LD(admixture LD)来源于过去几百年来持续进行的人类混杂现象,这种混杂使得大的染色体片段遗传自特定的血统人群,导致较长(通常长达好几个 Mb,即几百万个碱基对)的单倍型域的出现。

背景 LD 是另一种类型的 LD,这是由混杂人群继承了祖先的 LD 而得到的。背景 LD 是传统的 LD,存在较短的单倍型域(通常不超过几百个 kilobases)。在单一的纯质的血统群体,它是数百至数千代的重组的结果。为了说明混杂 LD 和背景 LD,在一个特殊的情况下,存在混杂 LD 的较大的染色体区域可能包含小段背景 LD 区域。在关联分析中,我们希望能找到与致病基因有背景 LD 的 SNP 位点。

混杂定位法(admixture mapping):混杂 LD 一直以来被用来确定不同血统群体间的等位基因频率存在差别的致病基因在染色体上的位置,用混杂 LD 进行定位的方法称为混杂定位方法。混杂定位法可以在长达 4 到 10 cM(厘摩)的区域中进行定位。简单地说,混杂定位法都是基于检验性状与局部血统偏差之间的关联性。混杂定位法映射的一个主要优点是:它只需要血统信息位点(ancestry informative markers,AIMs)的基因分型信息。AIM 是指在两个血统人群中等位基因频率存在较大差异的标记位点。

混杂定位法的基本思想是寻找基因组中局部血统显著偏离全局血统的区域,与表型或疾病建立关联。这一方法无需对照样本,在很大程度上缓解统计分析中的多重检验问题以及样本遗传结构问题。

混杂人群的精细定位(fine mapping in admixed populations):通过混杂定位法来确认一个区域含有疾病基因只是基因发现过程的第一步。接下来就是精细定位:在相关染色体区域,用密集的标记位点,进行疾病表型的(病例对照)关联性研究。在混杂人群中的精细定位必须考虑如下事实:当不校正局部血统偏差时,混杂 LD 导致在一些标记位的关联现象,但这一些标记位点可能与真正的致病基因有较远的距离(例如几个 Mb)。

22.16 基于家系的关联检验(family based association tests)[8,15] 对于遗传关联研究,基于不相关个体数据的检验是非常流行的,但如果样本包含不同群体的个体,则检验可能是有偏的。采用家系内比较,以家系为基础的关联检验(family-based association test,FBAT)则避免了混合血统导致的偏倚问题。可以采用许多不同的家系设计方案,最流行的是使用父母和直系后代家系,或其他类型,如仅仅含有同胞的家系。FBAT 方法对两分类离散型、数值型以及生存数据类表型都适用。

FBAT 法的检验效能一般没有基于无关个体的关联分析高,但存在特殊情况,例如:检验患病子代和他们父母的罕见变异时,家系设计具有优势。

传递不平衡检验(transmission disequilibrium test,TDT):最简单的基于家庭的关联检验设计是使用 trios 基因型数据,trios 包括一个患病子代和他们的父母双方。这个 TDT 检验背后的思想非常直观:在零假设下,孟德尔遗传定律确定了遗传给患病子代的标记等位基因。假设确定了 n 个患病的子女,他们分别来自 n 个不同的家庭。在这 n 个家庭中,*TDT* 检验比较传递的等位基因的实际频数和按照孟德尔定律传递获得的期望频数。假设确定了 n 个患病的子女,他们分别来自 n 个不同的家庭。在这 n 个家庭中,父母将有 $4n$ 个标记基因,其中 $2n$ 个传递给了下一代,另外 $2n$ 个没有传递。对双等位基因的标记位点,设 n_{12} 代表杂合子亲代传递给患病子代等位基因 1、而没有传递 2 的杂合子亲代的数目;n_{21} 代表传 2 未传 1 的杂合子亲代的数目。Spielman 等(1993)提出的传递不平衡检验(TDT)认为:当 n_{12} 与 n_{21} 相差太悬殊时,便有理由认为标记位点和疾病位点之间存在连锁与关联。Spielman 提出的传递不平衡检验即为配对四格表的 Mclemar χ^2 检验

$$\chi^2=\frac{(n_{12}-n_{21})^2}{n_{12}+n_{21}}$$

孟德尔传递前提是保证 TDT 和 FBAT 法的有效性的必要条件。某个等位基因在患病子代中的过度传递表明研究性状的疾病易感基因(DSL)与标记位点之间存在连锁与关联。

FBAT 统计量:TDT 检验已扩展到 FBAT 法,且被广泛用于关联研究中。设 X 表示编码子代的基因型,令 P 表示子代父母的基因型,且 $T=Y-\mu$ 表示编码子代的性状,其中 Y 是表型变量,μ 是一个固定的、预先指定的值,该值取决于样本和表型的性质,Y 是两分类或连续型观测变量。在 FBAT 检验中,协方差统计量:

$$U=\sum T\cdot(X-E(X|P))$$

其中 U 是协方差,$E(X|P)$ 是在零假设下计算得到的 X 的期望值,求和号是对样本中所有子代进行求和。

22.17　基因交互作用(interaction for genes)[13,15]　基因—环境(G×E)的交互作用被定义为“不同基因型的人群中，环境暴露具有不同的患病风险”或“不同环境暴露的人群中，不同的基因型具有不同的患病风险”。

交互作用常可采用加性或乘积统计模型进行分析，比如乘法或加法模型。统计学交互作用指的是观察到的风险与统计模型下的主效应之间存在差别。统计上的交互作用并不一定意味着有生物学上的交互作用，反之亦然。然而，这样的交互作用经常被认为具有潜在机制的生物学意义。

考察 G×E 交互作用的病例对照研究(case-control studies for G×E interactions)：令 $p(D)=\Pr(\text{affected})$ 表示一个人的疾病风险。对患病的优势(odds)的对数值建立模型：

$$\text{logit}(p(D))=\beta_0+\beta_G G+\beta_E E+\beta_{GE} G\times E$$

其中 G 和 E 是基因型和环境因素的分值；β_{GE} 是交互作用优势比(odds ratio，OR)的对数，可以构建一个检验来检验假设 $H_0:\beta_{GE}=0$。

对于显性遗传模式与隐性遗传模式，我们可把遗传模式的信息利用到模型中去。例如，在显性或隐性遗传模式中，由于杂合子基因型的外显率与其中一个纯合子基因型的外显率相同，则杂合子与相应纯合子可合并，基因型的水平数由 3 变为 2。

考察 G×E 交互作用的病例研究(case-only studies for G×E interactions)：可用于检查 G×E 交互作用的另一个设计是仅仅采用病例，它不需要进行对照控制组。假定基因和环境风险因素在总体中的分布独立，在此假设前提下，通过在病例中寻找 G 与 E 两个因素之间的关联性，就可以分析交互作用 G×E。在下面单纯病例研究的 logistic 回归模型中，我们使用暴露概率 $p(E)$ 来替代在病例－对照设计中的疾病风险 $p(D)$。

$$\begin{aligned}\text{logit}\,P(E)&=\log[P(E)/(1-P(E)]\\&=\beta_0+\beta_{GE}G\end{aligned}$$

基因－基因交互作用(上位性)(gene-gene interaction(epistasis))：对于一个病例对照设计，设 X_A 和 X_B 表示在两个遗传模型(如加性—加性模型)下的两个标记位点的基因类型分值，y 表示疾病状态。基因—基因交互作用(G—G)交互模型可以表示为：

$$\text{logit}\,p(y)=\mu_0+\alpha X_A+\beta X_B+\gamma X_A\times X_B$$

其中 γ 是 G—G 相互作用的系数。可以构建统计量检验假设 $H_0:\gamma=0$。

检验 G—G 交互作用的另一种方法是采用方差分析(analysis of variance，ANOVA)方法。例如，为了检验 2 个标记位点的显性×显性交互作用，我们可以把每个标记的基因型值作为一个分类变量，每个标记位点的基因型值有 2 个水平，从而形成一个 2×2 列联表，然后采用两因素方差分析分析 2 个标记位点的主效应与二者之间的交互作用。

22.18 多重假设检验(multiple hypothesis testing)[7] 同时检验多个假设,每个假设都有一个检验统计量。控制(第Ⅰ类)错误常采用总的错误率(family-wise error rate,FWER),即拒绝至少一个真的零假设的概率。若 $FWER \leqslant \alpha$,则多重检验将总的错误率控制在 α 水平。

Bonferroni 过程是关于 FWER 控制的一个众所周知的方法,这个方法计算简单,适用性广。考虑检验 m 个零假设 $(H_1, H_2, \cdots, H_m)$,让 $(p_1, p_2, \cdots, p_m)$ 表示相应的 p 值。在 Bonferroni 过程中,如果 $p_j \leqslant \alpha/m$,那么拒绝零假设 H_j;否则,无法拒绝零假设 $H_j (j=1, \cdots, m)$。

当 m 不大时,Bonferroni 法的效果较好。但当 m 较大(例如在 10 次以上)时,则由于其检验水准选择得过低,结论偏于保守。

由于任何假阳性都会浪费大量的时间,当只有少量的真阳性特征变量时(如 GWAS),控制 FWER 是非常实用的。

加权 Bonferroni 过程:Bonferroni 过程可通过加权提高检验效能。加权 Bonferroni 过程描述如下,对 m 个零假设 $(H_1, H_2, \cdots, H_m)$,给定非负权重 $(w_1, w_2, \cdots, w_m)$,这里 $\frac{1}{m}\sum_{j=1}^{m} w_j = 1$。对假设 $H_j (1 \leqslant j \leqslant m)$,当 $w_j > 0$,且 $\frac{p_j}{w_j} \leqslant \frac{\alpha}{m}$,拒绝 H_j。

加权 Bonferroni 过程把 FWER 控制在 α 水平。权重 $(w_1, w_2, \cdots, w_m)$ 可以通过一定的先验信息指定,例如,在全基因组关联研究(GWAS)中,先验信息可以是连锁信号或基因表达分析的结果。

FWER 是一种非常保守的错误度量,控制(第Ⅰ类)错误的另一个标准是错误发现率(false discovery rate,FDR)。

FDR 是指错误拒绝在所有的拒绝中的期望(不可观测)比例。在探索性分析中(例如基因表达数据分析),FDR 特别有用,比起防范一个或多个假阳性,它更加关注在一组阳性统计结果中是否大部分为真阳性。比起 FWER 控制过程(比如 Bonferroni 标准),FDR 控制过程对于第Ⅰ类错误的控制没那么严格。因此,在增加第Ⅰ类错误率的代价上,FDR 控制过程具有更高的检查效能。

Benjamini-Hochberg(BH)过程控制 FDR 在 α 水平,操作过程如下:

第一步,让 $p_{(1)} \leqslant p_{(2)} \leqslant \cdots \leqslant p_{(K)}$ 表示 K 个检验的顺序 P 值;

第二步,计算 $s = \max(j: p_{(j)} \leqslant j\alpha/K)$;

第三步,如果 s 存在,那么拒绝所有与 $p_{(1)} \leqslant p_{(2)} \leqslant \cdots \leqslant p_{(s)}$ 对应的零假设;否则,不拒绝任何零假设。

在 m 个检验相互独立或某些不独立情形下,BH 过程都是有效的。

22.19　下一代测序数据分析(next generation sequencing data analysis)[3,4]　下一代测序(NGS),也被称为高通量测序,它包括现代许多不同的测序技术:Illumina Solexa 测序;罗氏 454 测序;Ion torrent:Proton / PGM 测序;SOLiD 测序。相对于以前用 Sanger 测序,这些最新的技术允许我们更快和更便宜地对 DNA 和 RNA 进行测序,从而彻底改变了基因组学和分子生物学研究进程。大规模高通量并行测序技术使得整个基因组测序不到一天即可完成。

NGS 相关平台往往产生非常大的基因组数据,称为大基因组数据。例如,一个个体的一个外显子测序可以得到大约 10 Gb(千兆字节)的数据,一个基因组测序可以得到大约 200 Gb 的数据。大数据对统计分析提出了挑战。

DNA 序列数据分析:DNA 序列数据分析的一个主要焦点是,使用病例对照设计和/或使用家系设计,确定与疾病相关的罕见变异。

RNA 序列数据分析:RNA 测序(RNA-Seq)是测量全基因组表达芯片的比较灵活的技术,它迅速取代了以前的基因芯片技术。目前对 RNA-Seq 数据的差异表达分析方法分为两大类:①基因的差异表达分析方法;②重建全长转录 RNA 的方法。利用 RNA 序列数据重建转录子的一种策略是从头构建的方法,这样就可以与全长 cDNA 序列进行比对,从而解决序列注释的问题。这种办法还可以用于发现参考基因组中未收录或者收录不完全的转录子。不过这种利用小片段序列从头组装转录子的方法实施起来非常困难,只有丰度很高的转录子才有可能被成功组装。另一种策略是先将每一个短片段 RNA 与基因组进行比对,然后再重建转录子。

ChIP-seq 数据分析:染色质免疫沉淀之后的新一代测序(ChIP-seq)是刻画 DNA 与蛋白质的相互作用一种有效方法。ChIP-Seq 具有碱基层面的分辨率,从 ChIP-seq 数据识别蛋白质结合位点需要新的计算工具。

微生物组和元基因组学(microbiome and metagenomics):人类微生物组由寄生于人体数万亿的微生物组成。在阴道、口腔、皮肤、胃肠道、鼻腔、尿道等部位有不同的微生物群落。目前,国际上正在努力刻画人类微生物组与健康和疾病的关系。新一代测序技术的发展和利用降低了数据的成本,使我们能够以前所未有的分辨率来研究人体复杂的微生物群落。

目前微生物组研究从微生物中提取 DNA 样本,量化从样本中观察到的不同的群体数目。大规模的研究(例如,HMP 和欧洲的 MetaHIT3 项目)对人类微生物组和基因(元基因组)的生物学和医学意义提供了初步认识。

22.20 DNA 序列数据的罕见变异分析(rare variants analysis for DNA sequence data)[1,14] 罕见基因变异指的是频率低于 1%～5%的等位基因,它们对复杂疾病和性状起着重要的影响作用。然而,除非在样本量和效应量非常大的情形下,用检验单个常见基因变异之间的联系的标准方法来检验罕见变异时,这种检验只具有较低的功效。因此,人们提出了基于 SNP 集合的检验来对罕见变异进行分析。

序列核关联检验(sequencing kernel association test,SKAT):假设对 n 个个体的某个具有 p 个已观测的变异位点的区域进行了测序。协变量可能包括年龄,性别以及控制群体分层的遗传变异的主成分。对于第 i 个个体,y_i 表示表型变量,$\boldsymbol{X}_i=(X_{i1},X_{i2},\cdots,X_{im})$表示协变量,而 $\boldsymbol{G}_i=(G_{i1},G_{i2},\cdots,G_{ip})$则表示该区域内的 p 个变异的基因型。一般而言,我们假定一个加性遗传模型并让 $G_{ij}=0,1,2$ 来表示次要等位基因的数目。为了将位于那个区域的序列变异与表型关联起来,当表型是连续型性状时,考虑如下线性模型

$$y_i=\alpha_0+\boldsymbol{\alpha}'\boldsymbol{X}_i+\boldsymbol{\beta}'\boldsymbol{G}_i+\varepsilon_i$$

而当表型是二分类性状时(即 $y_i=0,1$),考虑如下 logistic 模型

$$\text{logit } P(y_i=1)=\alpha_0+\boldsymbol{\alpha}'\boldsymbol{X}_i+\boldsymbol{\beta}'\boldsymbol{G}_i$$

在这两个表达式中,α_0 代表截距项,$\boldsymbol{\alpha}=[\alpha_1,\cdots,\alpha_m]'$ 代表m 个协变量的回归系数向量,$\boldsymbol{\beta}=[\beta_1,\cdots,\beta_p]'$ 则代表区域中的 p 个已观测到的基因变异的回归系数向量。对于连续表型,ε_i 代表均值为 0,方差为 σ^2 的误差项。对于线性模型和 logistic 模型,在给定协变量的条件下,基因变异是否会对表型产生影响等价于检验零假设 $H_0:\boldsymbol{\beta}=0$,也就是$\beta_1=\beta_2=\cdots=\beta_p=0$。标准的 p-DF 似然比检验只具有很小的功效,尤其是对于罕见变异。为了增大检验的功效,$SKAT$ 通过假设每个β_j 都服从一个均值为 0,方差为 $w_j\tau$ 的分布来检验 H_0。其中,τ 表示的是方差成分,而 w_j 则是为变异 j 所预先给定的权重。可以很容易的看到,检验 $H_0:\boldsymbol{\beta}=0$ 等价于检验 $H_0:\tau=0$。这有助于简化我们的检验,因为可以通过相应的混合模型的方差分量得分检验来检验后者。得分检验的最主要优势在于:对于连续性状,只需要拟合零模型 $y_i=\alpha_0+\boldsymbol{\alpha}'\boldsymbol{X}_i+\varepsilon_i$;对于二分类性状,只需要拟合零模型

$$\text{logit } P(y_i=1)=\alpha_0+\boldsymbol{\alpha}'\boldsymbol{X}_i。$$

方差分量得分检验统计量为

$$Q=(\boldsymbol{y}-\hat{\boldsymbol{\mu}}^2)'\boldsymbol{K}(\boldsymbol{y}-\hat{\boldsymbol{\mu}}^2)$$

其中 $\boldsymbol{K}=\boldsymbol{GWG}'$,$\hat{\boldsymbol{\mu}}$ 是 $\boldsymbol{y}$ 在 H_0 下的预测均值。也就是说,对于连续型性状,$\hat{\boldsymbol{\mu}}=\hat{\alpha}_0+\hat{\boldsymbol{\alpha}}'\boldsymbol{X}_i$;对于二分类性状,

$$\hat{\boldsymbol{\mu}}=\text{logit}^{-1}(\hat{\alpha}_0+\hat{\boldsymbol{\alpha}}'\boldsymbol{X}_i)$$

$\hat{\alpha}_0$ 和 $\hat{\boldsymbol{\alpha}}$ 是通过在零模型下,将 $\boldsymbol{y}$ 仅仅对协变量 $\boldsymbol{X}$ 作回归所得到的。$\boldsymbol{G}$ 是一个 $n\times p$ 的矩阵,它的第 i 行第 j 列的元素对应的是被测个体 i 的变异 j 的基因型。$\boldsymbol{W}=\text{diag}(w_1,\cdots,w_p)$ 包含了 p 个变异的权重。在零假设下,Q 服从混合卡方分布。拓展的 SKAT 方法可以用来分析家系测序数据。

参考文献

[1] Chen H, Meigs JB, Dupuis J. (2013). Sequence kernel association test for quantitative traits in family samples. Genet Epidemiol 37: 196—204.

[2] Douglas S. Falconer and Trudy F. C. Mackay. Introduction to Quantitative Genetics (4th Edition); 1996.

[3] Elizabeth G. Wilbanks, Marc T. Facciotti. Evaluation of Algorithm Performance in ChIP-Seq Peak Detection. PLoS ONE, 2010 | Volume 5 | Issue 7 | e11471.

[4] Franck Rapaport, Raya Khanin, Yupu Liang, Mono Pirun, Azra Krek, Paul Zumbo, Christopher E Mason. Nicholas D Soccil and Doron Betel3, 4 Comprehensive evaluation of differential gene expression analysis methods for RNA-seq data. Genome Biology 2013, 14: R95.

[5] Gao G., Hoeschele I. (2005). Approximating identity—by—descent matrices using multiple haplotype configurations on pedigrees. Genetics 171: 365—76.

[6] Howie BN, Donnelly P, Marchini J (2009) A flexible and accurate genotype imputation method for the next generation of genome—wide association studies. PLoS Genetics 5(6): e1000529.

[7] Kang G., Ye K., Liu L., Allison D.B., Gao G. (2009) Weighted multiple hypothesis testing procedures. Statistical Applications in Genetics and Molecular Biology. Vol.8 : Iss.1, Article 23. #

[8] Laird and Lange (2006) Family—based designs in the age of large—scale gene—association studies. Nat Rev Genet. 7: 385—94.

[9] Ott J: Analysis of human genetic linkage. Baltimore and London. The Johns Hopkins University Press, 1999.

[10] Smith MW, O'Brien SJ: Mapping by admixture linkage disequilibrium: advances, limitations and guidelines. Nat Rev Genet 2005; 6: 623—32.2.

[11] Seldin M. F., Pasaniuc B., Price A. L. (2011) New approaches to disease mapping in admixed populations. Nat Rev Genet. 12: 523—528.

[12] Thompson EA. 2000. Statistical inference from genetic data on pedigrees. NSF—CBMS regional conference series in probability and statistics, Vol 6. Beachwood, OH: Institute of Mathematical statistics.

[13] Thomas DC. Statistical Methods in Genetic Epidemiology. Oxford University Press, Inc. 2003.

[14] Wu M., Lee S., Cai T., Li Y., Boehnke, M., and Lin X. (2011) Rare variant Association Testing for Sequencing Data Using the Sequence Kernel Association Test (SKAT) American Journal of Human Genetics 89: 82—93.

[15] Ziegler A, and König IR. A Statistical Approach to Genetic Epidemiology: Concepts and Applications. 2nd Ed, Wiley-VCH Verlag GmbH & Co. KGaA, 2010.

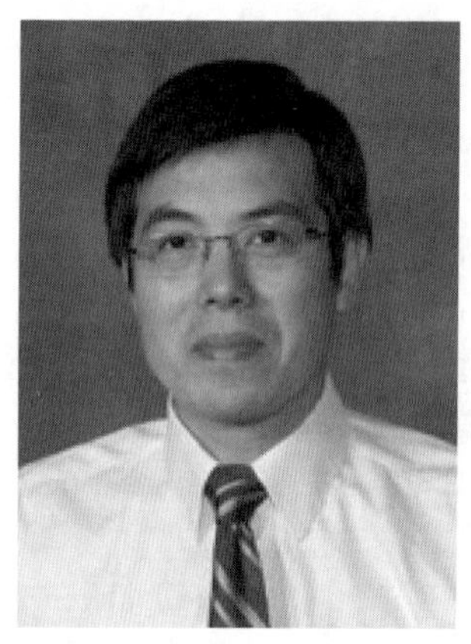

高桂明，芝加哥大学公共卫生系研究副教授。主要研究方向：统计遗传学和生物信息学。1997 年 9 月至 2000 年 6 月在中山医科大学卫生统计专业师从方积乾教授攻读博士学位（获博士学位）。2001 年至 2005 年先后在克瑞顿大学 (Creighton University)和弗吉尼亚理工大学 (Virginia Polytechnic and State University)从事统计遗传学方面的博士后研究。2005 年 8 月至 2009 年 11 月在亚拉巴马大学(the University of Alabama at Birmingham)生物统计系任助理教授。2009 年 12 月至 2015 年 7 月在美国弗吉尼亚州立邦联大学(Virginia Commonwealth University)生物统计系任副教授。

第 23 章　生物信息学

易东　郭丽

23.1　生物信息学(bioinformatics)[28,39]　生物信息学是在生命科学的研究中,以计算机为工具对生物信息进行储存、检索和分析的科学。它是当今生命科学和自然科学的重大前沿领域之一,同时也将是 21 世纪自然科学的核心领域之一。其研究重点主要体现在基因组学(genomics)和蛋白质组学(proteomics)两方面,具体说就是从核酸和蛋白质序列出发,分析序列中表达的结构功能的生物信息。

生物信息学的实质就是利用计算机科学和网络技术来解决生物学问题。它的诞生和发展是应时所需,是历史的必然,已经悄然渗透到生命科学的每一个角落。特别是生物科学的数据资源无论从数量上还是从质量上的急剧膨胀,迫使我们不得不考虑寻求一种强有力的工具去组织它们,以利于对已知生物学知识的储存和进一步加工利用。同时,大量多样化的生物学数据资源中必然蕴含着大量重要的生物学规律,这些规律是我们解决许多生命之谜的关键所在,历史必然性地选择了生物信息学作为下一代生物科学研究的重要工具。

生物信息学的产生主要伴随分子生物学的发展。Crick 于 1954 年提出了遗传信息传递的规律,脱氧核糖核酸(deoxyribonucleic acid,DNA)是合成核糖核酸(ribonucleic acid,RNA)的模板,RNA 又是合成蛋白质的模板,称之为中心法则(central dogma)(图 23.1.1),该中心法则对以后分子生物学和生物信息学的发展都起到了极其重要的指导作用。2001 年 2 月,人类基因组测序的完成,使生物信息学走向了一个高潮。由于 DNA 自动测序技术的快速发展,生物信息迅速地膨胀成数据的海洋。毫无疑问,我们正从一个积累数据向解释数据的时代转变,数据量的巨大积累往往蕴含着潜在突破性发现的可能,生物信息学正是从这一前提产生的交叉学科。粗略地说,该领域的核心内容是研究如何通过对 DNA 序列的统计计算分析,更加深入地理解 DNA 序列、结构、演化及其与生物功能之间的关系,其研究课题涉及分子生物学、分子演化及结构生物学、统计学及计算机科学等许多领域。

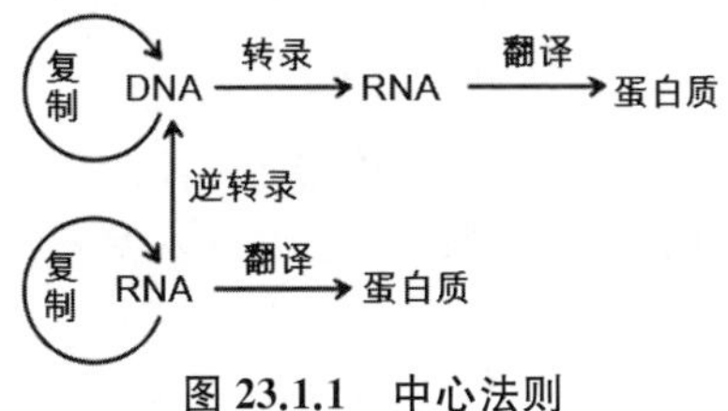

图 23.1.1　中心法则

生物信息学是内涵非常丰富的学科,其核心是基因组信息学,包括基因组信息的获取、处理、存储、分配和解释。了解基因表达的调控机理也是生物信息学的重要内容,根据生物分子在基因调控中的作用,描述人类疾病的诊断和治疗的内在规律。它的研究目标是揭示"基因组信息结构的复杂性及遗传语言的根本规律",解释生命的遗传语言。

23.2 生物信息统计方法(statistical methods in bioinformatics)[8] 随着生物信息学技术的迅速发展,其分析方法研究得到了迅猛的发展,如统计学方法、神经网络方法、Markov链分析、分形方法等。而统计方法是重要组成部分。根据生物信息学拟解决的基本问题,包括序列比对、蛋白质结构分析及表达分析等。下面,简单介绍生物信息统计方法:

序列比对(sequence alignment)中的统计方法:生物序列如DNA和蛋白质序列,是生物信息学分析的基本对象,可从中挖掘和提取重要信息。BLAST(Basic Local Alignment Search Tool)是一套在DNA或蛋白质数据库中进行相似性比较的分析工具,其中应用到Poisson分布。BLAST程序能迅速与公开数据库进行相似性序列比较,结果中的得分是一种对相似性的统计说明。常用序列比对程序通常给出一些统计值,用来表示结果的可信度。BLAST程序中使用的统计值有概率P和期望值e。概率P表示比对结果分数值的可信度。

蛋白质结构(protein structure)分析中的统计方法:蛋白质结构是指蛋白质分子的空间结构,研究蛋白质结构,有助于了解蛋白质的作用,了解蛋白质如何行使其生物功能等。在蛋白质分类方法中,SWISS-PORI数据库中提及了相似性的Bayes公式以及多重Dirichlet混合公式。

表达分析(expression analysis)中的统计学方法:对于基因表达谱数据的分析是生物信息学的研究热点和难点,常用方法是聚类,其目的是将基因分组。最常用的聚类方法有K-均值聚类,分层聚类和自组织特征映射网络等。层次聚类法,在统计分析中也称为系统聚类法,K均值聚类在数据划分上不考虑类的分层结构问题,该算法使待聚类的所有向量到聚类中心的距离的平方和最小,这是在误差平方和准则的基础上得到的。在差异表达分析中,差异基因的筛选方法有很多,最简单的是阈值法,用倍数分析基因表达水平差异,但这种方法比较武断,人为因素太大且不严谨。而基于统计学方法,如t检验法,方差变异模型、SAM和信息熵等方法,则较为严谨地获得差异表达基因。其中,某些在功能上有相关关系的基因在表达上可能是相关的(线性相关或非线性相关)。特别是在药物和基因相关分析中,也需要用到统计相关系数的计算,如线性或非线性相关系数。

此外,在其他分析方面也用到很多统计学方法,如在分类分析中,常用的分类方法有线性判别分析(Fisher线性判别)、K近邻法、支持向量机(SVM)、贝叶斯分类器、人工神经网络与决策树等。而作为统计中重要概念的熵理论,也应用到核苷酸序列的相关性分析中。

23.3　生物信息数据库(database for bioinformatics)[23,31]　随着研究的深入,生物信息数据库资源越来越丰富。大体上可以分为核酸序列数据库,蛋白序列数据库,蛋白质结构数据库(图 23.3.1),生物信息学知识库,基因组数据库,生物信息学工具数据库等。这些大量的在线资源为我们进行数据整合分析提供了丰富的资源。这里简单介绍下生物信息学三大核酸数据库及其特征:

美国生物技术信息中心(National Center for Biotechnology Information, NCBI)的数据库 NCBI-GenBank(http://www.ncbi.nlm.nih.gov/genbank)是一个具有目录和生物学注释的核酸序列综合数据库,包含了 30 万余来自不同物种生物的核酸序列,主要来源于全世界不同实验室和大规模测序计划项目,由 NCBI 构建、维护和管理。其中,Entrez Gene 将分类、基因组、图谱、序列、表达、结构、功能、索引文献和同源数据链接在一起,为用户提供了便捷的检索方式。

欧洲分子生物学实验室生物信息学研究所(European Molecular Biology Laboratory, European Bioinformatics Institute,EMBL-EBI 数据库)是目前国际上几个重要分子生物信息网站之一(网址:http://www.ebi.ac.uk/),座落于英国 The Wellcome Trust Genome Campus。EBI 的任务就是确保分子生物与基因体的研究信息可以公开并且免费提供给科学社群,以促进科学进步。EBI 所提供的服务包括建立/维护数据库、提供分子生物相关信息服务、执行分子生物与计算分子生物研究;所服务的对象与研究人员涉及各产业,包括分子生物、基因体、医学与农业学术研究、农业、生物技术、化学与制药工业。

日本核酸数据库(DNA Data Bank of Japan,DDBJ)设立在日本国家遗传研究所(NIG),于 1986 年开始 DNA 数据库的构建工作,从一开始就作为国际性 DNA 数据库之一,并与 NCBI,EBI 进行频繁的国际性合作。DNA 序列中蕴含了大量的数据资源,比起其他生物学数据,它在阐述进化方面的作用更为直接。DDBJ 是日本唯一的 DNA 数据库,它从研究者那里收集 DNA 序列并且给数据提交者一个国际公认的编码。

以上三大数据库,共同成立了国际核酸序列联合数据库中心,建立了合作关系,为了保证数据库内容在全世界范围的同步性,每天进行数据交换。

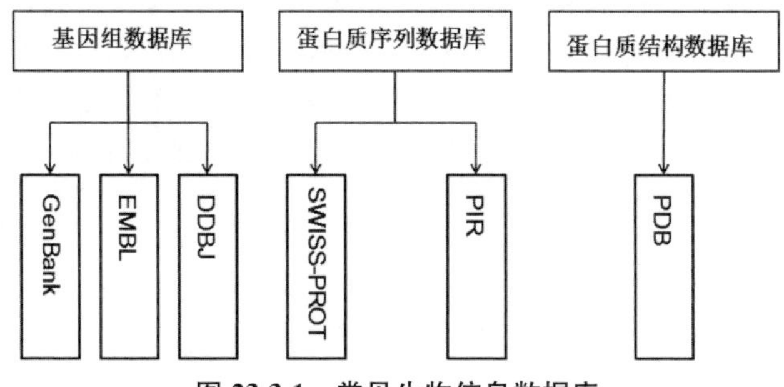

图 23.3.1　常见生物信息数据库

23.4 数据库检索及分析(database retrieval and analysis)[15,32] 建立 GenBank 等数据库是为了适应人类基因组工程等科学研究,产生的大量序列数据形成了信息爆炸。如何检索及分析,是十分重要的。这里仍然以三大数据库为例介绍数据库检索及分析。

NCBI-GenBank 数据检索及分析 利用 Entrez 系统可以访问 GenBank 中的序列记录并获取序列信息。Entrez 是一个灵活的检索系统,检索程序整合了主要的 DNA 和蛋白质序列数据的分类学,基因组,图谱,蛋白质结构和功能信息,还包括相关的 PubMed 的生物医学文献信息。BLAST(Basic Local Alignment Search Tool)程序可提供 GenBank 和其他序列数据库中序列相似性检索服务,是一个基于序列相似性的数据库搜索程序,也是 GenBank 数据最基本的,使用最多的分析方法。NCBI 提供 BLAST 系列程序集,用于检索查询序列与数据库所有序列的相似性,BLAST 搜索可以在 NCBI 网站上运行,也可以在 FTP 站点下载独立的程序集运行。BLAST 包含了很多个独立的程序,根据查询的对象和数据库的不同来定义(表 23.4.1)。

EBI 蛋白质序列检索及分析 SRS 是世界上主要生物信息学、基因组和相关数据整合、分析及显示工具。该检索系统是一个开放的系统,可根据不同的需要安装不同的数据库。SRS 有三种检索方式:快速检索,标准检索和批量检索。进入 SRS 开始页面后,可以开始一个永久项目,允许用户在 SRS 系统中安装用户自己的相关数据库。快速检索是在 SRS 系统的所有数据库中检索,所以检索到的记录比较多,很多记录不是用户需要查询的内容,可以选择标准检索,以较快检索到用户需要的记录。SRS 系统允许用户保存检索结果,以备后期使用。

表 23.4.1 主要 BLAST 程序

程序名	查询序列	数据库
Blastn	核酸	核酸
Blastp	蛋白质	蛋白质
Blastx	核酸	蛋白质
Tblastn	蛋白质	核酸
TBlastx	核酸	核酸

DDBJ 数据检索及分析 数据检索包括 getentry,SRS,Sfgate& WAIS,TXSearch 和 Homology 等方式,前四种用于检索 DDBJ 数据中的原始数据,Homology 采用 FASTA/BLAST 检索对用户提供的序列或片段作同源性分析。DDBJ 所提供的几种检索方法可分为登录号检索,关键词检索和分类检索,其中 getentry 属于登录号检索,SRS 和 Sfgate& WAIS 属于关键词检索,TXSearch 属于分类检索。所检索到的数据结果,系统都提供 Link(链接)、Save(存储)、View(浏览)及 Launch(序列分析)等处理方式。

23.5　DNA 序列分析(DNA sequence analysis)[13,29]　脱氧核糖核酸(deoxyribonucleic acid,DNA)是一种分子,双链结构,由脱氧核糖核苷酸组成。可组成遗传指令,引导生物发育与生命机能运作。主要功能是长期性的资讯储存,可比喻为"蓝图"或"食谱"。其中包含的指令,是构建细胞内其他的化合物,如蛋白质与 RNA 所需。带有遗传信息的 DNA 片段称为基因,其他的 DNA 序列,有些直接以自身构造发挥作用,有些则参与调控遗传信息的表现。DNA 序列分析的内容主要有以下几个方面:

确定开放阅读框:通过翻译得到 6 条读码框后,下一步就要确定哪个是正确的阅读框。通常,我们选择中间没有被终止密码子(TGA、TAA 或 TAG)隔开的最大读码框作为正确结果,即开放读码框(open reading frame,ORF)。ORF 的结尾比它的起始容易判断。一般编码序列的起始位点是蛋氨酸的密码子 ATG;但蛋氨酸在编码序列内部也经常出现,即 ATG 并不一定是 ORF 的起始标志。有一些规律可以帮助我们在 DNA 中找到蛋白质编码区,比如足够长度的 ORF(基于随机出现较长 ORF 的概率很小的事实),识别边缘处的 Kozak 序列对确定编码区的起始位点也有一定帮助,密码子在编码区和非编码区有不同的统计规律等等,都可以帮助我们确定开放阅读框。

内含子与外显子:真核生物的基因有外显子与内含子两部分,外显子组成编码区,内含子不参与编码区的组成。真核生物基因有外显子/内含子的一个结果就是其基因产物可能有不同的长度,因为并非所有的外显子都包含在最终的 mRNA 中。由于 mRNA 的编辑产生了不同的多肽,进而形成不同蛋白质,这些蛋白质就互称为剪切变体(splice variants)或者可变剪切形式(alternatively spliced forms)。因此,查询 cDNA 或 mRNA 数据库(转录水平的信息)时,匹配结果看上去有缺失的部分,而实际上,这可能是可变剪切的结果。

DNA 序列拼接:DNA 序列分析的另一个重要方面是将一个 DNA 克隆经自动测序得到的片段装配成完整的核苷酸序列,特别是针对高通量测序平台所产生的测序小片段,序列拼接非常重要。有些生化分析要求有相当准确的序列数据,对于一个序列已知的基因,必须核实克隆得到的序列是否与已知基因的序列一致。如果不一致,就必须设计实验加以修正。克隆出错的原因可能是多方面的,如使用了不恰当的引物,或在多聚酶链式反应(polymerase chain reaction,PCR)中使用了低效率的酶等。测序并得到高可信度的序列是一项需要时间和耐心的工作。分析人员要熟悉测序实验操作的缺欠,了解 GC 富集区(导致强的 DNA 二级结构域并影响测序结果),重复序列等的影响,所有这些使序列拼接成为一项高技术工作。

DNA 的一级结构决定了基因的功能,因此,DNA 序列分析是分子遗传学中一项既重要又基本的课题。

23.6 RNA 序列分析(RNA sequence analysis)[9,16] 核糖核酸(ribonucleic acid,RNA),存在于生物细胞以及部分病毒、类病毒中的遗传信息载体。RNA 由核糖核苷酸经磷酸二酯键缩合而成长链状分子。RNA 是以 DNA 的一条链为模板,以碱基互补配对原则,转录而形成的一条单链,主要功能是实现遗传信息在蛋白质上的表达,是遗传信息传递过程中的桥梁。RNA 主要包括 mRNA,tRNA,rRNA,miRNA 等(表 23.6.1)。

RNA 结构层次,包括一级序列,二级结构到三级结构,其中,RNA 的互补序列是形成二级结构的基础,互补碱基对形成的保守的二级结构往往比序列本身更为重要。RNA 二级结构的预测方法,可包括序列比对分析和从头预测分析;从打分函数的不同上,可划分为最大碱基配对数算法和最小自由能算法等;从求解方法上,可划分为点阵法和动态规划法。

这里简单介绍 RNA 结构与功能的部分数据库及分析软件等。

tRNAscan-SE(http://lowelab.ucsc.edu/tRNAscan-SE/):tRNA 数据库;

Rfam(http://rfam.sanger.ac.uk/ and in the US at http://rfam.janelia.org/):RNA 家族数据库;

NONCODE(http://www.noncode.org):非编码 RNA 数据库;

PNRD(http://structuralbiology.cau.edu.cn/PNRD):植物非编码 RNA 数据库;

PLncDB(http://chualab.rockefeller.edu/gbrowse2/homepage.html):植物长非编码 RNA 数据库;

RNAmmer1.2:预测 rRNA;

RNAdraw:RNA 二级结构分析软件;

RNAstructure:预测 RNA 级结构图;

RnaViz:RNA 二级结构图绘制程序;

Pattern Search and Discovery:巴斯德研究所提供的常用 RNA 在线分析工具;

Ridom:细菌 rRNA 分析;

ARWEN:发现线粒体 DNA 中的 tRNA;

LocARNA:RNA 序列多重比对;

CARNA:RNA 序列多重比对工具;

CONTRAfold:二级结构预测。

表 23.6.1 RNA 的主要种类及功能

种 类	功 能
信使 RNA(mRNA)	蛋白质合成模板
核糖体 RNA(rRNA)	核糖体组分
转运 RNA(tRNA)	转运氨基酸
核内不均一 RNA(hnRNA)	成熟 mRNA 前体
核内小 RNA(snRNA)	参与 hnRNA 剪切转运
核仁小 RNA(snoRNA)	rRNA 的加工、修饰
胞浆小 RNA	组成蛋白质内质网定位合成的信号识别体
小干扰 RNA(siRNA)	常为外源,降解互补 mRNA
微 RNA(miRNA)	常为内源,降解 mRNA 或阻碍其翻译

23.7　蛋白质序列分析(protein sequence analysis)[21,36]　蛋白质序列分析,即特征分析,理化性质分析,主要包括蛋白质的分子量、氨基酸的组成、等电点、消光系数、亲水性和疏水性、跨膜区、信号肽、翻译后修饰位点等。可以利用一系列蛋白质理化分析工具,检索未知蛋白质的理化性质,并基于这些理化性质鉴别未知蛋白质的类别,为后续实验提供参考。

蛋白质的亲水或疏水性,可利用 ExPASy(expert protein analysis system)的 ProtScale 在线工具进行分析。组成蛋白质的氨基酸可分为三类:疏水氨基酸,极性氨基酸和带电氨基酸。氨基酸的亲疏水性是构成蛋白质折叠的主要驱动力,可通过亲水性分布图反映蛋白质的折叠情况。ProtScale 提供了 57 种标度,包括分子质量、密码子数、膨胀度、极性、折射系数以及识别因子等。

生物膜所含的蛋白质叫膜蛋白,是生物膜功能的主要承担者。根据蛋白质分离的难易及在膜中分布的位置,膜蛋白基本可分为两大类:外在膜蛋白和内在膜蛋白。有的贯穿整个双脂层,两端暴露于膜的内外表面,这种类型的膜蛋白即是跨膜蛋白。各个物种的膜蛋白的比例差别不大,约四分之一的人类已知蛋白为膜蛋白。由于膜蛋白不溶于水,分离纯化困难,不容易生长晶体,很难确定其结构。因此,对膜蛋白的跨膜螺旋进行预测是生物信息学的重要应用。基于当前跨膜螺旋数据库 TMbase(TMbase 来源于 Swiss-Prot 库,并包含了每个序列的一些附加信息,如跨膜结构区域的数量、跨膜结构域的位置及其侧翼序列的情况),可使用 TMHMM 软件及 DNAMAN 软件等对蛋白进行跨膜预测。

TMHMM 综合了跨膜区疏水性、电荷偏倚、螺旋长度和膜蛋白拓扑学限制等性质,采用隐马氏模型(hidden Markov models),对跨膜区及膜内外区进行整体的预测。TMHMM 是目前最好的进行跨膜区预测的软件,它尤其长于区分可溶性蛋白和膜蛋白,因此首选它来判定一个蛋白是否为膜蛋白。DNAMAN 是美国 LynnonBiosoft 公司开发的高度集成化的分子生物学应用软件,几乎可完成所有日常核酸和蛋白质序列分析工作,包括多重序列比对、PCR 引物设计、限制性酶切分析、蛋白质分析、质粒绘图等。此外,EMBnet 开发的 TMpred 在线工具,也可基于对 TMbase 数据库的统计分析来预测蛋白质跨膜区和跨膜方向。所有跨膜区预测软件的准确性都不超过 52%,但 86% 的跨膜区可以通过不同软件进行正确预测。因此,综合分析不同的软件预测结果和疏水性图以获得更好的预测结果。

23.8　蛋白质结构分析(protein structure analysis)[11,30]　蛋白质结构是指蛋白质分子的空间结构。所有蛋白质都是由 20 种不同的 L 型 α 氨基酸连接形成的多聚体,在形成蛋白质后,这些氨基酸又被称为残基。要发挥生物学功能,蛋白质需要正确折叠为一个特定构型,主要是通过大量的非共价相互作用(如氢键,离子键,范德华力和疏水作用)来实现;此外,在一些蛋白质(特别是分泌性蛋白质)折叠中,二硫键也起到关键作用。为了从分子水平上了解蛋白质的作用机制,常常需要测定蛋白质的三维结构。

蛋白质的分子结构可划分为四级,以描述其不同的方面。一级结构:组成蛋白质多肽链的线性氨基酸序列;二级结构:依靠不同氨基酸之间的 C=O 和 N−H 基团间的氢键形成的稳定结构,主要为 α 螺旋和 β 折叠;三级结构:通过多个二级结构元素在三维空间的排列所形成的一个蛋白质分子的三维结构;四级结构:用于描述由不同多肽链(亚基)间相互作用形成具有功能的蛋白质复合物分子。

蛋白质的一级结构(primary structure)就是蛋白质多肽链中氨基酸残基的排列顺序,也是蛋白质最基本的结构。蛋白质的空间结构就是指蛋白质的二级、三级和四级结构。蛋白质的二级结构(secondary structure)是指多肽链中主链原子的局部空间排布即构象,不涉及侧链部分的构象。超二级结构(supersecondary structure)是指在多肽链内顺序上相互邻近的二级结构,常常在空间折叠中靠近,彼此相互作用,形成规则的二级结构聚集体。结构域(domain)也是蛋白质构象中二级结构与三级结构之间的一个层次。蛋白质的三级结构(tertiary structure)指的是多肽链在各种二级结构的基础上再进一步盘曲或折迭形成具有一定规律的三维空间结构。四级结构(quarternary structure)指具有二条或二条以上独立三级结构的多肽链组成的蛋白质,其多肽链间通过次级键相互组合而形成的空间结构。

蛋白质结构预测主要有两大类方法:理论分析方法及统计的方法,具体流程详见图 23.8.1。具体应用软件,如 Predict Protein 可用于二级结构分析,InterProScan 可用于结构域分析,SWISS-MODEL/SWISS-PdbViewer 用于蛋白质三级结构分析等。

由研究蛋白质结构而发展起来了结构生物学,采用了包括 X 射线晶体学、核磁共振等技术来解析蛋白质结构。

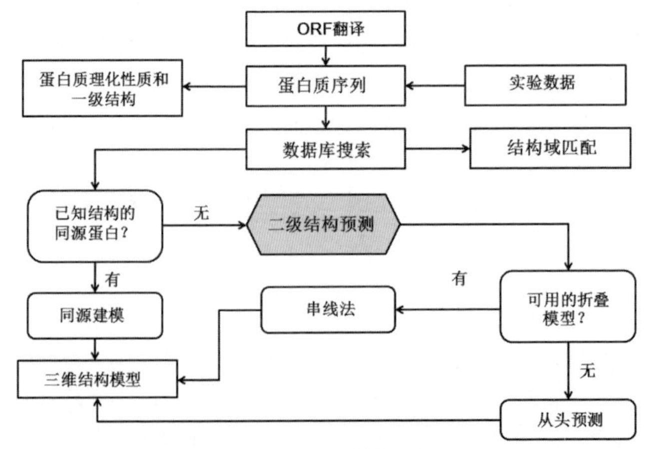

图 23.8.1　蛋白质结构预测过程

23.9 分子进化分析(molecular evolution analysis)[7,26] 自20世纪中叶,随着分子生物学的不断发展,进化研究也进入了分子进化研究水平,并建立了一套依赖于核酸、蛋白质序列信息的理论和方法。随着基因组测序计划的实施,基因组的巨量信息对若干生物领域重大问题的研究提供了有力的帮助,分子进化研究再次成为生命科学中最引人注目的领域之一。这些重大问题包括:遗传密码的起源、基因组结构的形成与演化、进化的动力、生物进化等等。分子进化研究目前更多地是集中在分子序列上,从基因组水平上探索进化奥秘,将开创进化研究的新天地。

分子进化是利用不同物种中同一基因序列的异同来研究生物的进化,构建进化树。既可以用DNA序列,也可以用其编码的氨基酸序列来做,甚至通过相关蛋白质的结构比对来研究分子进化,其前提假定是相似种族在基因上具有相似性。通过比较可以在基因组层面上发现哪些是不同种族中共同的,哪些是不同的。早期研究方法常采用外在的因素,如大小,肤色,肢体的数量等等作为进化的依据。较多模式生物基因组测序任务的完成,人们可从整个基因组的角度来研究分子进化。在匹配不同种族的基因时,一般需处理三种情况:Orthologous:不同种族,相同功能的基因;Paralogous:相同种族,不同功能的基因;Xenologs:有机体间采用其他方式传递的基因,如被病毒注入的基因。这一领域常采用的方法是构造进化树,通过基于特征(即DNA序列或蛋白质中的氨基酸的碱基的特定位置)和基于距离(对齐的分数)的方法和一些传统的聚类方法(如UPGMA)来实现。

系统进化树的构建方法,主要包括:距离矩阵法(distance matrix method),是根据每对物种之间的距离,其计算一般很直接,所生成的树的质量取决于距离尺度的质量。距离通常取决于遗传模型。最大简约法(maximum parsimony, MP)较少涉及遗传假设,它通过寻求物种间最小的变更数来完成的。对于模型的巨大依赖性是最大似然(maximum likelihood, ML)法的特征,该方法在计算上繁杂,但为统计推断提供了基础。由进化距离构建进化树的方法,包括平均连接聚类法(UPGMA method),邻接法(neighbor-joining method),最大简约法,最大似然法等。构建分子进化树相关的软件有很多,比如 MEGA, PAUP, PHYLIP, PHYML, PAML, BioEdit 等。系统进化树的种类主要包括有根树和无根树、基因树和物种树、期望树与现实树、拓扑距离等。目前,随着基因组学的迅猛发展,利用基因组学研究的方法和成果来研究生物进化的问题,越来越受到进化生物学研究者的关注。

23.10 表达序列分析(analysis of expressed sequences)[14,38] 表达序列(expressed sequence)是指由基因组表达为RNA的序列,其中绝大部分是mRNA分子。表达序列标签(expressed sequence tag,EST)是由大规模随机挑取的cDNA克隆测序得到的组织或细胞基因组的表达序列标签,通常为几十至500 bp左右,大多不是完整的基因序列,但携带了表达基因的部分遗传序列。由于EST获得十分快速、简便且廉价,已成为研究基因表达最有用的材料。1993年,NCBI网站专门设立了EST数据库dbEST(database of EST),系统收集和保存研究者提交的EST序列及详细的注释信息,是目前非常有用的表达序列数据库。此外,常见EST数据库还包括:UniGene、Gene Indices、REDB、Mendel-ESTS及MAGEST等。其中,dbEST、UniGene和Gene Indices是数据量最为丰富、最常用的EST数据库。

EST是基因的"窗口",可代表生物体某种组织某一时间的一个表达基因,故被称之为"表达序列标记"。EST具有广泛的用途,可以用于基因组物理图谱的绘制,基因识别,基因表达谱的构建,发现新基因,电子PCR克隆,以及SNP发现等。在对EST序列进行聚类和拼接组装之前,往往需要对EST的质量进行修订,即对数据进行预处理。因此,EST数据分析主要包含数据预处理、聚类、拼接以及拼接结果的注释。其中,前三步是对序列进行注释的前提和基础。

EST数据预处理包括提取序列,去除低质量的序列,应用BLAST、RepeatMasker或Crossmatch遮蔽数据组中不属于表达的基因的赝象序列(artifactual sequences),去除其中的镶嵌克隆序列,去除过短的序列(长度小于100 bp)。EST数据聚类分析是一种通过将相似的或者相关联的数据划分到特定的组(类)中以简化大规模数据集的办法,其目的在于将属于同一个基因的具有重叠部分(overlapping)的EST数据聚在一起,整合至单一的簇(cluster)中。EST聚类分为不严格的聚类(loose clustering)和严格的聚类(stringent clustering)。EST数据聚类和拼接通常是一个连续的过程,称为EST序列组装(EST sequence assembling),聚类后属于同一类的序列进行拼接,可以组装为更长的一致性序列(contig)。常用的EST序列的聚类和组装的软件有:Phrap,基于swat算法构建,主要用于shotgun测序序列的组装,具有较高的精确度,可以利用整个reads进行组装。CAP3,是一个用于DNA序列聚类和拼接的程序,能够消除3′端和5′端的低质量区域。TIGR Assembler,用于将大批量shotgun测序获得的DNA片段组装成一致性序列的工具。Staden Package,是一个用于测序项目管理的整合软件包,包括序列组装、突变检测、序列分析、序列峰图以及对reads文件操作等功能。

23.11　基因调控网络(gene regulation network)[24,35]　随着人类基因组计划(human genome project,HGP)的完成,生物信息学的蓬勃发展,为从分子水平和系统观念来研究复杂疾病,以及研究模式从“序列一结构一功能”向“互作一网络一功能”的转变提供了契机。由于复杂疾病涉及众多内在和外在的因素,所以从整体上考察疾病设计的基因和蛋白质,并结合转录调控、代谢通路等多层面信息就可能会揭示复杂疾病的发病规律。

在生物系统中包含很多不同层面和不同组织形式的网络。目前,基因转录调控网络、生物代谢与信号传导网络、蛋白质相互作用网络是最常见的生物分子网络。其中,基因表达调控可以发生在遗传信息传递过程的各个水平上,转录调控是基因表达调控中最重要、最复杂的一个环节,也是当前研究的重点。基因调控网络,指细胞内(或特定一个基因组内)基因和基因之间的相互作用关系所形成的网络,在众多相互作用关系之中,又特指基于基因调控(gene regulation)所导致的基因间作用。

目前,有很多软件可以用于生物分子网络可视化展示和网络分析:

CytoScape:一款图形化显示网络并进行分析和编辑的软件,能够为网络添加丰富的注释信息,并且可以利用自身以及第三方开发的大量功能插件,针对网络问题进行深入分析;

CFinder 软件:基于全面连接搜集方法的网络秘密集团模块搜索和可视化分析软件,能够在网络中寻找指定大小的全连集,并通过全连集中共享的节点和边,进一步构建更大的节点集团;

mfinder 和 MAVisto 软件:是两款搜索网络模体的软件,mfinder 需要通过命令行的形式进行操作,而 MAVisto 则包含一个图形界面;

BGL 软件集 Matlabbgl 软件:BGL 软件是一款网络拓扑属性分析软件,可较为快速的计算网络中节点的距离、最短路径、多种拓扑属性以及广度和深度优先遍历。Matlabbgl 软件是基于 BGL 开发的一款 Matlab 工具包,可以依托 Matlab 软件平台进行网络分析和计算;

PathwayStudio 软件:是一款生物通路可视化软件,是一款商业化生物信息学软件,能够以不同模式绘制和分析生物通路;

GeneGO 软件及数据库:GeneGO 是系统生物学中的数据挖掘应用提供化学信息学和生物信息学软件解决方案的供应商。主要产品包括 MetaBase、MetaCore、MetaDrug 等。

针对疾病网络重构,目前大多研究从两个层面,如结合疾病和基因,疾病和通路,疾病和 SNP,疾病和 miRNA,药物和靶蛋白,SNP 和基因表达等,构建整合两层面信息的二部网络,分析二部网络或重构网络的特点,从而对复杂疾病过程中的某些规律进行整体研究和分析。而整合多层面信息是研究复杂疾病的重要方式。

23.12 高通量检测技术(high-throughput detection techniques)[17,37] 当前应用最为广泛的高通量检测技术，主要包括基因芯片和高通量测序技术。基因芯片(gene chip)(又称DNA芯片、生物芯片)，其测序原理是杂交测序方法，即通过与一组已知序列的核酸探针杂交进行核酸序列测定的方法，在一块基片表面固定了序列已知的靶核苷酸的探针，当溶液中带有荧光标记的核酸序列与基因芯片上对应位置的核酸探针产生互补匹配时，通过确定荧光强度最强的探针位置，获得一组序列完全互补的探针序列。据此可重组出靶核酸的序列。

1998年底美国科学促进会将基因芯片技术列为1998年度自然科学领域十大进展之一，足见其在科学史上的意义，并被广泛应用到生物科学众多的领域之中。它以其可同时、快速、准确地分析数以千计基因组信息的本领而显示出了巨大的威力。这些应用主要包括基因表达检测、突变检测、基因组多态性分析和基因文库作图以及杂交测序等方面。

DNA测序技术，即测定DNA序列的技术。新一代测序仪产品，如美国Roche Applied Science公司的454基因组测序仪、美国Illumina公司和英国Solexa technology公司合作开发的Illumina测序仪、美国Applied Biosystems公司的SOLiD测序仪、Dover/HarVard公司的Polonator测序仪以及美国Helicos公司的HeliScope单分子测序仪。DNA测序技术已广泛应用于生物学研究的各个领域，很多生物学问题都可以借助高通量DNA测序技术予以解决。

DNA测序方法的飞速发展，使得探明一段序列所代表的生物学意义成了科学家的新目标，筛查疾病易感人群、鉴定致病或抑病基因、药物高通量的设计与测试乃至个性化医疗都将不再是憧憬中的事情。同时，高通量测序能够完成包括全基因组、转录组、宏基因组等在内的多种测序，并为后基因组学的分析带来新的方法。此外，测序技术有助于人们以更低廉的价格，更全面、更深入地分析基因组、转录组及蛋白质之间跨平台相互作用的各项数据。今后，各种测序将成为一项广泛使用的常规实验手段，有望给生物学和生物医学研究领域带来革命性的变革，特别是如何利用测序技术来揭开生物学和医学上的众多谜团。

表23.12.1 主流测序平台一览表

公司名称	技术原理	技术开发者
Apply Biosystems (ABI)	基于磁珠的大规模并行克隆连接DNA测序法	美国Agencourt私人基因组学公司(APG)
Illumina	合成测序法	英国Solexa公司首席科学家David Bentley
Roche	大规模并行焦磷酸合成测序法	美国454 Life Sciences公司的创始人Jonathan Rothberg
Helicos	大规模并行单分子合成测序法	美国斯坦福大学生物工程学家Stephen Quake

23.13　表达谱数据分析(analysis of expression profile)[6,25]　表达谱数据的一个最重要的特点是在基因表达谱数据信息获取的过程中,检测基因的数目往往高达几千甚至几万,而样本获取的数目,由于成本和样品来源等方面的原因,一般只有数十或百计,样本获取的数目比检测基因的数目小许多,且随机干扰因素较多,检测误差较大,是典型的高维、高噪问题。同时,由于功能相似的基因也具有高度相关的表达水平,从分类学角度看,存在大量的对分类无意义的基因,即冗余基因。因此,首先对表达数据进行降维处理是十分有必要的。降维处理的方法包括特征选择和特征提取。

基因表达数据分析可分三个层次:单基因分析,找出差异基因表达;多基因分析,按基因的共同功能、相互作用等进行分析;系统水平分析,建立基因调控网来分析和理解生命现象。研究方法有两种类型:一种是以聚类分析为代表的无监督的方法,不需要附加的类别信息,从距离矩阵出发将相似的模式聚为同类;另一种是有监督的方法,除了基因表达谱数据之外,还需要知道研究对象的类别信息,如基因的功能分类或样品的病理分类。

常用的表达谱分析软件,以基因芯片表达数据为例,主要包括以下几种:

ArrayTools:BRB-ArrayTools 是基因芯片数据分析的集成软件包,能处理不同芯片平台、双通道的表达谱数据,其基本功能有数据可视化、标准化处理、差异基因筛选、聚类分析、分类预测、生存期分析、基因富集性分析等。ArrayTools 软件以 Excel 插件的形式呈现,用户界面友好,计算由 Excel 外部的分析工具完成。

D Chip(DNA-chip analyzer):一款主要进行基因表达芯片和 SNP 芯片探针水平和高水平分析的软件,其他芯片分析平台的基因表达数据和 SNP 数据也可以分析。

SAM(significance analysis of microarrays):是差异基因筛选的统计学方法,输入为基因表达谱矩阵及实验对应的反应变量,输出为差异基因表(表达上调和表达下调基因)、δ 值表和样本大小评价表。

Cluster 和 TreeView:Cluster 是对 DNA 芯片数据进行聚类分析的软件,TreeView 是对 Cluster 的聚类结果进行交互式可视化呈现的软件。Cluster 软件的功能包括数据过滤、标准化处理、系统聚类、均值聚类、SOM 聚类和主成分分析。

BioConductor:其应用功能主要是对微阵列数据的预处理、数据可视化、基因表达数据的分析和注释。

Bioinformatics Toolbox:这是基于 MATLAB 环境开发的基因组和蛋白质组分析工具箱,其功能包括数据格式与数据库,序列分析,进化分析,统计分析及调用其他软件等。

23.14 基因功能注释(gene annotation)

[12,22] 随着后基因时代的来临,基因组学的研究重心开始从阐明所有遗传信息转移到从整体分子水平对功能进行研究,转变的重要标志是产生了功能基因组学(functional genomics),生物信息学的重点是研究序列的生物学意义,以及基因编码序列的转录、翻译的过程和结果,着重分析基因表达调控信息、基因及其产物的功能。这里主要介绍当前常用的基因及其产物的功能注释体系和工具,及在此基础上发展起来的基因集功能富集分析、基因产物功能预测等分析。

基因本体(gene ontology,GO)数据库,主要建立基因及其产物知识的标准词汇体系,涵盖了基因的细胞组分(cellular component)、分子功能(molecular function)、生物学过程(biological process)三个方面,已经成为应用最为广泛的基因注释体系之一。

京都基因与基因组百科全书数据库(Kyoto encyclopedia of genes and genomes,KEGG)是系统分析基因功能、基因组信息的数据库,它整合了基因组学、生物化学以及系统功能组学的信息,有助于研究者把基因及表达信息作为一个整体进行研究。把从已经完整测序的基因组中得到的基因目录与更高级别的细胞、物种和生态系统水平的系统功能关联起来是KEGG数据库的特色之一。KEGG人工创建了一个知识库,这个知识库是基于使用一种可计算的形式捕捉和组织实验得到的知识而形成的系统功能知识库。它是一个生物系统的计算机模拟。与其他数据库相比,KEGG的一个显著特点就是具有强大的图形功能,它利用图形而不是繁缛的文字来介绍众多的代谢途径以及各途径之间的关系,这样可以使研究者能够对其所要研究的代谢途径有一个直观全面的了解。

基于GO或KEGG的基因功能预测通常需要定义基因集,基于统一的先验生物学知识,如已发表的有关基因共表达、生物通路等。基于GO的基因功能预测,包括对差异表达基因进行功能预测,蛋白质互作网络用于基因功能预测,利用GO体系结构比较基因功能,而基于KEGG通路分析的基因功能预测,通路分析利用的资源是许多已经研究清楚的基因之间的相互作用,即生物学通路。

常用基因功能预测软件,主要包括:基于GO的基因功能分析软件,如由NIH的研究人员开发的EASE(expressing analysis systematic explorer),底特律韦恩大学开发的Onto-Express,以及挪威大学和乌普萨拉大学联合推出的Rosetta系统。基于KEGG的基因功能分析软件,包括GenMAPP,Pathway Miner,KOBAS,GEPAT等。基于GO和KEGG发展起来的多种软件,从不同角度实现注释、富集分析和功能预测。

23.15　表观遗传学分析(epigenetics analysis)[3,18]　表观遗传学(epigenetics)是研究基因的核苷酸序列不发生改变的情况下,基因表达可遗传变化的一门遗传学分支学科。在生物学中,表观遗传学指基因表达中的多种变化。这种变化在细胞分裂的过程中,有时甚至是在隔代遗传中保持稳定,但不涉及基本 DNA 的改变。即使环境因素会导致生物的基因表达不同,但是基因本身不会发生改变。表观遗传的现象很多,已知的有 DNA 甲基化(DNA methylation),基因组印记(genomic imprinting),母体效应(maternal effects),基因沉默(gene silencing),核仁显性,休眠转座子激活和 RNA 编辑(RNA editing)等。

以 DNA 甲基化为例,CpG 的识别大致有两种策略:生物信息学算法为基础开发的预测方法,以及以限制性酶切法为代表的实验方法。基因组范围的 DNA 甲基化检测方法,高质量的商业寡核苷酸阵列,包括 Illumina 推出的磁珠阵列,Affymetrix 和 NimbleGen 分别生产的平板阵列,以及 Agilent 推出的喷墨阵列都被广泛地应用。DNA 甲基化的预测方法,主要使用基于序列的判别模型和借助其他表观遗传修饰谱的整合模型。具体地说,从 DNA 序列预测胞嘧啶甲基化,包括基于 CpG 位点甲基化预测(methylator),基于序列特征的 CpG 岛甲基化预测(HDMFinder),使用基因组特征有助于识别 CpG 甲基化。

随着表观医学数据的不断增多,研究者专门构建了存储表观遗传学实验数据,并开发了相应的算法对基因组范围内的数据进行分析。常用的表观遗传学数据库和分析软件如下:

表观遗传学常用数据库　人类表观基因组计划数据库(HEP),旨在确定、记录和解释人类所有基因在主要组织中的基因组范围内 DNA 甲基化模式;HHMD,包含用于可视化组蛋白修饰的工具 HisModView,在已有的基因组注释的背景下研究组蛋白修饰的分布,这些组蛋白修饰与 DNA 甲基化之间的关系等;MethyCancer,此数据旨在研究 DNA 甲基化、基因表达与肿瘤间的相互作用。

表观遗传学常用软件　EpiGraph,界面友好的表观基因组分析和预测软件,可用于复杂的基因组和表观基因组数据集的生物信息学分析;Methylator,基于支持向量机(SVM)的方法预测 CpG 二核苷酸中胞嘧啶的甲基化状态的软件,这种支持向量机模型在预测 DNA 甲基化方面比传统的机器学习方法(如神经网络、贝叶斯统计等)取得了更高的精度。CpG_MI,为一款基于互信息识别基因组功能 CpG 岛的软件,该方法不依赖于传统方法对 CpG 岛长度的限制,具有较高的精度,且识别出来的 CpG 岛大部分与组蛋白修饰区域相关。

“表观遗传”使获得性遗传再次引起科学家的兴奋,短短数年,已成为生命科学界最热门领域之一。

23.16 单核苷酸多态分析(SNP analysis) [2,33] 单核苷酸多态性(single nucleotide polymorphism,SNP),主要是指在基因组水平上由单个核苷酸的变异所引起的DNA序列多态性。它是人类可遗传的变异中最常见的一种。占所有已知多态性的90%以上。SNP在人类基因组中广泛存在,平均每500~1000个碱基对中就有1个,估计其总数可达300万个甚至更多。SNP所表现的多态性只涉及单个碱基的变异,这种变异可由单个碱基的转换(transition)或颠换(transversion)所引起,也可由碱基的插入或缺失所致。但通常所说的SNP并不包括后两种情况。SNP自身的特性决定了它更适合于对复杂性状与疾病的遗传解剖以及基于群体的基因识别等方面的研究。

SNP作为新一代遗传标记具有数据量多、分布广、密度大等特点,已广泛用于遗传学研究中。重要的SNP数据库有dbSNP和dbGap。为了满足对基因组范围总体变异的需求,解决在关联研究、基因定位、功能和药理遗传学、群体遗传学、进化生物学以及定位克隆、物理作图等领域中大规模抽样设计的需求,NCBI与NHGRI协作创建了dbSNP,其主要功能包括:遗传变异序列环境分析,基于NCBI的遗传变异交叉注释,外部资源整合以及遗传变异的功能分析。此外,NCBI建立了基因型和表型数据库dbGap,其开发是为了存储和发布基因型和表型相关的研究数据及研究结果,包括全基因组关联研究、医疗测序、分子诊断化验,以及基因型与非临床性状之间的关联性。

基于SNP的复杂疾病遗传定位,包括实验样本选取准则、连锁分析、关联分析及统计结果的取舍等内容。具体地说,准确的疾病定义,特别是细化疾病的分类层次对于获得有针对性的致病因子有重要的意义。

常见的SNP相关的集成软件工具,如全基因组关联分析工具Plink,为一个开放的,免费的全基因组关联分析工具,其分析的基础是基因型和表型数据。剑桥大学编写的Haploview软件,可识别TagSNP及推断单体型,其分析模块包括连锁不平衡分析,单体型块分析,单体型分析,TagSNP分析,关联研究以及Permutation检验结果稳定性。SNPtest是一个强大的基因组范围关联研究软件包,它可以对单个SNP关联进行频率检验或贝叶斯检验,可以在基因组范围内开展关联研究。软件包中的分析模块包括数据的统计描述,哈代温伯格平衡检验,基本的关联检验,以及贝叶斯检验。Merlin是一个利用稀疏遗传树进行系谱分析的软件包,稀疏树代表系谱中的基因,该软件是最快的谱系分析软件包之一。Merlin能够被用于参数或非参数的连锁分析,以回归为基础的连锁分析或对数量性状的关联分析,IBD和亲属关系的估计,单体型分析,错误检测和模拟分析。

23.17　ncRNA 与复杂疾病（ncRNA and complex disease）[19,34]　非编码 RNA（non-coding RNA）是指不编码蛋白质的 RNA，包括 rRNA，tRNA，snRNA，snoRNA，lncRNA 和 microRNA（miRNA）等多种已知功能的 RNA 及未知功能的 RNA，在复杂疾病中均扮演着重要的角色，也出现了不少与疾病有关的 ncRNA 数据库，如 LncRNADisease（长非编码 RNA 和疾病关联数据），miR2Disease（人类疾病相关 miRNA 数据库）。这里以研究较多的 miRNA 为例，介绍 miRNA 与复杂疾病分析的相关内容。

miRNA 多态和复杂疾病分析：miRNA 多态性能够从不同的层面影响 miRNA 功能，可能发生在 miRNA 的形成至行使功能过程的任意一个阶段。miRNA 多态性主要分为三类：

（1）位于 miRNA 基因内影响 miRNA 形成和功能的多态；

（2）位于靶基因内影响 miRNA 与其靶基因调控关系的多态；

（3）改变药物反应和 miRNA 基因表观遗传调控的多态。

miRNA 表达谱和复杂疾病分析：miRNA 表达谱可识别癌症相关 miRNA。比如，基因芯片或测序所产生的 miRNA 表达谱，标准化之后筛选差异表达 miRNA 进行实验验证，异常 miRNA 通过调节大量靶基因的转录变化，导致某些生物学功能失调从而诱导癌症的发生。同时，miRNA 表达谱可分类人类癌症，采用系统聚类方法（平均链路算法、皮尔森相关系数）分别对样本和 miRNA 进行聚类分析，可对不同疾病类型进行分类。进而，miRNA 表达谱与 mRNA 表达谱的整合分析，有助于提高研究结果的准确性，从而揭示 miRNA 参与疾病发生和发展的过程。而 miRNA 也将作为新的生物标记用于疾病诊断和预后。miRNA 具有重要的生物学功能，比如，调控细胞信号网络，代谢网络，基因转录调控网络，蛋白质互作网络，以及 miRNA 调控的网络模体等。

当前，权威 miRNA 数据资源主要包括 TarBase 数据库和 miRBase 数据库，TarBase 数据库是目前使用最为广泛的存储真实 miRNA 与靶基因间关系的数据库，而 miRBase 数据库则是一个集 miRNA 序列、注释信息以及预测的靶基因数据为一体的数据库，是目前存储 miRNA 信息最主要的公共数据库之一。另外，还有一些其他的相关数据库，如 miRGen、MiRNAmap 以及 microRNA.org 等，为 miRNA 的研究提供了便捷。另外，有大量的 miRNA 分析平台可以应用，如 miRDB，DeepBase，miRDeep，SnoSeeker，miRanalyzer 和 mirTools 等。

科学家预言 ncRNA 在生物发育的过程中，有着不亚于蛋白质的重要作用。但是，今天对整个 ncRNA 的世界却了解甚少，主要任务是发现更多的 ncRNA 及其生物功能。这一研究的道路还很长，远比基因组计划更为艰巨。因此，要彻底弄清 ncRNA 的调控网络，将是揭示生命奥秘的最终突破。

23.18　药物软件设计(drug design with software)[1,20]　人类基因工程的目的之一是要了解人体内约10万种蛋白质的结构、功能、相互作用以及与人类各种疾病之间的关系,寻求各种治疗和预防方法,包括药物治疗。基于生物大分子结构及小分子结构的药物设计是生物信息学中的极为重要的研究领域。为了抑制某些酶或蛋白质的活性,在已知其蛋白质的三级结构基础上,可以利用分子对齐算法,在计算机上设计抑制剂分子,作为候选药物。

生物信息学以基因组DNA序列信息分析作为源头,在获得了蛋白质编码区的信息后,进行蛋白质空间结构的预测和模拟,然后依据特定蛋白质的功能进行必要的药物设计(图23.18.1)。其主要任务为:①生物数据库的设计、建立和优化;②从数据库中提取有效信息的算法;③为用户设计查询信息的界面;④开发数据可视化的有效方法;⑤与多种资源和信息建立有效连接;⑥开发数据分析的新方法;⑦发展预测的算法,对新产品、新功能、疾病诊断和治疗等进行预测。

药物设计软件,如加拿大CCG公司开发的MOE,为分子模拟及药物设计综合软件,集可视化、模拟和应用开发于一体。MOE在统一的操作环境下能通过分子模拟、蛋白质结构分析、小分子数据处理以及蛋白质与小分子对接研究等应用工具全方位进行药物设计。Accelrys公司的InsightII三维图形环境软件包,集成了从生物分子结构功能研究到基于靶点药物设计的全套工具。InsightII针对生命科学应用,提供生物分子及有机小分子建模和显示工具,功能分析工具,结构改造工具,动力学模拟工具等,帮助研究人员在实验前全面了解生物分子的结构与功能,从而有针对性地设计实验方案,提高实验效率,降低科研成本。Molegro Vitual Docker是一款计算机辅助药物设计软件,能够预测蛋白质跟化学小分子的结合,并提供在分子对接(molecular docking)过程中所需的所有功能。软件可以提供高准确性的分子对接结果,以及简单好用的视窗界面操作。SYBYL软件结合计算化学和分子模拟的环境,提供了解分子结构和性质的基量,为用户提供分子模拟和药物设计的解决方案。

现代药物研发已离不开生物信息技术的参与,将生物信息学数据及工具与生物化学、药理学、医学以及组合化学库联系起来,为药物研究提供更方便、快捷的手段,提高研发的质量和效率。

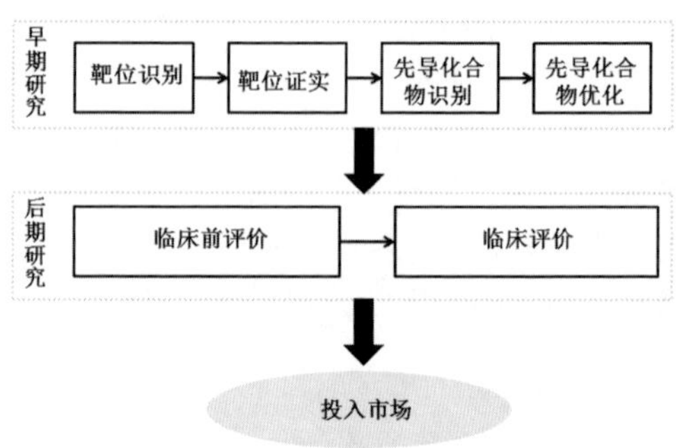

图23.18.1　药物的设计和评价

23.19　生物信息分析软件(software in bioinformatics)[5,10]　生物信息学是分子生物学与信息技术(尤其是因特网技术)的结合体。生物信息学的研究材料和结果就是各种各样的生物学数据,其研究工具是计算机,研究方法包括对生物学数据的搜索(收集和筛选)、处理(编辑、整理、管理和显示)及利用(计算、模拟)。这里,从数据分析的不同方面,简要介绍常用生物信息学软件:

常规数据处理:

(1)小片段 DNA 序列的拼接:Phred-phrap 和 velvet 等;

(2)序列相似性搜索:BLAST 和 BLAT 等;

(3)序列多重比对:Clustalx 等;

(4)引物设计:Primer 和 oligo 等;

(5)序列酶切位点分析:restrict 等;

(6)DNA 序列本身的处理:extract-seq 和 seqret 等。

序列特征分析:

(1)DNA 序列特征分析:GENSCAN 识别基因开放阅读框,POLYAH 预测分析转录终止信号,PromoterScan 预测分析启动子区域,CodonW 分析密码子偏好性等;

(2)蛋白质序列特征分析:ProtParam 分析蛋白质理化性质,ProtScale 分析亲水或疏水性,TMpred 分析跨膜区,Antheprot 分析蛋白质序列;

(3)序列综合分析:EMBOSS,DNAStar,Omiga 2.0 和 VectorNTI 软件包等。

基因芯片数据表达谱分析:详见条目 23.13。

高通量测序数据分析:

(1)序列比对和组装(请见表 23.19.1);

(2)重测序数据中 SNP 分析:MAQ 和 SNP calling 等;

(3)CNV 分析:CBS、CMDS 和 CnvHMM 等;

(4)RNA-seq 分析:HISAT、String-Tie 和 Ballgown 等;

(5)miRNA-seq 分析:miRDeep、miRNAkey、miRExpress 和 DSAP 等;

(6)注释:ANNOVAR、BreakSeq 和 Seattle Seq 等;

(7)数据可视化:Avadis、CIRCOS 和 IGV 等;

(8)融合基因检测:BreakFusion、Chimerascan 和 Comrad 等。

表 23.19.1　部分分析短片段序列数据的工具

软件名称	软件功能
Cross_match	比对
ELAND	比对
Exonerate	比对
MAQ	比对及变异检测
ALLPATHS	序列组装
Edena	序列组装
Euler-SR	序列组装
SHARCGS	序列组装
SHRAP	序列组装

分子进化:

①MEGA 系列软件用于检验和分析 DNA、蛋白质序列的演化;②Phylip 软件包用于核酸和蛋白质序列系统发生分析;③PAUP□是一款用于构建进化树(系统发育树)及进行相关检验的软件。

23.20　系统生物学(systems biology)[4,27]　系统生物学是研究一个生物系统中所有组成成分(基因、mRNA、蛋白质等)的构成,以及在特定条件下这些组分间的相互关系的学科。也就是说,系统生物学不同于以往的实验生物学—仅关心个别的基因和蛋白质,它要研究所有的基因、所有的蛋白质、组分间的所有相互关系(图23.20.1)。显然,系统生物学是以整体性研究为特征的一种大科学,是生命科学研究领域的一门新兴学科,也将是21世纪医学和生物学的核心驱动力。

作为一种整合型大科学,系统特性是不同组成部分、不同层次间相互作用而"涌现"的新性质;对组成部分或低层次的分析并不能真正地预测高层次的行为。如何通过研究和整合去发现和理解涌现的系统性质,是系统生物学面临的一个根本性的挑战。此外,系统生物学整合性的另一层含义是指研究思路和方法的整合。经典的分子生物学研究是一种垂直型的研究,即采用多种手段研究个别的基因和蛋白质。基因组学、蛋白质组学和其他各种"组学"则是水平型研究,即以单一的手段同时研究成千上万个基因或蛋白质。而系统生物学的特点,则是要把水平型研究和垂直型研究整合起来,成为一种"三维"的研究。此外,系统生物学还是典型的多学科交叉研究,它需要生命科学、信息科学、统计学、数学、计算机科学等各种学科的共同参与。

随着研究的不断深入,当前有不少多组学综合数据库,如蛋白质—蛋白质相互作用数据库,BOND,DIP和MINT等,蛋白质—DNA相互作用数据库,BIND和Transfac等,代谢通路数据库,BioCyc和KEGG等,以及包含miRNA-mRNA,miRNA-lncRNA,miRNA-circRNA,miRNA-ceRNA和RNA-protein等调控关系的starBase数据库。

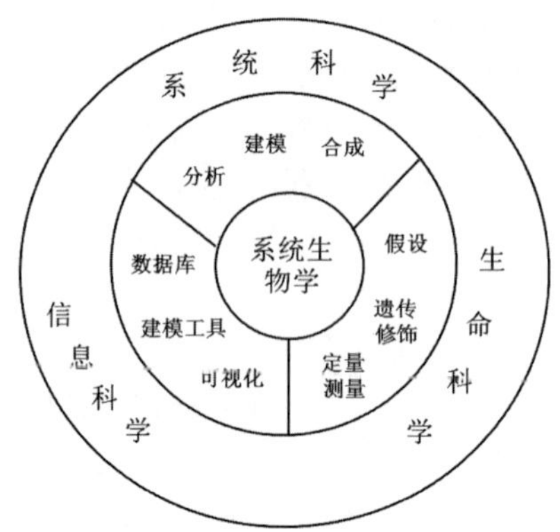

图23.20.1　系统生物学的研究方法

根据研究目的不同,有很多整合不同分子水平的软件和平台。开源系统生物学网络分析软件Cytoscape,可开展不同层面数据整合分析,利用插件开展多层次数据整合分析。CFinder软件是一种基于全面连接搜素方法(the clique percolation method,CPM)的网络模块搜索和可视化分析软件,算法主要针对无向网络,但也包含对有向网络的一些处理功能。GeneGO软件及数据库是系统生物学中常用的数据挖掘工具。

系统生物学的"灵魂"是整合,但由于不同生物分子的研究难度不一样,技术发展程度不一样,对它们的研究水平有较大的差距。例如,基因组和基因表达方面的研究已经比较完善,而蛋白质研究就较为困难,至于涉及生物小分子的代谢组分的研究就更不成熟。因此,要真正实现这种整合还有很长的路要走。

参考文献

[1] Bajorath J. Improving data mining strategies for drugdesign[J]. Future Med Chem. 2014, 6(3): 255—7.

[2] Barrett JC. Haploview: Visualization and analysis of SNP genotype data[M]. Cold Spring HarbProtoc. 2009 (10): pdb. ip71. doi: 10.1101/pdb.ip71.

[3] Bock C, Von Kuster G, Halachev K, et al. Web—based analysis of (Epi—) genome data using EpiGRAPH and Galaxy[J]. Methods Mol Biol. 2010; 628: 275—96.

[4] Chauhan A, Liebal UW, Vera J, et al. Systems biology approaches in aging research. Interdiscip Top Gerontol[J]. 2015; 40: 155—76.

[5] Chuang HY, Hofree M, Ideker T. A decade of systemsbiology[J]. Annu Rev Cell Dev Biol. 2010; 26: 721—44.

[6] Dahlquist KD, Nathan S, Karen V, et al. GenMAPP, a new tool for viewing and analyzing microarray data on biological pathways[J]. Nature Genetics, 2002, 31(1): 19—20.

[7] Frazier TP, Zhang B. Identification of plant microRNAs using expressed sequence tag analysis[J]. Methods Mol Biol. 2011; 678: 13—25.

[8] Fua WJ, Stromberg AJ, Viele K, et al. Statistics and bioinformatics in nutritional sciences: analysis of complex data in the era of systems biology[J]. J Nutr Biochem 2010, 21(7): 561—72.

[9] Gardner, Paul P. Daub, Jennifer, Tate, John G et al. Rfam: updates to the RNA families database[J]. Nucleic Acids Res, 2008, 37(Suppl1): D136—40.

[10] Giannoulatou E, Park SH, Humphreys DT, Ho JW. Verification and validation of bioinformatics software without a gold standard: a case study of BWA and Bowtie[J]. BMC Bioinformatics. 2014; 15 Suppl 16: S15. doi: 10.1186/1471—2105—15—S16—S15.

[11] Guex N, Peitsch MC, Schwede T. Automated comparative protein structure modeling with SWISS-MODEL and Swiss-PdbViewer: a historical perspective[J]. Electrophoresis. 2009 Jun; 30 Suppl 1: S162—73.

[12] He X, Chang S, Zhang J, et al. MethyCancer: the database of human DNA methylation and cancer[J]. Nucleic Acids Res, 2008, 36(1): 89—95.

[13] Khan MI, Sheel C. OPTSDNA: Performance evaluation of an efficient distributed bioinformatics system for DNA sequence analysis[J]. Bioinformation. 2013, 9(16): 842—6.

[14] Kim JE, Lee YM, Lee JH, et al. Development and Validation of Single Nucleotide Polymorphism (SNP) Markers from an Expressed Sequence Tag (EST) Database in Olive Flounder (Paralichthysolivaceus). BalsaenggwaSaengsig. 2014, 18(4): 275—86.

[15] Kodama Y, Kaminuma E, Saruhashi S, et al. Biological databases at DNA Data Bank of Japan in the era of next—generation sequencing technologies[J]. AdvExp Med Biol. 2010, 680: 125—35.

[16] Krishnamurthy N, Sjölander KV. Basic protein sequence analysis[M]. CurrProtoc Protein Sci. 2005 Sep; Chapter 2: Unit 2. 11. doi: 10. 1002/0471140864.

ps0211s41.

[17] Ku CS, Naidoo N, Wu M, Soong R. Studying the epigenome using next generationsequencing[J]. J Med Genet. 2011, 48(11): 721—30.

[18] Kumar A, Rajendran V, Sethumadhavan R, et al. Computational SNP analysis: current approaches and future prospects [J]. Cell BiochemBiophys. 2014, 68(2): 233—9.

[19] Le TC, Winkler DA. A Bright Future for Evolutionary Methods in Drug Design [J]. Chem Med. 2015, 10(8): 1296—300.

[20] LeprevostFda V, Barbosa VC, Francisco EL, et al. On best practices in the development of bioinformatics software [J]. Front Genet. 2014 Jul 2; 5: 199. doi: 10.3389/fgene.2014.00199.

[21] Manjasetty BA, Shi W, Zhan C, etal. A high — throughput approach to protein structure analysis[J]. GenetEng (N Y). 2007; 28: 105—28.

[22] Marcel GS, Feike JL, Martinus TG. Rosetta: a computer program for estimating soil hydraulic parameters with hierarchical pedotransferfunctions [J]. Journal of Hydrology, 2001, 251(3): 163—76.

[23] NCBI Resource Coordinators. Database resources of the NationalCenter for Biotechnology Information[J]. Nucleic Acids Res. 2015 Jan; 43(Database issue): D6—17. doi: 10.1093/nar/gku1130.

[24] Nikitin A, Egorov S, Daraselia N, MazoI. Pathway studio-the analysis and navigation of molecular networks. Bioinformatics. 2003, 19(16): 2155—7.

[25] Oba S, Sato MA, Takemasa I, Monden M, Matsubara K, Ishii S. A Bayesian missing value estimation method for gene expression profile data[J]. Bioinformatics. 2003, 19(16): 2088—96.

[26] Pandey R, Guru RK, Mount DW. Pathway Miner: extracting gene association networks from molecular pathways for predicting the biological significance of gene expression microarray data [J]. Bioinformatics, 2004, 20(13): 2156—2158(3).

[27] Peter S, Angela NB, Todd MLowe. The tRNAscan-SE, snoscan and snoGPS web servers for the detection of tRNAs and snoRNAs[J]. Nucleic Acids Res, 2007, 33(suppl 2): W686—W9.

[28] PevsnerJ, Bioinformatics and Functional Genomics[J]. Wiley-Blackwell, 2009.

[29] Posada D. Bioinformatics for DNA sequence analysis. Preface[J]. Methods Mol Biol. 2011; 537: 101—9.

[30] Tamura K, Peterson D, Peterson N, et al. MEGA5: molecular evolutionary genetics analysis using maximum likelihood, evolutionary distance, and maximum parsimonymethods[J]. Mol Biol Evol, 2011, 28(10): 2731—2739.

[31] Tateno Y, Imanishi T, Miyazaki S, et al. DNA Data Bank of Japan (DDBJ) for genome scale research in life science[J]. Nucleic Acids Res. 2002 Jan 1; 30(1): 27—30.

[32] Tatusova T. Genomic databases and resources at the NationalCenter for Biotechnology Information[J]. Methods Mol Biol. 2010; 609: 17—44.

[33] Veneziano D, Nigita G, Ferro A. Computational Approaches for the Analysis of

ncRNA through Deep Sequencing Techniques[J].Front Bioeng Biotechnol,2015 Jun 3; 3: 77. doi: 10. 3389/fbioe. 2015. 00077.

[34] Wang X. miRDB: a microRNA target prediction and functional annotation database with a wiki interface[J]. RNA, 2008,14(6):1012-7.

[35] Wilkinson J. New sequencing technique produces high-resolution map of 5-hydroxymethylcytosine[J]. Epigenomics. 2012,4(3):249.

[36] Xu D.Computational methods for protein sequence comparison and search[M]. Curr Protoc Protein Sci.2009 Apr;Chapter2: Unit2. 1. doi: 10. 1002/0471140864. ps0201s56.

[37] Yazhou Wu,Ling Zhang,Ling Liu,et al. Identification of differentially expressed genes using multi-resolution wavelet transformation analysis combined with SAM[J].Gene,2012,509(2):302-8.

[38] Yu H, Luscombe NM, Qian J, Gerstein M.Genomic analysis of gene expression relationships in transcriptional regulatory networks[J]. Trends Genet. 2003, 19 (8):422-7.

[39] 李霞等.生物信息学[J].人民卫生出版社,2010.

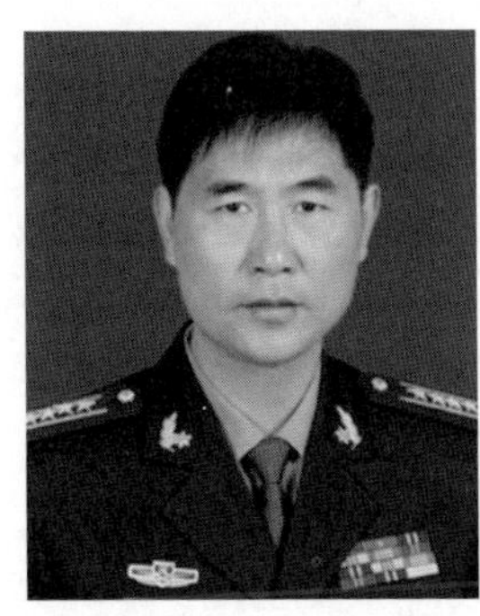

易东，陆军军医大学卫生统计学教研室教授、主任、博士生导师。获重庆大学应用数学学士、泛函分析硕士和计算机科学博士学位。曾赴香港浸会大学计算机系讲学，赴香港城市大学生物化学系、美国华盛顿大学生物统计系合作研究。研究方向为：生物信息学、大数据健康管理和疾病风险预测模型以及计算机图象处理。现为高等学校统计学教学指导委员会委员，中国卫生信息学会统计理论与方法专委会副主任委员，中国统计教育学会常务理事，国家食品药品监督管理局评审专家。

第24章　医学信号和图像分析

赵倩

24.1　随机信号(random signal)[12,13]

医学信号是指携带生物体信息的一元或多元函数,如心电信号、脑电信号等。医学信号通常具有随机性,若对每一个 $t \in T$,$X(t)$ 是一个随机变量,则称 $X(t)$ 为随机信号。当 $T \subset R$ 是实数集,$X(t)$ 为连续信号或模拟信号;当 $T \subset Z$ 是整数集,$X(t)$ 为离散信号或随机序列。

一个复杂的信号可分解为若干正弦信号的叠加,正弦信号即

$$X(t) = A\sin(2\pi ft + \varphi)$$

A 为振幅,φ 为初始相位,f 为频率。随机信号的幅度、相位和频率都可随时间随机变化。

通常采用随机过程建立随机信号的统计模型,其概率分布和数字特征(如均值、方差、协方差函数等)的描述参见条目8.1随机过程。按照统计分布特征是否随时间变化,可分为平稳信号和非平稳信号。平稳性的描述参见条目8.3平稳过程。

非平稳信号(non-stationary signal)的数字特征是时间 t 的函数,可随时间发生变化。不是宽平稳的随机信号统称为非平稳信号。在工程领域,设备运行过程中会产生大量的非平稳信号,尤其是故障发生时。非平稳信号通常包含有趋势性、季节性或周期性等特性。

循环平稳信号(cyclo-stationary signal)是一类特殊的非平稳信号,数字特性随时间 t 呈周期性的平稳,可表现为以下几种形式:

(1) $X(t)$ 的期望和相关函数具有周期性。

(2) $X(t)$ 的分布函数具有周期性。

(3) $X(t)$ 的前 n 阶矩具有周期性。

随机信号的能量(energy)的表达式为

$$E\int_{-\infty}^{+\infty} X^2(t)dt = \int_{-\infty}^{+\infty} EX^2(t)dt$$

其中,$X(t)$ 是均方连续的随机过程。

随机信号的功率谱(power spectrum)的表达式为

$$\lim_{T\to\infty}\frac{1}{2T}E\left|\int_{-T}^{+T} X(t)e^{-i\omega t}dt\right|^2$$

$$= \lim_{T\to\infty}\frac{1}{2T}\int_{-T}^{+T}\int_{-T}^{+T} E[X(t)X^{\cdot}(s)e^{-i\omega(t-s)}]dtds$$

其中,$X(t)$ 是均方连续的随机过程,$X^{\cdot}$ 为 X 的复数共轭。

随机信号系统(random signal system)是输入信号到输出信号的一个变换。输入随机信号 $X(t)$,通过系统 T,得到输出信号 $Y(t) = T(X(t))$。

线性时不变系统(linear time invariant)是同时满足线性和时不变性的系统。对于任何输入信号 $X_1(t)$ 和 $X_2(t)$,以及常数 a 和 b,线性系统满足:

$$T(aX_1(t) + bX_2(t)) = aT(X_1(t)) + bT(X_2(t))$$

对于任何 Δt,时不变性系统输出信号的波形不随输入信号的延迟而改变,满足:

$$Y(t - \Delta t) = T(X(t - \Delta t))$$

24.2　信号检测(signal detection)[16]

信号检测是随机信号统计处理的基础理论之一。通过接收的含噪声信号判断某种感兴趣的信号是否存在,称为信号检测。如判断雷达回波中是否存在目标信号。信号检测的统计理论即假设检验的方法。按照检测假设的数目,可分为二元检测和多元检测。

二元检测(detection of 2-ray signal)。观测信号为 $x(t)$,加性噪声为 $n(t)$,检测问题为:

$$H_0: x(t) = s_0(t) + n(t)$$

$$H_1: x(t) = s_1(t) + n(t)$$

需判断源信号是 $s_0(t)$ 还是 $s_1(t)$。所有可能的观测信号集合为观测空间 D,划分为判决域 D_0 和 D_1。若接收的样本 $x \in D_0$,则判定 H_0 为真;若 $x \in D_1$,则判定 H_1 为真。二元检测即使 D_0 和 D_1 的划分在某一准则下最佳。

(1)Bayes 准则。代价因子 C_{ij} 表示假设 H_j 为真时,判决假设 H_i 成立所付出的代价。平均代价为

$$C = P(H_0)C(H_0) + P(H_1)C(H_1) = \sum_{j=0}^{1}\sum_{i=0}^{1} C_{ij}P(H_j)P(H_i \mid H_j)$$

$$C(H_j) = \sum_{i=0}^{1} C_{ij}P(H_i \mid H_j)$$

当平均代价最小时,有

$$\frac{P(x \mid H_1)}{P(x \mid H_0)} \underset{H_0}{\overset{H_1}{\gtrless}} \frac{P(H_0)(C_{10} - C_{00})}{P(H_1)(C_{01} - C_{11})} = \eta$$

η 称为似然比检测门限。

(2)最小平均错误概率准则。令 $C_{00} = C_{11} = 0, C_{10} = C_{01} = 1$,平均错误概率:

$$\bar{C} = P(H_0)P(H_1 \mid H_0) + P(H_1)P(H_0 \mid H_1)$$

当平均错误概率最小时,有

$$\frac{P(x \mid H_1)}{P(x \mid H_0)} \underset{H_0}{\overset{H_1}{\gtrless}} \frac{P(H_0)}{P(H_1)}$$

(3)最大似然准则。令 $C_{00} = C_{11} = 0$, $C_{10} = C_{01} = 1, P(H_0) = P(H_1) = 0.5$,有

$$\frac{P(x \mid H_0)}{P(x \mid H_1)} \underset{H_0}{\overset{H_1}{\gtrless}} 1$$

(4)最大后验概率准则。令

$$C_{10} - C_{00} = C_{01} - C_{11}$$

有

$$P(H_0 \mid x) \underset{H_0}{\overset{H_1}{\gtrless}} P(H_0 \mid x)$$

(5)极小化极大准则。即代价因子 C_{ij} 已知、先验概率 $P(H_0) = 1 - P(H_1)$ 未知时,构建极小化极大方程,得到先验 $P(H_1)$ 和门限 η 的估计。

(6)奈曼—皮尔逊准则。即代价因子和先验概率均未知时,在 $P(H_1 \mid H_0) = \alpha$ 约束条件下,使正确判决概率 $P(H_1 \mid H_1)$ 最大的准则。

多元检测(detection of m-ray signal)。信号源有 M 个可能的信号 $s_0, s_1, \cdots, s_{M-1}$,对应 M 个假设:$H_0, H_1, \cdots, H_{M-1}$,需判断哪个假设为真。与二元检测问题类似,需寻找一种观测空间 D 的划分方法,并在某一准则下达到最佳。常用的准则有 Bayes 准则、最小平均错误概率准则、最大后验概率准则和最大似然准则。

24.3 信号参数估计(signal parameter estimation)[14,18] 医学信号的参数估计,即假定信号服从某种已知的模型,模型参数 θ 未知,在某种准则下获得参数 θ 的最优估计 $\hat{\theta}$,如信号的振幅、频率、相位、时延和波形等。参数的估计方法通常有以下几种:

(1) Bayes 估计。即构建损失函数 $C(\hat{\theta},\theta)$,使风险函数 $E[C(\hat{\theta},\theta)]$ 达到最小的参数估计。常用的损失函数有平方型 $|\hat{\theta}-\theta|^2$、绝对值型 $|\hat{\theta}-\theta|$ 和均匀型($|\hat{\theta}-\theta|\geqslant\Delta$ 为1,反之为0)。平方型损失函数对应均方误差估计为:

$$\hat{\theta}_{MSE}=E[\theta|x_1,\cdots,x_n]$$

绝对值型损失函数对应估计 $\hat{\theta}_{ABS}$,满足:

$$\int_{-\infty}^{\hat{\theta}_{ABS}}p(\theta|x_1,\cdots,x_n)dx_1\cdots dx_n=\int_{\hat{\theta}_{ABS}}^{+\infty}p(\theta|x_1,\cdots,x_n)dx_1\cdots dx_n$$

即后验密度函数的中值。均匀型损失函数对应最大后验概率估计 $\hat{\theta}_{MAP}$,满足

$$\frac{\partial}{\partial\theta}p(\theta|x_1,\cdots,x_n)\Big|_{\hat{\theta}_{MAP}}=0$$

(2)最大似然估计。即构建似然函数,使似然函数达到最大的参数估计 $\hat{\theta}_{ML}$,满足

$$\frac{\partial}{\partial\theta}\ln p(x_1,\cdots,x_n|\theta)\Big|_{\hat{\theta}_{ML}}=0$$

最大似然估计是一致估计。当 n 较大时,$\hat{\theta}_{ML}$ 近似服从均值为 θ 的正态分布。当 θ 服从均匀分布时,$\hat{\theta}_{ML}$ 等同于 $\hat{\theta}_{MAP}$。

(3)线性均方误差估计。即假定参数 θ 是观测值的线性函数,均方误差最小时参数 θ 的估计。满足:

$$\hat{\theta}_{LMS}=\sum_{i=1}^{n}w_ix_i$$

$$\sum_{i=1}^{n}w_iE[x_ix_j]=E[\theta x_j]\Big|_{\hat{\theta}_{LMS}}$$

且估计误差 $(\hat{\theta}-\theta)$ 与观测值正交。这种方法不需要信号和噪声的先验概率,但需要观测信号的自相关函数 $E[x_ix_j]$ 以及参数 θ 和观测信号的互相关函数 $E[\theta x_i]$。$\hat{\theta}_{LMS}$ 是平方型损失函数对应的 Bayes 估计 $\hat{\theta}_{MSE}$。

(4)最小二乘估计。即线性观测方程 $X=A\theta+e$ 中,使观测误差平方 e^Te 最小的估计 $\hat{\theta}_{LS}$。A 为已知系数矩阵,e 为观测误差。若 A^TA 可逆,最小二乘估计 $\hat{\theta}_{LS}=(A^TA)^{-1}A^TX$ 可唯一确定,称参数 θ 是唯一可辨识;当 A^TA 奇异,不同的 θ 可得到相同的 $A\theta$,称参数 θ 是不可辨识。若误差向量 e 的分量方差相同且不相关,$\hat{\theta}_{LS}$ 也是方差最小的最优估计。考虑各次观测中误差项的差异,对误差向量 e 赋予权重矩阵 W,加权最小二乘估计为 $\hat{\theta}_{WLS}=(A^TWA)^{-1}A^TWX$,最优加权矩阵为 $W=V^{-1}$,V 由误差向量的方差矩阵 $Var(e)=E[ee^T]=\sigma^2V$ 决定。

24.4 时域分析(signal analysis in time domain)[7,22]　信号的时域分析，即研究信号的波形随时间变化的关系，主要有时域内信号滤波、统计特征计算、相关性分析等处理。

信号相关性分析，可度量信号之间的相似程度，常采用自相关函数和互相关函数。自相关函数研究信号自身的同步性和周期性，即

$$R_{xx}(\tau)=E[x(t)x(t+\tau)]$$

互相关函数研究信号间的相似性程度，即

$$R_{xs}(\tau)=E[x(t)s(t+\tau)]$$

对于信号模型 $x(t)=s(t)+n(t)$，$s(t)$ 为有用信号，$n(t)$ 为噪声。对信号进行时域滤波，即在时域上从含噪声的观测信号 $x(t)$ 中提取有用信号 $s(t)$。寻求线性系统的脉冲响应函数 $h(t)$，输入信号 $x(t)$，经过滤波器后输出

$$y(t)=x(t)*h(t)=\int_{-\infty}^{\infty}h(\tau)x(t-\tau)d\tau$$

$$Y(\omega)=X(\omega)H(\omega)$$

其中，$y(t)$ 为信号 $s(t)$ 的估计，希望两者之间误差尽量小。滤波器的脉冲响应函数为 $h(t)$。频率响应函数为 $H(\omega)$，$Y(\omega)$、$X(\omega)$ 和 $H(\omega)$ 分别是 $y(t)$、$x(t)$ 和 $h(t)$ 的 Fourier 变换。

在实际信号处理过程中，若滤波器的参数能根据系统的变化随时间进行自适应的更新，则称为自适应滤波器，通常考虑离散时间的信号滤波器，主要有匹配滤波器、Wiener 滤波器、Kalman 滤波器等。

(1)匹配滤波(matched filtering)即寻求 $h(t)$ 或 $H(\omega)$，使输出信号的信噪比最大的线性滤波。当 $n(t)$ 为零均值和单位方差的白噪声时，匹配滤波器的频率响应函数满足：

$$|H_{opt}(\omega)|=|S(\omega)|$$

其中 $S(\omega)$ 分别是 $s(t)$ 的 Fourier 变换。当 $n(t)$ 为有色噪声(color noise)时，采用广义匹配滤波，先将有色噪声转为白噪声，再进行匹配滤波。

(2) Wiener 滤波　即寻求 $h(t)$ 或 $H(\omega)$，使均方误差 $E[y(t)-s(y)]^2$ 达到最小的线性滤波。对于因果滤波器(当 $n<0, h(n)=0$)，满足 Wiener-Hopf 方程

$$R_{xs}(j)=\sum_{m=0}^{\infty}h_{opt}(m)R_{xx}(j-m), j\geqslant 0$$

$h_{opt}(n)$ 即均方误差最小的线性滤波器，最小误差为

$$R_{ss}(0)-\sum_{m=0}^{\infty}h_{opt}(m)R_{xs}(j-m)$$

Wiener 滤波需要观测信号 $x(t)$ 和信号 $s(t)$ 的相关函数作为先验知识，且仅针对平稳随机信号。

(3)Kalman 滤波　即根据前一个信号估计 $\hat{s}(n-1)$ 和最新观测值 $x(n)$，建立状态方程和观测方程估计当前的信号 $\hat{s}(n)$。状态方程为

$$S(k)=A(k)S(k-1)+w_1(k-1)$$

观测方程为

$$X(k)=C(k)S(k)+w_2(k)$$

其中，向量 $S(k)$ 为系统 k 时刻的状态，$X(k)$ 为系统在 k 时刻的观测向量，$A(k)$ 与 $C(k)$ 为增益矩阵，$w_1(k)$ 和 $w_2(k)$ 为噪声。Kalman 滤波采用均方误差最小的准则，从初始状态开始采用递推的方法进行信号滤波，是基于状态空间模型的线性最优滤波器。

24.5 频域分析(signal analysis in frequency domain)[11] 信号的频域分析，即通过 Fourier 变换将信号变换到频域来揭示信号频率的特性。周期信号可表示为正弦信号的加权和，非周期信号可表示为正弦信号的加权积分。

Fourier 变换(Fourier transform)：连续 Fourier 变换为

正变换：$F(\omega)=\int_{-\infty}^{\infty} f(t)e^{-j\omega t}dt$

逆变换：$f(t)=\frac{1}{2\pi}\int_{-\infty}^{\infty} F(\omega)e^{j\omega t}d\omega$

$F(\omega)$ 称为频谱，反映 $f(t)$ 各个频率分量的分布密度，可表示为

$$F(\omega)=|F(\omega)|e^{j\phi(\omega)}$$

$|F(\omega)|$ 为振幅谱，$\phi(\omega)$ 为相位谱。

针对所采集的时间信号离散的特点，频谱分析通常采用有限的离散 Fourier 变换。离散 Fourier 正变换：

$$F(k)=\sum_{n=0}^{N-1} f(n)\exp\left\{-j\frac{2\pi kn}{N}\right\},\quad 0\leqslant k\leqslant N-1$$

逆变换：

$$f(n)=\frac{1}{N}\sum_{k=0}^{N-1} F(k)\exp\left\{j\frac{2\pi kn}{N}\right\},\quad 0\leqslant n\leqslant N-1$$

采样定理(sampling theory)：分为时域和频域两种情况：

时域采样定理：假定信号 $f(t)$ 的频谱范围为 $(-\omega_m,\omega_m)$，时间采样间隔 T_s，当 $\frac{1}{T_s}\geqslant 2\omega_m$，采样信号 $f_s(t)$ 完全可以恢复出 $f(t)$。

频域采样定理：假定信号 $f(t)$ 的时间范围为 $(-t_m,t_m)$，频率采样间隔为 ω_s，当满足 $\omega_s/2\pi\geqslant 2t_m$，则信号 $f(t)$ 可用等间隔的频率采样值 $F(n\omega_s)$ 唯一地表示。

常用的频谱分析有以下几种：

(1)振幅谱(amplitude spectrum)

$|F(\omega)|=\sqrt{[\mathrm{Re}(F(\omega))]|^2+[\mathrm{Im}(F(\omega))]|^2}$ 表示信号 $f(t)$ 的各频率分量的幅值大小。Re(·)、Im(·)分别表示复数的实部和虚部。

(2)相位谱(phase spectrum)即

$\phi(\omega)=\tan^{-1}(\mathrm{Im}(F(\omega))/\mathrm{Re}(F(\omega)))$ 表示信号 $f(t)$ 的各频率分量的初始相位，振幅谱相同而相位谱不同的信号完全不同。

(3)功率谱(power spectrum)定义见条目 24.1。Wiener-Khinchine 定理：任一个零均值的宽平稳随机信号 $x(t)$ 的功率谱 $P_{xx}(\omega)$ 与自相关函数 $R_{xx}(\tau)$ 互为 Fourier 变换。且有

$$\int_{-\infty}^{\infty} P_{xx}(\omega)d\omega=E[|x(t)|^2]=R_{xx}(0)$$

对于线性时不变系统，频率响应函数为 $H(\omega)$，若输入信号为 $x(t)$，则输出信号 $y(t)$ 的频谱为 $Y(\omega)=H(\omega)F(\omega)$，$y(t)$ 的功率谱为 $P_{yy}(\omega)=P_{xx}(\omega)|H(\omega)|^2$。其中 $F(\omega)$ 为信号 $x(t)$ 的 Fourier 变换。由频率响应函数 $H(\omega)$ 的性质，可构建信号的频域滤波器，常有低通滤波、高通滤波、带通滤波和带阻滤波。

24.6　时频分析(time-frequency analysis) [2]　同时对信号进行时域和频域的二维分析,称为时频分析。Fourier 变换是全局变换,难以描述信号随时间变化的频谱特征,时频分析可解决这一问题。常用的时频分析有线性变换和非线性变换两种。

线性时频分析(linear time-frequency analysis)。信号 $s(t)$ 的时频表示为 $T_s(t,\omega)$,若信号 $s(t)$ 是几个分量的线性组合,则 $T_s(t,\omega)$ 也是分量信号时频表示的相同线性组合,即

$$s(t)=c_1s_1(t)+c_2s_2(t)$$

$$T_s(t,\omega)=c_1T_{s1}(t,\omega)+c_2T_{s2}(t,\omega)$$

则 $T_s(t,\omega)$ 称为线性时频表示。

(1)短时 Fourier 变换即

$$STFT_s(t,\omega)=\int_{-\infty}^{\infty}s(\tau)g^*(\tau-t)e^{-j2\pi\tau\omega}d\tau$$

其中,$s(t)$ 为信号,$g(t)$ 为时间窗函数,* 为复数共轭。时间分辨率由时间窗的宽度 T_p 决定,频率分辨率由 $1/T_p$ 决定。沿信号的时间移动窗函数,得到频率随时间变换的时频分布。无法同时获得较高的时间分辨率和频率分辨率,即"测不准原理"。

(2) Gabor 变换。$g(t)$ 为时间窗函数,信号 $s(t)$ 的连续 Gabor 级数展开为:

$$s(t)=\sum_{m=-\infty}^{\infty}\sum_{n=-\infty}^{\infty}a_{mn}g_{mn}(t)$$

$$g_{mn}(t)=g(t-m\Delta t)\exp\{j2\pi n\Delta\omega t\}$$

Gabor 变换为

$$a_{mn}=\int_{-\infty}^{\infty}s(t)\gamma_{mn}^*(t)dt$$

$$\gamma_{mn}(t)=\gamma(t-m\Delta t)\exp\{j2\pi n\Delta\omega t\}$$

其中,Δt 为时间采样间隔,$\Delta\omega$ 为频率采样间隔,a_{mn} 为 Gabor 展开系数,$g_{mn}(t)$ 为 Gabor 基函数,$\gamma(t)$ 为辅助窗函数,与 $g(t)$ 存在双正交关系。当 $\Delta t\cdot\Delta\omega=1$,称为临界采样;当 $\Delta t\cdot\Delta\omega>1$ 时,称为欠采样,Gabor 变换不存在稳定值;当 $\Delta t\cdot\Delta\omega<1$ 时,称为过采样。常用的窗函数有矩形窗和高斯窗函数。

非线性时频分析(nonlinear time-frequency analysis)　常采用 Wigner-Ville 分布、Cohen 类分布、小波变换等,小波变换的相关内容见条目 24.7。

(1)Wigner-Ville 分布。即

$$W_s(t,\omega)=\int_{-\infty}^{\infty}s\left(t+\frac{\tau}{2}\right)s^*\left(t-\frac{\tau}{2}\right)e^{-j\tau\omega}d\tau$$

若 $s(t)=s_1(t)+s_2(t)$,有

$$W_s(t,\omega)=W_{s1}(t,\omega)+W_{s2}(t,\omega)+2\mathrm{Re}[W_{s1s2}(t,\omega)]$$

交叉项为

$$W_{s1s2}(t,\omega)=\int_{-\infty}^{\infty}s_1\left(t+\frac{\tau}{2}\right)s_2^*\left(t-\frac{\tau}{2}\right)\exp\{-j\tau\omega\}d\tau$$

(2)Cohen 类分布。即

$$C_s(t,\omega)=\int_{-\infty}^{\infty}\int_{-\infty}^{\infty}\phi_s(\tau,\nu)A_s(\tau,\nu)\exp\{-j(\nu t+\omega\tau)\}d\tau d\nu A_s(\tau,\nu)=\int_{-\infty}^{\infty}s\left(t+\frac{\tau}{2}\right)s^*\left(t-\frac{\tau}{2}\right)e^{-j\nu t}dt$$

其中,加权函数 $\phi_s(\tau,\nu)$ 为核函数,$A_s(\tau,\nu)$ 为信号 $s(t)$ 的模糊函数。取不同的核函数,可得到 Choi-Williams 分布(CWD)、Born-Jordon 分布(BWD)、伪 Wigner-Ville 分布(PWD)、平滑 Wigner-Ville 分布(SWD)等。

24.7 小波分析(wavelet analysis)[3]

小波分析是在 Fourier 分析的基础上发展起来的时频分析方法,能根据信号的局部特点自适应改变时间窗和频率窗,具有多分辨率分析的特点,被誉为分析信号的显微镜。

小波函数(wavelet function)。若 $\psi(t) \in L^2(R)$,其 Fourier 变换 $\hat{\psi}(\omega)$ 满足容许条件:

$$C_\psi = \int_{-\infty}^{\infty} \frac{|\hat{\psi}(\omega)|^2}{|\omega|} d\omega < \infty$$

$\psi(t)$ 为小波函数或小波母函数。通常假定 $\psi(t)$ 的时间一频率窗面积有限,即

$$\int_{-\infty}^{\infty} \psi(t) dt = 0$$

小波函数具有一定波动性。常见的小波函数有 Haar 小波、Daubechies 小波、Mexican hat 小波、Morlet 小波、Meyer 小波等。

小波函数进行伸缩和平移,得到一系列小波基函数:

$$\psi_{a,b}(t) = \frac{1}{\sqrt{a}} \psi\left(\frac{t-b}{a}\right), (a, b \in R, a \neq 0)$$

a 为尺度因子,b 为平移因子。

连续小波变换(continuous wavelet transform)。将 $L^2(R)$ 空间的函数 $f(t)$ 在小波基函数上进行展开,即

$$(W_\psi f)(a,b) = \langle f(t), \psi_{a,b}(t) \rangle = \frac{1}{\sqrt{a}} \int_R f(t) \psi^* \left(\frac{t-b}{a}\right) dt$$

* 为复数共轭。逆变换为:

$$f(t) = \frac{1}{C_\psi} \iint_{R^2} [(W_\psi f)(a,b)] \psi_{a,b}(t) \frac{1}{a^2} da db$$

离散小波变换(discrete wavelet transform)

离散化尺度因子:$a = a_0^j, a_0 > 0, j = 0, 1, \cdots$

离散化平移因子:$b = k a_0^j, k \in Z$

离散化小波基函数:

$$\psi_{j,k}(t) \triangleq \psi_{a_0^j, k a_0^j}(t) = |a_0|^{-j/2} \psi(a_0^{-j} t - k)$$

离散小波变换:

$$(W_\psi f)(a_0^j, k a_0^j) = \langle f(t), \psi_{j,k}(t) \rangle$$

基于离散化的尺度和平移因子,提出了小波框架理论重构原信号 $f(t)$。对于任意的 $f(t) \in L^2(R)$,称 $\{\psi_{j,k}(t)\}$ 为一个框架,如果存在正参数 A 和 $B(0 \leqslant A \leqslant B < \infty)$,使得:

$$A \| f \|^2 \leqslant \sum_j \sum_k |\langle f, \psi_{j,k} \rangle|^2 \leqslant B \| f \|^2$$

此时存在 $\{\psi_{j,k}\}$ 的对偶函数 $\{\psi^{j,k}\}$,$\langle \psi_{j,k}, \psi^{l,m} \rangle = \delta_{j,l} \delta_{k,m}$,$j, k, l, m \in Z$ 使得 $f(t)$ 有唯一的小波级数展开:

$$f(t) = \sum_j \sum_k \langle f, \psi_{j,k} \rangle \psi^{j,k}(t)$$

多分辨分析(multi-resolution analysis)。在 $L^2(R)$ 空间,W_j 为 $\{\psi_{j,k}(t)\}$ 线性张成的闭包,$L^2(R)$ 空间直和分解为:$L^2(R) = \bigoplus_{j=-\infty}^{\infty} W_j$,定义闭子空间 $V_j = \bigoplus_{k=-\infty}^{j-1} W_{j-1}$。满足:

(1)$V_j \subset V_{j-1}$,$\forall j \in Z$

(2)$\bigcup_{j \in Z} V_j = L^2(R)$

(3)$\bigcap_{j \in Z} V_j = \{0\}$

(4)$f(t) \in V_j \Leftrightarrow f(a_0 t) \in V_{j-1}$

(5)$f(t) \in V_0 \Rightarrow f(t-k) \in V_0, \forall k \in Z$

(6) 存在函数 $\phi(t) \in V_0$,使 $\phi_{0,k}(t) \equiv \phi(t-k)$ 是 V_0 的正交基。

$\phi(t)$ 称为尺度函数。空间 $\{V_j\}$ 为 $\phi_{j,k}(t)$ 线性张成的闭包,且 $V_j \perp W_j$。

24.8 独立成分分析(independent component analysis)[8] 复杂背景下的信号通常是由多路信号混合而成。由混合信号分离出未知的原始信号的过程,称为盲源分离。当盲源分离的各分量相互独立时,即为独立成分分析。独立成分分析最早起源于鸡尾酒酒会问题。

ICA 模型。假设 m 个观测信号和 n 个独立的源信号,观测信号的混合模型为 $X=AS$。其中 A 为 $m\times n$ 混合矩阵,S 为未知的源信号。

ICA 的基本思想。计算分离矩阵 W,得到信号 S 的估计 $Y=WX$,使 Y 的分量之间相互独立。

ICA 模型前提假设。观测信号的数目大于或等于源信号数目($m\geqslant n$);源信号 S 的各分量统计独立,且服从非高斯分布,最多只有一个高斯分布;观测信号中无噪声或只有较小的噪声。当 $m=n$ 时,最佳分离矩阵为 $Y=A^{-1}$。高斯分布即正态分布。

ICA 模型两个不确定性。不能确定独立信号的幅度;不能确定独立信号的顺序。

ICA 模型的求解主要有以下几种方法:

(1)非高斯性的最大化。基于中心极限定理,多个相互独立的非高斯随机变量之和的分布趋近于高斯分布。可见,混合信号 X 比独立信号 S 更趋向于高斯分布。通过对估计信号 Y 的每个分量进行非高斯性度量,当非高斯性达到最大时,完成对各独立分量的分离。非高斯性度量的指标主要有峰度、负熵。随机变量 y 的峰度:

$$kurt(y)=E[y^4]-3(E[y^2])^2$$

负熵:

$$J(y)=H(y_{Gauss})-H(y)$$

其中,$H(y)$ 为熵,高斯变量 y_{Gauss} 与 y 具有相同方差。高斯随机变量的峰度和负熵等于 0。

(2)互信息最小化:向量 Y 的互信息为:

$$I(Y)=\sum_{i=1}^{n}H(y_i)-H(Y)$$

$I(Y)\geqslant 0$。当 Y 中所有分量统计独立时,互信息为 0。

(3)似然函数最大化:无噪声的 ICA 模型中可定义似然函数,最大化似然函数可得到分离矩阵 W 的估计,本质上等同于互信息最小。

(4)非线性不相关:两个相互独立源信号 S_1、S_2,有

$$E[f(S_1)g(S_2)]=E[f(S_1)]E[g(S_2)]$$

其中,f 和 g 是两个非线性函数。在 ICA 模型的输出端引入非线性环节 $g(\cdot)$,并计算非线性输出的协方差矩阵来度量分离结果的独立性。检测非线性输出的协方差矩阵。如果输出向量 Y 的各分量是相互独立的,则 Y 和 $g(Y)$ 的协方差矩阵都是对角矩阵。

ICA 模型的求解算法较多,批处理方法如 Jacobi 法、Maxkurt 法及 JADE 法等,自适应算法如随机梯度法、自然梯度法及非线性 PCA 自适应法等,探查性投影追踪算法如快速 ICA 算法等。

24.9 高阶统计量(higher order statistics) [9,20] 高阶统计量是比二阶统计量更高阶的统计量,如随机变量的高阶矩、高阶累积量和高阶谱,可用来研究非高斯、非线性、非最小相位、非平稳及有色噪声的信号。正态分布的随机信号采用一阶、二阶统计量就可以完备地进行统计描述。对于非正态分布的信号,高阶统计量能提取更多的有用信息。

特征函数(characteristic function)

$$\Phi(\omega)=E[e^{j\omega x}]=\int_{-\infty}^{\infty}e^{j\omega x}f(x)dx$$

$f(x)$ 是随机变量 x 的概率密度函数。

第二特征函数(second characteristic function)

$$\Psi(\omega)=\ln\Phi(\omega)$$

k 阶矩(k th-order moment)

$$m_k=E[x^k]=(-j)^k\Phi^k(0)$$

k 阶累积量(k th-order cumulant)

$$c_k=(-j)^k\left[\frac{d^k\Psi(\omega)}{d\omega^k}\right]\bigg|_{\omega=0}=(-j)^k\Psi^k(0)$$

k 阶谱(k th-order spectrum)

$$C_{kx}(\tau_1,\cdots,\tau_{k-1})=\sum_{\tau_1=-\infty}^{\infty}\cdots\sum_{\tau_{k-1}=-\infty}^{\infty}c_{kx}(\tau_1,\cdots,\tau_{k-1})e^{-j(\omega_1\tau_1+\cdots+\omega_{k-1}\tau_{k-1})}$$

k 阶矩和 k 阶累积量之间可以相互转化(C－M 公式)。高阶累积量谱是高阶累积量的多维 Fourier 变换。此外,高阶矩的多维 Fourier 变换称为高阶矩谱。上述高阶统计量的定义可推广到多个随机变量和随机过程。考虑到计算的复杂度,实际运用中主要用到三阶、四阶累积量及双谱、三谱。

高阶统计量主要有以下应用:

(1)随机信号的系统辨识。对于系统的参数模型如 AR、MA 和 ARMA 模型,通常采用高阶累积量和自相关函数构建方程,求解模型参数及阶数。对于系统的非参数模型,即

$$y(k)=\sum_{i=0}^{q}h(i)x(k-i)$$

采用高阶累积量建立方程求解系统的频率响应函数和阶数,即

$$H(\omega)-\sum_{i=0}^{q}h(i)e^{-j\omega_i}$$

(2)谐波恢复。谐波信号表示为

$$x(n)=\sum_{k=1}^{p}\alpha_k\exp[j(\omega_k n+\varphi_k)]$$

其中,p 为谐波个数,α_k、ω_k 和 φ_k 分别为第 k 个谐波分量的幅度、归一化频率和初始相位,满足以下假设:φ_k 为 $[-\pi,\pi)$ 上服从均匀分布的相互独立随机变量;$\omega_i\neq\omega_j(i\neq j)$;$\alpha_k$、$\omega_k$ 为未知的确定量。对于含噪声 $w(n)$ 的观测信号

$$y(n)=x(n)+w(n)$$

需解决的问题为:对观测信号估计谐波的参数 α_k,ω_k 和 φ_k。根据谐波信号的三阶累积量及四阶累积量的特点,利用高阶累积量对高斯噪声的抑制能力,灵活地解决有色或非有色噪声、高斯或非高斯噪声、对称或非对称噪声中的谐波恢复问题。

高阶统计量可抑制未知功率谱的加性有色噪声的影响,提取由于高斯性偏离带来的各种信息,进行调幅混合相位信号分析、信号重构、自适应滤波、时延估计、盲反卷积与盲均衡等。

24.10　图像数字化(image digitization) [4]　图像数字化即将连续的模拟图像转化为数字图像,包括采样和量化两种处理。模拟图像可用连续函数 $I=F(x,y)$ 表示,其空间位置和函数值都可连续变化。在空间位置上将 $I=F(x,y)$ 沿水平和垂直方向离散化成矩阵,矩阵内的点称为像素;将像素的幅值离散化为整数,称为灰度值。每个像素具有空间位置和灰度两个属性。在实际中,将二维空间的连续图像在水平和垂直方向分割成矩形网状结构,所形成的微小方格即为像素点。

采样(sampling)是对图像空间坐标的离散化,即用多少像素点来描述图像。采样频率反映了采样间隔的大小。由采样定理知,采样频率必须大于或等于原图像最高频率的两倍。

量化(quantization)即将采样后所得像素的灰度值转换成离散的整数值。灰度级一般采用二进制位数 $G=2^g$,如 $G=8$、64、256 等。g 表示存储图一个像素所需的比特位数。

黑白图像又称为二值图像,$G=2$,像素值为 0 或 1。灰度图像是 $G>2$ 的图像,不包含彩色信息。彩色图像的每个像素由红色(R)、绿色(G)、蓝色(B)三个分量构成,R、B、G 分别由不同的灰度级来描述。

采样和量化方式。图像数字化一般采用均匀采样和均匀量化方式,即采用等间隔方式进行离散化。非均匀采样可根据图像细节情况改变采样间距,细节丰富的地方,采样间距小,反之采样间距大。非均匀量化可对图像灰度变化小的区域采用较少的灰度级,而对图像层次丰富的区域采用较多的灰度级。采用非均匀采样与量化,均会使问题复杂化,因此很少采用。

图像数字化的质量。一般由采样间隔和量化级数决定。采样间隔越大,图像的像素越少,空间分辨率越低,图像的质量就会越差。严重时图像呈块状的棋盘效应。量化等级越少,灰度分辨率越低,图像质量就越差,严重时会出现假轮廓现象。采样间隔越小,量化等级越多,空间和灰度分辨率高,图像质量就越好。

图像数字化后的数据量。若经数字化后图像大小为 $M\times N$ 矩阵,灰度级为 $G=2^g$,则相应数据量为

$$M\times N\times g\ (\text{bit})$$

图像的灰度分布。灰度直方图可反映图像的灰度分布,横坐标为灰度值,纵坐标为灰度值相应的频率,可参见条目 2.3 直方图。灰度直方图可观察图像的量化是否合适,但不能反映图像像素的空间位置信息。图像和直方图之间不具有唯一对应关系,即不同的图像可对应相同的直方图。若需要了解图像的局部灰度分布,可将图像分成多个区域,分别计算灰度直方图。多个区域的直方图之和仍为原图像的直方图。

24.11 图像增强(image enhancement)[15] 图像增强是对原图像进行变换,有选择地突出图像中感兴趣的特征,改善图像的视觉效果。可分为空间域和频率域两大类。

空间域的增强。通过变换 $T(\cdot)$ 对图像的像素灰度值进行处理,得到增强后的图像,即

$$g(x,y)=T[f(x,y)]$$

$f(x,y)$ 是原图像。

(1)灰度变换法即最简单的图像增强方法,线性方法有线性灰度变换、反转变换和分段线性灰度变换;非线性方法有对数变换、指数变换和幂次变换。

(2)直方图调整法包括直方图均衡化和直方图匹配。通过灰度变换 $s=T(r)$,直方图均衡化方法将原图像的直方图修正为均匀分布的直方图,增强图像的整体对比度。直方图匹配方法将图像的直方图变成指定的直方图,从而突出感兴趣的灰度范围,使图像质量改善。

(3)空间滤波主要有平滑空间滤波和锐化空间滤波。平滑空间滤波有均值滤波、中值滤波、最大值滤波和最小值滤波。可去除图像中一些不重要的细节,降低噪声。锐化空间滤波分为一阶和二阶微分滤波,如梯度算子和 Laplacian 算子,可用来突出图像的细节和轮廓。

频域的增强即通过 Fourier 变换将图像变换到频域空间,提升某些频率分量、压低或去除另一些频率分量,实现图像增强。

(1)低通滤波是使低频分量通过而阻止高频分量的滤波。通常是牺牲图像清晰度来减少高频噪声干扰。常见的低通滤波有理想低通滤波、Butterworth 低通滤波、Gaussian 低通滤波、指数滤波、梯形滤波。

(2)高通滤波是使高频分量通过而阻止低频分量的滤波,通常削弱了图像的低频的信息,可得到锐化图像。常见的高通滤波有理想高通滤波、Butterworth 高通滤波、Gaussian 高通滤波器、指数滤波器、梯形滤波、频域 Laplace 算子。

(3)同态滤波是将图像的灰度函数 $f(x,y)$ 看成入射光 $i(x,y)$ 和反射光 $r(x,y)$ 的乘积,即

$$f(x,y)=i(x,y)r(x,y)$$

入射光较均匀,主要为低频段;放射光反映物体的特征,主要为高频段。同态滤波器将入射和反射分量用对数进行分离,适当压缩入射光的灰度值范围,同时增强反射光的对比度。

(4)小波变换滤波即对图像进行小波变换,按照一定的增强准则对小波系数进行滤波。采用不同的小波分解层数和小波基函数,结果存在一定差异。小波变换参见条目 24.7 小波分析。

此外,自适应滤波也可实现图像的增强,既能消除噪声又不模糊图像。主要有自适应 Wiener 滤波和各向异性自适应滤波。

24.12 图像分割(image segmentation) [18] 图像分割即按照一定原则将一幅图像的不同区域划分开,提取出感兴趣的区域。令集合 R 代表整个图像区域,对 R 的分割可看作将 R 分成若干个满足下列条件的非空子集 $R_1, R_2, \cdots, R_n$:

(1) $\bigcup_{i=1}^{n} R_i = R$,全部子区域总和应能包括图像中所有像素;

(2) $R_i \cap R_j = \varnothing (i \neq j)$,各个子区域互不重叠;

(3) 对于所有的 $i = 1, 2, \cdots, n$,各子区域像素具有某些相同的特性;

(4) 对 $i \neq j$,各子区域像素具有一些不同的特性;

(5) 对 $i = 1, 2, \cdots, n$, R_i 是连通的区域。同一个子区域内的像素是连通的。

至今,还没有一个判断"是否完全分割正确"的准则,也没有一种方法能解决所有的分割问题。分割得好坏必须从分割的效果来判断,根据实际情况选择适合的分割方法。目前常用的有以下几类:

(1)边缘检测(edge detection)即对具有不同灰度特性的区域的边界线进行检测。沿边缘走向的灰度变化较为平缓,垂直于边缘走向的灰度变化剧烈。边缘周围像素灰度一般有斜坡、阶跃、屋顶等变化,可用微分算子来检测边缘灰度的变化。常用的微分算子有一阶微分算子如 Roberts、Sobel 和 Prewitt 算子,二阶微分算子如高斯型的拉普拉斯算子及 Canny 算子。

(2)边界追踪(edge tracing)即对检测出的边缘像素点进行连接,勾勒出完整的边界。常用的方法有边界闭合法、Hough 变换和基于图论的方法。边界闭合法通过比较梯度的大小和方向来连接间断点;Hough 变换在参数空间检测出边界直线或曲线对应的参数,抗噪声效果较好;基于图论的全局方法,复杂程度较高。

(3)阈值分割(thresholding)即选取阈值 T,按照灰度值 $f(x,y) \geqslant T$ 或 $f(x,y) < T$ 的准则,将图像内所有像素分成两部分。这实质是一个二值化的过程,将图像分成对象和背景两部分,可分为全局法和局部法。全局法各像素的阈值相同,可采用直方图分析、类别方差准则、最小错误概率准则得到最优全局阈值。局部阈值法不同区域的阈值不同,背景不均匀时整幅图像没有合适的单一阈值,这时需采用局部阈值法。自适应阈值是一种基于统计特征的局部阈值法。此外,还可根据直方图的多个峰谷及多个变量的统计特征进行多阈值分割。

(4)区域分割(region segmentation)即以区域为基础的分割方法。如区域生长法,从一个种子像素点出发,按照某种连通方式和规则检查周围的像素点,与种子性质相似的点属于同一区域。区域从种子点开始不断增长,直到满足边界条件。

(5)分水岭算法(watershed algorithm)即一种基于拓扑理论的数学形态学分割方法。经分水岭变换得到输入图像的集水盆图像,集水盆之间的边界即分水岭,实现对图像的分割。

24.13 图像重抽样(image resampling)[5] 数字图像 $f(x,y)$ 可用矩阵来描述,每个像素的空间位置为 (x,y)。若 (x_0,y_0) 不是原图像的采样点,如图24.13.1中大黑点所示,欲获取 $f(x_0,y_0)$ 的函数值,需要对 $f(x,y)$ 进行插值,称为图像的重抽样。

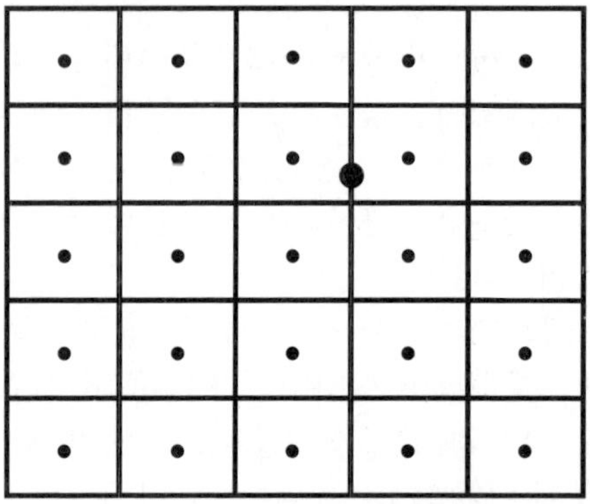

图 24.13.1 采样点与重采样点

常见的图像重抽样方法有以下几种:

(1)最邻近插值法(nearest neighbor)插值核函数为矩形函数。取 (x_0,y_0) 邻域内与之距离最近像素的灰度值为 $f(x_0,y_0)$。这种方法不引入新的像素值,计算速度快。但对于细节较多的图片,可能产生像素的位置偏移,改变了灰度值的几何连续性,容易出现马赛克。这种方法不太适用于细节较多的图片,但对色调比较单一的图片则又快又好。

(2)双线性插值法(bilinear interpolation)插值核函数为三角形函数。以 (x_0,y_0) 为中心寻找与之距离最近的四个点,以四个点到 (x_0,y_0) 的距离为权重构造双线性插值函数。即:

$$f(x_0,y_0)$$
$$=W_{11}I_{11}+W_{12}I_{12}+W_{21}I_{21}+W_{22}I_{22}$$
$$W_{11}=(1-\Delta x)(1-\Delta y) \quad W_{22}=\Delta x\Delta y$$
$$W_{12}=(1-\Delta x)\Delta y \quad W_{21}=\Delta x(1-\Delta y)$$

其中 I_{11},I_{12},I_{21} 和 I_{22} 为四个点的灰度。这种方法考虑了 (x_0,y_0) 周围四个邻域点的影响,图像平滑,无阶梯现象;与最邻近法相比,基本克服灰度不连续的缺点,但计算量有所增大。缺点是灰度值被平均,边缘被平滑,不利于边缘检测;新得到 $f(x_0,y_0)$ 不是原有图像的灰度值。

(3)双三次卷积法(cubic convolution)插值函数是三次样条函数。对 (x_0,y_0) 邻域内的16个像素点进行插值运算,即

$$f(x_0,y_0)=\sum_{i=1}^{4}\sum_{j=1}^{4}I(i,j)W(i,j)$$

其中 $W_{ij}=W(x_i)W(y_j)$,$W(\cdot)$ 为权系数。这种方法增加了参与计算的邻近像素的数目,精度较高。但算法复杂,计算量大。新得到 $f(x_0,y_0)$ 不是原图像的灰度值,可能会超出原图像的灰度范围。

重抽样方法可对图像进行不同比例的缩放,调整不同分辨率,并可构建数字图像金字塔(digital image pyramid)。采用不同分辨率、不同维数表示同一幅数字图像所形成的多层数据结构,用于多级影像匹配和图片快速浏览等。

24.14　图像配准(image registration)[5，6]　图像配准即寻求一种最佳空间变换，使不同图像中表征同一空间位置的物理点一一对应，可视为源图像和目标图像关于空间和灰度的映射关系。令 $I_1(x,y)$、$I_2(x,y)$ 分别表示浮动图像和参考图像，图像 I_1、I_2 配准关系可表示为：

$$I_2(x,y)=g(I_1(f(x,y)))$$

$f(\cdot)$ 为二维空间变换函数，$g(\cdot)$ 为一维的灰度变换函数。

图像配准的一般步骤。选取图像的特征空间、构造相似性准则、确定搜索空间、制订搜索策略。

(1)特征空间即从参考图像和浮动图像提取的可用于配准的特征。一类特征为像素的灰度值，图像不需要进行分割；另一类特征较为广泛，可为统计量、几何特征、代数特征、频域特征等，图像需要进行分割。按照特征的不同，可分为基于灰度信息和基于图像特征的配准方法。

基于图像灰度的配准算法，利用图像的灰度信息寻找最优变换，使参考图像和浮动图像之间的灰度相似度最大。

基于图像特征的配准算法，利用图像的特征(点、线、区域、统计量)寻找最优变换，使参考图像和浮动图像特征集之间的相似性最大。

(2)相似性准则即度量参考图像和浮动图像相似性大小。在寻求最优变换的过程中，采用相似性准则评价每次变换结果的好坏。当参考图像和浮动图像的相似性达到最大时，可认为两幅图像实现配准。常用方法有互信息、联合熵、相关性及欧式距离等。

(3)搜索空间即由空间变换所构成的变换范围。空间变换可分为全局变换、局部变换和光流场变换三类。全局变换指整幅图像都采用相同的空间变换，如平移、旋转、各向同性或异性的缩放。局部变换指图像的不同区域采用不同的空间变换。光流场变换指对每个像素点独立进行变换，计算每个像素点的偏移量进行总体约束。常用的变换形式主要有刚体变换、仿射变换、投影变换、透视变换、非线性变换等。

(4)搜索策略即以相似性大小为依据，在搜索空间中寻找最优空间变换。常用的搜索策略有 Powell 算法、粒子群优化算法、遗传算法等。Powell 算法通过比较目标函数的大小，由迭代算法求出最优化参数，搜索速度快。粒子群优化算法是一种基于种群搜索策略的自适应随机优化算法。初始化为一群随机粒子，每个粒子追随当前的最优粒子，通过迭代找到最优解。

配准效果评价使用损失函数衡量配准前后图像的损失程度和配准误差，可从精度、鲁棒性、自动性等方面对配准算法进行评价。

24.15　图像形态学(mathematical morphology)[10,17]　图像形态学即采用具有一定形态的结构元素去度量和提取图像中的对应形状,实现对图像的分析和识别。

图像形态学基本运算有:膨胀、腐蚀、开操作和闭操作,通过像素集合的运算,保持基本的形状特性。常用的结构元素为:半径为 r 的圆;3 × 3 的正方形 B={(−1,−1),(−1,0),(−1,1),(0,−1),(0,0),(0,1),(1, 1),(1,0),(1,1)};十字型 B={(−1,0),(0,−1),(0,0),(0,1),(1,0)}。

(1)膨胀(dilation) A 和 B 是 Z^2 上的两个集合(Z 为整数),A 被结构元素 B 膨胀,定义为:

$$A \oplus B = \{z \mid (\hat{B})_z \cap A \neq \varnothing\}$$

结构元素 B 以自身为原点做映射,得到 $(\hat{B})$ 再平移 z。膨胀的结果是由移位元素 z 组成的集合,且与 A 至少重叠一个元素。膨胀可使目标扩张,平滑物体边界,连接相邻的狭窄断开。

(2)腐蚀(erosion) A 和 B 是 Z^2 上的两个集合(Z 为整数),A 被结构元素 B 腐蚀定义为:

$$A \ominus B = \{z \mid (B)_z \subseteq A\}$$

结构元素 B 平移 z 后仍在 A 中。腐蚀可使目标收缩,平滑物体边界,断开狭窄的连接。如果两个区域之间有细小的连通,当结构元素足够大时,通过腐蚀运算可以将两个区域分开。

(3)开运算(opening)即对图像先腐蚀后膨胀,定义为:

$$A \circ B = (A \ominus B) \oplus B$$

开运算可使图像的轮廓变得光滑,去除细长的部分和小的孤岛。

(4)闭运算(closing)即对图像先膨胀后腐蚀,定义为:

$$A \bullet B = (A \oplus B) \ominus B$$

闭运算可使图像的轮廓变得光滑,填充图像内部的细小空洞。

图像形态学的应用可用于边界抽取(boundary extraction)、区域填充(region filling)、连接分量提取(extraction of connected components)、凸壳算法(convex hull)、细化(thinning)、粗化(thickening)、骨架(skeletons)和修剪(pruning)等方面。

图像形态学的新发展。灰度阶图像也可定义灰度膨胀、灰度腐蚀、灰度开和闭运算,并构建形态滤波器,如差值滤波器、开—闭滤波器和平均滤波器等。新方法有模糊形态学(fuzzy morphology)、属性形态学(attribute morphology)和形态小波(morphological wavelet)等。

24.16　图像分类（image classification）［1,19］　医学图像分析中，很多目标物之间没有很明显的边界，如核磁共振成像中的脑白质和脑灰质，采用图像分割的方法难以解决。

图像分类即将图像中的所有像素按照其相似性划分为若干个类别，也称为图像识别（image recognition）。

图像分类的一般步骤。提取图像的特征、选取分类算法、构建判别规则、进行图像分类、评价结果精度。按照按人工干预的程度，可以分为监督分类和非监督分类。

（1）有监督分类（supervised classification）根据已知分类的图像区域作为训练样本集建立判别准则，再对未知的图像区域进行分类，并检验分类的准确度及可靠性。样本训练集需要有代表性，通常选取图像的灰度和纹理特征构建分类器。常见的有监督分类法有最小距离分类法、最近邻分类法、马氏距离分类法（Mahalanobis distance）、神经网络、支持向量机、决策树等。

有监督分类法的分类速度快、精度高，可控制训练样本集和分类类别的选取，避免一些不必要的类别。但具有一定主观性，训练样本的获取和评估需花费较多人力和时间，且只能识别训练样本集中定义的类别。

（2）无监督分类（unsupervised classification）根据图像数据的统计特征和分布规律，按照一定判别准则进行聚类，没有训练样本集作为先验知识。同一类别的像素间的相似度大，不同类别的像素间的相似度小。分类的结果将图像划分成不同类别，但不能确定类别的属性。其类别的属性需在分类结束后通过判读确定，而分类效果的好坏需通过实践来检验。无监督分类法主要有 K-均值法、模糊聚类法和无监督的神经网络如 Kohonen 自组织特征图。

无监督分类法不需要图像的先验知识，减少了人工产生的主观误差，对小的类别也能区分出来。但计算速度慢，难以对产生的类别进行控制。

监督分类和无监督分类的根本区别在于：是否利用训练样本集来获取先验的类别知识。实际应用中通常将有监督分类和无监督分类两者结合起来，通过无监督法将图像区域聚类成不同类别，再采用有监督法对这些类别构建分类器，提高分类的精度和速度。

分类结果的评价通常采用总体分类精度、错分率、混淆矩阵（confusion matrix）和 Kappa 系数进行评价。混淆矩阵主对角线上的数字越大，分类精度越高；Kappa 系数综合考虑了主对角线上被正确分类的像素和主对角线外的错误分类。

对医学图像的分类结果进行评价比较困难，通常采用专家目测和体模（phantom）验证两种方法。

24.17　图像压缩(image compression)[4]　图像压缩即通过减少图像数据中的冗余信息来降低图像所需的数据量,从而更加高效地进行格式存储和传输数据。

压缩率(compression ratio)。若 n_1 和 n_2 代表两个信息相同的数据集的数据量,压缩率表示为:

$$C_R = n_1/n_2$$

其中, n_1 是压缩前的数据量, n_2 是压缩后的数据量。

数据冗余(data redundancy)。相对数据冗余为:

$$R_D = 1 - 1/C_R$$

(1)编码冗余。即对图像的灰度级采用了多于实际需要的编码,如两个灰度的黑白二值图像使用 4 位编码表示该图像的像素。

(2)像素间冗余。即像素间存在相关性。任意像素值理论上可由相邻的像素进行预测,图像越有规则,像素之间的相关性越强,像素间的冗余越大。图像彩色光谱的空间冗余、图像中对象之间的几何冗余、视频图像的帧间冗余,都属于像素间冗余。

(3)心理视觉冗余。即正常视觉处理过程中重要程度较低的信息。眼睛对所有视觉信息的灵敏度不同,图像中某些目标的信息不太容易引起人眼的注意,或是在色彩、亮度、空间频率等方面超出了人眼的接收范围和区分程度。这些信息被认为是心理视觉冗余的,去除这些信息不会明显降低图像质量。

常用的压缩编码方法有:有损压缩和无损压缩。

无损压缩(lossless compression)即通过压缩算法删除图像数据中的冗余信息,在解压缩时能精确恢复原图像。所删除的冗余信息通常为编码冗余和像素间冗余,能较好地保存图像的质量,但压缩率较低。无损压缩方法有变长编码、位平面编码、LZW(Lemple-Ziv-Welch)编码和无损预测编码。常用于要求较高、不希望有任何信息损失的场合,如医疗或商业文件归档、卫星图像及 X 光片等。

有损压缩(loss compression)即以牺牲重构图像的准确度而换取压缩能力的增加。通过消除视觉心理冗余,实现对图像的压缩。常用的有损压缩方法为有损预测编码和变换编码。常用于图像的微小损失是可以接受的场合,如自然图像。

图像的压缩标准。二值图像的压缩标准通常有 CCITT(国际电话电报咨询委员会)制订的 G3 和 G4。静态灰度或彩色图像的压缩标准通常为 JEPG。运动图像压缩标准通常为 MPEG。

24.18　三维可视化(3D visualization)[1,21]　医学图像的三维可视化即采用数字化成像技术如CT、MRI,获取人体有关部位的扫描图像,通过三维重建技术恢复人体相关部位的三维结构,获得传统手段无法获得的结构信息。

三维可视化方法主要包括预处理和绘制技术。预处理技术包括图像增强、图像分割、插值、匹配与融合等,绘制方法可分为体绘制和面绘制两种。

(1)表面绘制(surface rendering)显示三维物体在二维平面的投影,提供三维物体的表面信息,绘制不透明的物体。物体的表面可看成一个闭合的灰度等值面,首先对体数据集的物体表面进行分割,通过几何单元内插提取轮廓,再用光照和明暗模型进行渲染和消隐后显示三维图像。表面曲面的表示方法:立方块法、移动立方块、剖分立方块法。一般步骤为:采集重建数据,绘制边界轮廓曲线、设计图像的颜色和阴影效果,设置图像的光照效果和显示效果。

优点:对硬件要求不高、计算量小,速度快。缺点:可能会丢失三维数据的一些细节信息,降低结果的保真性。

(2)体绘制(volume rendering)以体素为基本单元,直接由体数据生成三维物体图像。每个体素指定一个透明度 $0\leqslant\alpha\leqslant1$,当光线穿过整个数据集,考虑每个体素对光线的透射、发射和反射作用。

按图像顺序体绘制,也称为光线追踪。即确定图像平面上的某个像素值,按照当前参数,射出一条通过该像素并穿透体数据集的光线,沿光线计算所遇到的数据,显示像素值。

按对象顺序体绘制。即体数据集逐层、逐行、逐个地计算每个数据点对图像平面中像素的贡献,并加以合成为最后的图像。

体绘制的方法分为空间域法和变换域法。空间域法直接对原始体数据做可视化处理,如光线跟踪法(ray-casting)、抛雪球法(splatting)、错切-形变法(shear-warp)。变换域方法即变换到另一个空间进行处理,如频域体绘制法、小波体绘制法等。一般步骤为:采集重建数据,数据预处理、计算显示平面的投影,构造三维体重建,设置图像的颜色、阴影和显示效果。

优点:直接研究光线穿过整个数据集时与体素的作用关系;体素中的很多细节信息保存下来,保真性增加,图像质量优于面绘制。缺点:对硬件要求高,运算速度慢。

三维可视化方法,经历了基本图像处理算法如卷积反投影等、最大密度投影法(maximum intensity projection)、再到绘制技术,才成为真正的三维重建方法。

参考文献

[1] Bankman I. Handbook of medical image processing and analysis [M]. 2nd ed. Academic Press, 2008.

[2] Cohen, L. Time-frequency analysis [M]. New York: Prentice Hall, 1994.

[3] Daubechies I. Ten Lectures on Wavelets [M]. SIAM: society for industrial and applied mathematics press, 1992.

[4] Gonzalez R C, Woods R E. Digital image processing[M]. 3rd ed. Prentice Hall, 2007.

[5] Goshtasby A A. Image registration: principles, tools and methods [M]. London: Springer, 2012.

[6] Goshtasby A. A. 2-D and 3-D image registration for medical, remote sensing, and industrial applications [M]. Wiley Press, 2005.

[7] Haykin S. O. Adaptive Filter Theory [M]. 5thed. New York: Prentice Hall, 2013.

[8] Hyvärinen A, Karhunen J and Oja E. Independent Component Analysis [M]. John Wiley & Sons Inc, 2001.

[9] Mendel J M. Tutorial on higher-order statistics (spectra) in signal processing and system theory: theoretical results and some applications[J]. Proceedings of the IEEE, 1991, 79(3): 278－305.

[10] Najman L, Talbot H. Mathematical Morphology: From Theory to Applications [M]. 1nd ed. Wiley-ISTE, 2010.

[11] Oppenheim A. V, Willsky A. S and Hamid S. Signals and Systems[M]. 2nd ed. New York: Prentice Hall, 1996.

[12] Oppenheim A. V. and Schafer. R. W. Discrete-time signal processing [M]. 3rd ed. New York: Prentice Hall, 2009.

[13] Oppenheim A. V. and Verghese G. C. Signals, Systems and Inference [M]. New York: Prentice Hall, 2015.

[14] Poor. H. V. An Introduction to Signal Detection and Estimation [M]. 2nd ed. Springer, 1998.

[15] Russ J. C. and Neal F. B. The Image Processing Handbook [M]. 7th ed. CRC Press, 2015.

[16] Schonhoff T and Giordano A. Detection and estimation theory [M]. New York: Prentice Hall, 2006.

[17] Shih F Y. Image processing and mathematical morphology: fundamentals and applications [M]. 1nd ed. CRC Press, 2009.

[18] Sonka M, Hlavac V. and Boyle R. Image processing, analysis and machine vision [M]. 4th ed. Cengage Learning Engineering, 2014.

[19] Theodoridis S and Koutroumbas K. Pattern Recognition [M]. 4th ed. Academic Press, 2008.

[20] 李宏伟，程乾生.高阶统计量与随机信号分析[M].武汉：中国地质大学出版社，(2002).

[21] 罗述谦.医学图像处理与分析[M].2 版.北京：科学出版社，2010.

[22] 张贤达.现代信号处理 [M].2 版.北京：清华大学出版社，2002.

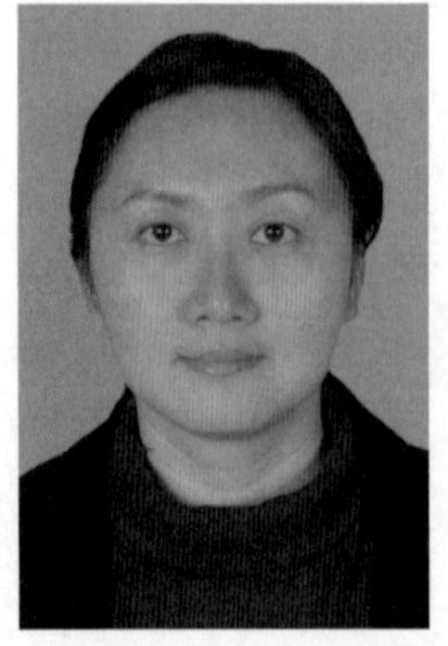

赵倩，女，博士，副教授，硕士导师。毕业于中山大学流行病与卫生统计学专业，现就职于广州医科大学公共卫生学院统计系。曾获国家留学基金委奖学金资助，赴美国加州大学旧金山医学院(UCSF)进行博士联合培养，主持国家自然科学基金、广东省自然科学基金、广东省创新人才计划、广东省科技厅等多项课题，目前的研究方向为生物医学的统计学方法。

第 25 章　卫生经济统计

陈迎春　张研　金廷君

25.1　卫生资源(health resources)[6,23]

广义的卫生资源包括人类开展卫生保健活动所使用的所有社会资源(人力、财力、物力),通常还包括与卫生有关的地理、环境和社会支撑系统的物质、材料以及信息和时间等。狭义的卫生资源是指社会在提供卫生服务的过程中所占用或消耗的各种生产要素的总和。卫生资源主要分为卫生人力资源、卫生物力资源(卫生装备)、卫生财力资源(卫生费用)、卫生信息和技术等。卫生资源的筹集、分配和使用是卫生经济学的主要研究内容。

卫生人力资源是卫生人力数量和质量的集合,体现了卫生领域劳动者的智力、知识、经验和技能、体质等,是卫生资源中最能动的资源。反应卫生人力资源的常用指标有各类卫生技术人员总量;以服务人口为基数的各类卫生技术人员数,如每千人口卫生技术人员数、每千人口医生数;以机构为基数的卫生技术人员数,如每乡镇卫生院医生数;反映人力结构比值的,如医护比、不同级别医护人员构成比等。

卫生物力资源是指医疗卫生部门的基本建设、卫生装备、药品与卫生材料等物质材料。常用指标有区域内医疗机构数、床位数、各类专用设备数等,可以区域人口数为基础、人力资源与物力资源的结构来测量资源配置情况。

卫生财力资源是以货币形式表现出来用于医疗卫生事业的经济资源。主要指投入卫生事业的经费以及居民利用卫生服务支付的费用。

卫生信息与技术是指运用于医疗卫生领域的信息资源和技术,它们既是提供卫生服务的要素,也是制定规划、拟定政策及决策的重要依据。

卫生资源根据其资源的类型及形式纳入统计。中国主要通过自下而上的直报系统进行各类卫生资源信息的采集,并通过各级颁布的卫生计生统计年鉴展示。

卫生资源作为一种经济资源,存在资源有限性、用途多样性及需要无限性之间的矛盾,必须有效筹集、分配和使用卫生资源。帕累托最优是卫生资源配置的理想状态。

不同卫生资源配置需要量采用不同方法测量,常用方法有服务目标法、服务需求法、服务需要法等。按服务目标法测算考虑的是资源的供给效率;按服务需求法测算的配置量以居民实际卫生服务利用水平为基础,未考虑居民服务利用的合理性;按服务需要法测算的配置量以居民健康需要为基础,未考虑居民服务利用的实际水平。医院床位数与大型设备需求量可采用需求法测量,如下所示:

$$\text{医院床位需求量} = (P \times M \times L)/N$$

其中,P 为目标人口数;M 为人均年实际住院率;L 为平均住院天数;N 为每床位开放床日数。

$$\text{大型设备需求量} = P \times X/(D \times T) \times R$$

其中,P 为区域服务人口数;X 为每人每年使用该设备次数;D 为该设备每天服务次数;T 为该设备每年工作天数;R 为该设备有效利用率。

25.2　卫生总费用(total health expenditure,THE)[12,20,26]　是指一个国家或地区在一定时期内(通常指一年)全社会用于医疗卫生服务所消耗的资金总额。THE以货币作为综合计量手段,从全社会角度反映卫生资金的筹集、分配和使用的状况和效果。通常用卫生总费用、卫生总费用占GDP的比重、人均卫生总费用等指标反映一国卫生总费用的水平。按照WHO的要求,发展中国家卫生总费用占GDP的比重不应低于5%。2014年中国卫生总费用占国内生产总值的比重达到了5.55%。图25.2.1表明1990—2012年中国卫生总费用及其相对国内生产总值的比重变化情况。

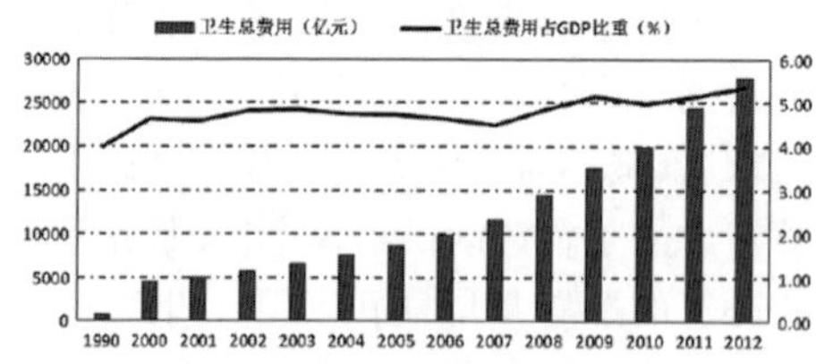

图25.2.1　中国卫生总费用及其相对于国内生产总值的比重

卫生总费用是国家卫生管理与卫生改革调整的重要依据。卫生总费用核算采用自下而上的核算机制,国家层面的卫生总费用核算也称国民卫生账户(national health account),不同的地区与省份也有各自的卫生总费用。WHO在2003年发布了《System of Health Accounts(SHA)2003》,确立了卫生总费用核算方法,主要包括筹资来源法、机构流向法和功能使用法。

筹资来源法:是按照卫生资金的筹集渠道与筹集形式收集、整理数据、测算卫生总费用。根据国际分类,卫生总费用资金来源渠道主要分为广义政府卫生支出(包括狭义政府卫生支出和社会卫生支出)与个人卫生支出。中国卫生总费用资金来源分为狭义政府卫生支出、社会卫生支出、个人卫生支出等。筹资来源的分析常用指标包括政府卫生支出占卫生总费用比重、居民个人卫生支出所占比重等。图25.2.2表明1978—2014年中国卫生总费用的筹资构成情况。

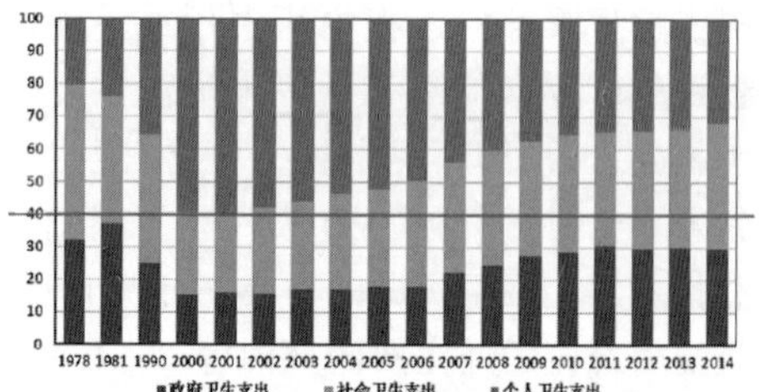

图25.2.2　中国卫生总费用筹资构成情况

机构流向法:指卫生资金在各级各类卫生机构分配的总额,反映了卫生资金在不同部门、不同领域和不同层次的分配。中国机构流向法测算中根据机构类别不同,分为以下六类:医院费用、门诊机构费用、药品及其他医用品零售机构费用、公共卫生机构费用、卫生行政和医疗保险管理费用和其他卫生费用。

功能使用法:是核算卫生资金在各类卫生服务功能上的使用总额。在中国,根据卫生资金使用的功能主要分为:治疗、康复、长期护理、辅助性卫生服务、门诊医疗用品、预防和公共卫生服务、卫生行政和医疗保险管理服务等。

世界卫生组织在2011年给出了改进的THE核算框架《System of Health Accounts(SHA)2011》,进一步明确了各项指标的算法及具体内容。

25.3　卫生服务需求(health service demand)[5,6,28]　是指消费者在一定时期内、一定价格条件下,愿意并购买的卫生服务及其数量。需求的形成有两个必要条件:一是消费者有购买卫生服务意愿;二是消费者有支付能力。如果消费者有购买卫生服务的意愿,却没有支付能力,或者虽然有支付能力,却没有购买卫生服务的意愿,都不能形成消费者对卫生服务的需求。

卫生服务需求遵循卫生服务需求定理,即在其他条件不变的情况下,卫生服务需求量与其价格之间存在反向变动的依存关系,卫生服务需求量随着卫生服务价格上升而下降,随着卫生服务价格下降而上升。

卫生服务需求主要受个人健康状况、社会经济水平、卫生服务供给、社会政策等多方面因素的影响。卫生服务需求量与各影响因素之间关系可以用卫生服务需求函数表达。以卫生服务需求量为因变量,影响卫生服务需求量的所有因素为自变量,则卫生服务需求函数为

$$Q_d = f(T, I, P, P_x, E, \cdots)$$

其中,Q_d 代表卫生服务的需求量,T 代表偏好,I 代表收入,P 代表该项卫生服务的价格,P_x 代表相关卫生服务的价格,E 代表消费者对未来的预期,还有其他影响因素等。

居民卫生服务需求的测量可以采取问卷调查法,了解居民卫生服务需要、居民的经济支付意愿与支付能力以及实际卫生服务利用。在中国,国家居民卫生服务调查、全国老年人口健康调查、营养与健康调查等调查项目,较好地提供了卫生服务需求研究的大样本数据。通常用实际卫生服务利用和有需要但未利用的指标来反映卫生服务需求及需要未满足状况,如健康教育参与率、就诊率、因病需就诊而未就诊率、住院率、因病需住院而未住院率、不同机构卫生服务利用率等。2013 年中国国家卫生服务调查发现,全国居民两周就诊率为 84.5%,住院率为 9.0%,应住院未住院比例为 17.1%,其中 23.7% 认为没有必要,43.2%因为经济困难。

中国国家卫生服务调查团队通常利用四部模型法对居民医疗服务需求进行研究,四部模型法主要是对门诊和住院服务建立 4 个模型,形成 4 个独立等式,即门诊概率、住院概率、门诊费用支出和住院费用支出。

(1)就诊概率模型　一个个体在 1 年内是否利用医疗服务(无论是门诊还是住院)的概率等式。因此,这个等式将人群分为利用者和无利用者。

(2)住院概率模型　服务利用者至少利用一次住院服务的条件概率等式,该等式将利用组分为门诊服务利用组和住院服务利用组。

(3)门诊费用支出模型　即门诊服务利用组年总医疗费用的对数线性回归方程。

(4)住院费用支出模型　住院组年总医疗费用(包括门诊费用和住院费用)的对数线性回归方程。

对于模型中的参数估计,由于门诊概率模型和住院概率模型的因变量是 0－1 变量,可采用 Logit 或 Probit 估计参数,而门诊费用支出模型和住院费用支出模型的因变量是连续变量,采用最小二乘法(OLS)进行参数估计。

25.4 卫生服务需求弹性(elasticity of demand for health services)[5,6,10] 弹性表示当两个经济变量之间存在函数关系时,因变量的相对变化对自变量的相对变化的反应程度,一般用弹性系数来表示弹性的大小、衡量因变量的相对变化对自变量的相对变化灵敏程度。

弹性系数的数学表达式为

$$弹性系数=\frac{因变量的相对变动}{自变量的相对变动}$$

弹性的测量可以使用点弹性和弧弹性:点弹性是指当自变量发生微小变动带来因变量的变动程度,弧弹性反映自变量在一定区间发生变动带来的因变量的变动程度。

卫生服务需求价格弹性(price elasticity of demand) 是指卫生服务需求量变动对价格变动的反应程度。

卫生服务需求价格弹性系数(Edp)

$$=\frac{该种卫生服务需求量变动率}{某种卫生服务价格变动率}$$

依据需求价格弹性系数绝对值的大小,可将需求弹性分为五种类型,即完全无弹性($|Edp|=0$)、完全弹性($|Edp|=\infty$)、单位弹性($|Edp|=1$)、缺乏弹性($|Edp|<1$)和富有弹性($|Edp|>1$)。图25.4.1显示了需求曲线上的点弹性。

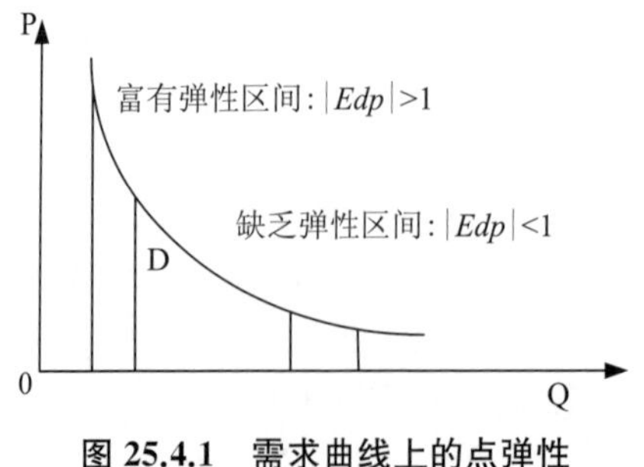

图 25.4.1 需求曲线上的点弹性

卫生服务需求收入弹性(income elasticity of demand) 需求的收入弹性反映需求量的变动对于收入变动的反应程度。

卫生服务需求收入弹性(Edp)

$$=\frac{卫生服务需求的变动率}{消费者收入的变动率}=\frac{\Delta Q}{\Delta I}\cdot\frac{I}{Q}$$

卫生服务需求交叉弹性(cross elasticity of demand) 许多服务的需求量会受到相关服务价格变化的影响。需求交叉价格弹性反映一种物品(服务 Y)的需求量对另一种物品(服务 X)价格变动的反应程度。

卫生服务需求交叉价格弹性($Epxy$)

$$=\frac{卫生服务\,Y\cdot需求量变动率}{卫生服务\cdot价格变动率}$$

$$=\frac{\Delta Q_y}{\Delta Q_x}\cdot\frac{P_x}{Q_y}$$

式中,$Epxy$ 是服务 Y 的交叉弹性;P_x 是指服务 X 的价格;Q_y 是指服务 Y 的需求量。

影响卫生服务需求弹性的主要因素包括:替代品的可获得性;需求的紧迫性和强度;费用水平在消费者总支出中所占比例的大小;第三方支付能力;服务或产品存续时间的长短等。

需求价格弹性系数的估计常使用幂函数模型法、两部模型(two-part model)法等方法进行估计。幂函数模型的函数的主要形式是

$$X=\alpha P^{\beta}I^{\gamma}e^{\mu}$$

式中,X 表示需求量,P 表示商品价格,I 表示消费者收入,β,γ,μ 表示幂函数中各变量的指数,幂函数中各变量的需求弹性就是这些指数。

25.5　卫生服务供给(health service supply)[5,6]　是指卫生服务提供者在一定时期内，在一定价格下，愿意而且能够提供的卫生服务的数量。卫生服务供给的形成必须同时具备两个必要条件：一是提供者具有提供卫生服务的愿望；二是提供者具有提供卫生服务的能力，例如掌握提供卫生服务的技术、具有相应的辅助人员和提供卫生服务所需要的基本设施、条件等。

卫生服务供给遵循卫生服务供给定理，即在其他条件不变的情况下，卫生服务供给量与价格之间呈现正向变动的依存关系，卫生服务供给量随着卫生服务价格的上升而上升，随着卫生服务价格的下降而下降，卫生服务供给曲线见图 25.5.1。

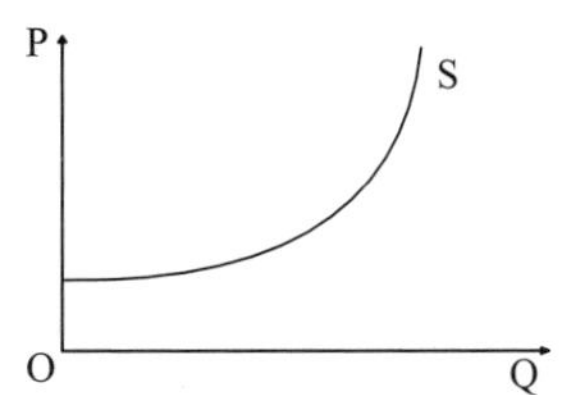

图 25.5.1　卫生服务供给曲线

卫生服务供给量受多种因素的影响，主要包括卫生服务价格、卫生服务提供者动机、卫生资源配置政策、卫生服务人员技术水平和设备设施条件、卫生服务方式和管理水平等，根本决定因素是一个国家或地区的生产力发展程度以及经济发展水平。卫生服务供给可以利用函数、曲线、表格来反映供给量与各影响因素间的数量依存关系。

卫生服务供给函数反映卫生服务供给量与各影响因素的数量关系。以卫生服务供给量为因变量，用 Q_S 表示，各种影响因素为自变量，用 $a,b,\cdots,n$ 代表影响供给的因素，则供给函数可以表述为：

$$Q_S = f(a,b,\cdots,n)$$

卫生服务供给函数通常通过线性回归或多元回归等统计方法建立，数据主要来源于对卫生服务供方调查数据以及与供方相关的统计报表信息。

对于医疗服务的供给，供给主体主要是医疗机构，在医疗机构供给行为理论中影响最大的是效用最大化模型和利润最大化模型。

(1)效用最大化模型：主要阐述非营利医疗机构行为。模型假定医院决策者追求两个目标：即服务数量和服务质量最大化。医院的决策效用具有最大化模型：

$$U = U(N,S)$$

式中，N 为治疗病人的数量，S 为服务质量。图 25.5.2 呈现了医院数量和质量的权衡，A 点表示医院决策中将选择效用最大化，B 点表示医院行为为数量最大化；C 点则表示医院选择服务质量最大化。

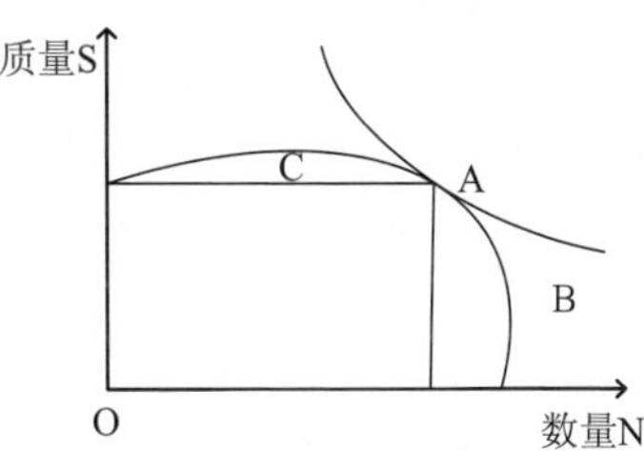

图 25.5.2　医院质量与数量的权衡

(2)利润最大化模型：主要用于研究营利性医疗机构谋求利润最大化的行为。为了谋求利润最大化，营利性医疗机构卫生服务价格的确定上，往往选择是在需求曲线上边际成本与边际收益曲线相交点的价格。

25.6 卫生服务供给弹性(elasticity of supply for health services)[5,6,26] 指一种卫生服务的供给量对其价格变动的反应程度。弹性系数等于供给量变动百分比与价格变动百分比之比。以 E_S 表示供给弹性系数,Q 与 ΔQ 分别表示供给量和供给量的变动量,P 与 ΔP 表示价格和价格的变动量,供给弹性系数为

$$E_S=\frac{\Delta Q/Q}{\Delta P/P}=\frac{\Delta Q}{\Delta P}\cdot\frac{P}{Q}$$

卫生服务供给弹性表示卫生服务供给量对卫生服务价格变动的敏感程度,也可解释为卫生服务价格每变动 1%所引起的卫生服务供给量的变动百分比,用卫生服务供给弹性系数表示。卫生服务供给弹性系数反映的是价格变动与供给量的相对关系,其计算公式如下:

$$\text{卫生服务供给弹性}=\frac{\text{卫生服务供给量变化的百分比}}{\text{卫生服务价格变化的百分比}}$$

卫生服务供给弹性的测量也可使用点弹性和弧弹性测量。

与卫生服务需求弹性系数不同,卫生服务供给弹性系数为正值,即卫生服务供给量与价格呈同向变动,如某种卫生服务的供给弹性系数为 2,意味着该卫生服务价格上升 1%,带来供给量增加 2%。

卫生服务供给弹性大小受多种因素的影响,主要包括:①生产调整的难易程度:调整难度越大,其供给弹性越小;②生产规模及变动的难易程度:卫生服务规模越大,调整周期越长,其供给弹性越小;③替代品的数量与相似度:替代品数量越多,其供给弹性越大;④成本的变化:成本越高,其供给弹性就大。

卫生服务供给弹性可分为五种类型:完全无弹性、完全弹性、单元弹性、缺乏弹性和富有弹性。表 25.6.1 反映了各类供给弹性的特征,图 25.6.1 给出了相应的卫生服务供给弹性示意图。

表 25.6.1 卫生服务供给的供给弹性

弹性	特性	价格上升1%对供给量的影响	对应图形
Es=0	完全无弹性	无变化	(a)
Es=∞	完全弹性	上升无限大	(b)
Es=1	单元弹性	上升等于1%	(c)
Es<1	缺乏弹性	上升小于1%	(d)
Es>1	富有弹性	上升大于1%	(e)

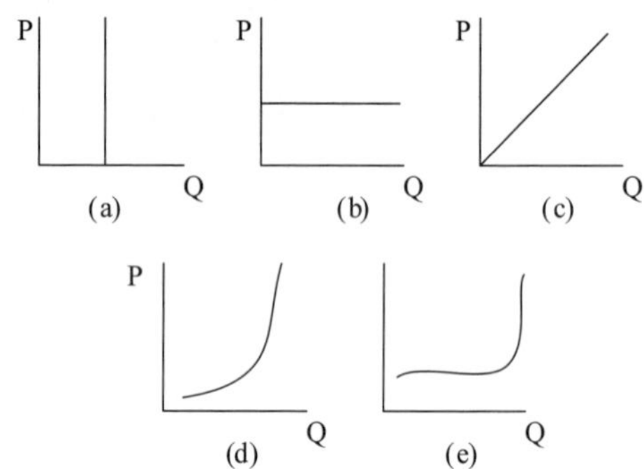

图 25.6.1 卫生服务供给弹性种类示意图

在确定的供给函数中,不同供给量下的点弹性不同,在供给水平较低时,供给弹性较高;处于较高供给水平时,供给弹性较低。见图 25.6.2。

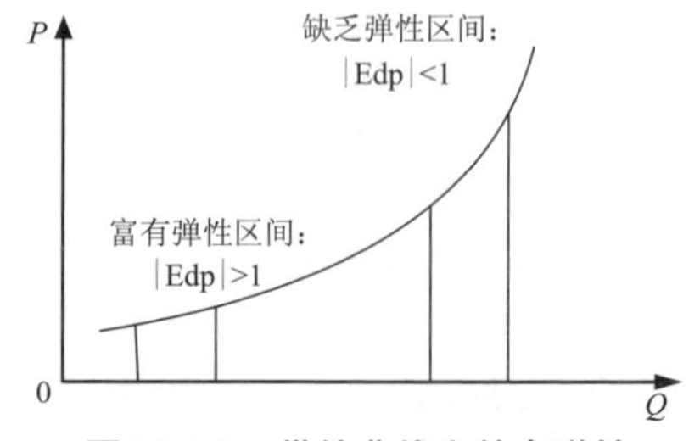

图 25.6.2 供给曲线上的点弹性

25.7　Cobb-Douglas 生产函数（Cobb-Douglas production function）[5,6]　是生产函数模型中应用最早的模型之一，由美国数学家 Charles Cobb 和经济学家 Paul Douglas 根据 1899－1922 年美国工业生产统计数据提出。其表达式为

$$Q = AL^{\alpha}K^{\beta}$$

式中，Q 为产出；A 为常数项；L 为劳动的数量；K 为资本的数量，α 和 β 分别表示劳动和资本的产出弹性系数。产出弹性系数，表示当其他因素不变时，投入增加 1%所引起的产出增加的百分比。劳动产出弹性系数是指产量变化对劳动量变化的反应程度，即当劳动增加 1%所引起的产量变化的百分比；资本产出弹性则为产量变化对资本变化的反应程度。

α 和 β 的经济学含义是我们了解各种生产要素对产出量的贡献。当 $\alpha + \beta = 1$ 时，二者分别表示劳动和资本在生产过程中的相对重要性，也就是说，它们反映了劳动和资本所生产的产出量分别占总产出量比例的大小。一般，劳动力对产出量的贡献大于资本，柯布一道格拉斯曾计算出劳动对全部产量的贡献约为 3/4，资本为 1/4。

根据 Cobb-Douglas 生产函数中产出弹性系数也可以对投入的规模收益状况进行表达。①$\alpha + \beta > 1$，表示规模收益递增，即卫生服务产量增长的幅度大于其投入量增长的幅度。这种情况下若增加卫生服务机构生产要素的投入量，可以提高资源的利用效率。②$\alpha + \beta = 1$，表示规模收益不变，即卫生服务产出量的增长幅度等于其投入量增长的幅度，这时卫生服务机构规模收益最佳。③$\alpha + \beta < 1$，表示规模收益递减，即卫生服务产出量的增长幅度小于投入量增长幅度，这时不宜增加生产要素投入量。图 25.7.1 显示床位与医生的投入产出情况，其中 A 表示规模收益递增，B 表示规模收益不变，C 表示规模收益递减。

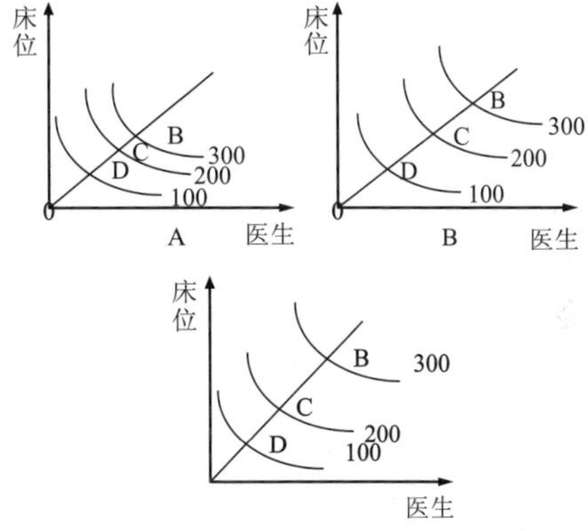

图 25.7.1　医生与床位的投入产出示意图

假定某医院 CT 检查服务的生产符合 Cobb-Douglas 生产函数，而且所有的投入要素可以归类为资本（K）和劳动（L），通过多次资源投入与产出水平的分析，得到医院 CT 服务的生产函数为

$$Q = AL^{0.8}K^{0.2}$$

根据劳动和资本的产出弹性系数（α 和 β），对各种生产要素投入量的变化所导致的产出量的变化进行分析，以确定是否应增加或减少卫生服务的投入。

Cobb-Douglas 生产函数主要描述生产要素投入量与生产量的关系，在实际应用上因产品不同、生产所处规模不同、时期不同其产出弹性系数也有差异，其应用难点在于系数的测量，针对某一产品可以引用类似产品的生产系数或通过长期的生产结果推算系数。

25.8 疾病经济负担(economic burden of disease)[14,26] 是指由于发病、伤残(失能)以及过早死亡带来的经济损失和资源消耗的总和。疾病经济负担从对象上分为社会疾病经济负担和家庭疾病经济负担,从疾病别角度可分为总体疾病经济负担和归因于某危险因素的疾病经济负担,其中社会疾病经济负担是从社会角度出发关注疾病给整个社会带来的经济损失和经济消耗;家庭疾病经济负担是从家庭的角度出发关注家庭成员因疾病、伤残、早亡给整个家庭带来的经济负担。

疾病经济负担包括疾病直接经济负担、间接经济负担和无形经济负担。疾病直接经济负担(direct economic burden)包括直接医疗负担,如挂号费、检查费、诊断费等治疗疾病及相关的费用,以及直接非医疗负担,即治疗疾病过程中支持性活动的费用,如食宿费、陪护费等。疾病间接经济负担(indirect disease burden)是指由失能和早亡所致的时间损失导致有效劳动生产力损失带来的收入减少。

疾病经济负担的测算通常利用以下几类指标:疾病指标(急性病发病率、慢性病患病率等)、死亡指标(粗死亡率、病死率等)、伤残/失能指标(病残率、DALY等)、时间指标(病休、误工天数等)、费用指标(就诊费用、住院费用、自我医疗费用、工资标准等)。

疾病经济负担的测算很多时候难以获得某种疾病所有的治疗成本,在测算时往往根据患者利用的不同卫生服务种类的平均费用乘以卫生服务实际利用次数。以直接医疗负担测算为例:

$$DMC_i = \begin{bmatrix} PH_i \times QH_i + PV_i \times QV_i \\ \times 26 + PM_i \times QM_i \times 26 \end{bmatrix} \times POP$$

其中,DMC:直接医疗负担;i:某种疾病;PH:每次住院治疗的平均费用;QH:12个月内人均住院治疗的次数;PV:每次门诊的平均费用;QV:两周内人均门诊次数;PM:每次自我医疗的平均费用;QM:两周内人均自我医疗的次数;POP:某年人口数。

归因于某危险因素的疾病经济负担需计算人群归因分值,计算公式为

$$PAF = p(RR-1)/[p(RR-1)+1]$$

其中 p:疾病患病率,RR:相对危险度。获得人群归因分值后,将归因分值与某种或某几种疾病的直接经济负担相乘,即可获得某种或某几种疾病归因于某个危险因素的疾病经济负担。

疾病间接经济负担的测算常用方法有:人力资本法、支付意愿法(25.16)、磨合成本法等。人力资本法,是根据患者损失了时间从而带来收入的降低来测算间接经济负担。具体计算方法:损失时间×市场工资率。如果计算早亡带来的间接经济负担,损失时间可以用潜在减寿年数(PYLL)表示,也可以将人力资本法和伤残调整生命年(DALY)结合起来核算疾病间接经济负担。磨合成本法,只估计由于患者生病离开岗位到其他人完全能胜任该项工作这一过程中所产生的社会损失。这个方法的前提假设是短期工作的损失可以被新员工弥补,而雇佣新员工所带来的成本包括聘用、培训、新员工使其从不熟练到熟练这个过程中产生的成本,这个过程称为磨合期。

25.9　灾难性卫生支出(catastrophic health expenditure) [18,19,21,22]　是指当一个家庭总的健康卫生支出等于或超过家庭支付能力或家庭非生活性支出40%的支出为灾难性卫生支出。灾难性卫生支出是2002年由WHO提出,是家庭疾病经济负担最主要的指示性指标。灾难性卫生支出与家庭的支付能力有关。当一段期间,家庭必须减少基本的费用来解决一个或多个家庭成员的医疗费用时,健康支出被视为灾难性的。确切的说,当一个家庭的自付卫生支出达到或超过家庭可支配能力的40%,即认为该家庭发生灾难性卫生支出。

设 T 为个人现金卫生支出(OOP),x 为总的家庭支出,$f(x)$ 为食品支出,或不可支配支出。当 T/x 或 $T/[x-f(x)]$ 超过一定的标准(z),即为家庭遭受灾难性卫生支出。若分母为 x 即总的家庭支出,一般研究认为 z 为10%时,视作发生了灾难性卫生支出;WHO用"支付能力"($[x-f(x)]$)作为分母时,采用40%作为确定标准。

(1)灾难性卫生支出发生频率是发生灾难性卫生支出的家庭数与接受调查的家庭数总和之比。

$$H=\frac{1}{N}\sum_{i=1}^{N}E_i \qquad (1)$$

其中,N 为调查家庭数;i 为某家庭;E 为是否发生灾难性卫生支出,其判断标准为

$$T_i/x_i > z, E=1$$

$$T_i/x_i < z, E=0$$

(2)灾难性卫生支出的平均差距指灾难性卫生支出差距除以样本家庭数,其中灾难性卫生支出差距等于发生灾难性卫生支出家庭的OOP占家庭消费的百分比与界定标准之差,以此来反映全社会灾难性卫生支出的严重程度。

$$O=\frac{1}{N}\sum_{i=1}^{N}O_i \quad O_i=E_i(T_i/x_i-z)$$

当 $T_i/x_i<z, E=0$;其中,O 为灾难性卫生支出的平均差距,N 为家庭数。

(3)灾难性卫生支出的相对差距是以OOP占家庭消费的百分比与界定标准的平均差距算灾难性卫生支出的相对差距,以反映灾难性卫生支出家庭的严重程度。

$$MPO=\sum_{i=1}^{N}O_i\Big/\sum_{i=1}^{N}E_i=O/H$$

其中,MPO 表示灾难性卫生支出的相对差距,$\sum_{i=1}^{N}O_i$ 为全部灾难性卫生支出家庭的卫生支出差距之和,$\sum_{i=1}^{N}E_i$ 为发生灾难性卫生支出家庭的合计数。

(4)灾难性卫生支出的集中指数是通过计算 E_i 和 O_i 的集中指数 C_E 和 C_O,可以发现灾难性卫生支出的分布特征。C_E 为正值时,表示灾难性卫生支出较多发生在富裕家庭;C_O 为正值时,表示富裕家庭的灾难性卫生支出差距相对较大。

灾难性卫生支出发生率可用于不同地区的比较,也可用于本地区不同时期的变化趋势分析。随着时间的变化,如果某地区灾难性卫生支出发生率和差距缩小,反映该地区OOP对家庭平均生活状况的总体影响程度减弱,反之,说明OOP对家庭平均生活水平的影响程度加重。同时,灾难性卫生支出的研究,也可以监测一个国家医疗保障制度的保障能力。

25.10 卫生服务成本(health service cost)

[6,23] 指卫生服务提供者为生产某种卫生服务所消耗所有资源的货币表现。根据成本分类方式不同有不同的成本内容：

(1)根据成本与卫生服务方案的相关性及可追踪性可将成本分为直接成本和间接成本。可直接计入某项卫生服务方案或卫生服务方案直接消耗的成本，即为该方案的直接成本。如某一疾病治疗方案直接相关的药品、材料费用、诊疗费用、门诊或住院费用、其他费用等。间接成本是指为生产或提供服务发生了消耗、但不能直接追踪到某既定成本对象的成本，此成本需经过分摊计入卫生服务方案。

(2)根据成本变化与产出变化的关系可以将成本划分为变动成本、固定成本和混合成本。固定成本是指在一定时期、一定产量水平下，不随着卫生服务量变化而改变的成本；变动成本是指随着卫生服务量的变化而成比例变化的成本；混合成本是指成本随着产出量变化而发生变化、但并不按照一定比例变化的成本，成本内含有固定和变动的成分。

卫生服务的成本通常由以下几个方面构成：人力成本、固定资产折旧、材料成本、公务费、业务费、低值易耗品费、药品费和其他费用等。

卫生服务成本的测量重点之一在于成本测量对象和成本范围的确定。成本测量的对象是指成本应该归集到的某个卫生服务项目、卫生规划或者某个卫生服务提供者。成本的范围是指应该归集到成本测算对象的所消耗资源的范畴，涉及该资源消耗与成本对象的相关性或可追踪性、成本的可测量性等问题。

直接成本的测量有两个要素：服务单元的利用量及单元成本。利用量的测量主要以服务结果来整理，也可以通过服务过程的回顾调查得出，如医院记录，工作日志等。对于多数服务形式，其单位服务成本可用价格表示，各类服务单元的成本可以通过现有的市场价格确定。对于缺乏市场价格的资源消耗，如医生工作时间、患者消耗的就诊时间，可以通过市场工资率来替代，一般用其职业平均工资率替代核算，对于患者及其家属消耗的时间首先需要评估其消耗时间牺牲的时间类型，如患者的付费工作时间、闲暇时间等，并进一步按照其时间划分核算其时间成本。

对于间接成本的测量，如医院行政、后勤在患者服务中的服务成本，如果服务项目要独立核算，则不同参与方的间接成本需要被分摊到服务项目中，常用的方法包括直接分摊法、阶梯分摊法以及迭代阶梯分摊法等。分摊过程中，不同的资源消耗分摊参数和系数的计算也不同，如医院非业务科室人力成本需要分摊到各业务科室时，人力成本的消耗通常以人员数为分摊参数，以成本科室的人员数/全院总人员数分摊到科室。

表 25.10.1 显示了医院成本阶梯法的分摊方式。则临床科室的成本可表示为：临床科室成本 $= D' = A + B + C + D$

表 25.10.1 医院成本阶梯成本分摊法

	直接成本	分摊成本	合计	行政	后勤	医技
行政	A		A			
后勤	B	A_{11}	B'	A_{11}		
医技	C	$A_{12} + B'_{11}$	C'	A_{12}	B'_{11}	
临床	D	$A_{13} + B'_{12} + C'$	D'	A_{13}	B'_{12}	C'
合计	A+B+C+D	—	—	A	B'	C'

25.11　成本一效果分析(cost-effectiveness analysis,CEA)［3,6,26］　是将各种健康干预项目或者治疗方案的投入和产出或者成本与效果结合起来进行分析和评价,从而选择经济最优的方案。可应用于疾病诊疗方案、卫生规划、卫生政策等多方面的方案选择分析。广义的效果是指卫生服务方案实施后所产生的一切结果,狭义的效果是指满足人们各种需要的结果,通常用健康结果指标来体现,如患病率、死亡率、期望寿命等指标的变化来反映。成本一效果分析的基本思路是以最小成本投入获得最大效果产出,在不同方案的比较选优中,成本相同而效果最大、或者效果相同而成本最小的方案为经济最优方案。成本一效果分析常用指标为成本一效果比值、增量成本一效果比值。

成本一效果比值法就是根据成本一效果比值的高低进行方案的选择,其选择的思路是,以成本一效果比值低的方案为优选方案。成果一效果比值将成本和效果联系起来,采用单位效果所花费的成本来表示,如肿瘤筛查中每早期查出一例病人的成本、每延续生命一年所花费的成本等。成本一效果比值计算公式为:

$$成本效果比值=C/E$$

式中,C 为成本;E 为效果。

增量成本一效果比值法,是在没有预算约束时,投入的成本不同产出结果也不同时,考虑使资金使用效率最大时使用此指标对方案进行评价选优。例如,在卫生领域,卫生服务技术的进步就是为了获得更好的健康结果,而具有更好效果的新技术常常成本较高,此时,可以使用增量成本一效果进行方案的评价和选优。

增量成本一效果分析与评价步骤是:首先,以成本最小方案为基础,计算其他备选方案增加的投入和产出结果;计算增量成本一增量效果比值,反映两种备选方案间效果差异的单位成本或追加效果的单位成本;然后,结合预算限制和决策者的价值判断对方案进行评价和选优。

增量成本一效果比值的计算公式:

$$\Delta C/\Delta E=(C_1-C_2)/(E_1-E_2)$$

式中,ΔC 为增量成本;ΔE 为增量效果;C_1 为方案 1 成本;C_2 为方案 2 成本;E_1 为方案 1 效果;E_2 为方案 2 效果。

表 25.11.1　疾病普查方案的成本效果分析

方案	成本(元)	查出病人数(人)	C/E	$\Delta C/\Delta E$
A	255000	300	850	—
B	400000	400	1000	1450
C	495000	450	1100	1900

注:当查出一例病人的成本小于 1500 元时,方案为可选方案。

表 25.11.1 显示三种普查方案下某种疾病早期发现的成本一效果分析。依据成本效果分析,三种方案均低于 1500 元,因 A 方案的成本最低,则 A 方案为优选方案;依据增量成本一效果分析,如果在 A 方案存在的条件下,转为实施 B 或 C 方案,则在资源充分的条件下,可选择 B 方案。

成本一效果分析需注意的问题:①确定不同备选方案用于比较的效果指标,指标应该是方案最重要的产出结果或者最能反映方案实施效果的产出结果指标;②确定各备选方案成本与效果的范畴及测算方法;③成本需要贴现,通常产出结果也要考虑贴现;④各备选方案具有相同效果指标时才可进行比较。

25.12 成本一效益分析(cost-benefit analysis,CBA)[3,23,26] 是通过比较某一方案或若干备选方案的全部效益和全部成本来对不同方案进行评价和选择的方法。评价和选优的基本思路:在成本相同时,选择产出最大的方案;产出相同时,选择成本最小方案。卫生服务效益,就是以货币形式表现的卫生服务效果,包括直接效益(如因发病率下降而减少的诊疗费)、间接效益(如减少的收入损失或对生产带来的增长)、无形效益(如身体康复所带来的舒适感转化)等。成本—效益分析常用的指标有净现值、成本—效益比值、年当量净效益、内部收益率等,当初始投资或计划期相同时,可以使用净现值或成本—效益比值对多个备选方案进行评价和选优,否则,可以使用年当量净效益或内部收益率进行评价和选优。由于货币具有时间价值,因此,在进行成本—效益分析时需将成本与效益的值折算到同一时点。

净现值(net present value,NPV)是指卫生服务方案的效益现值总和与成本现值总和的差值。净现值法,就是通过评价期内各方案效益现值总和与成本现值总和之差来对方案进行评价和选择的方法。净现值的计算公式为:

$$NPV=\sum_{t=1}^{n}\frac{B_t-C_t}{1-r}$$

式中:NPV 为净现值(净效益);B_t 为第 t 年末发生的效益;C_t 为第 t 年发生的成本;n 为方案的年限;r 为贴现率。方案净现值大于 0,表示方案能增进效益,最大净现值的方案就是最优方案。

成本一效益比值(cost benefit ratio,C/B)是通过评价期内各备选方案效益现值与成本现值的比值来对方案进行评价和选择的方法。成本一效益比值的计算公式如下:

$$\text{成本一效益比值}=C/B$$

$$C=\sum_{t=1}^{n}\frac{C_t}{(1+r)^t},\quad B=\sum_{t=1}^{n}\frac{B_t}{(1+r)^t}$$

式中:B 代表效益现值总额;C 代表成本现值总额;r 为已知贴现率。成本—效益比值越小或效益一成本比值越大的方案越优。

内部收益率(internal rate of return,IRR)指方案在计划期内使其净现值等于零时的贴现率。

$$NPV=\sum_{t=0}^{n}\frac{B_t-C_t}{(1+i)^t}$$

式中,NPV 为计划期 n 的净现值(净效益);B_t 为第 t 年末发生的效益;C_t 为第 t 年发生的成本;i 为贴现率。

年当量净效益(net equivalent annual benefit)即将各方案实际发生的净效益折算为每年的平均效益值。

$$A=CR\times NPV$$

式中,A 为年当量净效益;NPV 为各年净现值之和;CR 为资金回收系数(可查复利系数表)。

成本—效益分析可用于产出结果不同的备选方案的评价和选优。其分析的难点之一在于对于卫生服务产出结果的货币价值确定,目前常用的方法有人力资本法、支付意愿法(见 25.16)等。人力资本法通常使用市场工资率或者人寿保险赔付率来对健康时间或者早期死亡的价值进行货币化。

25.13 成本一效用分析(cost-utility analysis,CUA)[3,7,23,26] 是一种针对于卫生服务项目、规划或治疗方案产生或放弃的健康产出质量的评价方法,是将成本投入与效用产出相结合对各备选方案进行评价和选优的方法。卫生服务方案的效用,就是指卫生服务方案满足人们对特定健康状况的期望或满足程度,或者指卫生服务方案满足人们获得健康需要和欲望的能力,其常用的评价指标为质量调整生命年和失能调整生命年等。

由于效用值的测量需要较大成本消耗,因此,成本效用分析主要应用于:①当生存质量是最重要的产出结果时;②当备选方案同时影响生命的数量和质量,而决策者希望将两种结果用同一指标反映时;③当目标是要将一种卫生干预与已按成本一效用评价的其他卫生干预项目进行比较时。

成本一效用分析可以采用成本一效用比值法进行分析,通过比较不同方案的成本一效用比值的大小对方案的经济合理性进行测量评价,其公式如下所示:

$$成本-效用比值=C/U$$

式中:U 代表效用值;C 代表成本总额。成本-效用比值越小或效用-成本比值越大的方案越优。

例:某种疾病的治疗有 A 和 B 两个方案,A 方案成本 10000 元人民币,延长寿命 4.5 年;B 方案成本 5000 元人民币,延长寿命 3.5 年。但两个方案治疗后生存质量不同,A 方案每生存一年的生命质量效用值是 0.9,B 方案每生产一年的生命质量效用值是 0.5。

表 25.13.1 疾病治疗方案的成本效用分析

方案	成本(元)	寿命延长数(年)	QALYS(年)	C/E	C/U
A	10000	4.5	4.05	2222.2	2469.1
B	500	3.5	1.75	1428.6	2857.1

注:效用指标为质量调整生命年,即生存年数与生命质量效用值的乘积。

如表 25.13.1 所示,如果仅关注经济成本的消耗,则采用 B 方案,B 方案成本低于 A 方案。

如果本方案非常关注生存的生命质量,则采用成本一效用分析法进行方案的评价和选优,A 方案优于 B 方案。

目前,在生命质量效用值(生命质量权重)的测算上,主要有评价法、文献法、抽样调查法。①评价法:由相关专家根据经验进行评价,估计健康效用值或其可能的范围,然后进行敏感度分析以探究评价的可靠性。②文献法:即直接利用现有文献中使用的效用指标值,但要注意其是否和自己的研究相匹配,包括其确定的健康状态、评价对象和评价手段的适用性等。③抽样调查法:通过对患者生理或心理功能状况进行调查评分获得所需要的生命质量效用值,这是最精确的方法,具体又有等级衡量法、标准博弈法和时间权衡法等。当前使用最为广泛的效用测量工具有幸福质量量表/良好适应状态质量评定量表(QWB),健康效用指数(HUI),欧洲生命质量团队的 EQ-5D 量表和 6D 简表(SF-6D),以及生命质量评定量表(AQoL)。

25.14 保险费率(premium rate)[6,15,16,24] 是指被保险人在参保时缴纳的保险费用标准或价格,保险费(premium)是指被保险人为获得保险保障,在参加保险时向保险人交付的费用。保险人依靠其所收取的保险费建立保险基金,对被保险人因保险事故所遭受的损失进行经济补偿。

保险费率的设计关注筹资来源的分摊、费率水平、参保人选择权等问题。

(1)按保险费用筹资水平的分摊方式可分为等比例费率制和差别比例费率制,这是最普遍的保费收取办法。

①等比例费率制,即按照被保险人实际收入或薪资标准征收同一比例的保险费率,被保险人和企业主负担同等比例的保险费。如《2011 年世界社会保障项目》提及美国老年、残疾、遗属保险费率规定为薪资的 12.4%,被保险人与企业主各负担 6.2%。

②差别比例费率制,即按照被保险人的薪资的一定百分比征收保险费,企业与被保险人负担不同比例的保险费。如中国城镇职工基本医疗保险缴费费率,单位缴纳职工工资总额的 6%,个人缴纳个人工资的 2%。

(2)按保险费率水平提取方式可分为累进费率制、累退费率制、均衡费率制和均一制。

①累进费率制,即对保险费的收取比率随着被保险人收入水平的提高而逐渐提高,亦即对收入低者征收的费率低,收入较多者费率依次递增。

②累退费率制,即对个人收入规定一个额度,对收入中超过限额的部分不征收社会保险费的方法。如法国的年金保险及失业保险等。

③均衡费率制,即对于被保险人实行同样保险费率,与被保险人的薪资水平、职位高低没有关系。

④均一制,即对被保险人的保费提取依据保费绝对量提取,不按照被保险人实际收入和薪资标准征收费率,与被保险人的富有或贫穷没有关系。如中国新型农村合作医疗保险制度,个人缴纳保险费用的标准从 2003 年的 10 元增长到 2016 年的 120 元。

(3)按被保险人费率选择权可分为强制性费率制和自由选择费率制。强制性保险费率指依据政策规定的保险项目应当缴纳的保险费用水平;自由选择费率制指居民可自由选择保险种类中需缴纳的费率,如商业医疗保险中不同档次费率的选择、城镇居民医保中一档费率和二档费率的选择等。

医疗保险费率的测算主要受居民医疗服务需求(医疗服务水平)、保障制度的保障效果(补偿水平)、医疗费用水平,以及政府财政投入的影响。在保障制度既定保障策略以及政府固定投入的情况下,保障费率的测算要基于"收支平衡"的基本原则,也要考虑保险是"以收定支"还是"以支定收"的原则以及所追求的利润率水平。

医疗保险费率测算的常用方法有粗估法、模型法、精算法。粗估法在实际使用时,可以依据基线期被保险人医疗费用变动趋势估算保险费率;也可依据被保险人的住院(或门诊)服务利用率和费用来测算。模型法则根据医疗保险的运行资料,应用统计模型(如四部模型法),建立医疗费用与相关影响因素的关系来测算保险费率。精算法是以概率论和数理统计为基础,综合考虑患者疾病风险、医疗服务利用率、医疗费用支出等因素,建立医疗保险理赔模型并科学测算保险费率。

25.15　卫生筹资公平性(equity in health financing)［8,11］　是指整个卫生系统筹资时在每个筹资对象筹资水平分布上的公平性,卫生筹资公平主要关注卫生筹资与支付能力间的关系。卫生筹资的公平性不仅决定了卫生服务利用的可得性,也决定多少家庭因疾病而导致贫困。

卫生筹资公平性关注的是家庭对卫生资金筹集的贡献,所有的卫生支出无论由谁支付,最终都将分摊到全社会的各个家庭。卫生筹资公平可以从两个方面来检验,即垂直公平和水平公平。居民卫生支出水平应该与其可支付能力相对应,即支付能力高的居民的筹资水平应该高于支付能力低的居民。水平公平指支付能力相同的家庭为医疗保健筹资做出同等的贡献;垂直公平指支付能力越大的家庭为医疗保健筹资所支付的金额占其收入(或可支付能力)的比例应越高。就垂直公平而言,当收入越高的家庭的医疗保健支出占其收入的比例越大时,该系统被认为是累进的,反之,当收入越高,其医疗保健支出占收入的比例反而越低时,则认为该系统是累退的。当各收入水平的人群所支付的金额占其收入的比例都相同,则该系统为成比例的系统。一般认为,先进的卫生筹资机制应该是累进制。

反映卫生筹资公平性的常用指标包括:基尼系数(Gini coefficient)和集中指数(index of coefficient)、Kakwani 指数、筹资公平性指数(fairness of financing contribution,FFC)、卫生筹资收入再分配效应(redistributive effect,RE)、家庭灾难性卫生支出等指标。

Kakwani 指数是评价筹资垂直公平性(累进性)的一种常用方法,为卫生筹资的集中指数与可支付能力的基尼系数之差,即洛伦茨曲线与集中曲线之间面积的 2 倍,其取值范围为 $-2\sim1$。当 Kakwani 指数为正值,筹资是累进的,当 Kakwani 指数为负值,筹资是累退的,指数为 0,筹资是等比例的。

筹资公平性指数(FFC)即家庭卫生支出贡献率的分布。首先以家庭为单位,计算家庭各种卫生支出占家庭可支配能力的比例,称之为家庭卫生支出贡献率(HFC),计算公式如下:

$$HFC_h=\frac{家庭卫生总支出}{家庭可支付能力}$$

FFC 其实是 HFC 的分布情况,公式为

$$FFC=1-\sqrt[3]{\sum_{h=1}^{n}\frac{|HFC_h-HFC_o|^3}{n}}$$

其中,HFC_h 为卫生保健支出之和与样本可支付能力之和的比值,FFC 值在 $0-1$ 之间,值越大公平性越好,FFC 为 1 时表明绝对公平。

卫生筹资收入再分配效应是反映卫生筹资对初次收入分配差距或可支付能力所产生的影响,可以分为垂直再分配效应、水平再分配效应、再排序效应。有研究者使用收入再分配效应(AJL)模型进行卫生筹资的收入再分配效应研究。

卫生筹资公平性的测算需要了解研究全体所有家庭的支付能力,通常家庭可消费性支出、家庭卫生支出等需要通过家庭调查实现。如社会经济调查(SES)、家庭收支调查(HBS)、卫生服务调查(HESS)。

25.16 支付意愿(willingness-to-pay, WTP)[1,2] 是指消费者接受一定数量的物品或劳务所愿意支付的金额,是消费者综合个人的认知价值、接受服务的必要性对特定物品或劳务的估价。

支付意愿的测量方法主要有两种:陈述偏好法和显示偏好法。陈述偏好法是在一个假定的情境下,根据人们的反应测算出支付意愿来评估物品价值。显示偏好法是在实际市场中,观察个体对健康有关的危险因素所采取的实际行动,从而推测他们换取或改善这些健康结果而愿意支付的最高价格。陈述偏好测量技术主要有条件价值评估法、联合分析、选择试验法。其中,条件价值评估法是测量支付意愿最常用的方法。

条件价值评估法(contigent valuation method,CVM)最广泛的应用于"公共物品"的价值评估,主要通过提供消费者一个假设市场,利用征询问题的方式诱导人们对公共物品的偏好,并导出人们对此公共物品的保护和改善而愿意支付的最大意愿支付值。在CVM实际应用过程中,最为关键的是导出最大支付意愿值的引导技术或问卷格式。目前CVM的引导技术包括两大类:连续型WTP引导技术和离散型WTP引导技术。

受访者意愿支付值的获得可以采用不同的问题格式,即可以采取不同提问方式来得到受访者的支付意愿。当前对于消费者接受服务前后的效用或某一方面的效用测量思路有两种,即补偿差异和等值差异原则,具体测量思路见表25.16.1。

表 25.16.1 支付意愿评估框架

	补偿差异	等值差异
效用损益情况	改变后需要的费用以使效用与变化前相等	改变前需要的费用以使效用与变化后相等
获益	P1:获益者最多愿意支付多少钱以保持改变前后效用一致	P_2:最少支付潜在获益者多少钱,使其愿意放弃所得,保持改变前后效用一致
损失	P_3:受损者最少获得多少补偿,使改变前后效用一致	P_4:潜在受损者最多愿意支付多少钱以避免损失,使改变前后效用一致

联合分析(conjoint analysis,CA)也称为结合分析,通过假定产品具有某些特征,对现实产品进行模拟,然后让消费者根据自己的喜好对这些虚拟产品进行评价,并采用数理统计方法将这些特性与特征水平的效用分离,以测量产品或服务的属性效用并得出各自的相对重要性水平,从而研究消费者购买偏好,找出消费者对某类产品潜在的衡量标准,最终寻找出消费者心目中的最佳产品。

选择试验法(choice experiments, CE)是以价值特征理论和随机效用最大化理论为基础,运用虚拟市场直接度量消费者的偏好和支付意愿。通过问卷的形式为被调查者提供由物品的不同属性状态组合而成的选择集,让被调查者从每个选择集中选出自己最喜好的一种方案,研究者可以根据被调查者的偏好,分析出不同属性的价值以及由不同属性状态组合而成的各种方案的相对价值。MNL模型(multinomial logit model, MNL)是选择试验模型中最基本的模型。

25.17　数据包络分析(data envelopment analysis,DEA)[17,25]　是一个对多投入、多产出的多个决策单元的效率评价方法。DEA 模型可以对一个特定单位的效率和一组提供相同服务的类似单位的绩效进行比较,试图使服务单位的效率最大化,获得 100%效率的单位称为相对有效率单位,效率评分低于 100%的单位称为无效率单位。DEA 分析的模型较多,其基本的线性模型建立步骤如下:

(1)定义变量。设 E_k 为第 k 个单位的效率比率,设 u_j 为第 j 种产出的系数,表示产出价值下降一个单位带来的相对效率下降。设 $v_I(I=1,2,\cdots,N)$ 为第 I 种投入的系数,表示投入价值降低一个单位带来的相对效率下降。O_{jk} 为一定时期内由第 k 个服务单位所创造的第 j 种产出的观察到的单位数量。I_{jk} 为一定时期内由第 k 个服务单位所使用的第 I 种投入的实际的单位数量。

(2)建立目标函数。目标是找出一组伴随每种产出的系数 u 和一组伴随每种投入的系数 v,从而给被评估的服务单位最高的可能效率。

$$\max E_e=\frac{u_1O_{1e}+u_2O_{2e}+\cdots+u_MO_{Me}}{v_1I_{1e}+v_2I_{2e}+\cdots+v_MI_{Me}}$$

式中,e 是被评估单位的代码。这个函数满足一个约束条件,当同一组投入和产出的系数(u_i 和 v_i)用于所有其他对比服务单位时,没有一个服务单位将超过 100%的效率或超过 1.0 的比率。

(3)约束条件

$$\frac{u_1Q_{1k}+u_2O_{2k}+\cdots+u_MO_{Mk}}{v_1I_{1k}+v_2I_{2k}+\cdots+v_MI_{Mk}}\leqslant 1.0$$

式中所有系数值都是正的且非零。

为了用标准线性规划软件求解这个有分数的线性规划,需要进行变形,把所评估单位的投入人为地调整为总和 1.0,这样目标函数可以重新表述为:

$$\max E_e=u_1O_{1e}+u_2O_{2e}+\cdots+u_MO_{Me}$$

满足以下约束条件:

$$v_1I_{1e}+v_2I_{2e}+\cdots+v_NI_{Ne}=1$$

对于 k 个服务单位,目标函数的约束条件可类似转化为:

$$u_1O_{1k}+u_2O_{2k}+\cdots+u_MO_{Mk}-v_1I_{1k}+v_2I_{2k}+\cdots+v_NI_{Nk}\leqslant 0$$

若模型求解最优值等于 1,且两个松弛变量均为 0,则说明该决策 DEA 有效,松弛变量不为 0 说明弱 DEA 有效,最优值小于 1,说明该决策单元非 DEA 有效,说明可以用比该决策更少的投入使产出不变,当前的生产活动既非技术有效也非规模有效。

DEA 属于非参数分析方法,对无效率参数的潜在分布不附加任何假设,假设所有偏离边界的生产者都是无效率的,其测算结果的有效是相对的,无效是绝对的。当前开展 DEA 的分析重点在于指标的选取,包括投入指标以及产出指标的确定,可以通过文献研究法,专家咨询法或研究的专业角度确定。DEA 针对不同的问题需要选取适合的分析模型,常用的有 CCR、BCC、CRS 等,当前最直接的分析软件是澳大利亚新英格兰大学开发的 DEAP 2.1,也可以使用 SAS、SPSS、Office Excel 等进行测算。

25.18 随机前沿分析(stochastic frontier analysis,SFA)[9,27] 是为了克服 DEA 方法(条目 25.17)的局限性而发展起来的,SFA 把经典线性回归模型中的误差项分解成两部分,第一部分是单侧误差项,用来测量无效率,把误差项约束为单侧误差,可以使生产单元仅在估计的生产前沿面上或之下进行生产。第二部分是纯粹误差项,主要用来测量随机混杂。

SFA 基本模型用公式表示为:

$$\ln(y_i)=x_i\beta+v_i+u_i, i=1,2,\cdots,N$$

式中,y_i 表示产出,β_i 是常数项,x_i 表示投入,μ_i 是单侧无效率项 ($\mu_i\geqslant 1$),v_i 是双侧误差项,假设它服从经典线性回归模型的误差项。μ_i 和 v_i 是零协方差。

随机误差 v_i 可能是正的,也可能是负的,所以随机前沿的产出会围绕随机模型的确定部分 $\exp(x_i\beta)$ 上下波动。随机前沿模型的基本特性可由图 25.18.1 来描述,横轴代表输入,纵轴代表输出。前沿模型中的确定部分 $\exp(x_i\beta)$ 是按规模报酬递减画出的。

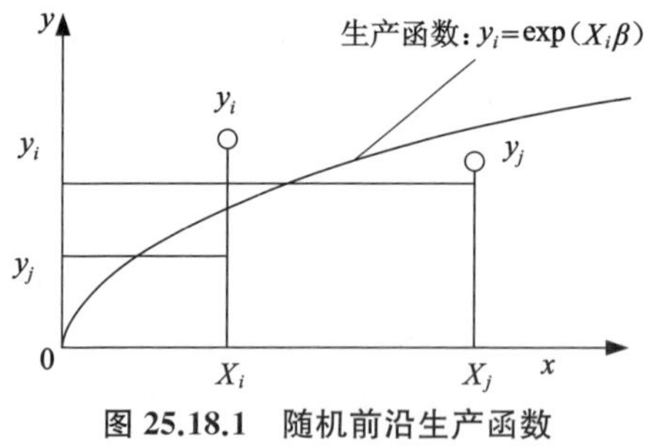

图 25.18.1 随机前沿生产函数

因在估计生产前沿需要将所有的产出整合成一个单一的测量指标,这在卫生服务领域困难较大,而成本用金钱作为测量单位容易整合为一个单一测量指标,所以 SFA 通常估计成本前沿面而不是生产前沿面。因为成本前沿面是双重生产函数,所以它是一个有效的测量生产效率的方法。成本前沿模型公式为:

$$C_i=f(p_i,z_i)+\mu_i+v_i$$

式中,C_i 是 i 生产产出,p_i 是所有投入要素的价格,z_i 指生产者的特征。以医院服务为例,可以将医院特征,病例组合等变量包括在模型中,并从统计学上检验这些因素与生产效率间的关系。在估计 SFA 成本前沿时,经常要对函数进行对数转换,成本函数的检验范围变大,同时也不会在函数模型中加入限制性先验假设。

在医院效率研究中,通常样本量较小,需要通过不恰当的投入和产出聚合,在无效率估计时引入对误差和偏性的测量时可以选择一个对数据依赖较小的函数方程,如柯布-道格拉斯函数,但可能存在将错误设定引入到模型中的风险。

SFA 是一种参数分析的方法,事先需对无效率参数的潜在分布做出假设,对效率的评价结论较为稳定,同时承认偏离边界的生产者可能是由于偶然因素造成的无效率。SFA 的主要优点是考虑了随机误差,容易对分析结果做出统计推断;缺点是计算复杂,对样本量要求较高并且对无效率项的统计特征有严格的要求,不容易处理多产出的问题,如果生产函数设置不当会严重影响结果的准确性。当前最直接的分析软件是澳大利亚新英格兰大学开发的 Frontier Version 4.1,也可以使用 Stata,SAS 等进行测算。

25.19　基尼系数（Gini coefficient）[5，13]　是意大利著名的经济学家 Gini 在洛伦兹曲线的基础上提出来的，用来判断收入分配是否公平。基尼系数等于绝对公平线与洛伦兹曲线围成的面积与绝对公平线下直角三角形面积之比。

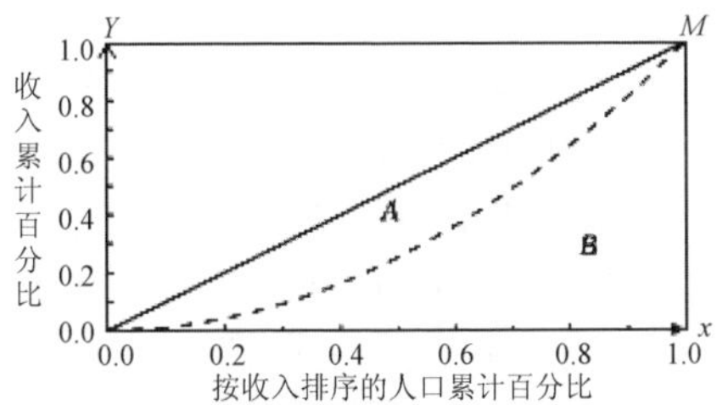

图 25.19.1　洛伦兹曲线与基尼系数示意图

如图 25.19.1 所示，横轴 OX 表示人口（按照收入水平从低到高排序））的累计百分比，纵轴 OY 表示与横轴的人口百分比相对应的收入累计百分比。对角线 OM 表示绝对公平线，即收入或资源分配绝对平等，一般不存在。在绝对公平线右下方的曲线为实际收入曲线，即洛伦兹曲线（Lorenz curve）。洛伦兹曲线的弯曲程度反映居民收入分配的不均等程度，弯曲程度越大，表明收入或资源分配越不公平，反之越公平。

绝对公平线与洛伦兹曲线围成的面积为 A，洛伦兹曲线与折线 OXM 围成的面积为 B，那么基尼系数的计算公式为

$$G=\frac{A}{A+B}$$

若洛仑兹曲线方程为 $Y=L(X)$，则基尼系数可表示为

$$G=1-2\int_0^1 L(X)dx$$

根据测量对象的收入即可拟合该群体的基尼系数，首先根据测量对象进行收入上升排序，同时确定每个测量对象对应在群体中的对应人口累计百分比比值以及收入累计百分比比值，进而拟合洛伦兹曲线。目前，洛伦兹曲线的拟合有以下三种：

（1）几何计算法：分组按几何图形分块近似逼近计算的方法，分组越多测算的结果越精确。

（2）间接拟合法：即先拟合求出收入分配的概率密度函数，再利用概率密度函数拟合洛伦兹曲线。

（3）曲线拟合法：即选择适当的曲线直接拟合洛伦兹曲线，常用的曲线有二次曲线、指数曲线和幂函数曲线。

表 25.19.1 显示了基尼系数与收入分配间的关系。

表 25.19.1　基尼系数与收入分配的关系

基尼系数	收入分配
低于 0.2	收入绝对平均
0.2～0.3	收入相对平均
0.3～0.4	收入相对合理
0.4～0.5	收入差距较大
0.5 以上	收入差距悬殊

实际上，基尼系数为 0（绝对公平）和为 1（绝对不公平）的情况都不可能出现，通常在 0 与 1 之间变动。一般将 0.4 作为收入分配差距的警戒线。

基尼系数不仅可以用于全人群收入分配公平性的分析，还可以在其分析中加入性别、年龄段、地区等分类变量，进一步分析收入分配在不同类别的公平差异，同时还可以讨论不同类别收入分配公平性的组内差异以及组间差异。

25.20　集中指数(concentration index, CI)[4,6]　是根据集中曲线(concentration curve)定义的,指数值等于集中曲线与绝对公平线之间面积的2倍。集中指数可以从总体上量化与经济水平相关的健康、卫生服务利用的公平程度。CI的取值范围是－1到＋1,"0"表明疾病与社会经济地位无关。CI是一个相对测量指标,因为它与(疾病)健康和收入都无关。

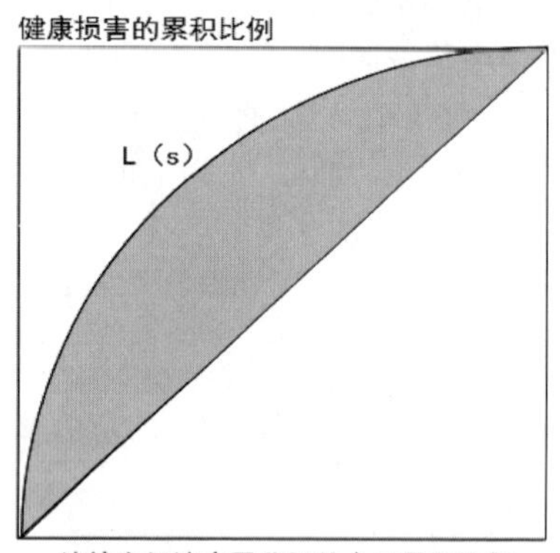

图25.20.1　集中曲线示意图

如图25.20.1所示,集中曲线 $L(s)$ 表示与社会经济水平人口累积比例相对应的健康损害累积比例。$L(s)$ 离对角线越远,不公平性越严重;若 $L(s)$ 位于对角线的上方,集中指数为负,表明健康损害集中于较低社会经济组;当 $L(s)$ 与对角线重合,集中指数为零,处于公平状况;当 $L(s)$ 位于对角线下方,集中指数为正值,表明健康损害集中于较高社会经济组。

集中指数计算公式如下:

$$CI=\frac{2}{\bar{y}}Cov(y_i,R_i)$$

其中,CI 表示集中指数,y_i 表示第 i 收入组的健康水平,$\bar{y}$ 表示人群的平均健康状态,R_i 表示第 i 收入组中相应的人口累计百分比。y_i 和 R_i 之间的未加权的协方差可表示为:

$$Cov(y_i,R_i)=\sum_{i=1}^{i=n}\frac{(y_i-\bar{y})(R_i-\bar{R})}{n}$$

显然,比平均水平富有的人,其 $(R_i-\bar{R})>0$,且如果同时健康水平高于平均水平的健康水平,$(y_i-\bar{y})>0$,则 CI 正值;如果收入水平低于平均水平且健康水平也低于平均水平,则相应的结果也为正值。

若健康水平趋向富人而不利于穷人,则协方差也趋向正值;若健康水平有利于穷人将可能得出负值。故 CI 为正表示有利于富人,为负表示有利于穷人。

集中指数的局限性在于它只能反映个体收入排序和他们健康状况间的关联。但当两个不同人群真正的各社会经济分组间的健康梯度及相应的集中曲线的形状相差很大时,很可能两个人群的CI值相同,此时的集中指数需要进行标准化,从而得到标准化后的集中指数。标准化的形式多样,例如多元线性回归法、负二项回归模型法等。将影响健康状况的因素控制在同一水平,在相同健康需要下,为反映不公平的健康状况是由经济水平引起的,我们有健康不公平指数(health inequity index, HI),计算公式为

$$HI=CI_M-CI_N$$

其中,CI_M:未标准化集中指数;CI_N:将影响健康需要因素标准化后的集中指数。

集中指数的测算原理与基尼系数相近,但集中指数的适用范围要大于基尼系数,基尼系数限定了收入为其分析变量,而集中指数可以测量包括收入、健康等其他变量,所以其解读的范围更大。

参考文献

[1] Asenso-Okyere WK, Osei-Akoto I, Anum A, et al. Willingness to pay for health insurance in a developing economy. A pilot study of the informal sector of Ghana using contingent valuation [J]. Health Policy, 1997, 42(3): 223－237.

[2] Barnighausen T, Liu Y, Zhang XP, et al. Willingness to pay for social health insurance among informal sector workers in Wuhan, China: a contingent valuation study [J]. BMC Health Services Research, 2007(7): 114.

[3] Drummond MF, Stoddard GL, Torrance GW. Methods for the Economic Evaluation of Health Care Programmes [M]. 3rd ed. Oxford: Oxford Medical Publications, 2005.

[4] Evans T, Whitehead M, Diderichsen F, etc. Challenging Inequities in Health: From Ethics to Action [M]. Oxford: Oxford University Press 2001.: 45－59.

[5] Feldstein PJ. Health Care Economics [M]. 5th ed. New York: Delmar Publishers. 1999.

[6] Folland S, Goodman AC, Stano M. Economics of Health and Health Care [M]. 6th ed. San Antonio: Pearson Education, Inc. 2010.

[7] Inadomi JM, Sampliner R, Lagergren J. Screening and surveillance for Barrett esophagus in high－risk groups: A cost－utility analysis [J]. Philadelphia: Annals of Internal Medicine, 2003, 138(3): 176－86.

[8] Kawabata K. Preventing impoverishment through protection against catastrophic health expenditure. Bulletin of the World Health Organization 2002, 80(8): 612.

[9] Kumbhakar SC, Knox Lovell CA. Stochastic Frontier Analysis [M]. United Kingdom: Cambridge University Press. 2003.

[10] Manning WG, Newhouse JP, Duan N, et al. Health Insurance and the Demand for Medical Care: Evidence from a Randomized Experiment [J]. The American Economic Review, 1987, 77(3): 251－277.

[11] Murray. Cristopher JL, Knaul. F, Musgrove. P, et al. Defining and measuring fairness in financial contribution to the health system[R]. Geneva: WHO. 2003: 1－38.

[12] OECD Health Policy Unit. A system of health accounts for International data collection [R]. Paris: OECD, 2000: 1－194.

[13] Robert D. A Formula for the Gini Coefficient [J], Review of Economics and Statistic, 1979, 1(61), 146－149.

[14] Segel JE. Cost-of-Illness studies: A primer. [J] USA: RTI international. RTI-UNC Center of Excellence in Health Promotion. 2006: 1－39.

[15] United States. Social Security Administration. Office of Policy. Social security programs throughout the world. Europe [M]. Social Security Administration, Office of Policy, Office of Research, Evaluation, and Statistics, 2010: 23－24.

[16] United States. Social Security Administration. Office of Policy. Social security programs throughout the world. Asia and the Pacific [M]. Social Security Administration, Office of Policy, Office of Research, Evaluation, and Statistics,

2010:23—24.

[17] Wade D.Cook, Larry M.Seiford. Data envelopment analysis (DEA)-Thirty years on[J]. European Journal of Operational Research, 192(2009):1—17.

[18] Wagstaff A, van Doorslaer E. Horizontal Equity and Reranking in Health Care Finance: A Decomposition Analysis for the Netherlands [J]. Journal of Health Economics, 1997, 16:499—516.

[19] Wagstaff A. Measuring equity in health care financing: Reflections on and alternatives to the world health organization fairness of financing index [J]. Development Research group and human development network, world bank, 2002, 68—72.

[20] World Health Organization. System of Health Accounts [R]. Geneva: WHO, 2011:1—471.

[21] Xu K, Evans DB, Carrin G, et al. Designing Health Financing Systems to Reduce Catastrophic Health Expenditure: Technical Briefs for Policy-Makers[R]. Geneva: WHO, 2005:1—5.

[22] Xu K, Evans DB, Kawabata K, et al. Household catastrophic health expenditure: a multicounty analysis [J]. The Lancet, 2003, 362(9378):111—117.

[23] 程晓明，罗五金.卫生经济学[M].2 版.北京:人民卫生出版社.2003.

[24] 李连友.社会保险基金运行论.[M].成都:西南财经大学出版社.2001:2—28.

[25] 马占新.数据包络分析模型与方法[M].北京:科学出版社.2010:20—49.

[26] 孟庆跃，江启成，刘国祥等.卫生经济学[M].北京:人民卫生出版社，2013.

[27] 孙振球.医学综合评价方法及其应用[M].北京:化学工业出版社，2006.

[28] 徐玲，孟群.第五次国家卫生服务调查结果之二——卫生服务需要、需求和利用[J].中国卫生信息管理杂志，2014(11)，6:193—195.

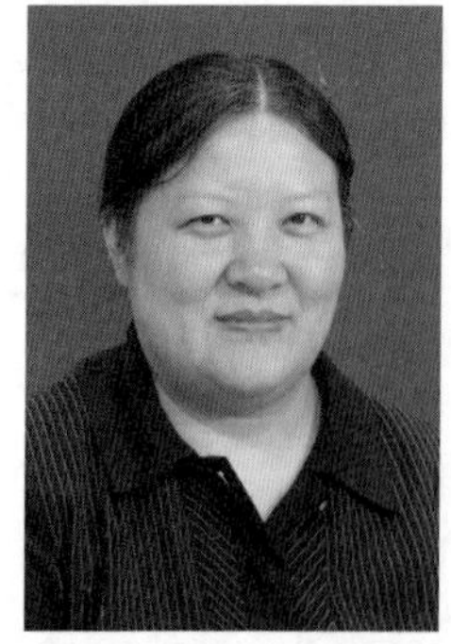

陈迎春，华中科技大学同济医学院医药卫生管理学院教授，博士生导师，湖北省人文社科重点研究基地——农村健康服务研究中心副主任，卫生部新型农村合作医疗技术指导组专家(2005 年至今)。从事卫生事业管理领域教学、科研 20 余年，主讲《卫生经济学》、《经济学基础》等课程，出版专著《农村住院服务过度需求——不合理入院的测量与管理研究》，参编卫生部规划教材《卫生经济学》、《医疗保障学》等；承担国家、省部级课题 20 余项，发表学术论文 50 余篇。

第 26 章　卫生管理统计

尚磊　王玖　王霞等①

26.1　联合国千年发展目标(UN Millennium Development Goals, MDGs)［9］

2000 年 9 月,189 个国家共同发表了《联合国千年宣言》,承诺把发展的权利变成每个人的现实,使全人类不再受基本需求困扰。《宣言》提出了 8 项发展目标和 18 项限期目标。联合国系统,包括世界银行、国际货币基金组织、经济合作与发展组织发展援助委员会,共同议定了包含 48 项定量指标的联合国千年发展目标统计指标,包括:日收入低于 1 美元的人口比例;贫穷差距比;最贫穷的 1/5 人口在国民消费中所占份额;5 岁以下儿童体重不足发生率;低于食物能量消耗最低水平的人口比例;初等教育净入学率;一年级学生读到五年级的比例;15 至 24 岁人口识字率;初等、中等和高等教育男女生比例;妇女在非农业部门挣工资者中所占份额;国家议会中妇女所占比例;5 岁以下儿童、婴儿死亡率;接种麻疹疫苗的 1 岁儿童比例;产妇死亡率;由熟练保健人员接生比例;15 至 24 岁孕妇 HIV 感染率;保险套使用率;10 至 14 岁孤儿与非孤儿入学率;疟疾、肺结核发病率及有关的死亡率;疟疾风险区采用有效预防和治疗措施人口比例;短期直接观察治疗方案下查出和治愈的肺结核比例;森林覆盖率;为保持生物多样性而加以保护的地带面积比例;每 1 美元 GDP 能源用量;人均二氧化碳排放量和消耗臭氧氯氟化碳消费量;使用固体燃料人口比例;城乡可持续使用改良水源人口比例;环境卫生条件得到改善的城乡人口比例;享有可靠房地产保有权的住户比例;官方发展援助净额、总额和向最不发达国家提供的援助在经合组织/发援委捐助国国民总收入中的比例;经合组织/发援委捐助国提供的、可在部门间分配的双边官方发展援助总额中用于基本社会服务的比例,不附带条件的双边官方发展援助比例;内陆国家、小岛屿发展中国家获得的官方发展援助在国民总收入中所占比例;发达国家从发展中国家和最不发达国家免税进口产品占进口产品总额比例;发达国家对来自发展中国家的农产品、纺织品和服装平均征收的关税;经合组织国家农业资助估计额占其 GDP 的比例;为帮助建立贸易能力而提供的官方发展援助比例;达到重债穷国决定点、完成点的国家数目;按照重债穷国倡议承诺减免的债务;还本付息占货物和服务出口的比例;15 至 24 岁青年失业率;可持续获得负担得起的必需药品的人口比例;每 100 人中有多少条电话线或移动电话用户,有多少部个人电脑或因特网用户。

联合国提供了衡量千年发展目标进展的监测指标的官方数据、定义、方法和来源。这些数据和分析是联合国统计司协调下的千年发展目标指标机构间专家组的工作成果,以便可以及时了解正在进行中的千年发展目标监测活动。

① 其他作者有:万毅　曾令霞

26.2 中国卫生统计调查制度(health survey system of China)[2,27] 中国卫生统计调查制度由中国卫生资源与医疗服务调查制度、中国卫生监督调查制度、中国疾病控制调查制度、中国妇幼卫生调查制度、中国新型农村合作医疗调查制度、计划生育统计报表制度、卫生和计划生育信访统计报表制度、相关法律法规及文件、其他相关资料等9个部分组成。7套调查制度包括经国家统计局批准(或备案)的102个调查表及其说明等。主要内容包括卫生机构基本情况,医疗保障制度改革措施落实情况,医疗机构运营情况,卫生人力基本信息,医用设备配置情况,出院病人情况,采供血情况等。调查旨在了解中国卫生资源配置与医疗服务利用、效率和质量情况,为监测与评价医疗保障制度改革进展和效果、加强医疗服务监管提供参考,为有效组织突发公共卫生事件医疗救治提供基础信息。

卫生机构年报表(卫统1—1表至卫统1—8表)调查范围为各级各类医疗卫生机构;医疗机构月报表(卫统1—9表、卫统1—10表)调查范围为各级各类医疗机构;卫生人力基本信息调查表(卫统2表)调查范围为各级各类医疗卫生机构在岗职工(乡村医生及卫生员除外),取得卫生监督员证书的公务员;医用设备调查表(卫统3表)的调查对象为医院、妇幼保健院、专科疾病防治院、乡镇(街道)卫生院、社区卫生服务中心和急救中心(站);医院出院病人调查表(卫统4表)调查对象为二级及以上医院、未定等级的政府办县级及以上医院;采供血情况调查表(卫统5表)的调查对象为采供血机构。

卫统1—1表至卫统1—10表、卫统2表至卫统4表由医疗卫生机构(诊所和村卫生室除外)和地方各级卫生行政部门登录"国家卫生统计网络直报系统"报送数据。卫统1—3表、诊所和医务室人力表由县区卫生局代报;卫统1—4表由所属乡镇卫生院或县区卫生局代报。取得卫生监督员证的公务员由所在卫生行政部门填报人力表。省级卫生行政部门向国家卫生计生委医政司报送卫统5表。

中国卫生统计调查采用全面调查方法。网络报送卫统1—1表至卫统1—10表、卫统2表至卫统4表;医疗卫生机构(诊所和村卫生室除外)和地方各级卫生行政部门登录"国家卫生统计网络直报系统"报送数据。省级卫生行政部门向国家卫生计生委医政司报送卫统5表。

报告期分为月报、季报、年报和实时报告。月报:医疗机构月报表。新增、撤销及合并卫生机构在取得、撤销或变更执业(登记)证书10日内网络报告卫生机构调查表第一项"基本情况"。季报:医院出院病人调查表、采供血情况调查表。年报:卫生机构年报表。实时报告:卫生人力基本信息调查表、医用设备调查表和卫生机构变动信息。卫生机构在人员流入或流出本单位1个月内上报增减人员信息(每年7—9月更新所有在岗职工变动信息);医疗机构在1个月内上报设备购进、调出或报废信息。卫生机构变动(新增、撤销、合并)信息由县区卫生局在取得或变更卫生机构分类代码10日内上报,内容为该机构属性代码及基本信息。为保证数据准确、及时,各类调查表均规定了上报时限和填写要求。

26.3　卫生统计指标概念框架(health indicators conceptual framework)[8]　国际标准组织技术委员会(International Standards Organization Technical Committee, ISO/TC)于 2004 年 4 月发布了“卫生信息学—卫生指标概念框架(health informatics-health indicators conceptual framework, HICF, ISO/TS 21667)”(见表 26.3.1),规定了卫生统计指标完整表达的构成要素,规范了卫生统计指标的选择与理解,确定了什么是表达人群健康状况和卫生系统绩效及其影响因素所必需的信息,这些信息是如何组织在一起的,以及它们之间的相互关系。它为来源于不同领域、不同区域或国家的卫生统计指标提供了一种可以比较的方式,根据这一概念框架可以构建相应的卫生统计指标,定义不同指标之间的关系。该框架适用于测量人群的健康状况、卫生系统绩效及健康相关影响因素。其具有三个特征:定义了描述人群健康和卫生系统绩效所必需的维度和子维度;框架足够宽泛,便于适应卫生系统的变化;框架内含丰富,囊括了与人群健康和卫生系统绩效及其相关的所有因素。

卫生统计指标概念框架的主要目的在于测量人群的健康状况、卫生系统绩效及健康相关影响因素。除此之外,目前常用的指标框架还有 OECD 健康与卫生系统绩效测量框架、WHO 监测与评价框架等。OECD 卫生指标概念框架包括质量、反应性、效率和公平性四个维度,侧重测量健康与系统绩效。WHO 监测与评价框架的目的在于更好地监测与评估系统绩效或特定项目,框架包括投入与过程、产出、结果、效果四个监测与评估环节。研究人员可根据不同的目的,选择适宜的指标框架作为参照。

表 26.3.1　ISO 卫生统计指标概念框架(ISO/TS 21667;2010)

<table>
<tr><td colspan="5">健康状况(Health status)</td><td rowspan="9">↑
公平性(Equity)
↓</td></tr>
<tr><td>健康良好状态(well-being)</td><td>健康状况(health conditions)</td><td>人体功能(human function)</td><td colspan="2">死亡(deaths)</td></tr>
<tr><td colspan="5">非医学健康影响因素(non-medical determinants of health)</td></tr>
<tr><td>健康行为(health behaviors)</td><td>社会经济因素(socioeconomic factors)</td><td>社会和社区因素(social and community factors)</td><td>环境因素(environmental factors)</td><td>遗传因素(genetic factors)</td></tr>
<tr><td colspan="5">卫生系统绩效(health system performance)</td></tr>
<tr><td>可接受性(acceptability)</td><td>可及性(accessibility)</td><td>适宜性(appropriateness)</td><td colspan="2">技术水平(competence)</td></tr>
<tr><td>连续性(continuity)</td><td>效果(effectiveness)</td><td>效率(efficiency)</td><td colspan="2">安全性(safety)</td></tr>
<tr><td colspan="5">社区和卫生系统特性(community and health system characteristics)</td></tr>
<tr><td colspan="2">资源(resources)</td><td>人群(population)</td><td colspan="2">卫生系统(health system)</td></tr>
</table>

26.4 医院统计指标（hospital statistics）

［4］ 医院统计指标是随着医院的出现而产生的。1860 年，第四届国际统计大会议题之一是“南丁格尔小姐的医院统计标准化计划”，F.Nightingale 在会上报告了她的论文“医院统计学”。1862 年，维多利亚出版社出版了她的著作《医院统计与医院规划》，标志着医院统计专业学科的正式成立。最早的医院统计指标主要反映医疗工作数量、床位利用、治疗效果等。随着医院管理的发展，医院统计指标逐渐扩展到反映医院整体运行情况的各个方面。

医院统计指标是反映医院医疗资源和医疗服务特征的范畴及其具体数值。医院统计指标包括医疗资源和医疗服务两大类指标，主要反映医院管理、医疗工作和医院效益三大方面，具体包括反映医院人员、环境、物资、设备、仪器、医疗、教学、科研、信息、经费、效益等方面的指标。由于统计和评价工作的需要，医院统计指标经历了具体的单项指标、复合指标和综合指标体系等发展阶段。

由于实际应用的目的不同，不同国家、地区或机构使用的统计指标体系不同，较有代表性的有：

国际医疗质量体系（international quality indicator project，IQIP）IQIP 体系是世界上应用最广泛的医疗结果性监控指标系统，分为急性病治疗、慢性病治疗，精神病康复治疗家庭保健 4 个临床范畴，共 250 个指标。使用者可根据自身需要选用指标。

美国医疗机构联合评审委员会医疗机构评审标准。该标准分以病人为中心和医疗机构管理两部分，共 11 章 368 条。以病人为中心的标准包括可及性与连续医疗护理服务、患者与家属权利、患者评估、患者的医疗护理、患者与家属教育 5 章；医疗机构管理标准包括质量改进与患者安全、感染的预防与控制、管理部门、领导和指导、设施管理与安全、员工资格与教育、信息管理 6 章。每章分三级条目，每级条目有核心标准和非核心标准，核心标准为受评医疗机构必须达到的标准。

美国最佳医院评价体系。该评价体系强调结构、过程、结果三者间的均衡。具体的结构指标有：开展的医疗技术项目（血管重建术、心脏导管插人术、心脏监护等 19 项指定的医疗技术）、出院人数、全职注册护士与病床数的比例等；过程指标仅用医院的声望分数；结果指标仅有病死率。计算出的综合指数值，取名“医院质量指数"。

美国百强医院评价体系。该评价体系指标设置包括风险校正死亡率指数、风险校正并发症指数、病例分型校正平均住院日、均次医疗费用、利润率、社区服务增长率、流动现金与总负债比率、人均固定资产值，罕见病比率等 9 项。

除上述的评价指标体系外，国际上效果较好并受多国借鉴的评价或认证标准还有国际 JCI 标准、国际 SQua 标准、澳大利亚 EQuIP 标准、台湾医疗品质评鉴指标。

26.5　卫生统计元数据(health statistical metadata)［1,26］　元数据(meta data)是定义和描述其他数据的数据，提供的是理解和精确解释数据所需要的信息，表现为说明数据的一组属性。元数据也是数据，可被存储在数据库中，也可用数据模型来组织。卫生统计元数据是关于卫生统计数据的描述信息，包括人或系统在收集、阅读、处理、表达、分析、解释、交换、搜索、浏览、存储时，适时、正确使用卫生统计数据所需要的任何信息。换言之，卫生统计元数据是指可能影响和控制人或软件使用卫生统计数据的任何信息。具体包括：总体定义、样本设计、文档描述、数据库方案、代码簿和分类结构、统计处理详细情况、数据核查、转换、统计工作报告、统计表的设计及展示等。卫生统计元数据贯穿于卫生统计数据的生命周期，包括从调查设计到卫生统计数据发布各个阶段对数据的描述。卫生统计资源在卫生决策中所占据的地位，决定了卫生信息资源的开发利用是卫生信息化建设的核心内容。而卫生信息资料开发利用的基础是建立统计元数据。

卫生统计元数据的目的：

(1)面向人：支持人们方便快捷的得到所需数据，并对其有正确的理解和解释；

(2)面向计算机：具有良好的结构和规范的形式，能够支持机器处理数据，便于不同系统的信息交换。

卫生统计元数据的重要性：

(1)卫生统计数据共享；

(2)统计数据存档：完整的卫生统计数据及其元数据保存是卫生统计数据的二次用户正确使用卫生统计数据资源的基础；

(3)资源发现：元数据可以帮助数据用户方便快捷的找到自己所需的数据，并判断数据的适宜性；

(4)统计自动化：卫生统计元数据可以为标准化的统计处理提供必要的参数，引导统计过程实现自动化。卫生统计元数据在卫生统计信息资源和用户(人或软件代理)之间架起了一个语义层，对于卫生统计信息的准确定位、正确理解和解释数据的传输交换及整合具有重要作用。

贯穿统计数据整个生命周期的统计元数据的产生及管理对于统计数据资源的长期保存和利用非常重要。如果没有元数据相伴，保存的统计数字将无法进行二次分析利用。因此，在进行统计数据处理的过程中，应该尽可能捕获其元数据，使统计数据及其元数据组成完整的信息包，并且对其长期保存，这样才能实现统计数据的长期访问和二次利用。

26.6 世界卫生统计(world health statistics,WHS)[16] 世界卫生统计是世界卫生组织(WHO)成员国有关健康数据的年度汇编,通常用于 WHO 内部的估计、宣传及政策研发与评估等。WHS 每年以电子版和印刷体两种形式出版,内容聚焦于基本健康指标集(a basic set of health indicators),其中指标的选择基于数据的可获得性和良好的数据质量,所选择的指标还包括用于监测千年发展目标中有关健康方面所取得的进步的主要健康指标。为了确保 WHS 指标的可比性,许多指标都是由 WHO 通过使用明确的方法和清晰的数据审核计算得来的。

WHS 指标集主要目的不是收集有关健康的所有方面的指标,而意在提供 WHO 各成员国当前人群健康状况的概览。由于不同时期关注的重点不同,WHS 指标集中的指标不是一成不变的,不同年度 WHS 的内容可能会有所不同。表 26.6.1 展示了 2005 年和 2015 年 WHS 的内容构成。千年发展目标健康指标在最初的 WHS 版本中并未出现,主要是由于数据质量和可比性问题。

随着时间的推移,用户对健康指标本身信息的准确性和一致性的需求在不断增加,他们需要准确地了解测量指标的精确性、优势和不足以及在什么情况下可以使用等。为此,WHS 中还包括了对每个健康指标进行标准化描述的内容,即健康指标元数据标准。主要包括指标定义、数据来源、估计方法、分组因素、参考文献和数据库等。

表 26.6.1 2005 年和 2015 年 WHS 的内容构成

2005
Part 1:World Health Statistics
Health Status Statistics:Mortality
Health Status Statistics:Morbidity
Health Services Coverage Statistics
Behavioral and environmental Risk Factor Statistics
Health Systems Statistics
Demographic and Socioeconomic Statistics
Part 2:World Health Indicators
Rationale for use
Definition
Associated terms
Data sources
Methods of estimation
Disaggregation
References
Database
Comments
2015
Part I.Health-related Millennium Development Goals
Summary of status and trends
Summary of progress at country level
Part II.Global health indicators
General notes
Table 1.Life expectancy and mortality
Table 2.Cause-specific mortality and morbidity
Table 3.Selected infectious diseases
Table 4.Health service coverage
Table 5.Risk factors
Table 6.Health systems
Table 7.Health expenditure
Table 8.Health inequities
Table 9.Demographic and socioeconomic statistics
Annex 1.Regional and income groupings

26.7　WHO 全球健康观察站(Global Health Observatory, GHO)[15]　世界卫生组织(WHO)全球健康观察站是 WHO 的全球健康数据和统计指标访问入口,其主要目的是提供对如下内容的便捷访问:具有可比性的国家数据和统计指标;WHO 为了监测全球、区域和国家的健康状况和趋势所做的分析。

GHO 的国家数据包括 WHO 内所有成员国的统计指标和健康数据包。GHO 有关健康优先领域的主题分析报告包括世界卫生统计年刊,它汇编了主要健康指标的统计数据。分析报告着重强调交叉主题的分析,如妇女与健康等。

GHO 主题涵盖了全球健康的优先领域,如健康相关的可持续发展目标、死亡与疾病负担、卫生系统、环境卫生、非传染性疾病、传染病、健康公平性以及暴力与损伤。目前 GHO 的主题包括:通过定期更新核心指标展示全球健康状况和趋势;为每个主题定制数据视图,包括国家数据包和图形库;主题有关的出版物;WHO 内部及其他地方的相关网页链接。

GHO 数据库提供对健康统计资源库的交互式访问。用户可以对所选择的指标、健康主题、国家、区域的数据进行展示,也可以下载定制的 Excel 格式的表格。

GHO 提供的可进行交互式访问的资源包括数据资源库(data repository)、报告(reports)、国家统计数据(country statistics)、图形库(map gallery)以及标准(standards)。数据资源库包括一个扩展的指标列表,可以通过主题或多维度查询功能进行指标选择,该数据资源库是 WHO 的主要健康统计指标资源库。报告不仅包括有关当前健康优先领域的状况及趋势的分析报告,主报告是世界卫生统计年刊,还包括关于可持续发展目标中有关健康方面的年度进展报告。近期,GHO 还提供特定疾病或项目的分析报告。国家统计数据聚集了 WHO 成员国各个国家的主要健康数据和统计指标,通过 WHO 和成员国合作者的密切协作完成数据汇编,包括针对主要健康问题的描述性和分析性的摘要。图形库包括主要健康主题的扩展图形列表。图形根据主题分类,而且可以按照关键词进行检索。分类主题包括:饮酒与健康、儿童健康、霍乱、环境卫生、全球流感病毒监测、卫生系统筹资、HIV/AIDS、疟疾、妇女与生育健康、流行性脑脊髓膜炎、死亡与全球疾病负担等。WHO 的指标标准是 WHO 和其他组织使用的健康相关指标的元数据资源中心,包括指标的定义、数据来源、估计方法以及帮助用户更好地理解指标的其他信息。指标标准有助于指标元数据的完整性和结构化,有助于协调和管理指标的定义和代码表、并通过网络访问指标的定义,以及与其他统计域的协调一致。指标标准还能够通过 SDMX-HD 的指标交换格式促进互操作性,并允许诸如 SDMX MCV (metadata common vocabulary, MCV)、ISO 11179、DDI(data documentation initiative, DDI)以及 DCMES (Dublin Core, DC)等国际标准的融合。

26.8 健康中国2020发展目标(Healthy China 2020 Development Goals)[18,22]

“健康中国2020”战略是以全面维护和增进人民健康，提高健康公平，实现社会经济与人民健康协调发展为目标，以公共政策为落脚点，以重大专项、重大工程为切入点的国家战略。其主要目标分三个步骤完成：第一步，到2010年，初步建立覆盖城乡居民的基本卫生保健框架，使中国进入实施全民基本卫生保健国家行列；第二步，到2015年，使中国医疗卫生服务和保健水平进入发展中国家前列；第三步，到2020年，保持中国在发展中国家前列的地位，东部地区的城乡和中西部地区的部分城乡接近或达到中等发达国家水平。

作为卫生系统贯彻落实全面建设小康社会新要求的重要举措之一，“健康中国2020”战略以提高人民群众健康为目标，以解决危害城乡居民健康的主要问题为重点，坚持预防为主、中西医并重、防治结合的原则，采用适宜技术，以政府为主导，动员全社会参与，切实加强对影响国民健康的重大和长远卫生问题的有效干预，确保到2020年实现人人享有基本医疗卫生服务的重大战略目标。

“健康中国2020”将总体目标分解为可操作、可测量的10个具体目标和95个分目标。包括：

(1)国民主要健康指标进一步改善，到2020年，人均期望寿命达到77岁，5岁以下儿童死亡率下降到13‰，孕产妇死亡率降低到20/10万，减少地区间健康状况的差距；

(2)完善卫生服务体系，提高卫生服务可及性和公平性；

(3)健全医疗保障制度，减少居民疾病经济风险；

(4)控制危险因素，遏止、扭转和减少慢性病的蔓延和健康危害；

(5)强化传染病和地方病防控，降低感染性疾病危害；

(6)加强监测与监管，保障食品、药品安全；

(7)依靠科技进步，适应医学模式的转变，实现重点前移、转化整合战略；

(8)继承创新中医药，发挥中医药等中国传统医学在保障国民健康中的作用；

(9)发展健康产业，满足多层次、多样化卫生服务需求；

(10)履行政府职责，加大健康投入，到2020年，卫生总费用占GDP的比重达到6.5%～7%。

针对“健康中国2020”战略，国家卫生部发布了研究报告，提出了针对重点人群、重大疾病与健康问题、可控健康危险因素的3类10项战略重点与优先领域。包括：促进生殖健康，预防出生缺陷，确保母婴平安；改善工作环境，降低职业危害，促进职业人群健康；改善贫困地区和贫困人群健康，缩小健康差异；健全服务体系，完善保健康复，实现健康老龄化；防控重大和新发传染病；防控重大慢性病与伤害；发展生物科技，提高遗传诊断水平；多部门合作，改善生活和工作环境；促进健康教育，倡导健康生活方式；加强卫生服务体系和能力建设，改善服务质量。

26.9　中国国家卫生统计指标体系(China national health indicators system)[13，28]　国家卫生统计指标体系指在国家水平上，由能够反映人群健康状况、卫生系统绩效及健康影响因素的若干个卫生统计指标组成的指标集(a set of indicators)。指标体系中的每一个指标能够反映目标系统某一方面的特征，体系内的指标存在密切联系，它们相互补充、相互制约，形成一个能够全面、完整、准确描述目标系统的有机体。

2007 年，为适应卫生改革与发展的需要，国家卫生部组织制定了《国家卫生统计指标体系》，确定了统计指标的调查方法、调查范围、调查频率、报送方式、数据采集系统及主管部门，指标体系内容涵盖卫生工作各个方面，具体包括健康状况、预防保健、医疗服务、卫生监督、卫生资源五大类共 215 个统计指标。

中国发布的卫生统计指标数据主要来源于《国家卫生统计调查制度》收集的统计数据，部分指标数据来源于卫生部门开展的专项统计调查，如每 5 年开展一次的"国家卫生服务调查"、每 10 年开展一次"居民营养与健康状况调查"等。其中，健康状况指标包括期望寿命、患病率(高血压、糖尿病等)、发病率、失能与伤残、死亡率以及生长发育等方面，共 51 个指标。预防保健指标主要包括免疫接种、结核病控制、HIV、重点寄生虫病、孕产妇保健、环境卫生、健康教育等方面，共 64 个指标。医疗服务(含中、西医)指标主要包括门急诊和住院医疗服务提供、服务效率及医疗费用等方面，共 32 个指标。卫生监督指标主要包括食品卫生、职业卫生及卫生监督执法等方面，共 19 个指标。卫生资源(含中、西医)指标主要包括卫生人员、卫生设施和卫生费用等方面，共 49 个指标。

为了更好地利用统计指标，增强统计指标在地区、国家乃至国际间的可比性，还需要实现统计指标的标准化。目前，国际上应用较为广泛、支持统计指标标准化的标准是由国际标准组织发布的"统计数据与元数据交换标准(Statistical Data and Metadata Exchange，SDMX(ISO/TS 17369:2005))"。WHO 为了对其成员国的卫生指标进行有效的管理与协调，参照 SDMX 标准，开发了 WHO 指标与测量注册系统(WHO Indicator and Measurement Registry，IMR)。IMR 通过一组元数据对指标进行规范化、结构化描述，它能够协调和管理指标的定义和代码表，并使指标定义在不同统计域间保持一致。中国国家卫生和计划生育委员会统计信息中心参照 WHO IMR，组织开展了中国国家卫生统计指标元数据标准的研究，研究成果将作为卫生行业标准发布实施。

中国国家卫生统计指标体系及其元数据标准的颁布与实施，对卫生统计数据的收集、分析利用、发布与管理具有重要的指导意义。当然，卫生统计指标体系并非一成不变，它需要根据国家卫生改革与发展的信息需求，与时俱进，不断进行修订与完善，以满足管理者、决策者以及民众的信息需求，更好地服务于卫生管理与决策。

26.10 民事登记系统(civil registration system)[6,11] 民事登记系统是政府关于重要生命事件的登记、统计的一系列法律法规、信息系统和数据资源库,包括整个国家根据本国具体的文化和社会环境以一种技术可靠、协调一致和标准化的方式履行民事登记职能所需的所有机构法律和技术环境。联合国将民事登记定义为连续、长期、强制性和普遍记录生命事件的发生和特点,并根据每个国家的法定条件通过法令或规章加以规定。生命事件包括活产、死亡、死胎、结婚、离婚、婚姻无效、法院判决的分居、收养、婚生子女或非婚生子女。民事登记是对出生、死亡、婚姻等重要事项的登记,其基本的目的是提供了个人的法律身份,保障居民的公民权和人权,同时,这些记录也是生命统计的最佳资料来源,可用以描述一个国家或地区人口变化、健康状况变化的轨迹。个人的民事登记法律文件包括出生证明、结婚证明、死亡证明等。家庭登记是一种更关心以家庭为单位记录事件的民事登记,这种制度在欧洲大陆和亚洲国家常见,如德国、法国、西班牙、俄罗斯、中国(户口)、日本(户籍)和韩国。另外,在某些国家,移民(移入、移出)和居住地的变化也需要登记,而居民注册是一种主要关心当前住宅的民事登记。

覆盖完整、准确和及时的民事登记是保证生命统计质量所必需的。民事登记系统是卫生机构最为可靠的出生、死亡和死因统计数据来源。一个国家的民事登记系统是否完善,直接说明该国家报告的死亡数、居民死亡原因是否准确。那些没有建立完善民事登记系统的国家对其人口的数量、寿命和健康状况,往往只有一些粗略的概念。世界卫生组织全球疾病负担研究将世界各国死亡数据质量等级分 4 个等级 8 类,专病死亡数据质量等级分 4 个等级 6 类。

1631 年,瑞典是第一个建立全国性人口登记的国家,这个登记是在国王的要求下,由瑞典教会组织实施。民事登记系统从教堂登记发展到今天,已历经了三百多年的历史。因为早期的民事登记经常涉及到教堂,所以有时难以区分早期的记录是民事记录还是教堂记录。联合国有关机构为民事登记系统的建立制定了国际标准和指导方针。

目前,中国基于机构的民事登记系统主要有:基于妇幼保健院的出生登记信息系统、妇幼保健信息系统,基于疾病控制中心的死因登记系统,基于各省卫生厅的居民健康档案信息系统。

26.11　生命统计(vital statistics)[12]

生命统计是以人口生命事件为内容的统计活动。生命事件包括人口出生、死亡、胎儿死亡、婚姻,以及有关民事身份变动等,是关于个人生命和死亡的事件,及他们家人和公民地位的事件。生命统计活动可概括为有关人口生命事件的原始登记、资料整理、统计和分析。

及时获知一个国家人口的规模和特征信息是社会经济计划基本的先决条件;生命统计数据对制定计划、监测和评价各种项目,例如应对初级卫生保健、社会保障、计划生育、妇幼卫生、营养、教育、公共住房等等是非常有价值的;可以用以估计人口的数量和人口的增长,可以在实施和评估公共卫生和妇女儿童健康项目以及其他政府项目中应用。

通过民事登记系统收集生命事件信息是首选和最好的方式。因而,生命统计数据质量与国家或地区民事登记系统的发展水平密切相关。人口普查、家庭抽样调查和公共健康记录等作为互相补充的数据源,也被用来评估和丰富民事登记。联合国儿童基金会和一些非政府组织(国际计划,拯救儿童基金,等),促进了人权方面的登记,而联合国统计司、联合国人口基金和世界卫生组织更侧重于统计方面的民事登记。

西方国家最早的出生、死亡记录多保存在教堂中。英国人口学家和卫生统计学家 J·Graunt 根据死亡登记,首先发明了用寿命表研究不同年龄的生存概率,他还研究了如何用统计学方法估计伦敦人口数。政府的出生、死亡登记起源于 19 世纪初。英格兰和威尔士国会于 1836 年通过了出生与死亡登记法案,设立全民登记处。该处的死亡登记系统在 1854 年伦敦霍乱流行的控制中起到了关键作用,首开了利用生命统计数据为政府决策和进行病因学研究的先河。生命统计主要包括生育统计、妇幼卫生统计、死亡统计、人口统计等。

生育统计是从定量的角度描述和分析人群的生育状况。测量生育水平常用统计指标有粗出生率、总生育率、年龄别生育率、总和生育率;测量人口再生育的常用统计指标有自然增长率、粗再生育率和净再生育率;反映避孕与人工流产的指标主要有避孕现用率、避孕失败率、Pearl 怀孕率、累积失败率、人工流产率等。

妇幼卫生统计主要研究妇女和儿童,尤其是孕产妇和婴幼儿童的卫生问题。妇幼卫生统计常用指标有婴儿死亡率、新生儿死亡率、新生儿后期死亡率、围生儿死亡率、5 岁以下儿童死亡率、孕产妇死亡率、孕产妇产前检查覆盖率、产妇产后访视率、孕产妇住院分娩率、3 岁以下儿童系统管理率、孕产妇系统管理率。

死亡统计主要研究人群的死亡水平、死亡原因及其变动规律。常用的指标有粗死亡率、年龄别死亡率、婴儿死亡率、新生儿死亡率、围产儿死亡率、死因别死亡率、某病病死率和死因构成等。

医学人口统计是从卫生保健的角度研究和描述人口数量、分布、结构、变动及其规律。常用指标有人口总数、人口学特征指标、人口构成指标(如性别比、老年人口系数、少年儿童系数、负担系数等)。

26.12 死因登记(death registry)[7,19]

死因登记是研究居民死亡率、死亡原因及其变动规律,反映一个国家或地区居民健康状况,制定卫生政策、评价医疗卫生工作质量和效果的科学依据。准确可靠的人群死亡信息对国家或地区制定人口政策、确定资源配置和干预重点具有重要意义。

为了满足不同国家、不同地区间的交流、比较,以及不同时期各种统计分析的需要,世界卫生组织要求其成员国按照国际疾病分类(International Classification of Diseases,ICD)进行死亡原因编码和分类,使用“根本死亡原因”表述,并制定了国际死亡医学证明书的统一格式。根本死亡原因(underlying death cause)的定义:①直接导致死亡的一系列病态事件中最早的那个疾病或损伤;②造成致命损伤的事故或暴力情况。这个定义主要是从防止死亡的角度来考虑死因,目的在于终断疾病的中间环节,有效地阻止死亡的发生。根本死亡原因是带有根本性的,引起一系列疾病,最终导致死亡的那个原因,不管发生在死前多长时间都应予以考虑。根本死亡原因可以是一个明确的疾病诊断,可以是一个无明确诊断的医学情况,如症状,体征,临床表现等,也可以是一个意外的损伤或中毒的外因。但不是指临死前的症状或情况,如心力衰竭,呼吸衰竭,多脏器衰竭等。

各国死因信息报告流程不尽相同,但相关的法律、法规对不同人员的职责都有明确的规定,以保证死因信息报告的完整性和准确性。经济水平较高、法律法规建设较健全的发达国家,一般通过民事登记系统对出生、死亡、结婚、离婚等生命事件进行统计,其中包括对死亡病例死因信息的报告,如美国和英格兰。缺乏建立完整死因登记系统的发展中国家,一般死因登记覆盖率都比较低。一个国家的民事登记系统(civil registration system)是否完善,直接说明该国家报告的死亡数、居民死亡原因是否准确。WHO 全球疾病负担研究(global burden of disease,GBD),将世界各国死亡数据质量等级分 4 个等级 8 类,专病死亡数据质量等级分 4 个等级 6 类。

死亡登记是死因统计的基础,根据中国死亡登记报告制度,各级医疗卫生部门应对医学过程中发生的死亡,填写死亡医学证明书。该证明书作为死因统计的原始凭据具有法律效力。居民病伤死亡原因报表是由国家卫计委和公安部联合制定、国家统计局批准的法定统计报表。全国所有县及县以上医疗机构以网络直报形式报告死亡病例有关信息,利用国家疾病预防控制信息系统填报死因数据。国家卫计委统计信息中心将每年所收集的数据汇总、分析后以年报形式报告、出版。

凡死亡医学证明书上填写死亡原因不明确,或不符合统一的死因分类要求,难以按国际疾病分类的;或死因推断依据不足,或不符合逻辑的,均需进行死因调查(death investigation)。死因调查需及时,以免时隔太久回忆困难。另外,在不具备完善死亡登记报告系统的地区可通过死亡回顾调查获得死因资料,或为达到某特定目的而专门组织收集死亡资料的死亡专题调查,这些都是死亡登记、报告的必要补充。

26.13　卫生服务调查(health service survey)[2,15]　卫生服务调查是指各级卫生行政部门对居民健康状况、卫生服务需求与利用、医疗保健费用及负担等信息进行的抽样调查,是国家卫生资源规划和卫生服务管理的一项基本制度。其根本目的是对卫生服务进行评估,以保证卫生服务达到预定的标准,并为改进卫生服务提供依据。因此,卫生服务调查结果对政府制定卫生政策和卫生事业发展规划、提高卫生管理水平、促进国家卫生改革与发展有着重要的意义。

卫生服务调查的内容广泛,不仅包含居民接受卫生服务的各个方面,如居民患病的经历和对卫生服务的感受,居民对卫生服务的需求以及对卫生服务的合适程度、效率和医疗卫生费用的评价,重点人群在卫生服务方面的特殊需要及满足情况等。还包括对基层卫生机构和卫生服务人员的状况调查,如医务人员工作特征、工作感受、执业环境等。调查数据质量可通过调查数据内部的逻辑关系加以判断,也可通过玛叶指数、拟合优度检验、Delta 不相似系数与 Gini 集中比三个指标对样本的代表性及调查数据质量做出评价。

20 世纪 50 年代,美国等西方国家就建立了以连续性的健康询问为重点的卫生服务调查研究。20 世纪 70 年代,英国、加拿大、日本等一些发达国家也相继建立健康询问制度。近年来,一些发展中国家也陆续开展了一次性或重复性的横断面卫生服务抽样调查。中国国家卫生服务调查起步较晚,但发展速度快、调查规模大。自 1993 年以来,每 5 年进行一次全国卫生服务调查,已经分别在 1993 年、1998 年、2003 年、2008 年、2013 年进行了五次全国性的卫生服务调查,调查的主要内容包括:城乡居民人口与社会经济学特征;城乡居民卫生服务需要;城乡居民卫生服务需求与利用;城乡居民医疗保障;居民的满意度;5 岁以下儿童、15～49 岁育龄妇女等重点人群在卫生服务方面的特殊需要及满足情况;医务人员工作特征、工作感受、执业环境等;县、乡、村卫生机构人力资源基本情况、人员服务提供能力、房屋及主要设备、收支状况、服务提供数量与质量等。除了周期性的国家卫生服务调查之外,中国还开展了某些特定疾病的流行病学调查,比如恶性肿瘤、结核病、乙肝等。

国家卫生服务调查方法分为抽样调查和专题调查两类。抽样调查包括家庭健康询问调查、基层医疗卫生机构调查、医务人员问卷调查,即采用居民调查与卫生服务提供机构调查相结合、定量调查与定性调查相结合、代表性调查与专题研究相结合的方法,既了解现状也探究原因;调查时间由国家统一规定。专题调查是指针对某一问题进行的专项调查研究,如基层卫生人力资源与服务提供能力、基层卫生筹资与激励机制、医患关系、新型农村合作医疗研究等。专题调查根据工作需要在调查年内不同时间开展。专题研究采用定性和定量相结合的研究方法,由卫生和计划生育委员会统计信息中心统一组织,一般由国内著名院校的教授及研究人员共同实施,由被调查地区卫生行政管理部门配合完成。

26.14 寿命表(life table)[3] 1662年，John Graunt在分析伦敦死亡资料时提出了寿命表的概念。1693年Edmund Halley发表了最早的Breslaw城寿命表。18世纪中叶以后欧美国家先后编制了各国寿命表。

寿命表是根据某一人群的年龄别死亡率计算出的一种统计表，说明特定人群人的生命或死亡过程，即假定有同时出生的一代人(一般为10万人)，按照特定人群现时的一系列年龄组死亡率先后死去，直到死完为止，计算这一代人在不同年龄组的死亡概率、死亡人数、活满某一年龄时的生存人数及其预期寿命等指标。由于寿命表是根据年龄别死亡率计算出来的，因此，寿命表中各项指标不受人口年龄构成的影响，不同人群的寿命表指标具有良好的可比性。

由于编制目的和资料性质不同，寿命表可分为现时寿命表(current life table)和定群寿命表(cohort life table)。现时寿命表从一个断面研究人群死亡过程，是评价人群健康水平最常用、最重要的方法之一。定群寿命表从纵向研究人群的生命过程，主要应用在流行病学、临床医学等研究中。现时寿命表又可分为完全寿命表(complete life table)和简略寿命表(abridged life table)。完全寿命表年龄分组为1岁一组。简略寿命表年龄分组为几岁一组，但0岁为一个独立年龄组。随着寿命表的推广应用，在医学领域中派生出了去死因寿命表、职业寿命表、无伤残寿命表、单减因寿命表等。

编制寿命表的关键是由年龄组死亡率计算年龄组死亡概率，常用方法有reed—Merrell法、Greville法、蒋庆琅法等。1981年WHO推荐采用蒋庆琅法。主要寿命表函数的意义及其计算：

(1)年龄组死亡概率：指同时出生的一代人死于某年龄组[$x\sim(x+n)$岁]的概率，用${}_nq_x$表示，其中x为年龄，n为年龄组距。计算公式为：${}_nq_x=\dfrac{2\times n\times {}_nm_x}{2+n\times {}_nm_x}$，其中，${}_nm_x$为年龄组死亡率。通常0岁组死亡概率用婴儿死亡率或校正婴儿死亡率估计。

(2)死亡人数：指同时出生的一代人于各年龄组[$x\sim(x+n)$]的死亡人数。

(3)生存人数：亦称尚存人数，表示同时出生的一代人中活满x岁的人数。

生存人数l_x、死亡人数${}_nd_x$和死亡概率${}_nq_x$有如下关系：

$${}_nd_x=l_x+{}_nq_x,l_{x+n}=l_x-{}_nd_x$$

(4)生存人年数：x岁生存者在今后n年内生存人年数${}_nL_x$。婴儿组生存人年数$L_0=l_1+a_0\times d_0$，a_0为经验系数。其他年龄组计算公式为：${}_nL_x=n(l_x+l_{x+n})/2$。

(5)生存总人年数：x岁生存者在今后存活的总人年数T_x为x岁以上各年龄组生存人年数的总和，即$T_x=\sum {}_nL_x$。

(6)期望寿命：表示x岁尚存者今后预期的平均存活人年数或岁数，即：$e_x=T_x/l_x$。

出生时的期望寿命简称为平均寿命，刚满x岁者的期望寿命受x岁以后各年龄组死亡率的综合影响，因此，期望寿命是评价一个国家或地区社会经济、人民生活水平及健康状况的重要指标，是制定与人口有关的社会、经济政策的重要依据。

26.15　健康期望寿命(healthy life expectancy,HALE)[21]　随着经济的发展,医疗水平的提高,人群的期望寿命有了显著增长,然而,随着城市化、老龄化和全球性问题的日益突出,慢性非传染性疾病和伤害成为了主要的疾病和死因。期望寿命所提供的信息已不能全面系统地评估人群健康水平或者评估干预策略的效果,人们在考虑生命数量的同时,更加注重生命质量的提高。1964 年,Sanders 首先将伤残的概念引入期望寿命,提出了有效生命年(effective life years)。1971 年,Sullivan 首次在报告中使用了无残疾期望寿命(disability-free life expectancy, DFLE),并综合死亡率和患病率提出了健康期望寿命的计算方法。1983 年,Katz 率先提出用活动期望寿命表示老年人日常生活自理能力保持良好状态所能维持的预期年限。同年, Wilkins 和 Adams 指出 DFLE 的缺陷在于采用二分法权重评分,即无论处于何种状态,只要有残疾,就被赋予零分,造成在区分人群伤残程度时很不敏感。他们提出对各种伤残水平给以相应权重,将各种状态下的生存年数转化成相当于完全健康状态下的生存年数,累加形成了伤残调整期望寿命(disability adjusted life expectancy, DALE)。DALE 综合考虑了伤残和死亡对健康的影响,能更加准确地衡量人群健康水平。1992 年世界银行提出的失能调整生命年(disability adjusted life years, DALY)和 1998 年 Hyder 提出的健康期望寿命年(healthy life years)都进一步完善了健康期望寿命。WHO 在 2001 年又应用更细的权重分类改进了 DALE 的计算方法,并更名为健康期望寿命。

健康期望寿命的资料来源包括死亡资料和健康相关资料。横断面资料的计算方法有沙利文法和等级隶属模型;纵向资料的计算方法有多状态寿命表法和微观仿真法。沙利文法的基本原理是,在寿命表中,特定年龄组 x 存活人年数${}_nL_x$ 包括 H(健康存活,无疾病和失能)和 SD(存活,患病或失能)两种状态,假定 SD 状态的比例为${}_{SD}R_x$,H 状态存活的人年数为${}_nH_x={}_nL_x(1-{}_{SD}R_x)$。依据${}_nH_x$ 和各年龄组死亡率 m_x 编制的寿命表计算的期望寿命${}_He_x$,为各年龄组的健康期望寿命。

健康寿命的复杂性主要在于 SD 状态的定义和按性别分层的${}_{SD}R_x$ 的估计,最简单的方式为 SD 状态只有二类,${}_{SD}R_x$ 用性别、年龄组分层后的慢性病患病率估计。当 SD 状态为多分类时,健康存活人年${}_nH_x$ 需要加权计算。例如给定年龄组的${}_{SD}R_x$ 不变,按照失能的严重程度分类和相应权重(W_j),${}_nH_x$ 的估计值为:${}_nH_x=(1-{}_{SD}R_x)\sum W_{jn}L_x$。

健康期望寿命的影响因素主要包括年龄、性别、地域和社会经济。随着年龄的增加,人群健康期望寿命逐渐下降。女性的健康期望寿命高于男性的健康期望寿命,但是各年龄组健康期望寿命占期望寿命的比值男性均高于女性。城市人口的健康期望寿命大于农村健康期望寿命。经济水平高的地区人群健康期望寿命高于经济水平低的地区。

健康期望寿命考虑了疾病和/或残疾状况导致的非完全健康状态。它能够把发病率和死亡率的信息融合为一个整体,更有效地考虑生存质量,是目前应用最多、最具有代表性的疾病负担评价和测量指标。

26.16 质量调整寿命年(quality-adjusted life years, QALYs)[20] 随着社会和医学的进步,人们不仅要求期望寿命延长,更希望生存质量有所提高。早在1968年,Herbert及其同事提出质量调整寿命年的概念,首次整合了生存时间和生存质量。它是以20世纪60年代经济学家、运筹学者以及心理学家所开展的关于整合生存时间和机体能力内涵的描述性指标为基础,并在20世纪70年代的"健康状态指标"研究中得到运用。20世纪80年代,质量调整寿命年的定义被真正提出,Phillips和Thompson分析它是一个用以评价治疗和保健所带来生存质量和数量改变程度的公式。Malek定义质量调整寿命年是一种结果测量方法,兼顾了卫生保健干预所延长生命年的数量和质量,是生命期望和剩余生命年质量的数学乘积。Fanshel和Bush指出质量调整寿命年与其他的卫生结果指标不同,它不仅包括生存或生命长度,还包括疾患或生存质量。20世纪90年代以来,质量调整寿命年成为成本效果分析的参考标准。

质量调整寿命年的计算:①描述健康状态,健康状态被分为M个时期,每个时期仅经历一种生命状态,用y_i表示i期的持续时间;② 建立健康状态的评分值,即对每一期的生命状态(健康相关生存质量)赋予权重w_i,w_i介于0～1之间,表示赋予i期生命状态的权重;③ 整合不同健康状态的评分值w_i和相应寿命y_i,即$\text{QALYs}=\sum w_i y_i$。

目前,用于评估健康状态的测量工具有良好状态质量量表、健康效用指数、健康与活动受限指标和欧洲五维生存质量量表。由于不同测量工具对健康的各种组成要素的描述不同,因此,对健康状态的总体评价也不同,目前缺乏一个可以普遍接受的用于结果比较的金标准。

生存质量权重的确定方法有两类,第一类由Williams提出,认为生存质量权重是由某些社会政治集团或政策制定者决定的,没有必要反应出个体偏好,其目的是使政策制定者的预设目标达到最大。第二类由Torrance提出,认为生存质量权重的测量应该基于对健康状态的偏好,该类主张包括等级标度法、标准博弈法和时间权衡法三种具体的计算方法。

质量调整寿命年的优点在于单用质量调整寿命年就能够表示生存质量延长及改善的收益,并能解释人们对不同结果的价值偏好。可以确定患者从医疗服务获得的延长生命的数量和质量收益,使得对资源利用的优先次序和配置实现最大收益。

QALYs的缺点在于生命质量状况权重的确定往往过分机械性。实际应用中通常会将特定疾病的患者和其病程中生命质量的降低及必然死亡进行联系,有可能减少这些疾病患者的自主性。另外,QALYs生命质量状况权重的确定通常基于小样本患者的感知,不一定代表所有患者,更不能代表公众的观点。由于存在这些不足,在实际应用中存在较大的争议,但尽管存在众多的争议,由于QALYs在应用上具有灵活性、易于使用和解释等特点,该方法在资源需求分析上还是具有重要地位的。

26.17　失能调整寿命年(disability adjusted life year,DALY)[10]　要测量疾病造成的死亡和伤残对健康的综合影响,必须有一个对死亡和伤残都适用的测量单位。20 世纪 90 年代,在世界银行和世界卫生组织(WHO)支持下,美国哈佛大学疾病负担研究小组在进行全球疾病负担研究中,提出了失能调整寿命年(disability adjusted of life year,DALY)。DALY 由早逝所致的寿命损失年(years of life lost,YLL)和失能引起的寿命损失年(years lived with disability,YLD)组成。一个 DALY 为一个健康寿命年的损失。DALY 的最大优点是既考虑了由于早逝而引起的疾病负担,又考虑了由于失能而引起的疾病负担,以年为单位,从而使致命和非致命的健康结局在同一尺度下比较其严重性。为我们比较不同疾病、不同年龄、不同性别、不同地区间的疾病负担,提供了一个可比较的方法。

DALY 由四方面构成,即早逝损失的健康寿命年,疾病伤残状态下生存的非健康寿命年相对于死亡损失的健康寿命年的测量与转换,健康寿命年的年龄相对重要性(年龄权重)和健康寿命年的时间相对重要性(时间贴现)。计算公式为:

$$\mathrm{DALY}=\frac{KDCe^{-\beta a}}{(\beta+\gamma)^2}\left[(e^{-(\beta+\gamma)}(1+(\beta+\gamma)(l+a))-(1+(\beta+\gamma)a)\right]+\frac{D(1-K)}{\gamma}(1-e^{rl})$$

式中,D:失能权重(0～1 之间取值,0 表示健康,1 表示死亡);γ:贴现率;a:发病年龄或死亡年龄;l:失能病程或由于早死导致的期望寿命年损失;β:年龄权重系数;C:连续调整系数;K:年龄权重敏感性分析参数。

此计算公式是年龄为 a 的某个体患某种疾病,或因某种疾病在年龄 a 时死亡的 DALY 损失。在疾病负担研究中,上述 DALY 计算公式中的参数:WHO 推荐 γ 取值为 0.03,β 取值为 0.04,C 取值为 0.16243,K 的基础值取为 1。当上式中的 $D=1$ 时,即为 YLL 的计算公式;D 在 0～1 之间取值时,即为 YLD 的计算公式。对于人群中的某种疾病,其 DALY＝YLL＋YLD。

DALY 是世界银行和世界卫生组织投入大量人力推出的一个新的测量疾病负担的指标。它考虑问题比较全面,但所需的流行病学资料较难得到,且疾病权重的制定具有一定的主观性。另外,有人认为,尽管 DALY 考虑了早逝和失能两个方面的综合影响,但它仍然是一个非常狭义的“疾病负担”的概念,真正的疾病负担应该不仅仅反映患者本人的健康情况,还应包括患者周围支持环境的负担情况。尽管存在这些问题,但是该指标的提出使疾病负担的测量进入一个新的阶段,它综合考虑死亡和失能,更全面地反映了疾病负担的实际情况,可以用于比较不同干预措施的成本效果。利用每挽救一个健康寿命年的成本比较,不仅可以评价干预措施的技术效率,而且可以评价资源配置效率。

26.18 妇女保健统计指标(women's health indicator)[5,24] 生殖健康(reproductive health)指在生命各阶段,生殖系统及其功能和生殖过程中体质、精神和社会适应的完好状态,而不仅是没有疾病或不适。妇女保健(women's health)是以生殖健康为核心,贯穿女性人生整个过程(青春期—婚前—围生育期—围绝经期—老年期),以维护和促进妇女身心健康、降低孕产妇及新生儿死亡率和伤残率、控制疾病及遗传病发生、阻断性传播疾病播散为目的,以群体为服务对象,以预防为主,以保健为中心,开展的健康服务。

(1)妇女病普查普治的常用统计指标:包括妇女病普查率(期内(次)实查人数/期内(次)应查人数×100%),妇女病患病率(期内患病人数/期内受检人数×10万/10万)和妇女病治愈率(治愈例数/患妇女病总例数×100%)等。

(2)孕产期保健指标:包括产前检查覆盖率(期内接受一次及以上产前检查的孕妇数/期内孕妇总数×100%),产前检查率(期内产前检查总人次数/期内孕妇总数×100%),产后访视率(期内产后访视产妇数/期内分娩的产妇总数×100%)和住院分娩率(期内住院分娩产妇数/期内分娩的产妇总数×100%)等。

(3)孕产期保健质量指标:包括高危孕妇发生率(期内高危孕妇数/期内孕(产)妇总数×100%),妊娠期高血压疾病发生率(期内患病人数/期内孕妇总数×100%),产后出血率(期内产后出血人数/期内产妇总数×100%),产褥感染率(期内产褥感染人数/期内产妇总数×100%)和会阴破裂率(期内会阴破裂人数/期内产妇总数×100%)等。

(4)孕产期保健效果指标:包括围生儿死亡率((孕28足周以上死胎、死产数+生后7天内新生儿死亡数)/(孕28足周以上死胎、死产数+活产数)×1000‰),孕产妇死亡率(年内孕产妇死亡数/年内孕产妇总数×10万/10万),新生儿死亡率(期内生后28天内新生儿死亡数/期内活产数×1000‰)和早期新生儿死亡率(期内生后7天内新生儿死亡数/期内活产数×1000‰)等。

为便于不同国家和地区间比较,世界卫生组织对常用的生殖健康与妇女保健统计指标的概念和计算方法进行了统一定义,除上述四类指标外,还包括:青少年妇女生育率(adolescent fertility rate (per 1000 girls aged 15—19 years))、计划生育需求未满足比例(unmet need for family planning(%))、避孕现用率(contraceptive prevalence(%))、总出生率(crude birth rate (per 1000 population))、粗死亡率(crude death rate (per 1000 population))、人口年增长率(annual population growth rate (%))、产前检查率(至少4次)(antenatal care coverage (%):at least 4 visits)、产前检查率(至少1次)(antenatal care coverage (%):at least 1 visit)、剖宫产率(births by caesarean section (%))、专业医务人员接生率(births attended by skilled health personnel (%))、死胎死产率(stillbirth rate (per 1000 total births))、分娩后2天内产后访视百分比(postnatal care visit within two days of childbirth (%))、孕产妇死亡比(maternal mortality ratio,per 100 000 live births)和低出生体重率(neonatal mortality rate (per 1000 live births))等。

26.19　生长曲线(growth curve)[14,29]

将某地不同性别—年龄组某项发育指标的均值、均值±1、±2 个标准差(也可采用百分位数法,以某项发育指标的 P_3、P_{10}、P_{25}、P_{50}、P_{75}、P_{90}、P_{97} 百分位数)分别标注在坐标图上(纵坐标为指标值,横坐标为年龄,男女各一),然后将各年龄组位于同一等级上的各点连成曲线,即制成该指标的性别—年龄别生长曲线图。通过与 WHO 儿童生长标准曲线或本地区、本国儿童生长标准曲线对比,可以了解全体或个体儿童生长发育的趋势。也有助于早期发现生长异常、营养不良、体重超重和肥胖等与生长发育相关的情况,因此,长期监测儿童的生长曲线对于儿童生长发育水平的评价非常重要。将连续几年测量的某儿童的身高或体重连成曲线,通过与生长标准曲线对比则既能观察出该儿童的生长发育现状,又能分析其发育速度和趋势。

生长曲线评价儿童青少年的群体发育现状简便易行。可在同一坐标纸上将该群体各年龄组的某发育指标的均值和该地区同年龄—性别发育的“标准”均值都绘成曲线,比较两曲线相差的高低和距离远近。同理,也可比较某地不同年代某指标的均值曲线。生长曲线有以下优点:①方法简单、结果直观、使用方便。②能描述儿童的发育水平等级。③能追踪观察儿童某指标的发育趋势和速度。④能比较个体和群体儿童的发育水平。不足之处是不同性别的每一指标要做一张图,也不能同时评价几项指标,分析比较发育的匀称度。

利用百分位数法和曲线图法结合制成的身高、体重、BMI 等指标的百分位数曲线图,已成为目前 WHO 和许多国家用以评价儿童少年生长发育现状和发展趋势的主要标准。评价时只需找到个体身高或体重在图上的位置,即可评价发育现状。根据所处范围描述结果,如位于 $<P_3$、$P_3 \sim P_{25}$、$P_{25} \sim P_{75}$、$P_{75} \sim P_{97}$ 或 $>P_{97}$ 范围内,分别相当于“下”“中下”“中”“中上”和“上”等。本方法形象直观,反映发育水平准确,便于动态观察。

评价群体儿童时可单用各指标 P_{50},配合 P_{10}、P_{25}、P_{75}、P_{90} 等少量曲线,反映同时期不同地区群体的发育水平差异,或比较同群体不同年代的变化趋势。

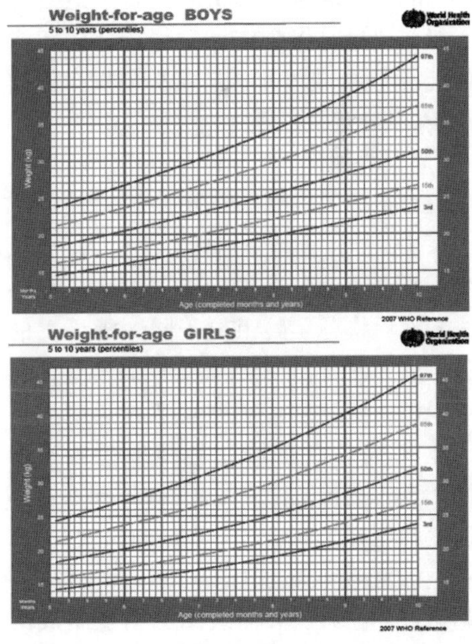

图 26.19.1　世界卫生组织 5～10 岁儿童体重生长参考曲线(2006 年发布)

26.20 儿童生长发育评价(children physical development evaluation)[17,23] 儿童生长发育评价由生长发育水平、生长速度、发育匀称度和体质综合评价四类内容组成。既可针对个体也可针对群体。常用的评价方法:

(1)指数法(index method):将两项或多项指标结合转化成指数。指数法分为体型(身高胸围指数,身高坐高指数,肩盆宽指数,Erisman 指数等)、营养(身高体重指数,BMI,劳雷尔指数等)和功能(握力体重指数和背肌力指数,肺活量身高指数和肺活量体重指数等)三大类指数。

(2)等级评价法(rank value method):利用标准差与均值的位置远近划分等级。评价时将个体该发育指标的实测值与同年龄、同性别相应指标的发育标准比较,以确定发育等级。

(3)曲线图法(curve method):将某项发育指标的性别一年龄别的均值、均值±1、±2 个标准差分别标在坐标图上(纵坐标为指标值,横坐标为年龄,男女各一),然后将各年龄组位于同一等级上的各点连成曲线,即制成该指标的发育标准曲线图。若连续几年测量某儿童的身高或体重,将各点连成曲线,则既能观察出该儿童的生长发育现状,又能分析其发育速度和趋势。

(4)百分位数法(percentile method):利用百分位数法和曲线图法结合制成的身高、体重、BMI 等指标的百分位数曲线图,已成为目前 WHO 和许多国家用以评价儿童少年生长发育现状和发展趋势的主要标准。评价时只需找到个体身高或体重在图上的位置,即可评价发育现状。

(5)Z 标准差法(Z standard deviation score):以均数为中心,将原始资料转换为标准正态离差:$Z=\frac{x-\bar{x}}{s}$,再取±1、±2、±3 为界值点,建立正常值。由此确定发育等级:>2 上等;1～2 中上等;−1～1 中等;−1～−2 中下等;<−2 下等。

(6)生长速度评价法(growth velocity method):是评价生长发育和健康状况的重要指征,常用指标有身高、体重和头围。生长速度可进行个体、群体、群体间的比较。个体生长速度评价最常用方法是生长监测图。

(7)发育年龄评价法:指用身体某些形态、生理功能指标和第二性征发育水平及其正常变异制成标准年龄评价个体的发育状况。发育年龄有形态年龄、第二性征年龄、齿龄、骨龄等。

(8)LMS 法:首先根据实测数据计算出各个年龄组的 L、M、S 值,再利用三次样条函数进行曲线平滑和拟合,分别得到以年龄为自变量的 L、M、S 三条曲线。L 为 Box-Cox 的把握度。M 为 L 值对应的正态化中位数。S 为 L 值对应的正态化变异系数。只要读取某性别一年龄组的 L、M、S 值,就可依据公式计算该组任何一个百分位数或 Z 值。LMS 法的优势在于:对百分位数法、Z 标准差法既沿袭又修正;所制成的正常值或标准可精确到各位,甚至小数点后 1 位;各相应百分位数值间不会出现交叉、颠倒或重叠,精确性显著提高。

此外,相关回归法、营养状况评价等也可用于儿童生长发育的评价。

参考文献

[1] Appel. G. A Metadata Driven Statistical Information System. In: EUROSTAT (ed.) proc. Statistical Meat-Information Systems [M]. Luxembourg: Office for Official Publications, 993; 291—309.

[2] Bowling A. Research methods in health: investigating health and health services [M]. McGraw-Hill International, 2009.

[3] Chiang C L. The life table and its applications [M]. Malabar, FL: Krieger, 1984: 193—218.

[4] Colm Ouircheartaigh, Ann Burke, Whitney Murphy. The 2004 Index of Hospital Quality, U.S. News & World Report's "America's Best Hospitals" study, 2004.

[5] Countdown to 2015. Monitoring maternal, newborn and child health: understanding key progress indicators. Geneva: World Health Organization; 2011 (http://apps. who. int/iris/ bitstream/10665/44770/1/9789241502818 _ eng. pdf, accessed 29 March 2015).

[6] Handbook on Training in Civil Registration and Vital Statistics Systems. http://unstats. un. org/unsd/demographic/standmeth/handbooks.

[7] International Classification of Diseases (ICD). http://www. who. int/classifications /icd/en/.

[8] ISO/TC 215 Health informatics. 2010. http://www. iso. org/iso/standards_development/technical_committees/list_of_iso_technical_committees/iso_technical_committee.htm? commid=54960.

[9] Millennium Development Goals Indicators. The United Nations site for the MDG Indicators. 2007. http://millenniumindicators. un. org/unsd/mdg/Host.aspx? Content=Indicators/About.htm.

[10] Murray CJM. Quantifying the burden of disease: the technical basis for disability-adjusted life years [J]. Bull World Health Organ 1994, 72(3): 429—445.

[11] United Nations Statistics Division: Civil registration system. http://unstats. un. org/UNSD/demographic/sources/civil-reg/default.htm.

[12] Vital statistics (government records). https://en. wikipedia. org/wiki/Vital_statistics_(government_records).

[13] WHO Indicator and Measurement Registry. http://www.who.int/gho/ indicatorregistry. 2015.8.25.

[14] WHO Multicentre Growth Reference Study Group. WHO Child Growth Standards: Length/ height-for-age, weight-for-age, eight-for-length, weight-for-height and body mass index-for-age: Methods and development. Geneva: World Health Organization, [2007 — 06 — 01]. http://www.who.int/zh.

[15] WHO, Global Health Observatory (GHO). http://www. who. int/gho/indicator_registry/en/. 2015.8.25.

[16] WHO, World Health Statistics. http://www. who. int/gho/publications/world_health_statistics/en/, 2015.8.25.

[17] WHO. Geneva, 1997. WHO Global Database on Child Growth and Malnutrition.

[18] 陈竺，实施“健康中国 2020”战略，中国卫生. 2007, (12): 15—17.

[19] 董景五. 疾病和有关健康问题的国际统计分类[M]. 北京：人民卫生出版社，2008.

[20] 韩胜昔,叶露.质量调整寿命年的介绍与评述[J].药物经济,2012;6:12—15.

[21] 韩胜昔,叶露.健康期望寿命的发展与应用[J].卫生经济研究,2013;6:29—31.

[22] 健康中国 2020 战略研究报告编委会.健康中国 2020 战略研究报告[M].北京:人民卫生出版社,2012.

[23] 李辉.儿童生长评价的研究进展[J].中国儿童保健杂志.2013;21(8):787—788.

[24] 刘筱娴.妇幼卫生信息管理统计指南/妇幼保健医师丛书[M].北京:中国协和医科大学出版社.2013.

[25] 尚磊.卫生管理统计学[M].北京:中国统计出版社,2014.

[26] 王霞.卫生统计调查元数据概念模型的研究[D].西安:空军军医大学,2006.

[27] 中国国家卫生和计划生育委员会.2013 国家卫生和计划生育统计调查制度[M].北京:中国协和医科大学出版社.2013.

[28] 中国卫生部统计信息中心.国家卫生统计指标体系.http://www.moh.gov.cn/mohbgt/ pw10703/ 200804/18834.shtml,2015.8.25.

[29] 中国学生体质与健康研究组.改革开放 20 年中国汉族学生体质状况的动态分析.2000 年中国学生体质与健康调研报告[M].北京:高等教育出版社,2002.

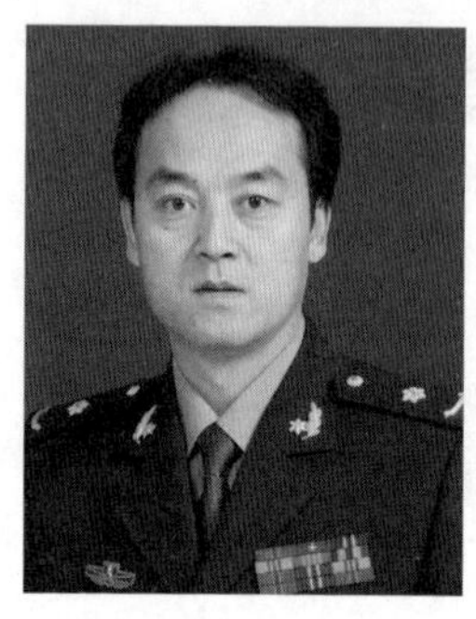

尚磊,空军军医大学卫生统计学教研室教授,博士生导师。任中国卫生信息学会医院统计专业委员会常委、统计理论与方法专业委员会委员,中华预防医学会卫生统计专业委员会委员,《中国儿童保健杂志》《中国卫生统计》编委等职。获军队院校育才奖“银奖”。主持国家自然科学基金、军队指令性等课题 11 项;以第一或通讯作者发表科研论文 60 余篇,其中 SCI 收录 26 篇。主编教材、专著 2 部。获国家科技进步一等奖、军队科技进步一等奖各 1 项。

索　引